Otto Becker

Heinrich, Müllers gesammelte und hinterlassene Schriften

zur Anatomie und Physiologie des Auges

Otto Becker

Heinrich, Müllers gesammelte und hinterlassene Schriften
zur Anatomie und Physiologie des Auges

ISBN/EAN: 9783742812070

Hergestellt in Europa, USA, Kanada, Australien, Japan

Cover: Foto ©Lupo / pixelio.de

Manufactured and distributed by brebook publishing software
(www.brebook.com)

Otto Becker

Heinrich, Müllers gesammelte und hinterlassene Schriften

HEINRICH MÜLLER'S

GESAMMELTE UND HINTERLASSENE SCHRIFTEN

ZUR

ANATOMIE UND PHYSIOLOGIE

DES

AUGES.

I. BAND.

GEDRUCKTES.

ZUSAMMENGESTELLT UND HERAUSGEGEBEN

VON

OTTO BECKER.

MIT FÜNF KUPFERTAFELN.

LEIPZIG.
VERLAG VON WILHELM ENGELMANN.
1872.

VORREDE.

Gewiss vielen meiner Collegen ist es gegangen wie mir. Als ich anfing, mich mit Histologie des Auges zu beschäftigen, trat es mir auf Tritt und Schritt hindernd in den Weg, dass Heinrich Müller's Arbeiten über das Auge so ungewöhnlich schwer zugänglich sind. Seine grosse Arbeit über die Retina ist zwar separat erschienen, aber schon seit mehr als zwölf Jahren ist die ganze Auflage vergriffen. Und doch war diese Arbeit noch immer leichter zu bekommen, als die Mehrzahl seiner pathologisch-anatomischen Studien über das Auge, die in den Verhandlungen der Würzburger physikalisch-medicinischen Gesellschaft erschienen sind. Allen Ophthalmologen zur Hand ist eigentlich nur, was im Archiv für Ophthalmologie veröffentlicht ist.

Als dann Heinrich Müller 1864 starb, drängte sich mir gleich damals der Gedanke auf, wie ersprieslich es für das Studium der wissenschaftlichen Augenheilkunde sein würde, wenn Heinrich Müller's auf das Auge bezügliche, in verschiedenen Zeitschriften zerstreute Abhandlungen gesammelt herausgegeben werden könnten. Ich fand mit dieser Idee bei Fachgenossen Anklang, und suchte daher eine geeignete Persönlichkeit, welche die Herausgabe besorgen könnte und möchte. Allein vergebens. Nun erst entschloss ich mich, die Sache selbst in die Hand zu nehmen, und fand sowohl bei den Herausgebern und Verlegern der Zeitschriften, die dabei in Betracht kommen, als auch insbesondere bei den langjährigen Freunden Heinrich Müller's, Herrn Hofrath Kölliker und Herrn Professor von Tröltsch, die thätigste Beihülfe.

Wohl hauptsächlich der Befürwortung der genannten Herren ist es zu danken, wenn die Wittwe Heinrich Müller's mir Einsicht in die von ihm hinterlassenen Manuscripte, so wie die Erlaubniss gewährte, geeignet scheinende Fragmente aus denselben in einem Anhange den schon veröffentlichten Arbeiten hinzuzufügen. Abgeschlossene Arbeiten finden sich in den hinterlassenen Papieren nicht, wohl aber mühsam zusammengetragenes werth-

vieles Material, welches, zugänglich gemacht, nach ihm kommenden Forschern einen grossen Theil Mühe ersparen kann. Ebenso anerkennenswerth
ist die grosse Liberalität, mit welcher Hofrath Kölliker, als Vorstand des
anatomischen Kabinets der Universität Würzburg, die Benützung der von
Heinrich Müller hinterlassenen mikroskopischen Präparate zu dem gedachten
Zwecke gestattet hat.

Wenn sich die Herausgabe des Werkes trotzdem verzögert hat, so sind
daran verschiedenartige Verhältnisse schuld. Ich benutze aber gern die
Gelegenheit, um öffentlich auszusprechen, dass von Seite der Buchhandlung
Wilhelm Engelmann in Leipzig, welche im Interesse der Hinterlassenen
Heinrich Müller's auf das Bereitwilligste die Herausgabe übernommen hat,
alles in ihren Kräften Stehende geschehen ist, um das Erscheinen des
Werkes zu beschleunigen.

Der gegenwärtig erscheinende erste Band enthält Alles, was Heinrich
Müller selbst zur Anatomie und Physiologie des Auges hat drucken lassen.
Ueber die Anordnung des Stoffes wird es kaum nöthig sein, etwas voraus-
zuschicken. Ein Blick auf das Inhaltsverzeichniss wird genügen, dass sich
Jeder in dem Buche zurechtfindet. Ein Sachregister soll dazu dienen, et-
waige Lücken auszufüllen.

Nur das Eine will ich hier erwähnen, dass ich mich besonders bemüht
habe, bei der Anordnung der einzelnen Aufsätze über denselben oder analoge Gegenstände die chronologische Reihenfolge festzuhalten. Gerade
diesen Zweck verfolgen insbesondere die klein gedruckten Auszüge aus
den Sitzungsberichten der physikalisch-medicinischen Gesellschaft, welche
an die Spitze der einzelnen Abhandlungen gestellt sind.

Des Verständnisses und der sachlichen Vollständigkeit wegen sind einzelne nicht von Heinrich Müller selbst herrührende Arbeiten mit aufgenommen, so insbesondere die grosse Abhandlung von Kölliker zur »Anatomie
und Physiologie der Retina.« Selbstverständlich ist dies mit Einwilligung
des Verfassers geschehen, für welche derselbe mir erlauben möge, ihm hier
öffentlich meinen Dank auszudrücken. — Der Gründe, warum von den
Arbeiten, welche die Schüler Heinrich Müller's in seinem Laboratorium und
unter seiner Leitung geliefert haben, die einen ihren Platz in diesem Werke
gefunden, während die andern davon ausgeschlossen worden sind, giebt
es verschiedene; doch entziehen sie sich einer öffentlichen Auseinandersetzung.

Der nächste Zweck, welcher die Herausgabe dieses Werkes veranlasst
hat, war also, dem Studium der Augenheilkunde einen Dienst zu erweisen.
Doch will ich es gern und offen aussprechen, dass Verleger und Heraus-
geber zugleich den Wunsch hegen, dem zu früh verstorbenen verdienstvollen Manne in seinen Werken ein Denkmal zu setzen. In diesem Sinne

stellen wir die Gedächtnissrede von Kölliker auf Heinrich Müller dem Ganzen
als Einleitung voran. Der Mangel persönlicher Bekanntschaft mit Heinrich
Müller macht es mir unmöglich, dieser Vorrede diejenige Wärme einzu-
flössen, welche die vielgerühmte Liebenswürdigkeit seines Charakters Vielen
wünschenswerth erscheinen lassen mag. Ich ertheile daher einem persön-
lichen Freunde Heinrich Müller's das Wort. Professor v. Trültsch beab-
sichtigte an dem Grabe des Freundes zu sprechen. Die Erregung des
Augenblicks verhinderte ihn daran. Mögen daher die damals ungesprochenen
Worte jetzt hier ihren Platz finden:

»In Müller's Thätigkeit als Lehrer tritt uns vor Allem Eins entgegen,
»und ist dieses Eine ein wahres Zeugniss für sein ganzes Wesen und
»Handeln: Das ist, dass er stets mehr noch that, als die Pflicht von ihm
»verlangte. Ich habe über sieben Jahre im gleichen Zimmer gearbeitet,
»und darum kenne ich vielleicht um genauesten, was er ausser seinen
»Vorlesungen und Cursen, also ausser seiner Pflicht, noch als Lehrer ge-
»leistet hat. Selten würden Sie sein Zimmer anders als besetzt, ja häufig
»übermässig besetzt gefunden haben von jüngeren Aerzten aus allen Welt-
»gegenden, denen er Gelegenheit und Mittel bot, mikroskopische Arbeiten
»auszuführen, und denen er hierbei stets bereitwillig mit Rath und That
»an die Hand ging. Und dies Alles auf Kosten der zu eignen Arbeiten
»bestimmten Zeit, aus selbstloser Aufopferung für die Sache und für die
»Wissenschaft, aus reiner Herzensgüte. Wie Viele sind es nicht, welche,
»gleich mir, auf die Weise gefördert und unterstützt, ihm, dem gütigen,
»liebenswürdigen Lehrer, das Wesentlichste von dem verdanken, was sie
»im Stande waren später zu leisten!

»Herzensgüte, ungemein tiefes Pflichtgefühl, eine durch und durch hu-
»mane Lebensanschauung — dies schienen mir immer die Hauptcharakter-
»züge Heinrich Müller's zu sein. Trotzdem seine wissenschaftlichen Lei-
»stungen in jeder Beziehung weit über das Gewöhnliche hinausgingen und
»sein Name seit lange und allenthalben unter den ersten des Faches ge-
»nannt wurde, blieb er doch einfach und schlicht in seinem ganzen Wesen
»und Benehmen, blieb abhold jedem äusseren Scheine und erschien so
»Jedem, der ihn näher kannte, als ein liebenswürdiger Träger ächt hu-
»maner Charakterdurchbildung. Human durch und durch: darin möchte
»sich die Bezeichnung seines Wesens gipfeln.

»Die Stätten, wo solche Menschen liegen, das sind die wahren Weihe-
»stätten, die Tempel, in die man junge Leute führen sollte, damit sie den
»Eindruck gewinnen eines gediegenen, redlich ausgefüllten Daseins, und
»damit sie die Gelübde ablegten des Fleisses, der Wahrhaftigkeit und der
»von allem Formenkram unbeirrten Humanität.

»Der Name Heinrich Müllers wird unsterblich fortleben in der Wissen-

~sch·ft. Er wird aber auch tief in' die Herzen eingeprägt bleiben aller
»Derer, die ihn kannten: denn der ihn getragen. war ein selten guter,
»ein wahrhaft trefflicher Mensch. Sein Andenken sei geheiligt!«

So möge das Buch seine Ziele verfolgen. Es sei den Jüngern unserer
Wissenschaft ein Leitfaden bei ihrem Studium, es sei den Freunden Heinrich
Müller's eine Erinnerung an den zu früh Verstorbenen. Seine Hinter-
bliebenen mögen an dem Beifall, den das Werk finden wird, einen Maassstab gewinnen für die Liebe, die er genoss. und für den Werth, der noch
jetzt seinem Wirken beigemessen wird.

Heidelberg, 30. März 1872.

Otto Becker.

Abkürzungen:

A f. p. A. statt Archiv für pathologische Anatomie von Rudolf Virchow.
A. f. O.   -   Archiv für Ophthalmologie von Arlt, Donders und v. Graefe.
W. m. Z.   -   Würzburger medicinische Zeitschrift.
W. n. Z.   -   Würzburger naturwissenschaftliche Zeitschrift.
W. S.   -   Sitzungsberichte der physikalisch-medicinischen Gesellschaft in Würzburg.
W. V.   -   Verhandlungen der physikalisch-medicinischen Gesellschaft in Würzburg.
Z. f. w. Z.   -   Zeitschrift für wissenschaftliche Zoologie von v. Siebold und Kölliker.

INHALT.

Zur Erinnerung

an

HEINRICH MÜLLER.

Wochen und Monate sind vergangen, seit der theure Freund, dessen Andenken wir heute[*]) feiern, uns entrissen wurde, und noch immer können wir es nicht fassen, dass er nicht mehr unter uns wirkt und lebt. Wenn ein reiches edles Leben erlischt, so empfindet selbst der Fremde ein Gefühl der Trauer, diejenigen aber, die einem solchen Geiste näher standen, oder gar sich Freunde nennen durften, ergreift tiefe Wehmuth und Bekümmerniss, denn es wird ihnen mit einem Male wie eine Fiber ihres eigenen Wesens zerstört und ein tiefer Riss in ihr ganzes Leben gemacht. Sie alle haben unseren dahingeschiedenen H. Müller geliebt und geehrt, Sie können somit ermessen, was derjenige fühlen muss, der während mehr als 16 Jahren in täglichem Verkehre mit ihm stand! Wenn man so lange Zeit in vollster Eintracht und nach derselben Richtung miteinander gewirkt hat, wenn man sich gewöhnt hat, nicht nur die grösseren Ereignisse des Lebens, sondern auch alle kleinen täglichen Leiden und Freuden des Forschers und des Menschen einander zu vertrauen und miteinander zu theilen, wenn man dazu gelangt ist, ohne den Freund nichts ganz zu empfinden, dann fürwahr verliert man einen guten Theil seines eigenen Daseins, wenn derselbe plötzlich scheidet, und ist es schwer den Gedanken zu fassen, dass das, was so lange war, nun nicht mehr sein soll.

---

[*]) Ein in der feierlichen Sitzung der phys. med. Ges. vom 19. Nov. 1864 gehaltener Vortrag von A. Kölliker.

Doch wir sind nicht hier, um von uns zu reden und unsere Trauer vor-
anzustellen, was wir wollen, ist unserem viel zu früh dahingegangenen
Freunde ein recht herzliches Denkmal der Anhänglichkeit und der Liebe
setzen und aller Welt sagen, was er war und wie mächtig er wirkte. Und
sollte auch der Versuch, das so reiche Gemüth und die segensreiche Thätigkeit unseres H. Müller denen zu schildern, die ihn nicht näher kannten,
nur unvollkommen gelingen, so wird doch hoffentlich Jeder wenigstens eine
Ahnung der Wahrheit zu erfassen im Stande sein. —

Heinrich Müller wurde am 17. December 1820 zu Castell in Unter-
franken geboren als der Sohn des gräflich Castell'schen Kanzleidirectors
Gottlieb Müller und seiner Frau Philippine, geb. Meyer von München. Müller's Vater stammte aus einer fränkischen Familie, doch ist von
derselben nichts weiter zu ermitteln, als dass der Grossvater H. Müller's in
Marktbreit zu Hause war und von einer untergeordneten Stellung durch
seinen Fleiss und seine Talente schon zu dem Range eines Kanzleidirectors
und Geheimenrathes in gräflich Castell'schen Diensten sich emporgearbeitet
hatte.

Den ersten Unterricht bis zum 14. Jahre erhielt H. Müller zu Castel
im elterlichen Hause und ist aus dieser Zeit besonders hervorzuheben, dass
während der 3 letzten Jahre dieser Periode ein naher Verwandter und ausgezeichneter Philologe, der jetzige Rektor des kgl. Gymnasiums in Erlangen,
Professor von Jan, die Erziehung Müller's leitete und überwachte,
sowie dass derselbe schon damals seinen Sinn für Naturwissenschaften durch
Anlegung einer Insectensammlung beurkundete. Im 14. Jahre bezog Müller
das Gymnasium zu Schweinfurt, woselbst er während vier Jahren sich immer-
fort der väterlichen Fürsorge des Herrn von Jan zu erfreuen hatte, der
mittlerweile dort Professor der alten Sprachen geworden war und Müller
in seine Wohnung aufgenommen hatte. Von Müller's Fleisse am Gymnasium geben die noch erhaltenen Zeugnisse Kunde, denen zufolge er in den
3 oberen Klassen stets der Erste war und zuletzt mit der Note I zur Universität entlassen wurde. Müller's Vater war mittlerweile im Jahre 1837 gestorben und so blieb fortan seiner Mutter die schwierige Aufgabe allein überlassen, die weitere Ausbildung ihrer zwei Söhne zu überwachen, welcher Pflicht
sich dieselbe mit einer Liebe unterzog, die über jedes Lob erhaben ist. Welchen Einfluss diese Aufopferung der Mutter, die ihren Söhnen mehrere Jahre
hindurch auf verschiedenen Universitäten zur Seite stand, auf die Entwicklung
derselben hatte, ist für den Uneingeweihten schwer ganz zu ermessen, was
jedoch unseren H. Müller betrifft, so unterliegt es wohl keinem Zweifel,
dass er seiner Mutter einem guten Theile nach die Erhaltung seiner körper-
lichen Gesundheit verdankte. Müller war nämlich schon als Knabe
eher von zartem Körperbau und oft leidend gewesen und schwere Erkran-

kungen befielen ihn leider auch während seiner Universitätsstudien und mussten ihm die liebevolle Pflege der vortrefflichen Mutter doppelt erwünscht machen.

Die erste Universität, die Müller im Winter 1838/39 bezog, war München, und betrieb er dort während eines Jahres besonders naturgeschichtliche und historisch- philologische Studien, indem er vorzüglich Thiersch, Schubert, Koch, Kastner und R. Wagner hörte, worauf er dann mit Erfolg sein Admissionsexamen bestand. Im Winter 1839/40 scheint besonders Döllinger ihn wieder nach München gezogen zu haben, bei dem er das Studium der Anatomie begann und von dem er auch in spätern Jahren stets nur mit Verehrung sprach, doch war es ihm nicht vergönnt, den Unterricht dieses berühmten und immer noch anregenden Forschers länger zu geniessen, denn schon im Frühjahre 1840 befiel ihn eine schwere Erkrankung der Lunge (Haemoptoë), welche ihn zwang, seine Studien vorläufig ganz aufzugeben. Auf den Rath von Geheimerath v. Walther suchte er das mildere Klima von Baden-Baden auf und verweilte daselbst in Gesellschaft seiner Mutter, die ihren älteren Sohn in demselben Jahre verlor, vom Juni 1840 bis Mai 1841, während welcher ganzen Zeit Müller einzig und allein seiner Gesundheit lebte. Als dieselbe dann ziemlich wiederhergestellt war, durfte er nach dem Rathe von Walther nicht nach München zurückkehren und wandte sich daher nach Freiburg, wo er während dreier Semester vom Sommer 1841 bis zum Herbst 1842 dem Studium der Medicin oblag und vor Allen bei Arnold eine liebevolle Unterstützung und Förderung seiner Studien fand, für welche er diesem grossen Anatomen und vortrefflichen Lehrer sein ganzes Leben hindurch dankbar blieb. Im Winter 1842/43 ging Müller nach Würzburg, hörte hier während zweier Semester besonders practische Fächer, vor Allem Marcus, D'Outrepont und Textor, und promovirte dann am 14. October 1843, nachdem er das Examen mit der Note I bestanden hatte. Nach der Erlangung der Doctorwürde hatte der Mediciner in Bayern damals noch zwei Jahre hindurch practische Fächer zu hören, bevor er das Staats- oder Schlussexamen bestehen durfte, und so finden wir dann, dass Müller erst noch ein Semester in Würzburg blieb, dann im Sommer 1844 die Universität Heidelberg und im Winter 1844/45 Wien bezog, um im Sommer 1845 wieder nach Würzburg zurückzukehren, woselbst er im Herbste sein Schlussexamen machte. Während dieser zwei Jahre widmete sich Müller theils den practischen Fächern, theils und mit Vorliebe dem Studium der mikroskopischen Anatomie bei Henle und der pathologischen Anatomie bei Rokitansky, welche beiden ausgezeichneten Lehrer einen entscheidenden Einfluss auf seinen weiteren Entwicklungsgang hatten. Durch Henle wurde Müller zuerst in den Gebrauch des Mikroskopes eingeführt, und bei ihm arbeitete er dann auch seine erste Untersuchung und Dissertation, die Beiträge zur Morphologie des Chylus und Eiters aus, deren Tafel Henle selbst zeichnete. Auf der andern Seite lernte Müller bei Rokitansky die auf eine grossartige Naturbeobachtung basirte neue pathologische Anatomie an der Quelle kennen, in die er schon in Würzburg durch den vortrefflichen Bernhard Mohr eingeführt worden war.

Nachdem Müller im Herbste 1845, freilich seiner Kränklichkeit halber erst nach 7 Jahren, alle seine Studien mit Ruhm und Erfolg beendet hatte, scheint er eine Zeit lang unschlüssig gewesen zu sein, ob er der practischen Laufbahn oder dem Lehrfache sich zuwenden solle. Im Winter 1845/46 war Müller 6 Monate lang freiwillig Assistent am Juliusspitale bei Hofrath v. Marcus, und führte während dieser Zeit zahlreiche mikroskopische Untersuchungen für die medicinische Klinik aus. Nach und nach aber überwog die Liebe zum Mikroskope alles andere und wandte er sich aus diesem Grunde noch einmal im Sommer 1846 zu Henle in Heidelberg, wo dann der Entschluss, in Würzburg sich zu habilitiren, in ihm reifte, wobei Henle's Rath als besonders massgebend sich erwies. Unter Henle's Augen wurde nun die Ausarbeitung seiner Habilitationsschrift: »Ueber den Bau der Molen« begonnen, und am 27. März 1847 fand in Würzburg die Habilitation statt, bei der er mit grosser Gewandtheit in lateinischer Sprache seine Habilitationsschrift gegen Kiwisch, Rinecker und Münz vertheidigte und einen Vortrag über das von der Facultät ihm gegebenen Thema: »Ueber die Natur der Geschwülste, insbesondere des Krebses und Blutschwammes« hielt. Ueber die ganze Habilitation und die Habilitationsschrift liegt ein Referat von Kiwisch bei den Acten der Facultät, welches sich im vollsten Masse anerkennend ausspricht, und so wurde dann Müller am 16. Mai 1847 unter die Zahl der Docenten der Alma Julia aufgenommen.

Wie aus dem Mitgetheilten zu entnehmen ist, war H. Müller durch Henle's und Rokitansky's Einfluss vor Allem zum Studium der mikroskopischen und pathologischen Anatomie gekommen und so begann er auch seine akademische Laufbahn mit diesen Fächern. Schon im Sommer 1847 las er »pathologische Histologie« und »allgemeine Pathologie« und diesen Disciplinen blieb er dann auch während der ersten Jahre treu, indem er auch noch fortwährend die mikroskopischen Untersuchungen für die Klinik von Marcus ausführte.

Als der Prof. der pathologischen Anatomie, B. Mohr, im Sommer 1848 in Folge einer schweren Erkrankung, die dann im Winter seinen Tod herbeiführte, seinen Functionen nicht mehr vorstehen konnte, übernahm Müller auch die pathologische Anatomie, die er schon vorher in den Ferien als Repetitorium gelesen hatte, und leitete überdiess vom October 1848 bis Juli 1849 die klinischen Leichenöffnungen. — Unter solchen Verhältnissen

konnte er wohl einige Hoffnung hegen, bei der Wiederbesetzung der Professur
der pathologischen Anatomie Berücksichtigung zu finden und in der That
stellten ihm auch die Mehrzahl der Professoren der Facultät ihre Vota bestimmt
in Aussicht. Als dann aber in der entscheidenden Sitzung drei andersdenkende Facultätsmitglieder mit einem wohlmotivirten Antrage für V i r c h o w
auftraten, stimmten sie alle andern um und wurde mit Umgehung M ü l l e r's
V i r c h o w einstimmig vorgeschlagen! Diess war der erste herbe Schlag, der
M ü l l e r in seiner akademischen Bahn traf und wurde derselbe, wie der
Vortragende sich noch wohl erinnert, von ihm tief empfunden, jedoch weniger desshalb, weil er sich V i r c h o w gewachsen glaubte, als weil er zum
ersten Male die bittere Erfahrung machte, wie wenig Verlass auf sogenannte
Gönner und Freunde sei, und dann auch besonders aus dem Grunde, weil
er von nun an keine Hoffnung haben konnte, auf der einmal betretenen
Bahn der pathologischen Anatomie und pathologischen Histologie zu einem
erfreulichen Ziele zu gelangen. Seine gedrückte Stimmung wurde noch
durch körperliches Unwohlsein vermehrt, denn im Frühjahr 1849 hatte er
in heftigem Grade die Masern und hierauf einen acuten Gelenkrheumatismus
zu überstehen gehabt. Im Winter 1849/50, zu welcher Zeit V i r c h o w schon
da war, las er zwar noch allgemeine Pathologie und pathologische Gewebelehre, allein im Frühjahre 1850 war er genöthigt, in der Kaltwasserheilanstalt bei B o p p a r d am Rheine der Herstellung seiner Gesundheit zu
leben, und im Sommer desselben Jahres benutzte er dann ein von der kgl.
Staatsregierung erhaltenes Reisestipendium zu einem dreimonatlichen
Aufenthalte in N i z z a. Hier reifte dann wohl zuerst der Gedanke in ihm,
die bisherigen Fächer mit der n o r m a l e n und v e r g l e i c h e n d e n A n at o m i e und G e w e b e l e h r e zu vertauschen, und benutzte er die Zeit seines
Aufenthaltes am Meere theils zur allgemeinen Orientirung, theils zu einlässlicheren Studien über die Salpen und Cephalopoden. Nach Würzburg
zurückgekehrt las er dann zum ersten Male, dem Anerbieten des Vortragenden entsprechend, im Winter 1850/51 ein normal anatomisches Colleg, nämlich O s t e o l o g i e und S y n d e s m o l o g i e, und im Sommer 1851 m i k r os k o p i s c h e A n a t o m i e, kündigte jedoch daneben immer noch allgemeine
Pathologie an, ohne dieselbe jedoch mehr als einmal wirklich vorzutragen.

　　Mittlerweile hatte sich seine Gesundheit wieder befestigt und zählte
ein zweiter Aufenthalt in Italien vom Juni bis Ende October 1851, den er
ebenfalls aus dem erwähnten Reisestipendium bestritt, und den er unternahm, um die begonnenen Untersuchungen einer grösseren Vollendung
entgegenzuführen, zu den angenehmsten Erinnerungen seines Lebens. Nicht
nur fand er in Messina bei den deutschen und Schweizerfamilien J ä g e r,
G o n z e n b a c h, G r i l l u. a. eine äusserst liebevolle Aufnahme, sondern es
waren auch seine Forschungen von schönen Erfolgen begleitet und war

namentlich die Entdeckung der ächten männlichen Argonauta mit ihrem Hectocotylusarm geeignet, die Hoffnung zu erwecken, dass es ihm auch auf dem neubetretenen Gebiete gelingen werde, sich eine geachtete Stellung zu erringen.

Von nun an änderte Müller seine Studien ganz und gar und wandte sich vor Allem der Anatomie, z. Th. auch der Physiologie zu, um so lieber als nun auch seine äussere Stellung sich verbesserte und er im Frühjahre 1852 Extraordinarius wurde. Zwischen dem Vortragenden, der die Gesammtheit der anatomisch-physiologischen Fächer zu vertreten hatte, und H. Müller bildete sich nun nach und nach ein Verhältniss aus, das in dieser Weise wohl nicht häufig an einer Universität zwischen zwei Forschern bestanden hat, die wesentlich dieselben Fächer betrieben, und das zuletzt zu einer Theilung gewisser Disciplinen und zu einer gemeinschaftlichen oder abwechselnden Vertretung anderer führte.

Vom Jahre 1853 an las Müller im Winter abwechselnd Osteologie und Neurologie oder Osteologie, Gefässe und Sinnesorgane, während der Vortragende die übrigen Systeme behandelte.

Dann wurde in vier auf einander folgenden Sommern gemeinschaftlich ein physiologischer Experimentalcursus gegeben, über den zwei Berichte in unseren Verhandlungen veröffentlicht sind. Vom Sommer 1853 an las Müller die Histologie ganz und gar, und vom Sommer 1856 an gab er je im Sommer und der Vortragende je im Winter den practischen mikroskopischen Cursus.

Als Müller im Jahre 1858 eine ordentliche Professur erhielt, wurden ihm als Nominalfächer die vergleichende Anatomie und die topographische Anatomie zugetheilt, doch änderte diess in dem gegenseitigen Verhältnisse wenig, und las er von nun an in jedem Winter die eine Hälfte der menschlichen Anatomie und die Histologie und im Sommer vergleichende und topographische Anatomie und den mikroskopischen Cursus.

Abgesehen von diesen Collegien hatte sich aber Müller gleich vom Beginne der Betretung der neuen Richtung an einen besonderen Lehrzweig und ein Specialobject der Forschung in der Anatomie und Physiologie des Auges geschaffen, das ihm zufolge einer stillen Uebereinkunft der Collegen auf der Anatomie bald ganz allein überlassen wurde und bei dem er die grössten Erfolge errang. Müller's erste Studien über das Auge, d. h. die Retina, datiren aus dem Winter 1851/52 und im Sommer 1852 las er zum ersten Male Anatomie des Auges, worauf er dann anfangs abwechselnd Anatomie und Physiologie des Auges vortrug und später wenigstens je das zweite Semester ein das Auge betreffende Colleg las, in dem auch meist die pathologische Anatomie des Auges und z. Th. auch die Pathologie dieses Sinnesorganes und die Anwendung des Augenspiegels ihre Berücksichtigung fand, letzteres namentlich seitdem er Ostern 1851 drei Wochen bei v. Gräfe gewesen war, um Erfahrungen in practischen Gebiete der Ophthalmologie zu sammeln.

Während dieser zweiten Periode seiner akademischen Thätigkeit besuchte Müller noch dreimal die Seeküste. Im März und April 1852 verweilte er einige Wochen in Triest. Im August desselben Jahres ging er mit dem Vortragenden nach Messina, wo beide bis zum October verweilten, während der später eingetroffene Gegenbaur den ganzen Winter über dort blieb. Im Herbste 1856 endlich trafen sich Müller, Häckel, Kupffer und der Vortragende in Nizza, wo sie auch das Vergnügen hatten, Johannes Müller zu finden. Als Frucht dieser Reisen ist ausser einer Reihe besonderer noch zu erwähnender Arbeiten noch ein gemeinschaftlicher Bericht der in Messina angestellten Untersuchungen von Müller, Gegenbaur und dem Vortragenden veröffentlicht worden. —

Nachdem ich Ihnen, geehrte Anwesende, hiermit einen gedrängten Abriss der äusseren Schicksale unseres Freundes gegeben habe, wende ich mich nun zu der schwierigeren Aufgabe, der Darstellung von Müller's Leistungen als Forscher, als Lehrer und als Mitglied unserer Gesellschaft.

II. Müller's Arbeiten alle so namhaft zu machen, wie sie es verdienen, würde weit über das hier gesteckte Ziel hinausführen und beschränkt sich daher der Vortragende auf eine kurze Schilderung des Bedeutendsten.

Schon H. Müller's Dissertation über den Chylus und Eiter zeigte, wess Geistes Kind er war, und erkennt man in derselben leicht den durch und durch sorgfältigen und gewissenhaften Beobachter. Führte dieselbe auch nicht zu entscheidenden Ergebnissen in Betreff der Bildung der abgehandelten Elemente, so gibt sie doch die erste genaue Schilderung der Fettmoleküle des Chylus und des so wechselnden Verhaltens der Chylus- und Eiterzellen. Ebenso trefflich ist seine Habilitationsschrift über den Bau der Molen, die für immer der Ausgangspunkt jeder feineren Untersuchung der pathologischen Verhältnisse des Menschlichen Eies sein wird und ausserdem auch noch die ersten Beobachtungen über die Uterindrüsen im nicht schwangeren menschlichen Uterus (St. 52) und über die Entwicklung der elastischen Fasern ohne Vermittlung von Zellen und Kernen (St. 62) enthält. Ausser diesen beiden Arbeiten hat Müller in den ersten Jahren seiner Thätigkeit als Forscher nur Weniges veröffentlicht, um so zahlreicher waren dagegen die Schätze aus dem Gebiete der pathologischen Histologie, die er in seinen Tagebüchern aufspeicherte, ohne sich entschliessen zu können dieselben zu veröffentlichen, und entsinnt sich der Vortragende noch sehr wohl, wie oft in den Jahren 1847 auf 50, wenn Virchow und Andere wieder etwas Neues veröffentlichten, Müller ihm sagte, das habe er auch schon gesehen. Die oben geschilderten Verhältnisse verhinderten ihn auch später, etwas von seinen pathologisch-anatomischen Studien zum Drucke zu bringen, und so finden wir ihn dann vom Jahre 1850 an vor Allem im Gebiete der Histologie, vergleichenden Anatomie und Physiologie, und zuletzt fast ausschliesslich in dem der Anatomie und pathologischen Gewebelehre des Auges thätig.

Müller's vergleichend-anatomische Studien, die von seinem ersten Aufenthalte in Nizza im Jahre 1850 her datiren und während der späteren viermaligen Reisen aus Mittelmeer mit dem grössten Eifer fortgesetzt wurden, bezogen sich vor allem auf die Salpen und Cephalopoden, doch weiss Keiner, der nicht seine umfangreichen Manuscripte gesehen oder wie einige Freunde Zeuge seiner Untersuchungen war, dass er in dieser Zeit ein reiches Material zu einer vollständigen anatomischen und histologischen Monographie dieser Thiere gesammelt hat, denn er gelangte leider nicht dazu, diese Arbeiten auszuführen, und liegt in dieser Beziehung Nichts von ihm vor als ein Bericht in der Zeitschrift für wissenschaftliche Zoologie (Bd. IV.) und einige Notizen in den Würzburger Verhandlungen (Bd. III.), so wie eine halbe Tafel Abbildungen über Salpen in den Icones zootomicae von V. Carus. Nur der schöne Fund der männlichen Argonauta argo, der ihm im Herbste 1851 in Messina gelang, veranlasste ihn doch zu einer ausführlichen Abhandlung über die Hectocotyliferen in der Zeitschrift für wissenschaftliche Zoologie, Bd. IV. Was Müller sonst noch von vergleichend anatomischen Arbeiten veröffentlicht hat, ist theils von geringerem Belang, theils bezieht sich dasselbe auf das Auge und wird noch weiter unten erwähnt werden.

Im Gebiete der Physiologie war Müller nur gelegentlich thätig, da seine akademische Laufbahn ihn mehr zur Anatomie geführt hatte, doch bewies er durch die wenigen Untersuchungen, die er vornahm, wie die Beobachtungen über die entoptische Wahrnehmung der Netzhautgefässe, den Einfluss des Sympathicus auf glatte Muskeln und die Einwirkung der Wärme auf die Pupille, dass er auch nach dieser Seite Vortreffliches zu leisten im Stande war.

Uebrigens ist nun noch zu erwähnen, einmal dass Müller während vier Jahren gemeinschaftlich mit dem Vortragenden den physiologischen Experimentalcurs leitete und die über diese Curse erschienenen zwei Berichte herausgab, und zweitens, dass er, seit seine anatomischen Studien ihn auf das Auge geführt hatten, auch die schwierige Physiologie dieses Sinnesorganes mit dem grössten Eifer betrieb und in sehr besuchten Vorlesungen mit grosser Klarheit vortrug.

Am meisten haben mikroskopische Untersuchungen H. Müller berühmt gemacht und sind es vor Allem seine Arbeiten über die Retina aus den Jahren 1851 bis 1856 gewesen, durch die sein Name in der gesammten

wissenschaftlichen Welt einen guten Klang erhielt. Diese classischen und
wohl von keiner monographischen Arbeit übertroffenen Forschungen, deren
Anfang in das Jahr 1850 fällt, führten ihn zu weiteren anatomischen Studien
über das Auge, und so kam es dann durch eine Verkettung verschiedener
Umstände, unter denen der Besuch bei v. Gräfe im Frühjahre 1854 wohl
am schwersten wog, nach und nach dazu, dass das Auge sein Lieblingsthema
wurde. Je ausschliesslicher nun Müller in diesem Gebiete arbeitete, um
so schwieriger wurde es natürlich für Andere, es ihm in demselben gleich-
oder gar zuvorthun, und so gestalteten sich dann in Folge einer theils frei-
willigen, theils natürlichen Enthaltung seiner Collegen die Verhältnisse bald
so, dass das Auge gewissermassen als seine Domaine angesehen wurde, in
der er allein zu schalten und walten berechtigt sei. Von dieser günstigen
Stellung machte Müller den besten aber zugleich auch den bescheidensten
Gebrauch und weiss jeder, dass er nicht nur die Anatomie des Auges nach
Kräften förderte, sondern es sich auch angelegen sein liess, Andere mit
seinen Kenntnissen zu unterstützen, und dass er überhaupt Jeden, der zu
ihm kam, mit grösster Liberalität in seine Untersuchungsmethoden einführte.

Müller's Leistungen in der Anatomie des Auges waren von der
umfassendsten Art und bezogen sich theils auf das normale menschliche
Auge, theils auf dasjenige der Thiere, endlich auch auf die pathologisch-
anatomischen Verhältnisse beim Menschen. In Bezug auf das menschliche
Auge hörte er nicht auf, immer und immer wieder alle Gegenden zu prüfen
und gelangen ihm so eine Reihe hübscher Entdeckungen, wie die einer
Ringfaserschicht am Ciliarmuskel, von Ganglienzellen und glatten Muskeln
in der Chorioidea, von glatten Muskeln in den Augenlidern und in der
Orbita (Orbitalmuskel) u. a. m. — Vor Allem aber war die Retina, wie sie
der Ausgangspunct der Studien über das Auge gewesen, so auch später das
Lieblingsthema, zu dem er immer wieder zurückkehrte. Obgleich seit seiner
ausführlichen Arbeit über die Retina keine andere erschienen war, die mit
der seinigen auch nur von ferne sich messen konnte, so liess er nicht ab,
den Bau dieser so schwierigen Haut immer von Neuem zu prüfen und war
eben damit beschäftigt, eine neue Ausgabe seiner Schrift zum Drucke vor-
zubereiten, als der Tod ihn abrief.

War das menschliche Auge dasjenige, das mit Rücksicht auf die pathologische Anatomie und das Interesse der Augenärzte in den feinsten Einzelnheiten von Wichtigkeit erschien und das er daher mit Vorliebe bearbeitete,
so wandte sich doch Müller auf der andern Seite immer von Neuem auch
an dasjenige der Thiere, wenn es ihm darauf ankam, das eigentlich Gesetz-
mässige im Baue der schwierigeren Theile zu erkennen, und mit dem besten
Erfolge. Schon in seiner ersten grösseren Arbeit hatte er eine ausführliche
Darstellung der Retina der niedern Wirbelthiere gegeben und etwas früher

auch die wichtige Netzhaut der Tintenfische untersucht. Hieran reihte sich
dann später die vollendete Beschreibung der Retina des Chamaeleon, aus
der mit Bestimmtheit die Thatsache hervorging, dass in der Retina zweierlei
radiäre Elemente, nervöse und indifferente, sich finden, ferner der Nachwei-
des ausgedehnten Vorkommens einer dem gelben Flecke der menschlichen
Retina entsprechenden Stelle bei den Säugern, Vögeln und Amphibien, so
wie die wunderbare Entdeckung, dass gewisse Vögel z w e i f o v e a e c e n t r a l e s
oder Stellen des schärfsten Sehens besitzen, von denen die eine dem monocularen, die andere dem binocularen Sehen entspricht. Im Interesse der
Physiologie wandte er ferner auch dem Vorkommen von Muskeln im Innern
des Auges eine besondere Aufmerksamkeit zu und ist in dieser Beziehung
besonders der Nachweis des verbreiteten Vorkommens eines quergestreiften
Dilatator pupillae bei Vögeln und eine vollendete Untersuchung des Acco-
modationsapparates der Vögel hervor zu heben. — Besonders ausgedehnt
waren endlich in den letzten Jahren seine Forschungen über einen bisher
sehr vernachlässigten Theil der vergleichenden Anatomie des Auges, nämlich
über die G e f ä s s e gewesen, doch ist sehr zu bedauern, dass die ungemein
wichtigen, von ihm gesammelten Erfahrungen, von denen auch eine reiche
Zahl von mikroskopischen Präparaten Zeugniss ablegen, wohl grösstentheils
für die Wissenschaft verloren sein werden, indem M ü l l e r bis jetzt nichts
als einige kurze Notizen veröffentlicht hat. Von seinen Erfahrungen in
diesem Gebiete sind besonders zu betonen, erstens dass die Retina der drei
niedern Wirbelthierklassen gefässlos ist, was später auch H i r t l bestätigte,
ferner dass auch bei den Säugethieren gewisse Gattungen Kaninchen, Pferd,
Gürtelthier, vorkommen, bei denen die Retina nur an einer kleinen Stelle,
in der Nähe des Sehnerveneintrittes, Gefässe enthält, sowie dass die Gefässe
der auch hier ursprünglich gefässlosen Retina sehr verschieden rasch sich
entwickeln, endlich dass der Glaskörper ausser der durchtretenden Art.
capsularis zu keiner Zeit Gefässe enthält. — Alle seine anatomischen Untersuchungen über das Auge gedachte M ü l l e r in einer ausführlichen Monographie darzustellen, die der Schlussstein derselben sein sollte, zu deren
Ausarbeitung er leider auch nicht mehr kam. Ein Anderer mit mehr Ehr-
geiz und weniger Gewissenhaftigkeit hätte schwerlich so lange gewartet;
allein M ü l l e r war immer noch nicht mit dem zufrieden, was er wusste, und
so ging unter dem Bemühen, eine immer grössere Vollständigkeit zu erreichen,
schliesslich vieles verloren, was mit dem grössten Danke aufgenommen worden wäre.

Von besonderer Wichtigkeit für die Ophthalmologen waren H. M ü l l e r's
Studien über die E r k r a n k u n g e n d e r A u g e n h ä u t e, die er im Frühjahre 1854, während seines Besuches bei v. G r ä f e begann und von da
durch eine Reihe von Jahren unablässig fortsetzte, so dass er bald auch in

diesem Gebiete, ebenso wie in der normalen Anatomie des Auges die erste Autorität wurde. Diese Untersuchungen, die v. Gräfe und später auch andere Augenärzte dadurch sehr wesentlich förderten, dass sie ihm alle wichtigeren pathologisch-anatomischen Objecte, vor Allem auch exstirpirte ganze Augen zusandten, eröffnete Müller in erfolgreicher Weise mit einer Schilderung der Veränderungen der Glashäute des Auges und des Kapsel-staares, nach und nach aber dehnte er dieselben auf alle Theile des Auges, vor Allem auf die so wichtigen innern Häute, die Retina und die Chorioidea und Iris aus und legte so die Basis zur neuen feineren pathologischen Anatomie des Auges.

Unsere grossen Ophthalmologen v. Gräfe. Donders, der selbst mit Erfolg in diesem Gebiete gearbeitet hatte, und Arlt schenkten den genannten Untersuchungen von Müller die grösste Beachtung und bald strömten auch von allen Seiten die Schüler derselben in Würzburg zusammen, um bei Müller in die schwierige pathologische Antomie des Auges sich einweihen zu lassen. So wurde Müller der zweite Attractionspunct, um den die zahlreiche junge ophthalmologische Schule gravitirte, wie sich diess auch die beiden Male zeigte, als Müller an dem Ophthalmologen-Congresse in Heidelberg Theil nahm, bei dem man ihm von allen Seiten mit derselben Liebe und Verehrung entgegenkam, die die Gründer des Congresses und vor Allem v. Gräfe von jeher für ihn empfunden hatten. — Bis zu seinem Ende blieb diese Stellung Müller's wesentlich dieselbe, doch sah er sich später genöthigt, die pathologisch-anatomischen Studien über das Auge etwas in den Hintergrund treten, zu lassen, was um so eher anging, als nach und nach jüngere Forscher, die bei ihm in die Schule gegangen waren, dieses Gebiet selbstständig zu bauen anfingen.

Das Auge war übrigens nicht das einzige Organ, an dem Müller sein grosses Talent für mikroskopische Untersuchungen bethätigte, vielmehr leistete er auch in anderen Gebieten der Histologie sehr Bedeutendes. Ohne zahlreicher kleinerer Arbeiten zu gedenken, seien hier nur noch seine aus-gezeichneten Untersuchungen über das Knochengewebe namhaftgemacht, von denen die berühmteste die über die Entwicklung der Knochensubstanz ist, durch welche die Frage über die Entstehung des ächten Knochengewebes bei der Verknöcherung des Knorpels zuerst entschieden zum Abschlusse gebracht wurde. Würdig reihen sich dieser Arbeit die über Verknöcherung der Sehnen, über die Reste der Chorda dorsalis, über fötale Rachitis, die Sharpey'schen durchbohrenden Fasern, und über die Regeneration der Wirbelsäule von Eidechsen und Tritonen an. —

Hat Müller durch seine schriftstellerischen Arbeiten in einem weiten Kreise ein unvergängliches Denkmal hinterlassen, so ist doch auch nicht zu vergessen, dass für uns die Erinnerung an seine Forschungen noch in

einer anderen Weise erhalten bleiben wird, und zwar durch die von ihm
angelegte anatomische Sammlung. Zwar hat Müller in den ersten
Jahren seiner Thätigkeit in dieser Beziehung nichts geschaffen, indem es
um diese Zeit in Deutschland noch kaum gebräuchlich war, mikroskopische
Präparate aufzuheben, dafür war es aber später nur um so thätiger und liegt
jetzt eine sehr werthvolle Sammlung von über 2000 Nummern über alle von
ihm durchforschten Gebiete vor, die hoffentlich der Universität erhalten
bleibt und für immer eine Zierde derselben sein würde. Vor Allem ausgezeichnet sind die Präparate über die Retina des Menschen und der Thiere,
dann diejenigen über pathologische Zustände der Augen und die Gefässe der
Retina. Sehr zahlreich ist ferner das andere Lieblingsthema Müllers, der
Ossificationsprocess vertreten, welche Seite noch im letzten Jahre seines
Wirkens einen bedeutenden Zuwachs erhielt. Ueber die Regeneration der
Schwänze von Eidechsen liegen ebenfalls mehrere hundert meist ausnehmend
schöne Schnitte vor, und so findet sich ausserdem noch manches andere, das
sich auf seine späteren Studien bezieht. —

Wie als Schriftsteller und Forscher, so wirkte Müller auch als akademischer Lehrer mit entschiedenem Erfolge. Seine Vorträge waren ausgezeichnet durch Klarheit und Gediegenheit und häufig durch attische Feinheit gewürzt, wie er überhaupt, wenn er sprach, sich mehr gehen liess, als
wenn er schrieb. Die Gründlichkeit, mit der er alle seine Collegien vor-
bereitete, möchte kaum ihres Gleichen finden, und kann, um nur Eines
hervorzuheben, bemerkt werden, dass Müller, obschon er kein besonderes
Talent zum Zeichnen besass, es doch durch anhaltenden Fleiss dazu brachte,
dass er zuletzt im Stande war, alle menschlichen Knochen, ja selbst Schädel
der Haupttypen der Wirbelthiere an die Tafel zu zeichnen. Seinen Schülern
konnte der grosse Eifer, mit dem er sich bestrebte, ihnen Belehrung zu
verschaffen; nicht verborgen bleiben, was Wunder, dass er sich bald einer
allgemeinen Liebe und Verehrung erfreute, die durch sein humanes und
bescheidenes Wesen nur gesteigert wurde. —

Ausser auf dem Katheder, war ihm aber auch noch eine andere Wirksamkeit als Lehrer beschieden, in der er nicht minder erfolgreich war. Durch
seine anatomischen Untersuchungen über das normale und kranke Auge
war Müller, wie oben schon geschildert wurde, in eine innige Beziehung
zu den hervorragendsten Ophthalmologen getreten, und von diesem Augen-
blicke an wurde sein Arbeitszimmer auf der Anatomie in Würzburg der
Sammelplatz von jungen Forschern fast aller Länder, von denen keiner
unbefriedigt ihn verliess und manche durch ihn die Anleitung zu einer ersten
wissenschaftlichen Arbeit erhielten. Es ist dem Vortragenden unmöglich,
Alle zu verzeichnen, die so bei Müller über das Auge oder über andere
histologische Gegenstände arbeiteten, doch werden auch die Namen derer,

die noch in seiner Erinnerung leben, hinreichen, um zu zeigen, wie gross
Müller's Einfluss auch nach dieser Richtung war; es sind die Herren
Althof, Babuchin, J. Recker, Borsenkoff, Broneff, Eberth,
Junge, Iwanoff, Knapp, Langhans, Niemetscheck, Odenius,
A. Pagenstecher, Pope, Saemisch, Schelske, Schneider,
Schweigger, Seuffert, Stüde und v. Tröltsch.

Bei solchen Leistungen als Lehrer und als Mann der Wissenschaft stand
zu erwarten, dass auch das, was man gewöhnlich unter äusserem Erfolg
versteht, nicht gemangelt hätte, allein in dieser Beziehung leuchtete ihm
sein ganzes Leben lang kein freundlicher Stern und bewahrheitete sich von
Neuem der Satz: »Nullus propheta in patria.« Während Andere, die ihm
nicht von ferne vergleichbar waren, sich einer steten Theilnahme der akademischen Behörden erfreuten, wurde er meist übergangen, und hatte er, als
er starb, einen Gehalt, den öffentlich bekannt zu machen, der Vortragende
sich nicht entschliessen kann. Durch eine Verkettung von Zufälligkeiten
erhielt Müller auch nur einmal eine Aufrage von auswärts in Betreff einer
Professur der pathologischen Anatomie, und diese benutzte er — ein seltener
Fall — aus Ehrenhaftigkeit nicht, da er von vorne herein nicht im Sinne
hatte, eine solche Stelle anzunehmen. Wenn ferner Andern Auszeichnungen
aller Art in reichlicher Menge zuströmten, ging er meist leer aus und waren
seine ganzen Errungenschaften nach dieser Seite die, Mitglied von 6 Gesell-
schaften zu sein, von denen die deutschen aufgezeichnet zu werden verdienen; es sind die Senkenbergische Gesellschaft in Frankfurt, die natur-
forschende Gesellschaft in Halle, und der mikroskopische Verein in Giessen. —
Wer möchte es Müller verargen, dass er manchmal über diese Verhältnisse
sich ärgerte, doch dachte er auf der andern Seite viel zu gross, um sich
bleibend dadurch stören zu lassen, und fand seine Befriedigung in dem
Bewusstsein seine Pflicht zu thun und in der Liebe und Verehrung seiner
Schüler und seiner näheren Collegen von nah und fern.

Und eine solche Liebe und Hochachtung ist ihm auch unter uns zu
Theil geworden und wird Müller's Name für immer unter denen glänzen,
die in unserer bescheidenen und doch manches gute Korn ausstreuenden
Gesellschaft wirkten. Müller war schon unter den 24 Universitätsmitgliedern,
die am 2. December 1849 unsere Gesellschaft gründeten, und von dieser
Zeit an blieb er einer ihrer treuesten Anhänger, der mit Bewusstsein die
Ziele verfolgte, die wir uns gesteckt hatten. Ihnen, geehrte Freunde, braucht
nicht gesagt zu werden, mit welchem Eifer er an unseren Sitzungen Theil
nahm und welches belebende und wohlthuende Element er auch bei unseren
geselligen Zusammenkünften war, und was fernerstehende betrifft, so können
dieselben aus seinen zahlreichen in unseren gedruckten Verhandlungen
niedergelegten Arbeiten ersehen, wie eifrig, er für das Wohl der Gesellschaft

wirkte, die ihn dann auch zweimal zum Vorsitzenden wählte, in welcher
Stellung er alle seine trefflichen Eigenschaften aufs Beste entfaltete. Bei
uns wird Müller's Andenken niemals untergehen und den gefeierten Namen
von Kiwisch und Virchow würdig sich anreihen.

Wer Müller in unserer Gesellschaft gekannt, für den ist eine Schilderung seines Characters überflüssig, gestatten Sie jedoch dem Vortragenden,
da diese Worte doch in einem weiteren Kreise Verbreitung finden werden,
die Befriedigung, auch in dieser Beziehung der Wahrheit Zeugniss abzulegen.

H. Müller war der erste College, der im Herbste 1847 nach seiner
Ankunft in Würzburg den Vortragenden begrüsste, und seit dieser Zeit hat
sich eine Freundschaft geknüpft, die, nie durch eine ernstere Wolke getrübt,
mit den Jahren stets inniger wurde. Siebenzehn Jahre sind eine gute Zeit,
in der man wohl Gelegenheit hat, sich kennen zu lernen, und so wird es
dann auch dem überlebenden Freunde erlaubt sein zu sagen, dass ein Charac-
ter von grösserer Lauterkeit und Biederkeit als der H. Müller's nicht gefunden werden kann. Ebenso sehr wie durch seine Ehrenhaftigkeit zeichnete
sich Müller aber auch dadurch aus, dass sein Gemüth für alles Edle und
Schöne empfänglich war und dass er im Leben stets die höchsten Ziele im
Auge hatte. In allen Stellungen, mochte er nun als Mensch dem Menschen,
als akademischer Lehrer der Universität, oder als Bürger dem Gemeinwesen
gegenüberstehen, hatte er immer das Wahre und Gute als Endziel und
suchte unbekümmert durch Nebenrücksichten oder den äusseren Vortheil
stets nur für das zu wirken, was er als richtig erkannt hatte. So konnte es
nicht fehlen, dass er auch manchmal bei solchen, die an innerem Werth ihm
nicht ebenbürtig waren oder ganz andere Grundanschauungen hatten,
anstiess, um so mehr als er auch meist mit grossem Eifer für seine Ansichten
kämpfte und nicht selten wenn er keine Hoffnung hatte, durchzudringen,
einer gewissen bitteren Stimmung sich hingab. Allein auch in solchen Fällen
blieb er immer seiner selbst Herr und kam der gemüthliche und liebens-
würdige Kern, der zu seiner innersten Natur gehörte, bald wieder zu Tage.
Unter diesen Verhältnissen war es begreiflich, dass er in weiten Kreisen
Liebe und Anhänglichkeit und allgemeine Achtung sich erwarb und zu den
seltenen Menschen gehörte, von denen man sagen kann, dass sie keinen
Feind besitzen.

Ebenso schöne und vielleicht die schönsten Seiten seines Wesens entfaltete
Müller im Kreise seiner Familie. Mit welcher treuen und aufopfernden
Liebe seine gute Mutter ihn noch in seinen Studienjahren pflegte und für-
sorglich mit den Annehmlichkeiten des eigenen Heerdes umgab, wurde
früher schon gemeldet, ebenso dass er sicherlich ihr vor Allem es verdankte,
dass seine Gesundheit aus tiefer Zerrüttung wieder so sich erhob und kräf-
tigte, dass er ruhig seine fernere Bahn verfolgen konnte. Dafür hing aber

auch Müller mit unglaublicher Zärtlichkeit und Hingabe un der edlen Frau und suchte Alles möglichst zu lohnen, was sie für ihn gethan. — Als er dann im August 1853 in glücklichster Wahl mit seiner Base F r i e d e r i k e, der Tochter des verstorbenen Herrn Regierungsdirectors M e y e r in München, sich verheirathet hatte, bildeten alle drei den glücklichsten Familienkreis, dem bald auch der Segen zweier lieben Kinder, eines Sohnes, C a r l (geb. 7. Juli 1854), und einer Tochter, P h i l i p p i n e (geb. 16. November 1856), zu Theil wurde. Was M ü l l e r seiner an Gemüth und Geist gleich ausgezeichneten Gattin und seinen Kindern war und mit welcher Liebe und Aufopferung er an ihnen hing, davon waren nur Wenige Zeugen, errathen aber konnten es Alle, die wussten, dass er in jedem Kreise und in jeder Stellung stets der Besten einer war und stets das Beste erstrebte.

So schien Alles miteinander sich zu verbinden, um Müller noch ein langes segensreiches Wirken und ein glückliches Leben zu versprechen. Seine Gesundheit hatte sich in seinen späteren Jahren ziemlich befestigt, so dass er, wenn auch nicht besonders kräftig, doch im Stande war, den Anstrengungen der akademischen Thätigkeit und der stets mit dem grössten Eifer betriebenen wissenschaftlichen Untersuchungen die Spitze zu bieten, um so mehr da er in den letzten Jahren die Herbstferien meist in Gesellschaft seiner Familie zu einer längeren Erholung auf dem Lande benutzt hatte. Da kam plötzlich der Schlag, der ihn seiner Familie, den Freunden und der Wissenschaft entriss.

Am 4. Mai hatte M ü l l e r mit seiner Familie bei eher unfreundlichem Wetter eine Spazierfahrt nach dem nahen Guttenberger Walde gemacht und hier, wie er glaubte, eine Verkältung sich zugezogen. Am Tage drauf brach eine wenig ausgebreitete Gesichtsrose bei ihm aus, die in den ersten Tagen ganz unbedenklich schien. Aber-schon am 3. Tage trat, trotz der umsichtigen und liebevollen Pflege des ihn behandelnden Arztes und Freundes Dr. H e r z senior, eine Besorgen erregende Mattigkeit, Schlaflosigkeit und Eingenommenheit des Kopfes dazu, verbunden mit einer tiefen Depression der Psyche, so dass M ü l l e r schon an diesem Tage äusserte, er werde diese Erkrankung nicht überleben. Am 4. Tage steigerten sich alle diese Symptome in bedenklichster Weise und trat Kälte der Extremitäten und grosse Schwäche der Herzthätigkeit ein, so dass v. B a m b e r g e r, der an diesem Tage zugezogen wurde, schon nicht mehr in der Lage war, irgend eine Hoffnung auf einen günstigen Ausgang zu erwecken. Am Morgen dieses Tages ordnete M ü l l e r noch vorsorglich Alles für seine Familie an, verfiel dann aber Nachmittags in einen tiefen Colapsus mit Sopor und leichten Delirien, und entschlummerte sanft Nachts 2 Uhr am 10. Mai, nachdem er noch vorher von den Seinen Abschied genommen hatte. Die 30 Stunden nach dem Tode durch F ö r s t e r vorgenommenen Section ergab eine enorme

Dissolution der Säfte und Zersetzung der Gewebe, dagegen, mit Ausnahme einiger alten Tuberkeln in den Lungen, keine einzige wesentliche Störung eines inneren Organes, namentlich auch keine Entzündung der Hirnhäute. Wie ein Lauffeuer verbreitete sich die Nachricht von Müller's Hinscheiden durch die Stadt, und war die Bestürzung um so grösser, weil die Meisten die Kunde von seinem Tode gleichzeitig oder kurz nach der von seinem Erkranken erhielten. Die Trauer war eine ganz allgemeine, selbst in Kreisen, an die man auch nicht von ferne gedacht hatte, und lernte man erst jetzt kennen, welch' allgemeine Achtung und Liebe der Verewigte genoss. Auch hat Würzburg seit vielen Jahren keinen solchen Trauerzug gesehen. Alle Studirenden der Universität, die Corporation in festlichem Aufzuge an der Spitze, die Universitätslehrer mit dem Herrn Rektor, die hohe Regierung, die städtischen Beamten, das Officiercorps in voller Vertretung, und viele Freunde und Bekannte aus anderen Kreisen geleiteten Müller's irdische Reste zu Grabe, an dem der protestantische Stadtpfarrer, Herr Neubing, und als Vertreter der medicinischen Facultät Herr Rinecker, einige wenige, aber warme und tiefgefühlte Worte der Erinnerung sprachen, da Müller in seiner Bescheidenheit jede Rede an seinem Grabe schon bei Lebzeiten sich verbeten hatte. — Die Trauer seiner Familie und seiner näheren Freunde zu schildern, ist jede Feder zu schwach. Fand dieselbe auch in der allgemeinen und ungetheilten Anerkennung der Verdienste des Hingeschiedenen einen gewissen Trost, so vermochte diess doch die Bekümmerniss um den grossen Verlust nicht zurückzudrängen. Mag nun die Alles lindernde Zeit auch diese Wunde nach und nach zur Heilung bringen, so wird sie doch nie die Erinnerung an den edlen Geist tilgen, dessen Andenken wir heute feiern. Heinrich Müller war unser treuer Freund, und treu und dankbar wollen wir die Erinnerung an ihn im Herzen tragen bis zur letzten Stunde.

Friede sei mit Ihm!

A.

Zur Anatomie und Physiologie des Auges.

I. Retina.

·1. Ueber sternförmige Zellen der Retina.

W. V. — II, p. 216—218. — 10. Mai 1851.)

Eine Schicht von Zellen mit allen Charakteren der Nervenzellen ist bei allen Wirbelthierklassen zunächst der Nervenausbreitung vorhanden. *Bowman*, *Kölliker*, *Corti* haben Fortsätze dieser Zellen bei Schildkröten und Säugethieren beschrieben; solche finden sich auch bei Fischen und Vögeln und zwar ist kaum zu zweifeln, dass sie in Nervenfasern übergehn, obwohl eine vollkommene Sicherheit hier wegen des mangelnden Kriteriums der dunkelen Conturen schwerer zu erreichen ist. Dafür sind die Fortsätze oft sehr lang, manchmal deutlich varikös und haben auch sonst das Aussehen von Nervenfasern aus denselben Augen. Es sind jedoch nicht blos zwei, sondern sehr häufig drei bis vier, auch getheilte Fortsätze an den eigenthümlich gestalteten Zellen vorhanden.

Unbestimmtere Zellen finden sich ferner in der feinkörnigen Substanz der Retina in verschiedener Zahl und Deutlichkeit. Eine exquisite Schichte von Zellen kommt aber auch nach innen von der sog. Körnerschichte vor. Bei einigen Knorpel- und Knochenfischen ist hier zu äusserst eine Schichte platter, zackiger, granulirter Zellen, die in der ganzen Profilansicht durch ihre grossen, ovalen Kerne auffallen, deren Längsaxe der Retina parallel liegt. Wenn schon an diesen Zellen ein Anastomosiren durch ihre Fortsätze nicht zu bezweifeln ist, so ist dies doch viel mehr in die Augen fallend bei überaus schönen Zellen, welche innerhalb der vorigen eine Schicht bilden, die im Profil streifig erscheint, da die dünnen Zellen mit ihrer Fläche der Retina parallel liegen.

Man kann bisweilen zwei Lagen deutlich unterscheiden: die eine besteht aus unregelmässig polygonalen, etwas körnigen Zellen, meist von 0,012 — 0,01''' Durchmesser, die durch kurze und zum Theil sehr breite Brücken mit einander so in Verbindung stehen, dass an manchen Strecken blos Lücken bleiben, die kleiner sind als die Zellen. Die zweite Lage besteht aus Zellen, deren zahlreiche Fortsätze verhältnissmässig zum Körper sehr entwickelt sind, indem dieser die Breite der stärkeren Aeste manchmal kaum übertrifft, und die Länge der letzteren bis nahezu 0,1''' vom Kern aus beträgt. Dabei sind sie vielfach ästig, und an den Theilungsstellen verdickt. Diese Zellen mit den Fortsätzen sind etwas gelblich, ziemlich glatt, oder mehr streifig als körnig, ihr Kern nicht exquisit bläschenförmig und nur mittlerer Grösse. Die äussersten Zweige dieser Zellen nun gehen ebenfalls deutlich in einander über, so dass eine Zelle mit mehreren benachbarten an je 2—3 Punkten anastomosirt. Sie bilden so ein Netz, durch dessen Maschen die radialen Fasern hindurchtreten, indem öfters mehrere sich zu einer Lücke zusammenneigen. Dadurch entsteht ein Gitterwerk aus vielfach gekreuzten Strängen, das besonders dicht ist, wo die Anschwellungen an den

1 *

senkrechten Fasern mit zackigen Fortsätzen besetzt sind. Diese Anschwellungen liegen
übrigens constant an der inneren Grenze jener Zellenschichte, da wo sie an die feinkörnige Masse anstösst. Wenn man diese Zellen alle für Nervenzellen halten dürfte, bei denen sie vielleicht schon manchmal mitgezählt worden sind, würden ihre Anastomosen höchst
merkwürdig sein. Es muss jedoch ausser ihrer platten und tief eingeschnittenen Form,
der Beschaffenheit ihrer Substanz und ihres Kerns auch der Umstand bedenklich
machen, dass bei anderen Fischen an analoger Stelle ein Netz von streifigen Strängen
vorkommt, die kaum eine Spur zelliger Natur zeigen und sich mehr wie ein Fasergewebe ausnehmen.

Kölliker bemerkt, dass wenn die von *H. Müller* angezeigten Zellen, über deren
Anastomosen keine Zweifel obwalten können, wirklich Nervenzellen sind, was fernere Beobachtungen entscheiden werden, diess der erste constatirte Fall von einem Anastomosiren
sternförmiger Nervenzellen wäre.

---

2. Zur Histologie der Netzhaut.

:Z. f. W. Z. — III, p. 234—237. — 15. Mai 1851.:

Die Untersuchung von Augen, welche einige Zeit in Chromsäurelösung gelegen
waren, lässt sowohl in Betreff einzelner Elementartheile, aus denen die Netzhaut besteht, als auch der relativen Lage derselben Vieles erkennen, das ausserdem sehr
schwierig zu eruiren ist. Ich will hier nur über einige Punkte eine vorläufige Mittheilung geben, indem ich Weiteres einer ausführlichen Darstellung des Baues der
Netzhaut bei den verschiedenen Thieren vorbehalte.

1) Bei allen Wirbelthierklassen kommen in der Retina zahlreiche Cylinder vor,
welche dieselbe der Dicke nach durchsetzen, indem sie senkrecht gegen die Nervenausbreitung, also radial zum Augapfel stehen. Es sind bald dünne Fasern, die, in
Chromsäure erhärtet, einige Aehnlichkeit mit elastischen Fasern haben, bald dickere,
streifige Stränge.

Ihr inneres Ende stösst dicht an die Nervenfasern; bei manchen Thieren ist es
zu einer kolbigen, körnigen Masse angeschwollen, die sich wie ein Bruchstück einer
Zelle ausnimmt, bei andern geht die Faser in eine membranartige dreiseitige Basis
aus, die scharf abgeschnitten ist. Nach dem Durchtritt durch die innere, feinkörnige,
der grauen Hirnsubstanz vollkommen ähnliche Schichte der Netzhaut zeigen die Radialfasern bei vielen Thieren constant eine Anschwellung, die manchmal deutlich einen
Kern sammt Kernkörperchen enthält, auch wohl zackige Fortsätze nach den Seiten
hat, welche mit den benachbarten zu anastomosiren scheinen. Nach aussen geht die
senkrechte Faser in die sogenannte Körnerschichte hinein, wobei sie sich öfters in
mehrere Fäserchen auflöst. Jedenfalls steht sie mit den zunächst nach aussen liegenden Theilen in so enger Verbindung, dass nicht selten beim Zerreissen der Retina sich
eine Faser vollkommen isolirt, an deren äusserem Theil eine Anzahl der sogenannten
Körner sammt Stäbchen oder Zwillingszapfen, wie die Johannisbeeren an ihrem Stiel,
haften. Es spaltet sich also durch die ganze Dicke der Netzhaut ein schmaler Cylinder
heraus, dessen Länge bei einem Frosch z. B. 0,14‴ betrug. Dieselbe senkrechte
Streifung durch die ganze Dicke erkennt man an dünnen senkrechten Schnitten, welche
eine Profilansicht geben.

2) Die bekannten feinen Fädchen, welche häufig an den konisch zugespitzten
Enden der Stäbchen sitzen, sind nicht gegen die Chorioidea, sondern nach innen ge-

kehrt. Sie beginnen nicht alle genau auf derselben Höhe, gehn z. H. bei den meisten
Fischen zwischen die Zwillingszapfen hinein und stehen mit der nächsten innern, sogenannten Körnerschichte in Verbindung. Diese besteht nämlich aus Kernen, welche
oft bläschenförmig, nach der Dicke der Netzhaut bald mehr bald weniger verlängert
sind und in derselben Richtung durch längere oder kürzere Fädchen mit den Stäbchen
zusammenhängen. Da man mitunter an einer Strecke des Umfangs eine zweite Contur
sieht, die in das Fädchen übergeht, sind diese „Körner" wohl für sehr kleine Zellen
zu halten.

Bei denjenigen Fischen und Vögeln, wo das Pigment Fortsätze nach innen bildet,
stecken nicht die Fädchen, sondern die Stäbchen selbst im Pigment, und wenn man die
pigmentirte Schichte bis an die Zwillingszapfen von aussen wegnimmt, hat man die
Stäbchen mindestens grösstentheils mitgenommen und nur das innere Ende mit den
Fädchen stehen gelassen.

Bei Plagiostomen, wo kein Pigment zwischen den Stäbchen liegt, sieht man dieselben gleichmässig nach aussen gehen bis zu einer Schichte polygonaler Zellen, welche
denen des Tapetum der Wiederkäuer gleichen. Dahinter liegt dann eine strukturlose
gefässreiche Membran, welche hier die Schuppen trägt, die durch die bekannten feinen
Nadeln den Silberglanz erzeugen, und dann erst kommt die pigmentirte Chorioidea.
Auch bei einigen andern Fischen erstreckt sich das Pigment nur eine kürzere Strecke
zwischen den Stäbchen nach innen.

3) Die Zwillingszapfen *) gehen bei den meisten Fischen und bei den Säugethieren
ebenfalls an ihrem innern stumpfen Ende in einen Fortsatz über, der sich in einen
Faden auszieht; häufig bildet den Anfang des letztern ein deutlicher Kern. Dieser
Faden ist stärker als der an den Stäbchen befindliche und geht jedenfalls durch
die ganze Dicke der sogenannten Körnerschichte hindurch, an deren Ende er eine
Anschwellung zeigt. Wo die Zapfen Zwillinge sind, haben sie zwei Fäden mit zwei
Kernen.

Bei Vögeln ist nach innen von den Stäbchen eine Schichte, welche den Fäden
der Stäbchen und den Zapfen bei den Fischen entspricht, nämlich cylindrische
Körper, die nicht von gleicher Dicke, wie die Stäbchen, sondern theils fadenförmig,
theils dicker sind. Jedes Stäbchen setzt sich in einen dieser zwischeneinander-
geschobenen Cylinder continuirlich fort, und wo die Stäbchen in diese Zapfen übergehen, sitzen die bekannten farbigen Kügelchen, die also am innern Ende der eigentlichen Stäbchen zu finden sind, allerdings nicht alle ganz in gleicher Höhe. Die
meisten sind wirkliche Kügelchen, nicht Kegel (Hannover), einzelne Zapfen mit grössern dunkelrothen Kügelchen aber sind ausserdem weiterhinein roth gefärbt. Die
Verhältnisse dieser farbigen Kügelchen erleiden auch einige Modification nach den verschiedenen Stellen der Netzhaut. Die Stäbchen der Frösche erscheinen an sich selbst,
wo sie in einer gewissen Dicke übereinander liegen, etwas röthlich, und man kann ein
einzelnes Stäbchen abwechselnd farblos und·gefärbt sehen, je nachdem es sich legt
oder aufrichtet.

Auch bei den Fröschen stehen die Stäbchen nach innen mit einem blasseren
Cylinder in Verbindung, der nicht blos an verschiedenen Stäbchen von verschiedener
Dicke, manchmal fadenartig ist, sondern auch an jedem einzelnen sind die Stellen in
verschiedener Höhe nicht gleich, so dass dickere und dünnere Theile in einander-
geschoben sind. Am inneren Ende sitzt eine Anschwellung, die meist sehr deutlich
durch einen Kern gebildet wird. Ausserdem liegen zwischen diesen Cylindern innerhalb der eigentlichen Stäbchen pyramidale Körperchen, die schon Bowman für analog
den Zapfen der Fische erklärte. Sie haben bei einer Länge von etwa 0,01''' eine

*) Da nicht blos bei Schildkröten (Hannover) sondern auch bei Fischen und sonst ein-
fache Zapfen vorkommen, wird man wohl das „Zwilling" bei der allgemeinen Bezeichnung
streichen müssen.

hellere Spitze nach aussen, einen dickeren etwas körnigen Theil nach innen, von dem ein Faden ausgeht. Im Inneren liegt ein gelbliches Kügelchen. Aehnlich stösst z. B. bei Haien innen unmittelbar an die Stäbchen, welche etwa 0,025''' Länge haben, auf eine Breite von 0,001''' oder etwas mehr, eine zweite Schichte von Cylindern, deren Länge 0,012''' ist. Diese sind durch ein etwas granulirtes Ansehen von den glänzendern Stäbchen unterschieden, oft auf weiten Strecken von ihnen losgetrennt, oft aber auch mit solchen in Verbindung isolirt zu sehen. Vom innern Ende geht ein Fädchen mehr oder weniger tief in die ,,Körnerschichte'', um sich an eines von deren Körperchen zu heften.

Man findet also überall innerhalb der eigentlichen Stäbchen eine Schichte, welche bald aus ziemlich gleichmässigen Cylindern, bald aus grossen, dicken Zapfen und sehr feinen Fäden nebeneinander besteht. Häufig wenigstens steht die Grösse der Zapfen und der Stäbchen sammt den daran gehefteten Kernen in umgekehrtem Verhältniss. An der innern Grenze dieser Zapfenschichte zeigt sich überall eine scharfe Grenzlinie, welche wenigstens bei den in Chromsäure etwas geschrumpften Präparaten dadurch entsteht, dass auch an den fadenförmigen Theilen hier kleine Vorsprünge sitzen. Besonders auffallend ist diess bei Vögeln, wo zugleich eine lanzettförmige Verlängerung gegen die Körnerschichte sehr deutlich ist, mit deren Körperchen sie durch einen dünneren Faden in Verbindung steht.

1; Eine Schicht von Zellen mit allen Charakteren der Nervenzellen ist bei allen Wirbelthierklassen zunächst der Nervenausbreitung vorhanden. *Bowman, Kölliker, Corti* haben Fortsätze dieser Zellen bei Schildkröten und Säugethieren beschrieben ; solche finden sich auch bei Fischen und Vögeln und zwar ist kaum zu zweifeln, dass sie in Nervenfasern übergehn, obwohl eine vollkommene Sicherheit hier wegen des mangelnden Criteriums der dunkeln Conturen schwerer zu erreichen ist. Dafür sind die Fortsätze oft sehr lang, manchmal deutlich varikös und haben auch sonst das Ansehen von Nervenfasern aus demselben Augen. Es sind jedoch nicht bloss 2, sondern sehr häufig 3—4, auch getheilte Fortsätze an den eigenthümlich gestalteten Zellen vorhanden.

Unbestimmtere Zellen finden sich ferner in der feinkörnigen Substanz der Retina in verschiedener Zahl und Deutlichkeit. Eine exquisite Schichte von Zellen kommt aber auch nach innen von der sog. Körnerschichte vor. Bei einigen Knorpel- und Knochenfischen besonders deutlich ist hier zu äusserst eine Schichte platter, zackiger, granulirter Zellen, die in der ganzen Profilansicht durch ihre grossen, ovalen Kerne auffallen, deren Längsaxe der Retina parallel liegt. Wenn schon an diesen Zellen ein Anastomosiren durch ihre Fortsätze nicht zu bezweifeln ist, so ist diess doch viel mehr in die Augen fallend bei überaus schönen Zellen, welche innerhalb der vorigen eine Schicht bilden, die im Profil streifig erscheint, da die dünnen Zellen mit ihrer Fläche der Retina parallel liegen.

Man kann bisweilen zwei Lagen deutlich unterscheiden : die eine besteht aus unregelmässig polygonalen, etwas körnigen Zellen, meist von 0.012—0,04''' Durchmesser, die durch kurze und zum Theil sehr breite Brücken mit einander so in Verbindung stehen, dass an manchen Strecken bloss Lücken bleiben, die kleiner sind als die Zellen. Die zweite Lage besteht aus Zellen, deren zahlreiche Fortsätze verhältnissmässig zum Körper sehr entwickelt sind, indem dieser die Breite der stärkeren Aeste manchmal kaum übertrifft und die Länge der letztern bis nahezu 0,1''' vom Kern aus beträgt. Dabei sind sie vielfach ästig, und an den Theilungsstellen verdickt. Diese Zellen mit den Fortsätzen sind etwas gelblich, ziemlich glatt, oder mehr streifig als körnig, ihr Kern nicht exquisit bläschenförmig und nur mittlerer Grösse. Die äussersten Zweige dieser Zellen nun gehn ebenfalls deutlich in einander über, so dass eine Zelle mit mehreren benachbarten an je 2—3 Punkten anastomosirt. Sie bilden so ein Netz, durch dessen Maschen die radialen Fasern hindurchtreten, indem öfters mehrere sich zu einer Lücke zusammenneigen. Dadurch entsteht ein Gitterwerk aus vielfach gekreuzten Strängen, das besonders dicht ist, wo die Anschwellungen an den senkrechten Fasern mit zackigen Fortsätzen besetzt sind. Diese Anschwellungen liegen übrigens constant an der inneren Grenze jener Zellenschichte, da wo sie an die feinkörnige Masse anstösst.

Wenn man diese Zellen alle für Nervenzellen halten dürfte, bei denen sie vielleicht schon manchmal mitgezählt worden sind, würden ihre Anastomosen höchst merkwürdig sein. Es muss jedoch ausser ihrer platten und tief eingeschnittenen Form, der Beschaffenheit ihrer Substanz und ihres Kerns auch der Umstand bedenklich machen, dass bei andern Fischen an analoger Stelle ein Netz von streifigen Strängen vorkommt, die kaum eine Spur zelliger Natur zeigen und sich mehr wie ein Fasergewebe ausnehmen.

Fortgesetzte vergleichende Untersuchungen werden hoffentlich auch physiologische Folgerungen über die Bedeutung der Elementartheile für die Netzhaut und das Nervensystem überhaupt erlauben, „but such conjectures can at present lead to nothing" *Bowman*.

3. Zur Anatomie und Physiologie der Retina
von A. Kölliker und H. Müller.

W. S. — 1852. p. 16. — 3. Juli 1852. *Kölliker* theilt die Resultate seiner Untersuchungen über den Bau der Retina und eine neue Hypothese über die Function der Stäbchenschicht mit. (Vergl. W. V. — III, p. 316.)

H. Müller erklärt in Folge seiner Untersuchungen über die Retina zu derselben Anschauung über die Bedeutung der Stäbchenlage gekommen zu sein und unterstützt diese Ansicht durch einige neue Thatsachen. Vergl. W. V. — III', p. 336, wo in Folge einer Irrung die Sitzung vom 13. November, statt der vom 3. Juli genannt ist.

a. Kölliker. Zur Anatomie und Physiologie der Retina.
W. V. — III. p. 316—336.

Nachdem im Jahre 1835 durch *Treviranus* und dann auch durch *Gottsche* und *Henle* ein etwelcher Versuch gemacht worden war, die Stäbchenschicht der Retina als Theil der eigentlichen Nervenausbreitung und die Stäbchen als die Endigungen der Nerven (Nervenpapillen) aufzufassen, wurden kurze Zeit darauf die Anschauungen durch *Bidder* und namentlich durch *Hannover* gänzlich umgestimmt, welche Autoren der Stäbchenschicht ihre richtige Stelle an der äusseren Seite der Retina anwiesen, jeden Zusammenhang zwischen derselben und der übrigen Retina leugneten und beide Lagen einfach als einander juxtaponirt bezeichneten. Was dieser Ansicht noch besonders Eingang verschaffte, war, dass *Hannover* die an den Stäbchen häufig vorkommenden Fäden und feinen Ausläufer, welche namentlich zum Glauben veranlasst hatten, dass die Opticusfasern mit denselben verbunden seien, an die äussere Seite der Stäbchenschicht verlegte und eigenthümliche Beziehungen der Pigmentzellen der Chorioidea zu denselben beschrieb, und so kam es bald dazu, dass auch die an diese Untersuchungen sich anschliessenden Hypothesen von *Brücke* und *Hannover*, welche den Stäbchen eine physikalische Bedeutung vindizirten, einen allgemeinen Anklang fanden. Allein wie es so oft geht, dass die Forschung nach einer gewissen Zeit zu ihren alten Ausgangspunkten zurückkehrt, so auch hier, und stellt in Folge einer neuen Reihe von Erfahrungen die Ansicht von *Treviranus* wiederum als die richtigere sich entgegen.

Die ersten Untersuchungen, welche über diesen physiologisch so hochwichtigen Gegenstand neues Licht verbreiten, verdanken wir *Heinrich Müller*, der nach Erforschung von Augen von Säugethieren, Vögeln, Amphibien und Fischen seine Erfahrungen in der von *Siebold* und mir herausgegebenen Zeitschrift (III, p. 234) in einer kurzen Notiz mittheilte, in welcher neben anderen besonders folgende wichtige Punkte dargelegt sind:

1. Es findet sich in der Retina aller Wirbelthiere ein System von radiären Fasern, deren inneres Ende an die Opticusausbreitung stösst, während das äussere mit den Körnern der Körnerschicht sich verbindet.

2. Die feinen Fäden an den konisch zugespitzten Enden der Stäbchen sind nicht gegen die Chorioidea, sondern nach innen gekehrt, dringen zwischen den Zapfen in die Körnerschicht und hängen mit den Körnern zusammen, so dass mithin, da die Körner auf der inneren Seite mit den vorhin erwähnten radiären Fasern verbunden sind, die Stäbchen mit der Opticusausbreitung in einen früher ganz ungeahnten Connex zu stehen kommen. Bei den Fischen und Vögeln, bei denen die Pigmentzellen Fortsätze nach innen senden, stecken nicht die zugespitzten, sondern die breiten Enden der Stäbchen im Pigment.

3. Die Zwillingsfasern und Zapfen gehen bei Fischen und Säugethieren an ihrem inneren stumpfen Ende ebenfalls in Fortsätze über, die, in Fäden ausgezogen, durch die ganze Dicke der Körnerschicht hindurchsetzen, und wie die Fäden der Stäbchen bis zur Opticusausbreitung sich erstrecken. Zwillingszapfen haben zwei solcher Fäden, einfache Zapfen nur einen.

Diese Mittheilungen haben nicht die Beachtung gefunden, die sie verdienen, und scheinen von vielen Seiten mit Misstrauen oder wenigstens mit Gleichgültigkeit aufgenommen worden zu sein, jedoch ganz mit Unrecht. Ich habe bei Gelegenheit der Bearbeitung des Kapitels über die Sinnesorgane für meine mikroskopische Anatomie Gelegenheit gehabt, *Müller's* Angaben an dem menschlichen, von ihm nicht untersuchten Auge zu prüfen und hier die wichtigsten seiner Sätze vollkommen bestätigt gefunden. Die Verhältnisse gestalten sich hier in folgender zum Theil etwas eigenthümlicher Weise.

Die Retina des Menschen zerfällt von aussen nach innen in 5 Lagen. Diese sind 1) die Stäbchenschicht, 2) Körnerlage mit einer äussern dickern und einer innern dünnern Lage, 3) die Schicht von grauer Nervensubstanz, 4) die Ausbreitung des Opticus und 5) die Begrenzungshaut. In Betreff der Einzelverhältnisse dieser Lagen verweise ich auf mein Handbuch der Gewebelehre p. 598 — 608 und hebe hier nur die Punkte hervor, welche von den bisherigen Erfahrungen am meisten abweichen und für die physiologische Deutung besonders massgebend sind. Es sind folgende:

Die Stäbchenschicht besteht aus zwei Elementen, den Stäbchen, Bacilli, und den Zapfen, Coni. Die erstern sind mit Bezug auf ihre Formverhältnisse hinlänglich bekannt, weniger die letzteren, von denen ich keinem Autor eine getreue Beschreibung finde. *Hannover*, der erste, der die Zapfen der Retina ausführlicher besprach, hat seine Untersuchungen nicht auf den Menschen ausgedehnt und schildert nur die Zapfen der Säugethiere als länglich runde Körperchen von der halben Länge der Stäbchen mit zwei sehr kurzen runden Spitzchen an dem äusseren Ende. Eben so wenig hat *Bowman*, dem wir so schöne Mittheilungen über das Auge verdanken, die fraglichen Körper weiter gewürdigt, dagegen schildert *Brücke* beim Menschen und bei Säugethieren die Zapfen als dickere Stäbchen, welche nicht wie bei Fischen in zwei Spitzen endigen und sich nie zusammenrollen, sondern im Tode allmählig auf Kosten ihrer Länge sich verdicken und eine birnförmige Gestalt annehmen. Am ausführlichsten haben *Pacini* und *Henle* von den Zapfen gehandelt. Der erstere beschreibt dieselben beim Menschen als conische oder birnförmige Körperchen von 0,0156 Mm. Länge, 0,0093 Mm. Breite, welche theils vereinzelt, theils mit einem anderen Zapfen verbunden (als Zwillingszapfen) oder gar mit einem Stäbchen vereinigt vorkommen sollen. Das letztere Verhalten zeichnet er in der Weise, dass er das äussere Ende eines Stäbchens hakenförmig sich umbiegen und mit dem Ende eines Zapfens sich verbinden lässt. An ihrem inneren Ende sollen die Stäbchen und Zapfen je ein rundliches Körperchen tragen, welches zwischen einem Kern der Körnerschicht und einer

Nervenzelle die Mitte halte. *Henle*, der Gelegenheit hatte, menschliche Augen kurze Zeit nach dem Tode zu untersuchen (Zeitschr. f. rat. Med. N. F. II, p. 308), schildert zwischen den Stäbchen grössere helle Räume, welche von breiteren cylindrischen oder kugeligen Körpern herzurühren scheinen. Jedoch lasse sich an manchen Orten eine bestimmte Contur dieser Räume nicht erkennen, so dass hier die Interstitien der Stäbchen nur von derselben hellen, zähen Verbindungssubstanz erfüllt seien, welche auch die Stäbchen verklebe. Im Centrum dieser Lücken befinde sich an vielen, vielleicht an den meisten Stellen ein Kügelchen oder kurzes Stiftchen von demselben Glanz und anscheinend aus demselben Material wie die Stäbchen, jedoch von etwas stärkerem Durchmesser, der immer etwas tiefer liege als die Endflächen der Stäbchen. Auf senkrechten Durchschnitten oder beim Umlegen der Stäbchenschicht erkannte *Henle* wirklich an manchen Orten in den hellen Lücken die Zapfen als helle, eirunde Körper zwischen und unter den Stäbchen, von denen einzelne in der Seitenansicht quer abgetheilt, aus zwei mit planen Flächen einander zugewendeten Halbkugeln gebildet waren. Das hintere (äussere) Ende dieser Zapfen ging in vielen Fällen in eines der vorhin erwähnten Stiftchen aus. Dagegen fand sich nur ausnahmsweise und undeutlich in den Zapfen etwas, das wie ein eingeschlossenes Bläschen oder ein Kern sich ausnahm.

Zu derselben Zeit wie *Henle* stellte auch ich meine Untersuchungen über die Stäbchenschicht des Menschen an, und wenn ich bei denselben zu noch bestimmteren Anschauungen gekommen bin, so verdanke ich es vorzüglich dem Umstande, dass ich neben der Untersuchung der frischen Objecte stets auch der Chromsäure mich bediente, ferner auch senkrechte Durchschnitte der Retina zu Hülfe zog. Nach meinen Erfahrungen sind die Zapfen kegel- oder birnförmige, frisch fast homogene, jedoch äusserst leicht granulirt werdende Körper, die bei einer der halben Breite der Stäbchenschicht gleichkommenden Länge (von 0,007—0,015''') die Breite von 0,0025—0,0045''' besitzen. Ein jeder dieser Zapfen besteht aus einem äusseren dickeren und etwas längeren, häufig mehr weniger bauchig aufgetriebenen Ende und aus einem kürzern, meist durch eine leichte Einbiegung abgeschnürten innern Theil, in dem ein länglicher oder birnförmiger, durch Chromsäure dunkler und glänzender ovaler Körper von 0,002—0,003''' Länge eingeschlossen ist. Nach aussen gehen diese Zapfen, die sehr an eine Zelle mit einem Kern erinnern, in ein gewöhnliches gerades Stäbchen von meist etwas geringerer Länge als die anderen über, während sie nach innen, ebenso wie die gewöhnlichen Stäbchen, in feine Fäden sich fortsetzen, von denen noch die Rede sein wird.

Die Anordnung der Zapfen und Stäbchen ist so, dass dieselbe eine im Grunde des Auges 0,036''', weiter vorn 0,024''', zu vorderst nur noch 0,015''' starke Lage bilden. An dieser Lage lassen sich, wie senkrechte Durchschnitte lehren, zwei besondere Theile unterscheiden, ein äusserer, die eigentliche Stäbchenschicht, welche die freien Stäbchen und die an den Zapfen sitzenden Bacilli, oder die Zapfenstäbchen enthält und ein innerer, die Zapfenschicht, der von den Zapfen und den vorhin erwähnten feinen fadigen Ausläufern der freien Stäbchen gebildet wird. Schon senkrechte Schnitte lehren, dass die Menge der Zapfen nicht überall dieselbe ist; da jedoch dieselben nie so fein anzufertigen sind, dass sie nur eine Reihe von Stäbchen und Zapfen enthalten, so müssen um über deren Vertheilung ganz ins Reine zu kommen, auch noch Flächenansichten zu Hülfe genommen werden, und da zeigt sich denn, dass die bekannten Abbildungen von *Hannover*, *Brücke*, *Bowman*, welche zwischen den Zapfen mehrere Reihen feiner Stäbchen zeigen, nur einen ihrer vorkommenden Fälle angeben und keineswegs für alle Stellen der Retina maassgebend sind. Ich finde nämlich mit *Henle*, dass die Menge der Zapfen und ihrer Stäbchen an verschiedenen Stellen der Retina eine sehr verschiedene ist. Am zahlreichsten sind dieselben am gelben Fleck, wo, wie *Henle* entdeckte, die freien Stäbchen gänzlich fehlen und die Stäbchenschicht einzig und allein von den Zapfen und ihren Stäbchen gebildet wird. Nach meinen Beobachtungen bilden die Zapfen hier eine ganz zusammenhängende Schicht, ohne jedoch, wie es *Henle* hie und da vorkam, in eine einzige Masse zu verschmelzen, sind schmäler als anderwärts (nur 0,002—0,001''' breit) und tragen schmälere Stäbchen von

0,0006—0,0007'''. Am Umfange des gelben Flecks treten die ersten freien Stäbchen auf, jedoch Anfangs sehr spärlich, so dass auf Flächenansichten die Zapfen und ihre Stäbchen nur von einfachen Reihen von freien Stäbchen getrennt sind, und auf senkrechten Schnitten die Zapfen noch eine ganz continuirliche Lage bilden. Je welter vom gelben Fleck nach vorn zu, um so mehr vervielfältigen sich die Stäbchen, so dass nun bald mehrere und schliesslich 3—5 freie Stäbchen zwischen je zwei benachbarten Zapfen enthalten sind und mithin auf senkrechten Ansichten die Zapfen nicht mehr dicht beisammen stehen können. Doch sind auch hier die Zwischenräume zwischen den Zapfen nicht ganz so gross, wie es auf Flächenansichten den Anschein hat, indem auf solchen in der Regel nicht die grösste Breite der Zapfen zur Anschauung kommt. Wo freie Stäbchen zwischen den Zapfen sich befinden, gehen die von den spitzen Enden derselben ausgehenden Fäden in den Zwischenräumen der Zapfen in die Tiefe, in die Körnerschicht. — Dem Gesagten zufolge bietet die Stäbchenschicht aussen gegen das Pigment, entsprechend den Stellen, wo Zapfen sitzen, Lücken dar, in denen ausser einer hellen Ausfüllungs- und Verbindungssubstanz, deren Existenz schon *Pacini* vermuthete und *Henle* zuerst bestimmt hervorhob, nichts als die Stäbchen der Zapfen enthalten sind. Eine ähnliche Verbindungssubstanz findet sich übrigens auch in den Theilen der Stäbchenschicht, in der die Elemente dicht beisammen zu liegen scheinen, jedoch nur in äusserst geringer Menge.

Einer der wichtigsten Punkte, den ich mit Bezug auf die Stäbchenschicht hervorzuheben habe, betrifft die von den Stäbchen und Zapfen abgehenden feinen Fäden. Dass an dem konisch zugespitzten Ende der Stäbchen nicht selten kürzere oder etwas längere Fädchen ansitzen, ist eine längst bekannte Sache, allein vor *H. Müller* wusste Niemand, dass diese Fäden ganz constante Gebilde sind, auch an den Zapfen vorkommen und nicht nach aussen in die Pigmentschicht sich erstrecken, sondern gegen die Körnerlage zugewendet sind. Ich habe beim Menschen die Angabe von *Müller* in allen Theilen bestätigt gefunden und muss ich demnach die bisherige Lehre von der Stellung der Stäbchen und ihrer Beziehung zu den übrigen Lagen der Retina als nicht der Natur entsprechend bezeichnen, so sehr ich auch die Bestrebungen derer anerkenne, die wie *Hannover* und *A.* über diesen schwierigen Theil der Anatomie zuerst Licht verbreiteten. Beim Menschen gestalten sich meinen Erfahrungen zufolge die Verhältnisse so: Die freien Stäbchen gehen an ihrem inneren Ende in eine kurze, 0,002—0,003''' lange Spitze aus, welche häufig durch eine zarte quere Linie von dem Stäbchen abgesetzt ist, und an Ende in einen feinen Faden sich fortsetzt. Dieser ist ein sehr zarter, nur 0,0002—0,0003''' breiter Fortsatz, von überall gleicher Breite, der geraden Weges zwischen den Zapfen in die Tiefe steigt und in die Körnerschicht sich einsenkt. Hier verbinden sich die Fäden mit den Körnern der äusseren Körnerschicht in der Art, dass immer ein Faden ein Korn aufnimmt, und dringen dann durch die noch übrigen Retinalagen einwärts, bis an die inneren Oberfläche der Opticusausbreitung dem Blicke sich entziehen. Ähnlich wie die Stäbchen verhalten sich auch die Zapfen. Zwar stehen diese mit ihrem dünnern von einem Stäbchen gebildeten Ende nach aussen, allein auch sie geben von dem innern Ende einen hier etwas stärkern (von 0,0004—0,0006''', Faden ab, der ebenfalls in die Körnerschicht sich einsenkt, mit den Körnern der innern Körnerlage sich verbindet und bis an die Membrana limitans sich erstreckt. Dem Gesagten zufolge geben, um es anders auszudrücken, von jedem Korn der innern und äussern Körnerlage feine Fädchen nach aussen und nach innen. Jene verbinden die Körner, in denen ich nichts anderes als ganz kleine Zellen sehen kann, indem man oft eine zarte Hülle derselben deutlich unterscheidet, mit den Stäbchen und Zapfen, diese mit den innersten Retinalagen in specie den Fasern des Opticus. Von einer Trennung der Stäbchenschicht von der übrigen Retina kann somit keine Rede mehr sein und erscheint diese Lage gerade im Gegensatz zu der Ansicht von *Hannover* als einer der wesentlichsten Theile der eigentlichen Nervenhaut. Immerhin ist wohl zu beachten, dass, weil die Fädchen, welche die Stäbchen und Zapfen mit den übrigen Retinatheilen verbinden, so fein sind, theils die Stäbchenschicht, sowohl im Ganzen als vor allem mit den Stäbchen, mit grosser Leichtigkeit von der übrigen Retina sich ablöst, theils auch auf senkrechten Durchschnitten ziemlich scharf gegen dieselbe sich

abgrenzt. Besonders bestimmt ist die Grenze gegen die Körnerschicht an Chromsäurepräparaten, wo oft zwischen beiden Lagen eine ganz scharfe Linie erscheint, deren Deutung
mir noch nicht ganz klar geworden ist. Vielleicht dass wirklich, wie *H. Müller* annimmt,
die von den Zapfen abgehenden Fäden am Anfange kleine seitliche Ausläufer besitzen, die
durch ihr Aneinanderstossen das angegebene Bild erzeugen.

Schwer ist es, das endliche Verhalten der von den Körnern nach innen verlaufenden
Fäden zu ermitteln. Es ist zwar äusserst leicht, dieselben durch die Lage von Nervenzellen
und Opticusfasern bis an die innere Oberfläche der letztern Lage zu verfolgen, so sehr, dass
man nur daraus, dass fast Niemand mit dem Studium senkrechter Schnitte der Retina sich
befasste, es erklären kann, dass dieses radiäre Fasersystem oder die *Müller'schen*
Fasern, wie ich sie ihrem Entdecker zu Ehren nennen will, allen bisherigen Beobachtern
entging; allein etwas ganz anderes ist es, wenn es sich darum handelt zu bestimmen, wie
diese Fasern zu den Opticusfasern sich verhalten. Was ich hierüber gesehen, ist bereits
ausführlicher in meinem Handbuche der Gewebelehre zu lesen und will ich daher hier nur
kurz anführen:

1. dass die *Müller'schen* Fasern bündelweise zwischen den Opticusfasern durch bis
gegen die innere Oberfläche der Opticusausbreitung verlaufen;

2. dass dieselbe hier entweder in kleine dreieckige Anschwellungen, von denen eine
oder zwei feine horizontal verlaufende kurze Fäserchen abtreten, oder in ein ganzes Büschel
feiner Fäden sich zerspalten;

3. endlich dass ein direkter Zusammenhang der Opticusfasern und der radiären Fasern
trotz aller auf diesen Punkt hingerichteten Sorgfalt bisher noch nicht zu beobachten war.

Nachdem ich hiermit die wichtigsten meiner die Stäbchenschicht des Menschen betreffenden Erfahrungen mitgetheilt habe und sich eine fast vollkommene Uebereinstimmung
mit den Beobachtungen *H. Müller's* über die Retina der Thiere herausgestellt hat, wird es
wohl erlaubt sein, von dem neu gewonnenen anatomischen Standpunkte aus einen Blick
auf die Physiologie der Retina zu werfen. Es ist allbekannt, dass die Lehre von den Funktionen der Retinaelemente noch in tiefes Dunkel gehüllt ist, so dass kein einziger Lehrsatz
einer allgemeinen Zustimmung der Physiologen sich zu erfreuen hat und gewisse Retinatheile, wie die Nervenzellen und die Körner, noch nicht einmal in den Kreis der Betrachtung gezogen worden sind. Selbst die Annahmen: 1. dass die Opticusausbreitung
der eigentliche Sitz der Lichtempfindung sei und 2. dass die Stäbchenlage als ein physicalischer Apparat fungire, sind, obschon fast allgemein verbreitet, meiner Meinung nach überhaupt nichts weniger als bewiesen und unterliegen angesichts der neueren Thatsachen den gegründetsten Bedenken. Wenn ich in Folgendem es
unternehme zu zeigen, dass die Stäbchenschicht ein nervöser Apparat und
höchstwahrscheinlich gerade der lichtempfindende Theil der Retina ist, so weiss
ich wohl, dass ich vielleicht ganz in demselben Falle mich befinde, wie meine Vorgänger
und den nichtbewiesenen Hypothesen eine neue anreihe, allein die Sachlage ist nun einmal
so, dass ein Wechsel der Anschauungen nöthig ist und der Versuch, auf einem neuen Wege
zur richtigen Erkenntnis vorzudringen, durchaus gemacht werden muss.

Bei Darlegung meiner Ansicht über die Funktionen der Stäbchenschicht beginne ich
mit dem relativ leichteren, mit dem Nachweis, dass die bisherigen Anschauungen nicht
länger haltbar sind. Was einmal die Stäbchenschicht selbst anlangt, so hat zuerst
Hannover *Müller's* Archiv 1840, p. 326 eine Deutung derselben versucht, indem er annimmt, dass die Stäbchen und Zapfen wie kleine Hohlspiegel einen Theil des durch die
Retina gedrungenen Lichtes auf die Opticusfasern wieder reflektiren, wodurch vielleicht
die Localisation des Lichteindruckes verstärkt werde. Ausführlicher ist diese Ansicht in
desselben Autors Schrift: Das Auge, Leipzig, 1852, p. 54 ff. vorgetragen und wird hier
vorzüglich auseinandergesetzt, wie die mit ihren Spitzen nach aussen gerichteten und in
glatten und polirten Scheiden der Pigmentzellen enthaltenen Stäbchen nothwendig das
Licht, das durch ihr inneres breites Ende eindringe, wiederum in derselben Weise, auf die
gleiche Opticusfaser, von der es ausgegangen sei, zurückwerfen, worauf es denn beruhe,

dass jeder Punkt einer getroffenen Faser isolirt als solcher empfunden werde. Eine zweite dieser in gewissen Theilen ähnliche und viel bekannter gewordene Ansicht rührt von *Brücke* her, der als er dieselbe aufstellte, von *Hannover's* nur nebenbei geäusserter ersten Vermuthung keine Kenntniss hatte. *Brücke* schreibt den Stäbchen, je nachdem die Augen ein Tapetum besitzen oder nicht, eine verschiedene Funktion zu. Bei Geschöpfen ohne Tapetum nimmt er an, dass die Stäbchen, weil sie in Pigmentscheiben drin stecken, die Absorption des Lichtes vollständiger machen, während er bei den anderen Thieren den Stäbchen die Rolle zutheilt, das in sie eingedrungene Licht so zu reflektiren, dass es von diesem wieder in dieselben Stäbchen und weiter zurück auf die Opticusfasern übergehe, von denen es ursprünglich ausging, so dass dieselben zweimal von denselben Lichtstrahlen getroffen werden und daher um so lebhafter empfinden. Nach seinen Worten bilden in diesen Augen die stabförmigen Körper auf der Rückseite des einfachen auf Brechung beruhenden Auges ein musivisch zusammengesetztes auf Isolation beruhendes Auge für das von der Chorioidea zurückkommende Licht. Es ist nicht zu läugnen, dass diese beiden Hypothesen und vor Allem die von *Brücke* zur Zeit, wo sie aufgestellt wurden, einen grossen Anspruch auf Geltung machen konnten, indem sie scheinbar ganz an die anatomischen Verhältnisse sich anschlossen und dieselben in geistreicher Weise mit den physiologischen Thatsachen in Einklang brachten. Beurtheilen wir jedoch dieselben von der jetzt weiter gediehenen Kenntniss des Baues der Retina aus, so können wir Ihnen unmöglich beipflichten. Die Stäbchenschicht erscheint uns nicht mehr als ein isolirtes, an der Aussenseite der eigentlichen Nervenhaut befindliches selbständiges Gebilde, vielmehr wissen wir jetzt, dass dieselbe durch unzählige von jedem ihrer Elemente ausgehende feine Fortsätze mit der Nervenhaut sich anschliessen, ja selbst mit gewissen Elementen derselben, den Körnern, direkt zusammenhängt und bis an die Oberfläche der Opticusausbreitung sich erstreckt. Wäre die Stäbchenschicht nur ein optischer Apparat im Sinne von *Brücke* und *Hannover*, so wäre die ganze geschilderte Einrichtung unbegriffen und sinnlos, und erscheint es daher als eine unvermeidliche Forderung der Wissenschaft, eine Hypothese zu verlassen, welche solche Lücken lässt, und nach einer neuen Erklärung sich umzusehen, welche dem Ganzen der anatomischen Erkenntniss grössere Rechnung trägt. Ausser diesem Einwurf, welcher ganz allgemeine Geltung hat, lässt sich mit Bezug auf die einzelnen Modifikationen der Theorien der Stäbchen noch folgendes einwenden. Was einmal *Hannover's* Ansicht betrifft, dass die Stäbchen mit ihren Pigmentscheiden als kleine Hohlspiegel wirken, so ist zu bemerken, dass 1. die Stäbchen mit ihren Spitzen nicht nach aussen, sondern nach innen stehen, 2. dass bei sehr vielen Thieren, vor Allem bei Säugethieren und beim Menschen, gar keine Pigmentscheiden vorhanden sind, 3. endlich dass auch, wo dieselben vorkommen, von *Hannover* keineswegs bewiesen ist, dass die innere Oberfläche der Pigmentscheibe spiegelt. Der sub 2 erwähnte Punkt spricht auch gegen die *Brücke'*sche Theorie von der Wirkung der Stäbchen in den Augen ohne Tapetum; wogegen die Hypothese dieses Autors über die Bedeutung der Stäbchen bei Abwesenheit eines Tapetum von der Existenz der Pigmentscheiden und der Stellung der Stäbchen mit der Spitze nach aussen oder innen ganz unabhängig ist, und so oder so ihre Richtigkeit behält. Dagegen trifft dieselbe mit Recht der Vorwurf, dass sie, indem sie den Stäbchen die Funktion zuschreibt, das Licht wieder auf dasselbe Sehnervenelement zurückzuführen, von dem es ausgegangen, ganz vergisst, 1. dass zwischen den Stäbchen und der Opticusausbreitung noch zwei Retinalagen sich finden, in denen das durch die Opticusfasern gedrungene Licht, bevor es die Stäbchen erreicht, und nachdem es dieselben zum zweiten Male durchsetzt hat, ungehindert sich ausbreiten kann, und 2. dass die Opticusfasern in der Retina nirgends in einfacher Lage liegen, so dass es ganz unmöglich ist, dass ein Lichteindruck, der eine Faser getroffen hat, auch wieder nur zu dieser Faser zurückkehre. Gehen wir nach diesem zur Beleuchtung der gang und gäben Theorie, dass die Opticusausbreitung der Sitz der Lichtempfindung sei, über, so erheben sich hier wohl noch viel grössere Bedenken als bei den Annahmen über die Funktion der Stäbchen, so dass ich wenigstens keinen Anstand nehme zu behaupten, dass die Opticusausbreitung der angegebenen Verrichtung unmöglich vorstehen kann. Meine Gründe sind folgende:

1. Diejenige Stelle der Retina, welche nur aus Nervenfasern besteht, nämlich die Eintrittsstelle des Sehnerven, hat keine Empfindung des objektiven Lichtes; und zwar rührt dies nicht etwa daher, dass hier die eintretenden Retinagefässe sich finden, sondern muss wirklich auf Rechnung des Unvermögens der Opticusfasern Licht zu empfinden gesetzt werden, indem die Grösse der blinden Stelle im Auge diejenige des Durchmessers der Vasa centralia bedeutend übertrifft und derjenigen des Colliculus nervi optici ungefähr gleich kommt (cf. *Hannover* d. Auge, p. 66 und *Helmholtz* der Augenspiegel, p. 38). Hiemit ist nun freilich der Beweis, dass die Opticusfasern überhaupt kein objektives Licht empfinden, noch nicht gegeben, denn es bleibt noch immer der Ausweg, den schon *Helmholtz* angedeutet hat, dass die Opticusfasern zwar da, wo sie gröber und markhaltig sind, wie im Stamme des Nerven bis zum Colliculus nervi optici kein Licht percipiren, wohl aber da, wo sie als marklose feine Fasern in der Retina sich ausbreiten, ähnlich wie auch die Gefühlsnerven an ihren Endigungen zu ganz anderen Leistungen befähigt sind, als in den Stämmen. Das Folgende wird jedoch zeigen, dass auch die Retinafasern nicht die lichtempfindenden Theile sind, denn

2. fehlt an dem Theile der Retina, welcher die schärfste Lichtempfindung hat, nämlich am gelben Fleck, eine zusammenhängende Lage von Opticusfasern ganz und gar und stösst die Schicht von Nervenzellen, die hier eine dicht an andern liegen, so dass sie an ein grosses Pflasterepithelium erinnern, und auch keine Fortsätze zu haben scheinen, unmittelbar an die Membrana limitans. Immerhin scheinen Opticusfasern auch noch hier vorzukommen und von den Rändern und dem inneren Ende des gelben Fleckes in denselben eintretend isolirt oder in ganz kleinen Bündelchen zwischen den Zellen zu verlaufen und dann in nicht zu bestimmender Weise sich zu verlieren. *Henle*, der den gelben Fleck neulich auch untersuchte, erwähnt von Nervenfasern desselben gar nichts, dagegen sah derselbe die grossen dichtgedrängten Ganglienkugeln ebenfalls.

3. In den übrigen Stellen der Retina und vor Allem im Grunde des Auges in der Nähe der Macula lutea bilden die Opticusfasern eine so dicke Lage, dass jeder Lichteindruck nothwendig eine grosse Zahl von Fasern treffen muss und eine isolirte Empfindung gar nicht möglich wäre, wenn die Opticusfasern selbst Licht empfänden. Nach meinen Messungen beträgt beim Menschen die Dicke der Opticusausbreitung im Grunde des Auges 0,036''', zwei Linien nach aussen vom gelben Fleck 0,006—0,008''' und unfern der Ora serrata noch 0,002'''; mithin sind selbst ganz vorn die Opticusfasern ihr mittlerer Durchmesser zu 0,0008''' genommen, noch in zwei Schichten übereinander gelagert, während sie in dem Theile des Auges, der beim Sehen vorzüglich betheiligt ist, mindestens zu 7—45 einander decken. Es scheint, dass diese Thatsachen, die auch *Brücke*, *Bowman* und *Pacini* und schon Andere vor ihnen bestimmt hervorgehoben, denen, die mit der Physiologie des Auges sich beschäftigten, minder bekannt waren, wenigstens weiss ich ausser *Volkmann* und *Helmholtz* Niemand, der dieselben weiter gewürdigt hätte. Vielmehr nahm man, wie es scheint, besonders auf *Hannover's* Angaben und Abbildungen fussend, so ziemlich allgemein an, dass die Opticusausbreitung aus einer einzigen zusammenhängenden Lage von Nervenfasern bestehe, welche, ohne Endigungen zu zeigen, bis an's vordere Ende der Retina sich erstrecke. Ist es nun schon bei dieser Auffassung schwierig, sich die Beziehung der Nervenfasern zum Sehen klar zu machen, so wird dies, man kann wohl sagen, ganz unmöglich, wenn man die Opticuslage in ihren wahren Verhältnissen in's Auge fasst. Schon *Volkmann* sagt bei Besprechung der *Brücke'schen Stäbchentheorie* Art. Sehen in Handw. der Phys. III., p. 272, es müsse ein Lichtstrahl, wenn er im Hintergrunde des Auges auf die Netzhaut falle, nothwendig viele Fasern treffen und scheine also die Physiologie nicht sowohl einer Hypothese zu bedürfen, wie der Durchtritt des Lichtstrahls durch verschiedene Elemente vermieden werde, als vielmehr einer Erklärung, warum trotz der Reizung verschiedener Fasern durch einen Lichtstrahl eine Verwirrung

der Gesichtsempfindung nicht stattfände. Ich glaube nun aber, dass eine solche Erklärung sich nicht geben lässt, und dass es mit Allem, was wir sonst von der Physiologie der Nervenfasern wissen, im grellsten Widerspruch wäre, wenn wir annehmen wollten, dass 20, 30 oder 40 Opticusfasern, die wohlverstanden nicht in ihren Endigungen, sondern während ihres Verlaufes von einem Eindrucke getroffen werden, eine einzige, scharf begrenzte, locale Empfindung geben. Derselben Ansicht ist auch *Helmholtz*, der in Folge ähnlicher Deduktionen, wie ich, den Nervenfasern die Fähigkeit objektives Licht zu empfinden abstreitet und dieselbe den Ganglienkugeln und Körnern der Retina vindicirt. Wäre dieser treffliche Forscher mit den von *H. Müller* und mir ermittelten Thatsachen bekannt gewesen, hätte er das radiäre Fasersystem der Retina und den Zusammenhang der Stäbchen mit demselben gekannt und von dem Mangel einer zusammenhängenden Nervenfaserlage am gelben Fleck Kenntniss gehabt, so würde er wohl unzweifelhaft auch von der *Brücke'*-schen Ansicht über die Stäbchen sich losgemacht und dieselben als Hauptsitz der Empfindung angesprochen haben.

Nachdem ich im Vorigen gezeigt zu haben glaube, dass sowohl die Auffassung der Stäbchen als eines katoptrischen Apparates, als die der Opticusausbreitung als des lichtempfindenden Theiles der Retina nicht länger haltbar ist, komme ich zur Darlegung der Hypothese, welche ich schon in meinem Handbuche der Gewebelehre als diejenige erklärte, welche am meisten Anspruch auf Geltung habe, nämlich der, dass die Stäbchen und Zapfen der eigentlich lichtempfindende Theil der Retina sind. Die Gründe für diese meine Ansicht sind folgende:

Wenn nachgewiesen ist, dass die Opticusfasern selbst kein Licht empfinden, so bleiben nur noch die Ganglienkugeln, Körner und Stäbchen übrig, denen man diese Funktion übertragen kann. Dass nach dem jetzigen Stand unserer Kenntnisse an die ersteren beiden Elemente nicht im Ernste gedacht werden kann, ist klar. Wir kennen bis jetzt bei allen höheren Thieren als Vermittler von Empfindungen nur Nervenfasern und müsste es als eine gänzlich unbegründete Hypothese erscheinen, wenn wir annehmen wollten, dass auch Ganglienkugeln oder Zellen überhaupt bei der ersten Aufnahme äusserer Reize sich betheiligen, ganz abgesehen davon, dass durch diese Elemente die eigenthümlichen Sensibilitätsverhältnisse der Retina sich kaum erklären liessen. So gelangt man schliesslich nothgedrungen zu den Stäbchen, und in der That glaube ich, dass bei näherer Ueberlegung ihre Verhältnisse als solche sich ergeben, dass nicht nur nichts im Wege steht, sie als die eigentlichen lichtempfindenden Theile anzusehen, sondern diese Auffassung sogar als die entsprechendste von allen sich ergibt. Folgende Punkte sind hier als vor allem massgebend hervorzuheben.

1. Die Stäbchen und das zu ihnen gehörende System der *Müller*'schen Fasern sind wahre Nervenröhren, die an gewissen Orten von bipolaren Nervenzellen unterbrochen sind. Als solche betrachte ich auf jeden Fall die sogenannten Körner und vielleicht sind auch die Zapfen selbst hierher zu rechnen, obschon bei diesen die Sache etwas zweifelhaft ist und von der Deutung des dunkelen Körperchens in ihnen abhängt. Sollte dasselbe kein Kern sein, sondern ein Fetttropfen, wofür allerdings das Ansehen spricht und die Analogie mit anderen Thieren (Vögel, Amphibien, bei denen selbst pigmentirte solche Fetttropfen in den Zapfen liegen, so würde ich dann allerdings auch die Zapfen mit den Stäbchen auf eine Linie stellen. Dass die letzteren ebenso wie ihre und der Zapfen fadigen Ausläufer Nervenröhren sind, behaupte ich mit Bestimmtheit und erinnere ich hier vor Allem daran, dass schon *Henle* vor Jahren *Müller*, Archiv 1839, p. 178 den Versuch gemacht hat, die Stäbchen und Nervenröhren zu identificiren, jedoch durch den von *Bidder* gegebenen Nachweis, dass die Stäbchenschicht die äusserste Lage der Retina sei und nicht die innerste, wie man seit *Treviranus* bisher angenommen, so wie durch die bald darauf erschienenen ersten Mittheilungen von *Hannover* von der Verfolgung dieses Gegenstandes wieder abkam. Ich nehme die *Henle*'schen Gründe wieder auf und glaube dieselben jetzt auch einleuchtender machen zu können, da die Stäbchen und Zapfen wirklich als Theile eines grösseren Fasersystems von *H. Müller* und mir nachgewiesen sind. Was die Stäbchen selbst anlangt

so scheint mir aus ihrem Verhalten im frischen Zustande, ihrer leichten Veränderlichkeit und ihrer Reaktion gegen Wasser und andere Substanzen unwiderleglich zu folgen, dass dieselben mit anderen, blassen Nervenröhren, namentlich den Opticusfasern in der Retina, auf eine Stufe zu stellen sind und die Natur von zarten, mit einem zähflüssigen eiweissreichen und auch fettführenden Inhalt erfüllten Röhren besitzen. Dass die Stäbchen frisch durch ihren matten Fettglanz, ihre Glätte, den geraden Verlauf die grösste Aehnlichkeit mit blassen Nervenfasern haben, muss jeder Unbefangene zugeben, und ist die Uebereinstimmung in der That so gross, dass ich es für unmöglich hielte, ein Stäbchen, falls dasselbe eine grössere Länge hätte, von einer feinen Nervenfaser des Gehirns z. B. zu unterscheiden. Wie solche zarte Nervenfasern verändern sich nun auch die Stäbchen mit der grössten Leichtigkeit schon im Wasser, blähen sich auf oder werden mit anderen Worten variköe, lassen Tropfen ihres Inhaltes ausfliessen, knicken zusammen und brechen, biegen sich und rollen sich ein, werden runzlich und krümlich und zerfallen selbst in einzelne Stückchen, Erscheinungen, welche man in ganz gleicher oder wenigstens sehr ähnlicher Weise auch an Nervenröhren wahrnimmt, mit dem einzigen Unterschiede, dass die Stäbchen noch zarter zu sein scheinen und auch ihrer Kürze wegen zu einigen besonderen Metamorphosen Veranlassung geben. Wie fettärmere zarte Nervenröhren schrumpfen ferner die Stäbchen zwar in Aether und Alkohol, lösen sich jedoch nicht auf, ebenso in verdünnter Chromsäure. Ihr Verhalten gegen Essigsäure lehrt, dass ein dem Axencylinder stärkerer Nervenröhren entsprechendes Gebilde ihnen eben so gut wie den Opticusfasern in der Retina und wahrscheinlich auch den feinsten Hirnröhren abgeht und dass ihre Substanz noch zarter ist als bei solchen Nervenröhren; sie werden nämlich in Essigsäure von 10 % blass, verkürzen sich augenblicklich sehr stark, blähen sich an mehreren Orten auf und zerfallen in helle Tröpfchen, die anfänglich noch Widerstand leisten, später verschwinden, und lösen sich in concentrirter Essigsäure in kurzer Zeit auf. Dasselbe geschieht in caustischen Alkalien und Mineralsäuren und möchte demzufolge ihr Inhalt als vorzüglich aus einer leicht löslichen Proteinverbindung bestehend angesehen werden können. — Eine wesentliche Differenz zwischen den Stäbchen und blassen Nervenröhren kenne ich nicht, so wie ich denn auch kein Gebilde im Körper weiss, mit dem ich dieselben sonst vergleichen könnte und so muss es denn ganz im Sinne einer exakten anatomischen Untersuchung erscheinen, wenn dieselben den Nervenröhren beigezählt und geradezu für eine Art derselben erklärt werden.

Dass von den Zapfen noch nicht ganz ausgemacht ist, als was dieselben anzusehen sind, wurde schon angegeben. Sollten dieselben wirklich keine Kerne haben, so würde ich nicht anstehen, sie als dicke Stäbchen, mithin auch als Nervenröhren anzusehen, um so mehr, da sie an ihrer äusseren Seite in genuine Stäbchen auslaufen und auch im Ansehen oft nicht von denselben zu unterscheiden sind. Die Fasern endlich, die von den Stäbchen und Zapfen nach innen abgehen und bis zur Opticusausbreitung verlaufen, können ebenfalls kaum für nicht nervös gehalten werden. Dieselben sind allerdings so fein, dass von einer genauen anatomischen Untersuchung derselben nicht mehr die Rede sein kann, allein es stimmen dieselben auf der anderen Seite so vollkommen mit den feinsten Opticusfasern überein, dass ich, da dieselben auch mit den evident nervösen Stäbchen zusammenhängen, keinen Grund finde, sie in eine andere Kategorie von Elementartheilen zu versetzen.

2. Die Stäbchen, Zapfen und radiären Fasern finden sich an allen den Stellen der Retina, von denen wir wissen, dass sie Licht empfinden, vor allem auch am gelben Fleck in vollkommen zusammenhängender Lage, mangeln dagegen an der blinden Eintrittsstelle des Sehnerven ganz und gar.

3. Wenn wir die Stäbchen und Zapfen als die lichtempfindenden Theile ansehen, so ergiebt sich eine ganz ungezwungene Erklärung der Schärfe des Ortsinnes der Retina und eine schöne Uebereinstimmung in der Grösse der kleinsten noch zu unterscheidenden Zwischenräume zweier Körper und der Durchmesser der Stäbchen und Zapfen. Nach *Volkmann* werden zwei Parallellinien in einer solchen Entfernung und Abstand von einander, dass deren Bilder im Auge nur um 0,00021 — 0,00037" von einander entfernt sind, als ge-

trennte angenommen. Nun messen im gelben Fleck des Menschen nach meinen Untersuchungen einerseits die Zapfen 0,00018 - 0,00021" und stehen andrerseits die Stäbchen,
welche dieselben tragen, um nahezu dieselbe Grösse von einander ab, so dass ersichtlich
wird, dass die Grösse der kleinsten wahrzunehmenden Distanzen zweier Netzhautbilder
auf keinen Fall kleiner ist, als der Durchmesser der Zapfen oder der Abstand der Stäbchen. Man ist mithin nicht wie bei der früheren Annahme, welche die Opticusfasern nicht
empfinden liess, gezwungen, ein und dasselbe Netzhautelement mehrere Eindrücke aufnehmen und leiten zu lassen, was denn doch trotz aller Anstrengung der Phantasie nicht
weiter zu begreifen war und ausser jeder Analogie erschien; vielmehr stellt sich bei der
hier vertheidigten Ansicht wie in anderen Sinnesorganen für jeden Eindruck auch ein besonderes Element, hier ein Stäbchen oder Zapfen dar, was die Beziehungen der Retina-
elemente zum Sehen denn doch in einem ganz andern natürlichern Lichte erscheinen lässt.
Hiermit ist jedoch nicht gesagt, dass auch die Grösse der kleinsten Bilder der Grösse der
Netzhautelemente entsprechen müsse, indem es ganz gut denkbar ist, dass ein empfinden-
des Retinaelement Bilder percipirt, die viel kleiner sind, als sein eigener Durchmesser,
dagegen nicht im Stande ist, zwei gesonderte Empfindungen zu veranlassen, wenn zwei
Eindrücke dasselbe treffen. In ähnlicher Weise ist auch auf der Haut der Sinn für einen
einzigen und das Unterscheidungsvermögen für zwei gleichzeitig gemachte Eindrücke ganz
verschieden. Ohne zu untersuchen, ob dieses Verhalten der Retina in der eigenthümlichen
Funktion der empfindenden Elemente oder in der Art der Verbindung derselben mit dem
Sensorium begründet sei, führe ich nur noch an, dass nach *Volkmann* die kleinsten Bilder
auf 0,000012 - 0,000013", nach von *Baer* selbst auf 0,000002" sich berechnen, während die
feinsten Elemente der Retinalage, die ich als die lichtempfindende hinstelle, die Stäbchen
am gelben Fleck 0,000053 - 0,000062", die übrigen Stäbchen 0,000071" und die Zapfen
0,000150 - 0,000040" betragen.

Ich habe im Vorigen die Hauptgründe auseinandergesetzt, welche mich zur Ueberzeugung brachten, dass nicht die Opticusfasern, sondern die Elemente der Stäbchenschicht
die lichtempfindenden Theile sind, und will zum Schlusse noch einige Bedenken zu beseitigen suchen, die dieser Annahme sich entgegenstellen werden und wirklich entgegenstellen,
und dann auch die Punkte bezeichnen, welche meiner Ansicht nach einer weiteren Ermittelung bedürfen.

Vor Allem möchte ich einem Gedanken begegnen, der wohl in Manchem zuerst auf-
steigt, wenn er das hier Auseinandergesetzte liest, nämlich dem, es sei denn doch schwer
zu begreifen, dass gerade die äusserste Retinalage die lichtempfindende sein solle. Ich
gebe jedoch zu bedenken, dass die frische Retina der Thiere und, zufolge den in der neu-
sten Zeit von *Virchow*, wir und *Henle* gemachten Erfahrungen, auch diejenige des Menschen einen bedeutenden Grad von Durchsichtigkeit besitzt, so dass dieselbe die Farben
der Chorioidea (Pigment, Tapetum, Blutgefässe) vollkommen deutlich durchscheinen lässt,
was vor Allem von der Stelle des deutlichen Sehens, dem gelben Fleck und der verdünnten
Mitte desselben, die oben ihrer Durchsichtigkeit wegen ganz schwarz wie ein Loch erscheint, Geltung hat. Es kann demnach wohl keinem Zweifel unterliegen, dass wie von
aussen nach innen, so auch in umgekehrter Richtung die Lichtstrahlen der äusseren Objekte mit fast ungeschwächter Stärke die inneren Lagen der Retina (Opticusfasern, Ganglienzellen und Körner) durchsetzen, so dass sie in der Stäbchenlage noch vollkommen
deutliche Bilder zu erzeugen im Stande sind, doch will ich, um auch dieses thatsächlich
zu beweisen, an das weisse Kaninchenauge erinnern, an dem man selbst durch die Chorioidea hindurch ganz scharfe Bilder erkennt.

In zweiter Linie ist zu bemerken, dass, wenn den Opticusfasern das Vermögen,
Licht zu empfinden, abgesprochen wird, hiermit keineswegs gesagt ist, dass dieselben
nicht in Folge anderer Reize als der Schwingungen des Lichtäthers in uns die subjektive
Empfindung des Lichtes veranlassen können. Was wir Licht nennen, ist doch höchst wahrscheinlich nichts anderes als eine Funktion der Centralorgane, in denen der Sehnerv wur-
zelt, und nicht eine Thätigkeit des Nerven selbst, dessen Bedeutung vielmehr nur die ist,

das Centralorgan zu erregen. Die normale Art, wie dies geschieht, ist die, dass die Schwingungen des Lichtäthers die Zapfen oder Stäbchen der Retina treffen, welche dann durch die radiären Fasern ihren Erregungszustand der Opticusausbreitung und durch diese dem Gehirn mittheilen. Ausserdem ist hier noch, wie bei allen Sinnesnerven, auch eine zweite aussergewöhnliche Erregung durch einen andern als den typischen Reiz gedenkbar, die mit demselben Effekte der subjektiven Lichtempfindung endigt. So sehen wir durch Druck auf das Auge, durch einen elektrischen Schlag ebenfalls Lichtempfindung entstehen, und so soll auch durch Durchschneidung des Sehnerven an Lebenden die specifische Sensation veranlasst werden, woraus man den Schluss gezogen hat, dass auch mechanische Erregung des Nervus opticus subjektives Licht hervorbringe. Mir scheint nun freilich dieser letzte Punkt noch nicht hinlänglich bewiesen, indem die Erfahrungen über den Sehnerven zu unbestimmt sind und zum Theil sich widersprechen und die am Auge zu erhaltenden Druckfiguren eben so ungezwungen von den Stäbchen sich ableiten; allein so viel ist sicher, dass wenn wirklich mechanische Erregung der Opticusfasern Licht erzeugt, hierdurch die von mir vertheidigte Ansicht, dass die Stäbchen die einzigen lichtempfindenden Theile sind, nicht alterirt wird. Es bedeutet nämlich dieser Ausspruch nur so viel, dass die Stäbchen die einzigen Retinaelemente sind, welche die Fähigkeit besitzen, von den Schwingungen des Lichtäthers erregt zu werden, und steht es hiermit nicht im Geringsten in Widerspruch, wenn etwa auch die Opticusfasern selbst, durch andere Reize erregt, subjektives Licht erzeugen. (Vergl. auch *Helmholtz* l. c.)

Frägt man, wie man sich im Einzelnen den Gang der Verrichtungen in der Retina beim normalen Sehen zu denken habe, so ist Folgendes zu antworten: Ueber die Funktion der Stäbchenschicht möchte ich vorläufig nicht mehr aussagen, als dass ich die beiden Elemente derselben, Stäbchen und Zapfen, bei der Erregung durch das objektive Licht für betheiligt halte. Sollten die Zapfen nicht nur mit ihren Stäbchen, sondern auch mit ihren breitern innern Enden dabei wirksam sein, so liesse sich ferner die Vermuthung anstellen, dass die eigentliche Stäbchenschicht ein feineres Empfindungsvermögen für mehrere zugleich auftretende Erregungen besitzt, als die Schicht der Zapfen, und dass in dieser der am schärfsten wahrnehmende Theil der gelbe Fleck ist, wo die Zapfen einer dicht an andern stehen und dünner sind, während sie je weiter nach aussen und vorn um so mehr auseinander rücken und an Dicke zunehmen. Hieraus liesse sich dann auch erklären, warum die vorderen Retinatheile ein minder scharfes Distinktionsvermögen besitzen, jedoch nur zum Theil, indem dasselbe in einem ganz anderen Verhältnisse abnimmt, als die Zapfen weiter auseinander rücken und breiter werden. Sollten die Zapfen nicht ebenfalls Licht empfinden wie die Stäbchen, wie ich jedoch nicht glaube, namentlich weil am gelben Fleck nur Zapfen und keine freien Stäbchen sich finden, so müsste, um die Abnahme der Schärfe der Bilder in den vorderen Theilen der Retina zu erklären, da die Stäbchen überall denselben Durchmesser besitzen und gleich dicht stehen, die optische Unvollkommenheit des Auges zu Hülfe gezogen und vielleicht auch eine nicht überall gleiche Zahl von Bindegliedern zwischen der Stäbchenschicht, als dem aufnehmenden, und dem Gehirn, als dem eigentlich empfindenden Theile, statuirt werden.

Mit Bezug auf die Art, wie die Stäbchen und Zapfen ihre Erregungen weiter fortpflanzen, lässt sich wohl im Allgemeinen angeben, dass die Leitung durch die radiären Fasern geschieht, doch bleibt hierbei die Bedeutung der Körner oder kleinen Zellen an diesen Fäden und die Beziehung der letzteren zur Opticusausbreitung gänzlich zweifelhaft. Die Anatomie hat leider in Betreff der letzteren Punkte noch nicht abgeschlossen, und so wird auch die Physiologie vorläufig mit den Allernothwendigsten sich behelfen müssen. Alles was ich über das Verhalten des radiären Fasersystems zu den Opticusfasern auffinden konnte ist das, 1. dass die erstern Fasern bündelweise durch die Opticuslage hindurch bis an die innere Oberfläche derselben ziehen, 2. dass die einzelnen Fasern hier zum Theil mit kleinen dreieckigen Anschwellungen enden, von denen horizontal ein oder zwei kürzere Fädchen abgehen, z. Th. in ein ganzes Bischel feiner Fäserchen sich theilen, 3. endlich dass die Opticusfasern, an denen weder bestimmte Fasertheilungen, noch Endigungen, noch ein Zusammenhang mit den radiären Fasern sich erkennen lässt, höchst wahrscheinlich in verschiedenen Gegenden der Retina enden, indem die Dicke der Faserlage auch vor dem grössten Umfange des Auges noch fortwährend abnimmt. Diesen Thatsachen zufolge ist es noch als gänzlich unermittelt zu betrachten, ob die radiären Fasern direkt mit Opticusfasern zusammenhängen oder nicht, und wird daher nichts anderes zu thun sein, als beide Möglichkeiten in's Auge zu fassen. Ergibt sich eine Verbindung der beiderlei Fasersysteme, so haben wir zwar eine direkte Leitung von der Stäbchenschicht zum Gehirn, allein dann erhebt sich eine andere Schwierigkeit, dass nämlich die Zahl der Stäbchen und Zapfen so sehr viel grösser ist, als die der Nervenröhren des Opticus. Dieselbe könnte nur gehoben werden durch die fernere Annahme von zahlreichen Theilungen der Opticusfasern in der Retina und Verbindung ihrer Aeste mit radiären Fasern oder durch die Voraussetzung, dass Opticusfasern in ihrem Verlaufe über grössere Strecken der Retina mit vielen unter rechtem Winkel an sie herankommenden radiären Fasern sich verbinden. Hängen dagegen die radiären Fasern nicht mit den Opticusröhren zusammen, so müssen ihre Beziehungen zu denselben ebenfalls in der Art aufgefasst werden wie vorhin, nur dass dann statt einer direkten Verbindung nur Contakt, eine Aneinanderlagerung der Elemente, anzunehmen ist; die Leitung wäre dann eine indirekte, deswegen jedoch noch nicht gerade schwerer zu begreifen. Bei dieser oder jener Ansicht wird man nicht umhin können, die Stäbchen und Zapfen vom gelben Fleck und dem zunächst liegenden Theile je Eines durch Eine Nervenfaser des Opticus im Gehirn vertreten zu lassen, während bei den weiter nach vorn gelegenen sensibeln Elementen wegen der abnehmenden Schärfe des Sehens eine solche isolirte Vertretung nicht mehr statuirt werden muss, und die hier bezeichnete Verbindung der Gehirnfasern mit mehreren oder vielen Stäbchen Platz greifen kann.

Mehr über diese so dunkelen Verhältnisse zu bemerken halte ich für überflüssig und wird hiermit genug geschehen sein, um dieselben der Sorgfalt fernerer Beobachter zu empfehlen. Ausserdem mögen dieselben noch die Ganglienkugeln der Retina, die Pigmentkügelchen der Stäbchenschicht und die Pigmentscheiden der letzteren in's Auge fassen. Was die ersteren anlangt, so wäre zu erforschen, ob ihre verästelten Ausläufer nicht in gewisse der Elemente des Opticus übergehen und durch die Commissura arcuata anterior des Chiasma von einem Auge in's andere sich erstrecken. Die Pigmentkügelchen der Stäbchenschicht (der Vögel z. B. sind für die von mir vorgetragene Ansicht in sofern etwas störend als sie, wenigstens nach H. Müller's Angaben, am innern Ende der Stäbchen sitzen sollen, so dass, wenn diese wirklich empfinden, das Licht durch die Pigmentkügelchen hindurch muss, ehe es sie trifft. Eine Unmöglichkeit läge nun allerdings hierin nicht, indem auch bei den Geschöpfen mit Tapetum die Retina z. Th. durch gefärbtes Licht beleuchtet wird, allein immerhin könnte diese Thatsache benutzt werden, um meine Theorie zu bekämpfen oder nicht den Stäbchen, sondern den Zapfen, die innerhalb des erwähnten Pigmentes liegen, die Hauptrolle zu vindiciren, und deswegen habe ich dieselbe hier erwähnt. Für eine geringere Bedeutung der Stäbchen könnte man auch noch anführen wollen, dass dieselben bei einigen Geschöpfen in den schon oben erwähnten Pigmentscheiden drin stecken, allein wie ich glaube mit Unrecht, denn wenn das innere Ende der Stäbchen vom Pigment frei ist, wie in allen diesen Fällen, so wird das Licht, das auf sie fällt, aus den schon von Brücke angegebenen Gründen, dieselben doch in ihrer ganzen Länge durchlaufen müssen, mag der übrige Theil von Pigment umgeben sein oder nicht.

Zum Schlusse will ich noch bemerken, dass meine Hypothese von der nervösen Natur der Stäbchen und ihrer Funktion als eigentliche lichtempfindenden Theile der Retina die Auffassung derselben als eines auch katoptrischen Apparates keineswegs ausschliesst und unmöglich macht. Ja, ich glaube selbst, dass bei meiner Anschauung die Brücke'sche Hypothese erst in ihr wahres Licht und zu voller Geltung kommt. Wenn nämlich die lichtempfindenden Theile unmittelbar an dem reflektirenden Apparate sitzen, wie bei Geschöpfen mit Tapetum, und demselben ebene Endflächen zuwenden, so wird es nicht anders geschehen können, als dass die aus denselben ausgetretenen Lichtstrahlen auch wieder genau auf sie zurückfallen. Jedes Stäbchen mit seiner Chorioidealpartie wirkt in einem

solchen Falle wie ein Planspiegel und wird, wie es *Brücke* von den Nervenfasern angenommen hatte, doppelt beleuchtet, einmal von dem eingefallenen und zweitens von dem
vom Tapetum zurückgeworfenen Licht, und so natürlich doppelt so stark erregt. Bei den
Thieren, wo ein Tapetum fehlt und dicht an den Endflächen der Stäbchen dunkeles Pigment liegt, wird natürlich der grösste Theil des durchgegangenen Lichtes absorbirt, das
wenige jedoch, was reflektirt wird, muss ebenso wie im vorigen Falle wieder in dasselbe
Stäbchen zurückgehen, so dass auch hier keine Störung erfolgen kann. Sind solche Lichtstrahlen einmal durch die Stäbchen hindurch, so werden sie in der Retina selbst gar nicht
mehr percipirt und schliesslich vom Pigment des Corpus ciliare und der Iris absorbirt. Wo
Pigmentscheiden die Stäbchen umgeben, wird natürlich fast alles Licht absorbirt, so dass
die Stäbchen nur von dem erregt werden, was in sie einfällt. — So glaube ich, lässt sich
Brücke's schöne Theorie auch von meinem Gesichtspunkte aus halten in einer Weise, dass
nichts Gezwungenes daran erscheint, und kann ich nicht umhin, dies als einen nicht unwichtigen Prüfstein desselben anzusehen.

Ich bin zu Ende und wünsche nur, dass, was ich hier gegeben, zu vielen neuen Forschungen anregen möge. Ich bin mir wohl bewusst auf einem an Dunkelheiten reichen Gebiete mich bewegt und in grösserem Maasse als es vielleicht gut war von Hypothesen Gebrauch gemacht zu haben, allein es erscheinen mir die von *Müller* und mir gefundenen
neuen anatomischen Sachen der Art, dass eine physiologische Verwendung derselben nicht
zu umgehen war. Es giebt Fragen, wo es gut erscheint zu zaudern, und andere, wo ein
rascher Griff das beste ist; die hier besprochene scheint mir zu den letztern zu gehören,
und freue ich mich noch anführen zu können, dass *H. Müller* in Folge seiner Untersuchungen über die Retina ganz selbstständig zu der Ansicht gekommen ist, dass die Stäbchenschicht die lichtempfindende sei. Seitdem haben wir diese Frage so vielfach mit einander
besprochen, dass das hier Gegebene wenigstens in den Hauptzügen als der Ausdruck unserer beiderseitigen Ueberzeugung erscheint. *H. Müller* hat sich auch in der Sitzung, in der
ich die Retina besprach und die Gründe angab, warum ich die Stäbchen für einen nervösen
Apparat halte, öffentlich auf diese Seite gestellt und als Stütze dieser Ansicht noch besonders das Uebereinanderliegen der Opticusfasern in der Retina erwähnt, welches es fast
unmöglich mache, beim Lichtempfinden an sie zu denken, so wie die schöne Uebereinstimmung zwischen dem Durchmesser der Stäbchen und dem Unterscheidungsvermögen
der Retina für zwei zugleich sie treffende Eindrücke hervorgehoben. Als sehr wichtig
führte dann *Müller* auch noch die Cephalopodenretina an, deren Bau in der nachstehenden
Mittheilung von ihm des Weiteren auseinandergesetzt ist.

b. Müller. Bemerkungen über den Bau und die Funktion der Retina.

(W. V. — III. p. 336—340.)

Die Ansicht über die physiologische Funktion der verschiedenen Netzhautschichten, welche *Kölliker* nach Untersuchung des menschlichen Auges gewonnen
und hier im Einzelnen auseinandergesetzt hat, ist in den wesentlichen Punkten auch für mich aus den fortgesetzten Untersuchungen über die Netzhaut hervorgegangen.

Einerseits stellt sich immer mehr die Schwierigkeit und fast die Unmöglichkeit
heraus, die Ausstrahlung des Sehnerven als das für objektives Licht perceptions-
fähige Element festzuhalten, andererseits scheint die in früherer Zeit allgemein postu-
lirte, jedoch vergebens gesuchte mosaikartige Vorrichtung zur Auffassung räumlich
differenter Eindrücke durch die veränderte Ansicht über den Bau der Netzhaut nun
gegeben, indem namentlich nachgewiesen ist, dass radiale Fasern nach aussen in
Zapfen und Stäbchen übergehen, nach innen aber mit der Ausstrahlung des Sehnerven
in nächster Berührung und wahrscheinlich zum Theil im Zusammenhang stehen.

Schon der Umstand, dass eine solche radiale Anordnung der Netzhautelemente durch alle Klassen der Wirbelthiere hindurch (s. Z. f. w. Z. III. p. 234) sich vorfindet trotz aller der vielfachen Variationen, welche sonst in dem Verhalten der einzelnen Schichten vorkommen, weis darauf hin, dass derselben eine wesentliche Bedeutung beizumessen sei. Dafür aber, dass die radial gestellten Elemente und nicht die horizontal verlaufenden Sehnervenfasern zunächst das objektive Licht percipiren, finde ich neben den von *Kölliker* ausgeführten Punkten noch ein werthvolles Argument in dem eigenthümlichen Bau der Netzhaut bei den Cephalopoden, deren so sehr entwickelte Augen unter den Wirbellosen denen der Wirbelthiere am nächsten kommen.

Bei den Cephalopoden besteht die innerste Schichte der Netzhaut aus langgestreckten, dünnen, glashellen Cylindern, welche Stäbchen der Wirbelthiere in vielen Beziehungen ähnlich und wie diese dicht gedrängt in radialer Richtung zum ganzen Auge gestellt sind. Hinter denselben kommt eine Schichte von Pigment, welche von den spindelförmigen, in Fädchen auslaufenden Fortsetzungen jener Cylinder durchbohrt ist. Dadurch wird die Verbindung mit den äusseren Schichten der Netzhaut hergestellt, deren letzte, äusserste die horizontale Ausbreitung der Sehnervenfasern ist. Es ist also die Anordnung der Elemente ziemlich eine entgegengesetzte als bei den Wirbelthieren.

Hier muss nun auf jeden Fall das Licht die innerste stäbchenförmige Schichte durchdringen um zu den übrigen Elementen zu gelangen.

Es ist dabei kaum denkbar, dass das Licht auf die weit hinter dem Pigment gelegenen Sehnervenfasern direkt einwirke, indem dort gewiss kein Bild entstehen kann. Die Perception des letzteren kann vielmehr nur von den radial gestellten Theilen, als den allein dem Licht ausgesetzten, zunächst ausgehen.

Es müssen entweder die in die pigmentirte Schichte hineinragenden, etwa den Zapfen der Wirbelthiere entsprechenden Fortsetzungen der innersten, stäbchenförmigen Cylinder hierfür in Anspruch genommen werden, während diese selbst der isolirten Zuleitung dienen würden, oder aber die Cylinder selbst sind für die Perception bestimmt, und Alles, was dahinter liegt, bloss für die Fortleitung.

Es entspricht so die Anordnung sehr der Anschauungsweise, welche von vornherein als die plausibelste erscheint: zu innerst eine der Lichtaufnahme bestimmte mosaikartige Schichte, dahinter Pigment zur Absorption des hindurchgegangenen Lichts, durchbrochen von radialen Fädchen, welche den Eindruck den horizontalen Sehnervenfasern übermitteln.

Da nun bei diesen Augen kaum ein Zweifel sein kann, dass die radialen Elemente der Perception des objektiven Lichts, die horizontalen dagegen lediglich der Weiterleitung des Eindrucks dienen, wird ein analoges Verhältniss auch bei den Wirbelthieren um so wahrscheinlicher.

Durch diese Ansicht, dass die radialen Elemente der Lichtaufnahme dienen, ist . nun auch die Basis zu den Betrachtungen über die Beziehungen der kleinsten als solche unterscheidbaren Netzhautbildchen zu den Netzhautelementen verändert.

Die Schwierigkeit, welche darin lag, dass kleinste Theile derselben Faser der Länge nach als different percipirend gedacht werden mussten, fällt weg, und was jetzt angenommen werden muss, dass eine Sehnervenfaser differente Eindrücke nur fortleite, scheint wenigstens nicht in demselben Grade anstössig. Die Vergleichung des mosaikartigen Theiles der Netzhaut mit den berechneten Verhältnissen der kleinsten Bilder kann zugleich indirekt Argumente für oder gegen obige Ansicht geben, weshalb ich dem von *Kölliker* schon Angeführten noch einige Angaben beisetzen will.

Man überzeugt sich leicht durch Versuche wie durch Vergleichung verschiedener Angaben (s. *Volkmann*, Handwörterbuch der Phys. Art. Sehen p. 331), dass für einen einfachen Eindruck das berechnete Bild fast unendlich klein sein kann, sofern nur die Lichtquelle hinreichend stark ist, z. B. ein kleines Loch in einem schwarzen Lampenschirm, oder ein in der Sonne glänzender Gegenstand. Die so durch Rechnung gefundenen Grössen sind so viel mal kleiner, als der Querdurchmesser der in Frage stehenden Netzhautelemente, dass, wenn man nicht eine sehr unvollkommene Vereinigung der Lichtstrahlen im Auge annehmen will, man schliessen muss, dass einer jener Elementartheile nur an einem kleinen Punkte intensiv genug getroffen zu werden braucht, um einen Lichteindruck zu vermitteln.

Dagegen könnte die von *Volkmann* hervorgehobene Möglichkeit, kleinste Distanzen zu unterscheiden, davon abhängen, ob mehrere Lichtkegel nur auf einen oder aber auf verschiedene Elementartheile fallen. Es ist dabei vorläufig die Stelle des deutlichsten Sehens zu berücksichtigen, indem nach den Seitentheilen der Retina zu die optischen wie die anatomischen Verhältnisse complicirter werden.

Volkmann erkannte die Duplicität zweier Spinngewebfäden bei einer berechneten Distanz der Netzhautbildchen von 0,0044''' und giebt für seinen scharfsichtigsten Freund 0,0025''' an.

Valentin (Physiologie II. 3. Abth. p. 259) unterschied den Abstand zweier Mikrometerlinien mit 0,0022''' und in einem zweiten Fall mit 0,0044''' Distanz auf der Netzhaut.

Für meine Augen ergaben sich bei Beobachtung einer ganzen Reihe von Mikrometerstrichen oder von Linien eines Stahlstichs unter günstigen Beleuchtungsverhältnissen Resultate, welche zwischen 0,0025''' und 0,003''' schwankten.

Wegen der Verschiedenheit, welche sonst in der Wahrnehmbarkeit von Linien und Punkten vorkommt, glaubte ich auch letztere berücksichtigen zu müssen, fand aber, dass die Unterschiede nicht sehr erheblich sind. Die Entfernung vom Auge, in welcher gestreifte und punktirte Stellen eines Stahlstichs ihre einzelnen Bestandtheile nicht mehr erkennen liessen, sondern gleichmässig erschienen, war bei gleichen Zwischenräumen der letzteren ziemlich gleich.

Zwei mit einem Zwischenraume von 0,2''' angebrachte feine Nadelstiche konnten bei durchfallendem Licht etwa 3 Fuss weit als doppelt erkannt werden. Wendet man die von *Volkmann* benützte Zahl von 6,23''' (a. a. O. p. 269 u. 331) für die Entfernung des Kreuzungspunktes vom Axenpunkt der Netzhaut an, so ergibt sich eine Distanz der Netzhautbildchen von 0,0022'''; für mehrere Löcher mit Zwischenräumen von 1,7''' ergibt sich auf 20 Zoll Entfernung 0,0037''', für die Lücken eines Drahtsiebes, deren 44 der Länge nach auf einen Zoll gehen, bei einer Entfernung von circa 3 Fuss, wo sie noch sehr deutlich zu unterscheiden waren: 0,0039'''; bei 4 Fuss Entfernung: 0,0027''' Distanz der Netzhautbildchen.

Legt man bei diesen Berechnungen die von *Listing* (Handwörterbuch der Phys. IV. p. 496) angegebenen Verhältnisse des Auges zu Grunde, so ergeben sich allerdings etwas grössere Zahlen, z. B. statt 0,0039''': 0,0042'''. Doch giebt dieser Unterschied namentlich bei grösseren Entfernungen keinen bedeutenden Ausschlag. Es werden dagegen bei besonders scharfen Augen und ganz günstigen Verhältnissen auch etwas kleinere Werthe zum Vorschein kommen.

Vergleicht man nun die obigen Zahlen mit dem Durchmesser der grösseren Elemente in der Stäbchenschicht, nämlich der Zapfen, welche *Kölliker* zu 0,0025— 0,0045'''. am gelben Fleck aber nur zu 0,002—0,0024''' fand, so ist nur die eine Angabe von *Valentin* entschieden kleiner, alle anderen gleich, oder um etwas, jedoch in mässigen Gränzen, grösser als der Zapfen des gelben Flecks. Der Durchmesser der Stäbchen dagegen ist mehrfach übertroffen.

Eine absolute Uebereinstimmung wird in keinem Falle verlangt werden können und namentlich erklären sich grössere Werthe der Bilderdistanz leicht. Es wird in der Regel der Zwischenraum mehrerer wahrnehmbarer Punkte etwas grösser sein müssen, weil die Anordnung der Punkte nicht leicht gerade conform der Anordnung der Netzhauttheile sein wird und dadurch bald das Bild eines Punktes zwischen, resp. auf zwei Elemente fällt, bald ein Element von den Bildern zweier Punkte berührt wird. Diess wird in erhöhtem Masse der Fall sein müssen dadurch, dass der Focus nie einen absoluten Punkt, sondern kleine Zerstreuungskreise darstellt, und je grösser diese in einem Auge sind, um so weniger wird dasselbe, wie auch *Volkmann* angenommen hat, im Stande sein, kleinste Distanzen zu erkennen.

Dadurch, dass das Bild eines Punktes mehrere Elemente berührt, lassen sich auch Irradiationserscheinungen innerhalb gewisser Gränzen erklären. Auch die getrennte Wahrnehmung zweier Punkte, deren Bildchen nicht ganz um den Durchmesser eines Netzhautelementes abstehen, könnte nach der obigen Annahme in einem sehr scharfen Auge zu Stande kommen, indem die Bildchen bei gewisser Stellung demungeachtet zwei verschiedene Elemente treffen können.

Es scheinen also die bisherigen Thatsachen im Ganzen der Ansicht, dass die Wahrnehmung kleiner Distanzen von dem Getroffensein verschiedener Elemente der Stäbchenschicht herrühre, nicht zu widersprechen, und eben diese Uebereinstimmung ist wieder günstig für die Deutung jener Schichte als des lichtaufnehmenden Apparates.

---

4. Ueber einige Verhältnisse der Netzhaut bei Menschen und Thieren.

(W. V. — IV. p. 96—100.)

W. S. — 1853, p. V. 24. Januar 1853. — *H. Müller* erklärt unter Vorzeigung von Präparaten und mikroskopischen Durchschnitten den Bau der Augen der Cephalopoden.
W. S. — 1853, p. XII. 13. August 1853. — *H. Müller* theilt die Ergebnisse seiner ferneren Untersuchungen über den Bau der Retina mit.

Zu den Mittheilungen, welche ich über den Bau der Netzhaut bei Thieren früher gemacht habe, so wie zu der Darstellung, welche *Kölliker* von der menschlichen Netzhaut gegeben hat, will ich im Folgenden einige vorläufige Notizen, welche zum Theil gemeinschaftlich mit *Kölliker* gewonnen wurden, als Nachtrag geben Abbildungen, so wie ausführliche Darstellungen werden an einem anderen Orte nachfolgen.

Die Stäbchen gehen beim Menschen wenigstens ausserhalb des gelben Fleckes sicher durch die ganze Dicke der Stäbchenschichte hindurch, ohne ihren Durchmesser wesentlich zu ändern. Nach aussen stossen sie an die Pigmentzellen, deren mit Molekülen gefüllte Seite überall die innere, gegen die Stäbchen gerichtete ist. An der scharfen Gränzlinie zwischen Stäbchen- und Körnerschichte gehen die Stäbchen entweder unmittelbar in eines der äussersten Körner oder durch einen kürzeren oder längeren Faden in eines der tiefer liegenden Körner. Es haben also nicht alle Stäbchen einen fadigen Theil, und die Fäden liegen nicht zwischen den Zapfen, sondern in der äusseren Körnerschichte. Die Stäbchen brechen etwa in der Hälfte ihrer Höhe leicht ab, und der innere Theil verhält sich manchmal gegen Reagentien etwas anders. Ihre Länge beträgt weit vorn noch fast 0,03'''.

Die Zapfen haben beim Menschen die Form einer schlanken Flasche, und man sieht sie kaum anders als in einen Körper und eine konische Spitze durch eine Querlinie getrennt. Die Spitze reicht gewöhnlich nur bis über die Hälfte der Stäbchenschichte hinaus, sehr selten sieht man noch eine blasse, dünne Partie bis an deren äusseres Ende gehen. Das breite innere Ende der Zapfen geht in eine ovale, mit einem Kern versehene Partie über, welche schon der äusseren Körnerschichte angehört, und in einen starken Faden ausläuft, an dessen innerem Ende wieder eine

Anschwellung sitzt. Diese liegt an der inneren Gränze der äusseren Körnerschichte.

Bei Fischen ist ein ganz ähnliches Verhalten der Zapfen sehr deutlich; die Fädchen an den Stäbchen liegen ebenfalls fast ausschliesslich in der Körnerschichte.

Bei Vögeln ist eine äussere Stäbchenschichte, welche fast ganz im Pigment steckt,
und eine innere Zapfenschichte zu unterscheiden. Jene besteht aus dicken und
dünnen, sehr zerstörlichen Stäbchen, diese theils aus dickeren Zapfen, theils fadenartig dünnen Gliedern. Diese letzteren stehen besonders, jedoch nicht ausschliesslich
mit den dicken Stäbchen in Verbindung und diesen fehlt der farbige Tropfen. Dagegen finden sich solche an der Stelle, wo die dünneren Stäbchen in stärkere oder ebenfalls schwache Zapfen übergehn, also am inneren Ende der
eigentlichen Stäbchenschichte. Jedes Element der Zapfenschichte steht
nach innen mit einem lancettförmigen Körperchen in Zusammenhang, welche meist
deutlich in zwei Reihen liegend, der äusseren Körnerschichte entsprechen.

Beim Frosch sind dagegen die kleinen Zapfen sammt ihren Spitzen bloss zwischen die inneren Partien der Stäbchen eingeschoben und es sitzen sicher keine
gewöhnlichen Stäbchen auf denselben auf.

Die Körnerschichte zerfällt durchgängig in eine innere und eine äussere
Abtheilung, welche durch eine dritte, die Zwischenkörnerschichte, getrennt sind. Die
äussere Schichte steht constant mit den Stäbchen und Zapfen in direkter Verbindung,
während der inneren die Anschwellungen der Radialfasern angehören, welche von
der inneren Fläche der Netzhaut kommen.

Die Zwischenkörnerschichte ist meist wenig charakterisirt, bei Fischen jedoch
und ganz ähnlich auch bei Schildkröten liegen in derselben die früher von mir beschriebenen anastomosirenden Zellen. Ueber diese Zwischenkörnerschichte gehen
weder bei Menschen noch bei Thieren die Blutgefässe hinaus, bei vielen Thieren
jedoch auch nicht bis an dieser.

Das relative Massenverhältniss der inneren und äusseren
Körnerschichte wechselt nicht nur je nach den Thieren, sondern auch in demselben Auge. So ist beim Menschen die äussere Körnerschichte im gelben Fleck dünn,
0.012'''), nimmt dann zu bis 0.03''', um gegen den vorderen Rand der Retina wieder
etwas abzunehmen. Die innere Körnerschichte dagegen ist im gelben Fleck am stärksten, 0.04''' und mehr, dann nimmt sie ab, bis sie zuletzt kaum 0.01''' mehr beträgt.
Dasselbe gilt von der Zwischenkörnerschichte, welche ganz hinten 0.01—0.06'''
misst, gegen die Ora serrata aber nur 0.006''' beträgt. Dabei ist dieselbe im Hintergrund des Auges aus sehr zahlreichen und deutlichen senkrechten Fasern gebildet,
von denen gegen die Ora serrata hin kaum eine Spur zu sehen ist.

Eben so liegen die Ganglienzellen am gelben Fleck in vielfachen Schichten hintereinander, während sie weiterhin allmählig abnehmen und weit vorn kaum eine einzige kontinuirliche Lage bilden. Die Schichte granulirter Substanz dagegen, welche auf die Zellen nach aussen folgt, ist an allen Orten
derselben Netzhaut von nicht wesentlich verschiedener Dicke.

Diese Verhältnisse zusammengehalten mit der Thatsache, dass die Nervenschichte
im Grunde des Auges, mit Ausnahme des gelben Flecks, so viel mächtiger ist (sie
scheint mir in einem kleinen Umkreis 0.05''' noch ziemlich zu übersteigen), machen
es einleuchtend, dass die hintere Partie der Retina, vielleicht mit alleiniger Ausnahme
des sogenannten Foramen centrale, auf senkrechten Schnitten im Ganzen die Dicke
von 0.2''' und wohl darüber erreicht, während sie an der Ora nur 0.01''' misst. Ganz
abgesetzt scheint mir die Retina hier in so fern nicht zu sein als eine Lage von
Zellen weiterhin in unmittelbarem Zusammenhang damit steht.
Diese Zellen haben anfänglich eine Höhe von 0.02''' bei einer Breite von 0.002—1'''
und sind eine Strecke weit mit Pigmentzellen sehr innig verbunden.

Sehr auffallend ist endlich das Verhalten der inneren Enden der Radialfasern an verschiedenen Stellen der Netzhaut. Am gelben Fleck konnte ich die
bekannten, dreieckig abgeschnittenen oder getheilten inneren Enden nicht erkennen,
in der Umgegend sieht man sie durch die mächtige Nervenschichte, verhältnissmässig
wenig an Masse entwickelt, hindurchtreten. Gegen das vordere Ende der Retina hin
aber treten sie verhältnissmässig zu den übrigen Elementen immer stärker hervor.
Ganz Aehnliches sieht man bei Thieren, und man erkennt dann bei Fischen,
Fröschen und beim Menschen wenigstens in der grössten Ausdehnung der Retina, wie
ich glaube, deutlich, dass die inneren Enden der Radialfasern viel sparsamer als die
Stäbchen oder Zapfen sind, wie man denn auch sehr häufig eine Gruppe von Körnern
mit ihren Stäbchen an einer Radialfaser hängen sieht. Ferner konnte ich an der
menschlichen Netzhaut sehr weit vorn, wo die senkrecht angeordnete Fasermasse
grosse, säulenartige Bündel bildet, mehrmals erkennen, dass dieselben nicht, wie gewöhnlich, einzeln mit einer glatten oder abgerissenen Basis endigten, sondern u n mittelbar in eine strukturlos-areolirte membranöse Ausbreitung an
der Innenfläche der Netzhaut übergingen.
    Durch diese Verhältnisse wird wohl sicher, dass diese inneren Theile des radiären
Fasersystems nicht als Fortsetzung der Optikusfasern anzusehen sind, wie denn auch
ein direkter Uebergang, etwa durch Umbiegung trotz vielfältigen Suchens nie evident
zu machen war, während der Zusammenhang der Nerven mit den Ganglienkugeln sich
mehr und mehr bestätigt. Es liegt aber auf der Hand und gebt aus dem schon Gesagten hervor, dass man nicht alles, was in radiärer Richtung faserig ist, zusammen-
werfen darf, und wenn auch die anatomische Grundlage noch nicht ganz klar ist,
weswegen ich auch hier nicht weitere Einzelheiten anführen will, so kann doch durch
das Obige der Ansicht über die physiologische Dignität der Stäbchen, welche von
Kölliker und mir aufgestellt worden sind, kein Eintrag geschehen. Vielmehr lässt
sich die Argumentation auf exclusivem Wege noch weiter führen, indem die inneren
Enden der Radialfasern eben so wenig als die Nerven, Körner oder Ganglienkugeln
für die Lichtperception weiter in Anspruch genommen werden können; für die letzteren ergibt sich durch ihre Schichtung am gelben Fleck dieselbe Unmöglichkeit wie für
die Nervenfasern.
    Zudem glaubt Donders mündlicher Mittheilung zufolge einen direkten Beweis
für die Perception des Lichtes durch die Stäbchen, welcher mir auch durch die
Parallaxe der Aderfigur möglich schien, mittelst des Augenspiegels gefunden zu
haben.

— — —

5. Note sur la structure de la rétine humaine,
par MM. A. Kölliker et H. Müller,
Professeurs à Warsbourg.

(Compt. rend. Tome XXXVII. 26. september 1853.)

Commissaires, MM. **Sorres, Flourens, Milne Edwards.**

» La structure de la rétine est une des plus compliquées, et n'a été que peu
comprise jusqu'à présent, à l'exception de certains points, qui ont été éclairés par
MM. Hannover, Valentin, Todd-Bowman et autres. Nous étant occupés pendant longtemps de cette partie de l'anatomie microscopique, nous nous permettons de présenter
à l'Académie une rapide énumération des faits principaux trouvés par nous.

«La rétine se compose de différentes couches, savoir: 1° des bâtonnets et des cônes; 2° de la couche des corps nucléiformes; 3° de la couche de substance grise; 4° de l'épanchement du nerf optique, et 5° de la membrane limitante.

»En laissant de côté cette dernière membrane, nous commençons par la couche du nerf optique. Ce qu'il y a de plus remarquable à signaler, c'est que, d'après la découverte de l'un de nous (Kölliker), l'expansion du nerf optique est interrompue à la place de la macula lutea, de manière qu'il n'existe en cet endroit pas la moindre trace d'une couche de fibres nerveuses. Dans toutes les autres parties de la rétine, les fibres nerveuses forment une couche non interrompue et très-épaisse au fond de l'œil; seulement sur les bords de la macula lutea, on les voit se perdre dans une couche de cellules nerveuses qui forment ici la couche la plus interne de la rétine, et ne sont recouverts que par la membrane limitante. Ces cellules forment ici, d'après nos observations, une couche très-épaisse, puisque l'on voit, sur des sections verticales de la rétine, neuf à douze rangées de cellules placées l'une derrière l'autre, et possédant les caractères des autres cellules de la rétine, dont il sera fait mention plus loin.

»Quant à une des questions les plus graves, c'est-à-dire la terminaison des fibres nerveuses de la rétine, il est démontré, par des observations toutes récentes de l'un de nous (Kölliker), sur la rétine humaine, que ces fibres sont en rapport direct avec les cellules nerveuses. Ces cellules, qui manquent complétement à l'entrée du nerf optique, sont toutes pourvues d'un à six prolongements, tout à fait semblables à ceux que l'on trouve dans les cellules nerveuses du cerveau et des ganglions nerveux, qui, en se ramifiant plusieurs fois, se continuent avec les véritables fibres nerveuses variqueuses de l'expansion de l'optique, de telle manière que ces fibres nerveuses prennent leur origine dans les cellules nerveuses de la rétine. La découverte de ce fait important est due à M. le marquis A. Corti, de Turin, qui, il y a trois ans, le constata premièrement chez les Ruminants, et puis dernièrement chez l'Éléphant, chez lequel les origines des fibres optiques se présentaient avec une netteté et une beauté sans pareille. Nous avons vérifié les faits trouvés par M. Corti sur la rétine humaine, et croyons être à même de dire que chez l'homme, comme chez les Mammifères, il y a des terminaisons des fibres nerveuses optiques dans les cellules de la rétine. Quant à des terminaisons libres, nous n'en avons jamais trouvé, et nous sommes portés à croire que ces terminaisons, admises par plusieurs auteurs, n'existent pas.

»Après les fibres et cellules nerveuses, les bâtonnets et cônes sont les parties les plus dignes d'attirer l'attention. Quant aux bâtonnets, ils ont été très-bien décrits par Hannover; mais les cônes de la rétine de l'homme et des Mammifères n'ont été vus par aucun observateur, d'une manière suffisante. Les cônes sont des corps pyriformes ou coniques, trois à quatre fois plus épais que les bâtonnets, mais plus d'une fois plus courts, qui sont situés dans la partie interne de la couche des bâtonnets. Les cônes, qui supportent à leur partie extérieure amincie un prolongement ressemblant à un bâtonnet court, sont moins nombreux que les bâtonnets, et leur disposition est assez régulière; pourtant il faut dire qu'à la place de la macula lutea, il n'y a, d'après les observations de M. Henle confirmées par nous, point de bâtonnets, tandis que les cônes sont très-nombreux ici, et forment une couche non interrompue.

»Un des faits les plus dignes d'attention, c'est que, d'après les observations de l'un de nous (Müller) sur les animaux, confirmées par nous pour la rétine humaine, il provient de la partie interne de chaque cône et de chaque bâtonnet une fibre qui, après avoir traversé toutes les couches de la rétine, va se perdre à la face interne de la membrane limitante. Ces fibres, qui toutes sont en relation avec les corps nucléiformes, qui chez l'homme forment deux couches, comme l'a déjà démontré M. Bowman, forment un système tout à fait particulier de la rétine, et ont été nommées par nous les fibres radiaires. Les faits principaux constatés par nous, relativement à ces fibres tout à fait inconnues jusqu'à présent, sont les suivants. Chaque cône est en relation à sa partie interne avec un renflement contenant un noyau, qui déjà est situé dans la couche extérieure des corps nucléiformes; et de ce renflement, que l'on peut regarder comme une cellule, part une fibre qui, après avoir atteint la couche interne des corps nucléiformes, se met en relation avec un de ces corps, qui ne sont autre chose que de petites cellules contenant un grand noyau; puis cette fibre traverse les cellules et fibres nerveuses et finit par se fixer, par une extrémité renflée et souvent ramifiée, à la membrane limitante.

« Des fibres radiaires tout à fait semblables, mais plus fines, partent aussi de la partie interne des bâtonnets, se mettent en relation avec ceux des corps nucléiformes des deux couches, qui ne sont pas fixés aux fibres provenant des cônes, et se terminent de la même manière en s'insérant à la membrane limitante: seulement il est à remarquer que les fibres provenant des bâtonnets s'unissent, pendant leur marche vers les couches internes de la rétine, trois à six ensemble en une seule fibre, de manière que les fibres radiaires sont moins nombreuses dans les couches internes de la rétine. Quant à la nature de ces fibres radiaires, elles sont très-délicates comme les fibres nerveuses de la rétine, pourtant elles ne forment jamais de varicosités et se distinguent par cela des véritables fibres nerveuses.

« Voici les faits principaux que nous avons été à même de constater par rapport à l'anatomie de la rétine humaine, faits dont la physiologie peut tirer certaines conclusions d'un intérêt non douteux. Nous établissons, en premier lieu, que ce ne sont pas les fibres nerveuses de la rétine qui perçoivent la lumière objective, parce que, d'une part, l'endroit de la rétine, qui est le plus sensible à la lumière et qui offre la perception visuelle la plus exquise, c'est-à-dire la macula lutea, ne montre pas la moindre trace de la couche des fibres nerveuses, et que, d'un autre côté, les fibres nerveuses existent en grand nombre dans le point où la rétine manque de toute sensation, savoir, à l'entrée du nerf optique. Ceci posé, il ne reste que les cellules nerveuses de la rétine, les corps nucléiformes et les cônes et bâtonnets, que l'on pourrait considérer comme organes de la sensation. Quant à nous, nous serions enclins à regarder comme telles, avant tout, les cellules nerveuses, puisqu'il est démontré, par Corti et par nous, que les fibres nerveuses de l'optique sont en continuation avec ces cellules; mais, cependant, nous nous voyons forcés de laisser cette supposition de côté, puisque ces dites cellules forment dans tous les endroits de la rétine, qui ont la perception développée, plusieurs (jusqu'à dix et douze) couches superposées l'une à l'autre, et qu'il est impossible d'admettre que nous puissions avoir des impressions visuelles exactes et nettes, comme nous les avons, si chaque rayon de lumière irritait à la fois dix à douze cellules nerveuses. La même raison nous fait penser que ce ne sont pas non plus les corps nucléiformes qui perçoivent la lumière, de manière qu'il ne reste plus que les cônes et les bâtonnets. Nous sommes portés à émettre l'opinion que ce sont, en vérité, ces organes curieux, et dont la physiologie n'a su que faire jusqu'à présent, qui sont les parties destinées à recevoir les impressions de la lumière, et nous croyons en même temps que leur disposition l'un à côté de l'autre, à la manière d'une mosaïque, et leur peu de diamètre, sont tout favorables pour rendre les sensations visuelles aussi exactes que possible. Pourtant, nous ne voulons pas insister trop sur cette hypothèse, puisqu'il nous a été impossible de découvrir aucune connexion entre les bâtonnets et les cônes d'une part, et les cellules nerveuses et les fibres nerveuses de la rétine de l'autre part. Nous supposons bien qu'il existe une pareille connexion, mais il nous a été impossible de la démontrer clairement. Tout ce que nous avons vu, c'est que, 1° toutes les cellules nerveuses possèdent un ou deux prolongements qui, en partant de leur partie extérieure, vont se perdre dans la couche interne des corps nucléiformes, et 2° que les corps de cette couche nucléiforme ont, outre leurs deux prolongements, qui se continuent avec les fibres radiaires mentionnées plus haut, généralement un ou deux autres prolongements. Il se pourrait bien, et nous le supposons même, que ces dernières fibres fussent en rapport direct avec les prolongements extérieurs des cellules nerveuses, de manière que les sensations, en prenant leur origine dans les bâtonnets et cônes, seraient transmises par les fibres radiaires aux cellules nerveuses, et de là aux fibres de l'expansion du nerf optique, qui ne serait ainsi autre chose qu'un intermédiaire entre les organes qui perçoivent la lumière, c'est-à-dire les cônes, bâtonnets et cellules nerveuses, et le cerveu.

»En tout cas, quand même notre hypothèse de la fonction des bâtonnets et cônes serait démontrée fausse par des faits ultérieurs, il resterait toujours vrai que ce ne sont pas les fibres nerveuses de l'optique qui sont irritées directement par la lumière, et que c'est dans les cellules nerveuses de la rétine même qu'il faut chercher l'organe de la sensation directe de la lumière, soit que ces cellules soient affectées directement par les rayons lumineux, soit par l'intermédiaire des cônes et bâtonnets et des fibres radiaires. Nous admettons que la couche des cellules nerveuses de la rétine est un vrai ganglion, ou, si l'on aime mieux, un vrai centre nerveux. Nous lui donnons la fonction de percevoir la lumière, et nous croyons que le nerf optique sert uniquement à transmettre les sensations de ce centre à l'organe de l'intelligence et de la conscience. «

---

6. Ueber die entoptische Wahrnehmung der Netzhautgefässe, insbesondere als Beweismittel für die Lichtperception durch die nach hinten gelegenen Netzhautelemente.

W. V. — V, p. 411—447. 27. Mai und 4. November 1854.;
Hierzu Taf. II, Fig. 27—35.

W. S. — 1854, p. X. 27. Mai 1854. — *H. Müller* spricht über die *Purkinje*'sche Aderfigur, ihre Erscheinungsweise bei verschieden modificirten Versuchen und ihre Erklärung. Derselbe erörtert hierbei namentlich folgende Punkte: 1. Die durch objectives Licht erzeugten Gefässfiguren entstehen durch den Schatten, welchen die Gefässe der Retina auf die Licht percipirenden Schichten derselben werfen, und sind von den durch Druck u. dgl. hervorgebrachten wesentlich verschieden. 2. Die Lichtperception muss somit hinter den Gefässen, also mindestens hinter Nerven und Zellen geschehen. 3. Die Richtung der scheinbaren Bewegung, welche die Figur bei Bewegung der Lichtquelle zeigt, bestätigt diese Erklärung. 4. Aus der Grösse der Parallaxe lässt sich die Entfernung der Gefässe von der percipirenden Schichte berechnen, und diese stimmt mit der direct gemessenen Entfernung der Stäbchenschichte von den Gefässen so zusammen, dass man in derselben oder ihr zunächst gelegene Elemente als die Lichtpercipirenden ansehen darf.

W. S. — 1854, p. XV. 4. November 1854. — *Müller* macht einige Zusätze zu seinem am 27. Mai gehaltenen Vortrag über die *Purkinje*'sche Aderfigur, dessen einzelne Punkte er namentlich gegenüber von *Meissner's* Ansichten (Beiträge zur Physiologie des Sehorgans 1854) festhält.

Schon vor einiger Zeit habe ich in der Kürze angegeben (s. W. V. IV, p. 100, dass die *Purkinje*'sche Aderfigur und namentlich ihre Parallaxe einen directen Beweis dafür liefern könne, dass die äusseren Schichten der Retina diejenigen sind, durch welche die Aufnahme des objectiven Lichtes geschieht. Die gebräuchlichste Methode der Hervorrufung jener Figur, indem man eine brennende Kerze vor dem Auge herumbewegt, war jedoch für meine Augen so beschwerlich, dass ich namentlich quantitative Angaben über die Parallaxe nicht wohl machen konnte. Durch *Ruete* wurde ich dann darauf aufmerksam, dass die Methode, das Licht durch die Sklerotika einfallen zu lassen, welche *Purkinje* ebenfalls

schon angegeben hat (Beiträge II, p. 119), viel sicherer und leichter zum Ziele führt.
Die Ergebnisse meiner auf den verschiedenen von *Purkinje* bezeichneten Wegen angestellten Versuche theilte ich in der Sitzung der physikalisch-medicinischen Gesellschaft am 27. Mai ausführlich mit und stellte im Wesentlichen folgende Sätze auf:

1) Die Aderfigur entsteht durch den Schatten, welchen die
Gefässe der Retina auf die Licht percipirende Schichte derselben
werfen.

2) Die Richtung der scheinbaren Bewegung, welche die Aderfigur bei Bewegung der Lichtquelle zeigt, bestätigt diese Erklärung.

3) Die objectives Licht percipirende Schichte der Retina muss
somit hinter den Gefässen liegen, also mindestens hinter Nerven
und Zellen.

4) Die Grösse der scheinbaren Bewegung (Parallaxe) stimmt
mit der direct gemessenen Entfernung der Retina von der Stäbchenschichte so überein, dass die letztere als die Lichtpercipirende
angesehen werden darf.

5) Von der Wahrnehmung der Gefässe als Schattenbild ist die
Entstehung einer ähnlichen Figur durch Blutdruck etc. wesentlich
verschieden.

Bevor dieser Vortrag gedruckt wurde, kam eine Notiz von *Burow* (Der gelbe
Fleck im eigenen Auge sichtbar, *Müll.* Arch. 1854, p. 166) in meine Hände, welcher
mit Hülfe der alten Erklärung aus den Erscheinungen der Aderfigur folgert, dass am
gelben Fleck die Retina eine konische Hervorragung bilde. Etwas später erschienen
Meissner's Beiträge zur Physiologie des Sehorgans 1854, worin derselbe die Aderfigur
ebenfalls auf Grund eigener, einlässlicher und zum Theil neuer Beobachtungen bespricht, aber zu Resultaten kommt, welche den meinigen fast gerade gegenüber stehen.
Er glaubt nämlich, dass die Aderfigur nicht einfach durch den Schatten der Retinagefässe erklärt werden könne, ja gibt fast die Hoffnung auf Erklärung der räthsel-
haften Erscheinung auf. Mit der Richtigkeit der Erklärung würden natürlich auch
meine Folgerungen für die Lichtperception in der Retina bezweifelt werden müssen,
und ich überlegte unter Berücksichtigung von *Burow's* und *Meissner's* thatsächlichen
Angaben und theoretischen Einwürfen die Sache nochmals. In der Sitzung vom
1. Nov. 1854 machte ich in dieser Richtung einige Zusätze zu meinen früheren Mittheilungen, glaubte aber die letzteren auch jetzt durchaus aufrecht erhalten zu
müssen. Im Folgenden will ich die erwähnten durch *Burow's* und *Meissner's* Angaben veranlassten Zusätze der Einfachheit wegen in das bereits früher Vorgetragene
einreihen.

Was den ersten Punkt betrifft, nämlich dass die nach *Purkinje* benannte
Figur wirklich durch den auf die Retina geworfenen Schatten der
Centralgefässe erzeugt werde, so wird nicht leicht Jemand, der dieselbe mit
der Anordnung der Centralgefässe aufmerksam vergleicht, einen Zweifel darüber
haben können, dass sie eine ganz getreue Abbildung der letzten sei und nicht etwa
mit Chorioidealgefässen [*] in Zusammenhang zu bringen sei. Wir erhalten durch den
Versuch nicht nur ein in manchen Beziehungen vollkommeneres Bild der Centralgefässe, als diess auf irgend einem andern Weg der Fall ist, sondern auch einen unmittelbaren optischen Eindruck, wie wir ihn von keinem andern Theil im Innern
unseres lebenden eigenen Körpers mit solcher Schärfe zu gewinnen vermögen.

---

[*] Es sei jedoch hiebei bemerkt, dass auch solche Gefässe unter gewissen Umständen zur
Wahrnehmung zu kommen vermögen.

Purkinje selbst hat die Figur für den Schatten der Centralgefässe erklärt,[*] und diese Ansicht war lange allgemein adoptirt. Man nahm dabei an, dass die beleuchtete Retina als helleres Gesichtsfeld empfunden werde, auf welchem sich die von den davor liegenden Gefässen beschatteten und daher ruhenden Partien dunkel abzeichnen. In neuerer Zeit aber haben hochgeachtete Physiologen und Ophthalmologen mir privatim gegentheilige Ansichten geäussert, und *Meissner* behauptet ebenfalls, dass jene Erklärung unhaltbar sei.

Es scheint mir jedoch, dass man das Princip der ursprünglichen Erklärung um so weniger verlassen darf, als ein anderes haltbares nicht gegeben ist, und es scheint mir diess auch nicht nöthig, da die Voraussetzung, dass die Figur durch einen Schatten erzeugt werde, mit den einschlägigen Thatsachen vollkommen in Einklang zu setzen ist, dagegen glaube ich den Hergang der Entstehung des Schattens allerdings theilweise anders nehmen zu müssen, als diess bisher gewöhnlich geschehen ist.

Es gilt diese Erklärung jedoch nur von den drei durch *Purkinje* angegebenen Modificationen des Versuchs, dass man nämlich eine Kerze vor den Augen bewegt, oder ein Papier mit einer kleinen Oeffnung in kurzen Absätzen nahe vor der Pupille hin und her führt oder endlich mit einer Lupe helles Licht auf die Sklerotika wirft. Auf die Erscheinung einer ähnlichen Figur ohne objectives Licht, durch Druck, Congestion etc. komme ich später zurück.

Von vorne herein spricht die ganze Erscheinungsweise der Figur in jenen Versuchen dafür, dass dieselbe ein Schattenbild der Gefässe auf der übrigens erleuchteten Retina sei. Die Ramification der Gefässe erscheint nämlich unter günstigen Bedingungen jederzeit dunkel auf hellem Grund. Am deutlichsten ist diess bei der dritten Methode nach *Purkinje*, wo man Sonnenlicht durch eine Lupe auf die Sklerotika wirft, indem man die Lupe hin- und herbewegt. Diese Methode scheint mir überhaupt diejenige zu sein, durch welche man bei allen Individuen, die auch nur ein mässiges Sehvermögen besitzen, die Figur am sichersten und vollständigsten hervorrufen kann. Besonders prachtvoll ist das Phänomen, wenn man vermittelst einer in einen Schirm eingesetzten Lupe einen kleinen aber sehr intensiven Lichtpunkt auf die Sklerotika wirft, während man die Pupille unter einem der Augenlider verbirgt und durch künstliches Aufheben des andern Lids so viel Sklerotika sichtbar macht, um den Lichtfleck dort etwas hin- und herbewegen zu können.[**] Es erscheint dann das Gesichtsfeld intensiv goldgelb und die ganz scharf darauf gezeichnete dunkle Gefässfigur lässt sich bis in die feinsten Capillaren verfolgen, welche um und in dem gelben Fleck liegen, so dass man die letzten, die gefässlose Stelle begränzenden Röhrchen vollkommen so unterscheidet, wie diess sonst bei dem Versuch mit dem durchbohrten Papier der Fall ist. Dabei hat man aber hier die ganze Ausdehnung des Gefässbaums, so weit derselbe überhaupt zur Wahrnehmung gebracht werden kann, mit derselben Schärfe vor sich. Auch wenn man nur das Auge auf eine dunkle Fläche richtet, oder einen Sonnenstrahl in einem sonst dunkeln Zimmer auffängt, ist die Erscheinung eine ähnliche, doch muss man bei allen diesen Versuchen etwas vorsichtig sein, weil ausser der Blendung der Retina auch die Wärme des Sonnenfocus in Betracht kommt. Es ist desswegen räthlich sehr kleine Lupen oder, wie *Ruete*[***] angibt, bloss einen durchbohrten Schirm zu nehmen, oder endlich statt der Sonne eine Lampe zu benutzen. In diesem Fall ist die Erscheinung weniger intensiv, doch kann

---

[*] Ich habe mir leider das im Buchhandel vergriffene erste Heft von *Purkinje's* Beiträgen nicht verschaffen können, wesshalb ich vielleicht Einzelnheiten jener verdienstvollen Untersuchungen ohne Absicht unerwähnt lasse.

[**] Durch obige Manipulation kann man auch ohne Sonne und ohne Lupe die Aderfigur zur Erscheinung bringen, wenn die Lidspalte klein ist und man das Auge etwas bewegt. Natürlich ist sie dann schwach.

[***] Physikalische Untersuchung des Auges, Leipzig 1851.

man immerhin die Capillaren zur Anschauung bringen, und es würde für Jemand, der mit nicht zu reizbaren Augen und einiger Beharrlichkeit ausgerüstet ist, leicht sein, eine genaue Topographie der Gefässe zu geben, welche um den gelben Fleck zwischen den beiden um ihn oben und unten herlaufenden Hauptstämmen liegen.

Sehr häufig sieht man das Gräder, wie *Purkinje* sagt, hell verbrämt. Namentlich bei lebhaften Bewegungen der Lichtquelle an der Sklerotika, und wenn dieselbe einen wenig concentrirten Punkt bildet und daher die Schatten ebenfalls nicht scharf abgegränzt sind, wird der helle Saum an denselben so auffallend, dass er von Manchen mehr bemerkt wird, als der dunkle Schatten, und dann wird die Figur auch wohl zuerst als hell bezeichnet, weil die hellen Streifen schneller und leichter Eindruck machen als die dunklen, bei genauer Untersuchung aber wird das wesentlich Dunkle der Figur von den Meisten deutlich erkannt. [*] Der helle Saum an den Schatten ist vielleicht theilweise auf Ablenkung eines Theils der Lichtstrahlen durch die convexen Gefässe zurückzuführen. Jedenfalls aber besteht derselbe zu einem grossen Theile aus einem Nachbild des Schattens, welches bei den Bewegungen desselben entsteht. Die vorher beschatteten Theile geben durch Contrast bei derselben Beleuchtung eine intensivere Empfindung, als die vorher dem Lichte bereits ausgesetzten. Man kann durch grössere Bewegungen das helle Nachbild des Schattens, wenn man so sagen darf, von dem Schatten völlig isoliren. Ausserdem aber zeigt sich eine helle Ramification auch dann bisweilen als Nachbild, wenn das Auge plötzlich ganz in's Dunkle versetzt wird. Dass die Figur überhaupt am leichtesten bei Bewegung der Lichtquelle oder des Auges erscheint, erklärt sich aus sonstigen Reizbarkeitserscheinungen ebenfalls. Ein schwacher Schatten wird auch sonst viel leichter wahrgenommen, wenn er bewegt ist. Bei intensiver Beleuchtung aber erscheint auch die Aderfigur ohne Bewegung. [**]

Ebenso entschieden erscheint die Figur dunkel gegen den sie umgebenden Grund, sowohl bei Bewegung einer Kerze vor den Augen, als bei dem Versuch mit dem durchbohrten Papier. *Meissner* gibt zwar an, dass im letzten Fall die Figur hell auf hellem Grund erscheine, aber nur wenigstens macht sie auch hier einen ausser allem Zweifel stehenden dunkeln Eindruck, sobald die Bewegung der Oeffnung nicht zu heftig und die Grösse derselben nicht zu bedeutend ist, wobei der Schärfe des Schattenbildes Eintrag geschieht, und der helle Saum, dessen auch *Meissner* Erwähnung thut, wie in dem ersten Versuch die Auffassung des eigentlichen Schattens beeinträchtigt.

Mit der Annahme, dass die Figur der directe Schatten der Gefässe sei, stimmt auch sehr gut die Thatsache, dass die Dicke und Schärfe der dunklen Streifen wesentlich von der Grösse der Lichtquelle abhängt. Es lässt sich diess wohl auch bei den andern Versuchen wahrnehmen, am evidentesten aber bei Beleuchtung eines Punktes der Sklerotika. Bei letzterem Versuche muss man sich vor Allem, wie ich glaube, darüber klar werden, dass das auf die Sklerotika geworfene Licht nicht in gerader Richtung durch die Augenhäute in das Innere des Auges weitergeht, wie diess *Purkinje* und Manche nach ihm angenommen zu haben scheinen, sondern dass durch die Beleuchtung der Sklerotika eine neue Lichtquelle gebildet wird, von welcher aus das Licht nach allen Richtungen divergirend ausgeht. Es verhalten sich dabei die Augenhäute wie ein Lampenschirm aus Milchglas, das dicht genug ist die Flamme selbst unsichtbar zu machen, während jede beleuchtete Stelle des Schirms nach allen Seiten Licht ausstrahlt. Höchstens bei ungewöhnlich durchsichtigen Augenhäuten mag ein Theil des Lichtes in seiner ursprünglichen Richtung hindurchgehen. Beleuchtet man

---

*) Ich darf hiebei jedoch nicht unerwähnt lassen, dass *Ruete* a. a. O. p. 53 u. Tab. VIII, Fig. 2) die Figur als leuchtend auf dunklem Grunde bezeichnet.

**) Dr. *Knasmaul* hat in der Sitzung am 27. Mai mit Recht auf die Frage aufmerksam gemacht, warum die Ramification nicht roth erscheine. Vielleicht ist diess unter gewissen Umständen auch der Fall. In der Regel aber ist wahrscheinlich die Menge des durch die Gefässe gegangenen Lichtes zu gering, um den Schatten merklich roth zu färben.

nun vermittelst des Focus einer Lupe einen ganz kleinen Fleck der Sklerotika, so werden die Gefässe im Innern des Auges scharf begränzte Schatten werfen, und es werden auch sehr feine Gefässe einen distincten Schatten erzeugen. Beleuchtet man dagegen durch Näherung oder Entfernung der Lupe einen etwas grösseren Kreis auf der Sklerotika, so werden die verschiedenen Punkte desselben alle divergirendes Licht aussenden, und grössere Gefässe werden auf nicht allzuweit dahinter gelegene Theile einen Schatten werfen, der zwar grösser ist als im vorigen Fall, dagegen nur in der Mitte total, während an den Seiten bloss ein allmälig abnehmender Halbschatten existirt. Sehr kleine Gefässe dagegen werden von keinem Punkt das Licht völlig abhalten, und der ausgebreitete Halbschatten, den sie erzeugen, wird so schwach sein, dass er der Wahrnehmung leicht entgeht. Diese Verhältnisse kann man an einer Lampe, die man bald mit, bald ohne Schirm von Milchglas Schatten von Nadeln etc. entwerfen lässt, leicht nachmachen und in Fig. 27 sind dieselben schematisch dargestellt. Der Punkt a gibt in den von dem kleinen Leuchtpunkt x divergirenden Strahlen einen scharfen Schatten in α; der Körper b-c ebenso einen Schatten in β-γ. Ist die Lichtquelle y-z ausgedehnter, so fällt von dem Punkt d ein Schatten auf δ-ε, aber da auf diese ganze Strecke auch Licht von den andern Stellen der Lichtquelle y-z fällt, so wird der leichte Schatten kaum zu bemerken sein. Ebenso wirft nun der Körper e-f den ausgedehnten Schatten ζ-ι, der jedoch nur in η-ϑ vollkommen ist, gegen ζ und ι hin aber immer schwächer wird.

Diesen theoretischen Postulaten entspricht nun die Beobachtung vollkommen. Beleuchtet man einen grösseren Kreis der Sklerotika, so erscheinen breite, verwaschene Schatten der grösseren Gefässe, die feinsten aber werden nicht wahrgenommen; sowie man dagegen durch Bewegung der Lupe gerade die Spitze des Lichtkegels auf die Sklerotika wirft, treten die grösseren Aeste der Figur weniger breit, aber ganz scharf begränzt hervor und zugleich entwickelt sich plötzlich der ganze Reichthum der feinsten Ramification in der Gegend des gelben Flecks.

Es ist übrigens einleuchtend, dass die Breite des Schattens desselben Gefässes etwas verschieden ausfallen muss, je nachdem die Lichtquelle demselben näher oder ferner gerückt ist, was bei dem genannten Versuch dadurch geschieht, dass dieselbe bald nahe dem Hornhautrand, bald näher dem Aequator des Auges gebildet wird. Dasselbe gilt mit einiger Modification bei den Versuchen, wo das Licht durch die Pupille einfällt.

Warum sind jedoch die feinsten Schatten stets nur bis auf eine gewisse Entfernung von der Axe sichtbar und auch die grösseren Aeste nicht ganz bis in die Peripherie der Retina? Offenbar hängt dies mit dem Maasse der Empfindlichkeit der Retina an den verschiedenen Stellen zusammen, welche nur in der Umgegend der Axe hinreichend gross ist, um die feinsten Schatten aufzufassen, weiterhin aber auch für die Perception der stärkeren nicht mehr ausreicht. Auch dieser Punkt wieder spricht dafür, dass das Bild der Gefässe von den ihnen je zunächst gelegenen Retina-Theilen aufgefasst werde, was wieder durch die directe Projection des Schattens weiter erläutert wird. Wollte man, wozu Meissner sich neigt, eine solche Wahrnehmung der Gefässe statuiren, dass diese auf irgend eine Weise wie äussere Objecte angeschaut würden, so wäre (neben Anderem) auch nicht einzusehen, warum bei Beleuchtung des Auges von den verschiedensten Seiten gerade die centralen Partien so besonders deutlich gesehen würden.

Man könnte wohl die Wahrnehmung der allerfeinsten und weniger feinen Schatten auch benutzen um die relative Schärfe der Perception nach Graden der Entfernung von dem Axenpunkt der Netzhaut zu bestimmen.

Ausser der Ramification der Gefässe kommen bei den Purkinje'schen Versuchen öfters noch einzelne Stellen der Retina zur Anschauung. Dahin gehört vor Allem die Eintrittsstelle des Sehnerven. Dieselbe fällt meist zuerst bei lebhaften Bewegungen der Lichtquelle durch einen hellen Fleck oder Saum auf, welcher sich da zeigt, von wo die Ramification der Gefässtämme ausgeht, scheinbar (im Gesichtsfeld) nach aussen von der Axe. Bei genauerer Aufmerksamkeit erscheint die Stelle selbst als ein ganz unbestimmter Fleck, ohne ein positives Merkmal, in dem schwach beleuchteten Gesichtsfeld. Diese Erscheinungsweise hat nichts Auffallendes, wenn man den hellen Saum oder Fleck in der Umgebung von einer vorzugsweisen Beleuchtung eines Theils der umgebenden empfindlichen Elemente in den äusseren Retinaschichten ableitet, und eine solche kann recht wohl durch das Vorspringen des Colliculus nervi opt. bedingt sein, obschon sie auch vielleicht von einer Reflexion des Lichtes in der Tiefe der durchscheinenden Eintrittsstelle mit herrühren könnte. *Meissner* gibt an, dass bei dem Hin- und Herbewegen einer feinen Oeffnung vor der Pupille abweichend von den beiden anderen Versuchen die Eintrittsstelle des Sehnerven schwarz erscheint, und erklärt es mit Recht für sehr merkwürdig, dass diese Stelle, welche für Licht unempfindlich ist, die Empfindung des Schwarzen geben könne, da ja sonst letztere nur entsteht, wo die Fähigkeit Licht zu empfinden gegeben ist, aber die dazu nöthige Erregung mangelt. Was mich betrifft, so kann ich den Eindruck des Schwarzen an der angegebenen Stelle nicht hervorbringen und ebenso erging es mehreren Anderen, welche ich darum befragte; jedenfalls aber fällt die Schwierigkeit der Erklärung dieser Beobachtung von *Meissner* nicht auf die Ansicht, welche die dunklen Ramificationen als Schatten auffasst, sondern es ist diess eine Frage, welche die der Eintrittsstelle zuzuerkennende eigenthümliche Energie betrifft.

Eine andere Stelle, welche in auffälliger Weise zur Wahrnehmung kommt, ist die Mitte der Retina, oder wenn man will, des Gesichtsfeldes. Man kann sich nicht leicht eine bessere Anschauung davon verschaffen, wie gross einerseits, unsere Fähigkeit ist, einen sehr kleinen Fleck in der Mitte des Gesichtsfelds als solchen von andern Stellen zu unterscheiden, andererseits unserer Neigung und Geübtheit durch Bewegung des Auges diesen Mittelpunkt auf diejenigen Objecte zu richten, welche unsere Aufmerksamkeit auf sich ziehen. Namentlich ist auch diess bei Beleuchtung der Sklerotika der Fall. Es lässt sich kaum genau angeben, worauf dieses Bewusstsein und diese Bevorzugung einer so kleinen Stelle begründet ist, denn dieselbe ist auf jeden Fall viel kleiner als der Bereich der Netzhaut, in welchem die äusserste Schichte bloss aus Zapfen besteht, in wie weit aber die Verdünnung der Retina in der Mitte des gelben Flecks, namentlich die Abnahme der Zellenschichte, welche dort in Vergleich zu der Peripherie des gelben Flecks wieder eintritt, sowie das Verschwinden der granulösen Schichte, welches an einer ganz beschränkten Stelle constant zu sein scheint, ausreichen um jene Markirung der Stelle zu erklären, mag einstweilen dahinstehen, obschon sicherlich der Fixationspunkt in die Fovea centralis fällt (s. *Donders* Onderzoekingen etc. etc. Jaar VI, p. 134). Noch weniger als von den anatomischen Verhältnissen ist dieselbe wohl von den optischen abzuleiten, da die Erzeugung des Bildes in einem so kleinen Bezirk schwerlich viel vollkommener ist, als in der nächsten Umgebung.

Der genannte Fixationspunkt liegt, wie alle Beobachter angeben, in einer Stelle, welche unter allen Umständen von Gefässen frei erscheint, und man kann den Versuch benützen um die Grösse dieser Stelle zu berechnen. Hiezu eignet sich, wenigstens bei mir, nur die Beleuchtung durch eine feine Oeffnung vor der Pupille oder durch die Sklerotika, wobei man den gefässlosen Fleck auf ein äusseres Object von bestimmter Entfernung projicirt und aus letzterer, sowie dem scheinbaren Durchmesser, welchen der gefässlose Fleck in dieser Entfernung zeigt und aus der bekannt vorausgesetzten Lage des Kreuzungspunktes resp. der Knotenpunkte, im Auge die wahre Entfernung der beiden Capillaren gefunden wird, welche jene Stelle umgränzen. Es sei in Fig. 25 *am* die scheinbare Grösse der Stelle in der Entfernung *nx* vom Kreuzungspunkte, *bx* die Entfernung des letzten von der Retina, *ac* die Grösse der gefässlosen Stelle. Es ist dann

$$ac = \frac{ma \times bx}{nx.}$$

Diese Berechnung kann allerdings keine absolut genauen Resultate geben, da die Schatten der Gefässe nicht vollkommen der Entfernung der letztern selbst entsprechen, und die Lage des Kreuzungspunktes eine für verschiedene Accommodationszustände wechselnde, für keinen aber eigentlich eine exact bekannte ist. Demungeachtet dürfte die Berechnung nur in solchen Gränzen fehlerhaft sein, dass sie bei der nicht genau runden Form jener Stelle *) von keinem sehr grossen Belang sind. Für meine beiden Augen habe ich in mehreren Versuchen, welche auf beide oben angegebene Methoden und mit Projection der Gefässfigur auf verschiedene Entfernungen angestellt wurden, einen Durchmesser der gefässlosen Stelle von wenig über oder unter 0,4 Mm. gefunden. Es stimmt diess allerdings nicht mit der Angabe von *Gerlach* überein, wonach die gefässlose Lücke an injicirten Netzhäuten 0,8''', also über das Vierfache betragen soll. Doch glaube ich auch nach mikroskopischen Untersuchungen von senkrechten Schnitten durch den gelben Fleck, an denen man die Gefässe gut wahrnehmen kann, dass der Durchmesser jener Stelle nicht so gross ist. und es ist bei der grossen Neigung der centralen Netzhautpartie, durch Erweichung Form- und Lageveränderungen einzugehen, sehr leicht erklärlich, wenn auch an einer mit vollkommenster Kunstfertigkeit injicirten Retina die centrale Lücke in den Gefässen später merklich grösser gesehen wird, als sie im Leben wirklich ist. Für das Auge eines Anderen, der auf meine Veranlassung obigen Versuch anstellte, ergab die Berechnung zwischen 0,36 und 0,42 Mm.**)

Ausser dem Mangel an Gefässen lässt die Gegend um die Axe noch einige andere interessante Erscheinungen wahrnehmen, welche jedoch bei den einzelnen Modificationen des Versuchs sich etwas verschieden gestalten und ebenso in verschiedenen Augen nicht ganz übereinstimmen. *Meissner* (a. a. O, p. 80) sieht bei Bewegung einer Kerze vor der Pupille wie *Purkinje* eine ganz scharf umschriebene in jedem Auge kreisrunde, helle, matt glänzende Scheibe, welche auf einer Seite von einem halbmondförmigen dunklen Rand umgeben ist. Dieselbe Scheibe, wenn auch nicht so deutlich, zeigt sich ihm, wenn das Licht durch die Sklerotika einfällt, und ich glaube das, was *Purkinje* (Beiträge II, p. 119) als Focusbild im Innern des Auges beschreibt, für dieselbe Erscheinung halten zu dürfen; denn da ein mattleuchtender Kreis mit einem lichteren excentrischen Fleck nahe am Axenpunkte erschien, wenn

---

* Die scharfe Umgränzung der runden Scheibe in der Abbildung bei *Ruete* (Ophthalmologie S. 170 u. Phys. Unters. d. Auges tab. VIII, Fig. 3) ist ohne Zweifel nicht eigentlich auf die gefässlose Stelle, sondern auf die nachher zu erörternde Fovea centralis zu beziehen, deren Reflex mit den innersten Capillargefässen so ziemlich zusammentrifft, und ihre Verfolgung hindert. Uebrigens erscheinen mir auch die Gefässe im weitern Umkreis etwas anders, indem bei mir nicht so viele dickere Stämmchen von allen Seiten gleichmässig gegen den gelben Fleck hintreten. Von den Stämmchen, welche am gelben Fleck und in seiner Nachbarschaft in mehr oder weniger gekrümmter Richtung auf die horizontale Trennungslinie von oben und unten her zulaufen, geht an meinem rechten Auge eines von oben und eines von unten gegen den gelben Fleck, und die Endzweige derselben umfassen vorzugsweise die gefässlose Lücke. Ausserdem tritt von der Seite der Eintrittsstelle her je ein Stämmchen schräg oben und schräg unten gegen die Macula, deren Capillarnetz sparsamere Wurzeln abgeben, und ebenso schicken die ersten jenseits des gelben Flecks von oben und unten gegen einander laufenden Stämmchen nach *Kleiser* in dessen Rete. Am linken Auge kommen von unten her zwei Stämmchen gegen die gefässlose Lücke, von oben her eines in der Mitte, ein zweites weiter innen, ein drittes weiter aussen. Hiemit stimmt so ziemlich die Zeichnung, welche *Michaelis* (Ueber die Retina Nov. Act. XIX, tab. 38) von seinen Augen gegeben hat, wiewohl auch diese den Charakter des Bildes in meinen Augen nicht ganz wiedergibt.

** Ich habe bei obigen Rechnungen aus ähnlichen Erwägungen, wie sie *Zehender* r *Gräfe* Z. f. O. I, p. 132) aus einander setzt, eine etwas grössere Entfernung des Kreuzungspunktes (resp. der auf einen reducirten Knotenpunkt von der Retina) benutzt, als sie *Listing* (Zur Dioptrik des Auges) berechnet hat, nämlich 15,1 Mm., was den von *Zehender* gegebenen Zahlen so ziemlich entspricht. Die von *Listing* angegebenen Zahlen würden, da er sie ausdrücklich für die Accommodation auf unendliche Entfernung berechnet hat, im vorliegenden Fall zu klein sein, wiewohl die resultirenden Unterschiede nicht bedeutend sind.

anf irgend eine Seite des Randes der Albuginea Licht durch ein biconvexes Glas fiel. und da dabei die Aderfigur sehr deutlich zum Vorschein kam, scheint mir jene Annahme viel wahrscheinlicher, als dass durch die Augenhäute hindurch ein Flammenbild stets nahe am Axenpunkte zu Stande gekommen sei. Bei den Bewegungen einer feinen Oeffnung vor der Pupille dagegen sieht *Meissner* die mittlere Stelle zwar auch heller als die übrige Netzhaut, aber nicht glänzend und scharf umschrieben, wie oben, und ohne Schatten am Rande. *Ruete* dagegen bildet gerade bei letztgenanntem Versuch die mittlere gefässlose Stelle als eine scharf umschriebene, helle, runde Scheibe ab. *Burow* (a. a. O.) sieht an der Stelle des gelben Flecks bei Bewegung einer Kerze vor dem Auge nicht eine runde Scheibe, sondern ein horizontal gestelltes Oval, scharf und zart begränzt, an der der Flamme zugewendeten Seite mit einem Schatten versehen, an der anderen hell; bei gewissen Stellungen des Lichts entstehen am Rande des Ovals chromatische Erscheinungen. Die Länge des Ovals berechnet *Burow* zu 0,66''', die Höhe zu 0,47''', was jedoch nach den angegebenen Grundwerthen nicht ganz klar scheint. Ich selbst habe mir eine solche abgegränzte runde Scheibe auf meinem einen scharfsichtigeren Auge durch keine Methode zur Erscheinung bringen können; die Stelle erscheint mir um weniges heller, aber ohne andere Abgränzung als die Capillargefässe, fein granulirt, und bei Bewegung einer kleinen Oeffnung vor der Pupille sind einige ganz kleine dunkle Punkte zu bemerken, welche ohne Zweifel von zufälligen Bildungen herrühren. Auf dem andern schwächeren Auge bemerkte ich bei letzterem Versuche an der gefässlosen Stelle eine grössere Helle, welche auf einer Seite in einen dunkleren Schatten übergeht, wenn die feine Oeffnung weit seitwärts vor die Pupille zu liegen kommt. Diese hellere Stelle trifft aber nicht mit der Ausdehnung des gefässlosen Flecks genau zusammen und ist überhaupt nicht scharf abgegränzt. Bei Beleuchtung durch die Sklerotika oder bei Bewegung einer Kerze vor der Pupille kann ich etwas, das ich für die von Anderen gesehene umschriebene Scheibe halten möchte, in keinem Auge erkennen, oder vielmehr ich kann die um Weniges grössere Helligkeit der Stelle nur für eine ganz schwache Andeutung jenes Phänomens halten. Es tritt zwar bei intensiver Beleuchtung durch die Sklerotika in beiden Augen öfters ein eigenthümlicher Glanz in der Axengegend auf, der manchmal farbig irisirt, besonders wenn er auf eine helle Fläche projicirt gesehen wird. Dieser glänzende Schein ist jedoch nicht auf die gefässlose Stelle genau beschränkt, sondern häufig merklich über dieselbe hinaus ausgedehnt, überhaupt nicht scharf umschrieben, bald etwas grösser, bald kleiner, und er nimmt sich überhaupt sehr anders als das übrige erleuchtete Gesichtsfeld aus. Derselbe erscheint etwas reticulirt, indem auf dem gelbglänzendem Grunde dunkle Fleckchen ziemlich dicht liegen. Diesen glänzenden Fleck für etwas anderes als die sonst beschriebene helle Scheibe zu halten, nöthigen mich hauptsächlich die Bewegungserscheinungen. Derselbe macht nämlich die scheinbaren Bewegungen der Gefässe nicht mit, wie es jene Scheibe thun soll, sondern wenn ich den Lichtpunkt an der Sklerotika auf- und abbewege, wobei er am leichtesten erscheint, geht er um ein Kleines in entgegengesetzter Richtung. Ich bin geneigt, diesen Glanz für ein Reflexionsphänomen zu halten, dessen Auslegung im Einzelnen mir noch nicht ganz feststeht.

Von dieser Erscheinung, welche mir von einigen anderen Beobachtern auf Befragen in ganz ähnlicher Weise geschildert wurde, abgesehen, glaube ich die Beobachtungen einer hellen runden Scheibe in der Axengegend, welche bei seitlicher Beleuchtung von einem Schatten umgeben ist, wenigstens einem guten Theile nach, mit der Anwesenheit einer Fovea centralis in Verbindung bringen zu müssen. Auch *Meissner* hat an diese Erklärung gedacht und sie nur wegen der Richtung der scheinbaren Bewegung verlassen, welche an der Scheibe gefunden wird, ich hoffe aber nachher zu zeigen, dass diese Richtung in der That die ist, welche die Theorie verlangt. Dass eine kleine Grube in einer unvollkommen durchsichtigen Membran bei seitlicher Beleuchtung für die dahinter liegenden Theile den Effect einer helleren Stelle mit einem Schatten auf einer Seite machen kann, ist leicht einleuchtend, und dass jene Bedingungen mindestens für viele Netzhäute gegeben sind, ist auch nicht zweifelhaft. Abgesehen von den Beobachtungen von *Cuccius*, welcher die Fovea centralis mit dem Augenspiegel zu erkennen lehrte, bin ich durch anatomische Untersuchungen wohl conservirter Augen von ihrer Existenz überzeugt. Es fehlt in der Mitte des gelben Flecks nicht nur eine continuirliche Nervenschichte, sondern es schwindet auch die Zellenschichte auf wenige hintereinander liegende Reihen, die granulöse Schichte und die innere Körnerschichte werden dünner und erstere fehlt vielleicht an einer sehr kleinen Stelle ganz. Es stimmt damit auch die Beobachtung, dass die Mitte des gelben Flecks in sehr viel höherem Grade durchscheinend ist, als dessen Peripherie, was ich wie Andere an einem Ilingerichteten zu constatiren Gelegenheit hatte (s. W. V. V. p. 16). Dass nicht unbedeutende Verschiedenheiten in der Erscheinung dieser Stelle bei den *Purkinje'*schen Versuchen vorkommen, lässt sich wohl dadurch erklären, dass die Retina bei verschiedenen Individuen einen ziemlich verschiedenen Grad der Durchsichtigkeit zu haben scheint, was den Effect der Dicke des gelben Flecks in der Peripherie gegen seine Dünnheit in der Mitte vergrössern und verkleinern muss. Aber sogar in der Form dieser Fovea dürften Verschiedenheiten vorkommen, und ich glaube mich auf physiologischem Wege, namentlich durch den Nachweis einer kleinen blinden Stelle, bestimmt überzeugt zu haben, dass exceptionell sogar eine kleine Spalte der Retina an der fraglichen Stelle im Lebenden vorkommt. Vielleicht dürften manche Fälle, wo nicht genau am Fixationspunkt am deutlichsten gesehen wird, sich hierauf oder wenigstens auf eine etwas mangelhafte Bildung dieser Stelle, ob angeboren oder erworben, zurückführen lassen. Aber gerade die Nachweisbarkeit solcher kleinsten Abweichungen gibt andererseits den bestimmtesten Beweis, dass das sogenannte Foramen centrale in vollkommen normalen Augen von Erwachsenen nicht existirt, indem es auf irgend eine Weise erkannt werden würde.

Meissner hält die helle Scheibe für grösser, als die gefässlose Stelle bei dem anderen Versuch erscheint, und ich glaube um so mehr, dass er sich hierin nicht geirrt hat, als mir auch nach anatomischen Untersuchungen die Grube etwas grösser zu sein scheint, als die gefässlose Stelle. *Burow* glaubte die helle Scheibe im Gegentheil für den optischen Ausdruck eines Vorsprungs am gelben Fleck halten zu müssen, allein diess kann sowohl auf Grund der anatomischen Untersuchungen als mit Rücksicht auf die gleich zu erörternden Bewegungsphänomene auf keinen Fall als Regel angenommen werden. Ebenso möchte ich bezweifeln, ob der Rand der Opticusausbreitung als die scharfe Gränzlinie um das Oval wahrgenommen werden kann, da sich die Nerven ganz allmälig zwischen den Zellen verlieren; und dass in der von *Burow* angegebenen Ausdehnung die Zapfen nur von der Limitans gedeckt werden, alle übrigen Retinaschichten aber gänzlich fehlen sollten, muss ich bestimmt widersprechen. Dagegen kann ich aus anatomischer Erfahrung nicht sagen, ob die Stelle, wo bloss Zapfen ohne Stäbchen liegen rund oder, wie *Burow* annimmt, oval ist. Die Vermuthung endlich, dass Krankheitszustände der Retina zur entoptischen Beobachtung des Kranken selbst gebracht werden können, wird sich bei intelligenten Kranken und nicht zu sehr beeinträchtigter Sehfähigkeit ganz sicherlich bewahrheiten und es würden sich an solchen Kranken wahrscheinlich für die Physiologie der Retina ganz interessante Wahrnehmungen machen lassen.

Es ist bekannt, dass die Gefässfigur bei den *Purkinje'*schen Versuchen sich zu bewegen scheint bei Bewegung der Lichtquelle, und es liegt nahe die Art und Weise dieser scheinbaren Bewegung mit Rücksicht auf die Erklärung der Aderfigur genauer zu untersuchen. Ich glaube hierin namentlich die evidentesten Beweise dafür zu finden, dass die Aderfigur dadurch zu Stande kommt, dass die Gefässe einen Schatten auf die dahinter gelegenen Theile der Retina werfen.

Da Verschiedenheiten bei den einzelnen Methoden des Versuchs obwalten, ist es noth-wendig letztere getrennt zu betrachten.

Wenn man erstens eine umschriebene Lichtquelle auf der Sklerotika hervor-bringt und bewegt, so macht die Gefässfigur eine gleichsinnige scheinbare Bewegung. und zwar ist diess der Fall, man mag die Bewegungen kreisförmig um den Rand der Cornea machen oder in radialer Richtung gegen den letzteren. Es bewegt sich dabei der Gefässbaum ebenfalls kreisförmig oder geradlinig, und zwar so, dass er nach rechts geht, wenn die Lichtquelle nach rechts geht u. s. f. Am deutlichsten wird auch diess von den Gefässen in der Nähe des gelben Flecks beobachtet.

Es ist leicht einzusehen, dass diess mit der gegebenen Erklärung übereinstimmt. Von dem erleuchteten Punkt der Sklerotika geht Licht geradlinig divergirend durch den Augapfel. Die Linse kommt dabei nicht in Betracht, da sie von den Strahlen, die gegen den Hintergrund des Auges gehen. nicht berührt wird, sobald die Licht-quelle etwas weiter von dem Rande der Hornhaut entfernt ist. Bei der grossen Nähe der Lichtquelle würden die Strahlen aber jedenfalls durch die Linse höchstens weni-ger divergent, wodurch das Verhältniss wesentlich dasselbe bliebe. Es muss nun der Schatten eines Gefässes auf den dahinter gelegenen Theilen gerade die entgegen-gesetzte wirkliche Bewegung machen, als die Lichtquelle. Dieselbe erscheint uns aber gleichsinnig mit der Bewegung des Lichtpunktes, da wir bekanntlich gewöhnt sind, das auf der Retina rechts Befindliche nach links zu versetzen u. s. w.

Wenn in Fig. 29 o ein Gefäss ist. so muss dessen Schatten nach a' fallen, wenn die Lichtquelle in a ist; der Schatten rückt nach b' und c', wenn die letztere nach b und c geht. Da nun a' einem weiter links, b' und c' dagegen weiter rechts gelegenen Punkten der Aussenwelt entsprechen, so muss die scheinbare Bewegung des Schattens eine gleichsinnige mit der Bewegung der Lichtquelle sein.

Bei der zweiten Methode, wenn man eine kleine Oeffnung vor der Pupille be-wegt, ist das Verhältniss ein ganz ähnliches. Die scheinbare Bewegung der Aderfigur geht mit der des durchlöcherten Blattes, wie auch *Meissner* angibt. Ist die Oeffnung sehr klein, in welchem Falle aber der Hintergrund sehr hell sein muss, so kann sie einfach als eine Quelle divergenter Strahlen betrachtet werden, welche durch die Linse gegangen weniger divergent als zuvor, oder parallel, oder schwach convergent sind, je nachdem das Blatt näher oder ferner als die vordere Brennebene des Auges gehalten wird oder in diese selbst. Diese Strahlen werden nun von den Gefässen so aufgehalten, dass ein intensiver Schatten dahinter entsteht. In jedem Fall aber darf die Oeffnung nicht so gross sein, dass im Glaskörper ein Kegel convergirenden Lich-tes mit so breiter Basis entsteht. dass die Gefässe keinen vollkommenen Schatten mehr zu werfen vermögen, wodurch zuerst die Schatten der kleinsten Gefässe ver-schwinden würden. Geht nun die Oeffnung, welche die Richtung des auf ein bestimm-tes Gefäss fallenden Lichtes bestimmt, nach rechts, so muss der Schatten weiter links fallen, und in allen andern Richtungen ebenso, woan dann wieder die Umkehrung in der Projection nach aussen kommt. Wenn in Fig. 30 die Oeffnung von a nach b geht. so ist auch hier die wirkliche Bewegung des Schattens von a' nach b', die scheinbare aber umgekehrt. also gleichnamig mit der Bewegung des durchlöcherten Blattes.

Ausser der Verschiebung des Gefässschattens gegen das Gesichtsfeld im Ganzen oder dessen Fixationspunkt ist bei diesem Versuch auch die Verschiebung gegen den Zerstreuungskreis der Lichtquelle zu beachten, und es verhält sich in dieser Beziehung das Gefäss ebenso wie irgend ein anderes nahe vor der Retina befindliches Körperchen. Es eignet sich hiezu vollkommen die von *Listing* für solche Körperchen angegebene Betrachtungsweise. Wenn in Fig. 30 a und b zwei in der vorderen Brennebene des Auges befindliche Quellen homocentrischen Lichtes sind. (eine feine Oeffnung, ein Ring etc., welche man abwechselnd hin und her bewegt), so liegt in dem zu a gehörigen Zerstreuungskreis n–p der Schatten a des Gefässes o weit nach links, dagegen liegt der Schatten *b* in dem zu *b* gehörigen Zerstreuungskreis *c–d* weit nach rechts. Es muss also die scheinbare Bewegung des Schattens relativ zum Zerstreuungskreis die entgegengesetzte sein, als die Bewegung der Lichtquelle. Und so ist es in der That. Wenn die feine Oeffnung nach rechts geht, weicht der Schatten in dem hellen Kreis auf die linke Seite des letzteren und umgekehrt. Es entspricht also auch die relative entoptische Parallaxe der Gefässe derjenigen von Objecten, welche etwas vor der sensibeln Schichte der Retina liegen. Die Methode von *Donders* zur Beurtheilung dieser Verhältnisse wollte mir für die Gefässschatten noch nicht gelingen, was durch die hier nothwendige Bewegung der Lichtquelle veranlasst wird.

Bei der dritten Methode des Versuchs, wenn man mit der Kerze kreisförmige Bewegungen vor dem Auge macht[*]), ist, wie man sich leicht überzeugt, die scheinbare Bewegung der Aderfigur eine andere. Sie geht hier zwar auch in derselben Richtung kreisförmig herum, wie die Lichtflamme, aber der Schatten ist stets auf der diametral der Flamme entgegengesetzten Seite des Kreises, also rechts, wenn jene links ist, oben wenn jene unten steht. Es stimmt diese Thatsache nun nicht mit der früher allgemein verbreiteten Erklärung von der Entstehung der Aderfigur, denn wenn die Lichtflamme die Retina mit Ausnahme der von den Gefässen bedeckten Stellen beleuchten würde, so müsste der Schatten sich nicht in der beobachteten Weise verhalten, sondern ebenso wie in den beiden andern Versuchen, nämlich er müsste scheinbar gleichseitig mit der Flamme stehn. Ein in der Physiologie des Auges hocherfahrner Gelehrter sagte mir bereits vor längerer Zeit, als ich ihm mittheilte, wie ich aus den Bewegungen der Aderfigur einen Beweis für die Lichtperception in den äusseren Retinaschichten entnehmen zu können glaubte, dass er auch daran gedacht habe, aber durch die verkehrte Art der scheinbaren Lage der Schatten davon abgebracht worden sei, und die ganze Erklärung durch Schattenwerfen für unrichtig halte. Ebenso kommt *Meissner* hauptsächlich auf die Art der Bewegung gestützt zu der Folgerung, dass die Erklärung überhaupt nicht richtig sei, indem er vermuthet, dass die Gefässe mittelbar wie äussere Objecte angeschaut würden, was nur denkbar sei, wenn die Erscheinungen als Reflexions-Phänomene wahrgenommen würden. Ausserdem erwähnt derselbe jedoch die Vermuthung, dass vielleicht die Flamme nicht die Lichtquelle sei, welche jene Schatten auf die erregbaren Partien der Retina wirft, sondern eine andere zu suchen sei, welche eine entgegengesetzte Bewegung habe. Meines Erachtens hat *Meissner* Unrecht gehabt, diese Vermuthung alsbald wieder fallen zu lassen, denn sie war dem, was ich für die richtige Erklärung der bei diesem Versuch abweichenden Bewegungen der Gefässfigur halte, sehr nahe gelegen.

Ich halte nämlich bei dem fraglichen Versuch **nicht die Flamme, sondern das verkehrte Bildchen derselben**, welches auf der Retina oder eigentlich hinter derselben auf der Chorioidea entsteht, für die Lichtquelle, welche das Innere des Auges gleichmässig beleuchtet mit Ausnahme der Stellen, vor denen Gefässe liegen. Für diese Deutung spricht vor Allem die oben erwähnte Art der scheinbaren Bewegung, welche sich unter dieser Voraussetzung vollkommen so verhält, wie die Theorie es verlangt. Wenn in Fig. 31 die Lichtflamme in *a* ist, mag ihr Bildchen auf *a'* fallen; von dort divergiren die reflektirten Lichtstrahlen nach allen Seiten[**]) und der Schatten des Gefässes *o* fällt dann auf *a''*. Geht die Flamme in einem Halbkreise nach *b*, so fällt das Bild derselben auf *b'* und der Schatten des Gefässes *o* nach *b''*. Es liegt also der Schatten in der That auf derselben Seite, als die

[*]) Man kann auch dadurch, dass man an einer starken, ruhenden Flamme vorbei in's Dunkle sieht, und dabei einige Augenbewegungen macht, die Figur sogleich hervorrufen.
[**]) Es ist dieser Versuch auch ein Beleg dafür, dass die Reflexion des von der Chorioidea zurückkehrenden Lichtes in den Stäbchen keine totale ist, sowie, dass nicht letztere, sondern die brechenden Medien des Auges der Apparat sind, durch welchen die (beiläufige) Rückkehr des in das Auge gefallenen Lichtes zu dem Ausgangspunkte bedingt ist.

Lichtflamme, scheinbar aber auf der entgegengesetzten Seite,
gerade so, wie die Beobachtung es ergibt. Die theoretische Betrachtung ergibt aber
weiter, dass diese Umkehrung der Lage bloss dann stattfinden müsste, wenn die
Lichtflamme Abschnitte von Kreisbewegungen um die Pupille macht, oder von einer
Seite über die Mitte derselben auf die andere Seite herüberbewegt wird. Sobald aber
die Bewegung in gerader (radialer) Richtung gegen die Mitte der Pupille, und umgekehrt, ohne sie jedoch zu erreichen, geführt wird, muss der Schatten keine entgegengesetzte, sondern eine gleichsinnige Bewegung machen. Die Betrachtung des
Schema's ergibt diess auf das Sicherste. Wenn die Flamme von a nach c rückt, geht
das Bildchen derselben von a' nach c', und der Schatten des Gefässes o von a" nach
c"; also umgekehrt, woraus eine scheinbare gleiche Bewegung des Schattens mit der
Flamme resultiren muss. Diess ist nun auch wirklich der Fall bei dem Experimente.
Es bewegt sich in der That der Schatten mit der Flamme übereinstimmend, sobald man nicht kreisförmige Bewegungen macht,
sondern radiale, welche den Mittelpunkt der Hornhaut nicht überschreiten. Man kann, indem man der Kerze im Ganzen dieselbe Stellung lässt,
durch kleine Bewegungen in verschiedenen Richtungen abwechselnd eine gleichnamige
oder entgegengesetzte Verschiebung der Gefässfigur bewirken. Wenn die Flamme
zum Beispiel horizontal nach aussen oder innen sich befindet, so ist die Verschiebung
der Gefässfigur bei senkrechten Bewegungen der Flamme eine entgegengesetzte, bei
horizontalen eine gleichsinnige. Das Umgekehrte findet statt, wenn die Flamme oben
oder unten steht. — Augen, welche für diese Form des Versuchs empfänglicher sind,
als die meinigen, werden sich von der Richtigkeit, wie ich hoffe, noch leichter überzeugen; ich betrachte aber diese Uebereinstimmung der Beobachtung mit dem zuvor
gefundenen Postulat der theoretischen Betrachtung als ein weiteres Argument für die
Richtigkeit meiner Anschauungsweise im Ganzen.

Mit den scheinbaren Bewegungen der Gefässschatten bei der letzten Versuchs-
Methode erklären sich nun auch einige andere Phänomene, welche namentlich von
Meissner genauer verfolgt worden sind. Dahin gehört die helle Scheibe mit dem halbmondförmigen Schatten, welche in der Gegend des gefässlosen Flecks in der Mitte
der Retina beobachtet wird. Die Lage des Schattens ist nach *Burow* (*Müll.* Arch.
1854 p. 166) und *Meissner* stets auf der Seite der Scheibe, wo sich die Flamme befindet, und *Burow* glaubt daraus auf einen kegelförmigen Vorsprung gegen den
Glaskörper schliessen zu dürfen, welcher das Phänomen erläntern würde, falls die
Flamme die Lichtquelle wäre. *Meissner* hat bereits darauf hingewiesen, dass durch
diese Annahme die übrigen Bewegungserscheinungen an den Gefässen nicht erklärt
und somit die Schwierigkeiten noch vermehrt werden würden. Derselbe hat ebenso
von anatomischer Seite Zweifel erhoben, und es steht mir von dieser Seite fest, dass
ein Vorsprung wenigstens gewöhnlich nicht, wohl aber eine Vertiefung an der fraglichen Stelle vorkommt; ob in allen Augen in demselben Grade entwickelt, weiss ich
nicht. Eine Vertiefung aber erklärt die Lage des Schattens vollkommen unter meiner
Voraussetzung, dass nicht die Flamme, sondern das Bild derselben die Lichtquelle
abgibt. Wenn in Fig. 32 o die Fovea centralis bezeichnet, so muss der Schatten,
welchen die höhere und dichtere Partie nächst der Grube auf einer Seite erzeugt,
scheinbar auf derselben Seite der hellen Scheibe liegen, als die Flamme vor dem
Auge steht. Es ist auch einleuchtend, dass gerade diese Methode des Versuchs am
geeignetsten ist, diesen Schatten zu zeigen, da bei ihr die Lichtquelle weiter rückwärts und seitlich von der Fovea centralis erzeugt wird, als bei den andern Methoden,
wo das Licht die Grube mehr von vorne her beleuchtet. Durch die seitliche Beleuchtung müssen auch die Bewegungen des Schattens bedeutender ausfallen.

Dass nicht bloss der Schatten, sondern auch die hellere mittlere Scheibe und
zwar mit den Gefässen sich bewegt, kann ich nicht so auffallend finden als *Meissner*.
Wenn dieselbe, wie sehr wahrscheinlich ist, daher rührt, dass die mittlere Partie des

gelben Flecks dünner und durchsichtiger ist, so muss dieselbe eine scheinbare Bewegung zeigen, vorausgesetzt, dass die percipirenden Elemente an der äusseren Seite der Retina liegen. Fasst man so die Scheibe als optischen Effect und nicht als sensible Qualität der mittlern Retinapartie, so ist die Bewegung ebenso eine scheinbare als die der Gefässe, indem hier die grössere Helle abwechselnd ebenso verschiedene sensible Elemente trifft, als dort der Schatten. Der uns als Fixationspunkt bewusste Mittelpunkt der Retina dagegen bleibt unverrückt. Eine in dieser Richtung instruktive Erscheinung zeigt sich, wenn man eine intensive Lichtquelle einmal auf der inneren, dann auf der äusseren Seite des Augapfels an der Sklerotika erzeugt. Man erkennt dann mit Bestimmtheit, wie der Fixationspunkt einmal nach rechts, das anderemal nach links in der gefässlosen Stelle zu liegen kommt, oder gar auf eines der umgränzenden Gefässe, d. h. scheinbar. In der That ist das Verhältniss so, dass einmal der Schatten des auf der rechten Seite zunächst die gefässlose Stelle umkreisenden Capillargefässes näher an die den Fixationspunkt repräsentirenden sensibeln Elemente fällt, das anderemal der Schatten des linkseitigen Capillargefässes. In Fig. 33 fallen die von der Lichtquelle *a* ausgehenden Schatten der beiden Gefässe *o* und *p* nach *x* und *d*, dagegen fallen die Schatten auf *c* und *x*, wenn die Lichtquelle in *b* ist. Es fällt also auf den Fixationspunkt *x* abwechselnd der Schatten von *o* und *p*. Die lebhafteste und unmittelbarste Vorstellung von dem Verhältniss des Gefässschattens zu den sensibeln Elementen erhält man, wenn man ein dauerndes Nachbild im Auge erzeugt, und dann den Lichtpunkt an der Sklerotika bewegt. Es verschiebt sich hiebei die Aderfigur auf's Deutlichste gegen das Nachbild, wie diess nicht anders zu erwarten war. Ist die helle Scheibe mit dem halbmondförmigen Schatten, welche von Manchen am gelben Fleck gesehen wird, wirklich der optische Effect der Fovea centralis, so muss sie sich ebenso gegen ein Nachbild verschieben, wie gegen den Fixationspunkt.

Eine Analyse der Bewegungserscheinungen, welche an der Eintrittstelle des Sehnerven bei Bewegung der Flamme vor der Pupille entstehen, traue ich mir nicht zu, da sie mir aus eigener wie von fremder Beobachtung bisher nicht hinreichend bekannt sind. Sie werden aber sicherlich in analoger Weise zu deuten sein. Dagegen glaube ich, noch eine ganz schöne Beobachtung von *Meissner* deuten zu können, nämlich dass, wenn man das Licht unregelmässiger, plötzlicher vor der Pupille bewegt, die Gefässfigur ruckweise Verzerrungen hin und da erleidet, indem sich die relativen Lagen und Entfernungen der Gefässe ändern. Diess erklärt sich bei dem Wechsel der Lichtquelle um so leichter, als die Gefässe nicht alle in gleicher Höhe liegen. Dadurch ist die Möglichkeit gegeben, dass je nach der Stellung der Lichtquelle nicht nur die Entfernung der Schatten zweier Gefässe sich ändert, sondern dass sie in verkehrte gegenseitige Lage kommen. Die Entfernung der Schatten der zwei Gefässe *m* und *n* in Fig. 34 ist *m' n'*, wenn die Lichtquelle in *a* ist, dagegen fallen die Schatten von *m* und *n* zusammen auf *x*, wenn die Lichtquelle in *b* steht, und die Schatten wechseln ihre relative Lage (*m' n'* und *n'' m''*), je nachdem die Gefässe von *a* oder *c* aus beleuchtet werden. Diese Verzerrungen sind bei der letztgenannten Methode des Versuchs am auffälligsten, weil bei den andern ein so rascher und bedeutender Ortswechsel der Lichtquelle nicht leicht angeht, und auch diese Verschiebungen um so stärker ausfallen, je weiter nach rückwärts die Lichtquelle zu rücken vermag, je mehr von der Seite also das Licht in verschiedenen Richtungen einfallen kann. Dieser Lage der Lichtquelle ist es auch wohl zuzuschreiben, dass die Schatten meist breiter erscheinen als bei den andern Methoden, indem die Schatten um so grösser werden müssen, je näher die Lichtquelle rückt. Dagegen ist wohl die geringe Stärke der letztern, sowie der Umstand, dass die Partie der Retina, wo sich das Lichtbild befindet, gleichzeitig stärker vom Licht getroffen ist, ein Hinderniss für die Intensität der Gefässerscheinung im Hintergrund. Es scheinen deswegen auch Capillaren bei dieser Methode von Niemanden gesehen zu werden.

Abgesehen davon, dass die genannten Bewegungserscheinungen die Annahme unterstützen, dass es nicht die Flamme selbst, sondern ihr Bild ist, wovon die den Schatten werfenden Strahlen ausgehen, sprechen dafür auch andere Erwägungen. Es ist einmal schwer einzusehen, wie die Flamme einen Schatten erzeugen soll an Stellen, wo ihr Bild, d. h. die von ihr ausgehenden Strahlen nicht hinkommen. Und doch erscheinen in der Figur vorzugsweise die Gefässe in der Nähe des gelben Flecks, während das Bild der Flamme weiter seitwärts fällt. Denn dass die Flamme, welche sich bei dem Versuch in der Entfernung von mehreren Zollen vor dem Auge befinden kann, dabei nicht eine gleichmässige Erleuchtung des Augenhintergrundes erzeugen kann, ist wohl klar. Wenn ihr Bild auch im Zerstreuungskreis erscheint, so hat dieser doch auch nicht annähernd eine Grösse, wie sie dazu verlangt würde. Der Versuch zeigt sogar, dass die Figur nie da erscheint, wo das Flammenbild hinfällt, sondern stets in einer gewissen Entfernung davon. Man könnte allenfalls den matterleuchteten Grund, mit den dunklen Ramificationen darauf, für das Nachbild der Beleuchtung halten, welche die Flamme zuvor dorthin geworfen. Es könnte diess jedoch im höchsten Falle vielleicht nur eine Begünstigung für das Erscheinen der Figur sein, denn dieselbe kommt bestimmt auch an Stellen zum Vorschein, auf welche das Bild der Flamme auch nicht einmal zuvor gefallen war. Es bliebe sonach nur noch eine Beleuchtung durch ganz unregelmässig von den brechenden Medien aus im Auge zerstreute Strahlen übrig, und dass von solchen in einem normalen Auge eine Beleuchtung ausgehen könne, die einen merkbaren Schatten erzeugt, ist gewiss mehr als zweifelhaft. Wenn man aber eine Reflexion des Lichtes von irgend einer Stelle aus annehmen muss, so ist keine andere geeigneter als das Bild der Flamme, welches sowohl die grösste Concentration von Lichtstrahlen bietet, als auch hinter der Retina auf einen wenig durchsichtigen Körper fällt, der das Licht zurückzuwerfen vermag, bei pigmentarmen Augen mehr als bei sehr dunkeln[*]). Aber auch abgesehen davon, dass die Flamme unmittelbar die Stelle, wo die Figur erscheint, gar nicht beleuchtet, würden die von der Flamme ausgehenden Strahlen kaum einen wahrnehmbaren Gefässschatten erzeugen, denn dieselben durchlaufen den Glaskörper und die durchscheinende Retina in convergenter Richtung, wenn nicht die Flamme bis auf etwa $\frac{1}{4}''$ dem Auge genähert wird, was kaum möglich ist. Dabei ist die Basis des so gebildeten Lichtkegels eine ziemlich grosse. Es ist nämlich die Pupille bei dem Versuch ziemlich weit, weil das Flammenbild auf seitliche Partien der Retina fällt, die Axe dagegen auf das Dunkle gerichtet ist. Dieser convergirende Lichtkegel würde um so weniger geeignet sein einen starken Schatten zu entwerfen, als offenbar eine gewisse Entfernung der Theile, welche den Schatten entwerfen, von denen, welche ihn auffangen, angenommen werden muss, da ja sonst keine erhebliche Verschiebung des Schattens vorkommen könnte. Ganz anders und viel günstiger stellt sich dagegen auch dieses Verhältniss bei der Annahme, dass das Bild der Flamme die Lichtquelle ist. Wir haben dann von diesem Bild aus einfach divergirende Strahlen, welche einen um so schärferen Schatten entwerfen, je kleiner, aber intensiver das Bild ist. Ihre Direction im Glaskörper kann durch die Linse noch wenige alterirt werden als bei Beleuchtung der Sklerotika, da das Bild in der Regel weiter nach rückwärts fällt, als bei jenem Versuche. Ueberhaupt besteht nun eine sehr grosse Aehnlichkeit zwischen dem Versuch mit Bewegung der Flamme seitlich vor der Pupille und jenem mit Beleuchtung der Sklerotika. In beiden Fällen bildet die Innenfläche der Sklerotika und Chorioidea den leuchtenden Punkt; nur dass derselbe sein Licht einmal von aussen durch die Sklerotika, das andere Mal von innen durch die brechenden Medien, die Retina und das

---

[*]) Auch bei der Beleuchtung durch die Sklerotika hat letzterer Umstand Einfluss auf die grössere oder geringere Leichtigkeit, mit der die Erscheinung hervorgerufen werden kann.

Pigment erhält. Einzelne Verschiedenheiten in der Erscheinungsweise der Gefässfigur erklären sich gut durch den Umstand, dass bei dem einen Versuch die leuch-
tende Stelle in der Regel weiter vorn, also dem gelben Fleck mehr gegenüber, aber
entfernter liegt, bei dem anderen dagegen weiter rückwärts, also mehr seitlich aber
näher. Eine solche Intensität des Lichts, wie sie von aussen her erzeugt werden
kann, wird von innen her schwer zu erlangen sein, da dasselbe dann zuvor die Retina passirt haben muss und dadurch nicht nur die betreffende Stelle derselben unan-
genehm afficirt werden kann, sondern auch durch Blendung der Effect .der Schatten
auf der übrigen Retina geschmälert wird.

Bei dem Versuch mit dem durchlöcherten Blatt fällt allerdings das Licht, welches den Schatten erzeugt, durch die Pupille und dann durch die Linse. Aber abgesehen davon, dass, wie oben erwähnt, diese Oeffnung auf die Basis des allenfalls
im Glaskörper convergirenden Lichtkegels einschränkend wirkt, kann die Linse diejenigen Strahlen, welche von der Oeffnung stark divergirend ausgehen, bei der
grossen Nähe der Lichtquelle nur weniger divergent oder parallel machen, höchstens
schwach convergent, und es ist dadurch die Möglichkeit eines distincten Schattens auf
der Retina gegeben.

Wenn es nun für die Entstehung der bemerkbaren Gefässchatten von wesentlichem Einfluss ist, dass eine kleine Lichtquelle in oder sehr nahe an dem Auge
liege, so sollten andere Methoden solche Lichtquellen zu erzeugen auch geeignet sein,
die Aderfigur hervorzurufen. Diess ist in der That der Fall. Wenn man den Lichtreflex an einem Ring, einer Thermometerkugel u. dgl. nahe vor die Pupille bringt
und bewegt, so erscheint in dem hellen Zerstreuungskreise die Aderfigur um den
gelben Fleck ebenso, als wenn man durch die Oeffnung gegen den hellen Himmel
sieht. Dasselbe gelingt, wenn man vermittelst einer Convexlinse durch die Pupille
einen Focus in das Auge wirft, von welchem dann innerhalb die Strahlen wieder
divergiren. Nur muss man den Grad der Beleuchtung dabei richtig treffen. Auf dieselbe Weise kommt es bei Untersuchungen mit dem Augenspiegel vor, dass dem beobachteten Auge die Gefässfigur sichtbar wird. Je grösser aber die Zahl der Erscheinungen ist, welche sich aus einer Theorie erklären lassen, um so wahrscheinlicher
wird die Theorie selbst [*]).

Es existirt nun noch eine Reihe von Phänomenen, welche mit den bisher betrachteten eine gewisse Aehnlichkeit haben, insofern sie unserem Sehorgan ebenfalls
das Bild einer Gefässramification verschaffen, welche ohne Zweifel die der Retina ist.
Ich meine die Erscheinung einer Gefässfigur durch Druck, Conges-
tion etc., wobei öfters die Bewegung der Blutkörperchen in den Gefässen wahrgenommen wird. In der letzten Beziehung ist wohl zu beachten, dass man nicht jedes
Flimmern im Gesichtsfeld auf Rechnung der Bluthewegung bringen darf, sondern nur
Bewegungen, welche in einer bestimmten dem Verlauf der Gefässe entsprechenden
Weise geschehen. Was nun die Wahrnehmung des Verlaufs der Gefässe betrifft, so
kenne ich aus eigener Erfahrung besonders folgende Form. Durch äusseren Druck
oder bloss durch den Druck des Blutes (beim Husten, Bücken etc.) erscheinen bei
geschlossenen Augen einzelne Theile des Gefässbaumes hell, gelblich, aber die Erscheinung wechselt, so dass bald da, bald dort ein Stück mehr vortritt. Dabei sind
nur die etwas grösseren Gefässe deutlicher zu erkennen, die Verästelungen in's Einzelne aber nicht, wie denn überhaupt das Ganze an Schärfe und Deutlichkeit bei

---

[*] Hieher gehört auch der von *Ruete* (Ophthalmologie, 2. Aufl., p. 277) beschriebene
interessante Fall, wo eine Verdunkelung der Linsenkapsel die Erscheinung der Aderfigur
hervorbrachte. Der Erklärung von *Ruete*, dass die Linsenkapsel hier als selbstleuchtender
Punkt wirkte, dessen Grösse durch die enge Pupille beschränkt war, und von welchem
divergirende Strahlen die Retina trafen, stimme ich vollkommen bei, wogegen mir bei dem
Versuch mit der Kerzenflamme die Verhältnisse in der oben erörterten Weise abweichend erscheinen.

Weitem hinter den früher erwähnten Formen der Gefässfigur zurückbleibt; bisweilen ist eine Bewegung daran zu bemerken, aber einzelne Blutkörperchen nicht mit Sicherheit zu erkennen. Es scheint mir nun, dass man für dieses Phänomen durchaus nicht dieselbe Erklärung suchen darf, wie für die früheren; jene entstanden als Schattenrisse durch die Einwirkung objektiven Lichtes, diese offenbar durch den Druck des in den Gefässen enthaltenen Bluts. Dass durch Druck überhaupt sensibele Theile der Retina angeregt werden können, ist bekannt, und dass dieser Druck unter der Form der Gefässe erscheint, wenn er von ihnen ausgeht, ist nicht auffallend, aber auch begreiflich, dass auf diese Weise kein so scharfes und vollkommenes Bild entsteht als durch den Schattenriss, sowie, dass die Figur nicht dunkel, sondern leuchtend erscheint. Es müssen dabei gar nicht nothwendig primär dieselben Elemente der Retina betroffen sein. Ich für meine Person glaube, dass für objektives Licht unter gewöhnlichen Umständen bloss Elemente der äusseren Schichte empfänglich sind, während für Druck wahrscheinlich nicht nur jene, sondern hier wie anderwärts auch die Nervenfasern und wohl auch die zelligen Elemente empfindlich sind. Es ist nun wahrscheinlich, dass letztere Elemente, und zwar vielleicht besonders die Zellen, in deren Nachbarschaft die Gefässe verlaufen, den Druck derselben als Lichtempfindung uns übermitteln. Die Gefässe sind einer Nadel vergleichbar, die auf dreierlei Weise unser Sehorgan afficiren kann, erstens durch den gewöhnlichen Sehact, indem sie ein verkehrtes Bild auf die Retina wirft, zweitens durch den aufrechten Schatten, welchen sie auf letzterer erzeugt, z. B. wenn man sie ganz nahe vor das Auge und hinter eine feine Oeffnung hält, und endlich drittens ohne objektives Licht durch Druck, der unmittelbar applicirt nicht verfehlen würde eine sehr lebhafte Lichtempfindung zu erregen, aber auch durch die Sklerotika als Licht in subjektivem Sinn percipirt wird. Der zweiten Erscheinungsweise sind die Aderfiguren vergleichbar, welche oben als Schatten erklärt wurden, der dritten die Erscheinung der Gefässe durch Blutdruck, und die erste liesse sich herstellen, wenn Jemand an einem Augenspiegel Vorrichtungen anbrächte, um seine eigene Retina zu betrachten. Es würden dann unsere eigenen Centralgefässe offenbar auf drei wesentlich verschiedene Weisen zur Perception kommen. Die Wahrnehmung der Gefässe durch Druck kann also die Erklärung der anderen Formen der Aderfigur als Schatten durchaus nicht beeinträchtigen, und es scheint mir, dass *Meissner* nicht Recht hatte eine identische Theorie für alle Formen des Sichtbarwerdens der Gefässe zu verlangen, obschon. wenn ich nicht irre, auch andere Physiologen und Ophthalmologen diese Ansicht theilen. In andern Fällen kommt weniger der Verlauf der Gefässe als die Bewegung des Blutes zur Wahrnehmung, wie sie u. A. von *Ruete* (Untersuchung des Auges p. 56) geschildert wird, und ich sehe keinen Grund, wenn die Erscheinung im Dunkeln wahrgenommen wird, sie nicht auf einen abwechselnd an verschiedenen Stellen durch die Blutbewegung veranlassten stärkeren Druck zu beziehen, wie gewöhnlich geschieht. Dagegen könnten eher Zweifel bestehen, wie viel von der Erscheinung dem Druck, wie viel der Mitwirkung objektiven Lichtes zuzuschreiben ist, wenn jene bei offenen Augen beobachtet wird, wie diess bekanntlich häufig der Fall ist.

Es scheint nun also die Blutbewegung in einer noch viel ausgeprägteren Form zur Anschauung zu kommen, welche von den Beobachtern mit zu den durch Druck bedingten Phänomenen gerechnet wird, *Steinbuch's* ursprüngliche Abhandlung liegt mir nicht vor, aber *Purkinje* (Neue Beiträge p. 115) giebt an, durch Druck die Aderfigur in völliger Conformität der Verästelung mit den runden Erscheinungsweisen und mit unausgesetztem Fortrollen der Kügelchen hervorrufen zu können, und *Meissner* vergleicht den Anblick vollkommen dem bei mikroskopischer Betrachtung des Kreislaufs in der Froschschwimmhaut, wobei die Blutkörperchen je nach dem Durchmesser des Gefässes nur in einer Reihe oder zu mehreren neben einander verliefen. Einen dem letzten Bilde entsprechenden Eindruck habe ich einmal bei geschlossenen Augen nach mehrfachem Experimentiren gehabt, aber ich muss gestehen, dass der-

selbe so eigenthümlich deutlich war und mich die Form der Gefässe um den gelben Fleck
so wenig erkennen liess, dass sich nicht wagen würde, die volle Realität der Erscheinung
zu behaupten. Wenn ich, wie *Ruete* und *Meissner* empfehlen, anhaltend eine helle
Fläche betrachte, so erscheinen mir zwar Bewegungsphänomene, welche ich wenigstens theilweise als von der Blutbewegung hervorgebracht ansehen muss, es sind
dieselben aber an Deutlichkeit nicht entfernt mit der eben berührten Erscheinung
oder dem Bilde des Blutlaufs unter dem Mikroskop vergleichbar. Ich will das Wesen
dieser, so zu sagen, mikroskopischen Erscheinung des Blutlaufs in der Retina vorläufig dahingestellt sein lassen, und nur noch der Grösse der verschiedenen
Formen der Aderfigur erwähnen.

Schon oben ist gelegentlich angeführt worden, dass die Breite des Schattens
eines bestimmten Gefässes und die relative Lage der Schatten verschiedener Gefässe
eine etwas wechselnde ist und sein muss, nach der Lage und Beschaffenheit der
Lichtquelle, welche den Schatten verursacht. Hievon abgesehen scheinen mir nicht
nur die auf verschiedene Weise erzeugten Schattenbilder, sondern auch die durch
Druck erzeugten leuchtenden Ramificationen im Wesentlichen dieselbe scheinbare
Grösse zu haben[*]) und zwar eine Grösse, welche zu der des ganzen Gesichtsfeldes
annähernder Schätzung nach in demselben Verhältniss steht, wie die entsprechenden
Partien des Gefässbaums (namentlich die beiden Hauptäste, welche bogenförmig ober-
und unterhalb des gelben Flecks hinziehen und ihre Zweige, welche gegen die horizontale Trennungslinie hin sich verbreiten) zu der Ausdehnung der ganzen Retina[**]).
Im Falle sich diess bei genauerer Untersuchung, wie ich kaum bezweifle, bestätigt,
so spricht die Uebereinstimmung der auf verschiedene Methoden erzeugten Schattenbilder wieder für ein gemeinschaftliches Entstehungsprincip; ferner das Grössen-
verhältniss zum Gesichtsfeld dafür, dass die Schatten von den je benachbarten sensibeln Elementen aufgenommen werden, endlich würde sich aus der Aehnlichkeit des
Druckbildes eines Gefässes mit dem Schattenbilde eine Unterstützung der Ansicht
entnehmen lassen, dass die Ganglienzellen der Retina die Localisation des Gesichts-
eindrucks bedingen, vorausgesetzt nämlich, dass diese Zellen den Druck der Gefässe
direkt percipiren, das objektive Licht dagegen nur unter Vermittelung der Zapfen.
Ueber die Grösse der Figur, welche zugleich die Bewegung der Blutkörperchen zeigt,
äussert sich *Purkinje* nicht, nach *Meissner* aber übertrifft sie die der andern Aderfiguren bedeutend.

Meissner nimmt hiebei Bezug darauf, dass *J. Müller* (Vergl. Phys. des Gesichtssinnes p. 62) sagt: ,,Das Maass alles Maasses, aller scheinbaren Grössen der Dinge
ist die sich gleichbleibende wahre Grösse des Auges und seiner Netzhaut in der
unmittelbaren Anschauung ihrer selbst,'' und die durch Bewegungen eines Kerzen-
lichts erzeugte dunkle Aderfigur als solche wahre Grösse bezeichnet. *Meissner* glaubt
nun, dass die Wahrnehmung der Gefässe mit den einzelnen Blutkörperchen das Maass
alles Maasses, die wahre Grösse genannt werden müsse, die anderen Gefässfiguren
der Netzhaut aber, welche weit kleiner sind, schon scheinbare Grössen, Grössen von
Objekten seien, was nichts Anderes heissen würde, als dass die Gefässe bei jenen

---

[*]) *Meissner* sagt, dass bei Bewegung einer feinen Oeffnung vor der Pupille die Gefässe
ihm stärker vergrössert erscheinen, dass diess jedoch auch Täuschung durch die Wahrnehmung
des feinen Details und die Bewegung des Gesichtsfeldes sein könnte.

[**]) Es versteht sich von selbst, dass bei Schätzung der scheinbaren Grösse der Aderfigur stets die Entfernung zu berücksichtigen ist, auf welche man sie projicirt. Sie verhält
sich in dieser Beziehung wie ein Nachbild, das klein erscheint, wenn man in die Nähe sieht,
gross, wenn in die Ferne. Die Winkelgrösse bleibt aber dabei dieselbe. Ich habe zur
Vergleichung die Entfernung der Eintrittsstelle des Opticus von dem Fixationspunkt benutzt,
welche in der Aderfigur, so viel ich bemerken konnte, eben so gross war, als die Entfernung des blinden Flecks bei Betrachtung äusserer Objekte. Auch *J. Müller* (Physiol. des
Gesichtssinnes p. 61) bezeichnet das Netz der schwarzen Adern als das ganze Gesichtsfeld um-
fassend.

Versuchen wie äussere Objekte mittelbar angeschaut würden. Hiegegen muss ich
jedoch erinnern, dass mir nach dem Obigen die scheinbare Grösse der Gefässchatten
der wahren Grösse des Retinafeldes, zu welchem sie gehören, zu entsprechen scheint,
und obschon man ihre Grösse genau genommen nicht als die wahre bezeichnen kann,
da im Sinne *J. Müller's* eigentlich nur die Grösse der unmittelbar sich selbst empfindenden Theile im Gesichtsfeld eine wahre genannt werden kann, ein auf diese ge-
worfener Schatten aber so gut wie ein beim gewöhnlichen Sehen erzeugtes verklei-
nertes Bild als scheinbare und nach Umständen wechselnde Grösse angesehen werden
muss, so kommt doch wohl nach Beobachtung und Theorie die Grösse der Gefässschatten der wahren Grösse (oder Entfernung) der ihnen zunächst gelegenen empfindenden Retinatheilchen sehr nahe. Ein Unterschied wird nur dadurch hervorgebracht,
dass eine kleine Entfernung zwischen Gefässen und sensibeln Elementen existirt.
Unter diesen Umständen ist es allerdings bemerkenswerth, wenn die Form der Gefässfigur, welche ich oben als die mikroskopische bezeichnet habe, nach *Meissner* bedeutend grösser ist, d. h. wenn derselbe Theil der Gefässramification einen relativ
grösseren Theil des Gesichtsfeldes einnimmt. Man könnte in diesem Falle fragen, ob
nicht diess eine scheinbare, oder, wie man auch sagen könnte, eine Bildgrösse ist,
da ja eine Vergrösserung eben so gut denkbar ist, als eine Verkleinerung, allein es
fehlen dafür vorläufig alle Anhaltspunkte. Dagegen wäre vielleicht zu untersuchen,
ob die anscheinend bedeutendere Grösse nicht von einer ungewöhnlichen Deutlichkeit herrührt, wie *Meissner* selbst bei einer andern Gelegenheit vermuthet. Denn es
ist schwer anzunehmen, dass eine Anzahl von Elementen (Zellen, Nerven?), wenn
sie auf dem gewöhnlichen Wege vermittelst der äusseren Schichten angeregt werden,
eine Empfindung von bestimmter Grösse geben sollten, dagegen wenn sie direkt
durch Druck gereizt werden, eine Empfindung, welche einen viel grösseren Theil
des Gesichtsfeldes einnimmt.

Endlich wäre eine Möglichkeit der Erklärung auf anatomischem Wege noch in
Folgendem gegeben: Die Anordnung der inneren Retinaschichten, und zwar besonders der Zellen, ist offenbar der regelmässigen Ausbreitung der äussersten nicht ganz
conform. So ist in der Mitte des gelben Flecks die Zellenschichte, welche an seinem
Rand zu bedeutender Mächtigkeit angewachsen ist, wieder auf wenige Reihen verdünnt, und es ist möglich, dass nicht überall die Zellen gerade einwärts vor den zu
ihnen gehörigen Elementen der äussern Schichten liegen. Auf diese Weise könnte
ein Gefäss, dessen Schatten unter Vermittlung der äusseren Schichten auf wenige
Zellen wirkt, durch Druck auf eine grössere Zahl von Zellen wirken, und dadurch
eine ausgedehntere Empfindung veranlassen. Es könnte diess jedoch nur für gewisse
kleinere Strecken des Gefässbaums gelten, und eine grosse Regelmässigkeit des Eindrucks wäre schwer denkbar. Ueberhaupt ist es wohl kaum noch erlaubt, so eingehende Theorien zu bauen, so lange der Boden noch mehrfach unsicher ist.

Jedenfalls aber kann diese wenig verfolgte Erscheinung des Blutlaufs in anscheinend sehr vergrössertem Maassstabe für die Deutung der zuerst betrachteten
Formen der Gefässfigur nicht maassgebend sein, und da alle Thatsachen, welche auf
letztere direkt Bezug haben, mit der Erklärung stimmen, dass diese Figuren durch
den Schatten der Gefässe entstehen, so darf man an derselben wohl festhalten, so
lange sie nicht durch neue Erfahrungen direkt widerlegt wird.

Ich wende mich nun zu den Folgerungen, welche sich aus der Erscheinungsweise der Aderfigur und ihrer Erklärung für die funktionelle Bedeutung einzelner
Retinaschichten ergeben.

Wenn der Schatten, welchen die Gefässe der Retina unter
dem Einflusse einer vor ihnen befindlichen Lichtquelle werfen,
als solcher von den sensibeln Elementen der Retina percipirt
wird, so können letztere nicht zwischen Lichtquelle und Gefässen, somit nicht vor diesen liegen. Das Licht muss, ehe es zur Percep-

tion kommt, an den Gefässen vorbei gegangen sein, und die nach einwärts von letzteren gelegenen Elemente können nicht die Fähigkeit haben, durch das von vorn her eindringende objective Licht (Aetherwellen) so verändert zu werden, dass für unser Central-Sehorgan Lichtempfindung resultirt.

Untersucht man mit Rücksicht hierauf die Lage der Gefässe zu den einzelnen Retinaschichten, so zeigt sich, namentlich an senkrechten Schnitten erhärteter Präparate auf unzweifelhafte Weise, dass dieselben beim Menschen *), nicht wie früher häufig behauptet wurde, an der Innenfläche der Retina ausgebreitet sind, sondern in der Substanz der Retina selbst und zwar in verschiedener Höhe liegen. Die grössern Stämme liegen anfänglich von der Eintrittsstelle aus an und in der Nervenschichte, die weitere Verzweigung aber gehört zum grössten Theile der Schichte der Nervenzellen an, welche, wo sie in grösserer Menge liegen, die Gefässe nicht selten von allen Seiten umgeben. Ein guter Theil der kleineren, capillaren Gefässe aber verläuft nicht nur an der äusseren Grenze der Zellenschichte, sondern gänzlich ausserhalb derselben in der granulösen, und seltener der inneren Körnerschichte. Es liegt also die Mehrzahl der Gefässe hinter der Ausbreitung der Opticusfasern, sowie hinter den inneren Enden der Radialfasern, ein Theil derselben aber auch hinter den Zellen, und es geht daraus hervor, dass die der innersten Schichte angehörigen Opticusfasern, sowie die inneren Enden, der Radialfasern und sehr wahrscheinlich auch die Zellen an sich für objectives Licht nicht empfänglich sind. Bekanntlich hat *Helmholtz* für die Nerven denselben Schluss aus dem vielfachen Uebereinanderliegen derselben und der daher resultirenden Unmöglichkeit einer isolirten Auffassung der Bildpunkte gezogen, und ich habe an die Beschreibung der vielfachen Schichtung der Ganglienkugeln am gelben Fleck für diese dieselbe Folgerung geknüpft (W. V. IV, p. 100 und dieses Werk p. 24), für die inneren Radialfaserenden glaubte ich dort den Zusammenhang mit dem Limitans, welchen ich für einen Theil derselben nachgewiesen hatte, sowie ihr Fehlen am gelben Fleck als hinreichend charakterisirend ansehen zu dürfen, um sie nicht als Fortsetzung der Opticusfasern, und somit nicht als Licht percipirend aufzufassen. Es ergibt sich also für die erwähnten inneren Schichten der Retina, dass es aus sehr verschiedenartigen Gründen kaum denkbar ist, dass sie das Licht percipirenden seien.

Es lässt sich aber, wie ich glaube, aus den Erscheinungen der Aderfigur nicht nur ableiten, dass die Elemente, welche das objective Licht percipiren, nicht vor den Gefässen, sondern auch, dass dieselbe in einer gewissen Entfernung hinter den Gefässen liegen. Es geht diess einfach daraus hervor, dass der Gefässschatten eine ziemlich erhebliche Verschiebung gegen die sensiblen Elemente der Retina zeigt, wenn die Lichtquelle bewegt wird. Läge die Schichte, welche das Licht aufnimmt, unmittelbar hinter den Gefässen, so würde die Verschiebung null oder ganz gering sein. Diesem nach ist also zu schliessen, dass eine der äusseren von den Gefässen entfernteren Schichten der Retina das Licht percipirt.

Da nun die Grösse der Verschiebung (Parallaxe) des Gefässschattens in einem ganz bestimmten Verhältniss zu der Entfernung steht, in welcher sich die Gefässe vor der den Schatten auffangenden Ebene befinden, so liegt die Möglichkeit vor, aus jener Grösse der Parallaxe die Entfernung der percipirenden Schichte von den Gefässen zu berechnen, und mit der direct anatomisch beobachteten Entfernung der äusseren Retinaschichten von den Gefässen zu vergleichen.

Das Verfahren, dessen ich mich hierbei bediente, war folgendes: Ich bestimmte zuerst aus der scheinbaren Verschiebung des Gefässschattens, welche bei Bewegung des Lichtpunktes an der Sklerotika entsteht, die wirkliche auf der Retina, indem ich jene auf eine Fläche von bekannter Entfernung projicirt mass, und dann wie oben

---

*) Bei vielen Thieren sind die Verhältnisse in dieser Beziehung abweichend.

bei der gefässlosen Stelle angegeben ist, verfuhr. Es gelingt diess am leichtesten bei einem der Aestchen, welche von oben oder unten auf den gelben Fleck losgehen und in der unmittelbaren Nachbarschaft des letzteren. Ausserdem wurde die Excursion der Bewegung der Lichtquelle an der Sklerotika bei jedem Versuch mit dem Zirkel gemessen und ebenso an mehreren Augen die Entfernung des gelben Flecks von den einzelnen Punkten der Sklerotika bestimmt, auf welche vom Hornhautrand bis zum Aequator des Auges rückwärts die Lichtquelle versetzt wird. Es ist nun in Fig. 29. wenn *o* das Gefäss am gelben Fleck bedeutet, *a* und *b* die beiden Stellen an der Sklerotika, zwischen welchen der Lichtpunkt wechselt, *a'* und *b'* die beiden Punkte, auf welche abwechselnd der Schatten des Gefässes *o* fällt, und wenn *a-o-b* und *a'-o-b'* als Dreiecke betrachtet werden:

$$a'-o : b-o = a'-b' : a-b$$
$$a'-o = \frac{a'-b'}{a-b} \times b-o$$

und

$$b'-o : a-o = a'-b' : a-b$$
$$b'-o = \frac{a'-b'}{a-b} \times a-o.$$

Da nun *a'-o* und *b'-o* die Entfernung des Gefässes von der den Schatten auffangenden Retinaschichte in mehr oder weniger schräger Richtung angeben, so habe ich durch eine ähnliche Proportion die Entfernung in senkrechter Linie berechnet, indem ich den Durchmesser des Auges zu Hilfe nahm. Es wurde dasselbe hiebei von der Hornhaut, die hier von keiner Bedeutung ist, abgesehen als Kugel betrachtet, und es ist dann:

$$c'-o : b'-o = b-o : c-o$$
$$c'-o = \frac{b'-o \times b-o}{c-o}.$$

Es ist kaum nöthig zu erwähnen, dass es in einigen Punkten ganz unmöglich, in anderen höchst schwierig ist, eine solche Berechnung mit absoluter Genauigkeit zu machen. Es ist ohne besondere Verästelung gar nicht leicht die Bewegung der Lichtquelle und die Verschiebung der Aderfigur genau zu messen, und jedenfalls muss man für das eine oder das andere einen zweiten Beobachter zu Hilfe ziehen.[*])

Ebenso ist die Bestimmung des Abstandes des Gefässes von den verschiedenen Punkten der Sklerotika misslich, da sie an verschiedenen Augen merklich variirt und begreiflicherweise an einem gegebenen Auge nur approximativ gelingen kann. Ich habe dazu besonders Durchschnitte von in Chromsäure erhärteten oder gefrorenen Augen benützt, dann die Innenfläche der Sklerotika und die Retina in der Gegend des gelben Flecks zu Endpunkten der zu messenden Linien genommen, und aus den Mitteln der gefundenen Werthe eine Skala entworfen, welche den gesuchten Abstand des gelben Flecks von der Sklerotika je um 1 Mm. weiter vom Hornhautrand enthielt. Das Unsichere der Lage des Kreuzungspunktes für bestimmte Verhältnisse, sowie die nicht kugelige Form des hintern Segmentes des Bulbus sind ebenfalls bekannte Hindernisse. Dazu kommt insbesondere, dass ich meinen Augen eine so anhaltende und intensive Beschäftigung mit diesen Untersuchungen nicht zumuthen durfte, als nöthig gewesen wäre, um das zu erreichen, was überhaupt erreicht werden kann. Aus diesen Gründen habe ich gar nicht gestrebt, der Rechnung eine strenge Form zu geben, da letztere von wenig Werth ist, wo die bedingenden Momente unsicher sind.[**])

---

*) Die Herren *Althof* und *A. v. Franque* haben mich in beiden Richtungen bei diesen Versuchen unterstützt.

**) Es scheint mir überhaupt sehr zweifelhaft, ob blosse mathematische Schaustücke und Etuden, wie sie hier und da producirt werden, geeignet sind, der exacten Methode den

Im vorliegenden Fall wäre es um so weniger am Platz eine blosse approximative Bestimmung von vornherein zu verwerfen, als die Grösse, welche mit der gesuchten verglichen werden soll, nämlich die Entfernung der Stäbchen- resp. Zapfen-Schichte von den Gefässen im Umkreis des gelben Flecks eine ziemlich schwankende und schwer zu bestimmende ist. Wenn jene Schichte wirklich diejenige ist, welche die Schatten der Gefässe percipirt, so muss auch bei gleicher Bewegung der Lichtquelle die Verschiebung der letzteren an verschiedenen Orten innerhalb gewisser Gränzen verschieden sein, und ich glaube, dass man bei anhaltenderer Beobachtung dahin kommen kann, solche Verschiedenheiten an bestimmten Stellen auch experimentell nachzuweisen und mit dem, was die anatomische Untersuchung der analogen Stellen ergibt, zu vergleichen. Bei der beschränkten Reihe von Messungen, welche mir bisher anzustellen möglich war, konnte es mir nur darauf ankommen vorläufig zu sehen, ob sich eine ungefähre Uebereinstimmung des anatomischen Befundes und der Parallaxen-Grösse ergibt, und ich glaube, dass diess unter Berücksichtigung der zahlreichen Fehlerquellen in soweit der Fall ist, dass auch nach den Resultaten dieser Untersuchung die einfachste Erklärung der Thatsachen darin besteht, dass die Gefässfigur bei den fraglichen Versuchen ein Schattenbild ist, und dass die äusseren Retinaschichten dieses Schattenbild auffangen.

Was nun die einzelnen Werthe betrifft, welche ich auf obige Weise für die Entfernung der Gefässe von der ihren Schatten auffangenden Fläche erhielt, so waren sie für meine eigenen Augen:

0,17
0,19—0,21 [*)]
0,22
0,25—29
0,29—32 Mm.

Ueber oder unter den bezeichneten Extremen gelegene Werthe habe ich nie erhalten.

Für die Augen von drei anderen Beobachtern ergab sich:

0,19
0,26
0,33 Mm.

Ich muss hiebei erwähnen, dass für letztere, namentlich bei den ersten Beobachtungen auch viel bedeutendere Grössen sich ergaben, 0,53 und noch mehr. Ich glaube jedoch diess darauf beziehen zu müssen, dass man anfänglich die Verschiebung der Gefässchatten sehr leicht zu gross schätzt, indem man denselben mit dem Auge folgt, statt den Fixationspunkt unverrückt zu erhalten. Kleinere Werthe als die obigen kamen auch hier nicht zum Vorschein.

Die Methode der Berechnung würde wohl etwas besser sein, wenn man einen Punkt unverrückt fixirend einen Lichtpunkt bald am innern, bald am äussern Augenwinkel auf der Sklerotika anbrächte, und dabei jedesmal die scheinbare Lage eines bestimmten Gefässchattens zu einem fixirten Punkt auf einer Fläche von gemessener Entfernung beobachtete. Ich habe auch die Grösse der gefässlosen Stelle in der Mitte der Retina zu einer ähnlichen Berechnung verwendet, indem ich die Lichtquelle an der Sklerotika so weit vom Hornhautrande entfernte, bis der Schatten des innersten Gefässes auf den Fixationspunkt fiel (10—11 Mm.). Aus der Entfernung dieser

Eingang zu verschaffen, welcher ihr zu wünschen ist. Es dürfte damit leicht gehen, wie mit den chemischen Formeln, deren Uebermaass Manches zu verderben droht, das kaum erworben war.
[*)] Wo zwei Zahlen für eine Beobachtung stehen, sind zweierlei Grössen für die Verschiebung der Lichtquelle an der Sklerotika oder des Gefässchattens im Gesichtsfelde in Rechnung gebracht, weil die Beobachtung nicht ganz zwischen beiden Grössen entscheidend war.

Stelle der Sklerotika von der Macula lutea, sowie von der entsprechenden Stelle auf der andern Seite des Auges und der Grösse des gefässlosen Flecks (0,4 M.) ergibt sich ein Werth von 0,21—0,23 Mm. für den Abstand des innersten Capillargefässes an der Macula lutea von der den Schatten auffangenden Schichte (Zapfen). Doch möchte ich diese Grösse einer genaueren Feststellung bei wiederholten Beobachtungen vorbehalten, um so mehr, als die fragliche Stelle der Retina neben ihrer physiologischen Wichtigkeit auch vorzugsweise Schwierigkeiten für die anatomische Untersuchung darbietet, so dass man alle Behelfe zu einer genaueren Kenntniss derselben aufsuchen muss. — Von den andern Methoden des *Purkinje*'schen Versuchs verspricht die Bewegung einer feinen Oeffnung vor der Pupille wenig, da man um eine etwas bedeutendere Verschiebung zu erhalten grössere Bewegungen vor der erweiterten Pupille machen muss, dabei aber die unverrückte Fixation eines Punktes schwierig ist. Dagegen gibt die ursprüngliche Methode der Bewegung einer Flamme vor der Pupille aus früher berührten Gründen eine sehr bedeutende Verschiebung der Gefässchatten und, wenn man vorerst aus der jeweiligen Stellung der Flamme die Lage des Bildchens im Auge als der eigentlichen Lichtquelle bestimmen will, so wird diese Methode dadurch, dass sie höhere Grundwerthe für die Parallaxe gibt, vielleicht noch bessere Resultate als die von mir oben benutzte erwarten lassen.

Man kann auch durch 2 Lichtquellen auf der Sklerotika oder vor der Pupille gleichzeitig 2 Schatten von demselben Gefäss erzeugen, deren Abstand man messen und zur Berechnung benützen könnte. Ich habe jedoch solche Messungen noch nicht ausgeführt.

Es sind nun die oben gefundenen Werthe mit der Entfernung der äusseren Schichten der Retina von den Gefässen zu vergleichen. Nach bekannten anatomischen Thatsachen ist dabei die Stäbchenschichte, in welcher zugleich die Zapfen liegen, besonders in's Auge zu fassen. Nach zahlreichen Untersuchungen muss ich annehmen, dass die Entfernung der Gefässe von den Stäbchen und Zapfen in der Gegend des gelben Flecks für die Mehrzahl zwischen 0,2 und 0,3 Mm. beträgt. Ziemlich bedeutende Schwankungen erklären sich theils dadurch, dass die Gefässe nicht alle in einer Höhe liegen, theils dadurch, dass die einzelnen Schichten der Retina in jener Gegend merklich an Dicke ab- und zunehmen. So nimmt namentlich die Nervenschichte gegen den gelben Fleck von drei Seiten her rasch ab, die Zellenschichte dagegen beträchtlich zu, um in der Mitte des Flecks sich wieder auf wenige Schichten zu reduciren; ebenso verdünnt sich oder schwindet die granulöse Schichte in der Mitte; die innere Körnerschichte und Zwischenkörnerschichte nehmen gegen die Macula bedeutend zu, während die äussere Körnerschichte dünner wird. Bei dem Allen dürften aber nur wenige Gefässe im gelben Fleck und seiner Umgebung näher oder ferner von den Zapfen liegen als 0,2—0,3 Mm. und jedenfalls nicht um sehr erhebliche Grössen. Mit diesem anatomischen Befund stimmt aber das obige Resultat der Berechnung (0,17—0,32 Mm.) so sehr überein, als es wohl bei den vielen Fehlerquellen verlangt werden kann, wobei ich gerne die ganze Excursion, welche die Rechnungsresultate ergeben, auf die Fehlerquellen beziehen will, obschon sie wenigstens theilweise durch die wirklich verschiedene Entfernung der Gefässe von der auffangenden Fläche verursacht sein können.

Aus der gefundenen relativen Uebereinstimmung der Resultate, welche die Berechnung aus den Phänomenen der Aderfigur gibt, mit den durch anatomische Untersuchung Gewonnenen glaube ich einen doppelten Schluss ziehen zu dürfen. Erstens finde ich darin ein weiteres Argument, dass die obigen Auseinandersetzungen über Wesen und Entstehungsweise der Aderfigur gegründet sind. Zweitens liegt darin ein, wie ich glaube, werthvoller Anhaltspunkt für die functionelle Bedeutung der einzelnen Schichten der Netzhaut. Wenn die äussere Schichte der Netzhaut diejenige ist, welche den Schatten der Gefässe von dem umgebenden beleuchteten Felde unterscheidet, so muss jene die durch objectives Licht erregbaren Elemente enthalten. Es würde natürlich unzulässig sein, aus den von der Parallaxe der Gefässschatten hergenommenen Daten allein im Einzelnen schliessen zu wollen, ob etwa Zapfen oder äussere Körner die sensibeln Elemente sind, aber für eine dieser äusseren Schichten scheint der Schluss unabweislich. Will man gewissenhaft sein, so folgt allerdings zunächst nur, dass das Licht nicht percipirt wird, ehe es die äusseren Schichten erreicht, wohin der Gefässschatten fällt. Es wäre dabei aber möglich, dass diese äusseren Schichten das Licht nicht unmittelbar selbst percipirten, sondern dasselbe erst wieder anderen weiter einwärts gelegenen Elementen durch Reflexion mittheilten.

Bekanntlich hat *Hannover* in ähnlicher Weise wie *Brücke* die Ansicht aufgestellt, dass die Stäbchen mit dem Pigment einen reflectorischen Apparat darstellen, und dass das Licht, welches in den Nerven zuvor nur eine unbestimmte Empfindung hervorgerufen habe, erst „localisirt" werde, nachdem es von jenem Apparat zurückgeworfen sei. Es würde unter der Voraussetzung, dass das Licht erst auf dem Rückweg von den Stäbchen zur Perception komme, allerdings ein Schatten der Gefässe mit entsprechenden Verschiebungs-Phänomenen auch dann denkbar sein, wenn die Nerven das Licht percipirten. Denn diejenigen Stäbchen, auf welche der Schatten fiele, würden den sensibeln Elementen kein Licht übermitteln können. Dagegen ist jedoch abgesehen von andern Einwendungen hier Folgendes zu erinnern. Wenn die Nerven auch ohne Localisation nur überhaupt Licht percipirten, so würde ein gleichmässig erleuchtetes Feld ohne Gefässschatten bei den *Purkinje*'schen Versuchen entstehn. Dass aber die Nerven für das ankommende Licht unempfänglich, für das von den Stäbchen zurückkehrende sensibel wären, ist nicht gerade physikalisch unmöglich, jedoch höchst unwahrscheinlich. Auch würde dann der von *Helmholtz* wegen des Uebereinanderliegens der Fasern gemachte Einwand ebenso für das rückkehrende, als für das ankommende Licht gelten.

Wollte man an eine Concentration des Lichts durch die Stäbchen und Zapfen denken, so muss man auf der andern Seite berücksichtigen, dass ein grosser Theil des Lichts durch das Pigment unbenützt verloren ginge, und dann sind die Nerven und Zellen viel zu weit von jenen entfernt, um eine wirksame Focusbildung vorauszusetzen zu lassen, um so mehr, als die radiale Faserung zwischen den innern und äussern Schichten zwar geeignet erscheinen kann, einen durch das Licht hervorgebrachten Eindruck (Veränderung der elektrischen Verhältnisse?) fortzuleiten, nicht aber das objective Licht selbst als solches. Wenn die Stäbchen und Zapfen als wesentlich katoptrischer Apparat wirklich nachgewiesen werden sollten, was bis jetzt meines Erachtens nicht geschehen ist, so würde eine wirksame Concentration des Lichts durch Spiegelung nur auf die zunächst nach innen damit in Verbindung stehenden Elemente stattfinden können, und man kann es allenfalls als eine offene Frage ansehen, durch welche Strecke von den fraglichen Elementen (Stäbchen und Zapfen mit ihren unmittelbar anstossenden Fäden und Körnern) das Licht nur als solches hindurchgeht, und wo dasselbe anfängt, eine Wirksamkeit anderer Art zu äussern. Dagegen lässt sich aus der Erscheinungsweise der Aderfigur noch ein Argument ziehen, welches direkt dagegen spricht, dass vor den Gefässen liegende Elemente das von den Stäbchen und Pigmentzellen zurückkehrende Licht percipiren.

Es müsste dann nämlich jedes Gefäss einen doppelten Schatten entwerfen, einmal in dem ankommenden, und dann in dem zurückkehrenden Lichte, und bei der schrägen Richtung des einfallenden Lichtes müssten beide Schatten merklich auseinander fallen. Wenn in Fig. 35 *a-a* eine vor den Gefässen liegende Schichte ist, welche das von der reflectirenden Schichte *b-b* zurückkehrende Licht zu percipiren vermag, so würde das Gefäss *o* einen Schatten auf *n* und mittelbar auf den sensibeln Punkt *n'* werfen. Dasselbe Gefäss *o* muss aber auch die Strahlen aufhalten, welche von *c* kommend in *m* reflektirt werden, es müsste dasselbe also auch einen Schatten nach *m'* werfen, da man doch nicht wohl annehmen kann, dass die Stäbchen die grösste Menge des Lichtes in einer andern Richtung als ihrer Längenaxe zurückwerfen.

Es würden so zwei benachbarte Schatten von jeder Gefässramification gesehen werden müssen; etwas der Art hat aber Niemand bisher beschrieben, und ich habe bei der klarsten und schönsten Erscheinungsweise der Figur nichts davon bemerkt. Es muss also wohl auch von dieser Seite die Annahme, dass erst das von den Stäbchen reflektirte Licht in den inneren (vorderen) Schichten der Retina zur Perception komme, als unstatthaft betrachtet werden, während mir die Ansicht, dass die äusseren Schichten die für Licht empfindlichen sind, allen Thatsachen zu entsprechen scheint.

Dieser mehr direkten Folgerung aus physiologischen Thatsachen ist um so mehr Gewicht beizulegen, als ein anderer Beweis für jene von *Kölliker* und mir aus anatomischen Gründen aufgestellte Ansicht, welchen *von Trigt*[*]) und *Donders* früher vermittelst des Augenspiegels liefern zu können hofften, seither von letzterem selbst aufgegeben worden ist[**]), vom teleologischen Standpunkte aber die Ansicht, dass die für Licht sensibeln Elemente hinten an der Retina liegen, immer etwas Paradoxes hat. Doch ist in dieser letzten Richtung zu erwägen, dass durch die Lage der sensibeln Elemente nächst den übrigen Augenhäuten eine unverrückte Stellung welche für dieselben vor Allen erforderlich sein muss, vielleicht eher ermöglicht wird. zumal sie überall in frischem Zustande mit den Chorioidealzellen in sehr inniger Verbindung stehen, bei vielen Thieren sogar tief in sie eingesenkt sind. Ferner scheint mit Ausnahme der tapezirten Augen und der Albino's überall eine möglichst genaue Nachbarschaft des Pigmentes und der Stäbchen-Zapfen-Schichte Regel zu sein, und ich erlaube mir in dieser Beziehung nochmals darauf aufmerksam zu machen, dass überall die dicht pigmentirte Seite der Chorioidealzellen die den Stäbchen zugewendete ist, sowie dass bei den Cephalopoden, wo eine Schichte stäbchenförmiger Cylinder zu innerst an der Retina liegt, nach aussen von diesen sogleich eine dichte Lage von Pigment kommt, welche sie von den äusseren Retinaschichten trennt, aber von Fortsätzen jener Cylinder durchsetzt wird.

Fasse ich die hauptsächlichsten Anhaltspunkte, welche sich gegenwärtig für die Lichtperception durch Elemente der äusseren Retinaschichte (Zapfen und Stäbchen beibringen lassen, zusammen, so sind es folgende:

1) Der anatomische Nachweis, dass solche Elemente durch einen Theil der von mir beschriebenen radialen Faserung sammt den Körnern mit den Fortsätzen der Ganglienzellen und durch diese mit den Sehnervenfasern continuirlich sind.

2) Die früher erwähnte negative Argumentation, wonach sich für die Opticusfasern die inneren Enden der Radialfasern, die Nervenzellen und die Körner die Unmöglichkeit der Auffassung eines Bildes ergibt.

3) Die Erscheinungen der *Purkinje*'schen Aderfigur, welche die Auffassung des Bildes in den äusseren Retinaschichten direct zu beweisen scheinen

---

*) Onderzoekingen gedaan in het phys. lab. der Utrechtsche hoogeschool. Jaar. V.
S 135.
**) Onderzoekingen gedaan in het physiol. laboratorium. Jaar. VI. S. 137. Da Prof *Donders* seine Verwunderung aussprach, dass Niemand seine jetzigen Einwendungen früher erhoben, so erlaube ich mir die Bemerkung, dass ich in meinen Vorlesungen ganz dieselben Zweifel auszusprechen zu müssen glaubte, welche *Donders* selbst nun bestätigt, leider, möchte ich sagen, da ich lebhaft bedauere, dass die schöne Beobachtung von der Lage des Lichtbildes an der äusseren Retinafläche den gehofften Beweis für die Perceptionsfähigkeit der Stäbchenschichte nicht liefern kann.

7. Observations sur la structure de la rétine de certains animaux;
par M. H. Müller, de Wurzbourg.

:Compt. rend. Tome XLIII. p. 743.
20. Octobre 1856.

J'ai fait voir, dans mon ouvrage sur la rétine, que cette partie fournit des caractères microscopiques dont on peut faire usage pour la distribution systématique des animaux vertébrés, à ce point qu'il est souvent possible de déterminer la classe, l'ordre, et même le genre d'un animal d'après un petit morceau microscopique de sa rétine.

En général, plus les caractères systématiques sont marqués dans les différents embranchements d'une classe de vertébrés, plus on observe de variations dans les caractères microscopiques de la rétine. La rétine de l'esturgeon en offre un exemple des plus remarquables. Dans une recherche recente, j'ai trouvé que la couche des bâtonnets dans ce poisson est composée d'après un type étranger aux autres poissons, un type qui se trouve ailleurs, dans la classe des oiseaux. Il y a deux éléments, les cônes et les bâtonnets. Les derniers sont tronqués extérieurement, tandis que la partie intérieure passe dans une pointe conique. Les gouttelettes graisseuses, que d'autres observateurs avaient mentionnées, n'appartiennent pas aux bâtonnets, mais aux cônes, ce que j'avais déjà soupçonné antérieurement, ainsi qu'on peut le voir dans mon ouvrage cité. Les cônes se composent d'une partie intérieure plus épaisse, et d'une partie extérieure plus mince, comme dans les oiseaux. A l'extrémité de la première partie se trouve la gouttelette graisseuse, qui, abstraction faite de la couleur moins brillante, ressemble tout à fait à celles que l'on trouve dans les cônes des oiseaux. On ne connaît jusqu'à présent aucun autre poisson dont la rétine montre cette disposition des cônes et des bâtonnets tout à fait semblable à celle des oiseaux. Mais il est bien remarquable d'un coté que ce type de la rétine propre aux oiseaux se retrouve dans certains reptiles, savoir les tortues qui, elles-mêmes à cet égard, éloignent beaucoup des autres embranchements parmi les reptiles. De l'autre coté, je ferai remarquer que, parmi les poissons, ce sont justement les ordres qui possèdent d'ailleurs les caractères les plus propres, où se trouvent aussi les variations les plus tranchées dans les éléments de la rétine. Dans les esturgeons, la couche des cônes et bâtonnets est composée d'après le type des oiseaux; dans les cyclostomes, ainsi qu'il résulte de mes recherches antérieures, il n'y a que des cônes simples, pas de bâtonnets; dans les plagiostomes, au contraire, je n'ai trouvé que des bâtonnets, pas de cônes. Dans la classe des reptiles, ou trouve de même des différences bien importantes parmi les batrachiens, les sauriens, les tortues, tandis que dans les oiseaux et les mammifères il y a une plus grande uniformité dans le type général des éléments mentionnés, et seulement des modifications plus légères.

Un autre point remarquable est la présence de fibres nerveuses à doubles contours dans la rétine de certains animaux. Il est connu que dans l'oeil des lapins il y a une belle radiation blanche, surtout des deux côtés de l'entrée du nerf optique, et que plusieurs observateurs ont remarqué qu'on trouve quelquefois ailleurs des fibres qui contiennent une espèce de moelle. Mais il y a, outre les lapins, bien des animaux où les fibres optiques montrent une moelle à des contours foncés dans un degré très-prononcé.

J'ai trouvé que dans la rétine de l'esturgeon les fibres optiques, qui s'étendent d'une manière très-élégante en forme d'un double peigne, possèdent des contours bien foncés dans une grande partie de la rétine. De même la rétine des plagiostomes, tant des raies que des requins, contient des fibres larges jusqu'à 0^{mm}. 01, qui montrent tous les caractères des fibres variqueuses à doubles contours qu'on trouve dans les centres nerveux. Enfin, j'ai observé dans les yeux de plusieurs chiens que le nerf optique est encore blanc à son entrée dans l'oeil, et que seulement dans la rétine les fibres nerveuses deviennent pâles et transparentes. Mais le changement se fait très-peu après l'entrée du nerf optique, pendant que dans les poissons qui viennent d'être mentionnés les fibres à doubles contours s'étendent sur une grande partie de la rétine et passent seulement peu à peu à l'aspect de fibres pâles. Au point de vue physiologique, il est remarquable que dans les poissons dont je parle, malgré les doubles contoures des fibres nerveuses, la rétine paraît assez transparente pendant la vie, tandis que dans les lapins et les chiens elle est opaque et blanche dans toute l'étendue des fibres à doubles contours. Dans le premier cas, l'influence sur la vue ne paraît pas être importante, mais dans le dernier cas la perception de la lumière doit être empêchée ou troublée aussi loin que cette particularité des fibres s'étend; et de même l'effet ophthalmoscopique du fond de l'oeil, surtout de l'entrée du nerf optique, doit présenter des modifications remarquables dans tous les animaux où il existe un état pareil, comme on le sait depuis longtemps pour le lapin.

8. Anatomisch-physiologische Untersuchungen über die Retina des Menschen und der Wirbelthiere.

(Z. f. w. Z. VIII. p 1—122. 1856.)

Hierzu Taf. I. und II.

W. S. 1855. p. XIV. 28. April 1855. *H. Müller* macht eine Mittheilung über den Bau der Retina bei Petromyzon, Fluviatilis und Angnis fragilis, wobei derselbe besonders hervorhebt, dass bei den genannten Thieren bloss Zapfen, aber keine eigentlichen Stäbchen gefunden werden.

Im Jahrgang 1851 der Zeitschrift für wissenschaftliche Zoologie habe ich eine kurze Mittheilung über eine Reihe von Untersuchungen gemacht, welche den feineren Bau der Netzhaut bei Thieren aus allen vier Wirbelthierklassen betrafen. Ich hoffte damals eine ausführlichere und vollständigere Darlegung dieser grossentheils neuen Resultate in kurzer Zeit folgen zu lassen. Diess unterblieb, nicht weil ich Ursache gehabt hätte, etwas Wesentliches von den aufgestellten Sätzen zurückzunehmen, sondern einestheils, weil bei der Schwierigkeit des Gegenstandes die Vollkommenheit der Resultate, welche mir wünschenswerth und auch möglich schien, immer noch nicht erreicht war, anderntheils, weil sich bei anhaltender Beschäftigung mit sehr subtilen Dingen zuletzt eine Art von Ueberdruss einstellt, welcher Veranlassung wird, dass die Arbeit, fast vollendet, zu wiederholten Malen eine kürzere oder längere Zeit hindurch ganz liegen bleibt.

Indessen hatte ich die grosse Befriedigung, dass *Kölliker*[*]) nach Untersuchung der menschlichen Netzhaut meine Angaben in allen wesentlichen Punkten bestätigen konnte. Damals sprachen wir auch beide gleichzeitig die Ansicht aus, dass in Folge der neuen anatomischen Anschauungen die Stäbchenschicht als die Licht percipirende aufgefasst werden müsse[**]). Da nun *Kölliker* gezeigt hatte, dass

---

[*]) Gewebelehre, p. 598 ff., und W. V. III, p. 316, siehe auch dieses Werk p. 7.

[**]) W. V. p. 336. Dort steht irrthümlich, vorgetragen am 13. Nov. statt am 3. Juli. Es war dieselbe Sitzung, laut den Sitzungsprotokollen p. XVI, wo auch *Kölliker* vortrug, wie denn derselbe p. 335 selbst erwähnt, dass einige der in seiner Abhandlung ausgeführten Punkte

menschliche Augen nicht nur nicht, wie man gewöhnlich glaubte, ein allzu unzuver-
lässiges, sondern in manchen Beziehungen thierischen Augen gegenüber ein sehr
brauchbares Material liefern, so wendete auch ich mich bei dem grössern physiologischen Interesse, welches jene bieten, ihrer Untersuchung hauptsächlich zu, und
habe in den Verhandlungen der Phys.-Med. Gesellsch., 1853, S. 96, von einigen
weiteren nicht unwichtigen Resultaten kurze Notiz gegeben, welche namentlich die
Anordnung der Stäbchenschicht, das Verhalten der einzelnen Schichten an verschiedenen Stellen, besonders am gelben Fleck, die vielfache Schichtung der Ganglienzellen und das Fehlen der inneren Radialfaserenden daselbst, die Fortsetzung der
Retina in die Zellen jenseits der Ora serrata, den Zusammenhang der Radialfasern
mit der Limitans, endlich das gruppenweise Ansitzen der Körner und Stäbchen an je
einer Radialfaser betrafen.

Bald darauf hat *Kölliker* in unser beider Namen der Pariser Akademie eine Mittheilung gemacht, welche in den Comptes rendus,. 1853, enthalten ist. Endlich ist
die Retina-Tafel in *Ecker's* Icones grösstentheils aus gemeinschaftlicher Bearbeitung
von *Kölliker* und mir hervorgegangen [1]).

In lebhaftem Gegensatz zu der Zustimmung *Kölliker's* steht das Verdammungs-
urtheil, welches *Hannover* [2]) gegen die meisten meiner Angaben erlassen hat. Da
gerade *Hannover's* Arbeiten über die Retina eine grosse Autorität geniessen und seine
in vielen Punkten sehr vorzüglichen Angaben so ziemlich allgemein adoptirt wurden,
könnte sein Widerspruch von besonderem Gewicht erscheinen. *Hannover* legt dabei
hauptsächlich Werth auf die Untersuchung von Thieraugen, an welchen die Verhältnisse leichter erkannt werden, während wesentliche Verschiedenheiten von den
menschlichen Augen nicht anzunehmen seien. Aus demselben Grund stellte ich meine
Untersuchungen früher an den Augen sowohl von Säugethieren als Vögeln, Amphibien und Fischen an, denn ich glaube allerdings, dass man in histologischen Dingen
zwar nicht von einigen wenigen, namentlich niederen Thieren auf den Menschen zu
schliessen ein Recht hat, wohl aber, eine bei allen Wirbelthierklassen im Wesentlichen übereinstimmend nachgewiesene Bildung auch beim Menschen vorauszusetzen,
so lange nicht das Gegentheil direkt nachgewiesen ist. Aber gerade bei Thieren bin
ich zu meinen abweichenden Resultaten gekommen. *Hannover* bezieht sich zur
Widerlegung einfach auf seine früheren entgegenstehenden Angaben. Ich berufe
mich, wenn er nicht Unfehlbarkeit für sich in Anspruch nimmt, auf seine künftigen
Untersuchungen. Denn wenn auch vielleicht der erste Nachweis, dass eine allgemein
anerkannte und sogar bewunderte Darstellung in wesentlichen Punkten unrichtig sei,
nicht ohne Schwierigkeiten zu führen war, so ist es doch gewiss nicht schwer, einmal aufmerksam gemacht, das wahre Verhältniss zu bestätigen.

Von anderen Forschern hat *Leydig* (Rochen und Haie, 1852 : Ueber Fische und
Amphibien, 1853) gelegentliche Mittheilungen über die Retina gemacht, welche sich
ziemlich nahe an *Hannover's* Angaben anschliessen, sowohl was die Lage der Nervenfasern zwischen den zelligen Elementen, als was Form und Anordnung der Stäbchen
betrifft.

R. Wagner (Gött. Nachrichten, 1853, S. 62) hat im Allgemeinen ausgesprochen,
dass er Anschauungen der Retina erhielt, welche mit den meinigen übereinstimmten.

Remak gab (Ueber gangliöse Nervenfasern, Berlin. Mon.-Ber., 1853) einige
Notizen darüber, dass der Zusammenhang der Opticusfasern mit multipolaren Ganglienzellen auch beim Menschen nachzuweisen sei, so wie dass die scheinbar körnige

---

in der Sitzung von mir waren vorgebracht worden. *Ludwig* (Lehrbuch der Physiologie) schreibt
sogar die neuen anatomischen Untersuchungen *Kölliker* allein zu.

[1]) Die Zeichnungen zu dieser Tafel wurden bereits im Anfang des Jahres 1854 abgeliefert.

[2]) Bd. V, S. 17 der Zeitschr. f. wissensch. Zoologie.

Grundsubstanz der Retina aus feinsten varikösen Axencylindern bestehe[*]. Später (Allgem. Med. Cent.-Ztg., Januar 1854) machte derselbe Mittheilungen über den Bau der Retina, welche neben einigen eigenthümlichen Angaben im Wesentlichen mit dem zusammentreffen, was ich bereits früher über die radiären Fasern, namentlich ihren Zusammenhang mit der Mb. limitans und das Fehlen der inneren Enden an der Macula lutea veröffentlicht hatte, was jedoch *Remak*, mündlicher Mittheilung zufolge, unbekannt geblieben war[**].

Wenn ich im Folgenden eine Darstellung vom feinern Bau der Retina bei Menschen und Wirbelthieren versuche, so geschieht diess auch jetzt durchaus nicht in der Meinung, den früher erstrebten Grad von Vollkommenheit erreicht zu haben; ich kenne die Lücken, welche noch auszufüllen sind, sehr gut, es wird auch bei der Schwierigkeit des Gegenstandes nicht fehlen, dass einzelnes Unrichtige mit unterläuft Doch will ich einmal eine etwas ausführlichere Darstellung des grossentheils seit eini-

---

[*] *Remak* hat an die Pariser Akademie (Compt. rend., 1853) eine Mittheilung gerichtet, worin er für obige Notiz die Priorität der folgenden vier Punkte reclamirt: 1) dass die Nervenfasern der Retina Fortsätze von multipolaren Zellen sind; 2) dass der gelbe Fleck nur aus solchen Zellen besteht; 3) dass solche sich auch an der Innenfläche der ganzen Retina verfinden; 4) dass die sogenannte granulöse Substanz der Retina nur aus sehr feinen Nervenfasern besteht.

Gegen diese solenne Reclamation muss ich meinestheils Folgendes erwiedern:
1) Der Zusammenhang der Sehnervenfasern mit multipolaren Zellen wurde von *Orti* nicht bestätigt, sondern drei Jahre vor *Remak* (*Müller's* Archiv, 1850) für die Säugethiere mit Sicherheit behauptet, der früheren Behauptungen *Pacini's* gar nicht zu gedenken. Im Jahre 1851 habe ich dasselbe für Fische und Vögel angegeben, und es war somit höchst wahrscheinlich, dass die nach *Kölliker* (Gewebelehre, S. 602) beim Menschen ebenfalls vorhandenen multipolaren Zellen sich auch ebenso zu den Nervenfasern verhalten. Wenn *Remak* Werth darauf legt, diess beim Menschen zuerst wirklich gesehen zu haben, habe ich meinerseits gar nichts einzuwenden.
2) Dass der gelbe Fleck bloss aus Zellen besteht, ist entschieden unrichtig, dass aber auch dort Zellen, und zwar zahlreich, vorkommen, hatten *Pacini*, *Bowman*, *Kölliker* längst bemerkt. Die genauere Angabe, wie die Zellen am gelben Fleck, unbeschadet der anderen Elemente, in zahlreichen Schichten liegen, dann abnehmen und gegen die Peripherie der Retina keine continuirliche Lage mehr bilden, glaube ich zuerst gemacht zu haben (Würzb. Verhandl., 1853, S. 98).
3) Das Vorkommen der multipolaren Zellen in der übrigen Retina ist schon durch das Gesagte erledigt, und nur zu erinnern, dass sie, genau genommen, mit Ausnahme des gelben Flecks und der ganz peripherischen Partien der Retina nicht an der Innenfläche liegen.
4) Die granulöse Schicht der Retina wurde von *Pacini* (Sulla retina. Bologna 1845 ausführlich als wesentlich aus grauen Nervenfasern bestehend beschrieben, welche nach der Richtung der Meridiane des Auges verlaufen sollen.
Wenn also irgendwo in Sachen der Retina zu reclamiren ist, dürfte es nicht auf *Remak's* Seite sein.
[**] Seit ich die hier gegebene Darstellung meiner Resultate vor längerer Zeit niedergeschrieben, sind noch einige wichtige Arbeiten über den Gegenstand erschienen. *M. de Vintschgau* (Sitzungsber. d. Wien. Akad., Bd. XI, S. 913) hat eine Beschreibung der Retina des Menschen und der Wirbelthiere gegeben, welche meine früheren Mittheilungen im Ganzen bestätigt und auch mit der hier erst gelieferten ausführlichen Darstellung in Vielem zusammentrifft. Dazu kommen andere Angaben, welche neu sind oder von den meinigen abweichen. Die wichtigeren davon werde ich in Zusätzen noch erwähnen. *Kölliker* (Mikroskop. Anatomie, Bd. II) hat seiner frühern Beschreibung der menschlichen Retina eine ausführliche und theilweise modificirte Darstellung derselben nach fortgesetzten Untersuchungen folgen lassen, welche gewiss die Anerkennung der Fachgenossen in noch höherem Masse finden wird, als bereits die frühere. Es gereicht mir zur besondern Freude, dass darin nicht nur die Anschauung von der Retina, welche ich bei Thieren gewonnen hatte, abermals bestätigt ist, sondern auch die einzelnen Zusätze, welche ich in Bezug auf die menschliche Retina gemacht hatte. Wenn trotzdem, dass wir behufs der Retina-Tafel für *Ecker's* Icones in späterer Zeit vielfach gemeinschaftlich untersuchten und die Dinge besprachen, unsere Ansichten nicht in Allem genau übereinkommen, so glaube ich darin eine Bürgschaft zu sehen, dass wir ohne Vorurtheil verfahren sind. — Auch *Gerlach* (Gewebelehre, 2. Aufl.) bestätigt die Angaben von *Kölliker* und mir über die menschliche Retina und gibt an, den Zusammenhang der Zellenfortsätze mit den Körnern gesehen zu haben.

gen Jahren vorliegenden Materials geben und hoffe, dass wie *Kölliker* meine Angaben nach Untersuchung der menschlichen Retina richtig fand, so es auch für die Thiere sich zeigen werde, dass ich den Angaben z. B. *Hannover's* nicht grundlos entgegentrete. Wenn auch vieles anscheinend Neue sich da und dort zerstreut, mit grösserer oder geringerer Zuverlässigkeit bereits von Anderen angegeben, nachträglich vorfand, herrschte doch bis in die letzte Zeit, wie Jedermann weiss oder nachsehen kann, eine solche Verwirrung in den Angaben der geschätztesten Autoren, dass kaum etwas Anderes übrig blieb, als mit der Beobachtung von vorn anzufangen und dann aufzusuchen, was da oder dort schon beschrieben war, wobei dann manche vortreffliche, aber vergessene Angabe bereits zum Vorschein kam. Jedenfalls aber wird die Gesammtanschauung vom Bau der Retina und der Bedeutung ihrer einzelnen Theile durch vereintes Bestreben auf dem neuerdings betretenen Weg in Kurzem eine viel befriedigendere werden, als sie zuvor war, und ist diess zum Theil jetzt schon. Eine Vergleichung der von *Kölliker* und mir in *Ecker's* Icones gegebenen Abbildungen der menschlichen Retina, so wie der hier beigefügten, welche zum grossen Theil schon im Sommer 1853 gezeichnet sind *), mit früheren wird diess auf den ersten Blick bekräftigen.

Die neueren Fortschritte wurden grösstentheils dadurch erreicht, dass künstlich erhärtete Netzhäute theils zu senkrechten Schnitten, theils zur Darstellung isolirter Elementartheile verwendet wurden. *G. R. Treviranus* schon hatte zur Erhärtung der Retina Weingeist benutzt **). *Michaëlis* 1836 Salpetersäure, *Corti* fand den Zusammenhang der Ganglienkugeln mit den Nerven an Chromsäurepräparaten, und *Hyrtl* ***), gab sogar, wie ich erst später bemerkte, bereits an, dass man an Augen, welche in Chromsäure erhärtet seien, mit dem Doppelmesser Schnitte machen könne, an denen die Grenzen der Schichten sehr deutlich seien. Eine methodische Untersuchungsreihe erhärteter Präparate glaube ich zuerst angestellt zu haben. Ich habe anfänglich hauptsächlich Chromsäure, aber auch andere erhärtende und conservirende Substanzen benutzt, worin sich manche Theile, wie die Stäbchen, viel besser erhalten. Man kann sich der verschiedenartigsten Salze und Säuren mit ähnlichem Erfolg bedienen und gerade die Uebereinstimmung in den Resultaten derselben zeigt, dass man nicht Kunstprodukte vor sich hat, sondern die natürlichen Theile, nur durch Erhärtung leichter darstellbar, allerdings auch nicht selten in Form und Beschaffenheit modificirt. Solche Präparate haben dann eine ziemliche Dauer; ich habe Gelegenheit gehabt, verschiedenen Gelehrten, wie den Herren *Baum, Donders, Gerlach, v. Gräfe, Harless, Schaumburg, M. Schultze, v. Siebold, Spiess, Thiersch* und Anderen mikroskopische Präparate vorzulegen, welche Monate und Jahre alt waren. Seither habe ich unzählige Versuche gemacht, um die geeignetsten Mischungen ausfindig zu machen, worüber später besonders berichtet werden soll.

Im Allgemeinen empfehlen sich zur Untersuchung der Netzhaut als Ganzes, um die Lagerung, relative Dicke u. s. w. der Schichten zu beurtheilen, Augen, welche etwas längere Zeit, Wochen oder Monate, in Chromsäurelösung oder anderen Flüssigkeiten gelegen waren, weil man an solchen härteren Präparaten leichter sehr dünne Schnitte erhält, ohne die Anordnung der Theile zu stören. Mein Verfahren dabei ist einfach folgendes. Ein Stück Netzhaut wird auf den Objektträger gebracht, ein etwas convexes Messer an dessen Seite in senkrechter Lage aufgesetzt und dann in einer wiegenden Bewegung so darüber hingeführt, dass vom Rande ein ganz dünnes Stückchen getrennt wird, welches sich dann umlegt. Wenn man das Messer so hält, dass es sich mit dem Rand des Netzhautstückchens unter einem sehr spitzigen Winkel

* Die Ausführung eines grossen Theils der Zeichnungen verdanke ich der gefälligen Unterstützung der Herren *Bittinger, de la Valette* und *Stang.*
**) Ueber die Krystalllinse, 1835, S. 65.
***) Anatomie, 2. Aufl., S. 415.

kreuzt, so wird wenigstens das eine Ende der Schnitte in der Regel dünn genug.
Verdünnte Alkalien oder Säuren können dieselben durchsichtiger machen helfen Zu
dem Studium der einzelnen Elementartheile dagegen ist es gerathener, Netzhäute,
welche nur kurze Zeit erhärtenden Flüssigkeiten ausgesetzt waren, zu benutzen, oder
frische Präparate mit solchen zu untersuchen. Es versteht sich von selbst, dass man
die Untersuchung frischer Netzhäute, bloss mit Glasfeuchtigkeit, stets nebenher zur
Controle benutzen muss, namentlich für die Beschaffenheit der einzelnen Elementartheile. Es gelingt aber auch von den Lageverhältnissen sich an frischen Augen zu
überzeugen, sobald man an erhärteten Präparaten darauf aufmerksam geworden ist.

Es soll nun zunächst der Bau der Netzhaut bei je einem Geschöpf aus jeder
Wirbelthierklasse dargestellt und auf die Modifikationen, welche innerhalb der einzelnen Klassen in einzelnen Gruppen und Gattungen vorkommen, nur gelegentlich Rücksicht genommen werden. Diese Modifikationen sind allerdings nicht ganz unbedeutend
und versprechen ein interessantes Specialstudium zu geben, so dass man nach einem
kleinen Stückchen Netzhaut nicht nur die Classe, sondern auch die Gruppe, auch
wohl Gattung und Art des Thieres bestimmen kann, wovon dasselbe herrührt *).
Aber zunächst wäre eine hinreichend genaue und sichere Kenntniss der Haupttypen
vor Allem wünschenswerth. Statt eines Säugethieres ist der Mensch als Repräsentant
gewählt, weil seine Netzhaut im Wesentlichen nach demselben Typus gebaut, aber
wegen gewisser Eigenthümlichkeiten, namentlich des gelben Flecks, so wie wegen der
grössern Brauchbarkeit zu physiologischen Folgerungen von bedeutenderem Interesse
ist. Nach Betrachtung der Eigenthümlichkeiten, welche die menschliche Retina an
verschiedenen Localitäten darbietet, soll dann eine vergleichende Uebersicht der Anordnung der Netzhaut bei den Wirbelthierklassen folgen und einige physiologische
Bemerkungen den Schluss bilden.

Was die Terminologie betrifft, so sind überall folgende Schichten unterschieden.
1) Stäbchenschicht.
2) Körnerschicht, mit den Unterabtheilungen
     Aeussere Körnerschicht.
     Zwischenkörnerschicht.
     Innere Körnerschicht.
3) Granulöse Schicht.
4) Nervenzellen-Schicht.
5) Nervenfaser-Schicht.
6) Begrenzungshaut, Membrana limitans.

Zuletzt wollen dann überall die Radialfasern betrachtet werden, welche die
übrigen Schichten durchsetzen. Diese der ältern Uebung sich möglichst anschliessende Bezeichnung hat unstreitig viel Unpassendes, namentlich für die Körnerschicht,
und man ist leicht versucht, einzelne andere zu substituiren. Es erschien mir jedoch
geeigneter, lieber abzuwarten, bis man über die Sachen zu einer gewissen Uebereinstimmung gekommen ist, ehe man die alten indifferenten Namen mit anscheinend
charakteristischen vertauscht. Die Namen werden sich finden, und es ist eher zu
fürchten, dass wir zu viele, als dass wir zu wenige erhalten.

Retina des Barsches (Perca fluviatilis).

1. Stäbchenschicht.

Es sind in derselben dreierlei Elemente in ihrer gegenseitigen Lagerung zu
untersuchen : a) die eigentlichen Stäbchen bacilli, bâtonnets, rods); b) die Za -

---

*) Es sind nur wenige Formelemente (z. B. Blut, Sperma) in ähnlicher Weise durch die
ganze Wirbelthierreihe geeignet, ein mikroskopisches Charakteristicum für die einzelnen Thier-

pfen (coni, cônes, bulbus): c) die sogenannten Pigmentscheiden, welche von den Zellen an der Innenfläche der Chorioidea ausgehen und sich eine Strecke weit zwischen die beiden anderen Elemente hineinziehen.

Die einzelnen Stäbchen sind namentlich seit *Hannover's* Untersuchungen in ihrer wahren Beschaffenheit, wie sie in frischen Augen zu sehen sind, bekannt genug. Sie stellen glatte, geradlinige Cylinder dar, welche an einem Ende einfach quer abgesetzt oder abgerundet sind, am andern dagegen sich zuspitzen, um in einen feinen Faden überzugehen. Die Spitze mit dem Faden ist gewöhnlich durch eine Querlinie von dem übrigen Stäbchen geschieden, etwas blasser, und geneigt, sich aufzublähen. Eine kleine Partie der stärker lichtbrechenden Substanz ist häufig durch die Querlinie mit getrennt und bildet dann ein Klümpchen, welches sich von dem übrigen Theil der blassen Spitze mehr und mehr abgrenzt. In ganz frischem Zustand aber ist der Uebergang des dunkelrandigen Stäbchens in den blassen Faden ganz allmälig. Im Verlauf des Fadens finden sich manchmal kleine Anschwellungen, welche den Varicositäten sehr feiner, blasser Nerven ähnlich sind. Die Veränderungen, welche die Stäbchen selbst nach dem Tode, namentlich schnell durch Wasser erleiden, sind von *Hannover* u. A. ausführlich angegeben. Die mit Recht von mehreren Seiten hervorgehobene Neigung zu dem Auftreten querer Abtheilungen, das Aufblähen und Umrollen der Stäbchen hängt offenbar mit einer Decomposition der ursprünglich im Innern gleichmässig vertheilten Substanz zusammen, welche eine genauere Erforschung verdient, aber mit der sogenannten Gerinnung des Nervenmarks in ihrer Erscheinung eine gewisse Aehnlichkeit hat. Bisweilen sieht man über mehrere anscheinende quere Trennungen der Stäbchen oder über Einbiegungen des lichtern Inhalts eine feine, blasse, aber scharfe Contur hingehen, welche sich gerade so ausnimmt, wie diejenige, welche man fast immer zur Seite der Trennungslinie zwischen den Stäbchen und der Spitze mit dem Faden sieht. Hieraus kann man schliessen, dass die Stäbchen nicht durchweg aus homogener Substanz bestehen und sich mindestens sehr leicht eine peripherische, scheidenartige Schicht bildet, wenn man auch nicht mit absoluter Sicherheit die Präexistenz einer eigentlichen Membran damit begründen kann. Dass die Stäbchen, genau genommen, durch gegenseitigen Druck polygonal (hexagonal?) seien, wie *Hannover* angibt, ist eher zu erschliessen, als evident zu beobachten; es könnten jedoch die Lücken zwischen runden Stäbchen auch durch das zwischengelagerte Pigment ausgefüllt sein. Die Länge der in frischem Zustande isolirten Stäbchen bis zur Querlinie ist meist 0,04—0,05 Mm., die Länge der Spitze 0,002—0,004 Mm., die des Fadens wechselt. An erhärteten Präparaten erkennt man jedoch, dass die Dicke der ganzen Stäbchenschicht sammt dem Pigment 0,1—0,14 Mm., bei anderen Fischen auch 0.2 Mm. beträgt; die Länge der Stäbchen bleibt dann etwas unter diesen letzten Zahlen. Die Dicke der Stäbchen beträgt beim Barsch 0,0026 Mm., bei anderen Fischen mehr oder weniger.

Die Zapfen bestehen aus einem länglichen, dickern Körper und einer nach aussen gerichteten konischen Spitze, welche fast immer durch eine Querlinie getrennt angetroffen werden. Diese Querlinie, welche im Leben wahrscheinlich nirgends vorhanden ist, erscheint wie die analoge an der Spitze der Stäbchen je nach der Focalstellung dunkel oder hell, letzteres namentlich, wenn die Trennung etwas weiter vorgeschritten ist. Es scheint dann die Spitze auf den ersten Blick ganz abgelöst und erst durch Bewegung der Präparate überzeugt man sich von der Verbindung der beiden Stücke, wobei man häufig eine feine Linie zu beiden Seiten jener anscheinenden Spalte vom Zapfenkörper auf die Spitze sich hinziehen sieht, welche sich wie eine zarte Membran ausnimmt. Die konischen Spitzen zeigen sich gewöhnlich kürzer als die Körper der Zapfen, doch sind sie sehr häufig etwas abgebrochen und besonders

gruppen abzugeben, wie diess bei der Retina der Fall ist, und die letztere scheint alle anderen bisher genauer verfolgten Gewebe in dieser Beziehung zu übertreffen.

wohlerhaltene Spitzen erreichen nicht selten die Länge des Zapfenkörpers oder übertreffen sie etwas. In einigen wenigen Fällen sah ich auf einer gewöhnlichen Zapfenspitze noch eine blasse Verlängerung sitzen, etwa so lang als die Spitze selbst, nie aber vollständige, wahre Stäbchen. Die von *Hannover* in jedem Zapfen gesehenen zwei kleinen, runden, gelblichen Körner habe ich nicht bemerkt. Die Substanz, aus welcher die Spitzen bestehen, scheint der Stäbchensubstanz sehr ähnlich, wenn auch vielleicht nicht vollkommen identisch zu sein. Jene haben dieselbe Neigung, eine quere Streifung zu zeigen, welche bis zur anscheinenden Trennung des Inhalts geben kann, der Zapfenkörper aber zeigt sich, wie *Hannover* mit Recht hervorgehoben hat, durch eine andere Metamorphose als aus einer andern Substanz gebildet, obschon in ganz frischem Zustand das Ansehen ein fast gleichmässiges ist, glatt, glänzend, mit starker Lichtbrechung. Nach dem Tode dagegen, durch Wasser u. dergl., quillt der Zapfenkörper, bläht sich in die Quere, indem er seine nahezu cylindrische Form verliert *), und während der Inhalt exquisit körnig wird, hebt sich ein heller Hof ab, welcher nach einiger Zeit sich wie eine ringsum weit abstehende membranöse Hülle ausnimmt. Dabei krümmt sich der Inhalt unter dem Einfluss des eingedrungenen Wassers nicht selten in ähnlicher Weise halbmondförmig, wie ich diess früher von den Kernen der Lymphkörperchen beschrieben habe. Demungeachtet erheben sich auch hier gegen die Deutung des Hofes als eine den Zapfenkörper umgebende präformirte Membran einige Zweifel, welche erst durch weitere Untersuchung gehoben werden müssen. Einmal nämlich sieht man, wie erwähnt, anfangs eine ganz ähnliche Contur auch vom Zapfenkörper auf die Spitze hinübertreten und dann wäre zu eruiren, wie sich diese Membran am innern Ende des Zapfens verhält, wo, wie gezeigt werden soll, dieser continuirlich in andere Theile übergeht.

Die innere, der Spitze gegenüber liegende Seite des Zapfens stellt sich, wenn man diese in frischem Zustand isolirt, gewöhnlich einfach abgerundet dar, wie diess auch von *Treviranus*, *Hannover* u. A. beschrieben und abgebildet worden ist. Es erstreckt sich jedoch über diese in die Augen fallende Rundung ein Fortsatz weiter bis zu der Grenzlinie, welche überall zwischen Stäbchen- und Körner-Schicht wahrzunehmen ist. Derselbe bricht das Licht weniger stark als der Zapfenkörper, erscheint daher blasser, aber in ganz frischem Zustand ist der Uebergang des Zapfenkörpers in diesen Fortsatz ein ganz allmäliger, jene scharfe Rundung ist noch nicht zu bemerken. Sie geht aus einer ähnlichen Decomposition hervor, wie sie in der Spitze der Stäbchen bemerkt wurde. Die Länge dieses Zapfentheils von der markirten Rundung bis zu der erwähnten Grenzlinie der Körnerschicht ist bei verschiedenen Fischarten eine sehr abweichende, oft eine ganz geringe, oft eine ziemlich bedeutende (0,008—0,012 Mm.), wie beim Barsch. Auch sieht man die abgerundete Partie der Zapfen an demselben Präparat nicht immer alle in gleicher Höhe über jener Linie, sondern etwas in einander geschoben. Diess fand ich namentlich, wo die Zapfen an ihrem innern Theil viel dicker sind, als weiter aussen, wie beim Karpfen. Die Breite mag im Leben von der des Zapfenkörpers kaum verschieden sein, an erhärteten Präparaten findet man sie häufig etwas geringer, wie diess auch in Fig. 1 der Fall ist.

Vermittelst des beschriebenen Fortsatzes geht jeder Zapfen in eines der Elemente der Körnerschicht über. Die Grenze der Stäbchen- und Körnerschicht ist schon in frischem Zustand ziemlich deutlich, an erhärteten Präparaten bildet sie eine markirte Linie, welche sich auch an isolirten Zapfen durch einen kleinen Vorsprung oder eine Unebenheit am Rande zu erkennen giebt, die wahrscheinlich damit zusammenhängt, dass dort die Berührung der neben einander gelegenen Theile eine innigere ist. An dieser Linie nun geht jeder Zapfen in einen birnförmigen Körper über, welcher einen oft exquisit deutlichen Zellenkern, auch mit

---

*) Bei manchen Fischen ist er auch in frischem Zustand viel weniger gestreckt, als beim Barsch.

Kernkörperchen enthält, und nach einwärts in einen starken Faden ausläuft, der die Körnerschicht durchsetzt. Auch die Form dieses kernhaltigen Körpers, welcher einstweilen Zapfenkorn heissen mag, ist je nach der Thiergattung verschieden, bald kurz, bald gestreckt, wonach auch die Entfernung des Kerns vom Zapfen wechselt und der Uebergang in den Faden rasch oder allmälig geschieht. Von der beschriebenen Fortsetzung des Zapfens in das Korn mit dem Faden überzeugt man sich am leichtesten an erhärteten Augen, doch gelingt es auch, die betreffenden Elemente frisch in wohlerhaltenem Zusammenhang isolirt zu sehen. Es ist um so mehr zu verwundern, dass *Hannover* u. A. diese Fortsetzung des Zapfens ganz übersehen haben, als sie, wie ich später gefunden habe, schon von *Gottsche* angegeben war, s. *Müller's* Archiv, 1839, S. 367.

Pacini, dessen Schrift über die Retina bei Manchen die Beachtung und Anerkennung nicht fand, welcher sie so sehr würdig war, hat bereits bemerkt, dass Körperchen am innern Ende der Zapfen und Stäbchen eine Verbindung mit den inneren Schichten herstellen, wenn auch deren Form und Anordnung nicht richtig erkannt war. Die Zapfen sind theils einfach, wie sie oben beschrieben wurden, theils je zwei zu Zwillingen vereinigt. Es sind dann die Körper derselben so verschmolzen, dass man im ganz frischen Zustand nur von den Spitzen her, welche immer vollkommen getrennt sind, eine schwache Längslinie als Andeutung der Trennung erkennt. Später scheiden sich auch die Zapfenkörper mehr, so dass an Präparaten, welche im Wasser gebläht sind, jeder eine eigene körnige Masse mit hellem Hof bildet (s. Fig. 3 *g*). Die einander zugekehrten Seiten der beiden Zapfen sind abgeplattet, wie man bei Betrachtung der aufrechtstehenden Zapfen von aussen oder innen her erkennt. An den Zwillingen ist, wie die Spitze, so auch das Zapfenkorn stets doppelt vorhanden und die beiden Fäden verlaufen getrennt. Was *Hannover* als Zwillinge mit rundem Horizontalschnitt im Gegensatz zu denen mit ovalem Horizontalschnitt beschreibt, sind die oben als einfach bezeichneten Zapfen. Sie tragen nicht zwei, sondern nur eine Spitze. Beim Barsch sind die Zwillinge an Zahl überwiegend, indem die Anordnung so ist, dass jeder einfache Zapfen von seinen Nachbarn durch Zwillinge getrennt ist, die Stäbchen ungerechnet. Bei manchen Fischen kommen bloss einfache Zapfen vor.

Während es bei den Zapfen unbestritten ist, dass die Spitzen nach aussen gegen die Chorioidea gerichtet sind, kann diess von der Anordnung der Stäbchen nicht gelten. Es war seit *Hannover* allgemein angenommen, dass das stumpfe Ende der Stäbchen nach innen gekehrt sei, die Spitze mit dem Faden aber sollte in den Pigmentscheiden nach aussen stecken. Ich habe im Gegentheil behauptet, dass die Spitzen und Fäden nach einwärts gerichtet sind, so wie dass die Stäbchen selbst, nicht ihre Fäden, im Pigment stecken, und glaube der allgemeinen Annahme nicht ohne bestimmte Ueberzeugung entgegengetreten zu sein. An gehärteten Präparaten, wo die Elemente in ihrer natürlichen Lage und ihrem Zusammenhang festgehalten sind, sieht man die Stäbchen zwischen den inneren Theilen der Zapfen in feine Fädchen übergehen, welche den von den Autoren beschriebenen vollkommen ähnlich sind, aber weiterhin mit den Elementen der äussern Körnerschicht in Zusammenhang stehen. Stäbchen, welche hin- und herflottiren, während sie mit den Fäden an der Körnerschicht festsitzen, kann man auch an frischen Präparaten öfters sehen. Dagegen konnte ich nie nach aussen gekehrte Fäden auffinden. Man sieht an manchen Stellen, wo wenig Pigmentmolecüle liegen, auf das Bestimmteste die Stäbchen selbst bis an die Chorioidealzellen sich hinerstrecken, von denen die sogenannten Pigmentscheiden ausgehen. Es ist dazu namentlich das vordere Ende der Retina bei Fischen mit grösseren Stäbchen, z. B. Hechten, zu empfehlen. Auch sonst sieht man gelegentlich aus den äusseren Theilen der Pigmentscheiden, wo sie von den Chorioidealzellen abgerissen sind, die Stäbchen etwas hervorragen, oder wenn an gehärteten Präparaten einige Stäbchen sammt der zugehörigen Pigmentzelle isolirt sind, so treten durch verdünntes Kali oder Natron die quellenden Stäbchen vollkommen kenntlich allmälig heraus. Ich muss desswegen nicht nur dabei bleiben, dass Fäden an der innern Seite der Stäbchen sitzen, sondern auch, trotz der neuerdings wiederholten Versicherung *Hannover's* 'Zeitschr. f. wiss. Zool., Bd. V. S. 10, dass sämmtliche von ihm beschriebenen und abgebildeten Spitzen und Fäden der Stäbchen nach aussen gekehrt seien, behaupten, dass jene Fäden dieselben sind, welche bisher nach aussen verlegt worden waren", Um einer Missdeutung vorzubeugen, will ich bemerken, dass ich es für möglich halte, dass das äusserste im Pigment verborgene Ende des Stäbchens etwas zugerundet oder zugespitzt sei, denn wenn man dasselbe scharf quer abgestutzt sieht, ist ebenso die Möglichkeit gegeben, dass ein kurzes Stückchen abgebrochen ist, als man im andern Fall eine secundäre Veränderung annehmen könnte. Allein eine solche geringe Zuschärfung wäre jedenfalls mit den beschriebenen Fäden durchaus nicht zu verwechseln.

Aus dem Gesagten geht auch hervor, dass, wenn *Hannover* bei seiner Präparationsweise der Retina das Pigment von der äussern Seite derselben entfernt, er die Stäbchen selbst in dem grössten Theil ihrer Länge weggenommen und nur die zwischen den Zapfen steckende innere Partie derselben übrig gelassen hat. Dadurch kommt es auch, dass *Hannover* angibt, die Zapfen seien fast so lang als die Stäbchen mit ihren Fäden, während sie doch von denselben wenigstens beim Barsch und namhestehenden Knochenfischen, bedeutend an Länge übertroffen werden. *Hannover* gibt selbst, wie *Henle* schon früher, an, einzelne längere Stäbchen bemerkt zu haben und meint, letztere seien vielleicht von der vordern Partie der Retina. Aber an längeren Schnitten, welche auf dem vordern Rand der Retina senkrecht stehen, erkennt man sehr deutlich, dass wie andere Schichten, z. B. die Nervenschichte so auch die Stäbchenschichte nach vorn zu niedriger, somit die Stäbchen kürzer werden. Es waren also jene längeren Stäbchen wohl nur solche, die dem gewöhnlichen Schicksal der Abkürzung entgangen waren.

Die Lage des Punktes, wo die Stäbchen in die Fäden übergehen, ist schwer ganz genau festzustellen. An einigen gut conservirten Präparaten lag derselbe nicht bei allen Stäbchen in gleicher Höhe, sondern nur ungefähr im Niveau der Rundung, welche sich am innern Theil des Zapfenkörpers findet, oder mehr einwärts gegen die Grenzlinie zwischen Stäbchen- und Körnerschicht. In solchen Fällen reichen also die Stäbchen selbst noch zwischen die Zapfen hinein und die Uebergangsstelle derselben in den Faden entspricht dem blassern Anhang des Zapfens. Die Fäden gehören dann nur einem kleinen Antheil der Stäbchenschicht an, erstrecken sich in die nächste, die Körnerschicht, mit deren Elementen sie in Verbindung stehen, und da diese in verschiedener Höhe liegen, muss auch die Länge der Fäden eine verschiedene sein, wie man diess wirklich an Stäbchen sieht, welche mit ihren Körnern in Zusammenhang isolirt sind. Ich kann nicht behaupten, dass diess überall bei Knochenfischen constant sei, indem ich früher einige Male gesehen zu haben glaube, dass zwischen den Körpern der Zapfen bereits der fadige Theil der Stäbchen liege, dieser also etwas weiter nach aussen beginne. Ob auch bei Fischen, wie bei Säugethieren, es vorkommt, dass manche Stäbchen direct, ohne Faden, in eines der Körner übergehen, kann ich nicht mit Bestimmtheit sagen. *Pacini* gibt zwar an, dass bei allen Wirbelthierclassen am innern Ende der Stäbchen wie der Zapfen ein rundliches Körperchen sitze, welches zwischen Nervenkernen (Körnern) und Ganglienzellen in der Mitte stehe, aber er macht daraus ein eigenes Ergänzungsstratum der Körnerschicht, hat somit den Zusammenhang der Körner selbst mit den Stäbchen übersehen.

---

*) Auch in diesem Punkt war schon vor *Hannover* eine richtigere Erkenntniss angebahnt, indem *Henle* (*Müller's* Archiv, 1839, S. 171) angegeben hatte, dass Spitzen und Faden an dem Ende der Stäbchen vorkommen, welches in der Substanz der Retina steckt. Freilich hielt *Henle* damals noch die Stäbchen für die innere Schicht der Retina, welche Ansicht besonders durch *Bidder* widerlegt wurde, dem sich dann *Hannover* und alle Uebrigen anschlossen.

Auch das Körperchen, welches innen an dem Zapfen sitzt, ist sehr unvollkommen dargestellt, und wenn er abbildet und beschreibt, wie die beiden Zapfen eines Zwillings an dem angeblich äussern Ende verschmelzen, während an dem innern zwei Kügelchen sitzen (Fig. 10 C), so scheint es, dass letztere nichts Anderes sind, als die metamorphosirten Zapfenspitzen, somit die in der That nach aussen gerichteten Enden *).

Das Verhältniss der Zapfen und Stäbchen auf dem Grundriss hat *Hannover* besonders studirt und hierzu ist die von ihm angegebene Präparation der Retina sehr geeignet, indem sie das Niveau, wo innere Partien der Stäbchen und Zapfen zwischen einander stecken, blosgelegt zur Anschauung bringt. Die sehr schönen und instructiven Abbildungen *Hannover's* von diesen auch in der Natur sehr zierlichen Objekten sind indess, was die äusserste Regelmässigkeit betrifft, wohl als schematisch zu nehmen, indem, wie er selbst angibt, die Zahl der um einen Zapfen gestellten Stäbchen bei demselben Thier variirt. Dass die runden Zapfen nicht mit zwei Spitzen versehen sind, wurde schon bemerkt.

Die sogenannten P i g m e n t s c h e i d e n bestehen nicht aus eigenen Elementen, sondern es sind Stäbchen und Zapfen, wie bei anderen Thieren in niedrige Grübchen der Chorioidealzellen, so hier sehr tief in die letzteren eingesenkt, oder, wenn man lieber will, die Chorioidealzellen senden hier sehr lange pigmentirte Fortsätze zwischen die Elemente der Stäbchenschicht. Sie erstrecken sich in der Regel bis in die Gegend der Querlinie zwischen Spitze und Körper der Zapfen, so dass erstere noch eingehüllt ist, letztere aber nicht mehr. In frischem Zustand sieht man das Pigment an den Zapfen sehr häufig noch haftend, an den Stäbchen dagegen nicht leicht, indem diese sich meist herausziehen. Die Substanz der Pigmentzellen mit ihren Fortsätzen ist, abgesehen von den Pigmentmoleculen, bei vielen Fischen eine sehr weiche und zerstörliche, so dass man durch Präparation in frischem Zustand eine Menge der verschiedensten Formen erhält, aber über die ursprüngliche Beschaffenheit wenig Urtheil hat. Dabei bilden sich schnell eine Menge Tropfen, welche die Pigmentmolecüle enthalten und von *Hannover* als eine ölige Substanz angesprochen werden, welche die membranösen Scheiden innen auskleide. *Bruch* hat diese Tropfen, wie mir scheint, richtiger als eine eiweissartige Substanz bezeichnet, und ich halte sie einfach für die weiche Masse, welche Träger der Pigmentmolecüle zwischen Stäbchen und Zapfen ist. Sie gehört ohne Zweifel grösstentheils den Pigmentzellen an, wie man denn auch bei Säugethieren aus diesen leicht Tropfen austreten sieht, welche nur weniger lichtbrechend sind. Vielleicht ist diese Masse auch theilweise analog der glashellen Zwischensubstanz, welche man bei Säugethieren und Menschen in ganz frischem Zustand von ziemlich cohärenter Beschaffenheit in der Stäbchenschicht findet. Bei anderen Fischen bilden die Pigmentfortsätze festere, spiessige Massen, welche ihre Form länger erhalten. *Hannover* bezeichnet, wie erwähnt, die Pigmentscheiden als membranös und glaubt, dass sie farblos den ganzen Zapfen umgeben, so dass dieser in einer Kapsel stecke. Mir scheinen Theile, welche man als membranös bezeichnen dürfte, nicht vorhanden zu sein, ausser etwa die früher erwähnte anscheinende Hülle des Zapfens. Diese gehört aber, wie aus dem oben Gesagten hervorgeht, sicherlich dem Zapfen selbst und nicht den Pigmentzellen an. Dass jedenfalls nicht eine von letzteren ausgehende membranöse Scheide den ganzen Zapfen wie eine Kapsel umhüllen kann, geht daraus hervor, dass der Zapfen nicht, wie *Hannover* annahm, nach innen abgerundet endet, sondern sich in andere Theile fortsetzt. An erhärteten Präparaten sieht man von der Fläche, wie am frischen, die bekannte polygonale Form der Pigmentzellen. An senkrechten Schnitten zeigt

---

*) *Vintschgau* (a. a. O., S. 961) beschreibt auffallender Weise die Stäbchen geradezu als innen auf den Zapfen sitzend, hat somit die Anordnung der Stäbchenschicht und die Art ihres Zusammenhangs mit den Körnern gänzlich misskannt.

sich die äussere, weniger oder nicht pigmentirte Partie jeder Zelle als ein hellerer Saum. Der Kern ist meist deutlich da gelagert, wo die Pigmentmolecüle zahlreicher werden, in geringerer oder grösserer Entfernung von der äussern Seite der Zellen. In letzterem Fall hat diese auch, abgesehen von den Fortsätzen, eine mehr cylindrische (resp. prismatische) Form. An der innern Seite der Zellen erstrecken sich die Pigmentmolecüle, durch eine amorphe Substanz zusammengehalten zwischen die Stäbchenschicht hinein. Von einer öligen Substanz ist hier nichts zu sehen. Nicht selten gelingt es, einzelne Zellen sammt den deutlich zwischen den Pigmentfortsätzen steckenden zugehörigen Stäbchen zu isoliren, und man hat dann Cylinder von 0,006— 0,012 Dicke vor sich, welche bisweilen eine Länge von 0,1—0,2 Mm. erreichen. In Augen, deren Herkunft ich nicht mehr bestimmen konnte, wahrscheinlich von Leuciscus, fand ich einmal die äussere Seite vieler Zellen statt, wie gewöhnlich, quer abgestutzt, in eine konische Spitze von 0,04 Mm. ausgezogen, welche nur sparsame Pigmentkörnchen enthielt. Eine Verwechslung solcher Fortsätze mit angeblichen nach aussen gerichteten Spitzen der Stäbchen selbst, wie sie *Hannover* beschrieben hat, ist nicht wohl möglich.

Bei manchen Fischen sind die Körnchen, welche in den Chorioidealzellen enthalten sind, keine dunkelen Pigmentmolecüle, sondern erscheinen bei auffallendem Licht weisslich oder gelbröthlich. Es zeigt sich auch hier die Verwandtschaft zwischen eigentlichen Pigmentmolecülen und anderen das auffallende Licht in mannigfacher Weise reflectirenden Körperchen, welche sich auch sonst durch analoges Vorkommen beider bei Fischen, Cephalopoden u. s. w. ausspricht. *Hannover* bezeichnet solche Fische wohl nicht passend als Albino's, indem es sich nicht um eine Eigenthümlichkeit einzelner Individuen, sondern bestimmter Arten handelt. Eher kann dieser Zustand in gewisser Beziehung mit der manchen Thieren zukommenden Tapete verglichen werden, nur dass bei dieser eine eigenthümliche Licht reflectirende Masse hinter den farblosen Chorioidealzellen angebracht ist, während sie hier in diesen selbst liegt. Der optische Effect muss wohl auch hier eine Verstärkung des Lichts sein, das weniger absorbirt wird, als diess durch ächtes Pigment geschieht. Diese Beschaffenheit der Molecüle findet sich öfters bloss an der obern Hälfte des Bulbus, und man könnte damit vielleicht in Verbindung bringen, dass den Fischen vom Boden der Gewässer wohl nur schwächeres Licht zukommt. In manchen Zellen ist der äusserste Theil mit ächtem Pigment gefüllt, während zwischen den Stäbchen farblose reflectirende) Molecüle liegen. Weiter aussen, der Chorioidea angehörig, liegen z. B beim Kaulbarsch sehr grosse, mit dunklem Pigment besetzten Platten.

2. Körnerschicht.

Diese Schicht zerfällt bei Fischen evidenter als bei den meisten anderen Thieren in drei Unterabtheilungen.

a) Die äussere Körnerschicht besteht aus zweierlei Elementartheilen, von denen die einen, welche mit den Zapfen zusammenhängen, als Zapfenkörner, die anderen, welche mit den Stäbchen verbunden sind, als Stäbchenkörner bezeichnet werden mögen. Die letzteren sind ziemlich klein, nach der Dickendimension der Retina etwas verlängert (0,005 auf 0,004 Mm.) und haben die Bedeutung kleiner Zellen, in denen der Kern fast so gross ist als die Zelle, so dass man ihn oft nur schwierig unterscheidet. Besonders wenn die Stäbchenkörner isolirt sind, sieht man die Zellencontur nach zwei Seiten in feine Fädchen übergehen, von welchen das eine auf die oben beschriebene Weise die Verbindung nach aussen hin mit einem Stäbchen herstellt, das andere aber nach innen zu gerichtet ist. Diese Stäbchenkörner liegen in mehrfachen Reihen über einander, indem Fädchen und Zellchen zwischen einander geschoben sind. Das zweite Element, die Zapfenkörner, wurde oben bereits erwähnt Sie bestehen aus einem kernhaltigen Körperchen von ovaler, birn- oder lancettförmiger Gestalt, welches nach aussen in den Zapfen, nach innen rasch oder allmälig in einen Faden übergeht. Der letztere tritt zwischen den Stäbchenkörnern hindurch und geht an der innern Grenze der Schicht in eine kleine Anschwellung über, welche meist sich als ein rundlichdreieckiges Knötchen darstellt. An wohlgelungenen Schnitten zeigen sich an der äusseren Grenze der Schicht, gegen die Stäbchen hin, die kernhaltigen Partien, an der innern Grenze aber die genannten Knötchen in einer regelmässigen Reihe, welche sich meist durch ein etwas helleres Ansehen von der Umgebung auszeichnet. Jene Knötchen, welche häufig in inniger Berührung unter einander stehen, sind an ihrer innern Seite fast immer abgerissen, und obschon sie sicher mit weiter einwärts gelegenen Theilen in Verbindung stehen, ist die Art derselben äusserst schwierig genau anzugeben. Die Dicke der äussern Körnerschicht beträgt 0,04—0,06 Mm.

b) Die Zwischenkörnerschicht ist bei allen Fischen, welche ich bis jetzt untersucht habe, durch eigenthümliche Zellen sehr ausgezeichnet, welche ich bereits in meiner ersten Mittheilung hervorgehoben habe. Dieselben sind meist von ansehnlicher Grösse, mehr oder weniger platt, mit zahlreichen Fortsätzen versehen. Eine solche Zelle vom Barsch ist Fig. 12 abgebildet.

Viel schönere Präparate erhielt ich vom Kaulbarsch (Acerina cernua). Hier sind zwei Schichten zu unterscheiden, welche in der Form der Zellen von einander abweichen (Fig. 9—11). Eine Schicht zeigt Zellen von 0,05—0,1 Mm. Durchmesser mit kurzen, aber breiten Fortsätzen nach verschiedenen Seiten, durch welche sie mit den benachbarten in Verbindung stehen. An den kurzen Brücken, welche dadurch entstehen, ist manchmal eine Andeutung der Stelle bemerkbar, wo die beiden Zellen zusammenstossen, andere Male aber nicht. Mitunter (im Hintergrund des Auges) sind diese Brücken so breit, kurz und zahlreich, dass die Lücken, welche in diesem Netz von Zellen bleiben, viel weniger Raum einnehmen als diese selbst.· Weiter gegen die Peripherie der Retina werden die Verbindungsäste länger und die Lücken grösser. Die Zellen enthalten in der Regel einen schönen, bläschenartigen Kern und einen hellen Inhalt, welcher durch Erhärtung granulös wird. — Die Zellen der zweiten Schicht sind dadurch ausgezeichnet, dass ihr Rand sehr tief eingeschnitten ist, indem sie mehrere dünnere, längere Fortsätze aussenden, welche sich ein oder mehrere Male theilen, wobei sie an den Theilungsstellen gewöhnlich etwas anschwellen. Diese Fortsätze gehen nun ebenfalls sehr häufig in die benachbarten Fortsätze anderer Zellen über, so dass ein weitmaschiges Netz entsteht. Dabei ist die Form der Zellen und ihrer Fortsätze im Einzelnen eine sehr wechselnde; gegen das vordere Ende der Netzhaut nehmen die Fortsätze an Länge und Ausbildung so zu, dass ein mittlerer Körper der Zelle kaum mehr vorhanden ist (Fig. 11). Doch ist der Zellenkern fast immer vollkommen deutlich. Die Fortsätze erstrecken sich manchmal bis 0.2 Mm. vom Mittelpunkt der Zelle.

Es lässt sich leicht nachweisen, dass diese Zellen in früherer und späterer Zeit mit den Ganglienzellen, welche den Nervenfasern zunächst liegen, zusammengeworfen und verwechselt worden sind. Es ist aber ebenso zuverlässig, dass sie, von letzteren durch die granulöse Schicht und die inneren Körner getrennt der Zwischenkörnerschicht angehören. Man überzeugt sich davon einmal durch Präparation mit der Lupe. Es spaltet sich nämlich am erhärteten Präparaten sehr leicht und öfter, als man wünschen möchte, gerade an der Zwischenkörnerschicht die Retina in eine innere und eine äussere Platte, wobei die Zellen bald dieser, bald jener folgen, und es gelingt dann in günstigen Fällen, mit Nadeln membranöse Plättchen von ziemlicher Ausdehnung abzulösen, welche lediglich aus jenen Zellen bestehen. Man erkennt dann bei Betrachtung solcher Präparate von der Fläche leicht, dass die zwei Formen von Zellen als zwei Schichten über einander liegen, und zwar, dass die tief gespaltenen die innere, die anderen die äussere Lage bilden (s. Fig. 9). Manchmal glaubte ich früher auch mehr als zwei Lagen von Zellen zu unterscheiden, so namentlich noch eine Schicht kleiner, sehr platter, ebenfalls sternförmiger und anastomosirender Zellen, doch kann ich diess jetzt nicht mit Bestimmtheit behaupten. Ausserdem lässt auch die Betrachtung senkrechter Schnitte keinen Zweifel über die wahre Lage dieser Zellen. Auf den ersten Blick zwar erkennt man hier wenig von denselben, denn da sie mit ihren Flächen der Oberfläche der Retina parallel liegen, zeigen sie sich nur im Profil. Man unterscheidet indessen, wenn man die Zellen einmal kennt, die äussere Schicht als eine körnige Masse und die hellen Kerne darin, welche sich längsoval ausnehmen, fallen oft sehr deutlich in's Auge. Die innere, langästige Schicht erscheint im Profil mehr streifig. Wenn man dann durch Druck auf solche Schnitte einen Theil der Zellen zum Umlegen bringt, so dass man sie mehr oder weniger von der Fläche sieht, so kann man sie in loco nicht mehr verkennen. Die Dicke der Schicht beträgt meist 0,02—0,03 Mm.

Das Verhältniss der Zellen zu benachbarten Elementen ist schwer genau festzustellen. Dass senkrecht faserige Theile durch die Lücken des Zellennetzes aus der innern Körnerschicht in die äussere treten, ist sicher; manchmal scheint es auch, als ob die Zellen selbst mit anderen Elementen in Zusammenhang stünden, doch halte ich diesen nur für scheinbar, da ich ihn nie zu völliger Evidenz bringen konnte *).

Bei manchen anderen Knochenfischen sind die Zellen weniger platt und bilden dann im Profil eine merklich dickere Schicht, als es bei Perca und Acerina der Fall ist. Bei einigen Fischen (z. B. Cyprinus barbus, Leuciscus) findet sich an analoger Stelle ein dichtes Netz von streifigen, ramificirten Strängen, 0,002—0,006 Mm. breit, welche ähnliche Lücken lassen, wie jene Zellen, an denen aber eine Zusammensetzung aus Zellen kaum zu erkennen ist, obschon einzelne dickere Stellen des Zellenkörpern zu entsprechen scheinen. Bisweilen fand ich ein solches Netz von Strängen neben deutlichen Zellen. Bei Rochen und Haien sind deu oben beschriebenen ähnliche, zum Theil colossale Zellen sehr deutlich. Leydig (Fische und Reptilien, S. 9 gibt neuerdings die Abbildung und Beschreibung von Zellen aus der Retina des Störs, von denen mir im höchsten Grade wahrscheinlich ist, dass sie mit den von mir bei Knochenfischen und Plagiostomen beschriebenen Zellen identisch sind? ebenfalls der Zwischenkörnerschicht, nicht aber der Schicht der Ganglienzellen angehören. Wenn demnach das Vorkommen solcher Zellen in der angegebenen Schicht bei Fischen allgemein zu sein scheint **), so ist es auffallend, dass evident ähnliche Zellen mir bis

---

*) Auch Vintschgau (a. a. O. S. 965) meldet nichts von einem Zusammenhang dieser Zellen mit anderen Elementen. Uebrigens bestätigt er im Allgemeinen die von mir angegebene Lage der Zellen. Im Einzelnen ist es mir jedoch nicht leicht, seine Angaben mit den meinigen in Einklang zu setzen. Wenn er sagt, dass ich in meiner ersten Mittheilung die beiden Schichten von Zellen neben einander verlegte, dann in der zweiten Notis zwischen die beiden Körnerschichten, und wenn er dann seine eigenen Beobachtungen mit der letztern Angabe im Einklang glaubt, während er doch in der Abbildung Fig. XI r u. g als die beiden Zellenreihen bezeichnet, also die eine Reihe diesseits, die andere jenseits der noch zu beschreibenden anderen Zellen (innere Körner mit Anschwellungen der Radialfasern) verlegt, so kann ich diess nicht gelten lassen. Ich habe von Anfang beide Zellenreihen als benachbart und als nach innen von der aussern Körnerschicht liegend angesehen; nur habe ich in der ersten Notis bloss die Anschwellungen der Radialfasern als nach innen von den Zellen gelegen erwähnt, während ich in der zweiten die Lage der Zellen zwischen den beiden Körnerschichten deutlicher bezeichnete. Ausserdem beschreibt Vintschgau eine andere Art von grossen Zellen, welche aber mit der von mir beschriebenen ersten, aussern Lage offenbar identisch sind. Endlich führt er noch kleine, drei-viereckige Zellen mit Fortsätzen und die Anschwellung der Radialfasern an, ohne jedoch den einzeln beschriebenen Zellen eine bestimmte Lagerung zuzuweisen. Nach den Abbildungen zu schliessen, hatte Vintschgau überhaupt keine günstigen Präparate von dieser Schicht, und ich möchte vermuthen, dass die zuletzt beschriebenen kleinen Zellen die sind, welche ich als innere Körner bezeichne, dass ferner die vorher genannten den von mir in der Zwischenkörnerschicht zuerst beschriebenen Zellen entsprechen, während die mit langen Fortsätzen von Vintschgau bei den von ihm untersuchten Fischen nicht zu sehen waren; endlich die Schicht r in Fig. XI möchte vielleicht das sein, was ich als Anschwellungen am innern Ende der Zapfenfäden bezeichnet habe.

**) Auch bei Petromyzon habe ich sie neuerlich gefunden.

jetzt ausserdem nur bei Schildkröten vorgekommen sind, wo sie ebenfalls mit vielen und langen Fortsätzen versehen sind, deren Anastomosen ich übrigens dort noch nicht gesehen habe.   Die Deutung der fraglichen Zellen, welche zu den ausgezeichnetsten gehören, die man überhaupt findet, ist eine schwierige Aufgabe. Obgleich Formen vorkommen, welche Jeder beim ersten Anblick für multipolare Ganglienzellen zu halten geneigt sein würde, so scheint mir doch die platte, fast faserig verlängerte Gestalt vieler Zellen, der Mangel eines granulösen Inhalts in nicht erhärtetem Zustand und der Mangel anatomischer Anhaltspunkte für einen Zusammenhang mit nervösen Elementen vorläufig ziemlich entschieden dagegen zu sprechen. Chemische Reactionen haben mir nichts ganz Entscheidendes geliefert, und ich will nur erwähnen, dass nach 1 — 2tägiger Maceration in Wasser die Zellen sehr blass, aber noch deutlich zu isoliren waren. Durch längeres Kochen dagegen konnten die Zellen wenigstens nicht deutlich gemacht werden, und an Schnitten gekochter Präparate, an welchen die Schichten im Allgemeinen, namentlich auch Ganglienzellen und Zapfen noch ganz gut zu erkennen waren, konnte ich bloss die Kerne der Zellen in der Zwischenkörnerschicht unterscheiden. Auch diess spricht nicht für ganglióse Natur.

c) Die innere Körnerschicht besteht zum grössten Theil aus Zellchen, welche von denen der äussern Körnerschicht durch eine etwas bedeutendere Grösse verschieden sind, so dass man den Kern leichter von der Zellenwand unterscheiden kann. Ausserdem sind sie nicht so in senkrechter Richtung verlängert, sondern mehr von rundlich-polygonaler Form und scheinen zum Theil mit mehreren Fortsätzen versehen. Namentlich die am weitesten nach innen, gegen die folgende Schicht, gelegenen schienen mir den grösseren Zellen ähnlicher zu sein, wie sie in der gewöhnlich als solche bezeichneten Ganglienkugelschicht liegen. Nebst diesen Zellchen finden sich senkrecht gestellte spindelförmige Körper vor, welche mit den Radialfasern zusammenhängen und nachher bei diesen beschrieben werden. Die Dicke der Schicht ist etwa 0,04 Mm.

3. Die granulöse Schicht.

Zwischen Körnern und Ganglienkugeln liegt constant eine Schicht, welche der feinkörnigen Masse, wie sie in den Centralorganen vorkommt, besonders in der Rinde des Gehirns bei höheren Thieren, sehr ähnlich ist. Sie erscheint frisch sehr blass granulirt, an erhärteten Präparaten wird die Granulation dunkler. In diese granulöse Masse sind zweierlei faserige Theile eingebettet, die Fortsätze der grösseren Ganglienzellen und die Radialfasern, welche beide die Schicht in vorwiegend senkrechter Anordnung durchlaufen. Ausserdem sieht man hie und da einen Kern oder eine Zelle, aber ziemlich unbestimmter Art, und vielleicht gehören sie immer eigentlich den benachbarten Schichten an. Jedenfalls sieht man in sehr vielen Präparaten nichts davon. Eine horizontale Streifung, welche nur hie und da vorkam, kann ich nicht auf bestimmte Elemente zurückführen. Die Schicht ist bei verschiedenen Fischen von wechselnder, manchmal bedeutender Mächtigkeit, bis gegen 0,1 Mm.

4. Schicht der Ganglienkugeln oder Nervenzellen.

Die Zellen dieser Schicht sind wegen ihrer unverkennbaren Aehnlichkeit mit anderen gangliösen Zellen seit längerer Zeit als solche bekannt. Sie enthalten einen meist grossen, bläschenförmigen, mit Kernkörperchen versehenen Kern, und ausserdem einen Zelleninhalt, der ganz frisch fast homogen, später deutlich granulirt ist. An Grösse und noch mehr an Gestalt sind die Zellen sehr verschieden. Manche sind rundlich-polygonal oder in mehrere Spitzen ausgezogen, andere keulenförmig, wieder andere spindelförmig s. Fig. 5. Besonders bemerkenswerth sind Fortsätze.

welche man am leichtesten sieht, wenn man die Zellen von Netzhäuten durch Zerreissen isolirt, welche mit verdünnten Lösungen von erhärtenden Substanzen behandelt wurden. Diese Fortsätze kommen zu 2—4, auch wohl mehr, an einer Zelle vor, und an manchen derselben findet man, wie ich bereits in meiner ersten Mittheilung angegeben habe, alle Charaktere, durch welche Nervenfasern überhaupt hier in der Retina nachgewiesen werden können, wo die Verfolgung in eine dunkelrandige Opticusfaser kaum zu fordern ist. Die Fortsätze sind nämlich zum Theil von bedeutender Länge, unzweifelhaft varicös und überhaupt ganz von dem Ansehen, wie die Opticusfasern derselben Retina. Dazu verlieren sie sich in die Nervenfaserschicht, und wenn man letztere von der Innenfläche der Retina mit der Pincette abzieht, folgt leicht ein Theil der Zellen mit. Man darf also nicht wohl zweifeln, dass die Zellen durch die genannten Fortsätze mit den Opticusfasern in Verbindung stehen. Andere Fortsätze dagegen sind nach aussen gerichtet und dringen in die granulöse Schicht ein. Man bemerkt auch nicht selten an den Fortsätzen derselben Zelle gewisse Unterschiede, indem manche varicös sind, andere nicht; manche auf eine längere Strecke einfach, andere ramificirt.

Die Zellen liegen im Hintergrund des Auges dichter und zahlreicher als gegen die Peripherie, eine Stelle jedoch, wo sie in vielfachen Reihen hinter einander lägen, wie ich diess in der Gegend des gelben Fleckes beim Menschen gefunden habe, ist mir bei Fischen bis jetzt nicht bekannt.

5. Schicht der Sehnerven-Fasern.

Die Ausstrahlung der Sehnerven geschieht von der Eintrittsstelle aus in radialer Richtung, wobei, wie schon *Hannover* bemerkt hat, die Fasern auch längs der Retinaspalte parallel verlaufen. Man erkennt auf senkrechten Schnitten leicht, dass die Schicht im Hintergrund des Auges dicker ist als gegen die Peripherie, und zwar in einem solchen Grade, dass man eine Abnahme der Nervenmasse nach vorn zu annehmen muss, was ohne Zweifel mit dem oben erwähnten Uebergang der Fasern in Zellen in ursächlichem Zusammenhang steht. Die Fasern sind fast durchgehend blass, zum grössten Theile fein und viele von der äussersten Feinheit, so dass sie eben noch wahrnehmbar sind. Es kommen aber auch überall bedeutend breitere vor, manchmal bis zu 0,005 Mm. (z. B. bei Haien). Fast durchaus sind die Fasern, trotz ihrer Blässe, zu Varicosität in hohem Grade geneigt, und wenn schon diess im Zusammenhalt mit anderen blassen, nicht varicösen Nerven, wie im elektrischen Organ der Rochen, anzuzeigen scheint, dass hier ein zäher Inhalt in einer zarten Scheide vorhanden sei, so lässt das Ansehen mancher unter den breiteren auch hie und da dunkleren Fasern kaum einen Zweifel, dass eine Art von Mark, nur weniger lichtbrechend (fettarmer?) darin ist. An Chromsäurepräparaten habe ich auch einige Mal bemerkt, dass an solchen stärkeren Fasern sich von einem mittlern Faden (Axencylinder) eine peripherische Substanz stellenweise losbröckelte. Ein Theil der Fasern innerhalb des Bulbus lässt also noch eine Structur, wie sie sonst vorkommt, erkennen, die grosse Masse der Fasern aber, und namentlich die ganz feinen, erscheinen trotz ihrer Varicosität bei den gewöhnlichen Hülfsmitteln ganz einfach. Ob man sie darum bloss als nackte, varicöse Achsencylinder betrachten soll oder annehmen, dass die Feinheit und geringe Ausbildung der übrigen Bestandtheile nur ihre Unterscheidung verhindere, soll hier nicht erörtert werden *).

---

* *Virchow* (a. a. O. S. 364 u. 367) gibt an, dass in die Opticusfasern bei Vögeln und Fischen, nicht aber bei Säugethieren und Amphibien Erweiterungen von 0,0051—0,0068 Mm. Breite eingeschoben seien, welche er für analog den Kernen hält, wie sie in anderen Nervenendigungen vorkommen. Obschon diess mit der Angabe von *Leydig* (Rochen und Haie. S. 24), dass innen an der Sehnervenausbreitung eine Lage kleiner 0,0033''' bipolarer Ganglienkugeln

6. Die Begrenzungshaut (Membrana limitans).

Dieselbe stellt ein feines, glashelles Häutchen dar, welches auf Schnitten sich wie eine Linie ausnimmt.

Es sind nun noch die von mir entdeckten Radialfasern zu betrachten, welche nicht auf eine einzige der beschriebenen Schichten beschränkt sind. An frischen Präparaten sieht man einwärts von der Körnerschicht nur mit Mühe eine blasse senkrechte Streifung, an erhärteten Präparaten aber erkennt man auf senkrechten Schnitten, namentlich in der granulösen Schicht, leicht jene Fasern, welche man durch Zerreissen isoliren kann. In jener Schicht stellen sie sich als einfache, ziemlich gerade, mehr oder weniger senkrecht gestellte, 0,0005—0,002 Mm. breite Fasern dar, welche hie und da etwas uneben sind, zum Theil dadurch, dass die körnige Umgebung an ihnen haftet. Besonders wichtig, aber auch schwierig ist die Ausmittelung des äussern und innern Endes dieser Fasern. In der ersten Richtung ist constant, dass sie gegen die innere Körnerschicht hin in eine Anschwellung übergehen, welche ganz oder grösstentheils der letztern angehört. Dieselbe ist gewöhnlich spindelförmig und enthält einen Kern, welcher manchmal undeutlich, gewöhnlich aber sehr kenntlich und bisweilen schön bläschenförmig und mit einem Kernkörperchen versehen ist. An Chromsäurepräparaten sieht man an diesen kernhaltigen Anschwellungen öfters seitlich in Spitzen ausgegangene Zacken, welche mit den benachbarten in Berührung treten. Ob eine wirkliche Verbindung vorkommt, kann ich nicht bestimmt angeben. Weiterhin steht die Faser mit den Elementen der Körnerschicht in Verbindung, und zwar sieht man ihre Fortsetzung durch das Zellennetz der Zwischenkörnerschicht bis zur äussern Körnerschicht gehen. Es hat dabei gewöhnlich den Anschein, als ob die Faser allmälig in ein Bündelchen von feineren Fäserchen zerfiele, welche sich zwischen den Körnern allmälig verlieren. Die letzteren sammt zugehörigen Stäbchen und Zapfen haften dabei so an der Radialfaser, dass man durch Zerreissen öfters solche isolirt, an denen nach aussen eine Anzahl von jenen festsitzt, wie ich bereits in der ersten Notiz angegeben habe. Dabei ist jedoch leicht ersichtlich, dass keineswegs einzelne Stäbchen oder Zapfen zu je einer Radialfaser gehören, indem die Zahl der letzteren, welche häufig gar nicht dicht gedrängt stehen, um vielmal kleiner ist, als die Zahl von jenen. Auch die Zahl der Zapfen allein ist wohl noch zu gross, um auf jeden eine innere Radialfaser zu rechnen [*].

---

vorkomme, allenfalls zu vereinigen wäre, so kann ich den Verdacht nicht unterdrücken, dass jene Anschwellungen doch bloss Varicositäten gewesen sein möchten. Gerade, dass *Vintschgau* keine Kerne darin fand, ist bedenklich, denn jedenfalls setzen sich nicht, wie *Vintschgau* anzunehmen scheint, die Kerne durch Verlängerung in die Nervenfasern fort, und in Anschwellungen, welche Zellen analog sind, wie an den embryonalen Nervenendigungen erkennt man mehr oder weniger noch die Kerne. Dass moleculärer Inhalt darin ist, beweist nichts gegen Varicositäten, wenigstens an Chromsäurepräparaten, und die regelmässige längliche Form, welche *Vintschgau* anführt, kommt allerdings weniger allgemein an Varicositäten von Nerven aus den Centralorganen vor, an welche *Vintschgau* gedacht haben mag, wohl aber an ganz unzweifelhaften Varicositäten der Sehnervenfasern bei allen Wirbelthierklassen. Namentlich bei den Fischen kommen sie in sehr verschiedenen Grössen vor, deren Uebergänge von den kleinsten Knötchen an eben zeigen, dass man es nicht mit Kernen oder Zellen zu thun hat. Bei einem Hai z. B. habe ich an ziemlich feinen Nerven Anschwellungen von 0,01 Mm. Länge und 0,006 Mm. Breite und noch grössere gesehen, welche ich schliesslich nur für Varicositäten halten zu dürfen glaubte, wiewohl ich sie anfänglich auch für eingeschobene Zellen genommen hatte. Diese Varicositäten sind an Chromsäurepräparaten manchmal von einer eigenthümlichen Beschaffenheit, indem man einen schmalen Streifen der Länge nach über dieselben hingehen sieht. Anfänglich glaubte ich denselben für einen Axencylinder halten zu dürfen, später aber schien mir eher eine ungleichmässige Ausdehnung der Nervenfasern die Ursache zu sein.

[*] *Vintschgau* lässt in der Abbildung bei Fischen, wie bei anderen Thieren, je ein Element der Stäbchenschicht in eine Radialfaser übergehen; aber so plausibel diess ist, so sind die Verhältnisse in der That sicherlich nicht so einfach.

Wenn man das innere Ende der Fasern aufsucht, stösst man bei Fischen auf verschiedene Bilder, welche schwer in Einklang zu setzen sind. Manchmal wurden die Fasern gegen die Zellenschicht hin, besonders aber, nachdem sie durch letztere in die Nervenschicht gedrungen waren, welche im Hintergrund des Auges eine ziemliche Stärke hatte, bedeutend breiter 0,006—0,012 Mm.), bandartig, und gingen so zwischen den Nerven weiter einwärts. An vielen folgte dann wieder eine dünne rundliche Partie, und diese war häufig winkelig umgebogen, ehe sie abgerissen endete oder sich zwischen die Nervenfasern verlor. Es hatte somit ganz den Anschein, als ob die Radialfasern schliesslich in Nervenfasern umbögen, es gelang mir aber nicht, mich hiervon zu überzeugen. In anderen Präparaten, namentlich von den mehr peripherischen Partien der Retina sah ich die Radialfasern, indem sie zwischen den dort sparsamen Nerven hindurchtraten, anschwellen und in ein im Profil dreieckiges, also in Wirklichkeit mehr oder weniger konisches Körperchen übergehen, welches mit seiner breiten Basis an die Begrenzungshaut stiess. Dieses dreieckige Körperchen war bald glatt und geradlinig begrenzt, bald mehr ausgebogt und streifig. Statt in diese scharf begrenzten Enden gingen aber manche Radialfasern, welche durch Zerreissen der Retina isolirt waren, in unebenere, körnige Körperchen über, welche an dem innern Ende abgerissen schienen und bisweilen ganz das Ansehen einer Zelle hatten. Doch kann ich, obschon ich auch mitunter einen Kern darin zu bemerken glaubte, nicht die Ueberzeugung aussprechen, dass ich es hier mit unzweifelhaften Zellen zu thun hatte. Den anscheinenden Uebergang einer Radialfaser in eine Nervenzelle zeigt Fig. 5 d *).

Ueber die Gefässe will ich schliesslich bemerken, dass mir nie unzweifelhafte Gefässe im Innern der Retina (wie bei Säugethieren) vorgekommen sind, dass aber wohl ein schönes Netz mit Terminalgefäss in einer structurlosen Haut vorkommt, welche sich von der Innenfläche der Retina völlig ablösen lässt, wodurch man ein recht elegantes Objekt erhält. So viel ich ohne specielle Untersuchungen schliessen kann, dürfte dieses Gefässnetz eher den embryonalen Gefässen der Hyaloidea als den Centralgefässen der Retina bei Menschen und Säugethieren entsprechen.

Bei Fischen aus Gruppen, welche den hier zufällig als Repräsentanten stehenden Perkoiden im Allgemeinen ferner stehen, kommen, so viel bis jetzt bekannt ist, auch erhebliche Modifikationen im Bau der Netzhaut vor. Von Plagiostomen habe ich vor längerer Zeit s. meine erste Notiz Seite 6) einige Augen untersucht, und namentlich bei einem grössern Hai Folgendes gefunden: Auf die Choriocapillarschicht nach innen

---

*) *Vintschgau* a. a. O. S. 965, hat das Verhalten der innern Enden der Radialfasern ebenfalls nicht überall gleich gefunden, äussert sich aber in Betreff des Uebergangs in Zellen, und zwar die Ganglienkugeln, ganz bestimmt, wie ich es weder in meiner ersten Notiz, noch auch oben thun zu dürfen glaubte. Er gibt an, dass manchmal die breiter gewordene Faser *-* unmittelbar in eine Nervenzelle übergeht, dass beide Eins sind. Oder die Faser wird, ehe sie sich mit der Zelle verbindet, wieder dünn. Manchmal theilt sich eine Faser und geht in zwei Zellen über. Ausserdem verlängern sich die Radialfasern nicht in die Zellen und Nervenschicht. Das Letztere muss ich entschieden in Abrede stellen; ich besitze noch Präparate der oben zuerst beschriebenen Fasernform, welche aufs Deutlichste zeigen, dass die Fasern zwischen den Zellen hindurchtreten und sich verbreitert weit zwischen die Nervenschicht erstrecken. Auch dass zwei Ganglienkugeln in eine Radialfaser übergehen, ist nicht eben wahrscheinlich. Bilder, welche die von *Vintschgau* gegebene Deutung zulassen, habe ich wiederholt gesehen; ich glaubte sogar an einer zu einem zellenähnlichen Kolben angeschwollenen Radialfaser die unter einem Winkel abgehende Opticusfaser zu erkennen; aber ich habe mich auch vielfach überzeugt, wie leicht man hier Täuschungen unterliegt. Uebrigens verweise ich rücksichtlich des Zusammenhangs der Radialfasern mit den übrigen Elementen, namentlich den Zellen auf das bei der menschlichen Retina hierüber Gesagte, und will nur noch erinnern, dass auch bei den Fischen das ganze Ansehen der unzweifelhaften Ganglienzellenfortsätze ein anderes ist, als der Radialfasern, beide also schon darum nicht wohl als ohne Weiteres identisch angenommen werden dürfen.

folgt zunächst eine Schicht polygonaler Zellen, welche, wie die von Albinos oder an den Tapeten der Säugethiere, kein Pigment enthalten. Die Stäbchenschicht fand ich in einem gut conservirten Auge aus zwei Abtheilungen gebildet, indem jedes Stäbchen eine äussere stärker lichtbrechende Partie von 0.05 Länge auf 0.0025 Dicke und einen innern blassern Theil von 0,024 Mm. Länge unterscheiden liess. An der Uebergangsstelle dieser beiden Theile brachen die Stäbchen leicht ab, und an dem untersuchten Auge wenigstens waren die inneren Partien von etwas weniger gleichmässiger Dicke als die äusseren. Ein zweites, dazwischengeschobenes Element (Zapfen) habe ich nicht bemerkt und namentlich bei Betrachtung der Stäbchenschicht von der Fläche nur die dichtstehenden Durchschnitte der Stäbchen gesehen, nicht aber Figuren, wie sie sonst durch die Anwesenheit von Zapfen erzeugt werden. Da jedoch meine Untersuchungen aus älterer Zeit datiren und nicht sehr ausgedehnt waren, so will ich sie nicht als ganz entscheidend ansehen, wiewohl auch *Leydig* den Mangel der Zapfen bestätigt *). Nach innen von der Stäbchenschicht folgte zunächst eine Schicht ovaler Körperchen, welche senkrecht gestellt in einigen Reihen über einander lagen und mit den Stäbchen theils direct, theils durch feine Fädchen zusammenhingen, sich also den äusseren Körnern bei Menschen und Säugethieren analog verhielten. Hierauf kam eine Schicht, welche neben grossen körnigen Zellen senkrecht faserige Theile mit Anschwellungen enthielt, dann rundliche Körperchen, also wohl Zwischenkörner- und innere Körnerschicht nebst Radialfasern. Auf eine moleculäre Schicht folgten dann Zellen und Nervenfasern. In der allgemeinen Anordnung glaube ich mich auch damals nicht geirrt zu haben, und es ist sicherlich eine von den Verwechselungen der innen und aussen gelegenen Theile, an denen die Geschichte der Retina so reich ist, wenn *Leydig* (Rochen und Haie, S. 24) auf die Stäbchenschicht gleich die Nervenschicht und dann erst eine Lage von kleineren Zellen folgen lässt **). Beim Stör beschrieb *Bowman* (On the Eye, S. 89) ähnliche Kügelchen in der Stäbchenschicht, wie bei den Vögeln, gross, aber farblos. *Leydig* (Amphibien und Fische, S. 9) bestätigt diess, indem er sagt: Das hintere Ende von jedem Stäbchen hängt zusammen mit einer kleinen feinkörnigen Zelle, die sich in einen feinen Fortsatz verlängert und immer einen farblosen Fetttropfen einschliesst. Es scheint hier eine ausnahmsweise und sehr merkwürdige Annäherung an den Typus der Vögel und mancher Amphibien gegeben zu sein. Wenn ich eine Vermuthung äussern darf, so möchte entweder der Körper mit dem Tropfen dem analog sein, was ich bei Vögeln als Zapfen bezeichne, oder, wenn er ein ächtes Stäbchen ist, die Spitze einwärts gekehrt sein. Es wäre indess das erste mir bekannte Beispiel, dass ein genuines Stäbchen mit einem solchen Tropfen versehen wäre. Ausserdem sind meines Wissens höchstens schwache Andeutungen von solchen beobachtet *** .

---

*) *Vintschgau* 'a. a. O. S. 961) gibt zwar an, dass bei den Rochen die Stäbchen sehr lang, die Zapfen kurz seien, allein aus seiner oben erwähnten Ansicht über die Stäbchenschicht der Fische und seiner Vergleichung mit der Retina der Frösche geht hervor, dass er hier als Zapfen bezeichnet, was ich oben als innere Partie des Stäbchens, in meiner ersten Notiz mit dem Ausdruck „Cylinder" bezeichnet habe, also nicht ein zweites, neben den Stäbchen vorkommendes Element.

**) *Vintschgau* (a. a. O. S. 967) lässt beim Rochen Zellen und Nerven eine einzige gemischte Schicht bilden. Ohne darauf Gewicht legen zu wollen, dass mir diess bei einer frühern Untersuchung eines Rochen-Auges nicht auffiel, scheint es mir etwas bedenklich, dass *Vintschgau* sagt, dass diese Zellen weder Kern noch Kernkörperchen besitzen und nicht selten die Nervenfasern von zwei, drei und mehr Nervenzellen unterbrochen seien.

***) Bei einer neuerlichen Untersuchung der Retina von *Petromyzon* fand ich gar keine Stäbchen, sondern bloss Zapfen ziemlich von der sonst gewöhnlichen Form, mit Spitze und lancettförmigem Zapfenkern, alle einfach.

Retina des Frosches.

1. Stäbchenschicht.

Sie besteht, wie bei den meisten Fischen, aus den eigentlichen Stäbchen und den Zapfen, zwischen welche Elemente sich dann noch Pigment von den Zellen au der Innenfläche der Chorioidea hinein erstreckt.

Die Stäbchen sind beim Frosch, wie bei anderen Batrachiern, durch ihre Grösse ausgezeichnet, indem sie auf 0,04—0,06 Mm., auch wohl mehr, Länge eine Dicke von 0,006—0,007 besitzen. Das eine Ende ist zugerundet, das andere geht in einen Anhang über, welcher das Licht weniger bricht, und daher blasser erscheint. An ganz frischen Stäbchen geschieht der Uebergang allmälig, später zeigt sich eine Querlinie als scharfe Grenze, wie die an den Stäbchen und Zapfen der Fische. Auch hier bleibt häufig eine kleine Partie der stärker Licht brechenden Substanz jenseits des Querstrichs, und könnte später allenfalls für einen Zellenkern oder ein Oeltröpfchen in dem blassern Anhang gehalten werden, doch glaube ich nicht, dass sie dem Einen oder dem Andern analog ist. Manchmal bildet sich an dieser Stelle auch eine kleine Anschwellung äusserlich am Stäbchen. Der blassere Anhang zeigt sich an isolirten Stäbchen öfters in Form einer fein auslaufenden Spitze, wie sie *Hannover* als constant beschrieben hat. Es ist dann aber das Stäbchen verstümmelt, denn jeder Anhang steht mit einem rundlichen Körperchen in Verbindung, welches einen Kern und zwar mitunter einen recht schön bläschenförmigen und mit Kernkörperchen versehenen enthält. Die nach einwärts gerichtete Partie des Körperchens ist oft an erhärteten Präparaten durch den Druck der benachbarten Elemente abgeflacht. Die äussere Contur, welche man dicht um den Kern, aber doch oft vollkommen deutlich verfolgen kann, geht schliesslich in ein Fädchen oder Spitzchen über, welches einwärts gegen die inneren Schichten gerichtet ist. Die Dicke des genannten Anhangs wechselt, indem einige kaum schmäler erscheinen als die Stäbchen selbst, in der Regel aber wird derselbe allmälig dünner, bis er an dem Kern wieder anschwillt, wobei die Begrenzungslinien häufig etwas concav sind. In manchen Fällen sieht man die kernhaltige Partie nur mehr durch einen dünnen Faden mit dem Stäbchen in Verbindung, aber es scheint, als ob diess nicht mehr die natürliche Verhalten, sondern durch Dehnung erzeugt wäre.

In Betreff der Lage dieser Stäbchen-Anhänge ist sicher, dass dieselben sich an der innern Seite befinden, und die kernhaltige Anschwellung gehört bereits der Körnerschicht an. Der Grenzlinie zwischen dieser und der Stäbchenschicht, welche man an senkrechten Schnitten sieht, correspondirt an den einzelnen Elementen die Stelle, wo der Anhang des Stäbchens in die kernhaltige Anschwellung (Stäbchenkorn) übergeht. Wenn *Hannover* in der Voraussetzung, dass die Spitze der Stäbchen nach aussen gekehrt sei, die sechsseitigen Pyramiden ausführlich beschreibt, wie man sie von der Fläche sieht, so muss ich das, was sich so auch an ganz frischen Präparaten zeigt, lediglich für den mittlern Lichtreflex halten, welchen die Masse des aufrechtstehenden Stäbchens erzeugt. Auch das kleine glänzende Kügelchen mit violettem Schein, welches *Hannover* am äussern Ende der Stäbchen beschreibt, habe ich nicht gefunden, und kann nur vermuthen, dass er die Kügelchen in den Zapfen gesehen und an einen unrechten Ort verlegt hat. Die gelben Kügelchen, welche sich ausserdem auf den Flächen der sechsseitigen Pyramide und, häufiger, in den Pigmentzellen finden sollen, gehören sicherlich letzteren allein an und correspondiren weder den Pigmentscheiden bei den Fischen, noch den Oeltröpfchen bei den Vögeln, wie *Hannover* glaubt, sondern liegen einfach in den polygonalen Zellen, wo auch bei anderen Thieren, z. B. Kaninchen, ähnliche Tropfen vorkommen.

Die Substanz der Stäbchen sieht man, wie ich in meiner ersten Notiz bereits bemerkt habe, öfters röthlich, wenn sie eine gewisse Dicke hat, also wenn ein Stäbchen aufrecht steht oder viele über einander liegen. Diese Färbung ist nicht überall gleich, bald stärker, bald schwächer, manchmal unmerklich, und obschon sie auch in ganz frischen Augen vorkommt, möchte sie vielleicht von einer Imbibition mit Blut-farbstoff abhängen. Auch die Färbungen, welche an den Zapfen der Vögel vor-kommen, breiten sich durch Imbibition auf die Umgebungen aus.

Die Stäbchen der Frösche sind durch ihre Grösse noch mehr geeignet als die der Fische, die Veränderungen durch Wasser und Reagentien zu studiren. Ein eigen-thümliches Ansehen boten in einzelnen gehärteten Präparaten fast alle Stäbchen. Es ging nämlich durch die Längenaxe derselben ein Streifen, welcher etwa ein Drittheil der ganzen Dicke einnahm und durch eine dunklere, unregelmässig krümelige Masse gebildet war, wie wenn dort eine Art von Gerinnung oder Zersetzung stattgefunden hätte, während die peripherische Substanz noch ziemlich gleichförmig und durch-scheinend war. Der dunklere Streifen war öfters durch helle Lücken unterbrochen und erstreckte sich nicht in den blassern Anhang des Stäbchens. Nach dem letzten Stäbchen in der Fig. 52 b seiner Rech. microsc. zu urtheilen', scheint *Hannover* beim Hecht etwas ganz ähnliches beobachtet zu haben. Dafür jedoch, dass diese Ver-schiedenheit der mittlern und der peripherischen Substanz bei den Stäbchen durch eine praeexistente Eigenthümlichkeit derselben bedingt sei, habe ich durchaus keine Anhaltspunkte.

Die Zapfen, welche von *Hannover* und Anderen ganz übersehen waren, hat *Bowman* bereits erwähnt *). Sie sind relativ gegen die Stäbchen sehr klein und zeigen sich frisch meist als ein konisches Körperchen von 0,02—0,028 Mm. Länge auf 0.005 grösste Breite, dessen dickes inneres Ende abgerundet ist, während das andere äussere in eine ziemlich feine Spitze ausläuft. Diese ist nicht in ganz frischem Zu-stand, aber sehr bald durch eine Querlinie, wie bei den Fischen, getrennt, und an erhärteten Präparaten bricht der Zapfen hier auch leicht entzwei. Die längliche und schmale Form der Zapfen (Fig. 4 a), welche man öfters sieht, ist als die ursprüng-liche anzusehen, denn man sieht sie manchmal erst später zu der dickern und kürzern Form (Fig. 4 b) quellen. In einigen wenigen Fällen sah ich an Chromsäurepräpa-raten ausnahmsweise eine feine Fortsetzung der Spitze, sie war durch eine helle Linie anscheinend getrennt, aber Bewegung des Präparats wies den Zusammenhang aus (Fig. 4 c). Es ist diess in sofern von Interesse, als bei Fischen und beim Men-schen etwas Aehnliches hie und da vorkommt, und man dort geneigt sein könnte, die längeren Spitzen geradezu für Stäbchen zu erklären, hier beim Frosch aber durch die grosse Feinheit der Fortsetzung gegenüber der Dicke der Stäbchen und durch die Kürze derselben (sie erreicht höchstens die Länge der Spitze selbst) ganz unzweifel-haft ist, dass auch solche längere Zapfenspitzen darum doch keine wahren Stäbchen sind. In dem dickern Theil des Zapfens, gerade innerhalb der Querlinie liegt ein blassgelbes Kügelchen, welches nicht überall gleich gross ist, aber viel dazu beiträgt, die kleineren Zapfen kenntlich zu machen. In Chromsäure-präparaten erscheint dasselbe gewöhnlich heller als die gelb gefärbte Umgebung, und auch sonst ist die Färbung des Kügelchens manchmal so wenig ausgeprägt, dass man dasselbe mit *Bowman* farblos nennen kann. Wie erwähnt, hat *Hannover* wahrschein-lich diese Kügelchen gemeint, wo er solche mit violettem Schein am äussern Ende der Stäbchen beschreibt.

Das innere, stumpfe Ende der Zapfen verhält sich ganz ähnlich wie bei den meisten Fischen. An ganz frischen oder gut conservirten Präparaten nämlich endigt der dickere Theil des Zapfens nicht abgerundet, sondern geht allmälig in einen Fort-

---

*) Eine ganz deutliche Beschreibung, wohl die erste, dieser Zapfen findet sich schon bei *Lersch*, De retinae structura. Diss. Berlin 1840. Derselbe hat auch die Verbindung mit dem Zapfenkern gesehen, so wie den innern Theil der Stäbchen, welchen er als Papille bezeichnet. Allein er glaubte, dass alle genannten Theile in folgender Ordnung an einander sitzen: Stäb-chen, Anhang (Papille) mit einem Faden, Kern, Zapfenkörper, Zapfenspitze.

satz über. der blasser und meist etwas schmäler ist. Durch diesen Fortsatz steht der
Zapfen mit einem Körperchen in Verbindung, welches in der Körnerschicht liegt
(Zapfenkorn) und mit den oben beschriebenen Stäbchenkörnern die grösste Aehnlichkeit hat. Die Lage der Zapfen relativ zu den übrigen Elementen
ist nämlich die, dass sie die Zwischenräume zwischen den Anhängen der Stäbchen
einnehmen. Dabei ragt ihre Spitze nach aussen zwischen die Anfänge der Stäbchen,
die später abgerundete Partie liegt noch etwas von der Grenzlinie der Körnerschicht
nach aussen, und der blassere Fortsatz stellt die Verbindung mit letzterer her. Zwillinge habe ich unter den Zapfen nicht bemerkt. Das Mengenverhältniss zwischen
Stäbchen und Zapfen ist schwer genau anzugeben, indess sind letztere ebenfalls sehr
zahlreich, denn wenn man an einem frischen Präparat die Stäbchen entfernt, so sieht
man manchmal die ganze Aussenfläche der Netzhaut mit Zapfen bedeckt[*].

Zwischen die Elemente der Stäbchenschicht reicht nun das Pigment von den
Chorioidealzellen herein. Diese sind von der Fläche polygonal: im Profil sowohl
einzelner Zellen als ganzer Netzhautschnitte, au denen das Pigment noch haftet,
sieht man, dass die Zellen aussen, gegen die Chorioidea zu, einen starken, hellen
Saum von etwa 0.005 Mm. haben, und sehr häufig bemerkt man dort den Zellenkern.
Ein oder einige hochgelbe Fettkügelchen von verschiedener Grösse, welche auch
zusammenfliessen können, liegen gewöhnlich da, wo die Pigmentmolecüle anfangen
dichter zu werden. Diese füllen besonders den nach der Retina hin gewendeten Theil
der Zellen an, und indem sich die Stäbchen mit ihren äusseren Enden in und zwischen
die inneren Partien der Pigmentzellen einsenken, erstreckt sich das Pigment zwischen
jene hinein, wird aber alsbald sparsamer als bei den Fischen, so dass man die Stäbchen mehr durchsicht, und liegt dann erst wieder manchmal etwas dichter in der
Höhe der Zapfenspitzen. Ueber diese einwärts erstreckt sich dasselbe nie und vielleicht nicht immer so weit. Wenigstens sieht man die Stäbchenschicht nicht selten
ziemlich weit von innen her pigmentlos, wobei dann aber wieder zu berücksichtigen
ist, wie leicht sich die Stäbchen aus dem Pigment herausziehen.

2. Körnerschicht.

Dieselbe ist weniger exquisit als bei den Fischen in drei Unterabtheilungen zerfällt, doch lassen sich dieselben immerhin nachweisen.

a. Die äussere Körnerschicht wird von den bereits erwähnten kernhaltigen Körperchen gebildet, welche innen an den Stäbchen und Zapfen sitzen.
Dieselben bilden, in der Regel wenigstens, bloss zwei dicht gedrängte Reihen, und
zwar scheinen die Stäbchenkörner vorzugsweise der äussern, die Zapfenkörner der
innern Reihe anzugehören. Von der entsprechenden Schicht bei den Fischen ist die-

---

[*] *Tintschgau* a. a. O. S. 962 hat Recht, wenn er sagt, dass der von mir in meiner ersten
Notiz für den Anhang der Stäbchen gebrauchte Ausdruck „Cylinder" nicht ganz exact sei, da,
wie ich selbst angegeben hatte, derselbe nicht überall von gleicher Dicke ist. Dagegen legt er
mir etwas zur Last, was vielmehr ihm selbst begegnet ist, wenn er sagt, dass ich jene Anhänge
mit den Zapfen zusammengeworfen habe. Ich habe gleich anfangs deutlich genug die Zapfen
als zwischen jenen Stäbchenanhängen gelegen und nach aussen mit einer Spitze versehen bezeichnet. Zeitschr. f. w. Zool., 1851, S. 236. *Tintschgau* aber lässt beim Frosch und bei Amphibien überhaupt, wie oben bei den Fischen, an dem Stäbchen nach innen den Zapfen und
dann den Anhang sitzen, und wundert sich über meine Angabe, dass auf den Zapfen beim
Frosch keine gewöhnlichen Stäbchen sitzen. Zu dieser Annahme, dass bei Amphibien überhaupt nur einerlei Elemente, mit verschiedenen Abschnitten, hinter einander, nicht
aber auch zweierlei Elemente neben einander vorkommen, ist *Tintschgau* wohl theilweise
durch die Voraussetzung einer völligen Analogie der übrigen Amphibien mit den Schildkröten
veranlasst worden. Aber bei letzteren sind offenbar die Verhältnisse der Stäbchenschicht etwas
andere, dem Typus der Vögel sich nähernde, wenn auch nicht ganz in der von *Tintschgau* beschriebenen Weise. Unter den beschuppten Amphibien dagegen besitzen wenigstens manche
keine Stäbchen, sondern bloss Zapfen.

sselbe hier ausser der absolut und relativ geringern Mächtigkeit dadurch ausgezeichnet, dass die je mit Zapfen oder Stäbchen in Verbindung stehenden Elemente nicht
so bedeutende Verschiedenheit zeigen, als es dort der Fall ist. Manchmal erscheinen
die äusseren Körner in senkrechter Richtung etwas verlängert, wodurch eine grössere
Aehnlichkeit mit denen der Vögel entsteht.

b) Die Zwischenkörnerschicht zeigt sich auf senkrechten Schnitten als
ein schmaler Streifen zwischen innerer und äusserer Körnerschicht, welcher vor
dieser zunächst durch ein körniges Ansehen und den Mangel sehr exquisiter Elemente
auffällt. Oefters glaubte ich darin kleine zellige Elemente, von denen der benachbarten Abtheilungen etwas verschieden und denen, welche bei den Vögeln in der
entsprechenden Schicht vorkommen, ähnlicher, zu unterscheiden. Von so charakteristischen Zellen, wie bei den Fischen, ist jedoch nichts zu sehen. Dagegen stehen
vermittelst dieser Zwischenschicht die innere und äussere Körnerschicht so in Verbindung, dass durch Zerreissen leicht schmale senkrechte Streifen sich isoliren,
welche nur eine gewisse Anzahl der Elemente beider Schichten enthalten und nach
innen an je einer der Radialfasern fest haften.

Die innere Körnerschicht zeigt, wie die nun nach innen folgenden
Schichten in ihrem Bau eine grössere Uebereinstimmung mit den entsprechenden Theilen bei den Fischen, als diess in den äusseren Partien der Netzhaut der Fall war.
Dieselbe besteht nämlich auch beim Frosch aus rundlich-polygonalen Zellchen, welche
meist um etwas grösser sind als die sogenannten äusseren Körner (0,008—
0.015 Mm.), so dass man die Kerne häufig sehr wohl von den umgebenden Zellen
unterscheiden kann. Die letzteren sieht man, wenn sie isolirt sind, häufig in fädige
Fortsätze auslaufen. Diese Zellen liegen ziemlich dicht gedrängt in mehrfachen Reihen
(1—8 hinter einander und sind im Hintergrund des Auges bedeutend zahlreicher
als gegen die Peripherie. Dazwischen liegt dann auch hier das zweite Element, die
Anschwellungen der aus den inneren Schichten herkommenden Radialfasern, welche
von jenen Zellen leicht zu unterscheiden sind.

3. Die granulöse Schicht.

Sie ist ganz ähnlich wie bei den Fischen beschaffen, und wird von den Radialfasern wie von den Fortsätzen der Ganglienkugeln durchsetzt. Kerne und Zellen
habe ich beim Frosch so wenig in ihrem Innern gefunden, wie bei den höheren
Wirbelthieren.

4. Schicht der Ganglienkugeln.

In dieser Schicht liegen erstens deutliche Zellen von 0,01—0,02 Mm. Durchmesser, unregelmässiger Gestalt, mit Kern, auch wohl Kernkörperchen und fein-
körnigem Inhalt, so dass sie den Ganglienkugeln bei anderen Thieren ähnlich sind.
Diese Zellen ,s. Fig. 7, haben auch Fortsätze, welche manchmal ziemlich stark und
lang, mit Varicositäten versehen und theils gegen die Nervenschicht, theils auswärts
in die granulöse Schicht verlaufen. Zweitens aber trifft man hier beim Frosch viele
Kerne, denen in den Zellen ähnlich, aber anscheinend frei in der granulösen Masse
an ihrer innern Grenze gelegen. Häufig wenigstens übertrifft ihre Zahl die der Zellen.
Es haftet an ihnen bisweilen ein Klümpchen der granulösen Masse, welches man für
ein Analogon einer Zelle oder den Rest einer solchen nehmen könnte, die schneller
als andere zerstört worden wäre: manche liegen dabei so dicht an den zwischen
ihnen durchtretenden Radialfasern, ja sie scheinen bisweilen in einem der angeschwollenen innern Enden von solchen eingeschlossen zu sein, so dass ich öfters in Versuchung war, jene Enden auch für Zellen zu halten, welche sehr leicht theilweise
zerstört würden. Allein sehr viele unter den Radialfasern haben mit diesen Kernen

nichts zu schaffen, und ich muss einstweilen deren Bedeutung dahin gestellt sein lassen *).

5. Schicht der Sehnervenfasern.

Die Fasern des Sehnerven nehmen von der Eintrittsstelle desselben einen radialen Verlauf, und während sie in der Nähe von jener eine deutliche, wenn auch nicht sehr starke Schicht bilden, werden sie gegen die Peripherie der Retina sehr sparsam. Nach dem, was oben über die Fortsätze der Nervenzellen gesagt wurde, ist auch hier an dem Zusammenhang derselben mit den Nervenfasern nicht zu zweifeln.

6. Die Begrenzungshaut.

Sie verhält sich ganz ähnlich wie beim Barsch, und ist nur ihr Verhältniss zu den Radialfasern zu erwähnen.

Die Radialfasern sind, ähnlich wie bei den Fischen, in der granulösen Schicht am ersten auffällig. Dort stellen sie an wenig gehärteten Präparaten blasse, zarte, an stärker erhärteten aber dunkle, straffe Fasern von geringer Dicke dar. Gegen die innere Grenze der granulösen Schicht schwellen sie öfters ganz allmählich zu 0.002 Mm. oder etwas mehr an, treten zwischen den Nervenzellen und den dabei liegenden Kernen so wie den Nervenfasern hindurch und erweitern sich gewöhnlich zu einem flachen regelmässigen Kegel, dessen Basis an die Membr. limitans stösst. und in einigen Fällen habe ich hier, wie beim Menschen, eine innige Verbindung dieser inneren Enden der Radialfasern mit jener Membran bemerken können. Nicht selten ist dieses konische Ende der Faser etwas streifig, wie wenn dieselbe dort auseinander strahlte. An gelungenen Schnitten bilden diese gegen die Limitans anstehenden konischen Enden eine ziemlich regelmässige, arkadenartige Zeichnung. Wenn man einzelne Fasern durch Zupfen mit Nadeln isolirt hat, so sieht man viele innere Enden nicht glatt, sondern wie ausgefranst und abgerissen; manche derselben sind von körnigem Ansehen, und wenn dann ein Kern dabei oder darin liegt, entsteht das oben erwähnte Ansehen, als ob die Radialfaser in eine Zelle überginge. Früher glaubte ich auch an solchen anscheinenden Zellen winklig abgehende Nervenfasern zu sehen, aber ich muss sagen, dass ich diess später für zufällige Anlagerungen nehmen zu müssen glaubte. — Wenn man die Radialfasern gegen ihr äusseres Ende verfolgt, so sieht man sie gegen die äussere Grenze der granulösen Schicht in eine Anschwellung übergehen, welche zum grössten Theil zwischen die Elemente der innern Körnerschicht hineinragt. Diese äussere Anschwellung ist bald sehr gestreckt spindelförmig, bald weniger verlängert, und namentlich im letztern Fall erkennt man darin einen deutlichen Kern, so dass diese Anschwellung zuverlässig die Bedeutung einer Zelle hat. An erhärteten Präparaten ist dieselbe gewöhnlich etwas zackig, etwa wie die Centralhöhle eines Knochenkörperchens. Weiterhin verliert sich die Radialfaser zwischen die Elemente der Körnerschicht, indem sie sich, wie es scheint, von der Anschwellung aus verästelt. Auch hier gelingt es, einzelne Radialfasern zu isoliren, an welchen nach aussen hin noch Stäbchen und Zapfen ansitzen, auch hier aber ist die Zahl der Radialfasern eine viel geringere als die der Elemente in der Stäbchenschicht, und es stimmt damit überein, dass man Gruppen der letztern an den Radialfasern haftend findet, aber nicht leicht, und wohl nur zufällig, einzelne. Ich will noch erwähnen, dass man hier beim Frosch, namentlich auch an ganz frischen Augen seukrechte Schnitte anfertigen kann, an welchen sowohl die Verhältnisse der Stäbchenschicht als die Radialfasern mit ziemlicher Deutlichkeit zu erkennen sind **).

---

*, *Vintschgau* (a. a. O. S. 964) hat diese Kerne bereits beschrieben.
** *Vintschgau* lässt auch beim Frosch je eine besondere Radialfaser von jedem Element der Stäbchenschicht aus bis zur Zellenschicht gehen, was gewiss nicht richtig ist. Am innern

Die Dickenverhältnisse der einzelnen Schichten fand ich an einem Chromsäurepräparat von einer excentrischen Partie der Retina:

Stäbchenschicht 0,05, Körner 0,07, granulöse Schicht 0,05, Zellen und innere Enden der Radialfasern 0,032 Mm. Weit im Hintergrunde des Auges dagegen betrug die ganze Dicke der Retina 0,33 Mm. Eine kürzere Radialfaser mass vom innern Ende bis zur äussern Anschwellung 0,1, die Anschwellung war 0,024 lang, 0,008 breit, die feinen Ausläufer liessen sich noch auf etwa 0,03 Mm. verfolgen. Eine längere Radialfaser mass im Ganzen 0,2 Mm.

Gefässe habe ich auch beim Frosch nicht in der Substanz der Retina gesehen, wohl aber ein Gefässnetz, dem beim Barsch ganz ähnlich, welches in einer structurlosen Membran gelegen, sich von der Innenfläche der Retina vollkommen abhebt und zum Glaskörper zu rechnen sein wird. Bei einer Schildkröte dagegen glaube ich Gefässe im Innern der Retina selbst und zwar bis zur innern Körnerschicht gesehen zu haben.

Ueberhaupt scheint auch die Structur der Retina damit übereinzustimmen, dass in der Classe der Amphibien Thiere von ziemlich verschiedenen Organisationsverhältnissen vereinigt sind, indem erhebliche Modificationen der Elementartheile vorkommen. Bei Schildkröten z. B. ist, wie schon *Hannover* bemerkt hat, die Stäbchenschicht dem Typus der Vögel genähert, und ich glaube an einigen allerdings nicht vollkommen gut conservirten Augen gesehen zu haben, dass die Zapfen mit den pigmentirten Tropfen und den schmalen Zapfenstäbchen, so wie die eigentlichen Stäbchen in ganz ähnlicher Weise vorhanden sind, wie ich sie bei den Vögeln beschrieben habe. In der Zwischenkörnerschicht dagegen habe ich schöne, grosse, mit langen, ästigen Fortsätzen versehene Zellen gefunden, welche den bei den Fischen constant vorkommenden sehr ähnlich sind, während mir bis jetzt bei anderen Thieren solche nicht bekannt sind. Anastomosen der Fortsätze jedoch habe ich bisher bei Schildkröten nicht gesehen, ohne sie gerade leugnen zu wollen [*]. Bei manchen Amphibien finden sich bloss einerlei Elemente in der Stäbchenschicht, ähnlich wie bei manchen Fischen. So sind bei Anguis fragilis bloss Zapfen vorhanden, welche, wie *Leydig* bereits angegeben hat, mit einem Fetttröpfchen versehen sind.

Retina der Taube.

1. Stäbchenschicht.

Es finden sich darin ebenfalls zweierlei Elemente, Stäbchen und Zapfen, nebst Fortsätzen des Chorioidealpigments. Es ist aber hier nicht bloss, wie z. B. beim Frosch, an jedem Stäbchen und jedem Zapfen eine innere und eine äussere Abtheilung zu unterscheiden, sondern diese Scheidung findet sich auch bei allen Elementen ziemlich in gleicher Höhe. Es fällt daher auf Profilansichten der Unterschied einer innern und einer äussern Hälfte der ganzen Schicht sogleich in die Augen, und da in der letztern die Theile liegen, welche man bisher als Stäbchen bei den Vögeln bezeichnet hatte, so habe ich in meinen früheren Notizen dieselbe kurzweg als eigent-

---

Ende sollen dann die Radialfasern nicht nur mit den Nervenzellen, sondern auch mit den freien Kernen durch Aeste zusammenhängen (S. 963), während andere zur Begrenzungshaut gehen. Es ist immer sehr misslich, bloss negative Zweifel gegen eine Beobachtung zu äussern, aber der Uebergang freier Kerne in Nervenfasern ist nach dem dermaligen Stand unserer Kenntnisse sehr unwahrscheinlich. Im Uebrigen entspricht Fig. X bei *Vintschgau*, wo das fragliche Verhältniss gezeichnet ist, in der Stäbchenschicht keineswegs dem Verhalten der Retina beim Frosch, indem ein kleines Stäbchen auf einem grössern Zapfen sitzt. In der That finden sich aber beim Frosch grosse Stäbchen und kleine Zapfen, und zwar nicht auf einander sitzend, sondern zwischen einander geschoben.

[*] *Bowman* gibt an, bei Schildkröten besonders schön die Nervenzellen mit Fortsätzen gesehen zu haben. Vielleicht hat er diese Zellen mit darunter begriffen.

liche Stäbchenschicht angeführt, gegenüber der Zapfenschicht, welche die innere Hälfte der ganzen Schicht einnimmt. Im Einzelnen nun ist meinen Untersuchungen zufolge das Verhältniss dieses: Die eigentlichen Stäbchen, welche von Hannover u. A. als solche bezeichnet worden und durch ihre Beschaffenheit in frischem Zustand, wie durch ihre Veränderungen unter dem Einfluss von Wasser u. dergl. offenbar den Stäbchen der übrigen Wirbelthiere entsprechend sind, stellen gleichmässige Cylinder von 0.02—0.028 Länge und 0,0026—0,0033 Mm. Dicke dar, soweit sie in der äussern Hälfte der Stäbchenschicht liegen. An dem innern Ende spitzen sie sich konisch zu und gehen so in einen blassern, weniger glänzenden, weiterhin fadenartig werdenden Anhang über. Derselbe ist ungefähr ebenso lang als das eigentliche Stäbchen und gehört der innern Hälfte der ganzen Schicht an. An nicht vollkommen frischen Präparaten zeigt sich auch hier eine Querlinie, wo die konische Zuspitzung beginnt, aber auch hier ist in der innern zugespitzten Hälfte ein Klümpchen der stärker lichtbrechenden Masse enthalten. Die innere. normal zu einem mässig dicken Faden zulaufende Partie des Anhanges ist an unvollkommen conservirten Präparaten öfters eigenthümlich angeschwollen (Fig. 18 g) und sieht dann aus, als ob eine Höhle mit hellem Inhalt darin wäre. In diesen Elementen liegt nirgends ein farbiges Kügelchen.

Das zweite Element, die Zapfen, bestehen ebenfalls aus einer innern und einer äussern Hälfte. Die letztere, der Zapfenspitze bei Fischen und Amphibien entsprechend, liegt zwischen den eigentlichen Stäbchen in der äussern Hälfte der Schicht und ist von derselben durch eine geringere Dicke verschieden: im Uebrigen aber durch die cylindrische Form, die glashelle, stark lichtbrechende Beschaffenheit, so wie durch die Veränderungen, welche sie durch Wasser erleidet, durch die Neigung, sich zu krümmen und zu rollen, ist die Zapfenspitze hier den Stäbchen so ähnlich dass man sie wohl als Zapfenstäbchen bezeichnen darf, wie diess Kölliker beim Menschen gethan hat. Jene Veränderungen treten, vielleicht nur durch die geringere Dicke der Zapfenstäbchen, an diesen noch rascher ein als an den gewöhnlichen Stäbchen, und diesem Umstand ist es vielleicht auch zuzuschreiben, dass man dieselben sehr häufig etwas kürzer sieht, als jene. Dass dieselben am äussern Ende zugespitzt wären, wie andere Zapfenspitzen, habe ich wenigstens nicht mit Sicherheit gesehen Nach innen gehen die Zapfenstäbchen unmittelbar in die Zapfenkörper über, welche die innere Hälfte der ganzen Stäbchenschicht grösstentheils ausmachen. Diese Zapfen sind im Allgemeinen ebenfalls cylindrisch geformt, von 0,025—0.03 Mm. Länge aber von sehr verschiedener Dicke, meist von 0,001—0.005 Mm. Dabei sieht man im Profil die dickeren Zapfen in der Regel von etwas convexen, die dünneren von geraden oder sogar schwach concaven Linien begrenzt und viele werden nach innen zu ein wenig schmäler. Diese Ausbuchtungen sind wahrscheinlich während des Lebens kaum merklich, nehmen aber alsbald nach dem Tode zu, indem namentlich die dickeren Zapfen leicht zu stark bauchigen Körpern aufquellen und schliesslich zu einer rundlichen, blasigen Form gelangen. Durch diese Art der Veränderung und durch die etwas mattere, weniger glänzende Beschaffenheit im frischen Zustand sind diese Zapfen vor den Stäbchen hinreichend ausgezeichnet *.

* Die oben als Zapfen beschriebenen Elemente waren den früheren Autoren nur unvollkommen bekannt Gewöhnlich wurden sie von den Stäbchen nicht unterschieden. Auch Pacini nahm bei Vögeln, wie bei Amphibien, bloss Stäbchen, keine Zapfen an, und theilte jene in solche mit gefärbten und solche mit ungefärbten Endkügelchen. Unter letzteren sind wohl die oben als eigentliche Stäbchen bezeichneten Elemente gemeint, welche da, wo sie in den innern Anhang übergehen, öfters zu einem Kügelchen anschwellen, welches von den farbigen Oeltropfen verschieden und im frischen Zustande nicht vorhanden ist. Hannover trennte zwar die Zapfen von den Stäbchen, besonders wegen ihrer Neigung aufzuquellen, aber keine der Tab. V, Fig. 69 abgebildeten Formen gibt eine Vorstellung von der unveränderten Gestalt derselben. Die auf den Zapfen sitzenden Spitzen oder Stäbchen waren, wie es scheint, ganz übersehen Auch ich trennte dieselben erst in der spätern Notiz von den dickeren eigentlichen.

In den Zapfen liegen die bekannten farbigen Kügelchen, und zwar da, wo der Zapfenkörper in das Zapfenstäbchen übergeht. Es liegen dieselben somit, wie man an ganzen Schnitten mit Leichtigkeit sieht, etwa in der Mitte der ganzen Stäbchenschicht, in der Höhe des innern Endes der eigentlichen Stäbchen. In der Regel folgen die Kügelchen dem Zapfenkörper, wenn derselbe sein dünnes Stäbchen verliert, das farbige Kügelchen sitzt dann am äussersten Ende des Zapfens, und indem man diesen mit den Stäbchen identificirte, entstand die Ansicht, dass die Kügelchen am äussern Ende der Stäbchen sässen. Die Kügelchen, welche meist 0.002—0,004 Mm. messen, entsprechen gewöhnlich dem Durchmesser der Zapfen, in welchen sie liegen. Doch kommt es auch vor, dass ein grösserer Tropfen eine kleine Anschwellung bedingt, oder dass ein kleiner Tropfen in einem starken Zapfen liegt. Die Kügelchen sind blassgelb, orange oder roth von Farbe, mit verschiedenen Nüancen; sie sind nach der allgemeinen Angabe öliger Natur, schwimmen auf Wasser und fliessen, wenn sie aus den Zapfen entfernt sind, zu grösseren Tropfen zusammen.

Was den Sitz und die Beschaffenheit dieser gefärbten Kügelchen betrifft, so bezeichnet *Hannover* neuerdings meine Angaben als ,, grossen Irrthum''. Es ist überhaupt nicht leicht, sich *Hannover's* Vorstellung von der Natur dieser gefärbten Theilchen klar zu machen. Denn einmal bezeichnet er sie als Kügelchen, welche in den Zapfen liegen, und bildet sie entsprechend ab. Dann aber erklärt er sie für abgestutzte Kegel, welche mit der Spitze nach auswärts gekehrt ,,nicht in den Zapfen, sondern auswendig sitzen und der Pigmentscheide angehören'' Rech. micr., pag. 49 u. 50: Zeitschr. f. wiss. Zool., Bd. V, S. 24). Er unterscheidet dabei 1) hellgelbe (citrins) Kügelchen, deren eins oder zwei auf dem äussern Ende jedes Zwillingszapfens sitzen; 2) dunkelgelbe (jaunes foncés), welche grösser sind und sich auf dem äussern Ende der Stäbchen finden, diese entstehen dadurch, dass die schwarzen Pigmentscheiden innen dunkelgelb sind; 3) rothe (cramoisis), welche in ähnlicher Weise konisch sind, wie die vorigen. In diese senken sich die Zwillingszapfen mit den daran befindlichen hellgelben Kügelchen ein. Darum sollen auch die letzteren weiter nach innen liegen, als die beiden andern.

Wie mir scheint, sind hier dreierlei verschiedene Dinge theilweise zusammengeworfen: 1) Die oben bereits von mir erwähnten farbigen Kügelchen, welche an der Uebergangsstelle von Zapfenkörper und Zapfenstäbchen sitzen. Dass dieselben, und zwar nicht bloss die hellgelb, sondern auch die orange und roth gefärbten wirkliche Kügelchen oder Tröpfchen sind, ebenso dass sie in der Substanz der Zapfen und nicht bloss äusserlich an denselben sitzen, kann nicht zweifelhaft sein, wenn man isolirte Elemente über das Gesichtsfeld rollend beobachtet. Für die Lage an der angegebenen Stelle, etwa in der Mitte der ganzen Schicht sind senkrechte Schnitte im Zusammenhang am leichtesten beweisend, doch kann man auch an ganz frischen Augen nicht allzu schwer Elemente, wie sie Fig. 15 zeigt, isolirt erhalten. Wenn *Hannover* sagt, dass die Kügelchen nicht alle in einer Ebene liegen, so kann ich, wie früher, in sofern beistimmen, als kleine Differenzen im Niveau vor-

---

Stäbchen. *Vintschgau* (a. a. O. S. 959) lässt ebenfalls einfach je ein Stäbchen auf einem Zapfen sitzen, und erwähnt der Elemente ohne farbige Tropfen nicht. Die von mir angegebene Lage der Tropfen aber wird von demselben bestätigt. Er unterscheidet an jedem Zapfen einen eigenen Fortsatz, und glaubt, dass ich denselben mit dem Namen Cylinder belegt hätte. Ich habe jedoch, wie aus meinen beiden Notizen zu entnehmen war, für die Zapfen selbst nie und da den indifferenten Ausdruck Cylinder gebraucht, und habe an gut conservirten Präparaten nicht Ursache gehabt, einen solchen Fortsatz, wie bei anderen Thieren, besonders zu unterscheiden. Noch weniger habe ich, wie *Vintschgau* angibt, irgend behauptet, dass ein Theil derselben bloss mit den Kernen der folgenden Schicht in Verbindung stehe. Daraus, dass *Vintschgau* an der Mitte jedes Zapfenkörpers eine Einschnürung beschreibt und abbildet, möchte ich fast schliessen, dass er Präparate vor sich gehabt hat, wo die Zapfen an den Stäbchen auf die oben beschriebene Art blasig metamorphosirt und dadurch auch die Form der Zapfen beeinträchtigt war.

kommen, welche jedoch einige Tausendstel Millimeter nicht überschreiten. Gelb oder roth
gefärbte Theile dagegen, welche an der äussern Grenze der Stäbchenschicht lägen, kann
ich nicht finden, ebenso wenig, dass Tropfen von verschiedener Farbe je in Stäbchen
oder Zapfen zu finden wären, indem jene gar keine gefärbten Theilchen enthalten
2) Eine andere Art von Färbung besteht darin, dass, wie ich in meiner ersten Mittheilung bereits angegeben hatte (s. d. W. Seite 5), eine gewisse Anzahl von
Zapfen selbst gefärbt ist, und zwar zunächst an dem Tropfen am stärksten,
weiter einwärts schwächer. Bei Tauben sind solche Zapfen im Hintergrund des Auges
von rother Farbe zu finden, welche von derselben Nüance ist, wie die des Tropfens, nur
weniger intensiv. Diese Färbung ist grossentheils eine gleichförmige, doch kommen
auch Körnchen dabei vor. Ob dieselbe etwa bloss an der Oberfläche der Zapfen ihren
Sitz hat, ist schwer zu sagen; so viel ist gewiss, dass sie an vollkommen isolirten
Zapfen sich erhält, und mit der Pigmentscheide nicht verwechselt werden darf. An
anderen benachbarten Zapfen ist nichts von dieser Färbung zu sehen. Beim Huhn
habe ich solche rothe Zapfen nicht gefunden, dafür aber ist an einem Theil der Zapfen, welche gelbe Kügelchen tragen, eine Strecke weit in der Nachbarschaft der
letzteren eine gelbe Färbung wahrzunehmen, die sich weiterhin verliert. Das Kügelchen selbst ist in diesen gelben Zapfen häufig auffallend blasser als in den übrigen,
weniger rund und nicht mit einer so dunkeln Contur versehen, während dieselbe an
den Kügelchen in den rothen Zapfen der Taube im Gegentheil häufig sehr markirt
ist. Die beschriebenen rothen und gelben Zapfen fand ich unmittelbar nach dem Tod
der Thiere schon vor: doch fand ich einige Male an Augen, welche nicht mehr frisch
waren, fast alle Zapfen ziemlich stark gelb gefärbt und sogar theilweise die sonst
farblosen Stäbchen, wohl nur durch Imbibition. 3) Die sogenannten Pigmentscheiden sind, wie bei Fischen und Fröschen, Anhängsel der Zellen, welche zwischen Chorioidea und Retina liegen. Diese Zellen sind, wie auch *Hannover* angibt,
von der Fläche gesehen ziemlich regelmässig polygonal, von etwa 0,012 Mm. Durchmesser. Bei einer reinen Profilansicht zeigt sich auch hier der äusserste Theil der
Zelle, der Chorioidea zunächst, ziemlich farblos und scharf begrenzt, so dass an
Schnitten, wo die Zellen mit der Retina in Verbindung geblieben sind, ein fortlaufen-
der heller Saum entsteht. Gegen die innere, der Retina zugewendete Seite der Zellen
liegen die Pigmentmolecüle angehäuft und erstrecken sich mehr oder weniger tief
zwischen die Stäbchenschicht meist bis gegen die farbigen Kügelchen hin, aber nie,
so viel ich weiss, über diese weiter einwärts. Die Pigmentmassen erscheinen, so lange
sie zwischen den Stäbchen liegen, straff und geradlinig wie diese, und bilden mit den
Zellen, zu welchen sie gehören, polygonale Prismen. Durch Form- und Lage-Ver-
änderungen der Zellen und ihrer Pigmentfortsätze aber entstehen die abenteuerlichsten
Gestalten und Gruppirungen, wie sie z. B. bereits *Michaelis* und *Bruch* abgebildet
haben, um so leichter, je weicher jene in der Regel sind, und besonders ist diess der
Fall, wenn die Stäbchen, welche in sie eingesenkt waren, entfernt sind. Es fallen
dann die Pigmentfortsätze leicht zu einer einzigen Masse zusammen, so dass die Zelle
konisch erscheint, oder sie kräuseln und winden sich nach verschiedenen Richtungen
so dass sie einem vorworrenen Wurzelwerk gleichen. Wenn man eine schräge Ansicht
einer Anzahl von Zellen in Zusammenhang erhält, was namentlich durch den Druck
der Deckgläschen leicht geschieht, so erscheinen sie dachziegelartig über einander
geschoben, wie diess *Bruch* schon vor längerer Zeit erwähnt und später *v. Wittich*
als eine eigenthümliche Form von Pigmentzellen beschrieben hat*). Durch Wasser
blähen sich die Zellen häufig zu grossen Kugeln auf. Manchmal, namentlich bei älte-

---

*) Die wirbelförmige Anordnung der Pigmentzellen, welche *v. Wittich* (Zeitschr. f. wiss.
Zool., Bd. IV, S. 458) bei Amphibien und Vögeln beschrieben hat, ist, wie ich glaube, ebenso
durch Umlegen der Zellen nach verschiedenen Richtungen bedingt, als diese mit den in früherer Zeit viel besprochenen Wirbeln der Fall ist, in welche sich die Stäbchen leicht legen, die
aber, mit einzelnen Ausnahmen, Niemand mehr für die natürliche Lagerung derselben hält.

ren, pigmentreichen Thieren, zeigen die Zellen eine grössere Festigkeit und die Pigmentfortsätze stehen auch nach Entfernung der Stäbchen als spiessige, stachelige
Massen in gerader Richtung von den Zellen ab, wie man diess sonst auch an erhärteten Präparaten sieht. Die spiessigen Pigmentmassen zerbröckeln sich in kürzere
Stäbchen und Körnchen. Auch der Grad der Festigkeit, mit welcher die Stäbchen
zwischen den Pigmentscheiden haften, ist sehr verschieden, manchmal aber ziehen
sich dieselben so rasch und leicht heraus, dass man kaum die Ueberzeugung gewinnen
kann, ob wirklich an allen Stellen des Auges die Verbindung der Stäbchenschicht mit
dem Pigment eine gleich innige ist.

Diese dreierlei Färbungen, welche gewöhnlich neben einander vorkommen, sind
wohl hinreichend von einander charakterisirt. Ich glaube auch früher gesehen zu
haben, dass bei Albinos, wo kein Pigment in den Chorioidealzellen ist, die farbigen
Kügelchen dennoch vorhanden sind, woraus die Verschiedenheit beider ebenfalls
hervorgehen würde.

Schwieriger als das Bisherige ist auszumitteln, wie die mit verschieden gefärbten
Kügelchen versehenen Zapfen unter sich und gegen die eigentlichen Stäbchen zu einer
Mosaik von bestimmter Gestaltung angeordnet sind. *Hannover* hat zwar angegeben,
dass immer je 6—8 gelbe Kügelchen um ein rothes angeordnet seien und hiervon eine
Abbildung beigefügt, allein ich kann die letztere nicht für in demselben Grade richtig
halten, als sie elegant ist. Es gebt diess schon daraus hervor, dass die nicht mit
Kügelchen versehenen Stäbchen in der Abbildung keinen Platz gefunden haben. Bei
der eigenthümlichen Art übrigens, wie die dickeren und dünneren Elementartheile in
der innern und äusseren Hälfte der Stäbchenschicht gegen einander rangirt sind, erklärt sich leicht, dass jene farblosen Elemente bei der Flächenansicht weniger in's
Auge fallen. *Pacini* (a. a. O. S. 50) gibt dagegen an, dass dem Centrum jeder Pigmentzelle 5—6 Stäbchen mit ungefärbten Kügelchen (eigentliche Stäbchen?) entsprechen, während an jeder Seite des Polygons 3—4 gefärbte Kügelchen liegen. Die
beiden Angaben der genannten Autoren können jedoch schon desswegen kein allgemeines Gesetz repräsentiren, weil an verschiedenen Stellen derselben
Retina einmal das Mengenverhältniss der Stäbchen und Zapfen
und dann auch der gelb oder roth gefärbten Kügelchen unter sich
wechselt. Bei der Taube überwiegen im Grund des Auges die rothen, gegen die
Peripherie die hellgelben Kügelchen, wie sich diess schon für das blosse Auge durch
die hier gelbliche, dort mehr rothe Färbung an der Aussenfläche der Netzhaut ausspricht. Ganz vorn, etwa 0,1 Mm. vom Rande der Netzhaut verlieren sich die farbigen Kügelchen gänzlich; dann sind nach rückwärts dieselben meist hellgelb, viel
weniger orange, noch weniger roth gefärbt und die letzteren sind zugleich im Durchschnitt nicht grösser oder sogar kleiner als die ersteren. Die gelben sitzen meist in
dickeren, die rothen in dünneren Zapfen. Im Grunde des Auges dagegen sind die
gelben Tropfen sparsamer und kleiner, die rothen dagegen häufiger und zum Theil
grösser. Ein Theil derselben, und zwar meist grössere und dunklere, liegen hier in
Zapfen, welche selbst gefärbt sind, andere kleinere, weniger intensiv rothe sitzen in
ungefärbten Zapfen, wie sie in den peripherischen Theilen allein vorkommen. Es
stimmen also die Farben der Tropfen nicht immer mit einer gewissen Grösse der Zapfen zusammen, wie denn rothe Tropfen in schmalen und breiten Zapfen vorkommen,
so dass man die Zapfen nicht einfach nach den Tropfen classificiren kann. Endlich
findet man nicht nur Uebergangsformen in der Dicke der Zapfen, sondern auch zwischen den Hauptfarben der Kügelchen, zwischen hellgelb, orange und roth.

Hier will ich noch einer Frage erwähnen, nämlich ob sich bei Vögeln
eine vollständige Reihe von Uebergangsformen zwischen Stäbchen und Zapfen vorkomme? In der innern Hälfte der Schicht würden solche
durch die sehr schmalen Formen der Zapfen gegeben sein, welche bisweilen vorkommen. Auch ganz kleine und fast farblose Kügelchen fehlen nicht. In der äussern

Hälfte der Schicht scheinen nicht alle gewöhnlichen Stäbchen und nicht alle Zapfen-
stäbchen von ganz gleicher Dicke zu sein, und da bei den Vögeln mehr als sonst
irgendwo (vielleicht mit Ausnahme des gelben Flecks beim Menschen) die Spitzen der
Zapfen den gewöhnlichen Stäbchen gleichen, so würden Uebergangsstufen in der
Dicke ausreichen, um den Unterschied zu verwischen. Es scheinen mir jedoch zur
definitiven Entscheidung dieser für die physiologische Bedeutung der Stäbchen und
Zapfen wichtigen Frage noch ausgedehntere Untersuchungen abzuwarten zu sein.
Hannorer hat bereits angegeben, dass man bisweilen, wiewohl selten, zwei far-
bige Tropfen an einem Zapfen sieht, und glaubt, dass dies eigentlich das normale
Verhalten und somit die Zapfen alle Zwillinge seien. Ich habe ebenfalls grössere
Zapfen mit zwei gelben Kügelchen und zwei Spitzen gesehen, während am Zapfen-
körper höchstens von aussen her eine Spaltung angedeutet war. Die eine Seitenhälfte
aber schien öfters wie verkümmert zu sein, und was das Mengenverhältniss betrifft,
so zweifle ich nicht, dass bei Vögeln, namentlich der Taube, die einfache Form der
Zapfen so überwiegt, dass man die Zwillinge fast als Ausnahmen betrachten kann.
Ich will dabei nachträglich bemerken, dass ich beim Frosch keine Zwillinge unter den
Zapfen bemerkt habe.

2. Körnerschicht.

Am innern Ende der Stäbchenschicht findet sich auch bei den Vögeln, so viel
ich bis jetzt weiss, allgemein eine Grenze, welche an senkrechten Schnitten schon in
frischem Zustand ziemlich markirt ist, an erhärteten Präparaten aber als eine dunkle
Linie sehr hervortritt. Im letzten Fall ist auch an isolirten Elementen die entsprechende Stelle leicht bemerklich, und zwar häufig durch einen kleinen Vorsprung
bezeichnet, welcher besonders an stärkern Zapfen ausgeprägt ist, an fadenartigen
Elementen aber nur ein ganz kleines Knötchen bildet. Diese Vorsprünge werden
zwar, wie ich bereits früher bemerkte, hauptsächlich dadurch gebildet, dass die um-
liegenden Partien etwas einschrumpfen, während an jener Linie die neben einander
gelegenen Theile fester an einander haften. Indess ist die Linie, da sie überall mit
geringen Modificationen vorkommt, ein gutes Merkmal zur Bestimmung der innern
Grenze der Stäbchenschicht. So muss nun auch hier bei den Vögeln das, was einwärts von der Linie liegt, der folgenden Schicht, der Körnerschicht zugezählt werden,
wenn auch die Elemente mit denen der Stäbchenschicht in der innigsten Verbindung
stehen und von den analogen Elementen bei anderen Thieren theilweise abweichen.

a) Die äussere Körnerschicht besteht aus länglichen, theils myrthen-
blattförmigen, theils lancettförmigen, blassen Körperchen, welche mit ihrem längern
Durchmesser senkrecht auf der Fläche der Retina stehen und an einem oder an beiden
Enden eine fadige Fortsetzung haben. Dieselben sind so in einander geschoben, dass
fadige und bauchige Theile alternirend liegen. Dadurch entsteht meist ziemlich deutlich das Ansehen von zwei in einander geschobenen Reihen solcher länglicher Körperchen, genau genommen aber liegen nie zwei derselben in einer Linie hinter einander.
Es zeigt sich leicht an ganz frischen, wie an erhärteten Präparaten, dass je eines
dieser Körperchen mit einem Element der Stäbchenschicht continuirlich ist. Trotz der markirten Grenze der beiden Schichten ist bei gelungenen Präparaten fast jedes Element durch beide Schichten im Zusammenhang auch
isolirt zu sehen, wie in Fig. 18. Dann erkennt man auch, dass gewöhnlich die dickeren Zapfen in die lancettförmigen Körperchen der äussern Reihe unmittelbar übergehen, an welchen dann nach einwärts ein Faden sitzt. An den innern Enden der
eigentlichen Stäbchen dagegen sitzt in der Regel ein spindelförmiges Körperchen der
zweiten Reihe vermittelst eines kurzen Fadens an. Es ist hier also in der Beschaffenheit der Stäbchenkörner und Zapfenkörner keine so grosse Verschiedenheit, wie bei
den meisten Fischen und Säugethieren. Beim Frosch ist das Verhältniss dem bei der

Taube ähnlich, aber schwerlich bei allen Amphibien in gleichem Maasse. Die Dicke der Schicht beträgt bei der Taube etwa 0,02 Mm.

b) Die Zwischenkörnerschicht ist schmäler als die vorige und bildet manchmal an senkrechten Schnitten bloss einen unbestimmt feinkörnigen Streifen. Andere Male dagegen sieht man sehr deutlich darin Körperchen liegen, welche von denen der benachbarten Schichten verschieden sind, ungefähr die Gestalt einer mehr in die Breite gezogenen Birne haben, einen Zellenkern aber nicht deutlich erkennen lassen. In manchen Präparaten bilden sie, eines am andern liegend, einen durch sein helleres Ansehen vor der Umgebung ausgezeichneten Streifen. Zwischen denselben sieht man andere fadige Elemente hindurchtreten*).

c) Die innere Körnerschicht besteht zum grössten Theil aus Zellchen von 0,005—7 Mm. Durchmesser, welche in zahlreichen (meist 10—12) Reihen über einander liegen. Wenn sie isolirt sind, erkennt man häufig feine Fädchen als Fortsätze derselben. Auch hier sind die am weitesten innen, gegen die folgende Schicht gelegenen Zellen mitunter etwas grösser und der Kern darin deutlicher. Ausserdem liegen in der Schicht die kernhaltigen Anschwellungen der Radialfasern, welche gewöhnlich durch ihre senkrecht verlängerte Form leicht zu unterscheiden sind, so wie durch den Uebergang in einen etwas stärkern Faden (Radialfaser) an ihrer innern Seite. Die Dicke der Schicht beträgt circa 0,05 Mm.

3. Granulöse Schicht.

Dieselbe lässt in vielen Präparaten kaum etwas Anderes erkennen als eine zarte Granulation. Nicht selten aber sieht man sie von einer senkrechten Streifung durchzogen, welche, von den Radialfasern herrührend, dichter und feiner ist, als an den bisher betrachteten Thieren. Es spaltet sich auch die ganze Schicht ziemlich leicht in derselben Richtung. Ausserdem beobachtet man hier eine Erscheinung, welche sonst nur seltener und in geringerem Maasse vorkommt. Man sieht nämlich auf senkrechten Schnitten nicht selten Abtheilungen, welche durch eine etwas hellere oder dunklere Beschaffenheit auffallen und durch Grenzlinien geschieden werden, welche der Fläche der Retina parallel verlaufen, jedoch wenig markirt sind (s. Fig. 15). Es scheint diess der Ausdruck einer untergeordneten Schichtung zu sein, besondere Elementartheile jedoch, welche dieselbe bedingten, konnte ich nicht wahrnehmen. Die Dicke der ganzen Schicht beträgt 0,05—0,07 Mm.

4. Schicht der Ganglienzellen.

Die Mehrzahl der Zellen ist durch geringe Grösse 0,006—0,012 Mm., vor denen der meisten anderen Thiere ausgezeichnet. Dieselben sind meist rundlich und ziemlich regelmässig gelagert, gewöhnlich in einer einzigen Schicht, welche sich von der Fläche wie ein Epithel ausnimmt. Im Hintergrund des Auges dagegen sieht man oft zwei schön geordnete Reihen über einander, in seltneren Fällen habe ich an kleinen Strecken eine dritte Reihe gefunden**). Gegen das peripherische Ende der Retina hin ist die Zellenreihe nicht continuirlich, sondern durch Lücken getrennt.

---

* *Vintschgau* beschreibt, was oben als äussere Körnerschicht und Zwischenkörnerschicht bezeichnet wurde, als Schicht von Zellen, deren äussere Reihen senkrecht verlängert sind, während die inneren Reihen in transversaler Richtung verlängert und in Molecularmasse eingelagert sind. Ausserdem gibt derselbe die interessante Beobachtung, dass bei manchen Vögeln innerhalb der länglichen Zellen eine beträchtliche Schicht kernartiger Körperchen vorhanden ist, welche von der innern Körnerschicht durch eine sehr markirte Linie aus Molecularmasse getrennt wird.

** Bei manchen Raubvögeln kommen streckenweise noch mehr Reihen von Zellen hinter einander vor.

welche jedoch nicht so gross sind, als sie bei Säugethieren vorkommen. Dagegen ist die Grösse mancher Zellen in der Peripherie der Retina eine bedeutend beträchtlichere, wie diess auch bei anderen Thieren vorkommt. An diesen grösseren Zellen besonders leicht sieht man Fortsätze der Zellen, unter denen manche alle Charaktere der blassen Nervenfasern haben. Die Zahl der Fortsätze ist manchmal ziemlich gross, darunter 1—2 etwas dickere. Auch deutliche Ramificationen kommen vor.

5. Schicht der Sehnervenfasern.

Dieselben bilden im Hintergrund des Auges eine ziemlich starke Lage 0,01 Mm und mehr, welche nach der Peripherie allmälig abnimmt, jedoch nicht in dem Grade, wie beim Frosch und bei Säugethieren, indem man sehr weit vorn noch immer viel Nervenfasern findet, wie denn überhaupt deren Zahl im Ganzen eine relativ beträchtliche zu sein scheint. Senkrechte Schnitte erscheinen oft auch senkrecht gestreift, was von den durchtretenden Radialfasern herrührt. Die einzelnen Nervenfasern sind zum grossen Theil sehr fein und erscheinen gleichförmig, d. h. ohne nachweisbare Structur, während Varicositäten an vielen in ausgezeichnetem Grade vorkommen, so dass z. B. eine Faser von etwa 0,001 Mm. auf 0,005 anschwoll. Es kommen jedoch namentlich im Hintergrund auch dickere Fasern (0,004 Mm.) vor, welche ein blasses Mark zu führen scheinen.

6. Die Begrenzungshaut.

Ueber die Begrenzungshaut habe ich hier nichts Besonderes mitzutheilen, dagegen sind noch die Radialfasern, welche bis zu derselben durch die übrigen Schichten einwärts dringen, zu erwähnen.

Der feinern Streifung, welche die Radialfasern von der Limitans, an welche sie anstossen, bis in die Körnerschicht an ganzen Schnitten erzeugen, wurde bereits Erwähnung gethan. Wenn man die Radialfasern durch Zerreissen der Retina isoliren will, so bemüht man sich in vielen Fällen vergeblich, während sie in anderen sich mit grösster Deutlichkeit zeigen. Das innere, der Limitans zugekehrte Ende ist etwas konisch (anscheinend dreieckig) angeschwollen, aber viel schmäler, als man dasselbe bei anderen Wirbelthieren gewöhnlich sieht. Die in der Regel auch ziemlich dünne Faser geht dann durch die granulöse Schicht in die Körnerschicht und hat dort eine mehr oder weniger längliche, deutlich kernhaltige Anschwellung, hinter welcher sie sich öfters in mehrere feine Fäserchen auflöst, die sich bis in die Zwischenkörnerschicht verfolgen lassen. Seitlich an solchen isolirten Fasern sieht man oft eine Anzahl der inneren Körner haften, so wie nach aussen hin einige Stäbchen oder Zapfen, und der Anschein ist oft ganz dafür, dass letztere vermittelst der länglichen Elemente der äussern Körnerschicht geradezu in die Radialfasern übergehen. Indessen ist in der Zwischenkörnerschicht das Verhalten der Fäserchen, in welche die Radialfasern ausgehen, dann der Fädchen, welche von den inneren Körnern ausgehen, endlich der Fäden, welche von den äusseren Körnern kommen, unter sich und zu den anscheinend zelligen Elementen der Zwischenkörnerschicht so überaus schwierig zu verfolgen, dass ich jenen Anschein vorläufig nicht als beweisend ansehen kann*).

---

*) Vintschgau bestätigt auch bei den Vögeln das von mir angegebene Verhalten der Radialfasern, dass eine Anzahl von Körnern an denselben ansitze. Den Kern in der Anschwellung konnte er nie wahrnehmen; das äussere Ende jeder Faser geht nach ihm in einen Zapfen über, er gibt jedoch nicht an, wie sich dazu die quer gelagerten Zellen verhalten. Gegen das innere Ende theilen sich die Radialfasern nach Vintschgau zum Theil in viele Aeste, und sollen dann mit den Nervenzellen in Verbindung stehen.

Retina des Menschen.

I. Stäbchenschicht.

Dieselbe besteht bei Menschen ebenso wie bei allen bisher genauer untersuchten Säugethieren [*] aus zweierlei Elementen, welche mit den Stäbchen und Zapfen der Knochenfische viel mehr übereinstimmen, als mit denen der Vögel und Amphibien.

Die Stäbchen sind in frischem Zustande Cylinder, welche durch die ganze Dicke der Schicht hindurchgehen, ohne ihren Durchmesser wesentlich zu ändern. Ihr äusseres Ende stösst an das Pigment, das innere dagegen geht in die Elemente der Körnerschicht über, welche entweder unmittelbar oder vermittelst eines Fadens von verschiedener Länge daran ansitzen. In beiden Fällen sind die Stäbchen selbst gleich lang, und Fäden wie Körner liegen jenseits der Grenzlinie zwischen Stäbchen- und Körnerschicht, gehören also der letztern an. Von dieser Anordnung der Stäbchen (s. Würzb. Verhandlg., 1852, S. 96), wie überhaupt von den Verhältnissen dieser Schicht, habe ich mich am besten an erhärteten Präparaten von einer sehr frischen Leiche überzeugt, wo die Stäbchen nach Monaten noch ihr ganz straffes und glänzendes Ansehen erhalten hatten, und ich konnte ausser Kölliker die Präparate noch verschiedenen anderen Anatomen vorlegen. Ebenso habe ich mich an anderen Augen von Menschen und verschiedenen Säugethieren vielmals überzeugt, dass die Stäbchen erst beim Uebertritt in die Körnerschicht fadenartig werden und manche derselben am innern Ende so wenig wie am äussern einen Faden besitzen, sondern direct in ein Korn übergehen.

Dagegen habe ich bei Menschen wie bei Säugethieren häufig bemerkt, dass die Stäbchen trotz ihrer gleichmässigen Dicke eine innere und eine äussere Abtheilung unterscheiden lassen, welche letztere um ein Geringes grösser ist. In den oben erwähnten wie in anderen wohl erhaltenen Präparaten zeigte sich die Scheidung höchstens durch eine feine Querlinie, derjenigen ähnlich, welche man, nur meist stärker ausgeprägt, an Stäbchen und Zapfen der meisten Thiere bemerkt. An derselben Stelle brechen sowohl isolirte Stäbchen als auch die ganze Schicht leicht entzwei. Sind die Stäbchen weniger gut erhalten, so wird die quere Linie stärker und die innere Abtheilung macht ihre weitere Metamorphose öfters etwas anders als die äussere. Sie quillt namentlich etwas auf, wird dadurch dicker und kürzer, zugleich oft blasser, spitzt sich auch wohl nach einer oder beiden Seiten zu und wird so zu einem beiläufig ovalen Körperchen, während die äussere Stäbchenhälfte manchmal noch ziemlich wohl erhalten ist, oder andere Veränderungen in bekannter Weise erlitten hat (s. Fig 21 c). Dieses verschiedene Verhalten der innern und äussern Stäbchenhälfte zeigt sich sowohl an Augen, welche sich selbst überlassen werden, als auch in verschiedenartigen Flüssigkeiten, und es ist dasselbe von Interesse, wenn man das Verhalten der beiden Abtheilungen an den Zapfen, so wie an den Stäbchen vieler Thiere damit vergleicht. Indessen glaube ich nicht, dass beim Menschen in vollkommen frischem Zustand sichtbare Charaktere der fraglichen Verschiedenheit existiren. Kügelchen am äussern Ende der Stäbchen, wie sie Pacini als Globulo terminale beschreibt, habe ich an gut erhaltenen Stäbchen nicht gesehen. Die Annahme von Pacini, dass sie den farbigen Kügelchen bei den Vögeln entsprechen, würde auch sonst kaum haltbar sein.

Dem oben Gesagten zu Folge muss jedes Stäbchen so lang sein, als die ganze Schicht dick ist, und man kann zur Ausmittelung des Maasses so gut wie isolirte Stäbchen auch Falten frischer oder senkrechte Schnitte erhärteter Netzhäute benutzen.

---

[*] Valentin gibt an, dass bei den „Pecora" keine Stäbchen zwischen den Zapfen stehen, sondern wie bei Fischen und Amphibien auf jenen. Ich glaube diess jedoch hier eben so bestimmt als dort für den Frosch bestreiten zu müssen.

Es ist jedoch nicht ganz leicht, sich vor Irrthümern zu schützen, denn nicht nur von isolirten Stäbchen, sondern von ganzen Netzhautstücken ist häufig die äussere Partie der Stäbchenschicht losgetrennt, und diesem Umstande ist es wohl zuzuschreiben dass so viele Angaben über die Länge der Stäbchen gewiss zu niedrig sind. Aber auch an erhärteten Präparaten erhält man nicht immer zuverlässige Resultate, da die Dicke der Schicht sowohl durch Einschrumpfen als durch Aufquellen verändert wird Dass die Länge der Stäbchen im Hintergrund des Auges beträchtlicher ist, als gegen die Ora serrata, ist sicher, doch glaube ich, dass *Bowman* zu viel sagt, wenn er angibt, dass sie hier um mehr als die Hälfte kürzer seien als dort; ich habe ziemlich weit vorn noch Stäbchen von 0,05 Mm., sehr nahe an der Ora noch solche von 0,04 Mm. gefunden, weit hinten dagegen bis gegen 0,06 Mm.[*] Die Dicke der Stäbchen schätze ich auf etwa 0,0015—0,0018 Mm. (0,0006—7''' *Henle*, 0,0008''' *Kölliker*. Bei Säugethieren fand ich die Länge der Stäbchen fast durchgehends, theilweise auch die Dicke derselben etwas geringer.

Die **Zapfen** haben beim Menschen ziemlich die Form einer Flasche, deren Basis an der Grenzlinie der Körnerschicht liegt. Die nach auswärts gerichtete konische Spitze sieht man in der Regel durch eine Querlinie, wie bei den Fischen, getrennt. Die Länge der Zapfen sammt Spitze habe ich in dem oben erwähnten Auge, wo die Stäbchen vollkommen conservirt waren, und ebenso an anderen Augen in der grössten Ausdehnung der Retina geringer gefunden als die Länge der Stäbchen. Es betrug nämlich dieselbe etwa 0,032—0,036, wovon ein wenig über ein Dritttheil auf die Spitze kam. Es reichte also der Zapfenkörper bis fast an die Linie, welche die äussere und innere Abtheilung der Stäbchen bezeichnete, während das äussere Ende der Spitze etwa zwei Dritttheile der ganzen Schicht erreichte. Einige wenige Zapfen fielen mir jedoch auf, so an der wie gewöhnlich geformten Spitze eine blasse Verlängerung sich bis gegen die äussere Grenze der Stäbchenschicht erstreckte, indem sie sich allmälig immer mehr zuspitzte (S. 22). Sie nahm sich etwa aus, wie wenn eine zarte Hülle vorhanden wäre, aus welcher sich der Inhalt zurückgezogen hätte. Diese Beobachtung, welche sich sehr an das oben (S. 71) über einzelne Zapfen beim Frosch bemerkte anschliesst, könnte dahin gedeutet werden, dass die normal bis an die äussere Grenze der Stäbchenschicht reichende Zapfenspitze nur durch eine sehr rasche Veränderung gewöhnlich kürzer gesehen würde. Indessen ist diess doch zweifelhaft und bei der konischen Form der Spitzen scheint mir auch hier anzunehmen, dass dieselben allerdings aus einer sehr ähnlichen, vielleicht identischen Substanz bestehen, als die Stäbchen, und namentlich der äussern Hälfte der letztern analog sind, dass sie aber doch mit diesen Stäbchen nicht ganz und gar übereinstimmen. Auch bei Säugethieren, z. B. beim Schwein sehr deutlich, fand ich die Zapfen sammt Spitze so beträchtlich kürzer als die ganzen Stäbchen, dass ich nicht annehmen kann, dass der ganze Unterschied durch die Verkürzung der Zapfen in Folge Aufquellens hervorgebracht werde, wiewohl ich letzteres Moment in Anschlag bringen zu müssen glaube. Einer Verkürzung der Zapfenspitze durch secundäre Metamorphose ist es wohl zuzuschreiben, wenn *Henle* (Zeitschr. f. rat. Med., 1852, S. 305), der wohl zuerst an einem Enthaupteten die Zapfenspitzen, welche er als konische Stiftchen bezeichnet, mit Sicherheit auch bei Menschen nachgewiesen hat, statt der Spitzen auf manchen Zapfen etwas dickere Kügelchen fand, um so mehr, als derselbe ausdrücklich angibt, dieselben erst an dem nicht mehr ganz frischen Präparat bemerkt zu haben[**]. Dagegen habe ich in der Gegend des gelben Flecks wiederholt Zapfen gefunden, welche überhaupt von bedeutenderer Länge waren, und

---

[*] *Kölliker* gibt die Dicke der Stäbchenschicht zu 0,028—0,036''' an.
[**] *Vintschgau* (a. a. O.) beschreibt und deutet Kügelchen, welche er aussen auf den Zapfen sitzend fand, in ähnlicher Weise, wie diess *Pacini* bei den Stäbchen that. Ich muss jedoch dabei bleiben, sie bloss als metamorphosirte Zapfenspitzen anzusehen.

namentlich nach aussen in eine längere, cylindrische Partie übergingen, was für die Angabe zu sprechen schien, welche *Kölliker* (Gewebelehre, 1. Aufl.) bereits früher machte, dass auf den Zapfen gewöhnliche Stäbchen sässen. Diese längeren Zapfenspitzen oder Zapfenstäbchen zeigten, wie die Zapfenspitzen der Fische u. s. w., durch Umrollen, Runzeln u. s. w. analoge Veränderungen wie die ächten Stäbchen, doch schienen sie mir etwas dicker als die letzteren, und es fiel mir auf, dass gerade an diesen Zapfen die Querlinie zwischen Zapfen-Körper und Spitze gewöhnlich fehlte, vielmehr letztere unmittelbar aus ersterem ohne Abgrenzung hervorging. — Zapfen mit zwei Spitzen, Zwillinge, habe ich bei Menschen und Säugethieren nicht gesehen.

Der Zapfenkörper zeigt alle Abstufungen, welche man in einem wohl assortirten Weinlager zwischen der ganz schlanken und sehr bauchigen Form der Flaschen finden kann. Indess zeigt sich leicht, dass hier, ebenso wie bei den früher beschriebenen Thierclassen, die frischesten Zapfen die schlanksten sind, während sie durch Aufquellen nach und nach immer bauchiger werden. In wohlerhaltenem Zustand dürfte ihr Durchmesser nirgends viel über 0,004—0,006 Mm. betragen, was mit *Kölliker's* Angaben übereinstimmt; so kann ich auch bestätigen, dass die Zapfen des gelben Flecks noch etwas dünner sind (etwa 0,004 Mm.) Das innere Ende jedes Zapfens geht, ganz ähnlich wie bei den Knochenfischen, continuirlich in ein birnförmiges oder ovales kernhaltiges Körperchen über, welches, wie ich a. a. O. angegeben habe, bereits der Körnerschicht angehört. Die Grenzlinie zwischen Stäbchen- und Körnerschicht zeigt sich auch hier an isolirten Elementen gewöhnlich durch einen kleinen Vorsprung markirt, welcher die innige Berührung der neben einander liegenden Elemente an dieser Linie andeutet. Die zunächst daran gelegene Partie des Zapfens ist häufig etwas blasser, so wie auch etwas halsartig eingezogen, doch ist diess nicht in dem Grade der Fall, als bei den niederen Wirbelthierclassen, und scheint, wo es sich stärker ausgeprägt findet, als secundäre Veränderung aufgefasst werden zu müssen, welche mit dem bauchigen Quellen des mittlern Theils in Zusammenhang steht.

Was das Mengenverhältniss der Stäbchen und Zapfen, welche neben einander vorkommen, betrifft, so ist dasselbe, nachdem *Bowman* bemerkt hatte, dass die Zapfen am gelben Fleck näher beisammen stehen, von *Henle* (a. a. O.) und dann von *Kölliker* dahin festgestellt worden, dass am gelben Fleck bloss Zapfen vorkommen, dann einzelne Kreise von Stäbchen um je einen Zapfen stehen, endlich weiterhin mehrere Reihen von Stäbchen den Zwischenraum zwischen je zwei Zapfen ausfüllen. Diese zunächst an Flächenansichten erkannte Anordnung kann ich nur bestätigen: man erhält davon auch auf senkrechten Schnitten überzeugende Ansichten, wenn sie so gelungen sind, dass sie nur 1—2 Elemente in der Dicke enthalten.

Zwischen den Elementen der Stäbchenschicht findet sich bei Menschen und Säugethieren besonders deutlich eine structurlose glashelle Zwischensubstanz, welche besonders von *Henle* schon früher und ausführlicher neuerdings (a. a. O.) hervorgehoben worden ist. Dieselbe zeigt sich am deutlichsten in der äussern Partie der Schicht, wo sie wohl auch in der grössten Menge angesammelt ist. An sehr frischen Menschen- und Säugethieraugen zeigt sie eine bemerkenswerthe Consistenz, während sie späterhin weich und dadurch leichter übersehen wird. An den Augen niederer Wirbelthiere habe ich, abgesehen von den Pigmentfortsätzen, eine Zwischensubstanz von solcher Consistenz nicht bemerkt. An einem frischen Pferdeauge aber besonders schön bildete dieselbe eine Art Membran, welche man in Stücke reissen konnte, wobei die Stäbchen streckenweise fast gänzlich aus derselben hervorgezogen wurden, ohne dass sie zerfloss. Lücken jedoch an den Stellen, wo die Stäbchen gesteckt hatten, konnte ich nicht deutlich erkennen.

Endlich ist das Verhältniss der Stäbchenschicht zu den polygonalen Pigmentzellen der Chorioidea zu berühren. Hier ist wohl nicht ohne physiologisches Interesse, dass, wie ich a. a. O. angegeben habe, bei Menschen und Säugethieren, ebenso wie bei den bisher betrachteten Wirbelthieren, die mit Pigmentmoleculen dicht besetzte Seite der Zellen die innere, der Retina zugewendete ist, während früher bekanntlich allgemein das Gegentheil angenommen wurde. Die Seite der Zellen dagegen, welche sowohl an einzelnen auf der Kante stehenden Zellen als an Falten der ganzen Pigmenthaut als ein heller, pigmentarmer, glatter Saum erscheint, ist gegen die Chorioidea gekehrt. Diese äussere Seite ist nebenbei durch eine viel grössere Resistenz ausgezeichnet, indem der glatte Saum lange Zeit unverändert bleibt, während die innere pigmentirte Seite sehr früh durch Auflockerung Freiwerden der Pigmentmolecüle und namentlich durch den Austritt von hyalinen tropfenartigen Massen ihre Decomposition anzeigt. An dieser Seite liegen denn auch die Pigmentmolecüle so weit in der Peripherie der Zelle, dass sie eigentlich das Aeusserste sind, was man unterscheidet, und eine Zellenwand jenseits derselben durch die Beobachtung kaum evident zu machen ist. Mit dieser pigmentirten Seite der Zellen stehen nun die Stäbchen in so enger Verbindung, dass die äussersten Enden derselben noch zwischen die Pigmentmolecüle hineinragen. An frischen Augen bleibt bekanntlich, wenn man die Retina von der Chorioidea ablöst, mitunter ein grosser Theil der Stäbchenschicht mit dem Pigment in Verbindung, und zeigt sich später als ein blasses Häutchen.. Namentlich geschieht diess leicht mit der äussern Hälfte der Schicht während andere Male die Zapfen fast allein der Retina folgen. An einem ganz frischen Pferdeauge habe ich die Stäbchen so fest an der Pigmenthaut haftend gefunden dass sie eine Schicht bildeten, welche sich mit jener fasten und in Stücke reissen liess. An erhärteten Präparaten bleibt die Verbindung bisweilen so erhalten, dass man dünne senkrechte Schnitte der Retina sammt den Pigmentzellen erhält. Endlich glaube ich an den pigmentlosen Zellen des Tapetum der Wiederkäuer in erhärtetem Zustand die zahlreichen kleinen Grübchen, welche den Stäbchen entsprechen, deutlich erkannt zu haben. Solche Präparate geben aber andererseits die bestimmte Ueberzeugung, dass hier überall von Pigmentscheiden, wie sie *Hannover* ganz allgemein verbreitet annimmt, keine Rede ist. In den seichten Vertiefungen der Pigmentzellen ruht eben nur das äusserste Ende der Stäbchen, und nirgends bei Menschen und den von mir bisher untersuchten Säugethieren erstreckt sich Pigment tiefer in die Stäbchenschicht, etwa bis an die Grenze der Zapfen-Körper und Spitzen, wie diess mit den Pigmentscheiden der meisten anderen Wirbelthiere der Fall ist. — Bei Kaninchen enthalten die Chorioidealzellen ein oder einige Fetttröpfchen und bei den Albinos geben jene Zellen, welche von sehr ungleicher Grösse sind und nicht selten zwei Kerne enthalten, ein sehr zierliches Bild (s. Fig. 24).

2. Körnerschicht.

a) Die äussere Körnerschicht ist bei Menschen und Säugethieren auf eine ganz ähnliche Weise, wie es vom Barsch beschrieben wurde, aus zweierlei Elementen zusammengesetzt, von welchen die einen mit den Stäbchen in Verbindung stehen, die anderen dagegen mit den Zapfen *).

Die ersteren, Stäbchenkörner, sind auch hier, wie bereits von *Bowman*, *Pacini*, *Kölliker* angegeben worden ist, sehr kleine Zellen 0,005—0,008 Mm., deren Kerne fast so gross sind als sie selbst. Dieselben liegen überall in mehreren unregelmässigen Reihen über einander. Nachdem bereits *Pacini* angegeben hatte, dass man an einem oder beiden Enden der Zellchen Fädchen bemerkt, von denen er vermuthete, dass sie zur Verbindung mit den benachbarten Schichten dienen möchten, hat *Kölliker* (Gewebelehre) gezeigt, dass dieselbe bei Menschen, ebenso wie ich es von den Säuge-

---

* *Kölliker* (Mikr. Anat., Bd. II, p. 657) betrachtet Stäbchen und Zapfen nicht als aus eigenen Zellen hervorgegangen, sondern als Fortsätze der Zellen, mit denen sie jedenfalls in Verbindung stehen, nämlich der Stäbchen- und Zapfenkörner.

thieren beschrieben hatte, mit den Stäbchen und Radialfasern in Verbindung stehen. Ich wies endlich nach, dass ein Theil der Körner, und zwar die äussersten Reihe; unmittelbar an den Stäbchen ansitzen, während die anderen, je weiter sie von der Stäbchenschicht entfernt liegen, durch um so längere Fäden mit den Stäbchen in Verbindung stehen. Diese Fäden sind also von sehr verschiedener Länge, gehören nicht der Stäbchen-, sondern der Körnerschicht an und fehlen zwischen manchen Stäbchen und Körnern gänzlich. Pacini hatte zwar erkannt, dass am innern Ende der Stäbchen wie der Zapfen kleine Zellen ansitzen, dieselben aber nicht weiter unterschieden und alle in eine von ihm als Ergänzungsschicht bezeichnete Reihe an der äussern Grenze der Körnerschicht verlegt. — Dass immer nur je ein Stäbchen mit einem äussern Korn zusammenhängt, kann ich in sofern nicht behaupten, als manchmal der Anschein sehr dafür ist, dass zwei Stäbchen neben einander einem Korn aufsitzen, doch habe ich mich nie vollkommen davon überzeugt. Wenn es überhaupt vorkommt, so ist es in den peripherischen Partien der Netzhaut der Fall, wo die Zahl der Körner abnimmt, die der Stäbchen aber nicht, so dass die ersteren für die letzteren bei einzelner Verbindung kaum ausreichen zu können scheinen.

Die zweite Art von Elementen, die Zapfenkörner, sind etwas grössere, senkrecht ovale oder birnförmige Zellen, welche alle an der äussern Grenze der Schicht liegen und dort manchmal als ein etwas hellerer Saum auffallen, welchen Pacini als Ergänzungsschicht bezeichnet hat. Dieselben enthalten deutliche, bisweilen mit Kernkörperchen versehene Kerne. Nach aussen steht jedes Zapfenkorn mit einem Zapfen im innigsten Zusammenhang, und zwar meist durch eine ganz kurze Brücke, welche beinahe von einer Breite mit der Basis des Zapfens selbst ist. Im frischen Zustand ist der Uebergang ein ganz unmerklicher; an gehärteten Präparaten aber zeigt sich meist an den Zapfen, wie an den Stäbchen, ein kleiner Vorsprung, welcher gerade der Grenze der Stäbchen- und Körnerschicht entspricht, wo die neben einander gelagerten Elemente inniger an einander haften. Zwischen diesem Vorsprung und dem Zapfenkorn ist dann öfters eine halsähnlich eingeschnürte Brücke, deren Dünne mit zunehmender Decomposition auffälliger wird, während das Korn selbst mehr anschwillt. Indess scheint doch gewöhnlich, namentlich auch bei manchen Säugethieren, der Querdurchmesser des Korns den des Zapfens um etwas zu übertreffen. Am gelben Fleck, wo die zwischengeschobenen Stäbchen seltener werden und aufhören, drängen sich natürlich auch die Zapfenkörner wie die Zapfen selbst dichter an einander, und man sieht dann dieselben etwas in einander geschoben, da sie nicht wohl alle in einer Höhe neben einander liegen können. Es trägt dann ein Theil der Zapfen die Körner, welche dort meist zarter und mit schönen Kernen erscheinen, ganz kurz angefügt, während andere dazwischen mit den etwas weiter einwärts gelegenen Körnern durch eine längere schmalere Brücke in Verbindung stehen. Von dem innern Ende aller Zapfenkörner dagegen geht ein Faden aus, welcher zwischen den Stäbchenkörnern seinen Weg nach einwärts nimmt; derselbe ist in der Regel merklich stärker als die Fädchen der Stäbchenkörner, namentlich in den peripherischen Theilen, weniger in der Gegend des gelben Flecks. Wenn man Zapfen mit diesen Fädchen in Verbindung isolirt hat, was sehr leicht gelingt, so sieht man sowohl bei Menschen als bei Säugethieren das innere abgerissene Ende des Fadens häufig angeschwollen, allmälig oder rascher, und ich glaube an senkrechten Schnitten gesehen zu haben, dass diese angeschwollenen Partien, in denen ich nie deutlich einen Kern sehen konnte, wie die ganz entsprechenden, welche ich bei den Fischen beschrieben habe, an der äussern Grenze der Zwischenkörnerschicht liegen. In anderen Präparaten jedoch, namentlich aus dem Hintergrunde des Auges, gingen die Fäden ohne merkliche Anschwellung an jener Stelle bis in die innere Körnerschicht. Nur seltener habe ich in der Gegend des gelben Flecks an den Zapfenfäden mehrere Anschwellungen hinter einander gesehen, von denen jedoch bloss eine, das Zapfenkorn, evident kernhaltig war. Die anderen hatten mehr das Ansehen von Varicositäten, wiewohl nicht ganz so, wie man sie

sonst an Nerven zu sehen pflegt. Die bezeichnete Stelle verdient bei ferneren Untersuchungen besondere Beachtung.
    Die Dicke der äussern Körnerschicht fand ich an dem grössten Theil-
der Retina 0,05—0,06 Mm. Dieselbe nimmt aber sowohl gegen den vordern Rand
etwas ab, wo sie auf 0,04—0,03 Mm. sinkt, als auch gegen die Axe des Auges hin.
Hier habe ich dieselbe an Stellen, wo sich noch gut Schnitte anfertigen liessen, nur
zu 0,025—0,03 gefunden, indem nur etwa vier Reihen über einander lagen. Eine
Stelle aber, wo die äusseren Körner gänzlich fehlten, existirt, wie ich glaube, in normalen Augen nicht, denn man findet überall auch im gelben Fleck jeden Zapfen mit
seinem Korn versehen. Diese Abnahme der äusseren Körner gegen die Axe hin is-
eine ziemlich rasche und hängt offenbar wesentlich mit dem Verschwinden der Stäbchen zusammen. Je mehr in der Stäbchenschicht bloss die dickeren Zapfen vor-
herrschen, um so geringer ist die Zahl der Elemente der äussern Körnerschicht. In
dieser Hinsicht betrachtet, ist die Abnahme der äussern Körner gegen die Peripherie
der Retina hin auffallend, wo man auch nur 5—6 Reihen findet, während die Menge
der Stäbchen kaum abgenommen hat, und diess macht die oben erwähnten Beobachtungen, dass zwei Stäbchen an einem Korn zu sitzen scheinen, etwas wahrscheinlicher.
    b) Die Zwischenkörnerschicht, welche, wie es scheint, von BUDGE zu
zuerst bemerkt wurde, verhält sich, wie ich bereits früher (S. 23) angegeben
habe, je nach der Localität in der menschlichen Retina sehr verschieden. In
Hintergrund des Auges ist sie sehr mächtig, und zwar nimmt sie besonders am
Rand des gelben Flecks rasch zu, während sie in dessen Mitte (Fovea centralis)
wieder abzunehmen scheint. Sichere Maasse sind besonders von dieser Schicht schwierig zu erhalten, da die Fasern, aus welchen sie besteht, einer grossen Dehnung fähig
sind, wie ich mich an isolirten Elementen überzeugt habe, deren Länge mitunter so
kolossal wird, dass sie unmöglich natürlich sein kann. Indess glaube ich, dass am
gelben Fleck die Dicke der Schicht 0,1—0,15 Mm. erreicht, während manche Präparate, welche noch mehr ergeben würden, vielleicht nicht wohlerhalten sind. In der
Umgebung des gelben Flecks, einige Millimeter weit, beträgt die Dicke noch 0.03—
0,06 Mm., und nimmt dann bis zur Ora serrata ab. in deren Nähe sie nur 0,005—
0,012 Mm. misst; gänzlich verschwinden sah ich die Schicht erst an der Ora selbst.
Mit der Dicke ändert sich auch die Beschaffenheit der Schicht. Am gelben Fleck ist
dieselbe rein senkrecht faserig und die einzelnen Fasern, welche dieselben sind, die
von den inneren Enden der äusseren Körner ausgingen, isoliren sich vollkommen
durch die ganze Dicke der Schicht. Nur an der innern Grenze derselben, in der
Nachbarschaft der inneren Körner, liegt gewöhnlich zwischen den Fasern eine geringe
Menge moleculärer Masse, welche sich wie die in der granulösen Schicht befindliche
ausnimmt. Diese radial faserige Structur der Schicht erstreckt sich ziemlich weit
über den gelben Fleck hinaus, doch werden allmälig die einzelnen Fasern weniger
leicht isolirbar und sind immer mehr in moleculäre oder homogene Masse eingebettet.
Weiterhin wird die radiale Streifung viel weniger deutlich und man sieht gegen die
Peripherie der Retina hin häufig nur eine unbestimmte Schicht zwischen den beiden
Körnerlagen. Bisweilen schien mir sehr weit vorn die senkrecht streifige Beschaffenheit wieder etwas zuzunehmen, sie schien mir jedoch einen etwas andern Charakter
anzunehmen als im Hintergrund des Auges, wiewohl darüber an erhärteten Präparaten schwieriger zu urtheilen ist. Es schien mir nämlich diese Streifung mehr in Verbindung mit der faserigen Masse zu sein, welche sonst die inneren Enden der Radialfasern bildet, worauf ich nachher zurückkomme. — Eigenthümliche Zellen der
Zwischenkörnerschicht, wie ich sie bei manchen Wirbelthieren beschrieben habe, sah
ich bei Menschen so wenig wie Kölliker, und glaube namentlich für den Hintergrund
des Auges versichern zu können, dass dort nichts von der Art vorkommt [*].

_____
    [*] Virchow gibt an, in der Zwischenkörnerschicht runde Zellen gefunden zu haben,
welche Molecularmasse enthielten; bei Säugethieren dagegen vermisste derselbe solche Zellen.

c) Die innere Körnerschicht besteht aus Elementen, welche leichter als die der äussern als Zellen zu erkennen sind, indem sie etwas grösser sind, wodurch der Kern leichter unterschieden wird. Manche derselben sind rundlich, andere etwas senkrecht verlängert oder mit mehreren Ecken versehen, so dass sie den früher von mir für viele Wirbelthiere angegebenen zackigen Anschwellungen der Radialfasern ähnlich sehen, wonach sie bald bipolar, bald multipolar erscheinen. Viele dieser inneren Körner sind evident in Radialfasern eingelagert, so dass diese als Verlängerungen derselben erscheinen. Da bei allen anderen Wirbelthierclassen, wie ich gezeigt habe, diese mit den Radialfasern in unmittelbarem Zusammenhang stehenden Elemente der innern Körnerschicht von den übrigen bestimmt zu unterscheiden sind, so liegt es nahe, auch beim Menschen diese zweierlei Elemente anzunehmen [*]. Ich muss jedoch gestehen, dass ich bisher nicht im Stande war, solche der äussern Form nach mit Sicherheit zu unterscheiden, denn obschon, wie erwähnt, Formverschiedenheiten vorkommen, so sind dieselben nicht so markirt, wie bei anderen Wirbelthieren, und ich kann nicht versichern, dass die senkrecht verlängerten Elemente ausschliesslich Anschwellungen der aus den inneren Schichten kommenden Radialfasern seien, im Gegensatz zu den rundlich polygonalen Elementen. Dagegen sind, wo mehrere Reihen von Körnern über einander liegen, die innersten manchmal um etwas grösser, wie diess auch bei anderen Wirbelthieren sich findet. Die Dicke der innern Körnerschicht ist meist, wie *Bowman* angab, eine geringere als die der äussern, jedoch nicht überall. Am gelben Fleck, wo die äussere Schicht dünner wird, nimmt die innere rasch zu und besteht aus zahlreichen Lagen, welche zusammen 0,06 Mm. und mehr erreichen [**]. Sonst beträgt die Dicke der Schicht im Hintergrund des Auges 0,03— 0.04 Mm., und nimmt gegen die Ora serrata hin, wo nur mehr zwei, höchstens drei Reihen Körner liegen, bis zu 0.02 Mm. ab. Eine Verschmelzung mit der äussern Körnerschicht findet, wie erwähnt, nirgends statt, hingegen vielleicht in der Fovea centralis mit der Nervenzellenschicht, sofern dort in kleinem Umfang die granulöse Schicht ganz fehlt, wie *Kölliker* und, wie es scheint, *Remak* glauben.

3. Granulöse Schicht.

An frischen Augen erscheint diese Schicht als eine äusserst fein und blass granulirte, fast homogene Masse, welche der granulirten Substanz in der Rinde des Gehirns sehr ähnlich ist. Nach dem Tode scheint die Körnung zuzunehmen, und an erhärteten Präparaten ist dieselbe bedeutend dunkler und schärfer geworden. Zellige Elemente sind in dieser Schicht nicht enthalten, wenn man davon absieht, dass an den Grenzen derselben, namentlich nach innen, gegen die Nervenzellenschicht, die Scheidung nicht überall eine ganz scharfe, lineare ist. Dagegen erkennt man mit Leichtigkeit viele Fasern darin, und zwar einmal die nachher zu besprechenden Radialfasern, welche auch hier zum Theil glatt hindurchtreten, zum Theil an der granulösen Umgebung so haften, als ob eine gewisse Verbindung zwischen denselben bestände. Ausserdem findet man besonders an Präparaten, welche eine kürzere Zeit in erhärtenden Flüssig-

---

[*] *Vintschgau* trennt auch wirklich mit Bestimmtheit die Anschwellungen der Radialfasern, in denen er keinen Kern finden konnte, von den übrigen Elementen der Schicht. Ueber die Anwesenheit eines Kerns in jenen Anschwellungen kann jedoch, wie ich glaube, in vielen Fällen kein Zweifel sein, und solche auffällig spindelförmige, viel grössere Anschwellungen, wie ich sie früher von niederen Wirbelthieren beschrieben habe, und sie *Vintschgau* nun auch vom Menschen abbildet, habe ich bei letzterem nicht bemerkt. Die Ganglienzellen, welche *Vintschgau* als drittes Element dieser Schicht angibt, sind schwerlich von den kleineren Elementen anders verschieden, als durch die Grösse, in welcher indem Uebergänge vorkommen.

[**] Meine frühere Angabe von 0,04‴ war vielleicht etwas zu hoch, wenigstens fand ich nicht in allen Augen eine so dicke Stelle. Jedoch gibt *Vintschgau* diese bedeutende Dicke ebenfalls an, wie er denn überhaupt meine früheren Angaben über die Dickenverhältnisse der Körnerschicht durchaus bestätigen konnte.

keiten von geringer Concentration gelegen waren, feine, blasse Fasern, deren schliess-
liche Verfolgung durch ihre ausserordentliche Feinheit erschwert wird. Dabei erscheinen sie varicös und dadurch wird es häufig unmöglich zu unterscheiden, ob man
bloss granulirte Substanz oder ein Gewirre feinster varicöser Fäserchen vor sich hat.
Diese Fasern sind am deutlichsten in der Gegend des gelben Flecks, und es ist kein
Zweifel, dass diejenigen, welche man weiter verfolgen kann, Ausläufer der in der
nächsten Schicht gelegenen Zellen sind. *Pacini*, dessen Untersuchungen wir überhaupt die Kenntniss der fraglichen Schicht verdanken, hat auch diesen Zusammenhang mit den Ganglienzellen bereits angegeben und bezeichnet die Schicht als Schicht
von grauen Fasern, welche in eine amorphe granulöse Masse eingebettet seien. Diese
Fasern sollen in der Richtung der Meridiane des Auges verlaufen. *Remak* hat sich
neuerlich dieser Anschauungsweise vollkommen angeschlossen, indem nach ihm die
verästelten Fortsätze der Ganglienzellen sich mit den varicösen Fasern der grauen
Faserschicht verbinden, welche gleich den Bündeln des Sehnerven von hinten nach
vorn verlaufen. *Pacini* glaubte ausserdem, dass durch diesen Verlauf der Ganglien-
kugelfortsätze eine allmälige Uebereinanderlagerung derselben und so eine Verdickung
der ganzen Schicht nach rückwärts zu Stande komme, und endlich sollen diese grauen
Fasern in den centralen Theil des Sehnerven nach *Mandl* übergehen. Hiergegen ist
jedoch zu bemerken, dass solche Fasern, die aus dem Sehnerven direkt in die granulöse Schicht treten, nicht vorhanden sind, so wie dass eine Uebereinanderlagerung
der Ganglienzellenfortsätze in horizontaler Richtung nicht zu erkennen ist, so wie es
mir überhaupt zweifelhaft ist, ob Fasern in horizontaler Richtung den Meridianen des
Auges folgend in der Schicht verlaufen. Ich möchte desshalb auch die Schicht nicht
schlechthin als graue Fasern bezeichnen, um so mehr, als die Sehnervenausstrahlung
diesen Namen auch beanspruchen könnte. So viel scheint gewiss, dass die am leichtesten zu verfolgenden Fortsätze der Ganglienzellen sich, wie *Kölliker* hervorgehoben
hat, in der granulösen Substanz nach aussen begeben, dieselbe also in mehr oder
weniger radialer Richtung durchsetzen. Die supponirte Verdünnung der Schicht
nach vorn zu endlich findet, wie ich schon früher (S. 23) nachgewiesen habe,
keineswegs in erheblichem Grade statt, indem die granulöse Schicht im Hintergrund
nirgend, so viel ich weiss, 0,04 Mm. erheblich übersteigt, und weit vorn noch 0,03—
0,035 Mm. misst. In der Mitte des gelben Flecks jedoch wird die Schicht deutlich
dünner und schwindet vielleicht an einer, jedoch jedenfalls sehr kleinen Stelle gänzlich. Die Beschaffenheit der Schicht scheint mir in so weit zu wechseln, als im
Hintergrund, namentlich in der Gegend des gelben Flecks, die feinen varicösen Fäserchen viel deutlicher sind und auch an Masse überwiegen, während gegen die Peripherie im Gegentheil die homogene Grundsubstanz und die radiären Fasern mehr
hervortreten *).

4. Schicht der Nervenzellen.

Dass die grösseren Nervenzellen der Retina auch beim Menschen, wie
bei den übrigen Wirbelthieren, in dem bei weitem grössten Theil der Retina eine
eigene Schicht bilden und nicht in der ganzen Dicke der granulösen Substanz
eingelagert vorkommen, wie früher hie und da angegeben wurde, sieht man an senkrechten Schnitten erhärteter Präparate sehr leicht, wurde auch schon von *Pacini* angegeben. Ebenso ist es nach Ansicht solcher Präparate kaum ein Gegenstand der
Erörterung mehr, dass die Zellen ausschliesslich an der äussern Seite der Nervenfaserschicht liegen, nicht zu beiden Seiten. Wo die Nerven eine vollständige Schicht

---

* *Hulschyau* gibt an, diese Schicht sei von keinem Mikroskopiker erwähnt worden; ich
habe dieselbe jedoch nicht nur in meiner ersten Notiz von Thieren, sondern in der zweiten
auch vom Menschen ausdrücklich erwähnt. Im Uebrigen erklärt sich auch *Hulschyau* wie
Kölliker gegen die Ansicht von *Pacini*, dass die Schicht aus horizontalen Fasern bestehe.

bilden, also überall mit Ausnahme des gelben Flecks und der am meisten peripherischen Partien der Retina, liegen die Zellen nach aussen daran, wenn auch die
Grenze keine lineare Schärfe besitzt. Ich kann daher *Remak* nicht beistimmen, wenn
er neuerdings (Allgem. Med. Centralzeitung. 1854. 1) sagt, dass in die Lücken zwischen den Faserbündeln des Sehnerven die Zellen sich so hineindrängen, dass man
faserige und gangliöse Meridiane an der Innenfläche der Retina unterscheiden kann.
Auf Schnitten, welche die Faserbündel in querer Richtung treffen (s. Fig. 3 der
Retinatafel in *Ecker's* Icones) sieht man vielmehr, dass im Hintergrund des Auges
bloss die Radialfasern sich tiefer in die Lücken hineindrängen, nicht aber die Zellen.
Eine Ausnahme machen bloss die erwähnten zwei Localitäten. Am gelben Fleck, wo
die Fasern zwischen die Zellen hineintreten, kommen die Zellen, wie *Bowman, Henle,
Kölliker* angegeben haben, an die Innenfläche der Retina zu liegen und ebenso ist
dies in den peripherischen Theilen der Fall, wo die Nerven in sparsamern Bündeln
verlaufen und zwischen ihnen und den inneren Radialfaserenden die ebenfalls nur ver-
einzelten Zellen der innern Oberfläche sehr nahe kommen.

Die Dicke der Zellenschicht wechselt an verschiedenen Stellen sehr
bedeutend und dieser Unterschied in der Menge der Nervenzellen ist sicherlich physiologisch von grossem Belang. Während *Pacini* die Dicke überall gleichmässig zu
0,0156 Mm. angegeben hatte, fanden *Bowman* und *Kölliker* die Zellen am gelben
Fleck besonders dicht liegend, und *Remak* äusserte sich dahin (s. oben), dass derselbe ganz aus Zellen bestehe. Ich habe durch zahlreiche senkrechte Schnitte die
Anordnung der Schicht genauer verfolgt (S. 23) und gezeigt, dass dieselbe am
gelben Fleck am dicksten ist, indem dort mehrere Reihen von Zellen über
einander liegen. Ich konnte deren einige Mal 5—10 Reihen zählen, wobei
jedoch eine besondere Regelmässigkeit nicht zu bemerken ist. Die Dicke der
Schicht wächst dadurch bedeutend, manchmal bis gegen 0,1 Mm., nimmt jedoch in
der Mitte des gelben Flecks wieder etwas ab. In der Umgebung des gelben Flecks
wird die Menge der Zellen allmälig geringer, so dass einige Mm. davon nur mehr
1—2 Reihen zu sehen sind; noch weiterhin bilden sie keine vollständig continuirliche
Schicht mehr, und gegen die Ora serrata hin sind die Zwischenräume grösser als der
von den sparsamen Zellen eingenommene Raum. Hievon überzeugt man sich sowohl
an senkrechten Schnitten, wo man oft in grosser Ausdehnung nur einzelne Zellen
findet, als auch, wie besonders *Kölliker* gezeigt hat, bei Betrachtung von der Fläche
(s. Fig. 4 u. 14 auf der Retinatafel von *Kölliker* und mir in *Ecker's* Icones).

Was die Beschaffenheit der einzelnen Zellen betrifft, so sind sie,
wie seit *Pacini* fast allgemein angegeben wird, ganz frisch fast gleichmässig durchscheinend, meist mit einem schönen bläschenförmigen Kern versehen. Später werden
sie stärker granulirt, was natürlich an erhärteten Präparaten noch mehr hervortritt.
Die Grösse der Zellen wechselt zwischen 0,01—0.03 Mm., wobei keineswegs die
grösseren etwa den centralen Theilen der Netzhaut angehören, vielmehr eher das
Umgekehrte stattfindet. Die Form der Zellen erscheint frisch in situ meist rundlich-
polygonal, und wo sie dicht liegen, drücken sie sich an einander platt, wie *Henle* und
Kölliker gesehen haben. Isolirt oder an gehärteten Präparaten zeigen sich dagegen
die Zellen von sehr verschiedener Form, rundlich, ei- oder birnförmig, nach einer
oder nach mehreren Seiten verlängert und in Zacken ausgezogen.

Von besonderer Wichtigkeit sind die Fortsätze der Zellen, denn es besteht
kaum mehr ein Zweifel, dass dieselben einerseits mit den Fasern des
Sehnerven, andererseits mit den Körnern in Verbindung stehen. Was
zuerst das Verhältniss zum Sehnerven betrifft, so hatte zuerst *Pacini* angegeben, dass
die Zellen nicht mit den Nerven der innern Schicht, wohl aber mit den grauen Fasern
der äussern granulösen Schicht zusammenhingen, welche er allerdings auch vom Sehnerven ableitet. Es ist somit mindestens zweifelhaft, ob *Pacini* nicht bloss die nach
aussen gehenden Fortsätze der Zellen beobachtet hat. Hierauf hat *Corti* (*Müller's*

Archiv. 1850 den Zusammenhang der multipolaren Zellen mit Nervenfasern in der Retina des Ochsen beschrieben und ich habe 1851 denselben für Fische und Vögel bestätigt. Die dort als Argumente bezeichneten Charaktere, nämlich dass die Fortsätze sehr lang, dabei deutlich varicös sind und das Ansehn der Nervenfasern aus denselben Augen haben, so wie das Verschwinden der Fortsätze in der Nervenschicht, sind wohl die einzigen, auf welche hier der erwähnte Zusammenhang in der Retina überhaupt angenommen worden ist, da wohl noch Niemand einen solchen Fortsatz in eine dunkelrandige Faser des Opticus selbst verfolgt hat. Da nun von *Bacmau* und *Kölliker* multipolare Zellen auch in der Retina des Menschen gesehen wurden, war der Zusammenhang mit Nerven auch hier sehr wahrscheinlich. Die wirkliche Beobachtung von Fortsätzen mit den obigen Charakteren scheint zuerst von *Remak* (Berl. Mon.-Ber., 1853) und *Kölliker* gemacht worden zu sein, der sich mit diesem Punkt um dieselbe Zeit beschäftigte. Etwas später habe ich selbst Fortsätze der genannten Art aus allen Theilen der menschlichen Retina, wie bei mehreren Säugethieren, sehr häufig gesehen, und an besonders gut conservirten Augen sieht man sie hier, wie bei den anderen Wirbelthieren, in solcher Menge, dass ich für wahrscheinlich halten muss, dass alle Nervenzellen der Retina mit Fasern des Sehnerven zusammenhängen. Viel schwieriger ist die Frage nach dem endlichen Verhalten anderer Fortsätze, welche neben den erwähnten vorkommen. Alle neueren Beobachter haben die Zellen multipolar gefunden und *Kölliker* hatte bereits hervorgehoben, dass die ramificirten Fortsätze nach aussen gegen die Körnerschicht gerichtet sind. Nachdem nun der Zusammenhang der Zellen mit den Nerven sichergestellt schien und ich zu dem Resultat gekommen war (S. 24), dass die inneren Enden der Radialfasern weder mit den Opticusfasern direkt zusammenhängen, wie ich früher allerdings vermuthet hatte, noch überhaupt als eigentlich nervöse Theile zu betrachten seien, musste es im höchsten Grade wahrscheinlich sein, dass die äusseren Schichten der Netzhaut vermittelst der Fortsätze der Nervenzellen mit den Sehnervenfasern in Verbindung gesetzt seien. Um hierüber in's Reine zu kommen, habe ich im Winter 1853 viele Mühe aufgewendet: ich hielt die Gegend des gelben Flecks für die dazu geeignetste, weil freilich aus Mangel an Material auch dessen Umgebung mit benutzen. An anderen Stellen der Retina bei Menschen und ebenso bei Thieren bietet namentlich die Complication mit den Radialfasern so viele Schwierigkeiten dar, dass man sich kaum vor Täuschungen sicher stellen kann, und ich glaube überhaupt sagen zu dürfen, dass die fragliche Untersuchung zu den allerschwierigsten gehört. Präparate, welche ziemlich plausibel aussehen, erhält man leicht, aber wenn man nicht das Glück hat, auf Objecte zu stossen, wie *Corti* beim Elephanten, so kann man nur sehr schwer zu einer wahren Ueberzeugung gelangen. Doch glaube ich nun behaupten zu dürfen, dass die Nervenzellen durch ihre nach aussen gerichteten Fortsätze mit den inneren Körnern zusammenhängen, und da diese gerade in der Gegend des gelben Flecks unzweifelhaft durch die Fäden der Zwischenkörnerschicht mit den Zapfen zusammenhängen, so glaube ich diese auch als die so viel gesuchte wahre Endigung des Sehnerven ansehen zu müssen*).

Was die Gestaltung der Zellen mit den Fortsätzen im Einzelnen betrifft, so

---

*) Von den bezüglichen Präparaten konnte ich einige Prof. *Kölliker* zeigen, welcher sich hierauf auch durch eigene Untersuchung von dem angegebenen Verhalten überzeugte. Diese Erfahrungen wurden bereits bei Zusammenstellung der Retina-Tafel für *Ecker's* Icones benutzt, so wie von *Kölliker* in seiner Gratulationsschrift an *Tiedemann* angeführt. *Vintschgau* lässt die Verbindung der Stäbchen und Zapfen mit den Zellen dadurch geschehen, dass die Radialfasern Aeste theils zur Limitans, theils zu den Zellen abgeben. Ausserdem gibt auch *Gerlach* an, die Verbindung eines Korns mit einer Zelle zwei Mal gesehen zu haben und die Aeusserung *Remak's*, dass „die Ganglienzellen von festen Scheiden umhüllt sind, von welchen die Stiele der Zapfen ausgehen", lässt sich vielleicht auch in diesem Sinne deuten, da ich, wenigstens von solchen eigenen umhüllenden Scheiden nichts aussagen kann.

sieht man von letzteren gewöhnlich nur einen oder einige nach aussen abgehen. So zahlreiche Fortsätze, wie Corti beim Elephanten, habe ich beim Menschen auch annähernd nicht gesehen. Meist treten die Fortsätze ziemlich allmälig aus den Zellen hervor, sind anfänglich ziemlich dick, aber äusserst zart und blass. Sehr häufig theilen sich die Fortsätze in der granulösen Schicht in Aestchen bis zu der äussersten Feinheit, welche mitunter sehr zahlreich aus einem einzelnen Fortsatz hervorgehen. Auch an diesen nach aussen gerichteten Fortsätzen bemerkt man mitunter Varicositäten, jedoch, wie mir scheint, nicht so markirt als an den Fortsätzen, welche zum Sehnerven gehen. Weiterhin sind die Fortsätze meist abgerissen oder ihre Aestchen verlieren sich so in dem Gewirre der granulösen Schicht, dass man sie nicht mehr verfolgen kann, oder endlich sie gehen deutlich durch die genannte Schicht hindurch zur innern Körnerschicht. In manchen Fällen gelingt es dann, ein einzelnes Korn mit dem Fortsatz einer Zelle in Zusammenhang isolirt zu beobachten, aber in nicht wenigen Fällen sieht man auch, dass ein solches Korn, einer Radialfaser angehörig, sammt dieser bloss an der Zelle mit ihrem Fortsatz eng anliegt, vielleicht verbunden ist. Jedoch glaube ich, wie erwähnt, mich auch von dem wirklichen Zusammenhang der Körner mit den Zellen überzeugt zu haben. Nicht selten haften an den Fortsätzen noch kleine Partikelchen der granulösen Substanz, und man sieht feine Aestchen in dieselben sich erstrecken. Solche Präparate sind namentlich instructiv, wenn zugleich der stark varicöse Fortsatz zum Sehnerven erhalten ist. Man sieht dann besonders öfters eine Form der Zellen, wie in Fig. 20 a. Unter einem rechten Winkel gegen die Sehnervenfaser kommen Fortsätze hervor, welche sich sogleich in der granulösen Substanz vertheilen, welcher die Zelle dicht angelegen hatte. Andere Male sind diese nach aussen gehenden Fortsätze sehr lang, ehe sie sich in feinere Fädchen auflösen, die Zelle geht ganz allmälig in den Fortsatz, wie eine Keule in den Stiel über. Solche Formen findet man namentlich an den Stellen, wo viele Reihen von Zellen über einander liegen, und zwar sind es die Zellen, welche weit nach innen gelegen sind, deren Fortsätze also erst zwischen den übrigen hindurchtreten müssen, ehe sie die granulöse Schicht erreichen. Die äussersten Zellen an solchen Stellen lassen dagegen bisweilen eine Form erkennen, wie sie Fig. 20 c dargestellt ist. Ein langer varicöser Fortsatz (Sehnerven-Faser) tritt vom innern Pol her an die Zelle, während am äussern Pol ein oder einige Fortsätze sogleich in die granulöse Schicht eintreten.

Der Zusammenhang der Körner mit den Zellen scheint an dem gelben Fleck und seiner nächsten Umgebung der unmittelbarste zu sein, indem dort die Fortsätze ziemlich gerade durch die granulöse Schicht hindurchtreten. Weiter von der Axe entfernt dagegen lösen sich die Fortsätze mehr in feinste Fäserchen innerhalb jener Schicht auf, deren Zusammenhang mit den Körnern wahrscheinlich, aber noch weniger deutlich zu sehen ist. Was man in dieser Beziehung beobachten kann, spricht sehr dafür, dass nahe der Axe jede Zelle nur mit wenigen, theilweise wohl nur mit einem Korn in Verbindung steht, in den mehr peripherischen Gegenden dagegen mit mehreren. Es stimmt diess mit der angegebenen Vermehrung der Zellen gegen die Axe hin überein, und die Zunahme der inneren Körner in derselben Gegend lässt sich damit in Rücksicht auf jene Vermehrung ebenfalls in Einklang setzen. Ein ähnliches Verhältniss waltet wohl zwischen den inneren Körnern und den Elementen der äussern Körner- und Stäbchenschicht ob, indem in den mehr centralen Partien wenige, resp. eins der letztern, an peripherischen Stellen dagegen allemal mehrere auf je ein inneres Korn kommen. Es geht also wahrscheinlich um die Axe der Netzhaut jede Nervenfaser durch eine Zelle in eine oder wenige Endigungen über, während in den peripherischen Netzhautstellen eine immer vielfachere Theilung der Faser von den Zellen und inneren Körnern aus stattfindet*). Ich bemerke jedoch, dass meine jetzigen

---

*) Auch *Kölliker* (Mikroskop. Anat., II, 699) glaubt zu finden, dass die nach aussen ge-

Erfahrungen hierüber noch nicht ganz ausreichend sind, und namentlich für das Maass der Theilung, welches an bestimmten Netzhautstellen sich findet, ein genauerer Nachweis geliefert werden muss, da mit dieser anatomischen Thatsache ohne Zweifel die relative Schärfe der Empfindung an verschiedenen Netzhautstellen zusammenhängt. Von den Anastomosen der Ganglienzellenfortsätze, welche *Corti* beim Elephanten gefunden hat, habe ich mich beim Menschen noch nicht überzeugt; Bilder, welche eine Deutung der Art zuliessen, habe ich mehrmals bei Menschen und Thieren gesehen, aber nicht in unzweifelhafter Weise. Ich bin jedoch weit entfernt, behaupten zu wollen, dass solche Anastomosen nicht auch beim Menschen vorkämen.

5. Schicht der Sehnervenfasern.

Die Bündel des Sehnerven gehen, von eigenen Scheiden getrennt, als solche bloss bis gegen die Lamina cribrosa hin, welche, zum grössten Theil eine Fortsetzung der innersten Schichten der Sklerotika und der sogenannten Suprachorioidea, den Sehnerven in querer, meist etwas nach aussen gewölbter Richtung durchsetzt. Wo die Sehnervenfasern nach dem Durchtritt durch die Lamina cribrosa die engste Stelle des trichterförmigen Kanals, durch welchen sie in den Bulbus gelangen, erreicht haben, und damit so ziemlich im Niveau der Innenfläche der Chorioidea angekommen sind, bilden sie einen fast gleichförmigen Stamm, welcher sich sogleich nach allen Seiten an die Innenfläche der übrigen Retina umlegend, in eine membranöse Schicht übergeht, die fast an der ganzen Ausdehnung der Retina continuirlich ist. In dieser membranösen Ausbreitung ist die Fasermasse alsbald von der Eintrittsstelle aus wieder in Bündel getheilt, aber diese Bündel, welche *Bowman* Fig. 14 abbildet, und *Kölliker* (Gewebelehre, S. 603) näher beschrieben hat, sind zahlreicher als die im Sehnervenstamm, nicht von eigenen Scheiden getrennt, sondern bloss durch die zwischen ihnen zur Mb. limitans ziehenden Radialfasern, endlich bilden sie sehr häufig durch Faseraustausch zahlreiche Plexus, welche durch Interstitien getrennt sind. Diese letzten sind im Hintergrund des Auges sehr schmal, so dass sie von der Innenfläche der Retina betrachtet, als kürzere oder längere, fast lineare Spalten erscheinen: dagegen gehen sie durch die ganze Dicke der Nervenschicht hindurch oft ganz senkrecht, und in denselben liegen Reihen von inneren Enden der Radialfasern, wie diess *Kölliker* (a. a. O. S. 605) angegeben hat. In der Nähe des Sehnerveneintritts fand ich die Abstände dieser Spalten. also die Breite der Bündel 0,01—0,04 meist 0,02 Mm. Gegen das peripherische Ende der Retina, wo die sparsamen Nervenbündelchen weitmaschige, aber doch meist spitzwinklig angeordnete Plexus bilden, werden diese Interstitien viel breiter und es liegen oft nicht nur zahlreiche Radialfaserenden neben einander, sondern auch Nervenzellen in denselben (s. Fig. XIV der Retinatafel bei *Ecker*). Die Unterbrechung der Schicht am gelben Fleck soll nachher erörtert werden. Mit dem Verlust der Scheiden um die einzelnen Bündel erleidet der Sehnerve eine andere Veränderung: seine Fasern werden blass. Wo die Masse des Sehnerven aus der Lamina cribrosa in die Höhle des Augapfels tritt, ist sie nicht mehr weiss, sondern durchscheinend, wiewohl die Nervenschicht unter den Schichten der Retina die wenigst vollkommene Pellucidität besitzt. Es haben also die Nervenfasern vor dem Eintritt in den Bulbus die dunkeln Conturen verloren und erscheinen nun fast homogen, sind aber bekanntlich gleichwohl in hohem Grade geneigt, rasch varicös zu werden. Diese blassen Fasern erklärte *Bowman* (On the Eye, 51) für blosse Axencylinder ohne Marksubstanz, wie diess auch *Remak* neuerdings that, während *Kölliker* aus ihrem etwas stärkern Lichtbrechungsvermögen und dem häufigen Vorkommen von Varicositäten auf einen theilweise halbflüssigen Inhalt schliessen möchte. Axencylinder und Rindensubstanz habe ich allerdings, so viel ich weiss, wie *Kölliker* in

richteten Fortsätze der Nervenzellen da, wo die Lage derselben dick ist, einfach sind, an anderen Orten dagegen mehrfach und verästelt.

der Retina des Menschen nie getrennt gesehen, dagegen sehr deutlich an der Retina des Kaninchens, so weit die Fasern dort noch dunkelrandig sind (siehe Fig. 23)*,. An den blass gewordenen Fasern macht bei Menschen und Thieren wohl ohne Zweifel der Axencylinder den grössten Theil der Faser aus, während die Markscheiden sich sich rascher oder allmäliger bis zur Unmerklichkeit verliert. Der Durchmesser der Fasern ist auch beim Menschen sehr verschieden, von äusserster Feinheit bis zu 0,004 Mm. Beim Ochsen fand ich einzelne noch stärkere.

Ob die verschiedene Dicke der Fasern hier mit einer wesentlichen functionellen Verschiedenheit in Zusammenhang steht, ist wohl gegenwärtig noch nicht zu sagen. Pacini nahm mit Mandl weisse und graue Fasern des Sehnerven an, von denen die letzteren in die granulöse Schicht gehen sollten. Eine solche Unterscheidung der Fasern in Sehnerven lässt sich aber nicht beobachten und dieselben geben alle zunächst in die hier betrachtete Schicht an der Innenfläche der Retina über. Hingegen erscheint es recht wohl möglich, dass physiologisch verschiedene Fasern in die Retina treten, wenn man an die von Arnold beschriebenen Fibrae arcuatae des Chiasma denkt, so wie an die Beobachtungen von Corti, welche durch Anastomosen der Zellen, vielleicht auch Zusammenhang einer Faser mit mehreren Zellen, oder mehrerer Fasern mit einer Zelle eine bedeutende Complication der Verhältnisse anzudeuten scheinen. Bis jetzt jedoch sind qualitative Verschiedenheiten unter den Sehnervenfasern noch nicht anatomisch nachgewiesen.

Sehr merkwürdig ist die Art, wie der Verlauf der Nervenfasern an der Innenfläche der Retina geordnet ist. Bei den bisher betrachteten Wirbelthieren und bei den meisten Säugethieren (mit einzelnen Ausnahmen, als Affen, Kaninchen), ist der Verlauf der Nerven, so viel bis jetzt bekannt ist, ein von der Eintrittsstelle des Sehnerven aus radial geordneter. Diese im Wesentlichen gradlinige Ausstrahlung geht nach allen Seiten, und es entsteht nur durch die excentrische Insertion des Sehnerven bisweilen in sofern eine gewisse Unregelmässigkeit an einzelnen Partien der Peripherie, als dort die Fasern nicht senkrecht, sondern unter mehr oder weniger schiefen Winkeln gegen die Ora serrata anlaufen. Die Eigenthümlichkeit des Nervenverlaufs beim Menschen hängt wesentlich mit der Anwesenheit des gelben Flecks zusammen, und Michaëlis hat davon bereits eine Beschreibung gegeben, hinter welcher die meisten seiner Nachfolger zurückgeblieben sind, und die in den meisten Punkten nur zu bestätigen ist **). Dieser Faserverlauf lässt sich, wie ich glaube, auf einen doppelten Zweck zurückführen; erstlich wird dadurch dem gelben Fleck eine grössere Menge von Fasern zugeführt, als bei einfach radialer Anordnung der Fall wäre, und dann gehen über jenen Fleck keine Fasern hinweg, welche für andere Retinatheile bestimmt sind, vielmehr verlieren sich (endigen) darin alle Faserzüge, welche überhaupt an ihn gelangen, und diess geschieht im Allgemeinen, indem sie von der Peripherie

---

* Pacini, S. 27, schreibt das bekannte weisse Ansehen der Umgebungen der Eintrittsstelle bei Kaninchen der plexusartigen Anordnung der Fasern zu. Die letztere ist zwar, wie man mit dem Augenspiegel bei starker Vergrösserung viel schöner sieht als mit dem Mikroskop, an der fraglichen Stelle in ausgezeichneter Weise vorhanden, so dass sich sogar Bündel kreuzen, aber die weisse, resp. undurchscheinende Beschaffenheit rührt offenbar daher, dass die Nerven hier innerhalb des Bulbus ihre dunkelrandige Markscheide eine Strecke weit behalten, und zwar vorwiegend in zwei Richtungen, welche Deutung auch schon Bowman gegeben hat.

** Prof. Kölliker hat mir eine Schrift von W. Clay Wallace The accommodation of the eye. New-York 1850) mitgetheilt, worin der Faserverlauf der Retina ziemlich gut wiedergegeben und abgerechnet, dass die Fasern auch an der vom gelben Fleck abgewendeten Seite bogig verlaufen, was ich nicht gesehen habe. Der Verfasser sagt: Die Fasern beginnen zum Theil am Foramen Sömmeringii, und die zunächst den Sehnerven gelegenen verlaufen fast gerade, während die entfernteren um die inneren herumgehen wie horizontal gestellte Fragezeichen, welche sich gegenüberstehen, und derselbe gibt an, diese Anordnung der Fasern bei Menschen und Quadrumanen 1851 entdeckt zu haben.

des Flecks zum Centrum verlaufen, so dass über letzteres gar keine Fasern hinweggehen *). Es ist nämlich der Verlauf der Sehnervenfasern von der Eintrittsstelle aus
nur an der innern, kleinen Seitenhälfte jeder Retina ein einfach radialer, während an
der grössern äussern (Schläfen-) Seite, die Gegend der Axe mit inbegriffen, die Fasern meist in Bogen verlaufen, welche ihre concave Seite gegen eine Linie kehren,
die man von der Mitte des Opticuseintritts durch die Mitte des gelben Flecks horizontal nach aussen führen kann. Gegen diese Linie sind der ober- und unterhalb gelegene Theil der Faserung in gleicher Weise gelagert, und es findet kein Austausch
von Faserbündeln über jene Linie weg statt. Die Fasern, welche oben und unten
zunächst an der Linie liegen, gehen in gerader Richtung zum innern Ende des gelben
Flecks, wo sie sich verlieren. Die nächsten Züge zeigen eine geringe Concavität
gegen jene Linie und treten etwas von oben und unten her an die innere Partie des
gelben Flecks. Weiterhin wird die Krümmung der Fasern immer stärker, indem sie
zugleich den Rand des Flecks immer weiter aussen erreichen. Die Fasern, welche
an diesen Rand erst jenseits der Mitte desselben gelangen, laufen dort in einer stärkern
Krümmung gegen einander, als sie von der Eintrittsstelle ausgegangen waren, und
manche gehen fast gerade von oben und unten gegen einander, woran man besonders
sieht, wie diese äussere Hälfte des gelben Flecks mit einer entsprechend grossen
Menge von Fasern versehen werden soll, ohne dass diese über die innere Hälfte hinweggehen dürfen. Die folgenden Faserzüge gehen in immer grösseren Curven um
den gelben Fleck herum, um sich jenseits desselben gegen die horizontale Scheidelinie
hin zu begeben, aber je weiter nach aussen in um so weniger steiler Richtung, so dass
eine Strecke vom gelben Fleck entfernt die oberen und die unteren Bögen nur mehr
in sehr spitzigen Winkeln gegen einander treten und schliesslich jene Linie unmerklich wird. An diesen weiter aussen gelegenen, grösseren Bögen ist dann umgekehrt
der Anfangstheil mehr gekrümmt, während sie schliesslich in immer geraderer Richtung ausstrahlen. Je entfernter die Faserzüge um die Axe hinziehen, um so mehr
sieht man sie divergirend sich ausbreiten, so dass sie offenbar eine um so grössere
Fläche mit Fasern versehen. Die meisten der gekrümmten Faserzüge erreichen den
am weitesten von der Horizontallinie entfernten Punkt ihres Verlaufs, ehe sie der
Mitte des gelben Flecks gegenüber angekommen sind. In einem Auge erreichten die
Fasern, welche sich 0,46 Mm. über jene Horizontallinie erhoben hatten, dieselbe
schon 0.35 Mm. ausserhalb der Mitte des gelben Flecks. Fasern, welche sich 0.8
erhoben hatten, kamen schliesslich auch 0.6 Mm. an jenem Mittelpunkt an. Solche
Züge dagegen, welche bis zu 1.1 von der Horizontallinie abgewichen waren, erreichten dieselbe erst 1.8 Mm. von der Mitte des gelben Flecks nach aussen. Dieser gekrümmte Verlauf betrifft mehr als die Hälfte aller Fasern, wenigstens sieht man nicht
nur die Fasern, welche an der Eintrittsstelle selbst gerade nach oben und unten liegen,
alsbald sich noch ziemlich weit von dieser Richtung nach aussen krümmen, sondern
auch Fasern, welche anfänglich etwas gegen die innere (Nasen-) Seite gerichtet
waren, wenden sich weiterhin mehr nach aussen, und es kann diess bei der excentrischen Lage des Sehnerven nicht Wunder nehmen, wenn nämlich die innere und
äussere Retinahälfte (von der Axe an gerechnet) einen gleichen Werth haben, also
wohl eine gleiche Menge Fasern erhalten sollen. Durch den angegebenen Verlauf
der Fasern ist es eher möglich zu bestimmen, welche Mengen von Fasern zu bestimmten Gegenden der Netzhaut sich begeben, als diess bei einfach radialer Anordnung
der Fall sein würde, und einige in dieser Richtung bereits angestellte Messungen
lassen mich glauben, dass fortgesetzte Untersuchungen unter gleichzeitiger Berücksichtigung der Dicke der Nervenschicht zu ziemlich genauen quantitativen Angaben
führen können. So viel ist jetzt schon mit Sicherheit zu sagen, dass je die dem

---

*) Ich verweise in Bezug auf bildliche Darstellung dieser Verhältnisse auf die von Köl-
liker und mir bearbeitete Retina-Tafel in Ecker's Icones, Fig. VI.

Axenpunkt näher gelegenen Gegenden eine grössere Menge von Fasern erhalten als die entfernteren, und zwar in einem so bedeutenden Grade, dass z. B. etwa ein Viertheil sämmtlicher Opticusfasern dem gelben Fleck und seiner nächsten Umgebung angehört.

Mit dem Verlauf der Nervenfasern steht in innigem Zusammenhang die Dicke der Schicht an verschiedenen Stellen. Es ist bekannt, dass diese an der Eintrittsstelle am grössten ist, und ich habe an senkrechten Schnitten, welche sich bis in jene erstreckten, die Nervenschicht 0,3 Mm. dick gefunden, wo noch die übrigen Schichten der Retina vollkommen entwickelt waren, und am äussersten Rande, wo diese eben aufhörten, betrug einige Male die Dicke der Nervenschicht bis zu 0,4 Mm. Man sieht an solchen Schnitten aber auch sehr deutlich, dass in der allernächsten Umgebung der Eintrittsstelle die Dicke der Schicht am raschesten abnimmt, wie diess, abgesehen von den Faserendigungen, nach mathematischen Gesetzen natürlich ist, und 2—3 Mm. von der Eintrittsstelle gegen die innere Seite des Auges hin beträgt sie nicht mehr 0,1 Mm. Weiterhin nimmt dann die Schicht immer mehr ab, bis einige Mm. vor der Ora serrata die Lücken zwischen den Nervenbündeln so gross werden, dass man an vielen Schnitten gar keine Nerven mehr wahrnimmt, sondern nur die inneren Enden der Radialfasern, zwischen denen da und dort einzelne Bündelchen verlaufen. Die Schicht, in welcher dieselben vorkommen, beträgt noch etwa 0,02 Mm., aber es kann diess nicht als Dicke der Nervenschicht bezeichnet werden, da die Nerven nur den geringsten Theil davon ausmachen. Eine solche regelmässige Abnahme der Nervenschicht findet sich aber nur an der von der Eintrittsstelle nach innen gehenden Faserung. An dem nach aussen gerichteten Theile bedingt der gelbe Fleck eine Abweichung. Eine ähnliche allmälige Abnahme der Dicke der Schicht zeigt sich nämlich hier nur, wenn man den Bündeln folgt, welche in Bögen um den gelben Fleck verlaufen. In gerader Richtung von der Eintrittsstelle her aber, so wie von oben und unten her nimmt die Dicke der Schicht am gelben Fleck sehr rasch ab, und in dessen mittlerer Partie existirt, wie neuerlich namentlich von *Kölliker* geltend gemacht wurde, eine continuirliche Schicht von Nervenfasern an der innern Oberfläche nicht, indem sie zwischen die Zellen sich verlieren. Ebenso ist die Dicke der Nervenschicht eine sehr geringe längs der eben erwähnten Linie, welche von dem gelben Fleck horizontal nach aussen geht. So fand ich auf dieser Linie 4 Mm. vom Axenpunkte nur wenige Nervenfasern, während ebenso weit nach oben oder unten von der Axe noch eine nicht unbeträchtliche Nervenschicht existirt.

Diese Thatsache, dass die Nervenschicht gegen den gelben Fleck zu abnimmt, trotz dem, dass die Fasern fast von allen Seiten nach ihm hinlaufen, zeigt auch am deutlichsten, dass eine wirkliche Endigung der Fasern, nicht bloss eine allmälige Verdünnung der Nervenschicht durch Ausbreitung über eine grössere Fläche stattfindet, wie auch bereits *Michaëlis* bemerkt hat, dass die Verdünnung eine stärkere ist, als durch die Kugelgestalt des Auges erklärt wird. Da von einer andern Endigungsweise der Nerven nichts zu bemerken ist, am wenigsten etwa von Schlingen, dagegen der Uebergang vieler Fasern in Nervenzellen feststeht, so darf man diesen wohl für alle Nervenfasern mit Wahrscheinlichkeit annehmen, und die Frage nach der Endigungsweise der Nerven fällt mit der nach der Endigung der Nervenzellen-Fortsätze zusammen, und diese glaube ich nach dem oben Erörterten in den äusseren Schichten der Retina suchen zu müssen.

6. Begrenzungshaut.

Diese gewöhnlich nach *Pacini* als Membrana limitans bezeichnete, bereits von *Gottsche* und *Michaëlis* als innere seröse Haut deutlich angegebene Schicht folgt in der Regel der Retina, wenn man sie vom Glaskörper ablöst, und scheint über die ganze Innenfläche der Retina ausgebreitet zu sein. Man erkennt sie sowohl auf senkrechten

Schnitten als einen ganz schmalen, scharf begrenzten Streifen an der Innenfläche der Retina, wie auch von der Fläche, wenn einzelne Fetzen derselben losgetrennt sind. Im letztern Falle stellt sie sich meist als ein structurloses, höchstens leicht gestreiftes Häutchen dar, welches manchmal, namentlich in den hinteren Partien des Auges auf beiden Seiten ganz glatt erscheint. Andere Male findet man auf der äussern Seite Unebenheiten, und man überzeugt sich, dass die Begrenzungshaut mit den inneren Enden der Radialfasern in innigem Zusammenhange steht. Diese von mir (S. 24) angegebene Thatsache wurde seither von *Kölliker* und *Remak* (Med. Centr.-Ztg., 1854, 1) bestätigt *). Am leichtesten gelingt der Nachweis in den peripherischen Theilen der Netzhaut, wo Limitans und Radialfasern an Stärke zunehmen. Man erhält dort durch Zerreissen grössere Stücke der Membran, aus deren äusserer Fläche die radialen Fasern als konische Säulchen unmittelbar hervortreten, während alle übrigen Elemente der Netzhaut entfernt sind. Dies scheint *Michaëlis* gesehen zu haben, wenn er sagt, dass er eine Menge kleiner Kügelchen mit einem Faden von verschiedener Länge in ziemlich regelmässigen Abständen an der innern serösen Haut der Retina gefunden habe (a. a. O. S. 16).

Von der Fläche betrachtet, zeigt die Ausstrahlung der Radialfasern in die Limitans ein areolirtes Ansehen, und ich glaubte, wie *Kölliker*, hie und da Kerne dort zu bemerken. Man kann von dem fraglichen Zusammenhang, wie erwähnt, durchaus nicht überall sich überzeugen, doch habe ich auch aus dem Hintergrund des Auges einige Male dünne senkrechte Schnitte erhalten, an denen die Limitans als ein schmaler Saum mit den Radialfasern in fester Verbindung blieb.

Von der Anwesenheit eines Epithel an der Begrenzungshaut habe ich mich nie überzeugt und glaube, dass die kugeligen Körper, welche man so häufig beobachtet, Zersetzungsproducte, sogenannte Eiweisstropfen oder Hyalinkugeln sind, so wie auch wohl die inneren Enden der Radialfasern für Zellen gehalten worden sind.

Es sind nun noch die Radialfasern zu betrachten, welche den grössten Theil der Netzhaut senkrecht auf ihre Oberfläche durchziehen. *Kölliker* hat zuerst gezeigt, dass dieselben in analoger Weise bei Menschen vorhanden sind, wie ich sie bei Thieren beschrieben hatte und von ihren speciellen Verhältnissen bei Menschen eine ausführlichere Darstellung gegeben, wozu ich (S. 24) einige Zusätze machte.

Die Radialfasern erstrecken sich auch bei Menschen von der Innenfläche der Netzhaut durch die Schicht der Nervenfasern, der Ganglienzellen und der granulösen Masse hindurch in die innere Körnerschicht, um dort in eine der kleinen Zellen überzugehen, von welcher dann eine Fortsetzung weiter zu den äusseren Schichten gelangt. Man kann daher jene Zelle auch als eine kernhaltige Anschwellung der Radialfaser bezeichnen und danach an der letztern einen innern und einen äusseren Theil unterscheiden. Das innere Ende der Radialfasern erscheint, wenn sie isolirt sind, im Profil gewöhnlich zu einem dreieckigen, scharf abgesetzten Körperchen angeschwollen, welches der optische Ausdruck eines Kegels ist. Derselbe ist bald spitz, bald stumpf, bisweilen schief abgeschnitten und seine Basis häufig nicht genau rund, wie man beim Rollen sieht. Bisweilen sind solche kegelförmige Enden benachbarter Fasern mit einander verschmolzen (s. Fig. 26 *f*). Andere Radialfasern gehen an ihren inneren Enden, wie auch *Kölliker* angegeben hat, statt in einen einfachen Kegel,

*) Ebenso von *Finschgau* a. a. O. Ich hatte in der erwähnten Notiz zwar nur gesagt, dass die Radialfasern in eine structurlos-areolirte Membran an der Innenfläche der Netzhaut übergehen, glaubte diese aber mit der Begrenzungshaut für identisch halten zu dürfen, wie denn auch *Schauenburg* (Ueber den Augenspiegel, 1851, bereits erwähnt, den Zusammenhang der Limitans mit den Radialfasern bei mir gesehen zu haben *Remak*, welcher, ohne meine bezügliche Angabe zu kennen, den Zusammenhang der Radialfasern mit der Limitans beobachtet hat, sagt sogar, dass jene mittelst ihrer Erweiterung die Limitans bilden, was mir angesichts ihrer in vielen Fällen so leichten Trennbarkeit etwas zu viel gesagt zu sein scheint.

in mehrere Aeste aus, welche ohne Regelmässigkeit nach verschiedenen Seiten hin etwas divergiren (Fig. 26 h, d). Gegen die Theilung zu ist die Faser öfters etwas dicker, auch die Aeste sind zum Theil ungleich, auch dicker als die Faser selbst, und namentlich ihre Enden bilden nicht selten Anschwellungen, welche die beschriebenen einfach kegelförmigen Enden der Fasern in kleinerem Maassstab wiederholen. Solche Fasern mit getheilten inneren Enden kommen vorzugsweise im Hintergrund des Auges gegen den gelben Fleck hin vor, und sie werden dort allmälig so fein, dass sie schwer wahrnehmbar sind. Im gelben Fleck endlich sind diese inneren Enden der Radialfasern nicht zu finden, wie ich u. a. O. angegeben habe, und Remak (Allgem. Med. Centr.-Ztg., 1854), so wie Kölliker bestätigen. Im Gegensatz dazu steht, dass die Masse dieser innern Partie der radialen Faserung gegenüber den anderen Bestandtheilen der betreffenden Schichten immer mächtiger wird, je mehr man sich dem vordern Ende der Retina nähert. Die Nerven, Fasern und Zellen haben streckenweise ganz den stark entwickelten Radialfasern Platz gemacht und sogar die granulöse Schicht hat durch die Masse der letzteren ihre zart moleculäre Beschaffenheit zum Theil verloren. Hier ist denn auch der oben erwähnte Zusammenhang der Fasern mit der Limitans am deutlichsten zu erkennen, und zwar so, dass auch an mehrfach zerrissenen und gezerrten Stücken beide fest an einander haften und unmittelbar in einander überzugehen scheinen. Dabei gelingt es häufig schwer, die einzelnen Fasern zu isoliren, indem sie unter sich zu unregelmässigen Bündeln und Platten vereinigt sind. Dieser innige und feste Zusammenhalt ist um so auffallender, wenn man berücksichtigt, wie leicht anderwärts die einzelnen Fasern sich vollkommen glatt mit ihrer Basis von der Limitans ablösen, und der Augenschein ist so sehr dagegen, an letzteren Stellen einen andern Zusammenhalt als ein unmittelbares Aneinanderliegen der fraglichen Theile anzunehmen, dass man wohl ein etwas verschiedenes Verhalten der inneren Enden der Radialfasern je nach der Localität statuiren muss.

Es ist selbstverständlich, dass die Höhe des innern Theils der Radialfasern, bis zu der Anschwellung im Bereich der innern Körnerschicht, bedeutend wechselt nach der Entfernung der letztern von der Limitans, und diese Entfernung ihrerseits wird wieder besonders durch die verschiedene Dicke der Nervenschicht influenzirt. Es sind also in der Umgebung des Sehnerveneintritts die Radialfasern viel länger als gegen die Peripherie, indessen sind sie unmittelbar an jenem überhaupt nicht in grosser Menge vorhanden. Ausserdem ist die Anordnung der Radialfasern durch die der Nervenfasern insofern bedingt, als jene vorzugsweise die Lücken einnehmen, welche die plexusartig sich verbindenden Bündel des Sehnerven zwischen sich lassen. Im Hintergrund, wo stärkere Nervenbündel von sehr verlängerten, spaltförmigen Lücken durchbrochen sind, bilden die Radialfasern Längsreihen in der Richtung des Nervenverlaufs. Dadurch präsentiren sie sich auf Längs- und Querschnitten verschieden. Macht man senkrechte Schnitte quer auf die Richtung der Nerven, so erscheinen die Radialfasern mit einer gewissen Regelmässigkeit von Stelle zu Stelle als ährenartige Büschel, in deren Interstitien die Querschnitte der Nervenfasern als grössere und kleinere Punkte sichtbar sind (s. Ecker, Icones, Fig. III). Fertigt man dagegen einen Schnitt nach der Längsrichtung der Nervenfasern an, so erscheinen die der Länge nach oder unter sehr spitzigem Winkel getroffenen Nervenfasern streifig, und auf gewisse Strecken sieht man kaum eine Spur von Radialfasern zwischen denselben, während jene an anderen Stellen eine dicht neben der anderen zwischen den Nervenfasern hindurchstreben, je nachdem man ein Nervenbündel oder eine spaltförmige Lücke getroffen hat (s. Fig. 16). Bei Ansicht der Netzhaut von der innern Fläche gibt diess Verhältniss ein eigenthümliches Bild, wie Kölliker schon beschrieben hat. Bei schwacher Vergrösserung sieht man die Reihen der Radialfaser-Enden wie feine Striche zwischen den Nervenbündeln, bei starker Vergrösserung dagegen erscheinen dieselben zu stern- und netzartigen oder streifigen Figuren geordnet. Weiter gegen die Peripherie der Retina, wo die Lagerung der Nerven in dichten Längsbündeln

7*

sich verliert, wird auch die Anordnung der Radialfasern eine weniger regelmässig streifige, wie man sowohl von der Fläche als auf senkrechten Schnitten erkennt, wo der Unterschied zwischen Längs- und Querschnitten nicht mehr so markirt ist.

Eine grössere oder kleinere Strecke vor der Ora serrata habe ich bei Menschen nicht selten eine sehr eigenthümliche Veränderung gefunden, welche ich bei Thieren bisher nicht in dem Grade bemerkt habe. Es sammelt sich nämlich eine grosse Menge von Flüssigkeit in der innern Schicht der Netzhaut an, welche neben sparsamen Nervenfasern und Ganglienkugeln vorzugsweise aus den inneren Partien der Radialfasern besteht. Dadurch wird die Dicke der Retina sehr bedeutend vergrössert und die Radialfasern der Länge nach gezerrt. Diese bilden Säulen, welche durch Hohlräume getrennt sind, wie Pfeiler eines Gewölbes, und sich von der Limitans weg zuerst verdünnen, um nachher wieder aus einander zu strahlen, wo sie in die äusseren Schichten der Retina eindringen. Auf senkrechten Schnitten entstehen zierliche Arkaden von beträchtlicher Höhe, über denen die äusseren Schichten sich wie ein verziertes Deckengebälk ausnehmen. Manchmal sind diese Schichten einschliesslich der granulösen so wohl erhalten wie sonst, indem die Aufblähung ganz auf die innerste Schicht beschränkt ist; andere Male erstreckt sich jene in geringerem Grade bis zur Körnerschicht, oder endlich sie hat vorzugsweise ihren Sitz in der Zwischenkörnerschicht. Bisweilen liegen zwei oder drei Hohlräume über einander oder es ist die Anordnung der Schichten ganz unkenntlich geworden. Diese Gestaltung ist besonders auffallend an Netzhäuten, welche in erhärtenden Flüssigkeiten gelegen waren, und obschon ich sie sowohl an Augen gefunden habe, welche keinen solchen ausgesetzt waren, als auch an solchen, welche sehr frisch in Chromsäure gelegt wurden, so glaube ich sie doch nur für eine Leichenveränderung halten zu müssen. Aber wie so viele andere Leichenveränderungen gibt auch diese einen Fingerzeig, dass die Partien, in welchen sie hauptsächlich zu Stande kommt, eben durch eine eigenthümliche Qualität der Sitz derselben werden. Die relative Menge der Radialfasern scheint hier das begünstigende Moment zu sein. Von der innern Fläche her betrachtet sind solche Stellen gewöhnlich durch ein reticulirtes Ansehen für das blosse Auge kenntlich gemacht; häufig erstrekt sich die Veränderung bloss über einen Theil des Umkreises der Retina, und unmittelbar vor der Ora serrata hört sie gewöhnlich wieder auf, wohl dadurch, dass dort die Aufblähung des Gewebes weniger leicht geschieht [*].

Eines der wichtigsten Momente ist, besonders wenn es sich um die Bedeutung der Radialfasern handelt, mit welchen anderen Elementen dieselben etwa continuirlich sind? Nachdem ich die Radialfasern bei allen Wirbelthierclassen aufgefunden hatte, lag der Gedanke an einen directen Uebergang der Nervenfasern in jene, etwa durch Umbiegung, sehr nahe, und in der That hoffte ich anfänglich einen solchen nachweisen zu können; da dies jedoch nicht gelang, liess ich die Sache dahingestellt sein. Auch Kölliker neigte sich nach Untersuchung der menschlichen Retina sogleich jener Annahme zu, war jedoch ebenfalls nicht im Stande, die Vermuthung zur Gewissheit zu erheben. Später S. 24 habe ich mich auf Grund weiterer Untersuchungen, namentlich an menschlichen Augen bestimmt gegen die Annahme einer directen Fortsetzung der Opticusfasern ausgesprochen. Es schien mir diess aus der Beobachtung des Zusammenhangs der inneren Radialfaser-Enden mit der Limitans, ferner aus dem Mangel jener im gelben Fleck und ihrer Zunahme gegen die Peripherie der Retina, endlich aus dem immer mehr constatirten Zusammenhang der Nerven mit den Ganglienkugeln hervorzugehen, und

---

[*] Die Beschreibung und Abbildung, welche *Hannover*, Das Auge, S. 98, von den Platten gibt, welche er in der Retina zweier colobomatöser Augen neben der Raphe fand, hat mir die Vermuthung rege gemacht, es möchten dieselben durch die oben beschriebene eigenthümliche Beschaffenheit der Retina erzeugt worden sein. Es ist dann demungeachtet das Vorkommen gerade an den Seiten der Raphe von Interesse.

ich glaubte somit die radiär gestellten Elemente nicht alle als gleichwerthig ansehen zu dürfen, sondern einen Theil derselben, und zwar die innere Partie der Radialfasern als verschieden von anderen nervösen Elementen betrachten zu müssen, welche, wie ich damals nur für wahrscheinlich hielt, wesentlich die Verbindung der äusseren Schichten mit den Nerven bewerkstelligten. Bald darauf hat auch *Remak* die von mir angegebenen Thatsachen (Zusammenhang der Radialfaserenden mit der Limitans, aber nicht mit Nerven, Fehlen derselben am gelben Fleck) bestätigt, und die Radialfasern vermuthungsweise als bindegewebig-elastischen Stützapparat der Retina bezeichnet. Hiermit lässt sich meine Anschauungsweise für die inneren Enden der Radialfasern wohl vereinigen, denn ich glaube letztere für einen Theil der im Gegensatz zu den nervösen Elementen indifferenten Substanz der Retina, einer Art von Bindesubstanz halten zu müssen*). Dagegen glaubte ich weder früher, noch jetzt eine Verbindung der Radialfasern mit anderen Elementen, welche als nervös zu betrachten sind, ganz leugnen zu müssen, wie dies *Remak* thut, sondern das Verhältniss scheint mir nur weniger einfach, als ich es anfangs bei Wirbelthieren und *Kölliker* beim Menschen vermuthet hatte. Was zuerst den hier zunächst berücksichtigten innern Theil der Fasern betrifft, so sieht man daran Folgendes, was auf einen Zusammenhang mit anderen Elementen gedeutet werden kann. Erstens bemerkt man manchmal, dass von den Radialfasern, wo sie durch die granulöse Schicht treten, ganz feine Fäserchen abgehen, die sich in jener verlieren, aber ich glaube nicht behaupten zu dürfen, dass dieselben irgend eine wesentliche Verbindung vermitteln. Ferner spricht der Anschein nicht selten sehr für eine **Verbindung der Radialfasern mit den Nervenzellen.** Namentlich aus der Gegend um den gelben Fleck habe ich öfters je eine Zelle mit einer Radialfaser so isolirt erhalten, dass sie zusammen herumschwammen. Es lag dabei die Faser der Zelle so dicht an, dass das Verhältniss sehr leicht für Continuität genommen, und somit das innere, hier meist getheilte, Ende der Radialfaser als ein Fortsatz der Zelle betrachtet werden konnte, während nach aussen zu einem der innern Körner ein anderer Fortsatz ging, von welchem bei seiner Blässe und Zartheit kaum zu sagen war, ob er als Radialfaser oder als gewöhnlicher Ganglienzellenfortsatz zu betrachten sei. Man könnte somit annehmen, dass eine Opticusfaser in eine Zelle überginge, von welcher einerseits Fortsätze nach aussen zu den Körnern gingen, andererseits ein Fortsatz gegen die Limitans, der etwa der Befestigung dienen könnte. Es würde diess an sich nicht so ganz fremdartig sein, da ja die Hüllen von Nervenzellen und Fasern offenbar nicht nur anatomisch und chemisch, sondern auch functionell wesentlich von der eigentlichen Nervensubstanz verschieden sind, womit sie doch zu Elementartheilen verbunden sich vorfinden. Aber die obigen Beobachtungen scheinen mir so wenig wie die analogen bei Thieren über allen Zweifel festgestellt zu sein, denn es gelingt bisweilen erst mit Mühe, sich zu überzeugen, dass die Radialfaser vollständig an der Zelle, der sie nahe anliegt, vorbeigeht, und wenn es dann auch manchmal den Anschein hat, als ob ein Fädchen von der Radialfaser zu der Zelle oder zu dem nach aussen verlaufenden Fortsatz derselben ginge, und so die Continuität hergestellt würde, so wird bei der Subtilität der Objecte die grösste Vorsicht um so mehr nöthig sein, als das fragliche Verhältniss der Radialfasern und Zellen jedenfalls kein allgemeines ist, so dass etwa jede Zelle mit einer Radialfaser zusammenhinge und umgekehrt. Es geht diess, abgesehen von dem Mangel der directen Beobachtung, mit Bestimmtheit aus den von

---

* Ueber die chemische Beschaffenheit der Radialfasern ist sehr schwer in's Reine zu kommen, da man dieselben im nicht erhärteten Zustand nicht leicht isolirt erhält. An Augen von Thieren, welche mehrere Stunden lang gekocht waren, konnte ich die inneren Theile der Radialfasern nicht darstellen, während an senkrechten Schnitten die Schichten der Retina sehr deutlich, ja viele Elemente, wie Nerven, Zellen, Körner, Zapfen, zum Theil sehr wohl erhalten und leicht zu isoliren waren.

mir schon früher angegebenen Thatsachen hervor, dass am gelben Fleck, wo die
grösste Menge der Zellen liegt, die inneren Enden der Radialfasern fehlen, während
dagegen in der Peripherie der Retina die sehr zahlreichen Radialfasern zum Theil
ziemlich weit von einer der dort sehr sparsamen Nervenzellen entfernt sind. Ausserdem
hat in den meisten Fällen der ganze innere Theil der Radialfasern bis zu der innern
Körnerschicht keineswegs das Ansehen von Ganglienzellen-Fortsätzen *). Ein weiterer
Punkt endlich, auf welchen man geleitet wird, wenn man die Verbindung der Radialfasern mit den evident nervösen Elementen aufsucht, ist die Anschwellung derselben
in der innern Körnerschicht. Da nämlich die inneren Körner (s. oben) zum Theil
nicht bloss nach zwei Richtungen mit Fortsätzen versehen zu sein scheinen, liegt es
nahe, anzunehmen, dass einer derselben unmittelbar oder mittelbar mit einem Ganglienzellenfortsatz zusammenhänge, einer aber den innern Theil der Radialfaser, ein
anderer endlich den äusseren Theil derselben darstelle **). Dieser letztere ist nun
zuerst in seinem Verhalten zu den anderen Elementen zu betrachten.

Der äussere Theil der Radialfasern, welcher aus der kernhaltigen
Anschwellung, die zur innern Körnerschicht gehört, unmittelbar hervorgeht, verhält
sich an isolirten Fasern fast durchaus ganz ähnlich wie bei anderen Wirbelthieren.
Die Faser löst sich früher oder später in ein Büscheichen äusserst feiner Fäserchen
auf, welche zwischen die äusseren Körner eindringen. Manchmal isoliren sich diese
Fäserchen völlig, so dass sie frei auszulaufen scheinen; in der Regel aber haftet
eine grössere oder kleinere Gruppe von äusseren Körnern daran, häufig genug noch
mit ihren Stäbchen versehen, so dass die Faser mit Allem, was daran hängt, von der
innersten Grenze der Retina bis zu der äussersten sich erstreckt und einer kleinen,
dichten Dolde mit ihrem einfachen Stiel gleicht ***). Die Zahl der Stäbchen und
Zapfen, welche in den Bereich einer Radialfaser gehören, ist kaum zu bestimmen und
scheint je nach den Gegenden der Retina bedeutend zu wechseln, dass aber nicht je
von einem Stäbchen eine Radialfaser bis zur Limitans geht, sondern jene gruppenweise ausitzen, geht schon aus der Zahl der inneren Radialfaser-Enden hervor, welche
vielmal geringer ist, als die der Stäbchen, während ihr Durchmesser häufig bedeutend
grösser ist. Nicht einmal den Zapfen kommen vielleicht die inneren Radialfaser-
Enden überall an Zahl gleich, wiewohl ich hierüber keine Messungen besitze. Dagegen ist, wie ich glaube, so viel sicher, dass in der Gegend des gelben Flecks, wo
die inneren Körner an Zahl zunehmen, immer weniger Elemente der Stäbchenschicht
zu einem innern Korn gehören, und wenn ich auch nicht behaupten will, dass dort je
ein Stäbchen an einem innern Korn sitze, so scheint diess doch für die Zapfen zu
gelten, wenn auch wohl nur in einer kleinen Ausdehnung. Dort sind jedoch die
inneren Enden der Radialfasern wenig entwickelt oder fehlen. Was die Art der Verbindung der Radialfasern mit den äusseren Körnern betrifft, so kann mir öfters
der Zweifel, ob nicht ähnliche Bilder an erhärteten Präparaten dadurch entstehen
könnten, dass die feinsten Ausläufer der ersteren sich zwischen die letzteren verlieren

---

*) Virtschgau (a. a. O. S. 953) gibt an, dass die Radialfasern, wenn man sie von aussen
her verfolgt, sich in verschiedene Aeste theilen, von denen einige sich mit den Zellen verbinden,
andere zur Limitans gehen, mit der sie voreinigt sind. Allgemein ist jedoch ein solches
Verhalten bestimmt nicht, und dann ist die Frage, ob die übrigen inneren Körner, welche nicht
Anschwellungen von Radialfasern sind, keinen Theil an der Verknüpfung der Elemente haben
sollen?
**) Für diese Ansicht hat sich Kölliker (Mikr. Anat. S. 697) ausgesprochen.
***) Hannover hat besonders hervorgehoben, dass hier einige Nichtübereinstimmung zwi-
schen meinen anfänglichen und Kölliker's späteren Angaben herrsche, und davon Veranlassung
genommen zu erklären, dass er bloss Kölliker's Angaben berücksichtigen werde. Vielleicht
würdigt er auch die gruppenweise Anordnung der Körner an einer Radialfaser seiner Aufmerksamkeit, wenn er erfährt, dass auch in diesem Punkte sich Kölliker jetzt meiner ursprünglichen
Anschauungsweise anschliesst.

ohne eigentliche Continuität, und für viele Fälle ist eine völlige Evidenz nicht zu geben, doch ist der Anschein an unzähligen Präparaten gewiss für eine wirkliche Continuität, und was die Fäden betrifft, welche in der Gegend des gelben Flecks von den inneren Körnern zu den Zapfen gehen, so scheint mir ein Zweifel kaum zulässig. Es würde auch keine Veranlassung zu einem solchen weiter gegeben sein, wenn der Zusammenhang der Radialfasern mit den Zellen direct oder durch Vermittelung der Fortsätze der letzteren zu den inneren Körnern (s. oben) hinreichend constatirt wäre. Es würde dann der äussere Theil der Radialfasern als weiterer Verlauf der Opticusfasern vermittelst der Ganglienzellen und inneren Körner erscheinen. Allein jenes Verhältniss der Radialfasern zu den Ganglienzellen ist mir nicht hinreichend sicher geworden, und ich glaube, dass bei Lösung der Frage die Verhältnisse bei den verschiedenen Thieren eine besondere Berücksichtigung verdienen, indem allerdings nicht eine völlige Uebereinstimmung, wohl aber ein gewisser gemeinschaftlicher Grundtypus vorausgesetzt werden darf. Bei den niederen Wirbelthieren aber ist die Verschiedenheit zwischen den Anschwellungen der Radialfasern und den übrigen Elementen der innern Körnerschicht, welche nicht an Radialfasern gehören, eine so auffallende, dass man wohl an eine verschiedene Bedeutung denken darf. Es wäre zwar denkbar, dass diejenigen unter den inneren Körnern, welche mit inneren Radialfaser-Enden in Verbindung stehen, dadurch in ihrer Form modificirt würden, aber es scheint diess nicht auszureichen, und es wäre auch die Hypothese möglich, dass die Anschwellungen der Radialfasern von den übrigen inneren Körnern wesentlich verschieden wären, indem etwa nur die letzteren direct mit den Fortsätzen der Ganglienzellen in Verbindung ständen, jene Anschwellungen aber entweder erst mit den übrigen Körnern zusammenhingen oder bloss dazwischen geschoben wären. Gegen das Letztere aber spricht wieder, dass gerade die Radialfaseranschwellungen in festerem Zusammenhang mit den Elementen der äusseren Schichten zu stehen pflegen, als die übrigen inneren Körner. Beim Menschen ist zwar so viel ersichtlich, dass nicht alle inneren Körner zugleich Anschwellungen von Radialfasern sind, welche bis zur Limitans einwärts gehen, und es ist mit Rücksicht auf die Verhältnisse bei vielen Thieren bemerkenswerth, dass die letzteren in der Peripherie, die ersteren an der Axe überwiegen, aber die Aehnlichkeit der einen und der andern erschwert die Aufklärung ihres gegenseitigen Verhaltens noch mehr, und ich habe daher besondern Werth darauf gelegt, mich von der Verbindung der Ganglienzellen mit den inneren Körnern in der Gegend des gelben Flecks, wo auch der Zusammenhang der Zapfen mit den inneren Körnern am deutlichsten ist, zu überzeugen, weil dieser Punkt jedenfalls der in physiologischer Beziehung wichtigste für die Faserung war, welche überhaupt in radialer Richtung die Retina durchsetzt.

Von Gebilden, welche nicht auf eine Schicht der Retina beschränkt sind, sind noch zu erwähnen die Blutgefässe. Senkrechte Schnitte erhärteter Präparate sind zugleich ein vorzügliches Mittel, um das Verhalten der Gefässe zu den verschiedenen Retinaschichten zu studiren. Es kann kein Streit mehr darüber sein, dass die Gefässe bei Menschen und Säugethieren nicht bloss, wie früher häufig behauptet wurde (*Pacini*, *Brücke*, *Hannover*), an der Innenfläche der Retina ausgebreitet sind, sondern dass sie wirklich in deren Substanz eindringen, ohne jedoch, wie *Arnold* richtig angegeben hat, die äussersten Schichten zu erreichen. Die grösseren Stämme liegen von der Eintrittsstelle der Vasa centralia aus zuerst auf und in der Nervenschicht, die weitere Ramification aber geschieht zu einem Theile allerdings in der letzern, vorwiegend aber, wie *Bracman* und *Kölliker* angegeben haben, in der Zellenschicht, und zwar finden sich in derselben nicht bloss Capillaren, sondern auch grössere Gefässe, welche namentlich an der Grenze der Nerven- und Zellenschicht oft weithin wagerecht verlaufen. Capillargefässe steigen ausserdem in die granulöse Schicht und bis zur äussern Grenze der innern Körnerschicht auf, in den äussersten Schichten aber, jenseits der Zwischenkörnerschicht, habe ich auch nie ein Blutgefäss gesehen. Stäbeben- und äussere Körnerschicht sind durchaus gefässlos Die Ramificationsweise der Gefässe hat *Michaëlis* genau abgebildet, namentlich mit Rücksicht auf den gelben Fleck, über welchen kein grösseres Gefäss hinläuft. Es folgen die Stämme beiläufig dem Verlauf der Nervenbündel, während die Aeste oft weithin dieselben fast rechtwinklig schneiden. Hierdurch trifft es sich, dass man auf Schnitten, welche die Nerven quer treffen, nicht selten den Querschnitt eines Gefässstämmchens und den Längsschnitt eines davon abgehenden, weithin gradlinigen Astes sieht, was sich mit den wohl conservirten Blutkörperchen darin recht hübsch ausnimmt. Zu dem gelben Fleck treten von oben und unten her kleine Reiserchen, welche in seiner Peripherie ein Capillarnetz bilden, in der Mitte aber eine Stelle frei lassen. Auf einige physiologische Folgerungen aus dem Verhalten der Gefässe komme ich später zurück.

Eigenthümlichkeiten der menschlichen Retina an verschiedenen Stellen.

Bei Wirbelthieren aller Classen wie beim Menschen kommen Verschiedenheiten im Bau der Retina, je nach den Gegenden derselben, vor und es hängen dieselben einmal damit zusammen, dass die Sehnervenfasern von einer bestimmten Eintrittsstelle aus sich über die Retinafläche ausbreiten, und dann damit, dass gewisse, meist mehr centrale Partien der Retina für das Sehen aus optischen Gründen überall eine grössere Bedeutung haben, als andere, namentlich die am meisten peripherischen. Bei den meisten Thieren lässt sich nicht nur die Abnahme der Nervenschicht von der Eintrittsstelle aus, sondern auch der Ganglienzellen vom Hintergrund des Auges aus erkennen; ebenso ist ein Dünnerwerden der übrigen Schichten in der Regel wahrzunehmen. Dazu kommen Abweichungen im Verhalten der Radialfasern, bei Vögeln in der Anordnung der farbigen Kügelchen u. s. w., wobei jedoch auch die bei Thieren vielfach abweichende Stellung der Augen als modificirendes Moment nicht ausser Acht zu lassen ist. Bei Menschen sind diese Verschiedenheiten besonders ausgeprägt durch die Texturverhältnisse des gelben Flecks in der Gegend der optischen Axe, und analoge Abweichungen des feinern Baues finden sich ohne Zweifel auch bei Quadrumanen in dieser Gegend, da dieselbe nach *Wallace* u. A. wie beim Menschen durch gelbe Farbe und den eigenthümlichen Nervenverlauf ausgezeichnet ist. Neben anderen, zum Theil bei den einzelnen Elementen schon erwähnten Verhältnissen sind die einzelnen Gegenden der Retina charakterisirt durch einen bedeutenden Wechsel in der Dicke der ganzen Retina wie der einzelnen Schichten, welcher u. A. *Michaëlis* wohl bekannt war, doch scheinen die Verschiedenheiten im Allgemeinen nicht für so bedeutend gehalten worden zu sein, als sie wirklich sind. Auch hierfür sind Schnitte erhärteter Präparate ganz besonders instructiv; da es nicht allzu schwierig ist, Schnitte von ¼ Zoll Länge und mehr anzufertigen, so kann man namentlich in der Gegend der Eintrittsstelle und am gelben Fleck die beträchtlichsten Schwankungen in der Dicke der einzelnen Schichten an demselben Präparate Schritt für Schritt verfolgen.

Wenn man von der Eintrittsstelle des Sehnerven ausgeht, so ist auf der vom gelben Fleck abgewendeten innern (Nasen-) Seite der Retina eine nach allen Richtungen ziemlich gleichförmige Abnahme der meisten Retinaschichten gegen die Peripherie zu bemerklich. Unmittelbar am Rand der Eintrittsstelle ist namentlich die Nervenschicht von bedeutender Stärke, u. 3-0.4 Mm., während die übrigen Schichten zusammen um ein Geringes niedriger sind, als in der unmittelbar folgenden Zone. An Schnitten, welche von der Eintrittsstelle radial ausgingen, fand ich folgende Maasse:

Höhe der Schichten:

Entfernung vom Rand der Eintrittsstelle	Nervenschicht	Zellen-schicht	Granulöse Schicht	Innere Körnerschicht	Zwischen-Körnerschicht	Aeussere Körnerschicht	Stabchen-schicht
0,5 Mm.	0,2	0,015	0,036—0,04	0,033	0,038	0,03—4	0,043—0,065	0,05
1 Mm.	0,1—0,12	»	»	»	»	»	»	»
2 Mm.	0,04—0,06	»	»	0,025—0,033	»	»	0,036—0,05	»
5 Mm.	0,02—0,03	0,012	»	»	»	»	»	»
8 Mm.	0,025—0,028	»	»	»	»	»	»	0,045
11 Mm.	0,02	»	0,03—0,035	0,024	0,028	»	»	»
14 Mm.	»	»	0,02	0,02	0,02—0,028	»	0,03	»
18 Mm.	0,04—0,045	»	»	0,016—0,02	0,012—0,016	»	0,025	0,04

Bei 5 Mm. wird die Schicht der Nervenzellen schon lückenhaft, so dass sie nicht genau als solche zu messen ist. Weiterhin nehmen die inneren Enden der Radialfasern den grössten Theil der Nerven und Zellenschicht ein. Bei 11 Mm. sind die Zellen bereits ziemlich sparsam. In manchen Augen sind die Verhältnisse etwas anders, so dass z. B. die äussere Körnerschicht dicker, die Zwischenkörnerschicht niedriger ist. Auf- und abwärts von der Eintrittsstelle kommen leicht etwas grössere Zahlen zum Vorschein, als gerade einwärts.

Der vom Sehnerveneintritt nach aussen gelegene Theil der Retina, welcher den gelben Fleck enthält, zeigt eine viel grössere Complication in den Maassverhältnissen der Schichten. Dieselbe wird theils durch den bogigen Verlauf der Nervenfasern, theils dadurch bedingt, dass die meisten übrigen Schichten in ihren Massenverhältnissen je nach der Entfernung von der Mitte des gelben Flecks wechseln. Während für den innern (Nasen-) Theil der Retina die Entfernung von der Eintrittsstelle und von dem gelben Fleck so ziemlich mit einander zu- und abnimmt, sind in dem äussern (Schläfen-) Theil beide influirende Momente zum Theil entgegengesetzt. Wenn man von der Eintrittsstelle aus Schnitte in gerader Richtung weit oben oder unten am gelben Fleck vorbeiführt, so findet man einige Mm. weit etwas mehr Nerven und Zellen als in dem innern Theil der Retina, weiterhin aber verliert sich dieser Unterschied. Je näher zum gelben Fleck man die Schnitte macht, um so auffälliger werden die Verhältnisse. Untersucht man einen Schnitt, welcher nahezu 1 Mm. weit oben oder unten an der Mitte des gelben Flecks vorbeigeht, so findet man Maasse wie folgende:

Entfernung von der Eintritts-stelle	Nerven-schicht	Zellen-schicht	Granulöse Schicht	Innere Körnerschicht	Zwischen-Körnerschicht	Aeussere Körnerschicht	Stabchen-schicht
0,4 Mm	0,2	0,020	0,033—0,044	0,033	0,04	0,05—0,06	0,045—0,055
1 Mm.	0,05	0,024	»	0,035	0,048	0,05	»
1,6 Mm.	0,04	0,032	»	0,040	0,06—0,08	0,045	»
2,4 Mm.	0,03	0,040	»	0,050	0,12—0,15	0,04	»
3,4 Mm.	0,02	0,060	»	0,060	0,15—0,16	0,032	»

Die letzte Stelle liegt ziemlich gerade über oder unter dem gelben Fleck. Schnitte im senkrechten Meridian der Netzhaut geben ziemlich entsprechende Resultate. An einem solchen fand ich etwa 0,5 Mm. von der Mitte des gelben Flecks: Nervenschicht 0,02; Zellenschicht 0,07; granulöse Schicht 0,04; innere Körnerschicht 0,06; Zwischen-körnerschicht 0,16; äussere Körnerschicht 0,038; Stäbchenschicht 0,05 Mm. Zwei bis drei Millimeter auf- oder abwärts von der Mitte des gelben Flecks findet man dagegen: Nervenschicht 0,032—0,06; Zellenschicht 0,02—0,32 :2—1 Reihen; granulöse Schicht 0,036—0,01; innere Körnerschicht 0,036—0,01; Zwischenkörnerschicht 0,45—0,07; äussere Körnerschicht 0,011—0,056; Stäbchenschicht 0,05 Mm. *).

Einer besondern Erwähnung bedürfen drei Gegenden der Retina: die Eintrittsstelle des Sehnerven, der gelbe Fleck und das vordere Ende der Retina.

1) Die Eintrittsstelle des Sehnerven**) ist vor Allem bekanntlich dadurch ausgezeichnet, dass daselbst alle Schichten der Retina fehlen, welche sonst hinter der Sehnervenausstrahlung liegen, und wenn früher einzelne Zweifel in dieser Beziehung geäussert wurden, so erledigen sich dieselben an erhärteten Schnitten leicht. Die Fasern des Sehnerven, welche vor dem Durchtritt durch die sogenannte Lamina cribrosa, an deren innerer Grenze die stärkste Verschmälerung des Opticus eintritt, ihre dunkelrandige Beschaffenheit verloren haben ***), bilden nach dem Durchtritt durch jene Platte eine Masse, welche nicht mehr in scharf gesonderte Bündel mit eigener Scheide, wie vorher, getheilt ist. Im Innern der Chorioidea angekommen, legen sich die Nervenfasern nach allen Seiten um, so dass sie anfänglich ziemlich gleichmässig ausstrahlen und im Allgemeinen die innersten Fasern des Sehnerven zu den oberflächlichsten der Retina gegen den Glaskörper hin werden. In dem Winkel welchen die Nervenfasern so rings um die Eintrittsstelle bilden, endigen die übrigen Schichten der Retina plötzlich, so dass ein rundliches Loch in demselben existirt. Was die Oberfläche der Eintrittstelle gegen den Glaskörper zu betrifft, so hat sie die Form eines flachen Kraters, d. h. einer Erhöhung, welche in der Mitte mit einer kleinen Vertiefung versehen ist. So habe ich sie wenigstens in mehreren erhärteten Augen gefunden. Diese Erhöhung (Papilla s. Colliculus nervi optici) verdient sich durch die Verdünnung der Nervenschicht sehr rasch im Umkreis der Eintrittsstelle. In dem mittlern Grübchen erscheinen meist die Centralgefässe, welche sich bald früher, bald später bei ihrem Eintritt verzweigen und bisweilen eine marginale Insertion zeigen, indem sie am Rand der Eintrittsstelle zum Vorschein kommen, was Alles man mit dem Augenspiegel während des Lebens viel besser sieht als an der Leiche mit der Lupe. Macht man senkrechte Schnitte durch die Eintrittstelle sammt der Lamina cribrosa (s. Ecker's Icones, Fig. VIII), so sieht man letztere in der Regel durch den Sehnerven als einen nach vorn etwas concaven Streifen hindurchgehen, welcher vorzugsweise mit dem als Lamina fusca bezeichneten theils zur Chorioidea, theils zur Sklerotika gerechneten Gewebe zusammenhängt, jedoch eine grössere Dicke hat, als der Theil der Augenhäute, auf welche man jene Bezeichnung anzuwenden pflegt. Untersucht man dünne Schnitte mit stärkerer Vergrösserung, so sieht man, dass jener Streifen vorwiegend aus queren Faserzügen besteht, welche viel Bindegewebskörperchen enthalten Solche Körperchen, zum Theil durch ungewöhnlich lange fadige Ausläufer nach zwei Richtungen ausgezeichnet, finden sich auch im Umkreis des Sehnerven, da, wo die äusseren Schichten der Retina aufhören. Diese Zellen sind wohl denen analog, welche das Chorioidealstroma bilden und in den inneren Schichten der Sklerotika in grösserer

---

*) Einige Zweifel müssen die hohen Zahlen erregen, welche man gewöhnlich für die Zwischenkörnerschicht findet, da diese geneigt ist, durch Aufblähen sich zu vergrössern Ueberhaupt müssen für jede Localität viele Messungen verschiedener Augen verglichen werden, um zu einem zuverlässigen Resultate über die quantitativen Verhältnisse der Schichten zu kommen. Die obigen Maasse, obschon einer ziemlichen Anzahl von Beobachtungen entnommen, machen noch keineswegs Anspruch auf definitive Geltung.

** In Beziehung auf diese Stelle verweise ich auf Fig. VIII der Retinatafel in Ecker's Icones phys.

*** Bei Säugethieren ist diess nicht überall in gleicher Weise der Fall und es kommen vielleicht auch bei Menschen individuelle Modificationen vor, welche auf den ophthalmoskopischen Effect der Stelle von Einfluss sein könnten. An Ochsenaugen sieht man in der Regel sehr deutlich einen Rest der Art. capsularis als weissen Faden in den Glaskörper vorragen.

Menge vorkommen. In der Lamina cribrosa sind die Zellen beim Menschen gewöhnlich pigmentlos, doch kommen ausnahmsweise auch pigmentirte zackige Zellen dort
vor, welche denen der Chorioidea sehr ähnlich sind, wie denn auch bisweilen die
Sklerotika von der inneren Seite her tiefer hinein pigmentirte Zellen enthält. In einem
übrigens normalen Auge habe ich die von der Lamina cribrosa einwärts gelegene Partie
des Sehnerven ganz besät mit solchen Pigmentzellen gefunden, und in einem andern
Falle waren einige solche im Anfang der Sehnervenausstrahlung ziemlich oberflächlich
gelagert. Von Trigt hat solche Pigmentflecke an der Eintrittsstelle mit dem Augenspiegel bemerkt, und ich habe dieselben ebenso in zwei vollkommen normalen Augen
mit überraschender Deutlichkeit gesehen. — Zwischen den queren Faserzügen der
Lamina cribrosa treten die Nerven in kleine Bündel getheilt hindurch, so dass feine
Schnitte in jener Gegend ein gitterförmiges Ansehen gewähren. Mit dem Gesagten
soll jedoch nicht in Abrede gestellt sein, dass die Lamina cribrosa auch noch rückwärts mit den Scheiden der Sehnervenbündel in Verbindung steht. Namentlich in der
Mitte des Sehnerven scheint diess der Fall zu sein. Der weiter nach aussen gelegene
Theil der Sklerotika dagegen biegt sich am Sehnerven angekommen um und geht in
die äussere Scheide desselben über.

Noch eines Umstandes will ich hier erwähnen, welcher für die Beurtheilung der
Radialfasern von Bedeutung zu sein scheint. Ich habe nämlich auf dünnen senkrechten Schnitten, welche sich von der Umgebung der Eintrittsstelle in diese hinein
erstreckten, gefunden, dass am Rand derselben, wo die Radialfasern sich ziemlich
sparsam durch die dicke Nervenschicht hindurchziehen, diese auf die Nerven senkrechte Streifung nicht scharf begrenzt aufhört, wie die äusseren Retinaschichten, sondern dass sparsame Fasern auch noch weiterhin die Nervenmasse durchsetzen, und
zwar so, dass sie wie diese ihre Richtung allmälich ändern. Sie kommen um so mehr
schräg zu liegen, je mehr die Nervenfasern die radiale Richtung annehmen, in welcher
sie durch die Lamina cribrosa treten, und jene Fasern erstrecken sich bis gegen die
Lamina selbst hin, so dass es den Anschein hat, als ob die Fasern der letzteren nach
und nach in die inneren Enden der Radialfasern übergingen. Es kann dieses Verhalten, das allerdings schwierig zur völligen Evidenz zu bringen ist, nur dazu bei-
tragen, die nervöse Natur der inneren Radialfaser-Enden unwahrscheinlich zu machen,
wogegen es zu der oben vorgetragenen Ansicht, dass sie der Bindesubstanz angehörten, eher passen würde.

Die Grösse der Eintrittsstelle und ihre Entfernung von der Axe (Fovea
centralis) sind wichtig wegen des Vergleichs mit dem Mariotte'schen Fleck im Gesichtsfelde. Ich fand in einem Auge den Durchmesser 1.6—1,7 Mm., in einem andern
Auge 1,5—1,6°, so dass also die Stelle hier merklich oval war, wie man diess in geringem Grade nicht selten sieht. Die Entfernung der Mitte der Eintrittsstelle von der
Mitte des gelben Flecks betrug im erstern Auge 4,6 Mm., im letztern 3.9 Mm. [*].

Untersucht man den Durchmesser des Sehnerven aussen, wo er an die Sklerotika
tritt, so findet man ihn freilich um Vieles grösser, und diess erklärt, dass Manche, die
so verfuhren, den blinden Fleck kleiner fanden als die Eintrittsstelle, weswegen dann
die Vasa centralia als Ursache der Blindheit angegeben wurden. Die blinde Stelle
stimmt dagegen mit der innern Grösse der Eintrittsstelle, d. h. mit der Lücke in den
äusseren Retinaschichten wohl überein und ist grösser als der Durchmesser der
Centralgefässe.

2) Die Eigenthümlichkeiten im Bau des gelben Flecks sind physiologisch von besonderem Interesse, da derselbe die Gegend des deutlichsten Sehens mit

[*] E. H. Weber (Ueber den Raumsinn, 1852) fand den Durchmesser einmal 0,93''', ein
anderes Mal 0,76''', die Entfernung der Mitte von der Axe 1,69'''. Listing berechnet den
Durchmesser des blinden Flecks in seinem Auge zu 1,55 Mm., und die Entfernung der Mitte
desselben von der Axe zu 1,08 Mm. Zahlreichere Erfahrungen sowohl über die Grösse der
Eintrittsstelle, als auch des blinden Flecks sind bei Hannover (Das Auge, 1852, S. 66) zu finden.

dem Fixationspunkt enthält. Sie sind zum Theil schon bei den einzelnen Retinaschichten erwähnt worden, welche fast durchgängig an jener Stelle gewisse Modificationen erleiden.

Da die gelbe Färbung des Flecks allgemein zur Bestimmung der Localität jener Modificationen im feinern Bau benutzt wird, so ist die Frage nach der G r ö s s e des g e l b e n F l e c k s eine zunächst gebotene. Häufig wurde dieselbe als eine Linie im Durchmesser angegeben (z. B. von *Krause*, *Bowman*), doch findet man auch bedeutend abweichende Maasse, welche mit Rücksicht auf die gewöhnlich etwas in horizontaler Richtung längliche Form des Flecks namentlich kleiner sind[*]. Bei Vergleichung mehrerer Augen ergibt sich einmal, dass individuelle Verschiedenheiten vorkommen, und dann, dass auch in einem gegebenen Auge eine bestimmte Grenze des gelben Flecks nicht angegeben werden kann, da um die intensiver gefärbte Stelle, welche gewöhnlich unter 1''' bleibt, sich ein schwächerer gelblicher Hof findet, der sich bedeutend weiter erstreckt und ganz allmälig verliert. So mass ich in einem Auge die intensiv gelbe Stelle zu 0,88 Mm. im horizontalen und 0,53 Mm. im senkrechten Durchmesser, während eine deutliche, aber schwache Färbung in einer Länge von 2,1 Mm. und einer Höhe von 0,88 zu sehen war. In einem andern Auge, wo die Länge der intensiven Färbung 1,5, die Höhe 0,8 Mm. betrug, war eine geringere Färbung in einem noch grössern Umkreis vorhanden. Hierbei ist zu berücksichtigen dass, wenigstens nach der Angabe von *Pacini*, die gelbe Färbung nach dem Tode durch Imbibition sich weiter ausbreitet.

Es ist somit die gelbe Färbung eigentlich ein schlechtes Merkmal, wenn es sich um eine genauere Bestimmung der Localität in der Axengegend handelt, und ein solche muss doch angestrebt werden, da eine Distanz von ½ Mm. in dieser Gegend schon erhebliche Verschiedenheiten in dem Verhältniss der einzelnen Schichten enthält. Da zugleich in keiner dieser Schichten eine so markirte Veränderung an einer bestimmten Stelle vorkommt, dass man sie als Anhaltspunkt für feinere Ortsbestimmungen benutzen könnte[**], so wird man suchen müssen, letztere durch die directe Entfernung vom Axenpunkt (Mitte der Fovea centralis) anzugeben. Es wird eine unabweisliche Aufgabe sein, von diesem Punkt aus von Distanz zu Distanz (¼—½ Mm.) den Bau der Netzhautschichten topographisch zu verfolgen, allein es ist dazu eine grössere Anzahl sehr wohl conservirter Augen nöthig, und ich hoffe, meine in dieser Richtung vorgenommenen Messungen später in grösserer Vollständigkeit mittheilen zu können. Vorläufig mag zur kurzen Bezeichnung eine Stelle von etwa 2 Mm. Durchmesser als gelber Fleck angenommen und darin ein äusserer und ein innerer Theil oder Rand und Mitte unterschieden werden.

Die farblose und fast vollkommen durchsichtige Stelle in der Mitte des gelben Flecks ist in normalen Augen sicherlich nicht eine Lücke (Foramen centrale), sondern nur eine dünnere Stelle, wie schon *Michaëlis* und viele Andere angegeben haben. Durch die Verdünnung der Retina entsteht eine Grube. Fovea centralis, auf der dem Glaskörper zugewendeten Seite, welche sowohl durch die anatomische Untersuchung als durch den Augenspiegel (*Coccius*), als endlich durch die Erscheinungen der *Purkinje*'schen Aderfigur nachgewiesen ist. An gut gerathenen senkrechten Schnitten ist dieselbe mit Bestimmtheit zu erkennen, wenn nicht, wie es häufig geschieht, durch die Bildung der Plica centralis eine Hervorwölbung der Stelle bedingt wird, welche dann das Verhältniss der Retinaoberfläche gerade verkehrt zeigt. Was die Grösse des Grübchens beträgt, so scheint die Angabe von *Michaëlis* (¹/₁₀—¹/₅ ''') ziemlich

---

[*] E. H. *Weber* gibt den längern Durchmesser nur zu 0,338''' an, *Kölliker* neuerdings 1,44''' Lange auf 0,36''' Breite.

[**] Die Grenze des Bezirks, wo bloss Zapfen stehen, bildet allein eine solche hinreichend charakterisirte Linie, aber durch die Schwierigkeit ihrer Bestimmung ist sie vorläufig wenigstens untauglich, zur weitern Orientirung zu dienen. *Vintschgau* glaubte jenen Bezirk etwas grösser zu finden als den gelben Fleck, wie diess auch von *Kölliker* neuerdings angegeben wird.

genau zu sein *). An einem sehr gut conservirten Auge begann die Einsenkung etwa
0,2 Mm. von deren Mittelpunkt im senkrechten Meridian, anfänglich sehr flach, allmählich steiler abfallend. Die Grube schien mir eine längliche Gestalt zu haben, womit
es zusammenpasst, dass an ihrer Stelle, wie *Michaëlis* angab, beim Kinde sich ein
Strich von ¼—½ ''' Länge findet, welchen *Michaëlis* für einen Rest der fötalen Augenspalte hält. *Michaëlis* erklärt desshalb die Fovea centralis für eine Narbenbildung,
eine Ansicht, die später auch von *Hannover* und *Remak* ausgesprochen wurde. Die
Tiefe der Grube ist schwer zu beurtheilen, doch scheint mir, dass im Allgemeinen
auch diejenigen, welche nicht eine völlige Lücke annahmen, die Verdünnung der Retina überschätzt haben. In manchen Augen wenigstens geht die Verdünnung nicht nur
nicht bis zu einer einzigen Schicht Kügelchen von 0,005''', wie *Michaëlis* angibt, sondern es fehlt auch im peripherischen Theil der Grube keine der Schichten, welche die
Retina sonst zeigt, mit Ausnahme einer continuirlichen Lage oberflächlicher Nervenfasern. Gegen die Mitte des Grübchens nehmen die Zellenschicht, die granulöse
Schicht und die Körnerschicht an Dicke ab, aber nur die granulöse Schicht scheint,
wie von *Külliker* angegeben wurde und *Remak* ebenfalls anzunehmen scheint, ganz z:
schwinden. Mangel der ganzen Körnerschicht oder auch nur der Zwischenkörnerschicht findet sich sicherlich nicht als Regel in der ganzen Fovea und auch wohl in
der Mitte derselben nicht constant **). Es ist mir indessen mehr als wahrscheinlich,
dass in der Conformation der Grube und damit auch in der Anordnung der Netzhautelemente dasselbst nicht unerhebliche individuelle Verschiedenheiten vorkommen,
welche mit Entwickelungszuständen zusammenhängen mögen. Ausserdem aber dürfte
es der Beachtung werth sein, ob nicht die grosse Vulnerabilität der Axengegend in
der Retina, welche nach dem Tode durch Bildung des Foramen, so wie der Plica
centralis ***) sich ausspricht, auch während des Lebens leicht zu Störungen dieser
Stelle durch verhältnissmässig geringe pathologische Vorgänge Veranlassung gibt.
Eine Anzahl sogenannter Amblyopien mit wenig palpabeln Veränderungen dürfte vielleicht auf solche Störungen am gelben Fleck zurückzuführen sein, wobei die übrige
Retina intact geblieben sein kann. Die grösste Schärfe des Gesichts aber, welche
normal nur in der Gegend der Axe vorhanden ist, ist mit der völligen Integrität dieser
vulnerabeln Stelle verloren gegangen.

Der peripherische Theil des gelben Flecks zeigt im Ganzen eine bedeutende
Dicke, wie ebenfalls schon *Michaëlis* bemerkt hat. Diess rührt daher, dass fast
sämmtliche Schichten gegen die Macula hin an Mächtigkeit zunehmen, während nur
die Nervenschicht und die äussere Körnerschicht eine Verdünnung erleiden. Das
Verhalten der Retinaschichten im Einzelnen ist am gelben Fleck das folgende:

In der Stäbchenschicht fehlen die eigentlichen Stäbchen gänzlich, wie *Heule*
(Zeitschr. f. rat. Med., 1852. S. 304) entdeckt und *Külliker* bestätigt hat, nachdem
schon *Bowman* bemerkt hatte, dass die Zapfen näher beisammenstehen als sonst.
Dabei sind die Zapfen, wie *Külliker* angegeben hat, etwas dünner, schlanker und, wie
mir scheint, auch länger als an anderen Stellen (circa 0,05 Mm. mit der Spitze); die
Zapfenspitzen namentlich sind mehr cylindrisch verlängert, so dass sie der äussern
Hälfte gewöhnlicher Stäbchen ähnlicher sind, und die Querlinie, welche sie sonst meist
von Zapfen trennt, ist hier in der Regel nicht zu sehen.

Von der Körnerschicht hat schon *Bowman* angegeben, dass die innere Lage
dicker, die äussere dünner als sonst ist, und ich habe diess bestätigend die beträcht-

*) *Külliker* gibt neuerdings 0,08—0,1''' an.
**) Auch *Vintschgau* (a. a. O. S. 951) konnte keine Stelle finden, wo die Körnerschicht
gefehlt hatte.
***) Es ist auffallend, wie die Angaben darüber, dass die Plica centralis ein Leichenphäno-
men ist, welche man nun zu Dutzenden sammeln könnte, doch noch nicht im Stande gewesen
sind, diese Plica aus manchen anatomischen Handbüchern zu verdrängen. *Hannover* allein
vermisste die Falte in 24 frischen Augen.

liehe Zunahme der Zwischenkörnerschicht beigefügt. Die Abnahme der äussern
Körnerschicht konnte ich im äussern Theil der Macula so weit verfolgen, dass
nur 4—5 Reihen von Körnern hinter einander lagen bei einer Dicke der ganzen
Schicht von circa 0,03 Mm. Die Abnahme der äussern Körner hängt wohl zum Theil
mit der Abnahme der eigentlichen Stäbchen zusammen und eben daher rührt es, dass
die zahlreicheren Zapfenkörner hier nicht alle in einer Höhe an der äussern Grenze
der Körnerschicht liegen, sondern etwas in einander geschoben sind. Auch sind dieselben sammt ihren Fäden etwas dünner als sonst. Die Zwischenkörnerschicht
nimmt von der Umgebung des gelben Flecks bis in den äussern Theil desselben beträchtlich an Dicke zu, dann wieder etwas ab. Die Fibrillen, aus welchen sie besteht
sind einer so grossen Dehnung fähig, dass die genaue Bestimmung ihrer Höhe schwierig
ist, doch scheint diese 0,15 Mm. zu erreichen, wo nicht zu übersteigen. Ausserdem
ist die Schicht hier durch ihre leichte Spaltung in sehr feine Fibrillen ausgezeichnet
zwischen welchen an erhärteten Präparaten nur an der innern Grenze der Schicht
gegen die inneren Körner hin eine beträchtlichere Menge granulöser Substanz eingelagert ist. Man kann kaum ein erhärtetes Auge untersuchen, ohne die Fibrillen dieser
Schicht streckenweise in einer eigenthümlichen Weise umgelegt zu finden. Dieselben
verlaufen entweder in verschiedenem Grade schräg von den inneren zu den äussern
Körnern oder sie sind eine Strecke weit völlig horizontal gelagert, um sich dann erst
wieder senkrecht zu den Körnern zu wenden. Es entstehen auf diese Weise sehr
sonderbare Bilder, ich glaube aber die Erscheinung wenigstens dem grössten Theil
nach als Leichenveränderung ansehen zu müssen, hauptsächlich bedingt durch die
Bildung der Plica centralis. Hiemit will ich jedoch nicht behaupten, dass die Fasern
überall genau senkrecht von den inneren zu den äusseren Retinaschichten verlaufen
Es ist um so eher möglich, dass diess bei diesen Fasern am gelben Fleck nicht der
Fall ist, als auch an anderen Stellen der Retina die Radialfasern zum Theil in evidenter Weise etwas von der senkrechten Linie abweichen. Hier ist namentlich daran
zu denken, dass in der Fovea centralis die Zahl der inneren Retinaelemente, namentlich Zellen, geringer ist, als im peripherischen Theil des gelben Flecks. Da nun doch
sehr wahrscheinlich die grösste Schärfe des Gesichts in der Fovea gegeben ist, so
könnten vielleicht die in deren Umgebung zahlreicher angehäuften Zellen zum Theil
noch zu den Zapfen der Fovea gehören, indem die Verbindung beider in etwas schräger
Richtung stattfände.

Die Zunahme der inneren Körnerschicht gegen den Rand des gelben Flecks
und in diesem selbst zeigt sich sowohl durch Messung der Schicht als durch Zählung
der über einander liegenden Reihen. Von letzteren findet man bis zu 9—10 bei einer
Höhe der Schicht von 0,06—0,08 Mm., jedoch gelten diese hohen Zahlen immer nur
in geringer Ausdehnung. In der Fovea centralis dagegen findet wieder eine deutliche
Abnahme statt, ohne dass ich mich jedoch von dem gänzlichen Fehlen der Schicht an
einer Stelle hätte überzeugen können. Mit der Zunahme der Zahl wächst auch die
Grösse der einzelnen Körner etwas, so dass sie den kleineren unter den Zellen der
sogenannten Ganglienkugelschicht ähnlich werden und man die äussere Zellhülle hier
leichter als sonst von dem Kern unterscheidet. Ausserdem erscheint die Schicht häufig
senkrecht streifig angeordnet, was wohl damit zusammenhängt, dass hier zahlreiche
Verbindungsfäden von den Zellen zu den inneren Körnern und von diesen zu den
äusseren gehen. Ob die Zahl der Zellen irgendwo derjenigen der inneren Körner
gerade gleichkommt, man also auf die Verbindung je eines Korns mit einer Zelle
schliessen darf, ist schwer mit Sicherheit zu sagen, vielleicht indessen ist es in
einer beschränkten Gegend der Fall; dagegen ist es evident, dass die Zahl der
inneren Körner die der äusseren in einer gewissen Ausdehnung erreicht, so dass die
Annahme der Verbindung von nur je einem äussern mit einem innern Korn von dieser
Seite nichts gegen sich hat. Dagegen weiss ich nicht, wie man sich das Verhältnis-

Ja vorstellen soll. wo, wie es wenigstens den Anschein hat, die inneren Körner die äusseren an Zahl noch übertreffen.

Die granulöse Schicht wird am Rand des gelben Flecks öfters etwas dicker als sonst gefunden, jedoch in geringem Grade, wohl nie über 0,045 Mm. In der Fovea dagegen nimmt sie merklich ab, und in der Mitte ist eine kleine Stelle, wo sie fast oder vielleicht ganz verschwindet. Ausserdem ist diese Schicht am gelben Fleck und in seiner Umgebung durch sehr zahlreiche feine Fäserchen ausgezeichnet, welche von den Ganglienzellen in sie ein- und durch sie hindurchtreten (graue Fasern nach *Pacini*). Wenn irgendwo, so kann man hier die Ansicht von *Pacini* und *Remak* acceptiren, dass die Schicht aus feinsten Nervenfasern zusammengesetzt sei.

Die Ganglienkugeln, welche in dem grössern Theil der Netzhaut beiläufig in einer einfachen Schicht liegen, sammeln sich im gelben Fleck zu einer mächtigen Lage an, indem mehrere Reihen über einander liegen. Bei der Schwierigkeit, sich vollkommen senkrechter Schnitte zu versichern, kann man leicht etwas zu grosse Zahlen erhalten, doch glaube ich etwa acht Reihen von Zellen mit einer Mächtigkeit der Schicht von 0,06—0,08 Mm. als das gewöhnliche Maass für die dickste Stelle annehmen zu dürfen. In der Fovea nimmt die Zahl der Ganglienzellen wieder merklich ab und in einem wohlerhaltenen Auge lagen gegen die Mitte derselben noch etwa drei Reihen von Zellen hinter einander. Ausserdem sind die einzelnen Zellen in der Gegend des gelben Flecks im Durchschnitt kleiner als sonst, und durch ihre senkrecht verlängerte Form so wie theilweise durch die Länge ihrer nach aussen gerichteten Fortsätze ausgezeichnet, was eben, wie früher erwähnt, mit der Anhäufung der Zellen in vielen Reihen zusammenhängt. Zwischen die Zellen verlieren sich allmälich die von drei Seiten aus der Umgegend des gelben Flecks an ihn tretenden Nervenfasern, indem sie theils an der Oberfläche, theils in der Tiefe sich vertheilen. Dadurch treten, wie *Bowman* und *Kölliker* hervorgehoben haben, bei Betrachtung von der Fläche die Ganglienzellen zwischen den sich mehr und mehr verlierenden Nervenfasern immer mehr hervor, je mehr man von der Peripherie des gelben Flecks sich dessen Mitte nähert, und streckenweise entsteht dadurch in frischem Zustande das Ansehen eines schönen glashellen Epithels. Das Verhältniss der Ganglienzellen und ihrer Fortsätze zu den Nervenfasern und übrigen Elementen wurde oben schon besprochen, und ich will nur noch beifügen, dass auch die Anhäufung von Ganglienzellen keine Grenzmarke für den gelben Fleck abgibt, indem dieselbe nicht mit einem Male, sondern nach und nach auftritt, so dass zu der ersten Zellenreihe sich erst eine zweite, dann dritte u. s. f. gesellt. Und zwar geschieht diess bereits ausserhalb der Grenzen des gelben Flecks, wie ich auch schon in meiner frühern Notiz angegeben hatte. Die Strecke, in welcher mehr als eine Reihe von Ganglienzellen liegt, ist auf diese Weise ziemlich gross, indem sie mehrere Millimeter im Durchmesser hat. So erstreckt sie sich z. B. bis nahe an die Eintrittsstelle des Sehnerven, erreicht dieselbe aber nicht ganz.

Das Verhalten der Nervenausbreitung am gelben Fleck, dass nämlich vermöge des bogigen Verlaufes der Fasern keine über denselben bloss hinweglaufen, wohl aber eine sehr beträchtliche Menge in denselben eintreten, um sich darin zu verlieren, wurde oben schon erwähnt, ebenso dass im gelben Fleck die Fasern sich so zwischen die Zellen einsenken, dass schliesslich keine continuirliche Nervenschicht an der Oberfläche existirt. Ich habe an einem frischen Auge gemessen, wie gross etwa die Stelle ist, wo die Ganglienzellen nicht mehr von einer Nervenschicht bedeckt sind, indem ich dieselbe mit mässiger Vergrösserung von der Fläche betrachtete. Das von den Nerven herrührende streifige Ansehen verschwand auf der Seite der Eintrittsstelle 0,25 Mm. von der Mitte der Fovea, auf der entgegengesetzten Seite bei 0,35 Mm., nach auf- und abwärts bei 0,18 Mm. Bei 0,3 Mm. auf- und abwärts war die Streifung schon sehr deutlich. Mit diesen Angaben stimmt das, was ich auf senkrechten Schnitten gesehen habe, ziemlich überein. In der Linie gerade auswärts vom gelben

Fleck ist auch weiterhin nirgends eine stärkere Schicht von Nervenfasern zu finden vermöge des geschilderten Verlaufes derselben. Nach diesen Zahlen, welche der Natur der Sache nach nur approximative Gültigkeit haben können, muss ich *Hannover* beistimmen, wenn er angibt, dass nicht die ganze Ausdehnung des gelben Flecks der Nervenschicht ermangle, wenigstens bei der üblichen Grössenannahme für den gelben Fleck. Darum steht es aber nicht minder fest, dass der innere Theil des gelben Flecks zwar nicht der Nervenfasern, aber wohl einer regelmässigen Ausbreitung derselben an der Oberfläche entbehrt, wodurch allein die Möglichkeit der Aufnahme eines Bildes vermittelst der Nervenfasern denkbar wäre.

Die inneren Enden der Radialfasern werden, wie früher angegeben, gegen den gelben Fleck hin zarter, zeigen hier besonders Theilungen in mehrere Aeste und lassen sich zuletzt gar nicht mehr nachweisen.

Die Blutgefässe gehen, wie namentlich *Michaëlis* genau geschildert hat, mit ihren Stämmen ähnlich wie die Nerven bogenförmig ausserhalb des gelben Flecks hin. Gegen diesen treten von oben und unten her einige kleinere Aeste hin, welche sich in ein reiches Capillarnetz auflösen, dessen Mittelpunkt eine etwas grössere gefässlose Stelle bildet. Diese entspricht dem Fixationspunkt des Auges, wie die *Purkinje'schen* Versuche über die Wahrnehmung der eigenen Netzhautgefässe beweisen, welche überhaupt von diesen Gefässen ein vortreffliches Bild geben.

Betrachtet man die Eigenthümlichkeiten des gelben Flecks (in weiterem Sinn in Zusammenhang, so ist erstens der Reichthum an Nerven-Fasern und Zellen als unzweifelhaft mit nervöser Dignität begabten Elementen unschwer mit der bekannten Zunahme der Gesichtsschärfe gegen die Axe hin in Verbindung zu bringen. Zweitens ist mit dem Interesse der möglichsten Durchsichtigkeit der Mangel an Gefässstämmen der eigenthümliche Verlauf der Nervenfasern, und wohl auch das Fehlen der inneren Radialfaserenden leicht zu vereinbaren. Möglichenfalls kann durch die bedeutendere Höhe der jedenfalls sehr durchscheinenden Zwischenkörnerschicht der störende Effect der davor liegenden Theile (z. B. Gefässe) nach den bekannten für die Binnenkörper des Auges geltenden optischen Grundsätzen etwas vermindert werden, wenn man die Zapfen als Licht percipirend ansieht. Ferner darf die grössere Zahl der inneren Körner mit Wahrscheinlichkeit dahin gedeutet werden, dass dadurch eine geringere Zahl von Zapfen (bis zu 1?) mit je einer Nerven-Zelle oder Faser in Verbindung gesetzt wird, wieder im Interesse der grössern Schärfe der Perception. Endlich ist der Mangel der eigentlichen Stäbchen eine sehr wichtige Erfahrung, welche für die Bedeutung der Stäbchen und Zapfen sicherlich noch bestimmtere Aufschlüsse vermitteln wird, und den letztern eine überwiegende physiologische Wichtigkeit zuzuschreiben auffordert. Im Augenblick aber scheinen mir in's Einzelne gehende Hypothesen darüber noch nicht hinreichend begründet.

3) Das vordere Ende der Retina an der Ora serrata war bis in die allerneueste Zeit Gegenstand der Controverse, indem die Einen eine modificirte Fortsetzung der Retina längs der Zonula als Pars ciliaris retinae annahmen, Andere dagegen die Retina an der Ora völlig endigen liessen, und was nach vorn davon liegt zur Chorioidea oder zur Zonula rechneten.

Allgemein nämlich wurde die Anwesenheit einer von *Henle* beschriebenen Zellenschicht an der äussern Fläche der Zonula zugestanden, aber das Verhältniss derselben zur Retina verschieden aufgefasst, indem dieselbe entweder als Fortsetzung einer oder mehrerer Retinaschichten betrachtet wurde oder als ein derselben ganz fremdes, epitheliales Gebilde. Dass die Fasern, welche unter diesen Zellen liegen, nicht als Fortsetzung der Nervenschicht der Retina anzusehen sind, wie diess von Manchen, zuletzt von *Pacini*, geschehen ist, sondern der Zonula angehören, hat *Henle* (Allgem. Anat. S. 667) bereits angegeben, und es könnte nur über das Verhältniss derselben zur Mb. limitans gestritten werden.

Was nun die allein in Frage kommende Zellenschicht betrifft, so lassen nach der von mir angegebenen Methode gemachte senkrechte Schnitte erhärteter Präparate nicht den leisesten Zweifel darüber, dass diese Zellen die unmittelbare Fortsetzung der Retina bilden *), wie ich diess bereits früher angegeben habe (S. 24). Solche Schnitte zeigen auch die von mir beschriebene Form dieser Zellen am besten, nämlich dass dieselben beim Menschen anfänglich eine Höhe von 0,04 bis 0,05 Mm. besitzen, bei einer Dicke von meist 0,005—8 Mm. Wenn man die Zellen, wie diess sonst gewöhnlich geschah, bloss von der Fläche betrachtet, so erscheinen sie wie ein Cylinderepithel, an welchem man die Kerne deutlich sieht, während die Zellenumrisse, welche jene dicht umgeben, weniger in's Auge fallen. Daher wurden auch die Zellen meist als kleiner angegeben, wie sie wirklich sind. Weiterhin gegen die Ciliarfortsätze werden die Zellen niedriger, rundlich und sind dann eher mit pigmentlosen Chorioidealzellen zu verwechseln. Grössere Stücke dieser Zellenschicht in Zusammenhang mit der Retina abzulösen hat sowohl an erhärteten wie an frischen Augen keine Schwierigkeit, doch sind dieselben in einer kleinen Strecke vor der Ora so fest mit den Pigmentzellen der Chorioidea vereinigt, dass diese in der Regel daran sitzen bleiben. Ebenso ist die Verbindung mit Zonula und Glaskörper meist in der Gegend der Ora sehr innig, wodurch die Anfertigung senkrechter Schnitte etwas erschwert wird. — Bei Säugethieren und Vögeln ist der Zusammenhang dieser Schicht mit der Retina in der Regel ebenso leicht nachzuweisen. Bei manchen sind die Zellen anfänglich ebenfalls ziemlich hoch, so bei Ochsen, Kaninchen (bei letzteren 0,025 Mm.), bei anderen sind sie gleich von der Ora an niedrig, rundlich, wie beim Schwein. Diess ist auch bei Tauben und Hühnern der Fall, wo die Höhe der leicht isolirt darzustellenden Schicht nur 0,012 Mm. beträgt.

Viel schwieriger als der Zusammenhang der beschriebenen Zellenschicht mit der Retina ist das Verhältniss der Zellen zu den Elementen der einzelnen Retinaschichten zu erkennen. *Henle* hatte gleich anfangs die Zellen als eine Fortsetzung der Körnerschicht bezeichnet und daraus geschlossen, dass letztere nicht zu den Nervengebilden gehören (a. a. O.). Auch *Arnold* (Anatomie, II, 1045) sieht den Ciliartheil der Retina als eine Fortsetzung der Körnerschicht mit einzelnen Kugeln an.

Pacini dagegen betrachtet die Zellen der Pars ciliaris retinae als Fortsetzung der Ganglienzellen (a. a. O. S. 52). Was man hierüber an senkrechten Schnitten, welche sich über die Ora serrata hinaus erstrecken, sieht, ist Folgendes: Die sämmtlichen Schichten der Netzhaut haben bis in die Nähe der Ora so abgenommen, dass die Dicke derselben nur mehr 0,12—0,14 Mm. beträgt. Nerven und Ganglienkugeln sind sehr sparsam geworden, so dass sie nur ganz einzeln zwischen den inneren Radialfaserenden zu finden sind, die granulöse Schicht ist durch die überwiegende Menge der letzteren ebenfalls mehr senkrecht streifig geworden, so dass zuletzt ihre innere Grenze sich verwischt, die innere Körnerschicht besteht nur aus 2—3 wenig dicht gelagerten Reihen und nicht selten scheinen an ihrer Stelle bloss Kerne in die faserige Masse eingebettet zu sein, welche sich durch die schmale Zwischenkörnerschicht bis zu den äusseren Körnern erstreckt. Stäbchen und Zapfen sind deutlich, wenn auch etwas niedriger geworden. An der Ora selbst nun verdünnt sich die Retina sehr rasch, wiewohl ohne einen linear markirten Absatz, zu jener Zellenschicht der Pars ciliaris. Ganz kurz vor der stärksten Verdünnung verlieren die Schichten der Retina ihre specifischen Eigenschaften noch mehr als zuvor und gehen in eine undeutlich senkrecht faserige Masse über, in welche zahlreiche rundliche oder ovale Kerne eingelagert sind, zum Theil von kenntlichen Zellenconturen umgeben. Diese Körperchen schliessen sich zunächst an die Körnerschichten an und namentlich mit der innern Körnerschicht in dem vorher beschriebenen Zustand ist manchmal eine gewisse Aehnlichkeit zu erkennen.

*) Auch Prof. *Kölliker* ist dieser Ansicht neuerlich beigetreten, welche ebenso von *Virchow* bestätigt worden war.

Nur die Stäbchenschicht ist von dieser allgemeinen Indifferenz ausgenommen, indem sie nicht wie Ganglienzellen und Nerven durch Rarefication allmälich ausgeht, sondern bis zuletzt eine getrennte Schicht bleibt, deren Elemente rasch etwas verkümmern und dann aufhören. Gewöhnlich findet diess um ein ganz kleines Intervall fruber statt, als die Reduction der übrigen Retina auf eine einfache Zellenreihe zu Stande gekommen ist, aber der ganze Uebergang geschieht so rasch, dass die Entfernung der mit Stäbchen-, doppelter Körnerschicht u. s. w. versehenen Retina bis zu der einfachen Zellenreihe nicht 0, 1 Mm. beträgt. Nicht selten sieht man an der Ora eine Einkerbung oder Faltung der innern Retinafläche (Mb. limitans), wie sie *Pacini* beschrieben hat, oder es bildet dieselbe einen hakenartigen Vorsprung; unter einer sehr grossen Zahl von Präparaten sind mir aber auch viele vorgekommen, wo die Krümmung der innern Oberfläche nicht stärker war, als die Verdünnung der Retina es nothwendig mit sich bringt, und ich glaube, dass diese gerade am besten conservirt waren, jene dagegen wenigstens theilweise durch die Präparation modificirt. Etwas weniger rasch als beim Menschen babe ich den Uebergang der Retina in die Zellen der Pars ciliaris beim Schwein gefunden (s. *Ecker*, Icones, Fig. XV). Hier ist die Strecke, auf welcher sich die Retinaschichten in eine indifferente zellige Masse aufgelöst haben, etwas grösser, und man sieht daher diese Veränderung und weiter das Hervorgehen der einfachen Zellreihe aus jener Masse etwas deutlicher. Da hier zugleich die Zellen rundlich sind und die senkrecht streifige Beschaffenheit der Retina gegen die Ora hin sehr undeutlich wird, so entsteht hier mehr das Ansehen, als gingen namentlich die innern Körner in die Zellen der Pars ciliaris über.

Fragt man mit Rücksicht auf die menschliche Retina, welche Schicht der Retina sich auf die Corona ciliaris fortsetzt, so ist wohl sicher zu antworten, dass diess bei Stäbchen, Nerven und Ganglienzellen nicht der Fall ist, denn letztere schwinden schon vor der Ora sehr und die Zellen der Pars ciliaris sind von denselben auffällig verschieden. Aber auch von einer der anderen Schichten wird kaum anzunehmen sein, dass sie als solche sich über die Ora hinaus erstrecke, sondern man wird eher sagen dürfen, dass die indifferenten Zellen der Pars ciliaris eine Fortsetzung der ihrer specifischen Elemente entkleideten Netzhaut seien. Von dieser Seite ist also die Ansicht von *Brücke*, dass die Pars ciliaris mit der Nervenhaut eine gemeinschaftliche Fötalanlage habe und ein Rest der embryonalen Bildung sei, auch jetzt vollkommen zusagend. Dabei dürfte nur weiter zu untersuchen sein, ob diese Fortsetzung nicht vorzugsweise dem in functioneller Beziehung indifferenten Stroma der Retina entspricht, wozu, wie es scheint, die inneren Enden der Radialfasern, vielleicht sammt dem Theil der inneren Körner zu rechnen sind, welcher den bei den meisten Thieren deutlich verschiedenen kernhaltigen Anschwellungen der Radialfasern entspricht. Es würde dadurch auch der vorzugsweise Anschluss an die innere Körnerschicht eine Erklärung finden und die relative Zunahme der indifferenten Fasermasse der Retina, welche gegen die Ora hin, wie ich wenigstens zu sehen glaube, stattfindet, würde sich an diesem schliesslich isolirte Auftreten derselben gut anschliessen. Auch die Form der fraglichen Zellen ist beim Menschen eine Strecke weit eine solche, dass sie nicht wohl für die epitheliale Natur der Zellen spricht. Sie sind nämlich, isolirt, an den Enden häufig nicht zugerundet, sondern mit einem oder einigen Zacken und kurzen Ausläufern versehen, welche auch an den längeren Seiten vorkommen, so dass sie der Gruppe der Bindesubstanz wohl zugehören könnten, wogegen allerdings die rundlichen Zellenformen, welche sonst vorkommen, hiefür keinen Anhaltspunkt bieten. Im Fall die Verwandtschaft dieser Zellen mit den inneren Theilen der Radialfasern sich weiterhin bestätigt, würde sich daraus auch rückwärts ein Schluss auf die nicht nervöse Natur der letzteren ergeben. Wie dicss aber auch sein mag, so ist jedenfalls die Pars ciliaris nicht als eine Fortsetzung der Netzhaut zu betrachten, welche mit nervösen Functionen begabt sein könnte, und sie hat allenfalls Wichtigkeit für die Histologie oder Entwickelungsgeschichte, nicht aber für die Physiologie des Gesichtssinnes als solche.

Vergleichende Uebersicht des Baues der Netzhaut bei Menschen und Wirbelthieren.

Da man voraussetzen darf, dass die Function des Sehens bei den mit einem ausgebildeten Auge versehenen Wirbelthieren im Wesentlichen dieselbe ist, wie beim Menschen, so wird einer der wichtigsten Behelfe, welche die Anatomie für die Physiologie des Sehens liefern kann, in der Ermittelung dessen bestehen, was in verschiedenen Augen übereinstimmend, was abweichend construirt ist. Auf die Abweichungen wird man dann künftig die Modificationen des Sehens nach Schärfe u. s. w. theilweise zurückzuführen versuchen. Hier soll vorläufig nur die Uebereinstimmung in den Hauptpunkten betrachtet werden; wobei ich mich vorzüglich auf die oben als Repräsentanten der vier Hauptclassen beschriebenen Geschöpfe beziehe. Einige Generalisation dürfte aber wohl gestattet sein, da die bisherige Erfahrung gezeigt hat, dass nah verwandte Thiere auch im Bau der Retina sehr übereinstimmen, während Thiere, welche sich überhaupt fern stehen, auch bedeutendere Differenzen der Netzhautelemente zeigen. Man darf daher allenfalls von einem Percoiden auf den andern schliessen, wenn man von leichteren Modificationen z. B. der Grösse der Elementartheile absieht, keineswegs aber auf einen Plagiostomen oder von einem Batrachier auf eine Schildkröte.

Zuerst glaube ich an dem Satz festhalten zu müssen, dass bei Wirbelthieren aller Classen dieselbe Zahl und Reihenfolge wesentlicher Schichten vorhanden ist. So habe ich es wenigstens bei den bisher genauer untersuchten Thieren gefunden [*]. *Remak* [**] stellt allerdings neuerlich die Behauptung auf, dass bei den Säugethieren (Rind, Schaf), bei welchen sich in der Rinde des grossen Gehirns eine grössere Anzahl von Schichten unterscheiden lassen, auch in der Retina mehr Schichten unterscheidbar seien, hat aber keine detaillirten Belege hiefür veröffentlicht.

Zahllose Verschiedenheiten dagegen entstehen bei der Mannigfaltigkeit der Thiere durch den Wechsel in Form, Grösse und Anordnung der Elementartheile und in dem Massenverhältniss der einzelnen Schichten.

1) Die Stäbchenschicht besteht fast überall [***] aus zweierlei Elementartheilen, Stäbchen und Zapfen, welche zwischen einander geschoben sind. Die Grösse derselben wechselt bedeutend, und zwar sind bald die einen, bald die anderen grösser, so jedoch, dass, wie es scheint, die Zapfen nie länger, wohl aber oft kürzer sind als die Stäbchen. Im Allgemeinen, wenn auch nicht völlig, gilt das von *Hannover* aufgestellte Gesetz, dass die Grösse der Zapfen und Stäbchen in umgekehrtem Verhältniss steht.

An den Stäbchen wie an den Zapfen ist eine innere und eine äussere Abtheilung zu unterscheiden, welche sehr häufig nach dem Tode durch eine Querlinie getrennt erscheinen, im Leben jedoch wohl überall unmerklich in einander übergehen. Die äussere Abtheilung der Stäbchen ist stets cylindrisch und zeigt von der Grösse abgesehen überall die gleichen, bekannten Eigenschaften. Die innere Abtheilung ist meist etwas blasser, zeigt etwas andere Metamorphosen nach dem Tode und ist ausserdem öfters durch eine nicht cylindrische Form ausgezeichnet. Die Zapfen zeigen aus einem dickern Körper und einer nach aussen gerichteten Spitze, deren Grenzlinie nicht immer genau im Niveau mit der Scheidung der beiden Stäbchenabtheilungen liegt. Der Zapfenkörper zeigt sich durch seine Metamorphosen nach dem Tode als von der Substanz der Stäbchen verschieden, stimmt jedoch mehr mit der innern Hälfte derselben überein, während die Spitze der äussern Stäbchen-

---

[*] Die Untersuchungen von *Vintschgau*, welche zum Theil an anderen Thieren angestellt sind, stimmen hiemit fast durchgehends überein.

[**] Med. Central-Zeitung, 1854, 1.

[***] Wie oben erwähnt ist, habe ich Zapfen bisher bloss bei Plagiostomen vermisst, Stäbchen dagegen bei Petromyzon und einigen Amphibien.

8 *

hälfte ähnlicher ist. Meist ist die Zapfenspitze konisch, bald dicker, bald dünner als die Stäbchen (Barsch — Frosch), manchmal aber ist sie mehr cylindrisch (Taube, gelber Fleck des Menschen) und den äusseren Theilen der wahren Stäbchen sehr ähnlich. Es kommen also Uebergangsstufen vor, welche wahrscheinlich machen, dass Stäbchen und Zapfen nicht wesentlich verschieden sind. Eine Verbindung der Zapfen zu Zwillingen kommt bei vielen Fischen sehr reichlich vor, bei Vögeln sehr sparsam, bei Fröschen und Säugern nicht. Wo Oeltropfen mit verschiedenen Farben in der Stäbchenschicht vorkommen, gehören sie wohl überall den Zapfen an und liegen da, wo Körper und Spitze derselben zusammenstossen. Die Mannigfaltigkeit der Formen ist in der Stäbchenschicht grösser als in irgend einer andern. — Bei vielen Fischen, Vögeln und Amphibien kommen pigmentirte Verlängerungen des Chorioidealepithels zwischen die Elemente der Stäbchenschicht vor, Pigmentscheiden, während bei andern Geschöpfen bloss eine innige Anlagerung gegeben ist. Ueberall aber ist die den Stäbchen zugewendete Seite der Chorioidealzellen die mehr mit Pigmentmolecülen angefüllte [*]).

2) Die Körnerschicht zeigt sich allgemein in zwei Lagen, zwischen denen eine trennende Zwischenkörnerschicht mehr oder weniger entwickelt ist. Ihre Elemente sind mit Pacini und Bowman nicht für freie Kerne, sondern für kleine Zellen zu halten.

Die Elemente der äussern Körnerschicht stehen mit den Stäbchen oder Zapfen in Verbindung, sei es unmittelbar, sei es vermittelst eines Fädchens. Die Stäbchenkörner und Zapfenkörner sind bei Säugethieren und vielen Fischen deutlich verschieden, bei anderen Thieren (Taube, Frosch) ist diess kaum der Fall. Bei ersteren sind meist zahlreiche, bei letzteren aber nur einige wenige Reihen der meist deutlich bipolaren Körperchen vorhanden.

Die Zwischenkörnerschicht zeigt sehr auffällige Abweichungen. Allgemein scheint zu sein, dass sie von senkrecht-faserigen Elementen durchsetzt wird, welche bald sparsam, bald dicht gedrängt von der innern zur äussern Körnerlage gehen. Ausser diesen Fasern kommt bei Säugethieren nur eine amorphe Substanz vor, während bei Fischen, wie es scheint allgemein, sehr ausgebildete ästige Zellen vorhanden sind. Solche finden sich auch bei Schildkröten, während beim Frosch und bei Vögeln zellige Elemente vorhanden zu sein scheinen, aber nicht in so entwickelter Form. Bei vielen Thieren spaltet sich die Netzhaut an dieser Schicht annehmend leicht in ein äusseres und ein inneres Blatt.

Die innere Körnerschicht enthält überall kleine Zellen, welche theils bipolar, theils multipolar zu sein scheinen. Bei Thieren der drei unteren Classen ist eine zweite deutlich verschiedene Art von Zellen vorhanden, welche aus den kernhaltigen Anschwellungen der Radialfasern besteht. Bei Säugethieren und Menschen sind solche ebenfalls da, nur weniger vor den übrigen kenntlich. Die Zahl der inneren Körner

---

[*] Es ist merkwürdig, wie vielfache Verwechselungen von Innen und Aussen in der Anatomie der Retina zu allgemeiner und dauernder Geltung gekommen sind. Wie viele Discussionen wurden geführt, bis die Stäbchen, hauptsächlich durch Bidder's Anregung, nicht mehr an die innere Seite der Retina verlegt wurden. Hierauf versetzte Hannover, welcher die Stäbchen sehr vieler Thiere mit ihren Spitzen und Faden in ausgezeichneter Weise darstellte, diese inneren Enden durchweg nach aussen, und indem diese Lehre fast allgemeine Verbreitung fand, wurde die Verbindung der Stäbchenschicht mit den inneren Netzhautschichten vernachlässigt. Pacini lässt Körper die Stäbchen vermittelst runder Körperchen, die an ihrem innern Ende sitzen, mit der übrigen Retina in Verbindung stehen, beschreibt aber zugleich (a. a. O. S. 49) die durch eine Querlinie getrennten Kügelchen, welche in der That in sehr vielen Fällen jene Verbindung herstellen, als Globulo-terminale am äussern Ende der Stäbchen, indem er sie mit den farbigen Kügelchen bei den Vögeln zusammenwirft. — Aehnlich verhält es sich mit der Lage von Ganglienkugeln, welche die Nervenschicht nach Vielen innen überkleiden sollte, und mit den Pigmentzellen der Chorioidea deren blassere Seite bis in die neueste Zeit als die innere galt. Solchen Erfahrungen gegenüber wird man sich mit dem Gedanken vertraut machen müssen, auch unsere jetzigen Anschauungen noch mannigfach corrigirt zu sehen.

ist theils geringer, theils grösser als die der äusseren. Beim Menschen wechseln beide Verhältnisse ab.

3) Von der granulösen Schicht ist ihr constantes Vorkommen als eigene Lage, sowie das Verhältniss ihrer Dicke hervorzuheben, welches bei einzelnen Thieren ein ziemlich verschiedenes ist.

4) Die Ganglienzellen liegen wahrscheinlich überall ausschliesslich *) zwischen granulöser Schicht und Sehnervenfasern, wo diese in einer regelmässigen Lage vorhanden sind. Die von Corti zuerst bei Säugethieren, dann von mir bei anderen Wirbelthieren und neuerlich vielfach (s. oben) bei Menschen gesehene Verbindung der Ganglienzellen mit den Sehnervenfasern darf wohl als allgemeines Vorkommen bezeichnet werden. Dasselbe gilt von dem Eindringen anderer Fortsätze der Ganglienzellen in die äusseren Retinaschichten, während die einzelnen Modificationen dieses Verhältnisses bei verschiedenen Thieren grossentheils noch genauer zu erforschen sind. Ebenso sind die von Corti gesehenen Anastomosen der Ganglienzellen rücksichtlich der Ausbreitung ihres Vorkommens weiter zu untersuchen.

5) Die Schicht der Sehnervenfasern stimmt überall darin überein, dass dieselben von der Eintrittsstelle ausstrahlend sich gegen die Peripherie mehr und mehr verlieren, also unterwegs endigen. Die einzelnen Fasern sind mit wenigen Ausnahmen **) blass, variciös, an Dicke je nach den Thieren aber auch bei demselben Thier sehr verschieden. Ob irgendwo Theilungen der Nervenprimitivfasern vorkommen, ehe sie die Zellen erreicht haben, kann ich nicht behaupten; der Anschein ist öfters dafür, eine Täuschung aber gar leicht möglich.

Ueber die Begrenzunghaut habe ich wenige vergleichende Untersuchungen angestellt. Dagegen ist das Vorkommen der Radialfasern, wie ich in meiner ersten Notiz bereits angegeben habe, ein allgemeines. Ueberall gehen sie von der Innenfläche der Netzhaut mehr oder weniger gerade bis zur innern Körnerschicht, wo sie eine kernhaltige Anschwellung zeigen, von welcher eine Fortsetzung sich in die äusseren Schichten erstreckt. Die inneren Radialfaserenden sind nicht überall gleich geformt, wie auch die Stärke der Fasern eine ziemlich verschiedene ist, ihre Zahl aber ist, wie es scheint, durchgängig geringer als die der Elemente in den äusseren Schichten, so dass nicht ein Stäbchen oder Zapfen, sondern eine ganze Gruppe derselben in den Bereich eines innern Radialfaser-Endes fällt.

Die Blutgefässe zeigen bemerkenswerthe Verschiedenheiten. Während nämlich bei Menschen und Säugethieren dieselben mit Leichtigkeit in den inneren Schichten der Retina gefunden werden, glaube ich nicht, bei Vögeln, Fischen und beim Frosch solche in der Dicke der Retina gesehen zu haben, wohl aber bei der Schildkröte. Dagegen habe ich bei vielen jener Wirbelthiere, aber nicht überall, ein sehr entwickeltes Gefässnetz in einer structurlosen Haut gefunden, welche an der Innenfläche der Retina ausgebreitet, von dieser leicht trennbar war. Es scheinen diese Gefässe somit der Hyaloidea anzugehören, und sie sind wohl eher den embryonalen Gefässen der Hyaloidea bei Säugethieren analog als den Vasa centralia der Retina im engern Sinn. In den äusseren Retinaschichten habe ich noch nirgends Blutgefässe gefunden.

---

*) Um Missverständnisse zu vermeiden, will ich erwähnen, dass die von Remak .Med. Centr.-Ztg., 1851, 1) angeführte Schicht kleinerer Ganglienzellen mit der seit Bowman bekannten innern Körnerschicht identisch ist. Auch Corti unterschied schon eine kleine Sorte von Ganglienzellen, von 0,003—0,0037 ′′′, welche wohl dieselben Elemente waren. Da Niemand an der nervösen Natur derselben zweifeln wird, so ist gegen die Bezeichnung als Ganglienzellen nichts einzuwenden, als dass sie leicht zu Verwechslungen Anlass gibt, weswegen ich die Benennung »innere Körnerschicht« beibehalten habe.

**) Bei Kaninchen sind bekanntlich die Fasern eine Strecke weit exquisit dunkelrandig. Auch sonst kommen, wie schon Bowman angibt, einzelne in geringerem Maasse dunkles Mark führende Fasern vor.

Physiologische Folgerungen.

Am Schluss meiner ersten Notiz über den Bau der Netzhaut glaubte ich die Hoffnung aussprechen zu dürfen, dass fortgesetzte Untersuchungen auch über die Bedeutung der Elementartheile sowohl für die Netzhaut als für das Nervensystem überhaupt Folgerungen erlauben möchten, doch glaubte ich eine weiter fortgeschrittene anatomische Basis abwarten zu müssen. In der ersten Hinsicht, für die Netzhaut, war eine Hauptfrage, welche sich aufdrängen musste, die nach den Elementen, welche für objectives Licht empfindlich sind. Hierüber stellte ich ein Jahr später zugleich mit Prof. *Kölliker* die Ansicht auf, dass **die Stäbchenschicht als die für Licht empfängliche anzusehen sei***).

Eine genauere Erörterung der Frage nach den lichtempfindenden Elementen war bereits längere Zeit zuvor von verschiedenen Seiten angebahnt und namentlich die Auffassung eines Bildes durch die Nervenfaser-Schicht in Zweifel gezogen worden *Volkmann* hatte bereits 1816 die Schwierigkeiten der letztern Annahme hervorgehoben, indem er aufmerksam machte, wie bei dem vielfachen Uebereinander-Liegen der Fasern derselbe Lichtstrahl verschiedene Elemente treffe, wodurch eine Verwirrung der Gesichtsempfindungen entstehen müsse. *Bowman* (Lectures on the eye, S. 52 schloss aus der Blindheit der Eintrittsstelle in Zusammenhalt mit der anatomischen Thatsache, dass hier alle Retinaschichten mit Ausnahme der Fasern fehlen, auf eine wesentliche Betheiligung der ersteren am Sehact, so dass man fast sagen möchte, es werde der Gesichtseindruck durch die nicht faserigen Theile aufgenommen und von den faserigen bloss weiter geleitet». *Helmholtz* endlich hatte die Frage nach den für objectives Licht sensibeln Theilen bestimmt gestellt und behauptet, dass diese die Sehnervenfasern nicht sein könnten, aus Gründen, welche mit den theils von *Bowman* theils von *Volkmann* angegebenen übereinstimmen. Dabei lenkte *Helmholtz* die Aufmerksamkeit auf die zelligen Bestandtheile der Netzhaut. Was die Stäbchenschicht betrifft, so hatte *Pacini*, wie die früheren Autoren, welche sie als Papillen an die innere Fläche verlegt hatten, deren nervöse Natur stets behauptet, wenn auch allerdings nicht bewiesen, die grosse Mehrzahl der Physiologen jedoch war wohl bis in die neueste Zeit geneigt, sie mit *Hannover* und *Brücke* für einen rein optischen Apparat zu halten.

Die gegentheilige Ansicht, nämlich dass sie ein wesentlich sensibler Apparat sei wurde zunächst dadurch hervorgerufen, dass nun bei Wirbelthieren aller Classen eine Verbindung derselben mit radialen Fasern nachgewiesen war, welche bis in die Nervenschicht eindrangen. Dazu kamen neben den bereits erwähnten gegen die Perceptionsfähigkeit der Nervenschicht gerichteten Argumenten anderer Forscher folgende weitere unterstützende Momente. *Kölliker* machte auf den von *Bowman* beschriebenen und von ihm bestätigten Mangel einer continuirlichen Nervenschicht im gelben Fleck aufmerksam, so wie er die von *Henle* früher behauptete Aehnlichkeit der Stäbchen mit Nervenröhren rehabilitirte und mit neuen Argumenten namentlich von chemischer Seit stützte. Ich dagegen stellte Vergleichungen an zwischen den kleinsten wahrnehmbaren Distanzen und der Grösse der Zapfen am gelben Fleck und zog aus der relativen Uebereinstimmung beider einen für die Sensibilität der Zapfen günstigen Schluss Endlich führte ich den Bau der Netzhaut bei den Cephalopoden als für die letztere sprechend an. Damals vermuthete ich allerdings die Hypothese, später durch den Nachweis eines directen Zusammenhangs zwischen Opticusfasern und inneren Enden der Radialfasern zur Gewissheit erhoben zu sehen, fortgesetzte Untersuchungen jedoch führten auf eine etwas modificirte Bahn.

Im Sommer 1853 theilte ich Erfahrungen mit Würzb. Verhandl. IV. 96 u. S. 22 welche mir die inneren Theile der Radialfasern nicht als Fortsetzung der Opticusfasern

---

*) Würzb. Verhandl., 1852, S. 336, und Sitzungsber., S. XVI, siehe auch S. 19 u. 27.

zu betrachten erlaubten. Dagegen bestätigte sich der von *Corti* und mir schon früher beschriebene Zusammenhang der Ganglienzellen mit den Nervenfasern in einer solchen Häufigkeit, dass es höchst wahrscheinlich wurde, der postnlirte Uebergang der Fasern in die Elemente der Stäbchenschicht finde nur unter Vermittlung der Ganglienzellen statt. Ich glaubte desshalb die in der Retina vorkommenden radialen Elemente nicht alle als gleichartig ansprechen zu dürfen und verfolgte später besonders den entschiedenen nervösen Theil derselben, nämlich die Fortsätze der Ganglienzellen, an deren Continnität mit den Elementen der Körner- und Stäbchenschicht ich im Winter 1853 nicht mehr zweifeln konnte. Ausserdem hatte ich bereits in der oben genannten Mittheilung aus anatomischen Gründen nachzuweisen gesucht, dass alle übrigen Elemente der Netzhaut, mit Annahme der Stäbchenschicht ebenso wenig zur Lichtperception geeignet seien als die Nervenfasern. Diese negative Argumentation scheint mir auch jetzt noch neben dem Nachweis des Zusammenhangs der Körner mit den Ganglienzellen (resp. Zapfen mit Nerven) eine Hauptstütze für die Ansicht zu sein, dass die Stäbchenschicht das Licht aufnehme, wozu dann in dritter Reihe eine Anzahl unterstützender Momente kommen, welche nach den beiden Hauptpunkten erörtert werden sollen.

I. Keine Schicht der Netzhaut erweist sich als geeignet zu getrennter Auffassung der einzelnen Punkte eines Bildes, als die Stäbchenschicht. Von innen nach aussen fortschreitend hat man folgende Elemente zu berücksichtigen *) :

1) Die inneren Enden der Radialfasern. Dieselben zeigen streckenweise eine so regelmässige mosaikartige Anordnung, dass man in Versuchung sein könnte, sie bei Auffassung des Netzhautbildes für betheiligt zu halten, um so mehr als sie dem ankommenden Lichte zunächst angesetzt sind. Die Widerlegung finde ich, wie früher darin, dass dieselben zum Theil mit der Mb. limitans zusammenhängen, gegen das vordere Ende der Retina an Entwicklung zunehmen, in der Mitte des gelben Flecks dagegen fehlen, somit sicherlich nicht als wesentliche Theile des nervösen Apparats angesehen werden können.

2) Die Nervenfasern. Rücksichtlich derselben gelten folgende Einwendungen :

a) Es ist schwer sich vorzustellen, dass eine Faser an verschiedenen Stellen gleichzeitig getroffen verschiedene Empfindungen vermittle, wie diess bei dem longitudinalen Verlauf derselben wohl angenommen werden müsste.

b) Die Fasern liegen an den meisten Stellen so über einander, dass eine isolirte Einwirkung, wie sie zur Auffassung eines Bildes nothwendig ist, nicht zu begreifen ist.

c) Die Eintrittsstelle des Sehnerven, wo bloss Fasern liegen, ist blind.

d) Die Mitte des gelben Flecks dagegen, welche ein sehr scharfes Auffassungsvermögen besitzt, entbehrt einer continuirlichen, regelmässigen Faserausbreitung. — Wollte man zur Umgehung dieser Einwendungen annehmen, dass die Fasern nicht in ihrer ganzen Länge, sondern nur an bestimmten peripherischen Punkten für Licht sensibel wären, so wird auch diess dadurch zurückgewiesen, dass

e) die Nerven mit den Ganglienzellen in Verbindung stehen. Ein solches peripherisches Anhängsel jenseits der sensibeln Stelle wird aber kaum Jemand statuiren wollen. Es bleibt somit nur übrig, in diesen peripherischen Apparat selbst die Sensibilität zu verlegen.

3) Die Ganglienzellen sind zu gross, um einem einzelnen sensibeln Punkt in der Axengegend zu entsprechen, auch wenn man berücksichtigt, dass sie dort etwas kleiner und namentlich senkrecht verlängert sind. Dieselbe Zelle aber für zwei

---

*) Einen grossen Theil des hier Folgenden hatte ich die Ehre, in der naturforschenden Gesellschaft zu Leipzig um Ostern 1851 vorzutragen.

gleichzeitige, getrennte Empfindungen verantwortlich zu machen, ist mindestens nicht
plausibel. Ausserdem aber ist die vielfache Schichtung der Zellen am gelben Fleck,
wie ich schon früher geltend machte, für diese in derselben Weise hinderlich, wie
diess bei den Nerven der Fall ist. Es würde eine Confusion, aber nicht eine isolirte
Auffassung der Bildpunkte aus der Sensibilität jener resultiren. Endlich spricht gegen
letztere auch die sehr grosse Unregelmässigkeit in der Lagerung der Zellen, welche
man in der nächsten Umgebung grösserer Gefässe sieht.

4) Die granulöse Schicht besitzt keine eigenen Elemente, welche in Anspruch zu nehmen wären, als etwa die Fortsätze der Ganglienkugeln. Gegen die
Perception durch solche, ehe sie die innere Körnerschicht erreicht haben, spricht jedoch die geringe Regelmässigkeit ihrer Anordnung, sowie das Vorhandensein de-
peripherischen Apparats der Körner- und Stäbchenschicht.

5) Die Körner sowohl der innern als der äussern Schicht liegen überall, auch
im gelben Fleck, in mehrfachen Reihen hinter einander, so dass für sie derselbe Einwurf gilt, wie für Nerven und Zellen, wenn auch ihre Grösse nicht in demselben Maas-
anstössig erscheint, als es bei den letztgenannten der Fall ist.

Es bleiben somit nur die Elemente der Stäbchenschicht übrig, deren Fähigkeit,
der Lichtperception zu dienen, im Folgenden zu erörtern ist.

II. Das wichtigste positive Argument für die Bedeutung der Stäbchenschicht als
sensiblen Apparates liegt in dem Nachweis, dass die Elemente derselben mit
den Körnern und durch diese mit den Ganglienzellen und Nerven
continuirlich sind. Indem so die Zapfen und wahrscheinlich auch die Stäbchen
als die Endigungen, wenn man will, als die Papillen der Sehnervenfasern angesehen
werden dürfen, ist nicht nur die Möglichkeit einer Leitung von jenen zu den Centralorganen des Gesichtssinnes dargethan, sondern es ist auch an sich schon im höchsten
Grade wahrscheinlich, dass diese Enden der Sehnervenfasern und nicht andere
Stellen im Verlauf der letzteren die Function der Lichtempfindung haben.

III. Eine Unterstützung der von mir vorgetragenen Ansicht über die Stäbchenschicht ergibt sich endlich aus zahlreichen anderen Punkten.

1) Die Stäbchenschicht besitzt die regelmässige, mosaikartige Anordnung, welche den Postulaten entspricht, die man a priori aufstellen würde, wenn es
sich um isolirte Auffassung der einzelnen Punkte eines Bildes handelt. Dieselbe
wurde desshalb auch bereits früher, als man sie an der Innenfläche der Netzhaut gelagert glaubte, für besonders geeignet zu dieser Function angesehen. Indem jedes
Element der Schicht nur seine selnnale Innenfläche dem andringenden Licht zukehrt.
ist es möglich, dass je ein kegelförmiges Bündel von Licht, welches von einer Stelle
der Aussenwelt ausgegangen, schliesslich im Glaskörper convergirt, mit seiner Spitze
nur ein einziges Element resp. eine bestimmte Gruppe von solchen) trifft, welches
seinerseits gleichzeitig von keinem andern fremden Licht getroffen wird, sofern die
Accommodation eine richtige ist.

2) Diese Fähigkeit der Stäbchen zu isolirter Auffassung des Lichts wird ohne
Zweifel durch ihre optischen Eigenschaften in der von *Brücke* angegebenen
Weise erhöht. Es wird nämlich das Licht, welches in einer der Axe eines Stäbchens
(und wohl ähnlich eines Zapfens) nahekommenden Richtung eingetreten ist, dadurch
dass die Substanz der Stäbchen stärker lichtbrechend ist, als die Umgebung, eine
totale Reflexion erleiden, d. h. nicht in benachbarte Elemente übergehen können. Es
wird also, wie *van Trigt* (Onderzoekingen gedaan in het phys. lab. der Utrechtsche
hoogeschool, V, 137) gezeigt hat, die *Brücke*'sche Deduction für das ankommende
Licht ihre Gültigkeit behalten, während sie für das vom Chorioiden zurückkommende Licht nicht durchaus haltbar ist. Es könnte nämlich nur das an der Aussern
Grenze der Stäbchen durch Spiegelung im eigentlichen Sinn zurückkehrende Licht
unter solchen bestimmten Winkeln verlaufen, dass es ebenfalls eine totale Reflexion
an den Seitenwänden der Stäbchen erfahren könnte, was jedoch keineswegs sicher

ist. Das Licht dagegen, welches zu einem guten Theil sicher die dahinter gelegenen Theile (Chorioidea und Sklerotika) beleuchtet hat, strahlt dann von diesen in allen Richtungen, also auch unter solchen Winkeln zurück, dass eine totale Reflexion nicht möglich ist. Eine Einrichtung aber, wo stäbchenähnliche Körper offenbar für das ankommende Licht bestimmt sind, zeigt

3) das Auge der Cephalopoden. Hier bilden Cylinder, welche den Stäbchen der Wirbelthiere wenigstens äusserlich ähnlich sind, die innerste Schicht der Retina. Dann kommt eine dichte Pigmentlage, welche von fadenförmigen Fortsätzen jener Cylinder durchbohrt ist. Die übrigen Retinaschichten liegen dahinter, also jedenfalls dem Licht unzugänglich. Es sind also hier die radialen Elemente allein dem Licht ausgesetzt und von einer reflectirenden Function derselben kann keine Rede sein. Es sind hier in diesem so hoch entwickelten Auge also zweifellos diese stäbchenartigen Körper selbst oder allenfalls die nächsten Fortsetzungen derselben die für objectives Licht sensibeln Elemente.

4) Die Durchsichtigkeit der Retina nimmt dem allerdings auffallenden Umstand, dass die Stäbchenschicht bei Wirbelthieren überall die äusserste ist, seine Wichtigkeit als Einwurf gegen meine Annahme. Allerdings ist diese Durchsichtigkeit, welche *Arnold* u. A. stets vertheidigten, und welche *Kussmaul*[*]), wie es scheint, zuerst an einer Hingerichteten für den Menschen constatirte, keine voll-kommene, wie *Coccius*[**]) mit Recht angibt. Allein auch andere Theile des Auges sind nicht völlig durchsichtig in strengem Sinn des Wortes, z. B. die Hornhaut und Linse mit ihren Epithelien, und doch entsteht daraus kein Hinderniss für das Sehen. Ausserdem ist gerade die Mitte des gelben Flecks, wie bereits *Kölliker* hervorgehoben hat, durch eine für gewöhnliche Begriffe völlige Durchsichtigkeit ausgezeichnet, und ich glaube auch für die übrige Netzhaut einen etwas grössern Grad der Durchsichtigkeit im Leben annehmen zu dürfen, als man selbst in ganz frischen Augen beobachtet, weil das Oeffnen des Auges unvermeidlich leichte Störungen der so überaus zarten Retinatextur, mit sich bringt, welche die Durchsichtigkeit beeinträchtigen. Bemerkt man diess doch sogar an der viel resistenteren Hornhaut und Linse. Die Beobachtungen mit dem Augenspiegel sprechen jedenfalls der normalen Retina im Leben auch einen hohen Grad von Durchsichtigkeit zu.

5) Die Stäbchenschicht ist diejenige, deren Elemente, nebst den Radialfasern, der Netzhaut allein eigenthümlich sind, während die übrigen Elemente von solchen, die auch anderwärts vorkommen, nicht auffällig abweichen. Es liegt nun sehr nahe, dass die am meisten specifischen Elemente auch der am meisten specifischen Function vorstehen, und das ist eben die Sensibilität für objectives Licht, welche anderen Nervenpartien unter gewöhnlichen Verhältnissen ganz zu mangeln, in der Netzhaut aber an diesen besondern Apparat geknüpft zu sein scheint. Dass die Elemente dieses Apparats, welche ausser durch mechanische und elektrische (auch chemische und kalorische?) Einwirkung auch durch Licht reizbar, d. i. veränderlich sind, auch nach dem Tode eine besondere Geneigtheit besitzen, durch äussere Agentien modificirt zu werden, ist leicht begreiflich. Bei einer rein optischen Bedeutung des Apparats würde diese grosse Veränderlichkeit mindestens nicht in demselben Grade einleuchtend sein.

6) Die Elemente der Stäbchenschicht zeigen in ihren physi-kalisch-chemischen Charakteren eine grössere Analogie mit Nerven-Elementen als mit irgend anderen. *Henle* hat sich in früherer Zeit (*Müller's* Archiv, 1839, S. 175) bemüht, hieraus die Identität der Stäbchen mit Nervenröhren nachzuweisen, indem er namentlich die Veränderungen der ersteren durch Wasser u. s. w. mit den Varicositäten der letzteren verglich und mit Recht anführte, dass die

---

[*] Die Farbenerscheinungen im Grunde des menschlichen Auges, 1845, S. 8.
[**] Augenspiegel, S. 46.

Stäbchen zwar brüchig, aber zugleich weich sind. Die Aehnlichkeit der Zapfen mit Ganglienzellen hatte *Pacini* hervorgehoben, der überhaupt die nervöse Natur der ganzen Schicht vertheidigte. In neuerer Zeit hat *Kölliker* auf die Uebereinstimmung der Stäbchen mit blassen Nervenfasern wieder aufmerksam gemacht und zu erweisen gesucht, dass jene wesentlich aus einer Proteinverbindung bestehen. Dagegen behauptet *Hannover*, dass die Stäbchen von Nervenfasern gänzlich verschieden seien, indem sie weder einen röhrigen Bau, noch einen Axencylinder besässen, auch nicht varicös würden und nicht aus fettiger Substanz, wie das Nervenmark, beständen [*]. Meines Erachtens ist es a priori keineswegs zu erwarten, dass die für die Lichtaufnahme bestimmten Enden des Sehnerven sich völlig so verhalten wie andere Nervenfasern, es würde vielmehr zu verwundern sein, wenn sich nicht für die so eigenthümliche Function gewisse anatomische Modificationen vorfänden. Die Abweichungen erscheinen mir aber nicht so durchgreifend, als *Hannover* darzustellen bemüht ist, und die von *Henle* und *Kölliker* urgirte Aehnlichkeit scheint mir so gross, als es nach den Verhältnissen verlangt werden kann, während mit irgend anderen histologischen Elementen gar keine Analogie nachzuweisen ist.

7) Es lässt sich eine ziemliche Uebereinstimmung nachweisen zwischen der **Grösse der sensibeln Elemente und den kleinsten wahrnehmbaren Distanzen**. Ich habe in der Sitzung der Phys.-Med. Gesellschaft am 3. Juli 1852 auf diesen Punkt zuerst aufmerksam gemacht und glaube mich auf das damals Erörterte noch beziehen zu dürfen (s. S. 20). Es kann zu diesem Vergleiche nur die Axengegend benutzt werden, weil wahrscheinlich nur dort eine isolirte Leitung von jedem Zapfen zum Centralorgan stattfindet. Nicht das Bild eines leuchtenden Punktes aber, sondern die Distanz der Bilder mehrerer Punkte müssen in Rechnung gezogen werden, weil, wie bekannt, nur ein unendlich kleiner Punkt eines sensibeln Netzhautelementes getroffen zu werden braucht, um einen Eindruck in demselben hervorzurufen. Nach der a. a. O. gegebenen Zusammenstellung fremder und eigener Beobachtungen beträgt nun die Distanz zweier getrennt wahrnehmbarer Netzhautbildchen in Augen von mässiger Schärfe zwischen 0,002 und 0,004''', unter günstigen Verhältnissen wenig über 0,002'''. Der Querschnitt eines Zapfens aber beträgt am gelben Fleck ebenfalls etwa 0,002''', so dass mir die Annahme gerechtfertigt erschien, jeder Zapfen repräsentire am gelben Fleck eine Stelle, welche gesonderter Empfindung fähig sei. Grössere Werthe der noch wahrnehmbaren Distanzen, also eine geringere Schärfe des Gesichts, erklären sich natürlich leicht aus optischen Verhältnissen. *E. H. Weber* hat etwas später eine ähnliche, umfassendere Zusammen-

---

[*] Darüber, ob die Stäbchen Röhren sind, könnte man wohl streiten, denn man sieht an Stäbchen von Fröschen und Fischen manchmal eine Linie, welche sich gerade ausnimmt wie eine über eine Lücke des Inhaltes hingespannte Membran, namentlich nach Zusatz von Reagentien (s. Fig. 3 e, f). Aber man kann gegen diese Deutung wieder Zweifel erheben, wie denn sogar für die ziemlich allgemein acceptirte Membran der Zapfen es etwas bedenklich ist, dass die bewusste Linie sich vollkommen deutlich auch von blossen Zapfenkörpern abhebt, an welchem sowohl die Spitze als das Zapfenkorn weggerissen ist (s. Fig. 3 g). Es gibt aber keinen Ausschlag, auch wenn man die Membran negiren zu müssen glaubt, da sie an vielen Nervenfasern auch nicht nachzuweisen ist. Wenn die Stäbchen und Zapfen keinen Axencylinder besitzen, so könnte man vielleicht einfach erwidern, dass sie ganz, zwar nicht gewöhnliche Axencylinder, aber ein Analogon von solchen sind, wie sie auch sonst als Fortsätze von Ganglienzellen vorkommen. — Fetthaltige Mark besitzen auch manche andere Nerven bekanntlich ebenso wenig als die Stäbchen. Was die Varicosität betrifft, so möchte ich dieselbe von vorn herein nicht als wesentlichen und durchgängigen Charakter der Nervenfasern mit *Hannover* hinstellen. Dazu muss ich bekennen, dass auch mir viele Veränderungen der Stäbchen eine grosse Analogie mit der Veränderung der Nervenmasse zu haben scheinen, welche die Varicosität hervorruft. Ganz deutliche Varicositäten aber habe ich einige Mal an den Fäden gesehen, welche von den Stäbchen und Zapfen nach einwärts gehen (s. Fig. 3 d). Ich bin jedoch weit entfernt, diess für sich als einen absoluten Beweis dafür anzusehen, dass dieselben Nervenfasern sind, da ja *Virchow* neuerlichst das verbreitete Vorkommen einer Substanz nachgewiesen hat, aus der sich die schönsten varicösen Fasern spinnen, die wohl Niemand für Nerven halten wird.

stellung über die äusserste Schärfe des Gesichts bei verschiedenen Personen gegeben Berichte der Königl. Gesellsch. der Wissensch. Leipzig 1852), worin sich mehrere Beobachtungen finden, welche, wie eine von mir nach *Valentin* angeführte, merklich unter 0,002''' für die kleinste wahrnehmbare Distanz bleiben. Dieselben beziehen sich jedoch sämmtlich auf linienförmige Objecte, und solche lassen, wie ich glaube, keinen ganz gültigen Schluss in Bezug auf die hier erörterte Frage zu. Ich glaube diess auch aus *Weber's* interessanten Angaben um so mehr folgern zu müssen, als aus denselben hervorgeht, dass auch sehr scharfe Augen No. 1 *Hueck* und No. 4 *Tob. Mayer*) die Differenz punktförmiger Objecte nicht weiter zu verfolgen im Stande sind, als bis zu einer Distanz der Netzhautbildchen von nahezu 0,002'''. Ausserdem wären vielleicht noch die Augenbewegungen in Anschlag zu bringen, deren mikrometrische Feinheit *Weber* so treffend geschildert hat. Denn, wie ich a. a. O. bemerkt habe, können je nur zwei Bildpunkte auch auf verschiedene Elemente fallen, wenn sie um weniger als den Durchmesser derselben entfernt sind, und so könnte nach und nach eine ganze Reihe von Punkten zur Wahrnehmung kommen, obschon sie zu nahe an einander stehen, um alle gleichzeitig gesehen werden zu können.

Hannover hat auch gegen diesen Punkt sich erhoben und sagt: es nützt uns nichts, wenn sich eine solche Uebereinstimmung zwischen den kleinsten unterscheidbaren Zwischenräumen und dem Durchmesser der Stäbchen und Zapfen bei dem Menschen und den Säugethieren herausstellt, denn sie fehlt bei allen übrigen Thierclassen, wo sogar in derselben Thierclasse die Dicke der Stäbe ausserordentlich abwechseln kann, während die Dicke der Fasern in der Sehnervenausstrahlung dieselbe bleibt. Hiernach präsumirt *Hannover* bei allen Thieren eine gleiche Schärfe des Gesichts, was der Erfahrung offenbar widerspricht. Ist aber die Schärfe des Gesichts bei verschiedenen Thieren eine verschiedene, so lässt sich damit die verschiedene Dicke der Stäbchen und Zapfen gerade sehr gut vereinigen*). Was endlich die Sehnervenfasern betrifft, so muss ich gerade das Gegentheil behaupten. Weit entfernt, in allen Thierclassen von derselben Dicke zu sein, zeigen sie vielmehr häufig bei demselben Individuum sehr bedeutende Schwankungen, welche nicht geringer sind, als die Schwankungen, welche an Stäbchen und Zapfen der verschiedensten Thiere überhaupt vorkommen. Stäbchen und Zapfen desselben Thieres sind dagegen mit geringen Ausnahmen von gleichmässiger Dicke.

8) In der Gegend der Fovea centralis besitzt nur die äussere hintere) Fläche der Retina eine gleichmässige Krümmung, während die innere Fläche und mit ihr mehr oder weniger die inneren Schichten neben jener allgemeinen Krümmung noch die besondere der Fovea zeigen. Es kann aber auch, vermöge der Accommodationsverhältnisse, nur eine gleichmässige Fläche geeignet sein, deutliche Bilder aufzufangen. Man hat zwar die Accommodation gerade durch den Unterschied im Niveau des Randes und der Mitte des gelben Flecks erklären wollen, aber, abgesehen von anderen Gründen, sehen wir eine viel grössere Fläche, als dem gelben Fleck entspricht, in ihrer ganzen Ausdehnung entweder deutlich oder undeutlich, nicht einen deutlichen Rand mit undeutlicher Mitte oder umgekehrt. Daraus geht sowohl die Unhaltbarkeit jener angeblichen Accommodations-Erklärung als die Forderung einer gleichmässigen Fläche für die percipirenden Elemente hervor.

---

* Ich will hiemit natürlich nicht sagen, dass die Dicke der Stäbchen und Zapfen jederzeit das absolute Maass für die Gesichtsschärfe verschiedener Thiere sei, weil dabei, wie beim Menschen, noch andere Verhältnisse, namentlich der Zusammenhang eines einzigen oder mehrerer Elemente mit einer Nervenfaser in Betracht kommen. Dagegen glaube ich allerdings, dass fortgesetzte Untersuchungen eine Verwerthung jener Grössenverschiedenheiten in dieser Richtung ermöglichen werden, indem die Grösse der genannten Elemente allerdings das Maximum der möglichen Gesichtsschärfe für ein bestimmtes Thier anzeigen möchte. *Hannover* hat übrigens selbst, wie ich sehe, an einem Ort (Das Auge, S 63) angegeben, dass vielleicht nach der Feinheit jener Körper sich die Feinheit der Distinction richte, von deren Unbestimmtheit man sich bei Fischen und Reptilien mit Leichtigkeit überzeuge.

9) Endlich gibt das Verhalten der Blutgefässe einige wichtige Momente für die Beurtheilung der Retinaschichten ab.

Zuerst ist hervorzuheben, wie die Gefässe bei keinem Thiere in die äussere Hälfte der Retina dringen, die Elemente derselben also in ihrer continuirlichen Mosaik nicht dadurch gestört werden zu sollen scheinen. Diess ist nun so auffälliger, als die inneren Schichten durch grössere Gefässe bisweilen in eine sehr grosse Unordnung gebracht werden. So sieht man Gefässe, welche die Hälfte der Dicke der ganzen Retina einnehmen, die inneren Schichten ganz verdrängen oder im Niveau und sonstiger Anordnung stören, während die äussersten Schichten jederzeit unbehelligt bleiben. Eine regelmässige Anordnung der percipirenden Theile aber muss behufs genauer Auffassung eines Bildes unerlässlich sein.

Dieser Lage der Centralgefässe gegenüber ist die Choriocapillarmembran zu beachten, welche ein viel dichteres Capillarnetz als das der Retina in unmittelbarer Nachbarschaft der Stäbchenschicht ausbreitet. Da diese Gefässe auch bei den Säugethieren mit Tapete bloss durch die polygonalen Chorioidealzellen von der Stäbchenschicht getrennt sind, liegen sie viel näher an der letztern als die eigentlichen Retinagefässe, und es scheint diese Nähe besonders beabsichtigt zu sein. Dass diese Gefässe wirklich für die Retina eine vorwiegende Bedeutung haben, geht daraus hervor, dass sie sich bloss bis zur Ora serrata erstrecken, also soweit die Retina ihre specifischen Elemente enthält. Dazu passt, dass beim Menschen im Hintergrund des Auges die Maschen am engsten sind, nach vorn zu, wo die Dignität der Retina abnimmt, allmälig gestreckter und weitläufiger werden *). Wenn nun die Stäbchenschicht ganz besonders in die Nähe einer exquisiten Capillargefässmembran gelagert ist, so lässt diess auf einen energischen Stoffwechsel in derselben schliessen, und diess deutet wieder mehr auf eine nervöse als eine optische Function, da letztere, nach dem, was man an der Linse sieht, die Nähe von Blutgefässen nicht verlangt.

Zuletzt sind die Erscheinungen der *Purkinje*'schen Aderfigur zu erwähnen **). Wenn der Schatten der Netzhautgefässe sichtbar wird, so muss die für Licht sensible Schicht hinter den Gefässen liegen. Da ferner dieser Schatten bei Bewegung der Lichtquelle eine erhebliche Parallaxe zeigt, so muss jene Schicht in einer gewissen Entfernung hinter den Gefässen liegen, muss also eine der äussersten Netzhautschichten sein. Diese Entfernung zwischen den Gefässen und der Schicht, welche das Licht auffängt, ist auch eine der Ursachen, warum wir unter gewöhnlichen Verhältnissen (mit im Glaskörper convergirenden Lichtstrahlen) den Schatten der Gefässe nicht wahrnehmen, wohl aber, wenn eine Quelle homocentrischen Lichtes nahe genug ist, um nahezu paralleles oder divergentes Licht durch den Glaskörper zu senden. Dazu kommt, dass am Ort der schärfsten Lichtempfindung keine grösseren Gefässe liegen, sondern nur so viele Zweige zum gelben Fleck gehen, als für ihn selbst verbraucht werden (wie bei den Nervenfasern). Auch diess deutet darauf hin, dass der ungestörte Gang des Lichts bis zu den äussersten Netzhautschichten wesentlich durch die Einrichtung des Auges bezweckt ist.

Gegen die in dem Bisherigen vertretene Auffassung der Bedeutung der Stäbchenschicht ist seither nur *Hannover* als entschiedener Gegner aufgetreten ***). Einige der von ihm entgegengehaltenen Punkte wurden bereits erörtert; ausserdem bemüht sich

---

* Auch pathologische Erfahrungen lassen sich für die Beziehung der Choriocapillargefässe zu den äusseren Retinaschichten anführen. Processe, welche von jenen ausgehen, äussern ihre Folgen zunächst sehr häufig in der Pigmentschicht, dieselben erstrecken sich aber auch bis zu einer gewissen Tiefe in die Retina, sogar in Fällen, wo die ganze Alteration fast nur mikroskopisch erkennbar ist. Man wird bemüht sein müssen, Exsudations- und Ernährungs-Vorgänge, welche diese Gefässe oder die Centralgefässe zum Ausgangspunkt haben, mit Rücksicht auf die Retina mehr zu trennen als diess bisher möglich war.

**) In Betreff der ausführlichen Erörterung dieses Punktes verweise ich auf die Verhandlungen der Phys.-Med. Gesellschaft zu Würzburg, Bd. V; siehe auch S. 27.

***) Zeitschr. f. wissensch. Zoologie, Bd. V. S. 17.

Hannover, besonders die Gründe gegen die Lichtperception durch die Nervenfasern als unhaltbar darzustellen. Die Eintrittsstelle des Sehnerven sei nicht jeder Lichtempfindung beraubt und erscheine als ein grauer Fleck im Gesichtsfeld. Auch *Coccius*[*]) nimmt an: dass die Sehnervenfasern für Licht nicht unempfindlich seien und stützt sich darauf, dass das Bild einer Flamme auf der Eintrittsstelle eine diffuse Lichtempfindung hervorrufe. Es scheint mir nun, dass eine so geringe Lichtempfindung, als hier in jedem Fall nur vorhanden sein würde, keinen Gegenbeweis gegen die Sensibilität der Stäbchenschicht involviren würde, wie diess auch von *Coccius* anerkannt ist. Denn warum sollen nicht die Sehnervenfasern, deren Enden für Licht so empfindlich sind, auch weiterhin im Verlauf eine Receptivität besitzen, die so gering ist, dass sie kaum wahrgenommen wird und jedenfalls nicht stört. Indess glaube ich die Thatsache bestreiten zu müssen. Wenn ich vermittelst eines Lochs in einem Schirm einen scharf umschriebenen Lichtpunkt auf die Eintrittsstelle fallen lasse, so wird derselbe gar nicht percipirt und auch sonst erscheint die Stelle nicht als grauer Fleck, sondern als wirkliche Lücke im Gesichtsfeld, welche lediglich von unserem durch vielfältige Erfahrung vervollkommneten Vorstellungsvermögen ausgefüllt wird. Entsteht bei starker Beleuchtung der Eintrittsstelle ein schwacher diffuser Lichtschein, so kann dies auch daher rühren, dass das von der beleuchteten Stelle in der Tiefe reflectirte Licht die sensibeln Elemente in deren Umgebung trifft, und eine ähnliche Bewandtniss hat es wohl, wenn, wie *Coccius* meldet, ein rother Schimmer, den *Purkinje* bereits bemerkt hatte, wahrgenommen wird, sobald die Centralgefässe von der Beleuchtung getroffen werden. — Weiter beruft sich *Hannover* darauf, dass im ganzen Umkreise des Foramen centrale Nervenfasern in bedeutender und hinreichender Menge vorhanden seien. Worauf es aber ankommt, ist, dass die Nerven keine regelmässige Schicht an der Oberfläche bilden, wie sie zur Auffassung eines Bildes geeignet sein könnte, und eine solche Schicht muss auch ich, wie *Bowman* und *Kölliker*, in der Mitte des gelben Flecks in Abrede stellen, obschon ich glaube, dass sogar keine Stelle der Retina so viele ihr eigenthümliche (dort endende) Fasern besitzt, als die genannte. Wenn *Hannover* für unerwiesen hält, dass der gelbe Fleck die deutlichste Lichtempfindung hat, so wird wohl Niemand sich dadurch irre machen lassen, und will ich zum Ueberfluss nur auf *Michaëlis* (Ueber die Retina, 1836, S. 29) verweisen[**]). Die von *Hannover* angezogene Unregelmässigkeit der sogenannten Augenaxe ist, vollends was die etwas excentrische Lage der Pupille betrifft, für die vorliegende Frage von keinem Belang, um so mehr, als offenbar die Schärfe der Empfindung am gelben Fleck mehr von dem feinern Bau desselben als von dem rein optischen Verhältnissen abhängt, welche Behauptung auch *E. H. Weber* (über den Raumsinn) mit Entschiedenheit ausspricht. — Das Hinderniss endlich, welches von dem vielfachen Uebereinanderliegen der Nervenfasern für die Lichtperception durch dieselben entsteht, glaubt *Hannover* auch durch seine Ansicht beseitigen zu können.

Hannover's Theorie, welche er bereits früher aufgestellt hat (Das Auge, 1852, S. 58) und a. a. O. neuerdings vertheidigt, geht dahin, dass die Stäbchen und Zapfen einen spiegelnden Apparat bilden, wodurch die Lichtempfindung in den Sehnervenfasern verstärkt und localisirt werde.

---

[*]) Anwendung des Augenspiegels, S. 20.

[**]) Die von *Herschel* angegebene Erscheinung, dass der Punkt des deutlichsten Sehens nicht ganz genau mit dem Fixationspunkt übereintrifft, ist auf jeden Fall nicht bedeutend genug, um hier in Frage zu kommen. Es ist übrigens jene Eigenthümlichkeit, wie schon *R. Wagner* angab, keine allgemeine, und ich glaube mich überzeugt zu haben, dass dieselbe in vollkommen normalen Augen fehlt, während sie, wo sie vorhanden ist, einerseits mit einer etwas mangelhaften Entwicklung der Fovea centralis zusammenhängen mag, die nach *Huschke* und *Michaëlis* aus der embryonalen Spalte hervorgeht, andererseits mit der grossen Vulnerabilität gerade dieser Stelle, deren leiseste Veränderungen wir überdies durch die Schärfe ihrer Empfindung gewahr werden, während sehr beschränkte Läsionen peripherischer Stellen keine Störung verursachen und kaum zur Erkenntniss kommen.

Hiergegen ist zuerst einzuwenden, dass die Fähigkeit der Stäbchenschicht, in einem bedeutenden Grade Licht zurückzuwerfen, mindestens unerwiesen ist. Von anatomischer Seite sieht man beim Menschen und bei vielen Thieren die Stäbchen einfach mit ihren äusseren Enden an die pigmentirte Seite der polygonalen Zellen anstossen, in ganz seichte Vertiefungen der letzteren eingesenkt. Die membranösen Scheiden aber, welche nach *Hannover* spiegeln sollen, habe ich nicht gefunden und ebenso erging es *Kölliker*. Auch bei den Thieren, bei welchen das Pigment tiefer zwischen die Stäbchen hineinragt, habe ich mich von solchen eigenen Spiegel-Apparaten keineswegs überzeugt, und was die verschieden pigmentirten Oele betrifft, welche dieselben innen überziehen sollen, so verweise ich auf meine oben S. 63 angeführten entgegenstehenden Beobachtungen. Jedenfalls würden dabei an dem besonders wichtigen äussern Ende der Stäbchen die Flächen der Stäbchen selbst oder der präsumirten häutigen Scheiden für sich eine beträchtliche Reflexion nicht bewirken können und dazu von einem dahinter gelegenen undurchsichtigen Körper unterstützt werden müssen. Es würde nun in der That auffallend sein, wenn zu einem solchen lichtverstärkenden Spiegelungsapparate als Beleg bei der Mehrzahl der Thiere körniges Pigment verwendet wäre, eine vielmehr zur Absorption von Licht höchst geeignete Substanz.

Aber auch andere Erfahrungen sprechen gegen eine Spiegelung einer beträchtlichen Lichtmenge. An allen Augen von Menschen und Thieren, wo nicht die Dicke der Augenhäute oder die Menge des Pigments zu bedeutend ist, überzengt man sich leicht dass eine grosse Menge von Licht hindurchgeht, also nicht reflectirt worden ist. Ausser dem von *Volkmann* angegebenen Experiment, wo man im Innern Augenwinkel das Bildchen einer Flamme durchscheinen sieht, sind für den lebenden Menschen die Untersuchungen mit dem Augenspiegel beweisend. Das Licht, welches uns in nicht zu pigmentreichen Augen die grösseren Gefässstämme der Chorioidea, wie das feine Netz der Choriocapillarmembran *) mit so grosser Deutlichkeit sichtbar macht, ist hin und zurück durch die angeblich spiegelnde Fläche gegangen, und ist, wie einige Ueberlegung zeigt, kein gespiegeltes Licht, sondern es geht von der erleuchteten Chorioidea ohne Rücksicht auf die Richtung der einfallenden Strahlen aus. An Augen, welche wenig oder kein Pigment enthalten, wie die von weissen Kaninchen, scheint sogar sehr wenig Licht beim Durchtritt durch die Retina sammt den übrigen Häuten verloren zu gehen. Auch an Augen, welche sogenannte Pigmentscheiden besitzen, wie von Vögeln, geht sehr viel Licht durch, wenn die Pigmentmenge nicht zu gross ist**). Wenn nun so viel Licht über die Stäbchenschicht hinausgeht, so kann von einer solchen Verstärkung des Lichts durch Spiegelung, dass dasselbe nun erst den wesentlichen Eindruck hervorbringe, nicht wohl im Allgemeinen die Rede sein. Hiemit will ich keineswegs in Abrede stellen, dass die rein optischen Eigenschaften der Stäbchen für den Theil des Lichts, welcher wirklich von der Chorioidea zurückkehrt, in der Weise wirksam sind, wie es *van Trigt* (a. a. O.) angegeben hat. Bei manchen Thieren scheint dieses Moment in der That nicht ganz unbedeutend zu sein. Aber das glaube ich leugnen zu müssen, dass die Lichtreflexion der wesentliche und durchgängige Zweck der Stäbchenschicht sei, so wie dass die Reflexion auf die inneren Schichten, namentlich die Nerven, wirke. Es ist nicht einzusehen, warum das Licht, welches wirklich von der Chorioidea zurückkehrt, nicht ebenso gut in den Elementen der Stäbchenschicht seine Wirksamkeit entfalten soll, als das uns dem Glaskörper ankommende. Die Topographie des Bildes wenigstens wird darunter schwerlich leiden.

----

*) Die ophthalmoskopische Untersuchung dieser Membran dürfte wohl von Seite der Ophthalmologen mehr Berücksichtigung verdienen als ihr bisher geworden ist, da man einerseits dieselbe viel vollkommener erkennen kann, als meist angenommen zu werden scheint, andererseits jene Capillarschicht für die Retina von grossem Einfluss ist.

**) Bei manchen Vögeln leuchtet trotz des doppelten Pigments die Pupille des rechten Auges, wenn in das linke die Sonne scheint.

Wenn man auch von diesen Einwürfen gegen die Auffassung der Stäbchen als reflectirenden Apparat absehen wollte, so scheinen die Schwierigkeiten von *Hannover's* Theorie unübersteiglich. Es ist nicht ganz ersichtlich, wie *Hannover* selbst sich die Sache denkt, denn erst (Das Auge, S. 60) heisst es: «wie nun auch der Lichtstrahl fällt, entweder auf die ganze Länge der Faser oder auf irgend einen Punkt derselben, wird er nur als ein Punkt gefühlt», und dann S. 62: «die allgemeine Empfindung des Lichtstrahls, welche eine Faser auf ihrer ganzen Länge oder einem Theile empfangen hat, wird verstärkt und localisirt, indem der Lichtstrahl von den Spiegeln auf verschiedene Punkte der Faser zurückgeworfen wird: jeder dieser Punkte wird isolirt als solcher empfunden». Wenn eine Faser, an verschiedenen Punkten der Retina getroffen, immer nur einerlei Empfindungen gibt, so ist wohl die Auffassung eines Bildes unmöglich, und wie diese einfache Empfindung durch eine optische Wirksamkeit der Stäbchen auf verschiedene Punkte localisirt werden soll, ist schwer zu verstehen. Warum soll erst das reflectirte Licht, das jedenfalls nach dem Obigen einen beträchtlichen Verlust erfahren hat, die Nervenfasern stärker anregen als der eindringende Strahl? Und dass vollends «die Sehnervenausstrahlung zur Leitung des Lichts zum Bewusstsein diene, worauf erst später die secundäre oder localisirende Thätigkeit der Stäbe und Zapfen eintritt» (Zeitschr. f. wissensch. Zool., Bd. V, S. 25), ist mir wenigstens «unbegriffen». Ebenso wenig begreife ich, wie durch *Hannover's* Theorie die Einwendung beseitigt sein soll (S. 21), dass jeder Lichtstrahl mehrere hinter einander liegende Fasern treffen muss, denn was in dieser Beziehung für das eintretende Licht gilt, muss auch für das reflectirte gelten. Wenn *Hannover* sich hiebei etwa darauf stützen wollte, dass die Stäbchen als Hohlspiegel das Licht auf kleinste Focalpunkte concentriren, so ist dagegen zu erinnern, dass eine so specifisch spiegelnde Einrichtung der Stäbchen noch weniger erwiesen ist, und wenn solche Focalpunkte existiren, so liegen darin schwerlich die einzelnen concentrisch in der Retina verlaufenden Opticusfasern schon wegen ihrer relativ grossen Entfernung von den Stäbchen. Wenn irgend Theile in solchen mikroskopischen Concentrationspunkten des Lichts liegen, so müssten es wohl die von den Stäbchen und Zapfen ausgehenden Fäden mit ihren Anschwellungen sein und sobald eine rein spiegelnde Deutung der Stäbchen und Zapfen nachgewiesen sein würde, stände ich nicht an, jene als die für das Licht sensibeln Theile anzusprechen. *Hannover's* Aeusserung, dass die von mir beschriebenen Fasern, welche von der Stäbchenschicht bis zur Opticusausbreitung gehen, 'einen physikalischen Apparat in noch innigere Beziehung zu der Sehnervenausbreitung setzen, passt für meine Theorie, nicht aber für die seinige, denn dass theilweise gekrümmte und mit Anschwellungen versehene Fäden eine nervöse Bewegung ihrer Länge nach fortpflanzen, ist wohl denkbar, kaum aber, dass jene besonders geeignet seien, objectives Licht zu leiten. Hier, wie überhaupt, scheint *Hannover* das Verhältniss des Lichts in physikalischem Sinn (Aetherschwingungen) zu den nervösen Thätigkeiten nicht genug zu beachten. Wenn derselbe sagt, dass es doch auf eine Leitung zum Bewusstsein ankomme, nicht auf einen Lichteindruck oder Lichtempfang, so ist diese Leitung bereits eine nervöse Thätigkeit, welche den Sehnervenfasern abzusprechen Niemand wohl eingefallen ist. Aber wie das objective Licht diese Thätigkeit des Sehnerven anzuregen vermag, ist das fragliche Moment, also gerade der Lichtempfang und nicht die Leitung zum Bewusstsein. Denn wenn die Ausstrahlung des Sehnerven für dieses physikalische Licht unempfänglich ist, so hat sie diess mit allen anderen Nerven unter gewöhnlichen Umständen gemein, und es wird sich Niemand verwundern, etwa den Tractus opticus oder die Centralorgane des Sehens für das objective Licht unempfindlich zu sehen. Darum ist gerade ein specifischer Apparat zu suchen, welcher die Eigenthümlichkeit hat, durch objectives Licht afficirt zu werden, und diesen glaube ich in der Stäbchenschicht zu finden. Nach dem bisherigen Stand der Dinge wenigstens ist mir eine andere Auffassung nicht möglich, doch werde ich stets bereit sein, neue Erfahrungen und bessere Einsicht anzuerkennen.

Die erörterte Frage, welche Elemente der Retina durch die Einwirkung des objectiven Lichtes zunächst afficirt werden, bildet die nothwendige Grundlage für die physiologische Deutung der Netzhaut überhaupt. Ist man erst über jenen Punkt zu einer bestimmten Ansicht gekommen, so kann man daran gehen, die Function der übrigen Retinaelemente zu untersuchen.

Im Allgemeinen kann diese nicht füglich anders aufgefasst werden, als dass die durch objectives Licht bewirkte Affection der Zapfen und Stäbchen vermittelst der an ihnen sitzenden Fäden und Körner auf die Zellen rückwirke, und dass von diesen aus eine Leitung durch die Sehnervenfasern zu den Centralorganen des Sehens stattfinde. Die Erregung der letzten erscheint dann in unserem Bewusstsein unter der eigenthümlichen Form, welche wir Lichtempfindung, Licht im subjectiven Sinn nennen, weil sie am häufigsten und normal auf dem eben bezeichneten Wege durch objectives Licht (Aetherwellen?) angeregt wird, obschon eine Empfindung derselben Art auch durch andere Einwirkungen hervorgebracht werden kann, welche irgend eine Partie des ganzen Apparates treffen, von der Stäbchenschicht bis zu den Centralorganen, wie es scheint.

Will man die Thätigkeit der einzelnen Abschnitte des nervösen Apparats, welcher dem Gesichtssinn dient, genauer verfolgen, so befindet man sich vorläufig fast ganz auf dem Feld der Hypothese, und es wäre leichter, solche aufzustellen als zu widerlegen. Vermuthen darf man indess wohl, dass die einzelnen wesentlich verschieden gebauten Partien nicht in völlig gleicher Weise thätig sind. Eigenthümlicher Art ist ohne Zweifel die Thätigkeit der Zapfen und Stäbchen, welche durch die Einwirkung des Lichts unmittelbar erzeugt wird. Ueber die Art und Weise, wie man sich letztere vorstellen könnte, finden sich bereits in der früher citirten Schrift von W. Wallace S. 31 bemerkenswerthe Aeusserungen. Wenn man die äussere Schicht der Retina als eine Daguerreotype-Platte betrachte und die Körner, welche darauf liegen, als die Enden der Fasern, so könne das Auge als ein Gefühlsorgan (organ of touch) betrachtet werden, oder wenn man annehme, dass die Electricität, welche durch Oxydation des wahrscheinlich in den Zapfen enthaltenen Phosphors entwickelt wird, längs der Fasern des Sehnerven fortgeleitet werde, so könne das Sehorgan als ein Telegraph betrachtet werden, durch welchen eine secundäre Reihe von Undulationen zum Gehirn gelangen. E. H. Weber (Ueber den Raumsinn) gründet darauf, dass die Stäbchen in querer Richtung leicht spaltbar sind, die Vermuthung, dass sie einen lamellösen Bau und somit eine gewisse Aehnlichkeit mit den Säulchen des elektrischen Organs einiger Fische haben möchten, und meint, die Stäbchen möchten von Licht durchstrahlt eine Bewegung der Elektricität in den Nerven hervorrufen*).

Wie diess sich auch im Einzelnen herausstellen mag, so darf man wohl annehmen, dass die von den Zapfen (und Stäbchen) abgehenden Fäden bestimmt sind, die in jenen erzeugte Bewegung fortzupflanzen, wobei dahin stehen mag, ob die eingeschalteten kleinen Zellen (Körner), als deren Fortsätze eben jene Fäden anzusehen sind, eine eigene Function in Anspruch nehmen werden. Dagegen ist wieder höchst wahrscheinlich, dass den grösseren Ganglienzellen eine Thätigkeit zukommt, welche nicht als blosse Leitung zu bezeichnen ist. Es bilden dieselben einmal hauptsächlich die Verzweigungsstellen der Nervenfasern, indem manche Zellen mehrere, und zwar sich wieder theilende Fortsätze nach aussen senden, doch scheinen hieran die kleineren

---

*) Wenn Weber a. a. O. die Stäbchenschicht als Hülfsapparat des Sehnerven bezeichnet, so darf diess wohl im Ganzen als eine Bestätigung der von Kölliker und mir gemachten Aufstellung gelten, dass die Elemente derselben nervöse seien. Das Wesentliche gegenüber der frühern Auffassung als optischer Apparat besteht darin, dass das Licht in jener Schicht eine Molecularbewegung irgend einer Art hervorruft, welche 1° eben nicht mehr Licht (= Aetherschwingung) ist, und 2° eine centripetale Leitung in den Nerven hervorzubringen vermag, mit welchen jene Elemente zusammenhängen, während das Licht als solches diess nicht vermag

Zellen (Körner) ebenfalls betheiligt zu sein. Ausserdem aber dürften die Zellen, wie bereits *Kölliker* und *Remak* hervorgehoben haben, als ein flächenhaftes Ganglion anzusehen sein mit derselben Bedeutung, wie sie sonst centralen Theilen zukommt. Hiefür spricht noch das Entwickelungs-Verhältniss des Auges und es stellt sich im Ganzen eine grosse Analogie mit dem Gehörorgan heraus, seit *Kölliker* entdeckt hat, dass der *Corti*'sche Apparat in der Schnecke die Fortsetzung der Fäden des Hörnerven darstellt, welche in der Lamina spiralis durchweg mit Ganglienkugeln versehen sind [*]). Im Auge sind hiebei die von *Corti* bei Elephanten gesehenen Anastomosen mehrerer Ganglienzellen besonders zu berücksichtigen, welche, wenn sie sich allgemeiner bestätigen, wohl nur in der Weise gedeutet werden können, dass die Zellen Vermittlungspunkte nach Ort, Richtung, Qualität u. s. w. verschiedener Thätigkeiten darstellen, d. h. Centralorgane sind [**]). Die Sehnervenfasern endlich, welche die Zellen der Retina mit dem Gehirn in Verbindung setzen, verhalten sich ohne Zweifel ganz wie andere rein leitende Nerven, und es wird die Frage, ob lediglich elektrische Kräfte darin wirksam sind, oder ob elektrische Erscheinungen der Nervenleitung nur associirt sind u. dergl., für den Sehnerven zugleich mit den übrigen Nervenstämmen erledigt werden. Eine Frage, die leichter gestellt als beantwortet werden kann, wäre hiebei noch, ob in den Abschnitten vor und hinter den Zellen der Vorgang ein identischer ist, oder ob auch hierin die Zellen etwa modificirend wirken.

Von den inneren Theilen der Radialfasern wurde oben schon erwähnt, dass nach dem dermaligen Stand der Erfahrungen ich sie nicht als in dem nervösen Leitungsapparat inbegriffen ansehen zu müssen glaube, sondern als eine Art von Stroma- oder Bindesubstanz.

Hier ist nun noch die Bedeutung der **granulösen Schicht** zu erwähnen. Es liegt nahe, dabei auf die im Aussehen sehr ähnliche, ebenfalls ganz blass granulirte Substanz Rücksicht zu nehmen, welche häufig in den Centralorganen vorkommt, so bei Menschen in der Rinde des Gehirns, obschon die Identität beider Substanzen nicht gerade erwiesen ist. Jene feinkörnige Substanz der Centralorgane hat neuerdings *R. Wagner* [***]) besprochen und ist geneigt, dieselbe bloss für ein Bette für die Blutgefässe zu halten, das Bindegewebe ersetzend und bestimmt, die Ganglienzellen vor Störungen durch die Blutgefässe zu schützen. Wo keine solchen zwischen den Ganglienzellenaggregaten vorhanden seien, fehle auch die feinkörnige Masse. *Wagner* schliesst sich also mehr der auch schon von *Kölliker* (Mikr. Anat., Bd. II, S. 545) ausgesprochenen Ansicht an, dass die Bedeutung jener Substanz eine mechanische sei, doch hält er auch die Ansicht von *Henle* (Allgem. Anat., S. 769) für möglich, nämlich dass sie eine Art Matrix für die Bildung neuer Ganglienzellen sei. Was man an der granulösen Substanz der Retina sieht, giebt für diese letztere Ansicht kaum Anhaltspunkte, wiewohl ich sonst vollkommen anerkenne, dass die granulöse Substanz um Nervenzellen mit dem Inhalt der letzteren die allergrösste Aehnlichkeit hat. Es ist dieselbe nämlich in der Retina in einer eigenen Schicht gelagert, an deren Grenze man nichts von einer successiven Ersetzung der Ganglienzellen durch neugebildete wahrnimmt. Das ausnahmsweise Vorkommen freier Kerne an der innern Grenze der granulösen Schicht beim Frosch allein könnte in diesem Sinn gedeutet werden. Ebenso wenig aber bildet die granulöse Substanz in der Retina einen Schutz für die Ganglienzellen gegen die Blutgefässe, da diese letztere liegen zum grössern Theil zwischen den Ganglienzellen selbst als in der granulösen Schicht, und wenn, wie ich glaube, bei vielen Thieren die Retina gar keine eigenen Blutgefässe enthält, so würde jene Substanz hier überflüssig sein. Sie bildet aber, so weit bis jetzt bekannt ist, überall eine deutliche, eigne Schicht. Im Uebrigen sind für diese Substanz der Retina zwei ähnlich entgegen-

---

[*]) Gratulationsschrift an *Tiedemann*, S. 12.
[**]) *Kölliker* (Mikroskop. Anat., S. 695) macht besonders auf die Verbindung der Nervenzellenlagen in beiden Augen durch die Fibrae arcuatae antt. des Chiasma aufmerksam.
[***]) Göttinger Nachrichten, 1851, S. 28.

stehende Ansichten aufgestellt worden, wie für die in den Centralorganen. Die Meisten nämlich sprachen früher nur von einer körnigen Grundsubstanz der Retina, welcher keine weitere Bedeutung beigelegt wurde. *Pacini* und *Remak* dagegen erklärten die fragliche Schicht für wesentlich aus feinen Nervenfasern zusammengesetzt. Sicher ist, wie oben bereits angegeben, dass die Schicht erstens durchtretende Radialfasern enthält, und zweitens Fortsätze der Ganglienzellen, welche sich zum Theil verzweigen. Ausserdem scheint noch eine völlig amorphe Substanz da zu sein, welche, der Bindesubstanz angehörig, hie und da mit den Radialfasern in engerer Verbindung steht. Ob damit Alles erschöpft ist, möchte ich darum nicht ganz bestimmt aussprechen, weil man, sowohl an anderen Stellen als in der Retina, manchmal kaum zu unterscheiden vermag, was faserig ist, was bloss körnig, und fast sagen könnte, es gebe auch im Nervensystem solche Anordnungen der Molecüle, dass Uebergänge existiren von dem was faserig ist, zu dem, was nicht mehr so genannt werden kann[*]). Ich muss indessen nochmal meinen Zweifel aussprechen, ob die fragliche Retina-Schicht nach den Meridianen verlaufende Fasern in der von *Pacini* und *Remak* angegebenen Weise wirklich enthält, und will nur noch bemerken, dass dadurch zwar die Analogie mit anderen Centralorganen allerdings vermehrt würde, noch mehr aber die Schwierigkeit, den Verlauf der nervösen Leitung im Sehorgan zu verfolgen und zu deuten.

Wenn man einzelne Modalitäten des Sehens im Auge fasst, so scheint leider für eine Theorie der Auffassung differenter Eindrücke, welche dieselben Netzhautstellen nach einander treffen, namentlich für die Einwirkungsweise der verschiedenen Farben auch aus den neueren Untersuchungen vorläufig kein irgend brauchbarer Anhaltspunkt hervorzugehen. Dagegen müssen dieselben einladen, eine Frage wieder aufzunehmen, welche früher namentlich von *J. Müller* und *Volkmann* erörtert wurde, und welche nicht bloss für den Gesichtssinn, sondern für die Physiologie des Nervensystems überhaupt von grossem Interesse ist. Es ist diess das quantitative oder numerische Verhältniss der von der Netzhaut aus angeregten differenten Eindrücke zu den vorhandenen nervösen Elementen. Es ist nicht leicht eine andere Stelle des Nervensystems so geeignet als die Netzhaut, um zu untersuchen, welche anatomische Bedingungen einer von anderen gleichzeitigen Thätigkeiten isolirten Function entsprechen, hier einer Localitätsempfindung, welche von benachbarten als different erscheint.

Als man annahm, dass das Licht auf die Ausbreitung des Sehnerven direct einwirke, musste man in unlösbare Schwierigkeiten gerathen (*Volkmann*, Handwörterbuch d. Physiol., Artikel Sehen. S. 335), denn es schien unvermeidlich, anzunehmen dass aliquote Theilchen einer und derselben Faser differente Eindrücke aufnehmen, auch wenn man darauf Rücksicht nahm, dass nur die Axengegend scharf empfindet und daher nur dort die Fasern dicht liegen, weiterhin aber durch immer grössere Zwischenräume getrennt sein liess (*J. Müller*, Handbuch der Physiologie und Archiv. 1837. S. XV). Nun, wo die Auffassung des Lichtes durch eine regelmässige Mosaik weniger Anstände von vornherein bietet, darf man eher auf einen Erfolg hoffen, wenn man Fragen, wie die nachstehend erwähnten, einer nähern Untersuchung unterwirft. Welche Zahl von Nervenfasern tritt überhaupt in die Retina?[**]) Wie verhält sich dazu die Zahl der Ganglienzellen? Wie gross ist die Zahl der isolirten Empfindungen, deren die Retina in ihrer ganzen Ausdehnung fähig ist?[***]) Dieselben Fragen sind dann für einzelne Districte näher und ferner von der Sehaxe zu stellen, und es muss hierbei auf die Entwickelung des Apparats von Körnern, Stäbchen und Zapfen Rück-

---

[*]) Dass es Anderen ähnlich ergeht, schliesse ich u. A. daraus, dass *Remak* sogar die Substanz der Ganglienkugeln als «übrillöse» Masse bezeichnet (Gangliöse Nervenfasern, S. 3).

[**]) Hiebei wäre auf etwaige Theilungen, so wie auf die vordere und hintere Commissur am Chiasma Rücksicht zu nehmen, welche für diese Zählung sehr misslich sind.

[***]) Um diess zu bestimmen, wird man in der von *Volkmann* angegebenen Weise die Fähigkeit der Netzhaut, Differenzen zu erkennen, Grad für Grad vom Axenpunkte aus verfolgen müssen.

cht genommen werden, welcher an den einzelnen Stellen auf je eine Nervenfaser, ine Ganglienzelle, eine isolirte Sensation kommt*). Welche Folgerungen sich erheben würden, wenn solche Zählungen auch nur einigermaassen annähernd gelingen, t von selbst klar. Gleiche Zahlen für Nerven, Zellen und sensible Punkte würden ür eine isolirte Leitung durch je eines jener Elemente bis zu den Centralorganen prechen. Beträchtlich geringere Zahlen für die Nerven würden andeuten,' dass eine 'aser verschiedene Zustände zu leiten im Stande sei; grössere Zahlen dagegen würden für die verschiedene Natur der Nervenfasern und die centrale Bedeutung der Zellen sprechen; beträchtlich grössere Anzahl der different sensibeln Punkte gegen die Zellen würde anzeigen, dass verschiedene Zapfen und Stäbchen für sich oder vermittelst der Körner im Stande sind, in einer Zelle Thätigkeiten hervorzurufen, welche von den Nerven als different weiter geleitet werden u. s. w. Es hat keinen Werth, solche Möglichkeiten zu verfolgen, so lange die Basis noch fehlt. Diese zu erlangen, ist natürlich mit enormen technischen und sonstigen Schwierigkeiten verbunden, doch zweifle ich nicht, dass mit der Zeit einige Punkte wenigstens zu erreichen sind. Man muss natürlich vorzugsweise Menschen-Augen benutzen, doch dürfte man wohl auch von mehr oder minder scharf sehenden Thieren hinlänglich verschiedene Werthe erhalten, wobei jedoch u. A. die Grösse des Gesichtsfeldes nicht ausser Acht zu lassen ist.

Einstweilen gibt die beiläufige Schätzung der eben berührten Verhältnisse sehr in die Augen springende Resultate. Die Gegend des gelben Flecks, welche die relativ grösste Zahl different sensibler Punkte besitzt, erhält auch die grösste Menge von Nervenfasern. Gegen die Peripherie nimmt mit dem Distinctionsvermögen auch die Zahl der Nervenfasern ab, welche für einen gewissen Bezirk bestimmt sind. Diess ist besonders längs einer (nicht ganz) horizontalen Linie zu erkennen, welche vom gelben Fleck nach aussen läuft. Dort sieht man (s. S. 106 und Fig. 6 der Retinatafel bei *Ecker*) die Nervenzüge je weiter gegen die Peripherie um so mehr sich ausbreiten, und man wird dort vermöge des eigenthümlichen Nervenverlaufs nicht durch Fasern, welche blos über die mehr centralen Partien hinziehen, irre geführt. Sehr analog den Nerven verhalten sich die Ganglienzellen, welche, am gelben Fleck zu einer mehrfachen Schicht angehäuft, gegen die Peripherie successive an Zahl abnehmen. Berücksichtigt man zugleich die Elemente der Stäbchenschicht, so folgt nothwendig, dass, je näher der Axe, eine um so geringere Zahl derselben mit einer Nervenfaser und einer Ganglienzelle in Verbindung steht. Da es,. wie ich oben gezeigt habe, sehr wahrscheinlich ist, dass in der Axengegend je ein Zapfen einem discret sensibeln Punkt entspricht, so darf man vermuthen, dass dort jeder Zapfen mit einer eigenen Zelle und Faser zusammenhänge, und durch diese isolirte Leitung die Gesichtsschärfe jener Gegend bedingt sei. Auch die directe Untersuchung ergibt wenigstens so viel, dass von den mehr peripherisch gelagerten Ganglienzellen zahlreichere und verästelte Fortsätze ausgehen als von denen in der Umgebung der Axe, an welchen man nur einen nach aussen gerichteten Fortsatz zu finden pflegt. Dass nicht jeder Zapfen an sich eine discrete Empfindung vermittelt, geht daraus hervor, dass ihre Zahl zwar im Umkreis des gelben Flecks abnimmt, aber weiterhin nicht mehr in dem Maass, als es bei der Gesichtsschärfe der Fall ist[**]). Durch das Ver-

---

*) Bei den mehr peripherischen Gegenden würden die optischen Verhältnisse zu berücksichtigen sein, indess werden jene gegen die mehr centralen Partien einen sehr geringen Ausschlag geben.

**) Das alleinige Vorkommen von Zapfen am gelben Fleck scheint denselben eine grössere Bedeutung zuzusprechen als den Stäbchen, und man könnte leicht auf den Gedanken kommen, dass nur jene die Function der Lichtperception hätten, diese aber eine andere Bedeutung. Doch wird man bei der grossen Aehnlichkeit beider Elemente eine analoge Function so lange voraussetzen müssen, als keine bestimmteren Anhaltspunkte für das Gegentheil vorliegen.

hältniss, dass an je einer Zelle (und Faser?) weiterhin eine grössere Zahl von peripherischen Elementen sitzt, erklärt sich auch die interessante Erfahrung von Vollmann, dass die Fähigkeit, Distanzen zu unterscheiden, viel rascher von der Axengegend aus abnimmt, als die Fähigkeit, einen einfachen Lichteindruck wahrzunehmen. Wenn nur eines der peripherischen Elemente angeregt wird, kann eine Empfindung stattfinden, zwei getrennte Bilder werden aber nur wahrgenommen, wenn sie in verschiedene Bezirke fallen, die gegen die Peripherie zu immer grösser werden *).

Es sind in dem Bisherigen Lücken genug in der Kenntniss der normalen menschlichen Retina erwähnt worden, welche ebenso viele Aufgaben sind, deren Lösung die Physiologie von der Anatomie verlangt. Es mag aber zum Schluss hier erlaubt sein, noch auf zwei andere Quellen kurz hinzuweisen, welche mancherlei Aufschlüsse auch für die Physiologie versprechen. Es ist diess einmal eine genaue und umfassende Vergleichung der Netzhautstructur bei möglichst vielen verschiedenen Thieren, eine vergleichende Histologie der Netzhaut, wobei es von besonderer Wichtigkeit sein wird, zugleich das Verhalten der nervösen Elementartheile in anderen peripherischen und centralen Organen bei denselben Thieren zu prüfen.

Endlich können Untersuchungen kranker Netzhäute, mit Rücksicht auf die jetzige Kenntniss des normalen Baues unternommen und mit den Erscheinungen im Leben zusammengehalten, ein bis jetzt fast unbekanntes Feld der Erkenntniss für die Bedeutung der nervösen Elementartheile überhaupt eröffnen, und müssen insbesondere der Ophthalmologie eine sehr dringende Vervollständigung der Lehre von den Netzhautaffectionen verschaffen.

Nachträge.

Bergmann hat Beobachtungen über den gelben Fleck mitgetheilt (Zeitschr. f. rat. Med. Bd. V, S. 245), worin er besonders die Gestaltung der innern Oberfläche, den Mangel der Ganglienzellen in der Fovea centralis und die schräge Lage der Fasern in der Zwischenkörnerschicht hervorhebt. Ich glaube, dass allen drei Punkten das natürliche Verhalten theilweise zu Grunde liegt, aber nicht in dem Maasse, als *Bergmann* annimmt. Deutliche Randwülste und ein Mittelwulst, besonders aber eine sehr scharf gezeichnete eckige Fovea von 0,17''' Durchmesser, auf deren Boden die Ganglienzellen fehlen, scheint mir auch jetzt nicht der normale Zustand zu sein, um so mehr, als die beiden Körnerschichten sammt der Zwischenkörnerschicht und der Zapfenschicht dort nur 0,05''' gemessen haben, also fast so viel, als sonst die Zapfen allein messen. Ebenso muss ich die stark schräge und sogar horizontale Richtung der Fasern in der Zwischenkörnerschicht bei der grossen Unregelmässigkeit, welche man darin in verschiedenen Augen findet, zum grossen Theil für ein Leichenphänomen halten. Es wäre auch schwer zu begreifen, dass die inneren Körner überall in der Fovea liegen, während die Zwischenkörnerfasern zu den nur im Umkreis liegenden Zellen parallel hinziehen.

Von *Blessig* ist eine ausführliche Abhandlung De retinae textura erschienen, unter den Auspicien von *Bidder* und *Schmidt*. Dieselbe enthält chemische Untersuchungen von Letzterem, deren Genauigkeit sehr mag. Von den mikroskopischen Angaben Blessig's selbst sich diess nicht sagen. Ihr Hauptwerth dürfte darin bestehen, dass sie vielleicht durch ihren Widerspruch gegen das, was Andere beschrieben haben, recht viele Forscher zur eigenen Untersuchung der in Frage gestellten Punkte anregen. Die Beobachter werden dann selbst

---

*) Hiebei sind ausserdem die Erörterungen von *E. H. Weber* über Empfindungskreise zu berücksichtigen, zu welchen die Maasse der Empfindlichkeit am gelben Fleck insofern nicht ganz passen, als die grosse Gesichtsschärfe nicht erklärt werden könnte, wie oben geschehen ist, wenn für die Auffassung zweier getrennter Eindrücke es erforderlich ist, dass wenigstens ein sensibler Punkt auf den Zwischenraum zwischen beiden fällt.

theilen können, was von den Hauptresultaten *Blessig's* zu halten ist, dass die Opticusfasern die einzigen nervösen Elemente in der Retina seien, alles Uebrige Bindegewebe; insondere die sogenannten Ganglienzellen — Bindegewebsmaschen; das über den Aequator s Auges nach vorn bloss Stäbchen- und Körnerschicht existiren; dass Radialfasern, elche durch die moleculäre Schicht hindurchtreten, nicht existiren u. dergl.

Donders hat bei Betrachtung der Blutbewegung im Auge eine sehr sorgfältige Darstelng der anatomischen Verhältnisse des Sehnerveneintritts gegeben (Archiv f. Ophthalmol., 2 8. 81).

Erklärungen der Abbildungen.

Taf I. II.

Sämmtliche Figuren sind bei 200 – 350maliger Vergrösserung gezeichnet.
Für die Figuren 1, 2, 15, 16, 17 gilt überall folgende Bezeichnung:

1) Stäbchenschicht.
2) Aeussere Körnerschicht.
3) Zwischenkörnerschicht.
4) Innere Körnerschicht.
5) Granulöse Schicht.
6) Nervenzellenschicht.
7) Sehnervenfasern.
8) Begrenzungshaut.

ig. 1. Senkrechter Schnitt aus der Retina des Barsches 'Perca'. *a* Pigmentzellen, deren der Chorioidea zugewendete Seite einen hellern Saum bildet. Ihre Fortsätze (Pigmentscheiden) verdecken die Stäbchen fast gänzlich. Die Spitzen des linke vorstehenden Zwillingszapfens sind ebenfalls noch von Pigment bedeckt. Einzelne Stäbchen sind an beiden Rändern des Schnitts sichtbar; *b* Zapfenspitze; *c* Zapfenkörper; *d* Fortsatz, durch welchen derselbe über *e*, die Grenzlinie der Stäbchen- und Körnerschicht, mit *f*, dem Zapfenkorn, in Verbindung steht; *g* Stäbchenkorn; *h* Anschwellungen an den Fäden der Zapfenkörner; *i* Anschwellungen der Radialfasern *k*; die inneren Enden der letzteren sind zwischen den Sehnervenfasern bis zur Limitans sichtbar.

ig. 2. Senkrechter Schnitt aus der Retina des Frosches. *a* Pigmentzellen mit ihren Kernen; *b* Stäbchen; *c* Zapfen; *d* Grenzlinie der Stäbchen- und Körnerschicht; *e* Anschwellung der Radialfaser *f*, deren konisches Ende *g* an die Limitans stösst.

ig. 3. Elemente der Stäbchenschicht von Fischen. *a* Einfache Zapfen vom Barsch; α Spitze; β Körper; γ Fortsatz zur Verbindung mit dem kernhaltigen Zapfenkorn δ; ε Faden, in welchen das Zapfenkorn sich fortsetzt; *b* Zwillingszapfen mit zwei Spitzen und zwei Fäden; *c* Stäbchen mit einem Stäbchenkorn; *d* Stäbchen mit varicösem Faden; *e*, *f* Stäbchen vom Hecht, an welchen der Anschein einer zarten umhüllenden Membran aufgetreten ist; *g* Zwillingszapfen, dessen beide Körperhälften 'ohne Spitzen' durch Aufquellen in kugelige Massen mit anscheinender Membran und körnigem Inhalt umgewandelt sind.

ig. 4. Elemente der Stäbchenschicht vom Frosch. *a* Zapfen mit seinem Korn; *b* Zapfen in etwas gequollenem Zustand, von seinem Korn getrennt; *c* Zapfen, an dessen Spitze eine durch eine helle Linie getrennte feine Verlängerung aufsass; *d* Stäbchen mit seinem Korn; *e* Stäbchen in verstümmeltem Zustand, wie man sie gewöhnlich sieht, mit einer durch eine Querlinie getrennten blassern Spitze, ohne Korn; *f* Stäbchen, in dessen Innern sich durch Sublimat ein krümeliger Cylinder gebildet hat.

ig. 5. Isolirte Radialfasern von Fischen. *a* Vom Kaulbarsch 'Acerina'; *b* vom Karpfen 'Cyprinus'; *c* vom Barsch 'Perca'; *d* eine Faser, welche von einer Nervenzelle auszugehen schien (von C. barbus). Die verschiedenen Formen sollen nicht als charakteristisch für die Species gelten.

Fig. 6.   Isolirte Radialfasern vom Frosch.
Fig. 7.   Ganglienzelle vom Frosch.
Fig. 8.   Ganglienzellen von Perca und Cyprinus.

Fig. 9—14.   Zellen der Zwischenkörnerschicht verschiedener Thiere.'

Fig. 9.   Zellen der Zwischenkörnerschicht von Acerina im Zusammenhang, von der Fläche. Es ragt oben das Netz der innern, unten das der äussern Zellenlage etwas vor.
Fig. 10.   Zelle der Zwischenkörnerschicht von Acerina, aus der äussern Lage.
Fig. 11.   Eine solche Zelle aus der innern Lage, von 0,45 Mm. Länge. *a* Kern derselben.
Fig. 12.   Zelle aus der Zwischenkörnerschicht von Perca.
Fig. 13.   Solche aus der Retina von Cyprinus carpio.
Fig. 14.   Zellen der Zwischenkörnerschicht von Chelonia Midas. Ein Kern war hier nicht zu sehen.
Fig. 15.   Senkrechter Schnitt aus der Retina der Taube. Die äussere Hälfte der Stäbchen und Zapfen, bis gegen die farbigen Kügelchen hin, ist in die Pigmentzellen eingesenkt. Rechts ist ein Zapfen mit rothem Kügelchen in Verbindung mit einem spindelförmigen äussern Korn und dem davon abgehenden Faden isolirt. Das Zapfenstäbchen hat sich etwas umgerollt.
Fig. 16.   Senkrechter Schnitt aus der menschlichen Retina, neben der Eintrittsstelle des Sehnerven in gleicher Richtung mit der Nervenausbreitung gemacht. Der Schnitt hat in der sehr mächtigen Nervenschicht links ein Nervenbündel getroffen, rechts den Zwischenraum von zwei solchen, welcher von dicht stehenden Radialfasern ausgefüllt ist. Bei *a* verläuft ein Blutgefäss.
Fig. 17.   Schnitt aus dem gelben Fleck der menschlichen Retina, etwa 0,3 Mm. aufwärts von der Mitte der Fovea centralis, nahe am Rande derselben.
Fig. 18.   Elemente der Stäbchenschicht von der Taube, stärker vergrössert als Fig. 15 *a* Stäbchen: α äussere, β innere, allmälich zugespitzte Hälfte, γ Stäbchenkorn. *b—d* Zapfen mit verschieden farbigen Kügelchen: α Zapfenstäbchen, β Zapfenkörper, γ Zapfenkörner; *e* röthlich gefärbter Zapfen; *f* Zwillingszapfen vom Huhn mit zwei Kügelchen und zwei Spitzen, deren eine abgebrochen ist; *g* Stäbchen dessen innere Hälfte durch Aufquellen verändert ist.
Fig. 19.   Nervenzellen von der Retina der Taube.
Fig. 20.   Nervenzellen aus der menschlichen Retina. *a* Zelle mit einem varicösen horizontalen Fortsatz (Nervenfaser) und zwei Fortsätzen, welche in die granulöse Substanz treten; *b* Zelle mit einem solchen Fortsatz; *c* Zelle, zu welcher die Nervenfaser von der innern Seite her tritt, mit einem Klümpchen granulöser Substanz, *d* Zelle mit mehrfach verästeltem Fortsatz; *e* Zelle in Verbindung mit einem Element der innern Körnerschicht.
Fig. 21.   Elemente der Stäbchenschicht vom Menschen. *a* Stäbchen mit seinem Korn unmittelbar verbunden; *x* Querlinie an der Grenze der innern und äussern Hälfte; *b* Stäbchen durch einen Faden mit seinem Korn verbunden; *c* Stäbchen, dessen innere Hälfte durch Quellen blasser geworden ist; *d* Zapfen mit dom Zapfenkorn, *e* ein solcher vom gelben Fleck, schlanker, ohne Absetzung der Spitze; *f* Zapfen der ausnahmsweise noch eine feine Verlängerung auf seiner Spitze trug.
Fig. 22.   Zellen des Ciliartheils der Retina vom Menschen, mit drei Pigmentzellen, im Profil.
Fig. 23.   Dunkelrandige Nervenfaser mit Axencylinder aus der Retina des Kaninchens.
Fig. 24.   Zellen von der Innenfläche der Chorioidea vom weissen Kaninchen, mit Fettkügelchen.
Fig. 25.   Isolirte Radialfasern von der Taube.
Fig. 26.   *a — c* Radialfasern vom Menschen, *a* mit konischem, *b* mit getheiltem innern Ende; *c* eine solche wo fest an einer Nervenzelle anliegend, dass beide verbunden zu sein scheinen; *d* Radialfaser vom Rind, innen getheilt, mit seitlicher Anschwellung. *e* Radialfaser mit Aestchen, welche sich in der granulösen Schicht verloren, *f* drei Radialfasern aus einer gemeinschaftlichen Basis entspringend.

9. Ueber die elliptisohen Lichtstreifen Purkinje's.

(W. V. — IX. 12. Febr. 1856. p. XXX.)

H. Müller spricht über eine von Herrn *van Willingen* (Poggendorf's Annalen) neuerlich erwähnte Lichterscheinung im Auge. Derselbe hatte die fragliche Erscheinung vor längerer Zeit beobachtet, und zwar zuerst bei Betrachtung eines schwachen Streiflichtes durch die wenig klaffende Thüre, dann aber gefunden, dass *Purkinje* bereits eine sehr gute Beschreibung davon gegeben hat unter der Bezeichnung: «Die elliptischen Lichtstreifen» (Vergl. Beobachtungen und Versuche zur Physiologie der Sinne, 1825 II, p. 74). *H. Müller* schliesst sich fast durchaus an *Purkinje* an, welcher die Lichtstreifen vorzüglich an einem glimmenden Schwamme studirte, jedoch muss nach *Müller* das Bild des Lichtpunktes nicht nach innen, sondern um etwas weniger nach aussen von der Stelle des directen Sehens fallen, wenn das Phänomen am deutlichsten erscheinen soll. Die Erklärung, welche *van Willingen* gegeben hat, nämlich, dass unregelmässige Brechung des Lichtes durch die Thränenflüssigkeit die Erscheinung veranlasse, hält *H. Müller* für durchaus unstatthaft und glaubt mit *Purkinje*, dass diese mit einer constanten organischen Bildung im Innern des Auges in Verbindung stehe, wobei zunächst an die eigenthümliche Configuration der Netzhaut an der Stelle zu denken wäre, wo das Phänomen erscheint.

---

10. Ueber dunkelrandige Nervenfasern in der Retina,

(W. n. Z.—I, p. 90 — 92, 1860.)

W. S. — 1856, p. I. II. — 2. August 1856. — *Virchow* spricht über einen Fall von gelber Erweichung im Gehirne neben Gefässobliteration. Bei demselben Individuum fanden sich um die Eintrittsstelle des Sehnerven weisse Flecke in der Retina, welche lediglich von dunkelrandiger Beschaffenheit der Sehnervenfasern herrührten. *Virchow* will nicht entscheiden, ob dieser Befund als congenital oder als pathologisch aufzufassen ist, glaubt übrigens in demselben Falle von Theilungen der Opticusfasern sich überzeugt zu haben.

H. Müller fügt bei, dass das Vorkommen dunkelrandiger Fasern in der Retina bei Thieren häufiger sei, als man gewöhnlich annimmt. So hat er eine sehr schöne derartige Ausbreitung beim Stör gesehen und bei mehreren Hunden, z. B. bei dem In der Sitzung vom 5. Juli wegen anderer Befunde erwähnten, traf er einen weissen Hof um die Eintrittsstelle des Sehnerven, der lediglich durch dunkelrandige Nervenfasern erzeugt war. Derselbe glaubt, dass vielleicht Durchschnitte des Sehnerveneintritts eine Beihülfe zu der Entscheidung geben möchten, wie viel an diesen Dingen angeboren, wie viel etwa erworben ist.

Kölliker hält es nicht für unwahrscheinlich, dass dunkelrandige Fasern erst bei Erwachsenen noch zur Ausbildung kommen, wie z. B. im Uterus.

Als ich kürzlich ein frisches Ochsenauge öffnete, fielen mir zweierlei ungewöhnliche Dinge auf, nämlich :

1) Eine unvollkommene Bildung des Tapetum.
2) Weisse Flecke in der Umgebung der Eintrittsstelle des Sehnerven.

Was zuerst das Tapetum betrifft, so waren statt einer ausgedehnten Fläche bloss einzelne unregelmässige Flecke zu sehen, welche die bekannte helle, glänzende und irisirende Beschaffenheit darboten. Diese Flecke lagen besonders in der hinteren

Hälfte der sonst reflektirenden Partie und hatten nur 1—5 Mm. Durchmesser. Von ganz kleinen punktförmigen Stellen abgesehen, waren es deren 8. Die übrige Ausdehnung des Tapetum war schön dunkelblau, am Rand und sonst an manchen Stellen in das dunkel-schwarzbraune des übrigen Augengrundes übergehend. Die Mitte der hellen Flecke schillerte weiss-gelblich-röthlich, am Rand aber zeigte sich ein ungemein hübscher Uebergang durch hellblau in das umgebende dunkelblau.

Zuerst vermuthete ich, dass diese Abweichung von einer zu geringen Dicke der eigenthümlichen Tapetum-Faserschicht herrühre, welche bekanntlich zwischen der äusseren Schicht der Chorioidea und der Choriocapillaris eingeschoben ist. Da die letztere und das innen anliegende polygonale Epithel normal sehr durchscheinend sind, schien mir die dunkelblaue Farbe dadurch zu Stande zu kommen, dass die dunkelen äusseren Chorioidealschichten durch dieselben und die sehr dünne Tapete hindurchschimmerten. Es verhielt sich aber in der That anders. Die Tapetum-Faserschicht war in normaler Stärke und Ausdehnung vorhanden und der ungewöhnliche Farbeneffekt wurde nur durch das Epithel hervorgerufen. Sobald das letztere vorsichtig entfernt wurde, erschien das ganze Tapetum zuerst hellblau, grünlich schillernd, dann weiss-gelblich, letzteres besonders, sobald das subepitheliale Gewebe mit angegriffen wurde. Das Epithel aber war bei regelmässiger Form durch eine grössere Menge feiner Körnchen ausgezeichnet, unter denen ein Theil deutlich gewöhnliche Pigment-Molecüle waren. Ausserdem enthielten die Zellen gelb-röthliche oder bräunliche Tröpfchen und Klümpchen, welche zum Theil fettähnlich erschienen, aber doch wohl pigmentartiger Natur waren. Solche Körperchen fielen mir übrigens in Ochsenaugen auch sonst öfters auf. Es war also offenbar die dunkele blaue Färbung dadurch entstanden, dass dunkele Molecüle vor die durch eigenthümliche Lichtzerlegung an den kleinsten Fäserchen irisirende Tapetumschicht gelagert waren. An den Rändern der Tapete und in kleinerer Ausdehnung kommt dasselbe Verhältniss öfter vor.

Indessen wird in der That anderwärts eine ähnliche blaue Färbung dadurch erzeugt, dass eine dünne, Lichtinterferenz bewirkende Schicht vor dem dunkelen Pigment liegt. *Brücke* hat in seiner bekannten Abhandlung über die leuchtenden Augen (*Müller's* Archiv 1845, S. 397) sehr gut dargestellt, wie die einzelnen Interferenzzellen am Rande des Tapetum der Katze bei auffallendem Licht auch ohne Epithel auf dem dunkeln Grund blau erscheinen, während die Stelle des Kerns dunkel bleibt. Das letztere rührt wohl daher, dass an der Stelle des Kerns in den flachen Zellen die Interferenz bedingende Substanz fehlt.

Die zweite Abweichung bestand in weissen Flecken an der Eintrittsstelle, welche durch dunkelrandige Beschaffenheit der Sehnervenfasern bedingt waren. Die stark weisse, etwas streifige Beschaffenheit der Stellen war schon für das blosse Auge charakteristisch genug, und das Mikroskop liess keinen Zweifel. Es fand sich ein grösserer Fleck von 2—3 Mm. Durchmesser nach vorn und abwärts, ein etwas kleinerer nach hinten und aufwärts, dazwischen nach oben ein schwach-weisser Saum, während die trichterförmig vertiefte Mitte der Eintrittsstelle, wo die Gefässe erschienen, graulich blieb. Ein senkrechter Durchschnitt durch die Eintrittsstelle wies nach, dass die Sehnervenfasern in der, hier bekanntlich stark pigmentirten Lamina cribrosa die dunkeln Conturen verloren, um sie dann an der inneren Seite derselben alsbald wieder anzunehmen, wie diess *Virchow* auch in einem Fall beim Menschen gefunden hatte (Archiv Bd. X. S. 190). Es lag so von dem grösseren Fleck etwa die Hälfte noch vor der circa 4 Mm. grossen Eintrittsstelle, die andere Hälfte über deren Rand hinaus; der kleinere Fleck lag zum grösseren Theil vor der Eintrittsstelle selbst. Die weissen Stellen der Retina ragten etwas gegen ihre Mitte vor, und es zogen über und durch dieselben die grösseren Aeste der Centralgefässe hin.

Es ist bekannt, dass beim Menschen mehrere Fälle derselben Abweichung, zuerst von *Virchow*, beobachtet wurden. Bei Hunden habe ich dasselbe nicht ganz constant gefunden, ohne jedoch grössere Zahlen anführen zu können. Bei manchen Nagern dagegen ist bekanntlich ein sehr ähnliches Verhältniss normal. Beim Ochsen hat auch *Kölliker* einmal einzelne dunkelrandige Fasern bemerkt, jedoch sind jedenfalls grössere Mengen exquisit dunkelen Mark führender Fasern auch hier nicht normal.

Leider kann ich auch jetzt keine Nachweise bringen, ob die Sache angeboren oder erworben war. Das Auge, welches, angeblich von demselben Thier stammend, mir zugleich gebracht wurde, zeigte weder die Abweichung am Sehnerven, noch am Tapetum. Indessen hat *Beckmann* auch beim Menschen einen Fall von einseitigem Vorkommen der weissen Flecke beschrieben, welche aus dunkelrandigen Nervenfasern bestehen.

Da im Embryo die dunkelrandige Beschaffenheit der Fasern vom Centrum gegen die Peripherie vorrückt, so liegt eine Art Excess eines normalen Vorganges vor, mag das Vordringen über die Lamina cribrosa vor oder nach der Geburt geschehen.

Das Sehen kann natürlich durch Flecke, wie sie in dem fraglichen Ochsenauge vorkamen, nicht wesentlich beeinträchtigt werden. In dieser Beziehung sollte man jedoch allerdings nach den dermaligen Kenntnissen über die Lichtperception eine gewisse Störung bei Thieren voraussetzen, wo grössere Abschnitte der Retina constant und normal dunkelrandige Fasern besitzen, wie ich diess früher von mehreren Fischen (Stör, Plagiostomen) beschrieben habe. Diesen Beispielen kann ich neuerdings eins beifügen in dem Auge des Aals. Hier geht von der Eintrittsstelle aus eine sehr zierlich sich in einzelne Strahlen theilende dunkelrandige Faserung aus, welche nach allen Richtungen verläuft, wenn auch nach einer Seite mehr als nach der andern. Man sollte vermuthen, dass hier hinter diesen Faserbündeln die Perception des Lichtes unvollkommener ist, als in den Zwischenräumen, sowohl durch Entwerfung eines Schattens, als durch diffuse Reflexion des Lichtes. Allerdings sind die Fasern nicht so intensiv weiss als bei Kaninchen, und eine gewisse Verbesserung liegt auch in der Breite des durch die Pupille gehenden, convergirenden Lichtkegels in Verbindung mit der Entfernung der Nervenbündel von der percipirenden Stäbchenschicht. Doch ist beim Aal wenigstens der geringe Durchmesser der Pupille hierfür wieder ungünstig.

— —

11. Notiz über die Netzhautgefässe bei einigen Thieren.

(W. n. Z. — II, p. 64 und W. S. — 1861, p. XVI. 16. März 1861.)

Eine der auffallendsten Thatsachen in der Anatomie der Retina ist der gänzliche Mangel von Blutgefässen bei vielen Thieren (Vögel. Amphibien, Fische). *Huschke* (Eingeweidelehre, S. 745 u. 749) hat zum Theil mit Recht die Ansicht ausgesprochen, dass die von *Hyrtl* u. A. bei Amphibien und Fischen gefundene gefässreiche Hyaloidea den Retinalgefässen entspreche. Aber es giebt Thiere, bei denen Retina und Glaskörper gefässlos sind (Untersuch. über die Retina, S. 97), und es scheint, dass gerade bei diesen dafür der gefässreiche Kamm auftritt (Vögel, manche Reptilien). Um so mehr zeigt sich die Wichtigkeit der Choriocapillaris, welche (a. a. O. S. 107) überall der percipirenden Stäbchenschicht näher ist, als die Netzhautgefässe. Unter den Säugethieren besitzt der Hase nur in der Gegend der bekannten Ausstrahlung dunkelrandiger Nerven Blutgefässe, welche Thatsache mir seit vielen Jahren durch *Thiersch* bekannt ist, und später auch von *Gerlach* erwähnt wurde. Beim Pferd dagegen dringen an der Eintrittsstelle nur ganz kleine Gefässe ein, welche einen äusserst zierlichen Strahlenkranz von Capillarschlingen bilden, der nur 3—6 Mm.

breit, und an einer Seite noch tief eingekerbt ist. Die ganze übrige Netzhaut ist gefässlos. Dies Verhalten verdient um so mehr Aufmerksamkeit, als die Retina hier an der Grenze einer gefässlosen Insel (Glaskörper) liegt, welche bei dem Umfang des Auges wohl zu den grössten gehört, die überhaupt vorkommen.

12. Ueber das ausgedehnte Vorkommen einer dem gelben Fleck der Retina entsprechenden Stelle bei Thieren.

Vorläufige Notiz.

(W. u. Z. — II, p. 139, 1861.)

Der gelbe Fleck mit der Fovea centralis im Auge hat lange als eine den Menschen und die Affen auszeichnende Eigenthümlichkeit gegolten.

Vor einigen Jahren fand ich eine sehr ausgezeichnete Fovea centralis im Auge des Chamäleon und erfuhr, dass *Sömmering* dieselbe gekannt habe. Auch theilte mir Prof. *W. Vrolik* mit, dass er eine gelbliche Stelle im frischen Chamäleon-Auge gesehen zu haben glaube.

Diese Fovea des Chamäleon erwies sich sammt ihrer Umgebung als eine dem gelben Fleck des Menschen entsprechende Stelle, welche jedoch den eigenthümlichen Bau desselben in einem unverhältnissmässig grossen Bezirk darbot. Besonders merkwürdig aber wurde dieselbe dadurch, dass hier in der Körnerschicht die zweierlei radialen Faserarten durch den Verlauf geschieden sind, welche ich seit langer Zeit in der Retina aufgestellt hatte, eine nervöse und eine bindegewebige, deren genaue Auseinanderhaltung für die menschliche Retina eine noch zu lösende Aufgabe ist. Ein Theil der Fasern, welcher mit den Zapfen zusammenhängt, läuft nun hier von der Fovea divergirend weit hin in der schiefen Richtung zu den inneren Schichten, welche von *Bergmann* am menschlichen Auge besonders hervorgehoben wurde. Die zweite Faserung tritt senkrecht hindurch, dem innern Theil der gemeinhin sogenannten Radialfasern ähnlich.

Ueber diesen Bau habe ich bereits am 13. Juni 1857 eine kurze Mittheilung in der physikalisch-medicinischen Gesellschaft gemacht. (S. 144.)

Seither habe ich denselben Bau in dem Auge vieler Thiere verfolgt. Bei sehr vielen Vögeln wenigstens ist eine exquisite Fovea centralis vorhanden, mit dem charakteristischen Bau der dickeren Netzhaut in der Umgegend: Bogenförmiger Verlauf der Nervenfasern, Anhäufung der Ganglienzellen zu mehreren Schichten, schiefer Verlauf der Fasern in der Körnerschicht, beträchtliche Länge und Feinheit der percipirenden Elemente in der Stäbchenschicht. Auch hier sind die zweierlei Faserungen in der Körnerschicht durch den verschiedenen Verlauf charakterisirt. Dieser wunderbare Apparat ist namentlich bei Raubvögeln prachtvoll entwickelt.

Die Fovea liegt bei vielen Vögeln in der Gegend des hinteren Pols des Auges. Bei anderen liegt derselbe excentrisch, gegen die Schläfenseite (Raubvögel), und bei manchen (Eulen) so weit auswärts, dass ein gemeinschaftlicher Sehact mit der Fovea beider Augen mindestens sehr wahrscheinlich ist.

Bei Säugethieren kommt wenigstens eine Area centralis vor, welche sich dem Bau des gelben Flecks nähert und durch einen ähnlichen Verlauf der Centralgefässe wie beim Menschen kenntlich gemacht ist [*]. Eine ausführlichere Mittheilung dieser Verhältnisse binnen Kurzem behalte ich mir vor.

---

[*] Aus *Burow's* Beschreibung (1842) lässt sich nicht abnehmen, ob er diese Stelle, oder einen gewöhnlichen Wirbel der Stäbchenschicht gesehen hat.

13. Bemerkungen über die Zapfen am gelben Fleck des Menschen.

(W. n. Z. — II, p. 218—221. 1861.)

Im vorigen Heft dieser Zeitschrift habe ich in einer vorläufigen Notiz neben dem Verlauf der Nervenfasern, der Anhäufung der Ganglienzellen und dem von *Bergmann* für das menschliche Auge zuerst hervorgehobenen schiefen Verlauf der Fasern in der Körnerschicht auch die beträchtliche Länge und Feinheit der percipirenden Elemente in der Stäbchenschicht als eines der charakteristischen Merkmale für die von mir auch bei mehreren Thieren ausser den Affen aufgefundene Fovea centralis bezeichnet.

Das absolute Maass dieser Elemente ist jedoch keineswegs überall gleich, und darf wohl in der früher (Ueber die Retina S. 105) von mir berührten Weise als ein Anhaltspunkt für die Beurtheilung der Sehschärfe verschiedener Thiere benutzt werden.

Der Mensch wird in dieser Beziehung von mehreren Thieren merklich übertroffen, indessen sind die Maasse der Zapfen an der fraglichen Stelle des Menschen stets von besonderer Wichtigkeit, weil sie, wie ich zuerst hervorgehoben zu haben glaube, allein eine Vergleichung mit der experimentell festzustellenden Sehschärfe erlauben, während die allersubtilsten Messungen der Stäbchen vorläufig zu nichts führen, da eben an der Stelle des direkten Sehens keine vorhanden sind. Ein Schluss von der Fovea der Thiere aber auf die des Menschen ist wegen der erwähnten Verschiedenheit nicht zulässig.

Seit langer Zeit scheint mir dieses Maass der Zapfen einer der wenigen Gegenstände zu sein, wo die Genauigkeit bis zur 4. Decimale wünschenswerth wäre, während sonst meistens die gar subtilen Messungen Spielerei oder Renommage sind. Es sind aber dazu starke Vergrösserungen und genaue Mikrometer nöthig. Meine frühere Angabe, dass die Zapfen des gelben Flecks ca. 0,004 Mm. messen, war mit einem Mikrometer gemacht, das 0,004 Mm. direkt zeigen sollte, während ein Theilstrich nur 0,0037 entspricht, wie mir eine spätere Prüfung zeigte. Später wandte ich eine Immersionslinse an, welche einen Theilstrich des Ocular-Mikrometers (¹/₁₀ Mm.) gleich 0,0013 Mm. machen sollte, Da mir ein absolut genaues Millimetermaass nicht zu Gebote steht, so habe ich diess Mikrometer mit Oberhäuserischen und Plösslischen Glasmikrometern und einem Plösslischen Schraubenmikrometer geprüft und muss nach der Vergleichung annehmen, dass ein Theilstrich jedenfalls näher an 0,0014 als an 0,0013 ist, nicht wohl unter 0,00136 Mm.

Aber auch von diesen Verhältnissen abgesehen, halte ich seit einigen Jahren, namentlich nach Untersuchungen an Augen, welche im Leben exstirpirt wurden, wegen Affectionen, welche den Augengrund völlig intact liessen, meine frühere Angabe, welche mit der von *Kölliker* nahezu übereinstimmte, für ungenügend.

Es ist die Grösse 0,004 (0,0037) Mm. nämlich ziemlich richtig für die Zapfen, welche am Rand der Stelle stehen, welche der Stäbchen ermangelt; aber innerhalb dieser Stelle nimmt der Durchmesser der Zapfen noch in einer an Flächenansichten sehr merklichen Weise ab, so dass sie nur ca. 2 Theilstriche des oben erwähnten Ocularmikrometers betragen. Nach dem, was ich an Flächenansichten frischer wie erhärteter Präparate, sowie an Schnitten gesehen habe, halte ich es für sicher, dass gegen die Mitte des gelben Flecks die Zapfen 0,003 Mm. an Dicke nicht überschreiten, wohl aber noch etwas dünner vorkommen.

Ich finde mich hier in einer sehr erfreulichen Uebereinstimmung mit einer mir soeben (Februar 1862) zugekommenen Angaben von *M. Schultze*, welcher den Durchmesser des Zapfenkörpers in der Fovea an erhärteten Präparaten zu 0,002 bis

0,0025 Mm. bestimmte, und vermuthet, dass derselbe frisch etwas grösser, etwa
0,0028 Mm. sein möchte *).

Es sind mir nun allerdings in einem sehr kleinen Bezirk der Mitte der Fovea
einigemal noch merklich dünnere Zapfen vorgekommen, welche nicht viel über
1 Theilstrich des Mikrometers ausfüllten (0,0015—0,002 Mm.) und ich habe auch
in anderen Beziehungen Verschiedenheiten in der Anordnung am gelben Fleck wahrgenommen, welche ich nur als individuelle auffassen kann,' allein ich will auf die
Gefahr, mir meine vorsichtige Ausdrucksweise abermals vorgehalten zu finden, doch
weitere Beobachtungen abwarten, ehe ich als sicher annehme, dass Zapfen, die merklich unter 0,0025 Mm. messen, beim Menschen normal vorkommen. Die physiologischen Angaben über die Sehschärfe würden bekanntlich zu ähnlichen individuellen
Schwankungen sehr gut passen.

Die angegebenen Maasse beziehen sich ausschliesslich auf den inneren Theil des
Zapfens, den sogenannten Zapfenkörper. Die Zapfenspitze ist überall beträchtlich
dünner und misst an der stäbchenlosen Stelle nicht über 0,0015 ; in der Fovea wird
sie ebenfalls schmäler und misst kaum viel über 0,001 Mm.

Hier finde ich eine Abweichung von der Angabe M. Schultze's, welcher die Dicke
der Spitze zu 0,0023 Mm. bestimmt. Bei dem Vergleich mit der Sehschärfe muss
man aber offenbar die Zapfenkörper in das Auge fassen, da zwischen den Spitzen
eben Zwischenräume sind und nichts dafür vorliegt, dass gerade die Spitzen das Licht
percipiren, sondern ebensogut die Körper für diese, die Spitze für eine mehr optische
Bedeutung in Anspruch genommen werden könnten.

Die Zapfenspitzen sind übrigens in der Gegend der Fovea sehr verlängert,
cylindrisch, Stäbchen ganz ähnlich, und übertreffen den Zapfenkörper bedeutend an
Länge. Die ganze Zapfenlänge beträgt 0,6 Mm., vielleicht noch etwas mehr, während sie weiterhin an denselben Schnitten merklich abnimmt.

An der Verlängerung und Verschmälerung, welche ausser den Zapfen mehrere
Elemente in der Gegend des gelben Flecks erfahren, nehmen nun auch die Pigmentzellen Antheil. Während sie sonst breiter als hoch sind, kehrt sich hier das Verhältniss um. Die abgelösten Zellen haben im Profil gesehen ca. 0,016 Höhe bei
0,01 Mm. Breite. Zudem bleibt aber ein Theil des Pigmentes zwischen den Elementen
der Stäbchenschicht haften, in einer Tiefe von 0,01 Mm. Es ist also hier eine Andeutung von sogenannten Pigmentscheiden vorhanden, wie bei vielen Thieren, oder
vielmehr die Stäbchen und Zapfen sind bis zu dieser Tiefe in die Pigmentmasse ein-
gelassen **). Bei den Faltungen, welche in der Gegend aufzutreten pflegen, gibt diess
bisweilen Veranlassung, dass die Stäbchen alle dort winklig gebogen sind, wo sie in
dem Pigment fixirt waren. Dieses äusserste Ende bekommt dadurch auch sonst ein
anderes Ansehen und es wäre möglich, dass eine eigenthümliche Beschaffenheit der
Zapfen, wie ich sie Taf. II, Fig. 21 f. abgebildet habe, damit zusammen
hängt. Es ist nämlich bisweilen an der Zapfenspitze nochmals ein blasserer Aufsatz
vorhanden. Solche Zapfen habe ich mehrmals an der fraglichen Stelle wiedergesehen,
nur gestreckter als der abgebildete, und vermuthe, dass dieser Aufsatz in dem Pigment
stak. Die Veränderung in der Form der Pigmentzellen erfolgt im Umkreis des gelben
Flecks sehr allmählig.

---

*) Ich erlaube mir zu bemerken, dass ich meine Beobachtungen in der Sitzung der Phys.
Med. Gesellschaft am 2. Nov. v. J. mitgetheilt habe.

**) Hiervon rührt denn die bekannte Erscheinung her, dass am gelben Fleck das Pigment-
epithel stärker anhaftet, so dass man ganz frisch die Retina nur schwierig von der Fläche
studiren kann. Bei Cebus capucinus fand ich diess ebenso, während die früher einmal von mir
bei Cercopithecus erwähnte leichte Isolirung der Elemente des gelben Flecks hier nicht in demselben Maasse vorhanden war.

Das Pigment-Epithel ist endlich an der Macula lutea durch eine dunklere Farbe schon für das blosse Auge ausgezeichnet, so dass eine Macula fusca sowohl im Epithel als im Stroma der Chorioidea existirt.

---

14. Ueber die Netzhautgefässe von Embryonen.

(Vorläufige Notiz.)

(W. n. Z. II, p. 222 u. 223.)

W. S. — 1862. — 5. April 1862. — *H. Müller* spricht über die Gefässe der Netzhaut. Derselbe weist nach, dass entsprechend der gefässlosen Fovea centralis des Menschen bei manchen Säugethieren ein Convergenzpunkt der Gefässe gegen die Stelle des deutlichsten Sehens existirt, während andere eine sehr abweichende Anordnung der Gefässe besitzen. Den früher schon beschriebenen Fällen gänzlich gefässloser Bezirke der Netzhaut (Kaninchen, Pferd) schliesst sich das Gürtelthier an, wo sich nur an der Eintrittsstelle des Sehnerven einige Gefässschlingen finden. Desgleichen bespricht *H. Müller* die relative Gefässhaltigkeit der Netzhaut bei Embryonen von Säugethieren. Ausserhalb des Glaskörpers gibt es hier keine andere Gefässschicht als die der Retina, während der Glaskörper selbst im Innern seine sehr eigenthümlichen Gefässnetze in früheren Perioden besitzt.

Das embryonale Verhalten der Netzhautgefässe schliesst sich an die Reihenfolge nahe an, in welche diese in der Wirbelthierreihe auftreten.

Bei Vögeln, Amphibien und Fischen ist die Netzhaut ganz ohne Gefässe *). Bei einzelnen Säugethieren ist nur ein kleiner Bezirk um die Eintrittsstelle damit versehen, die übrige Retina aber ebenfalls gefässlos **). Meist aber bleiben wie beim Menschen nur kleinere Inseln zwischen den Gefässen.

Bei Embryonen ist nun überall lange Zeit hindurch die Retina ganz gefässlos, so noch bei menschlichen Embryonen von 5½ Cm. von Scheitel bis Steiss, und bei Rindsembryonen von derselben Länge.

Später sprosst von der Eintrittsstelle aus ziemlich rasch ein Zellennetz über die Retina hin, welches meist bis nahe an den jeweiligen scharfen Rand bluthaltig ist. und sich von Arterien und Venen her füllen lässt.

Dieses Netz erreicht die Ora retinae zu verschiedener Zeit, wie es scheint, übereinstimmend mit dem früheren oder späteren Schwund der Pupillenhaut; beim Menschen lange vor der Geburt, beim Schaf-Embryo von 27 Cm. Länge. Beim neugeborenen Hund dagegen ist noch eine beträchtliche vordere Zone der Netzhaut gefässlos.

Dieses Gefässnetz ist anfänglich einschichtig, besonders in der Nähe der Venen sehr dicht areolär ***); erst später dringen Schlingen in tiefere Retinaschichten.

Das Netz von Gefässen und zelligen Balken löst sich dadurch besonders in den peripherischen Theilen der Retina sehr leicht von den übrigen Schichten derselben ab, und flottirt frei oder hängt lose am Glaskörper.

---

*) Dieses Verhalten habe ich bereits in meiner Abhandlung über die Retina (1856) angeführt und seither vielfach sowohl durch die Injection als durch die, hier wohl ebenso zuverlässige, mikroskopische Untersuchung bestätigt. Nur bei der Schildkröte hatte ich mich früher geirrt. Neuerdings hat ein grosser Meister der Injection, Hyrtl, nach ausgedehnten Untersuchungen sich für die allgemeine Gültigkeit des Befundes ausgesprochen (Wiener Sitzungsber. Bd. XLIII).

**) Diese Zeitschrift Bd. II, S. 64.

***) S. die Abbildung von der neugebornen Katze nach einem Präparat von *Thiersch* bei *Kölliker*, Mikr. Anatomie II, 729.

In der That hat man diese Netzhautgefässe und das vorhergehende Balkenwerk vielfach als peripherische Lage des Glaskörpers beschrieben, eine Verwechselung, vor welcher schon *J. Müller* (1834) gewarnt hat. Es gibt auch bei Embryonen kein anderen Gefässe an der Aussenseite des Glaskörpers, und nirgends sind mir zweierlei Schichten für Netzhaut und Glaskörper vorgekommen.

Wohl aber ist mit *Reich*, *Valentin* ein ursprünglich allein vorhandener, gefäss-haltiger und ein peripherischer, gefässloser Theil des Glaskörpers zu unterscheiden. Die Gefässe liegen aber stets im Innern des noch sehr kleinen Glaskörpers und ziehen sich später immer mehr an die der hinteren Linsenkapsel heran. Die von denselben zu einer gewissen Zeit gebildeten Bögen und Schlingen verdienen sehr wenig den Namen eines Circulus arteriosus Mascagni, wie er beschrieben zu werden pflegt.

Bei Schwein-Embryonen von 12½ Cm. bilden die Glaskörpergefässe einen nach unten, gegen die Augenspalte, mit einer grossen Lücke versehenen Becher im Glas-körper, welchem aussen schon in grosser Ausdehnung das Zellen- und Gefässnetz der Retina anliegt.

Die Retinagefässe habe ich vorn nie mit denen der Linse, des Glaskörpers oder der Chorioidea communiciren sehen.

Der von *Gräfe* beobachtete Mangel der Retinagefässe kann bei vorhandener Retina nach dem Vorhergehenden als eine Hemmungsbildung bezeichnet werden.

Ferner dürfen die bei vielen Thieren mit gefässloser Netzhaut vorhandenen Ge-fässe der Hyaloidea um so mehr den Netzhautgefässen parallelisirt werden.

Endlich erscheinen die Gefässe überhaupt als ein der Netzhaut ursprünglich fremdes, auf das mittlere Keimblatt wahrscheinlich zurückzuführendes Gebilde.

---

15. Ueber das Vorhandensein zweier Foveae in der Netzhaut vieler Vogelaugen.

(Zehender, Klinische Monatsblätter, 1863, p. 438—440. 4. September 1863.)

W. S. — 1862, p. II. — 28. December 1861. — *H. Müller* gibt zu Protokoll, dass er eine in einem frühern Vortrag (2. Nov. 1861) noch zweifelhaft gelassene Thatsache seither vollkommen sicher stellen konnte, dass eine Stelle, welche der Fovea centralis des Menschen entspricht, bei manchen Thieren in doppelter Zahl in jedem Auge vorhanden ist.

W. S. — 1862, p. VI. — 8. März 1862. — *H. Müller* gibt eine Mittheilung über das Vorkommen einer doppelten Fovea centralis bei verschiedenen Vögeln, von welchen die eine dem monocularen, die andere dem binocularen Sehen dient.

Während früher eine Fovea centralis retinae als Eigenthümlichkeit des Menschen und der Affen, dann von Reptilien (Chamäleon) galt, wurde sie neuerdings bei einer grossen Zahl von Vögeln gefunden. Dieselbe liegt hier bald etwa in der Mitte des hinteren Augensegments, bald etwas mehr nach der Schläfenseite. Bei vielen Vögeln ist aber eine zweite Fovea, noch mehr nach der Schläfenseite hin, vorhanden, und kann bis fast an die Ora retinae rücken.

Was die Bedeutung dieser Foveae betrifft, so zeigt erstens die histologische Untersuchung, dass beide einen im Wesentlichen ähnlichen Bau haben, wie die Fovea im gelben Fleck des menschlichen Auges. Es sind nämlich:

1) die percipirenden Elemente an dieser Stelle länger und feiner und zwar bei Vögeln ganz besonders fein, in richtiger Uebereinstimmung mit ihrem ausserordent-lich feinen Perceptionsvermögen.

2) Die Nervenfasern verlaufen, von der Basis des Pecten ausgehend, bogenförmig (wenn auch weniger stark gekrümmt als beim Menschen) um die beiden Stellen.

3) Daselbst finden sich ebenfalls grössere Massen von Ganglienzellen, und findet sich

4) die bekannte schiefe Richtung der Faserzüge, wodurch bedingt wird, dass die Retina an dieser Stelle nicht übermässig dick erscheint.

Zweitens zeigt das Experiment, dass die eine Fovea dem monoculären, die andere aber dem binoculären Sehen dient. Es fällt nämlich das Bild eines gerade nach vorn gelegenen Lichtpunktes nachweislich in beide Foveae zugleich. Hiernach müssen in dem Gesichtsfeld dieser Vögel drei Stellen deutlicheren Sehens vorausgesetzt werden.

Diese Erfahrungen sprechen von Neuem dafür, dass die Fovea centralis mit Umgebung auch im menschlichen Auge eine besondere Wichtigkeit besitzt; ferner lassen sie bei der weit excentrischen Lage der binoculären Fovea, eine bedeutende Vollkommenheit des optischen Apparates im Vogelauge voraussetzen. Sie weisen sodann einen günstigen Einfluss der Unsymmetrie der inneren und äusseren Augenhälfte nach, sofern hierdurch allein das Sehen in der angegebenen Art erzielt wird. Endlich zeigt sich eine bewundernswerthe Adaptation eines im Auge so wichtigen Apparates, wie die Fovea mit Anordnung der Nervenzellen u. s. w., an andere Verhältnisse, wie Stellung der Augen, Haltung des Kopfes u. s. w., so dass auch hier die Einheit der Organisation mit jedem Fortschritt der Untersuchung mehr zu Tage tritt. Es erhebt sich schliesslich noch die Frage, ob nicht beim Menschen in der Anordnung der Netzhautelemente Abnormitäten vorkommen, welche als thierähnliche Bildungen aufgefasst werden können, um so mehr, als bei Säugethieren Zwischenstufen existiren.

---

16. Bindegewebe in der Netzhaut.

(W. S. — 1862, 5. April 1862.)

H. Müller bezweifelt die Identität des von Schultze angegebenen feinen Netzes in der Retina mit dem von Kölliker beschriebenen Reticulum in der Gehirnsubstanz.

– – –

Anmerkung.

Ausserdem hat H. Müller noch Antheil an der Tafel XIX in den »Icones physiologicae« von Ecker, Leipzig 1851—1859«, auf welcher er gemeinschaftlich mit Kölliker Abbildungen vom Sehnerven und der Netzhaut gegeben hat. Im Texte wird gesagt: »Die Fig. XIII (enthaltend Stäbchen und Zapfen von Taube, Frosch und Barsch) ist nach den Untersuchungen von H. Müller dargestellt; die anderen Figuren nach gemeinschaftlichen Beobachtungen.«

Die letzte auf Augenheilkunde bezügliche Mittheilung in den Würzburger Sitzungsberichten lautet:

H. Müller theilt die Resultate der in seinem Institute vorgenommenen Untersuchungen des Dr. Babuchin aus Moskau über die Entwickelung des Auges mit, namentlich mit Bezug auf die Histologie der Retina und der Linse. — (9. April 1864.)

Am 10. Mai 1864 starb Heinrich Müller.

II. Ueber das Auge des Chamäleon
· .mit vergleichenden Bemerkungen.

Hierzu Taf. III.

(W. n. Z, — III, p. 10—12. — 1862.)

W. S. — 1857, p. XXI. — 13. Juni 1857. — *H. Müller* gibt eine Bemerkung zu Protokoll: Ueber das Auge des Chamäleons, in welchem einmal eine Formation der Linse sich findet, wie sie sonst bei Vögeln vorkommt, ferner aber die Retina durch ein sehr ausgebildetes Foramen centrale (Fovea centralis) ausgezeichnet ist, während dieselben auch in der mikroskopischen Anordnung ihrer Schichten von dem Verhalten der meisten andern Thiere merklich abweicht, worüber später näher berichtet werden soll.

Vor mehreren Jahren hatte Herr Dr. *Semper* die Freundlichkeit, mir einige Augen von Chamäleon zu übergeben, welche er in Triest frisch in Chromsäure gesetzt hatte, und die Untersuchung bestätigte alsbald die Vermuthung, dass dieses Thier auch in Rücksicht des Sehorgans noch besondere Eigenthümlichkeiten zeigen möchte.
Sklera, Linse, Binnenmuskeln sind erwähnenswerth, am meisten ausgezeichnet aber erwies sich die Retina.
Dieselbe besitzt in grosser Ausdehnung eine ähnliche Anordnung wie der gelbe Fleck des menschlichen Auges. Ueberdies sind hier zweierlei Systeme von radialen Fasern durch einen verschiedenen Verlauf streckenweise deutlicher zu unterscheiden, als dies sonst irgendwo bekannt geworden ist.
Von diesem Verhalten habe ich bereits 1857 bei der Naturforscher-Versammlung in Bonn mehreren Collegen privatim, ausserdem in der Sitzung der physikalisch-medicinischen Gesellschaft vom 13. Juni 1857 Mittheilung gemacht, endlich eine Notiz über das ausgedehnte Vorkommen einer ähnlichen Anordnung bei Vögeln im II. Bande, p. 139 dieser Zeitschrift gegeben.
Da meine Untersuchungen über das Chamäleon bei dem beschränkten und durch grosse Brüchigkeit äusserst schwierigen Material, das mir vorlag, nicht überall so weit vordringen konnten, als dies an frischen Augen möglich wäre, so blieben dieselben bis jetzt liegen, in der Hoffnung sie an solchen vervollständigen zu können.
Dies war leider nicht der Fall und ich gebe nun die bereits alten Resultate wie sie eben sind.
Ueber die Retina der Vögel werde ich demnächst ausführlicher berichten, und will hier nur bemerken, dass bei diesen die merkwürdige Thatsache vorkommt, dass mehrere Foveae vorhanden sind, von den eine dem binocularen, eine dem monocularen Sehen dient.

Die Augen des Chamäleon sind verhältnissmässig gross (circa 5 Mm. Durchmesser), im Allgemeinen von kugeliger Form, so dass der äquatoriale Durchmesser die Axe um ein Geringes überwiegt, obschon der vordere Theil des Auges stärker prominirt.

In der Anordnung der wichtigsten Theile des Auges schliesst sich das Chamäleon, von andern Eidechsen abgesehen, am meisten an die Classe der Vögel an, während andere Reptilien mehr abweichen.

Ich habe desshalb die Durchschnittszeichnung (Taf. III, Fig. 1) bei circa 11maliger Vergrösserung so entworfen, dass sie derjenigen ziemlich an Grösse gleichkommt, welche ich (bei 4maliger Vergrösserung) vom Falkenauge gegeben habe (A. f. O. III. S. 35), um die Vergleichung der Formen beider Augen zu erleichtern.

Es steht dabei die Form des Auges des Chamäleon etwa in der Mitte zwischen den Hauptformen, welche bei Vögeln vorkommen, indem weder der hinter der Ora retinae gelegene Theil des Auges so überwiegt wie z. B. bei den Wasservögeln, noch der davor gelegene Theil so gross ist wie bei den Eulen.

Hornhaut.

Die Hornhaut nimmt, wie bei Falken, Eulen etc. nur die Mitte des Vorsprungs ein, welcher aus der Wölbung des mit der Retina innen bekleideten Augengrundes nach vorn sich erhebt. Die Basis des Vorsprungs dagegen bildet die Sklera der Ciliargegend (Ora retinae bis Hornhaut und Iris), welche eine an der Nasenseite merklich schmälere Zone bildet. Dagegen erscheint der Horizontalschnitt des Auges unsymmetrisch, wie bei sehr vielen Thieren, jedoch nicht so stark wie bei manchen Vögeln (bei Eulen im Verhältnisse 5 : 7).

Die Basis der stärker als die Sklera gewölbten Hornhaut beträgt 2¹/₄ Mm. (gegen 5¹⁰₂ Mm. Aequator), ist somit relativ kleiner als beim Menschen (11 — 12 Mm. gegen 24 Mm. Aequator), der seinerseits unter den Säugern eine kleine Hornhaut besitzt, denn bei sehr vielen überschreitet dieselbe das beiläufige Verhältniss von 1 : 2 und bei der Ratte geht die Hornhaut beinahe bis zu dem Aequator des Auges, so dass ihre Basis in einem gemeinsamen Fall 6,3 Mm. gegen 6.75 Mm. Augenäquator betrug. welchem die Axe fast gleichkam.

Aber auch bei Vögeln ist die Hornhaut meist grösser, indem sie sich wie 1 : 2 bis 2¹/₂ zum Aequator verhält, und manchmal, wie bei Eulen, beträgt ihre Basis merklich mehr als die Hälfte des Aequators (bei Stryx bubo grösserer Aequator 11¹⁄₂ Mm., kleinerer 35 Mm.; Hornhautbasis 23¹/₂, Augenaxe 39 Mm.). Unter den Reptilien ist bei der Eidechse das Verhältniss sehr ähnlich, bei Schlangen die Hornhaut viel grösser; bei Chelonia aber ist die sehr flache Hornhaut noch kleiner, im Verhältniss von 1 : 4 zum Aequator *). Die Dicke der innen und aussen mit einem einfachen Epithel bekleideten Hornhaut beträgt in der Mitte nur 0,01 — 2 Mm.: nimmt aber gegen den Rand auf 0.06 — 7 zu. Sie geht dort über: 1) in die Conjunctiva. welche den Augapfel in sehr grosser Ausdehnung, bis in die Gegend des Aequators bekleidet, ohne Zweifel im Interesse der grossen Beweglichkeit des Auges **), 2) in

---

*) Nach den Maassen in der bekannten Dissertation von W. Sömmering: De oculorum sectione horisontali würde allerdings die Hornhaut der Schildkröten grösser sein, aber da er sie selbst als minima bezeichnet, ist wohl die Angabe 4''' in der Tabelle ein Druckfehler.

**) An den erhärteten Augen besass die Conjunctiva sclerae eine sehr beträchtliche Dicke, was grossentheils von weiten Hohlräumen in derselben herrührte, welche (mit Blut oder Lymphe gefüllt?) an ähnliche Räume in der Umgebung der Hornhaut mancher Fische erinnern. Ausserdem fand sich im Subconjunctival-Stratum an der Aussenseite der Muskel-Insertionen eine eigenthümliche Form von Bindesubstanz; ein Netz von schmalen fasrigen Balken, dessen Maschen je eine gekernte Zelle von 0,015—0,025 Mm. umschloss. Die Nickhaut enthält hier wie bei Säugethieren einen schönen ächten Knorpel.

die fibrösen Platten der Sklera, welche den Knochenring innen und aussen bekleiden.
3) in eine Lamelle, welche, wie bei Vögeln sich an der Aussenseite des Ciliarkörpers
hinziehend, dem Ciliarmuskel zum Ursprung dient.

Diese Lamelle ist am Rande nur lose mit der übrigen Hornhaut verbunden, und
lässt sich, einer *Descemet*schen Haut ähnlich, über dieselbe hin ablösen. Am Rande
wird sie von einem Balkenwerk gebildet, in welchem eine Nervenverzweigung liegt,
deren Fäden zur Iris und, wie es scheint, auch zur Hornhaut gehn.

Sklera.

Die Sklera besteht aus einem Knorpel, einem fibrösen Theil und dem
Knochenring.

Der Knorpel ist durch seine geringe Ausdehnung ausgezeichnet. Derselbe
bildet nur eine rundliche Platte von 4 Mm. Durchmesser im Hintergrund des Auges
und erreicht den Aequator bei Weitem nicht, ja nicht einmal den (excentrisch gelegenen) Sehnerven-Eintritt. Diese Anordnung ist eine ausnahmsweise. Denn bei den
mit Skleralknorpel versehenen Thieren pflegt der Nerv durch eine Lücke in demselben
zu treten, welche oft gross, häufig geschlossen ist (viele Fische), anderemale nur eben
ausreicht für die Dicke des Nerven (manche Fische, Vögel, Schildkröten). Bei Lacerta
ist der Knorpel so gross, dass nicht nur der Sehnerv hindurchtritt, sondern auch der
Knochenring sich eine Strecke weit über den vorderen Rand hinschiebt. Die Knorpel-
lamelle enthält beim Chamäleon bei einer Dicke von 0,03 Mm. meist nur 2—3 Lagen
von Zellen. Am hinteren Pol des Auges, der Fovea centralis der Retina gegenüber
ist dieselbe etwas stärker. Wie bei Fischen, so kommen auch hier an der Innenfläche
des Knorpels kleine Unebenheiten vor, welche von der unmittelbar anliegenden
Chorioidea ausgeglichen werden.

Die Aussenseite des Knorpels ist von der fibrösen Schicht der Sklera überzogen.
Diese bildet hier ein eigenthümliches Gewebe, indem eine homogen-streifige Masse
von länglichen Spalten durchsetzt ist, welche in parallelen Zügen liegen, während die
übereinander liegenden Züge ihre Richtungen kreuzen. Diese Spalten erscheinen zum
Theil lediglich als solche, während andere deutlich Bindegewebskörperchen enthalten,
zu denen von den Zellen des Knorpels am Rand wie an der Fläche des Knorpels
Uebergänge vorkommen *). Dieses Gewebe geht auch über den Rand des Knorpels
hinaus, in den lediglich fibrösen Theil der Sklera. Der grösste Theil der letzteren
aber ist gewöhnlichem Bindegewebe ähnlichem, mitunter ziemlich homogen, mitunter
durch Reichthum an zackigen Zellen der osteoiden Form sich nähernd. Gegen den
Knochenring der Ciliargegend nimmt die Dicke der fibrösen Schicht beträchtlich zu
und sie wird dort durch Einlagerung körniger, bei auffallendem Lichte weisser Massen
undurchsichtiger. Diese sind besonders nächst der Conjunctiva zahlreich und bilden
theils Platten, theils ästige Figuren, was ursprünglich wohl lauter Zellen sind, als
deren Inhalt sich die Licht reflectirende Masse entwickelt, welche frisch vielleicht
auch hier irisirt. Die Zellen mit diesem manchfach modificirten Inhalt, welcher den
metallischen Glanz bedingt, bilden eine eigenthümliche sehr ausgedehnte Reihe von
Bindesubstanzzellen (Tapetum cellulosum, Häute von Amphibien, Fischen. Cephalopoden), welche sich so nahe an die exquisit pigmentirten Zellen anschliesst, dass man
sich wohl hie und da nach der bei letzteren so ausgedehnt vorkommenden Bewegungsfähigkeit umsehen dürfte.

Der Knochenring ist so in die Sklera eingelagert, dass eine faserige Lamelle an
seiner Aussen- und Innenseite hinzieht. Die letztere wird an der hinteren Hälfte des
Knochenrings rasch beträchtlich dicker. Der Knochenring erstreckt sich nicht, wie

---

*) Diese sind mitunter dadurch besonders schön zu sehen, dass einzelne Knorpelzellen
von dem übrigen Knorpel etwas getrennt an der Sklera vorkommen.

z. B. bei Falken bis zur Ora retinae nach rückwärts, sondern bildet nur eine Zone um die Linse, indem die einzelnen Plättchen sich in der Art decken, dass ein meridionaler Schnitt meist 2, bisweilen 3 zugleich trifft. Diese Plättchen sind nach aussen umgekrümmt, so dass in der Gegend des Linsenrandes eine Furche ringsum läuft. Die von mir untersuchten Plättchen hatten, wie bei kleinen Vögeln, keine Markkanälchen. Die Lage derselben, ganz entfernt vom Knorpel, ist besonders geeignet zu zeigen, dass sie mit letzterem genetisch nichts zu thun haben, sondern der fibrösen Sklera angehören. Hierin stimmen, soviel mir bekannt ist, alle die Thiere überein, welche einen aus zahlreichen Schuppen bestehenden Knochenring besitzen, während die knöchernen Bildungen an der Sklera der Fische eine sehr verschiedene Bedeutung haben. S. Würzb. Verhandlungen Bd. IX, S. LXV.

Gefässhaut.

Die G e f ä s s h a u t des Auges zeigt deutlich die 3 gewöhnlichen Abtheilungen: eigentliche Chorioidea, Ciliartheil und Iris. Die eigentliche Chorioidea ist sehr dünn. und zeigt zu äusserst eine sehr dunkel pigmentirte Schicht (Suprachorioidea, zum Theil an der Sklera haftend), welche fast nur aus plump ramificirten oder plattenförmigen Zellen in einer fast homogenen Grundlage besteht. Dann folgt eine Gefässchicht (Capillarnetz mit einzelnen grösseren Stämmchen), endlich das Pigmentepithel, welches sich wie sonst bei Vögeln und Amphibien verhält: polygonale, bis 0,05 Mm. hohe Zellen. mit blasserer Basis nach aussen, und dünnen Fortsätzen, sogenannten Pigmentscheiden nach einwärts zwischen die Elemente der Stäbchenschicht. An der Ora retinae werden diese Zellen flacher, grösser, weniger pigmentirt. Bemerkenswerth ist eine beträchtliche Verdickung der Chorioidea am hinteren Pol, der Fovea centralis entsprechend. Dort mögen auch, wie in der verdickten Chorioidea des Augengrundes bei Vögeln, Muskelfasern existiren. ich konnte aber keine mit Sicherheit erkennen, wohl aber nahm ich kleine Nervenästchen wahr. Wenn man weiss, wie schwer diese Muskelfasern manchmal bei Vögeln zu erkennen sind, so wird man sich hüten, ein negatives Resultat als geringem Material zu hoch anzuschlagen.

Der C i l i a r k ö r p e r ist, wie bei den Raubvögeln, durch die bedeutende Breite des Ringes ausgezeichnet, welchen er zwischen Ora retinae und Iris bildet. Diese Breite beträgt auch auf der schmäleren Schnabel-Seite mehr als die der ganzen Iris sammt Pupille. Um so geringer ist die Oberflächen-Vergrösserung, welche sonst durch die Ciliarfortsätze bewirkt wird. Statt solcher sind nur kleine warzige Unebenheiten und, weiter vorn. ganz schwache, meridional gestellte Leistchen vorhanden, welche jenen Namen kaum verdienen. Das Gewebe ist ein fast homogenes Stroma mit Gefässen und Pigmentzellen. Eine äussere Lamelle dagegen. welche auch bei Vögeln sehr deutlich ist. reflectirt das Licht durch weissliche Massen, welche, wie an der Sklera. so auch hier von der Iris her bis gegen die Ora eingestreut sind. Diese Lamelle ist durch ein balkiges Gewebe. das nur zum Theil aus ächten elastischen Netzen besteht, mit den aussen anliegenden Theilen verbunden und zwar entspricht das vorderste Ende dem Ligamentum pectinatum iridis, die weitere Ausdehnung dem elastischen Balkenwerk im Canalis Fontana der Vögel. Ob wie bei letzterem dieser Raum mit der vorderen Augenkammer frei communicirt, kann ich nicht entscheiden.

Zwischen Ciliarkörper und Knochenring liegt ein quergestreifter C i l i a r m u s k e l (Taf. III. Fig. 1. d.), dessen schon *Brücke*[*] Erwähnung thut. Seine Lage ist ziemlich eigenthümlich, nämlich da, wo der Knochenring sich nach aussen krümmt, also weit hinten. *Brücke* bezeichnet denselben wohl deswegen als Tensor Chorioideae, und nicht als M. Cramptonianus. Die genauen Verhältnisse aber sind folgende: Von dem Rand der Hornhaut setzt sich die oben erwähnte innere Lamelle derselben zwischen Ciliarkörper

---

10 *

und Knochenring nach hinten fort und an der äusseren Fläche derselben entspringen dann die quergestreiften Muskelfasern. Der grösste Theil derselben wenigstens geht nun offenbar von vorne und innen nach hinten und aussen, zu dem Fasergewebe an der Innenfläche des Knochenrings. Dieser Verlauf entspricht aber dem M. Cramptonianus der Vögel, der auf diese Weise weit nach hinten gerückt erscheint. Es ist jedoch zu bemerken, dass von hinten her ein mit der Suprachorioidea in Verbindung stehender pigmentirter Fortsatz sich so an der Aussenssite des Muskels nach vorn zieht, sich dort verlierend, dass die hintersten Bündel desselben ebensogut als an die äussere Lamelle der Chorioidea tretend bezeichnet werden können. Es dürfte sonach das 0,7—5 Mm. lange, 0,06—9 Mm. dicke Muskelchen wohl als Aequivalent der beiden Gruppen zu bezeichnen sein, welche bei Vögeln im exquisiten Fall so deutlich getrennt sind. Es spricht diess dafür, dass die bei Vögeln nach der verschiedenen Insertion nicht als identisch zu bezeichnende Wirkung des M. Cramptonianus und Tensor Chorioideae doch eine synergische, sich unterstützende ist, und dass man jene Muskeln zusammen dem Ciliarmuskel gleichsetzen, resp. sie als eine räumlich ausgedehntere Entwickelung desselben ansehen darf *).

Dass man demungeachtet jene Muskeln, wo sie exquisit sind, auseinanderhalten darf, zeigt das Beispiel der ringförmigen Fasern, welche beim Menschen im Ciliarmuskel, bei Vögeln in der Iris liegen. Ohne Verwirrung dürfte man sicherlich diese und die 2 radialen Muskeln zusammen nicht als einen Muskel bei Vögeln beschreiben, obschon sie eine Gruppe bilden, und beim Menschen in eine einzige Masse vereinigt sind.

Ueber die Wirkung des Muskels ist beim Chamäleon um so weniger etwas Bestimmtes abzunehmen, als der Grad der Verschiebbarkeit an der Sklera nicht zu beurtheilen war. Es ergaben sich auch hier die 2 von mir für das Vogelauge aufgestellten Möglichkeiten: Entweder wird Ciliarkörper und Iris zurückgezogen, während die Ringfasern erschlaffen, oder es findet eine gleichzeitige Wirkung statt, indem die Iris bei der Zusammenziehung ihrer Ringmuskeln zugleich nach rückwärts gezogen und der Druck im Glaskörper vermehrt wird. Dieser letzten Ansicht, welche mir früher wahrscheinlicher schien, hat sich auch Ecker (Icones phys. Tab. XX) angeschlossen, dessen schöne Abbildung des Falkenauges ich in allen wesentlichen Punkten als meine Angaben bestätigend auffassen zu dürfen glaube. (Archiv f. Ophthalmologie III, Bd. 1.) Henke hat neuerlich die antagonistische Thätigkeit der radialen und ringförmigen Fasern des Ciliarmuskels beim Menschen wahrscheinlich zu machen gesucht, allein es wird auch diese Hypothese mit die entgegengesetzte der synergischen Wirkung nicht zu erweisen sein, ohne experimentellen Nachweis, der vielleicht durch Reizung oder Durchschneidung verschiedener Nerven zu erzielen wäre. Hierbei dürften zunächst auch Thiere ins Auge zu fassen sein, bei denen die ringförmigen und radialen Fasern mehr getrennt verlaufen, als dies beim Menschen der Fall ist **).

---

*) Diese Deutung wird durch das Verhalten des Ciliarmuskels bei Lacerta agilis noch mehr unterstützt. Hier liess derselbe trotz seiner Kleinheit wenigstens an einer Stelle, wo der Ciliarnerv in die Schnitte fiel, die drei Portionen erkennen, welche bei Vögeln vorhanden sind. Die vordersten Bündel gingen von der aus der Hornhautplatte stammenden Lamelle rück- und auswärts zu einer dem Knochenring innen anliegenden Lamelle. Die hinteren Bündel dagegen waren von dieser durch den Ciliarnerven getrennt und legten sich an die Chorioidea an, endlich kamen hinter dem Nerven einige sparsame Bündelchen, welche von der Skleralplatte einwärts zur Chorioidea gingen. Beiläufig sei bemerkt, dass die Bündel des Ciliarmuskels hier bei ihrer Kürze (0,12—0,15 Mm. Länge auf 0,015—0,02 Dicke) sehr geeignet sind, die beiden freien Enden zugleich zu übersehen, welche hier wie sonst in eine oder mehrere Spitzen auslaufend sich leicht von den schwach streifigen Gewebe der Umgebung isoliren.

**) Ich entnehme so eben aus dem Canstatt'schen Jahresbericht (Eisenmann Leistungen in der Pathologie d. Nervensystems. S. 371), dass Hr. Brown-Séquard in seinen »Lectures on the Diagnosis and Treatment of the various forms of paralytic etc. affections« von einem durch Charles Rouget entdeckten Muskel im Auge spricht, dessen Entdeckung irrthümlicher Weise mir zugeschrieben werde. Es kann hier nur der ringförmige Ciliarmuskel gemeint sein, über

Die Iris bildet einen schmalen, im Tode der Hälfte der Pupillenweite gleichen Ring, welcher in seiner ganzen Ausdehnung auf der Linse aufliegt, wodurch die Bildung einer hinteren Augenkammer, wie bei den Vögeln, ausgeschlossen ist. Bei der stark gewölbten Form der Linse kommt natürlich die Pupillarebene beträchtlich vor die Ebene des Ciliarrandes der Iris zu liegen. Die Vorderfläche der Iris ist metallglänzend durch eine körnig-bröckelige Masse, welche plumpe ästige Figuren von vorwiegend ringförmiger Anordnung bildet (Zellen mit irisirender Substanz), die Hinterfläche trägt dunkles Pigmentepithel. Die Muskeln der Iris sind denen des Vogelauges gleich: Ringförmige Bündel, welche nicht bloss einen Sphincter am Pupillenrand bilden, sondern relativ stark sich bis gegen den Ciliarrand ausdehnen, und ein schwacher, an der Hinterseite gelegener, radialer Dilatator, dessen Bündelchen schmäler sind (0,005 Mm.) als die ringförmigen und die des M. Cramptonianus. Beobachtungen am lebenden Thier werden wohl ergeben, ob die äussern Ringfasern der Iris auch hier der Accommodation dienen. Man sieht nämlich (in Weingeist) bei Betrachtung des Auges von vorne um die helle Iris her einen dunkeln Saum, der sich bei Accommodation für die Nähe vergrössern müsste. Diese Bewegung des äusseren Irisrandes mit Runzelung der Vorderfläche, aber geringer Aenderung der Pupillenweite habe ich bei einem Dromaius des Frankfurter zoologischen Gartens fast noch schöner gesehen als früher an dem Auge des Falken.

Linse.

Was die Brechungskörper des Auges betrifft, so liegt hinter der kleinen, dünnen Hornhaut eine ungemein kleine vordere Kammer. Sie ist nicht nur in dem äquatorialen Durchmesser schmal, sondern auch in der Axe des Auges sehr seicht. An meinen Präparaten war fast kein Raum zwischen Iris und Hornhaut und, wenn diess auch zum Theil von Verdickung der Linse nach dem Tod abhängen könnte, so scheint doch das Chamäleon hierin andere Thiere mit stark gewölbten Linsen, wie manche Vögel, Ratten, Fische, noch zu übertreffen.

An der Krystallinse ist nächst der starken Wölbung (2,8 Mm. Axe bei 3,6 Mm. äquatorialem Durchmesser) dieselbe Formation bemerkenswerth, welche ich bei Vögeln beschrieben habe [*]. Die concentrische Faserung geht hinter dem Aequator in eine Schicht radial gestellter, palissadenartiger Fasern über, welche ihrerseits nach vorn in das sogenannte Epithel der Kapsel übergehen, indem sie niedriger und breiter werden. Dieser Ring radialer Fasern ist hier noch mehr entwickelt, als im Falkenauge, indem diese je mit einem Kern versehenen Fasern eine Höhe von über $1/3$ Mm. erreichen und nicht nur weit nach hinten, sondern noch mehr nach vorn reichen. Es ist nämlich der Bezirk, in welchem polygonale epithelartige Zellen liegen, höchstens $1/2$ Mm. gross, also viel kleiner als die Pupille. Bei Lacerta agilis ist diese bei Schildkröten und Schlangen fehlende vogelähnliche Linsenform auch vorhanden, weniger entwickelt als beim Chamäleon, aber immer noch stärker als bei manchen Vögeln, z. B. Eulen. Diese kleinen Eidechsenlinsen lassen, beiläufig bemerkt, die Verände-

---

welchen kaum der Mühe werth ist weiter zu streiten. Doch muss ich Hrn. Brown-Séquard bemerken, dass er ein Urtheil über eine Sache abgibt, worüber er sich, im besten Fall, nicht die Mühe gegeben hat sich zu unterrichten. Sonst würde er im Compte rendu der Pariser Akademie v. 25. Juni 1856 gefunden haben, dass ich im November 1855 darüber öffentlich vorgetragen habe und die gedruckte Notiz darüber im April 1856 versendet wurde, dass darauf Hr. Rouget im Mai 1856 seine Mittheilungen gemacht hat. Hr. Rouget der jetzt wieder sagt: (Journal de Physiologie V. p. 160) »J'ai le premier faire connaitre le muscle ciliaire interne ou annulaire« hat wohl nicht nur obige Daten vergessen, sondern auch, dass er selbst früher erklärt hat »Je n'ai jamais prétendu m'en attribuer la découverte« (Compte rendu v. 30. Juni 1856). Meine Antwort kann, wer sich für diese Historie interessiren sollte, im Compte rendu v. 18. August 1856 finden.

*) Archiv f. Ophthalmologie Bd. III. 1. S. 49.

rung in der Breite derselben Linsenfaser sehr bequem übersehen, wenn man sie abgelöst und ausgebreitet hat. Sie sind am Aequator sehr breit, aber sehr dünn, besonders in den äussersten Lagen, gegen den vorderen und hinteren Pol der Linse werden sie schmäler, wodurch die Schichtung der Linse ohne complicirte sternförmige Anordnung möglich wird.

Die Linsenkapsel ist eine Glashaut von 0.002—4 Mm., durch welche die Linse sehr gut fixirt ist. Die, wie die Retina, gefässlose Hyaloidea, welche hinten dem Kamm fest anhaftet, geht nach vorn in eine sehr starke Zonula über, welche einerseits in die kleinen Unebenheiten des Ciliarkörpers eingreifend, andererseits in die ganze Seitenfläche der Linsenkapsel ausstrahlt, von der Gegend der grössten Breite, (welche weit hinter der Mitte liegt), bis hinter die Iris. An den erhärteten Präparaten spaltet sich die Zonula in Faserbüschel von 0,001—4 Mm. Dicke, welche an der Vorderfläche der Linsenkapsel bis ziemlich hinter den Pupillarring zu verfolgen sind und sich mit ähnlichen ringförmigen Zügen kreuzen.

Retina.

Die Retina, welche vor Allem das Auge des Chamäleons der Beachtung werth macht, erstreckt sich in dem hinteren Segment des Bulbus bis etwas über den Aequator desselben nach vorn.

Bei Betrachtung von innen her fallen sogleich zwei Stellen in das Auge: die von dem Kamm verdeckte Eintrittsstelle des Sehnerven und eine sehr markirte Fovea centralis (s. Taf. III, Fig. 2).

Die Eintrittsstelle des Sehnerven liegt stark excentrisch gegen die Schläfenseite zu, gut 2 Mm. vom hinteren Pol des Auges, was verhältnissmässig zu dessen Grösse viel ist. Um dahin zu gelangen, macht der Nerv in der Augenhöhle eine Krümmung, welche schon von vorne herein auf eine ausgezeichnete Beweglichkeit des Auges schliessen lassen würde. Je näher das Foramen opticum, in welchem der Sehnerv fixirt ist, an dem Auge selbst liegt und je gerader der Verlauf des Nerven von jenem zu diesem ist, um so geringer muss die Beweglichkeit des Auges ohne bedeutende Zerrung des Nerven und des Auges sein. Bei den Vögeln, deren Auge im Allgemeinen eine durch die Beweglichkeit des Kopfes ersetzte sehr geringe Verschiebbarkeit besitzt, ist der Sehnerv in der Augenhöhle ausnehmend kurz und straff. Beim Menschen ist bekanntlich der Stiel, welchen der Sehnerv für das Auge bildet, ausser seiner bedeutenden Länge noch durch eine leichte Krümmung bei mittlerer Stellung des Auges geeignet, den Bewegungen des letztern zu folgen und doch zeigt uns die Lichterscheinung, welche bei jeder ausgiebigen Drehung im Umkreis der Eintrittsstelle erfolgt, dass dieselbe gezerrt wurde. Beim Chamäleon ist der Weg vom Foramen opticum zum Auge nur kurz, aber der Nerv bildet das Auge schon fast berührend eine förmliche Schlinge in seinem Verlauf, indem er abwärts, auswärts, und dann wieder aufwärts, je nach der Lage des Auges sogar wieder einwärts geht, ehe er sich in diese einsenkt. Hierdurch ist sehr ausgiebigen Augenbewegungen Spielraum gewährt.

Von innen her nach Entfernung des Kammes angesehen erscheint die Eintrittsstelle rundlich, (0.6—7) Mm. graulich. Denn mit den Bündeln des Nerven, welche hier aufsteigen, um sich umbiegend, die Innenfläche der Retina zu erreichen, kreuzt sich ein queres, pigmentirtes Faserwerk, welches zwar der Lamina cribrosa des menschlichen Auges ähnlich ist, aber vorzugsweise erst in der Höhe der äusseren Retinaschichten liegt und schliesslich mit dem Kamme zusammenhängt.

Der Kamm stellt einen beiläufig konischen, nicht gefalteten Fortsatz dar, der etwa 1 Mm. Höhe, 0,6 Mm. Breite und 0,25 Mm. Dicke besitzt, auf dem Querschnitt etwas biscuitförmig ist und im Innern aus Blutgefässen mit Pigment besteht.

Die Fovea centralis ist, was die gröberen Verhältnisse betrifft, wie es scheint, mehreren frühern Beobachtern nicht entgangen. *J. Müller*[*]) meldet, dass *Knox* ein Foramen centrale und einen gelben Fleck bei mehreren Eidechsen und beim Chamäleon gefunden habe. Leider sind die citirten Werke[**]) hier in Würzburg nicht zu finden, so dass ich nicht sehen kann, wie es sich mit diesen Beobachtungen in der That verhält. *J. Müller* nämlich versteht u. a. O. eigenthümlicher Weise unter Foramen centrale offenbar die Eintrittsstelle des Sehnerven, da er sich auf *W. Sömmering*'s[***]) Abbildung des Auges vom Crocodil bezieht, wo jene als ein schwarzer Fleck erscheint. Diese dunkle Scheibe, »wo die Netzhaut im Mittelpunkte des Auges und im Durchmesser fast einer Linie ausgeschnitten ist«, fand *J. Müller* selbst in dem Auge eines jungen Crocodils. Da er jedoch bemerkt, dass *W. Sömmering* diese Scheibe zu seitlich abgebildet habe, so ist immer noch die Frage, ob nicht eine ächte Fovea ausser der Eintrittsstelle vorhanden ist. Die Fovea des Chamäleon hat ferner *W. Sömmering* gekannt, denn Prof. *Lucae* zeigte mir auf der Anatomie zu Frankfurt 1857, als ich ihn von meinen Beobachtungen gesprochen hatte, ein Präparat, dessen Inschrift von der Hand *W. Sömmering*'s erwähnt. Zu derselben Zeit war Prof. *W. Frölik* so gütig, mir mitzutheilen, dass er sich eines gelben Flecks in dem Auge eines frisch von ihm untersuchten Chamäleons zu erinnern glaube, wiewohl in seinem Werke über das Chamäleon[†]) dessen nicht Erwähnung gethan sei. Endlich sagt *Nunneley*[††]), dass in dem Museum of the College of Surgeons Augen von Chamäleon seien »to show the foramen of *Sömmering*«. Er selbst fand aber kein solches, was wenig bedeutet, da er auch die Fovea des Affen und manches Andere, was so leicht zu sehen ist, nicht gefunden hat.

Es mag noch erwähnt sein, dass *Albers*[†††]) bei einer ganz frischen Riesenschildkröte einmal das mit einem gelben Saum umgebene Centralloch fand. bei einer anderen, gleichfalls ganz frischen, aber nicht wieder finden konnte.

Die Fovea centralis des Chamäleon nun entspricht in der Lage dem hinteren Pol des Auges, sofern bei dessen Unsymmetrie von einem solchen die Rede sein kann. Dieselbe ist auch an Weingeistpräparaten, deren Retina stark gefaltet ist, leicht aufzufinden. An den Chromsäurepräparaten aber erschien sie als ein trichterförmiges Grübchen, dessen vertikale Ausdehnung (fast $1/2$ Mm.) etwas grösser war als die horizontale. Um die eigentliche Grube her fiel noch ein etwas bräunlicher Hof auf. welcher ebenfalls senkrecht verlängert war, bei einem mittlern Durchmesser von $^5{}_1$ Mm. So weit. und noch etwas darüber hinaus lag die Retina glatt an der Chorioidea an; dann kamen einige Erhebungen. Eine der sogenannten Plica centralis des menschlichen Auges ähnliche, aber nur schwach ausgeprägte Erhebung bestand aus 2 flachen Wülsten, welche eine lineare Furche zwischen sich fassend gegen die Eintrittsstelle liefen, an ihrem oberen und unteren Rand sich verlierend. An der von der Eintrittsstelle abgewendeten Seite zeigten sich ebenfalls einige noch schwächere, radial zur Fovea gestellte Erhebungen, während in der Richtung nach oben und unten die ganze Retina ganz glatt war. Diese Erhebungen, wiewohl keine eigentlichen Falten darstellend, sind demungeachtet als Leichenerscheinungen, von einer leichten Quellung der Retina herrührend zu betrachten[‡*]).

---

[*]. Vergl. Physiologie des Gesichtssinnes. Leipzig 1826. S. 103.
[**]) Mem. Wern. Soc. Vol. V, p. 2. Edinb. phil. Journ. oct. 1823 p. 358.
[***]) De oculorum sectione horizontali. Gottingae 1818.
[†]) Opmerkingen over den Chamaeleon. Amsterdam 1827.
[††]) On the organs of Vision. London 1858. p. 221.
[†††]) Denkschriften der k. Akademie zu München 1808. S. 81.
[‡*]) Eine geringe Unebenheit der Innenfläche der Retina kann hie und da durch eine streckenweise grössere Dicke, besonders der Nervenschicht erzeugt werden, wird aber dem blossen Auge nie sehr bemerkbar sein, abgesehen von der Fovea und der Eintrittsstelle.

Ich will nun den Bau der einzelnen Retinaschichten durchgehen, um danu zu
die Gestaltung der Fovea zurückzukommen *).

Schichten der Retina.

Die Schicht der Sehnervenfasern ist vor Allem dadurch ausgezeichnet
dass sie einen ähnlichen bogenförmigen Verlauf zur Fovea centralis haben, wie beim
Menschen. Aber diese Eigenthümlichkeit ist noch mehr entwickelt als dort, was zum
Theil mit der noch mehr excentrischen Lage der Eintrittsstelle zusammenhängt. Ein
geringer Theil der Fasern geht gerade von der Eintrittsstelle gegen die Fovea, ein
anderer zu der auswärts von der Eintrittsstelle gelegenen Retinapartie. Der bei weiten
grösste Theil der Fasern aber geht in Bogen und zwar nächst der horizontalen Trennungslinie in flacher Krümmung gegen die Fovea, dann in immer stärkerer Krümmung
von oben und unten gegen die Fovea, endlich weit ober- und unterhalb derselben
herum zu den jenseits derselben gelegenen Retinapartieen. Diese letzten Faserzüge
sieht man jenseits der Fovea deutlich wieder von oben und unten her gegen die horizontale Trennungslinie convergiren (Fig. 2). Die Faserung ist sogar da am stärksten,
wo sie von der Eintrittsstelle zuerst gerade auf und abwärts, dann ober- und unterhalb der Fovea herumgeht, und bildet so 2 Hauptzüge, an die sich eine schwächere
Faserung in der davon umkreisten Umgebung der Fovea, sowie gegen die Peripherie
der Retina anschliesst. In der äusseren Zone der Retina, sowie in dem die Fovea
zunächst umgebenden Hof konnte ich von der Fläche die Faserung nicht mehr wahrnehmen **), was vielleicht an frischen Präparaten möglich sein wird.

An den Schnitten der erhärteten Präparate boten die Nerven nichts besonderes
dar. Längs- und Querschnitte sind deutlich zu unterscheiden und bestätigen, wenn
man die Oertlichkeit berücksichtigt, den von der Fläche gesehenen Verlauf. Am
Rand der Eintrittsstelle steigt die Dicke der Nervenschicht auf 0,06—0,1 Mm.
nächst der Ora retinae ist sie nicht mehr zu erkennen, was jedoch 1 Mm. von derselben noch der Fall ist.

Die Nervenzellen, welche der Nervenfaserschicht anliegen, bilden sowohl
an den Chromsäure- als Weingeistpräparaten grossentheils Klümpchen von 0,006 bis
0,01 deren Natur nicht genauer zu erkennen ist. Andere aber sind als Zellen von
0,012—0,015 Mm. mit einem deutlichen Kern erhalten, und ist zu erinnern, dass die
Zellen dieser Lage auch bei Vögeln kleiner sind, als man sie bei Säugethieren zu sehen
pflegt. Fortsätze wurden zwar an den Zellen gesehen, aber ein evidenter Zusammenhang mit anderen Elementen war nicht mehr nachzuweisen. Von Interesse ist die
Vertheilung dieser Nervenzellen über die Retina. Sie liegen in der weiteren Umgebung der Fovea in mehreren (2—3) Schichten übereinander, während sie in der
Fovea selbst, und dann wieder in dem peripherischen Theil der Retina an Zahl abnehmen. Wie aber beim Chamäleon der bogenförmige Verlauf der Nervenfasern
einen viel grösseren Bezirk der Retina einnimmt, als beim Menschen, so ist auch die
Anhäufung der Nervenzellen eine viel ausgedehntere als am gelben Fleck des Menschen. Erst ³/₁ Mm. von der Mitte der Fovea werden die Zellen am zahlreichsten
dafür aber liegen sie fast halbwegs von der Fovea zur Ora noch in 2 Reihen und werden
weiterhin erst einreihig. ½ Mm. von der Ora wird die Schicht der Zellen lückenhaft,
doch sind 0,1 Mm. von derselben noch einzelne Körperchen zu sehen, welche der Lage
nach als Nervenzellen aufzufassen sind ***).

---

*) Wenn man von sehr spröden und brüchigen Chromsäurepräparaten, wie sie mir hier
vorlagen, dünne Schnitte machen muss, so ist die Methode sehr zu empfehlen, jene zuvor mit
dicker Gummilösung, welcher etwas Glycerin zugesetzt wird, zu trocknen.
**) An Chromsäurepräparaten dient hiezu auffallendes Sonnenlicht, an Weingeistpräpa-
raten auch durchfallendes Licht.
***) M. Schulze (De retinae structura penitiori Bonnae 1859. S. 12) behauptet, Kölliker und
ich hätten in Ecker's Icones Löcher der Limitans unter dem falschen Namen von Nervenzellen

Auf die Nervenzellen folgt überall eine deutliche Schicht von molekulärer
oder granulöser Masse. Dieselbe verliert sich in der Fovea, meist 0,5 von der
Mitte 0,06 Mm., und nimmt dann noch allmählig auf 0,05—0,1 zu; im peripherischen Theil der Retina nimmt sie wieder auf 0,03 und darunter ab, und endlich an
der Ora selbst endigt sie zugeschärft.

Die Grundlage der Schicht bildet eine homogene, mit kleinen Körnern dicht besetzte Substanz, von welcher auch das Auftreten hellerer und dunklerer Zonen auf
den Schnitten abzuhängen schien *). Diese sind (wie bei Vögeln und sonst) der Oberfläche der Retina parallel gelagert, aber nicht überall vollkommen gleich. An einer
Stelle, wo diese Schichtung sehr ausgeprägt war, zeigte sich, ausser der grössern
Dichtheit an den Gränzen der ganzen Schicht, in einiger Entfernung von der äussern
Grenze derselben ein hellerer Streifen von 2 dunkleren eingefasst, von denen der
innere wieder durch einen schwächeren hellen Streifen getheilt war. Dann folgte,
nach innen, eine breitere helle Zone (Fig. 5 f).

Ausserdem sind in der Molecularschicht wie diess im Allgemeinen seit langer Zeit
von mir geschehen ist, so auch hier zweierlei Fasern zu unterscheiden. Einmal
äusserst feine, variköse Fädchen, an den varikösen Stellen nur etwa 0,0005 Mm.
dick, in welchen nach der Analogie mit anderen Thieren wohl Fortsätze der Nervenzellen vermuthet werden dürfen. Ihren endlichen Verlauf genau zu verfolgen, was

beschrieben und abgebildet. Wenn derselbe von der im Text bezeichneten Stelle (Retina des
Ochsen vor dem Aequator; das gezeichnete Bild vor sich gehabt hat, so ist ihm vielmehr das
Umgekehrte begegnet, dass er Zellen für Löcher gehalten hat. Wenn man das fragliche Object
ganz frisch von der Innenseite betrachtet, so sieht man zuerst ausser den Blutgefässen fast nichts
von den inneren Retinaschichten, während die Stäbchen und Zapfen stark durchschimmern.
Dann treten da und dort rundliche, scharf markirte Flecken von 0,03—4 Mm. auf, welche allerdings mit Löchern eine gewisse Aehnlichkeit besitzen, allein durch weiteres Zusehen wird ein
so ausgezeichneter Beobachter wie Schultze sich leicht überzeugen, dass diess in der That die
Zellen sind, indem die leicht körnige Zellsubstanz um den grossen bläschenförmigen Kern mit
Kernkörperchen sowie die Ausläufer der Zellen immer mehr hervortreten. Diese Zellen liegen
um so gedrängter, je weiter rückwärts, je weiter zur Ora man geht. Es erhalten indess nicht alle Zellen jenes lochähnliche Ansehen. Bisweilen erscheint das Maschen-
gewebe nächst der Limitans ebenfalls unter dem Bilde von hellen Flecken, welche denen ähnlich
sind, die in der That aus Zellen bestehen. Aber diese Flecke sind dann viel dichter, kleiner,
und die weitere Verfolgung zeigt den Unterschied so bestimmt, dass jener Vorwurf meines ge-
ehrten Freundes, wir hätten Löcher als Zellen abgebildet, sich als ebenso unbegründet erweist,
als er unnöthig war. Hiemit soll natürlich nicht gesagt sein, dass nirgends in der Limitans
Lücken vorkämen, d. h. Stellen die von einer weniger dichten Masse ausgefüllt sind. Für
minder Geübte will ich noch beifügen, dass man die hellen Flecke, die sich als Zellen ausweisen,
auch studiren kann, indem man die Retina mit Essigsaure oder Chromsaure trübt und dann mit
ganz schwacher Kalilauge wieder vorsichtig aufhellt. Ein solches Präparat hat seiner Zeit bei
der Abbildung gedient, welche eben nur die discontinuirliche Nerven- und Zellenschicht zeigen
sollte. Sehr schöne Präparate aber erhält man durch Betupfen der Innenfläche frischer Netz-
hautstücke von der bezeichneten, durch Dünnheit günstigen Stelle mit Chromsäurelösung. Man
sieht dann, da die äusseren Schichten noch ziemlich durchscheinend sind, nicht nur die Nervenbündelchen, sondern auch die einzelnen Fasern, welche einen feinen Plexus bilden. In diesen
sind die Zellen eingelagert, welche mit 3—5 oft sehr langen sich theilenden Ausläufern hier
ohne Präparation, in situ in einer Weise zu beobachten sind, wie sonst kaum irgendwo. Dabei
zeigen sich Formen, welche an die von Corti beim Elephanten gesehenen erinnern. Es kommen
mitunter Zellen vor, welche bis 0,08 Mm. messen. Auch Färbung mit Carmin kann mit Nutzen
verwendet werden.

*) Ich nenne diese Schicht noch molekulär oder granulös, weil über die seither von
Schultze beschriebene fein-netzförmige Anordnung, welche auch jene Zonen bedingt, hier nichts
weiter zu eruiren war, und deren Bedeutung noch controvers ist. So wichtig auch physiologisch
genommen der von Stephany versuchte Nachweis des Zusammenhangs eines solchen Netzes mit
evident nervösen Elementen wäre, so scheint mir andererseits ein histiologisches Interesse sich
besonders an die Frage zu knüpfen, ob solche Netze aus Anastomosen von Zellausläufern oder
aus Intercellularsubstanz hervorgehen, während es an sich keiner grossen Streitigkeiten werth
erschien, ob eine frisch homogen erscheinende Bindesubstanz erhärtet dichtere Körnchen in
einer weicheren oder weichere Stellen in einer dichteren Masse zeigt.

überhaupt immer noch ein Hauptdesiderat in der Anatomie der Retina ist, war hier nicht möglich. Sodann Radialfasern im engern Sinn des Wortes: dieselben sind bisweilen als senkrechte Streifen an den Schnitten zu erkennen, sicherer nachdem sie isolirt sind. Sie sind hier sehr fein, so dass ihre angeschwollenen und quer abgestutzten inneren Enden nur 0,0007—0,002 Mm. messen. Von diesen gehn sie zwischen Nerven und Zellen hindurch in die Molekularschicht und sind dann bisweilen bis an die äussere Gränze derselben zu verfolgen, wo sie gegen die Körnerschicht sich in feinste Fäserchen oder eine körnig-areolirte Substanz verlieren. Aber schon an der inneren Gränze der Molekularschicht strahlen manche Fasern in solche feinste, nicht weiter isolirt durch die feinkörnige Masse zu verfolgende Fäserchen aus. Bisweilen sind auch die inneren Enden dieser Radialfasern nicht scharf getrennt zu isoliren, sondern laufen in eine körnige Lage aus, welche sich nach innen von den Nerven vorfindet. Die Dicke dieser Lage wechselt sehr, so dass sie in einem Auge z. B. in der Fovea zunahm, ebenso aber gegen die Ora, wo sie in eine gröber areolirte Masse überging. Der letzte Umstand, sowie der Zusammenhang mit den Radialfasern lässt diese Lage der Bindesubstanz im weitern Sinn zuzählen.

Von den noch übrigen Schichten ist nun zuerst die Stäbchenschicht zu betrachten. Dieselbe besteht, soviel ich ohne frische Präparate sehen konnte, überall nur aus Elementen einerlei Art, welche in Vergleich mit denen anderer Thiere als Zapfen (coni) angesprochen werden müssen, während eigentliche Stäbchen (bacilli) fehlen. Diess kommt indessen bekanntlich bei anderen Reptilien (Eidechsen, Schlangen) auch vor *). Die Conservirung der Elemente war im Grund des Auges sowohl in der Chromsäure als in den Weingeist-Präparaten eine hinreichend gute, an den letzteren auch bis in die peripherischen Theile der Retina.

Hier haben die Zapfen eine ähnliche Flaschenform, wie bei Fischen oder beim Menschen. Die Zapfenkörper sind bei einer Höhe von 0,03—0,033 gegen die Basis hin 0,005—7 dick, gegen die Spitze verschmälert: die Zapfenspitze selbst ist gleich von Anfang dünner, und dann gegen das äussere Ende noch mehr zugespitzt, dabei circa 0,015 lang.

Die Uebergangsstelle des Zapfenkörpers in die Spitze ist wie bei Vögeln, Schildkröten durch ein stark lichtbrechendes, hier jedoch sehr kleines Tröpfchen bezeichnet, an welchem jetzt wenigstens eine Farbe nicht zu erkennen ist. Die äusseren Enden der Zapfen stecken zwischen den sogenannten Pigmentscheiden des Chorioidealepithels.

Eine Eigenthümlichkeit besitzen die Zapfen hier darin, dass sich in der Basis derselben, nahe über der Stäbchenkörnerlinie, ein senkrecht ovaler Körper von 0,01 Höhe vorfindet, welcher einem Kern sehr ähnlich und wohl auch für einen solchen zu halten ist. Es stellt also hier der Zapfen nicht einen Auswuchs oder Fortsatz einer Zelle (des Zapfenkorns) dar, sondern muss selbst für eine Zelle erklärt werden.

Sehr bemerkenswerth sind nun die Veränderungen, welche die Zapfen von der Peripherie der Retina bis zu der Fovea centralis erleiden (Fig. 7—9). Dieselben werden beträchtlich länger, besonders aber dünner und in der Fovea selbst erreicht diess den höchsten Grad. 1—2 Mm. von der Fovea hat die Länge der Zapfenkörper schon auf 0,044 zu-, die Breite auf 0,0028 abgenommen, und die flaschenförmige Gestalt ist cylindrisch geworden. Die Zapfenspitze ist ebenfalls cylindrisch, einem dünnen

---

* Bei Petromyzon fluviatilis schienen mir früher die in verschiedener Höhe gelegenen, aber zwischen einander geschobenen Elemente alle Zapfen zu sein, aber nach Untersuchung eines Petromyzon marinus ist mir diess zweifelhaft geworden. Hier besteht die Stäbchenschicht aus langgestielten evidenten Zapfen in geringerer Zahl und zwischen den dünneren Stielen derselben liegen in grösserer Zahl kürzere, breit aufsitzende Elemente etwas verschiedener Art, die vielleicht als Stäbchen zu deuten sind. Auf diese eigenthümliche Anordnung werde ich anderwärts zurückkommen.

Stäbchen (wie bei Vögeln) ähnlich geworden, circa 0.016 lang. In der Fovea endlich erreichen die Zapfen im Ganzen eine Länge von 0,1 Mm., wovon circa 0,025 auf die Spitze kommen. Dabei beträgt die Dicke des Körpers nur 0,001—0,0013, der äussere Theil (Zapfenspitze) ist noch merklich dünner, aber der Uebergang allmähliger, weniger abgesetzt. Der Tropfen daselbst ist schon im Umkreis der Fovea so klein und blass geworden, dass er oft nur mit Mühe, in manchen Zapfen gar nicht zu erkennen ist, und in der Fovea selbst konnte ich ihn nicht mehr mit Sicherheit wahrnehmen. Doch wird dessen gänzliches Fehlen erst an frischen Exemplaren zu constatiren sein, da die durch die Aufbewahrung etwas granulirt gewordene Substanz der Zapfen möglichenfalls ein Rudiment desselben verdeckt haben könnte. In jedem Fall aber ist der allmählige Uebergang sehr exquisiter ,,Zapfen'' in Körper, welche eine grosse Aehnlichkeit mit Stäbchen haben, sehr bemerkenswerth. Es liegt darin eine neue Mahnung gegen eine voreilige Annahme durchgreifender Verschiedenheit zwischen Stäbchen und Zapfen *). Der kernähnliche Körper in der Basis der Zapfen ist

---

*) Meine Angaben darüber, dass bei Wirbelthieren aller Klassen, wie beim Menschen, die Elemente der Stäbchenschicht, und zwar sowohl die eigentlichen Stäbchen als die Zapfen, durchweg eine innere und eine äussere Abtheilung unterscheiden lassen *), sind eine Reihe von Jahren nicht weiter beachtet worden. In der letzten Zeit aber ist dieses Verhalten von 2 Seiten her Gegenstand neuer Entdeckungen geworden.

S. *Brown* **) hat bemerkt, dass die innere Abtheilung der Stäbchen und Zapfen sich mit Carmin färbt, die äussere nicht, und geglaubt, die Abgränzung der fraglichen Theile beider Elemente durch eine Querlinie zuerst gefunden zu haben. Die Angabe ist überdiess nur theilweise richtig, denn bei intensiver Färbung wird zwar die innere Abtheilung merklich röther, aber auch die äussere entschieden etwas gefärbt.

Ferner hat *W. Krause* ***) einen Aufsatz an 2 Orten veröffentlicht, welcher von dem, was über die *Ritter'*sche Faser gesagt ist, und einem Differenzpunkt in den Folgerungen abgesehen, als eine Paraphrase meiner Angaben a. a. O. bezeichnet werden kann. Ich würde kein Wort darüber verlieren, wenn *Krause* nicht zweckdienlich gefunden hätte, an die Spitze seines Aufsatzes die Behauptung zu stellen, nach meinen Angaben seien die Stäbchen homogene Gebilde, in der That aber bestünden sie aus zwei Theilen etc.

Was nun die erwähnte Differenz betrifft, so hatte ich bemerkt ,,ich glaube nicht, dass beim Menschen in vollkommen frischem Zustand sichtbare Charaktere der fraglichen Verschiedenheit existiren.'' Es geht aus dem Ganzen hervor, dass es sich hier eben nur um die Sichtbarkeit der sonst constatirten Verschiedenheit handelte und wäre wohl nicht nöthig gewesen, mir zu demonstriren, wie das von mir angegebene Verhalten eine präexistente Verschiedenheit voraussetze, auch wenn ich nicht wiederholt ausdrücklich von der Substanz der Stäbchen und Zapfen gesprochen hätte. Da ich bei mehreren Thieren die Verschiedenheit der inneren und äusseren Stäbchenhälfte als ursprünglich sichtbar beschrieben und abgebildet hatte, so wäre es ganz wahrscheinlich gewesen, dass auch beim Menschen Charaktere derselben frisch vorhanden wären, zumal bei der Untersuchung mit den neueren starken Objectiven. Doch scheint mir der Nachweis der zwei Abtheilungen jedenfalls die Hauptsache, die Frage nach der Sichtbarkeit im Leben ziemlich unwichtig zu sein.

Aber auch in Betreff der letzteren erheben sich Einwände gegen *Krause's* Darstellung. Zunächst habe ich unter ,,vollkommen frisch'' den Zustand verstanden, wie er ,,im Leben'' sich findet, welcher letztere Ausdruck auch a. a. O. 84 in der That gebraucht ist. Nun weiss man, wie sehr der Zustand der Retina-Elemente verändert zu sein pflegt, bis man sie unter dem Mikroskop isolirt hat, auch wenn man sie aus dem eben getödteten Thier nimmt. Um so weniger ist der Umstand, dass *Krause* die Augen ,,ganz frisch 1—2 Stunden nach dem Tode'' untersuchte, für sich ein hinreichender Beleg für die absolute Erhaltung des Zustandes, wie er im Leben existirt.

Da man, wie *Krause* zugibt, an sehr wohlerhaltenen Stäbchen die Querlinie öfters vermisst, diese an den sehr verwandten Zapfen ebenfalls oft fehlt, an den Zapfen des gelben Flecks, wie ich schon früher angegeben habe, in der Regel gar nicht auftritt und ähnliche Linien in der äusseren Abtheilung der Stäbchen und Zapfen mehrfach als entschiedene Decompositionserscheinungen vorkommen, so darf man wohl auch jetzt noch als unerwiesen ansehen, ob die von mir beschriebene, von *Krause* bestätigte Verschiedenheit beim Menschen im Leben sichtbar wäre.

---

*) Ztschft. für wiss. Zoologie 1851. B. 234. Untersuch. über die Retina. S. 46 u. 94. Dieses Werk S. 83 u. 115.
**) Sitz.-Ber. d. Wiener Akademie XLII. Band.
***) Göttinger Nachrichten 1861. Nr. 2.

mit deren Verdünnung verschwunden; die Pigmentfortsätze des Chorioideal-Epithel, aber sind gegen die Fovea hin ebenfalls länger geworden und es ist hier wie auch beim Menschen, der Zusammenhang des Pigments mit den Zapfen ein besonders dichter.

Die nun noch übrige Körnerschicht zerfällt in zwei Abtheilungen, von denen die eine der sogenannten inneren, die andere der äusseren sammt der Zwischenkörner-schicht entspricht.

Der Bau der äusseren Abtheilung ist durchsichtiger und besonders hervor-zuhoben, dass hier beim Chamäleon zweierlei Faserungen deutlicher zu unterscheiden sind, als diess irgendwo bisher bekannt war. Eine Art von Fasern geht von den Zapfen aus, eine zweite gehört dem Radialfasersystem oder dem Gerüste der Retina an.

Die Fäden, welche von den Zapfen ausgehn, enthalten auch hier stets eine kern-haltige Anschwellung. Diese Zapfenkörner liegen grossen Theils dicht an den Zapfen selbst an, nur durch die Stäbchen-Körnerlinie getrennt, und bilden dann, mit den Zapfen zugleich isolirt, lancettförmige Fortsätze derselben, welche in Fäden auslaufen. Wo die Zapfen ziemlich dick sind, in der Entfernung von mehreren Mm. von der Fovea, bilden diese Zapfenkörner eine einzige Lage nächst der Stäbchenkörner-Linie, so dass das, was man gewöhnlich äussere Körner nennt, hier in grosser Ausdehnung nur ein-schichtig ist. Gegen die Fovea hin, wo die Zapfen schmäler werden, ist kein Raum mehr für die Zapfenkörner in einer Lage, und sie liegen zuerst in 2—3 Reihen, schwellen aber ziemlich rasch zu einer Schicht von 0,06 Mm. an, welche viele Reihen übereinander zeigt. Die einzelnen zum Theil sehr deutlich bipolaren Körperchen sind hier 0,007—8 Mm. lang, 0,001 breit. Es ist leicht einzusehen, dass die tiefer in der Retina gelegenen Zapfenkörner dann nur durch dünnere Fäden mit der Basis der Zapfen in Verbindung stehen, wie diess bei den Stäbchenkörnern des Menschen etc. der Fall ist. Um den Rand der Fovea bildet diese äussere Körnerschicht einen starken Wulst, dessen Mächtigkeit dadurch mitbedingt ist, dass in der Tiefe der Fovea die sehr zahlreichen Zapfen ganz unmittelbar in Fäden übergehen, welche erst im Umkreis ihre zugehörige „Körnern" finden.

Die von den Zapfen ausgehenden Fäden biegen nun vor oder hinter der An-schwellung in eine der Retinafläche mehr oder weniger parallele (horizontale) Richtung um, und verlaufen in dieser eine Strecke weit, ehe sie sich an die innere Körner-schicht anschliessen.

In den peripherischen Theilen der Retina biegt einfach jedes Zapfenkorn an seinem inneren Ende um, und ein dünnes Fädchen läuft horizontal weiter, mit seinen Nachbarn sich zu Strängen vereinigend (Fig. 7).

Wo mehrere Körner übereinander liegen, biegen schon die Fäden um, welche von den Zapfen zu den Körnern gehn (Fig. 4 u. 5, und diese selbst nehmen eine schiefe oder fast horizontale Lage an. Diese horizontale Faserung stellt Bündel dar, welche durch Spalten getrennt sind *); und wenn man sich eine Flächenansicht der-selben verschafft, so zeigt sie einen ähnlichen Anblick wie die Nervenfaserschicht des Menschen, indem die Bündel einen longitudinalen Plexus bilden, dessen Spalten von einem zweiten Fasersystem (Radialfasern) ausgefüllt sind.

Dieses zweite Fasersystem zeigt in der That auch hier in der Körnerschicht des Chamäleon einen ähnlichen Charakter, als die innern Theile der Radialfasern in der Retina der meisten Thiere.

Zunächst ist die Richtung der Fasern eine nahezu radiale, so dass sie sich mit der horizontalen Faserung, die von den Zapfen ausgeht, kreuzen, und somit hier scharf von derselben getrennt sind. Genauer angesehen stehen auch diese Fasern auf den senkrechten Schnitten meist etwas schief (Fig. 4 aber so, dass sie in der entgegen-

---

* An den erhärteten Präparaten war nicht zu unterscheiden, ob die feineren Fasern bloss zu Bündeln verklebt sind, oder ob Theilungen vorkommen.

gesetzten Richtung geneigt sind, als die Zapfenfäden. Ausserdem ist mir diese geringe Schieflage einigemale verdächtig geworden, ob sie nicht durch eine geringe Verschiebung der Elemente post mortem wenigstens verstärkt worden ist, da eine ähnliche Schieflage auch an der Zapfenschicht in der Gegend der Fovea vorkommt, wo man doch eine rein radiale Stellung erwarten dürfte *).

Diese Radialfasern der Körnerschicht bilden in der Mitte derselben Stränge von 0,001—0,005 Breite. Die breiteren sind jedoch zugleich platt, so dass sie band-oder hie und da fast membranartig die Lücken der Horizontalfasern durchsetzen. Die breiteren Fasern sind dabei zugleich undeutlich streifig. Während sie an manchen Stellen weithin scharf abgegrenzt sind, gehen von andern Stellen seitliche Züge ab, welche entweder sich verlierend ausstrahlen oder in Bogen mit den Ausstrahlungen anderer Fasern zusammenstossen. Diese seitlichen Ausläufer sind in der Horizontalfaserung (Zwischenkörnerschicht) mehr entwickelt als in der eigentlichen äussern Körnerschicht, und es entsteht bisweilen dadurch in jener ein grobes Maschenwerk. Gegen die innere Körnerschicht strahlen nun diese Fasern ganz in einzelne feinere Züge auseinander, die sich theilweise verbinden, und es entsteht so ein immer feineres Maschenwerk, bis an der Gränze der inneren Körnerschicht daraus eine ganz fein areolirte Substanz hervorgeht, durch welche die an letztere herantretenden Fäden der Horizontalfaserung (Zapfenfäden) ebenfalls hindurchtreten.

Das äussere Ende der Radialfasern erreicht die Stäbchenkörner-Gränze und verhält sich dort sehr ähnlich, wie sonst das innere Ende der Radialfasern nächst der Limitans. Die einzelnen Fasern sind dort mit trichterförmigen Anschwellungen von 0,01—0,07 Mm. versehen, deren Basis an jener Gränze ansteht, oder die Fasern theilen sich in einige Aeste, von denen jeder mit einer kleinen, gerade abgestutzten Anschwellung versehen ist [Fig. 4 c. **)]. Nicht selten sieht man schon früher eine gabelige Theilung der stärkeren Fasern, und zwar sowohl gegen das innere, als gegen das äussere Ende hin (Fig. 5). Kernhaltige Stellen habe ich in diesen Radialfasern der Körnerschicht nicht gefunden. Es kamen zwar hie und da Kerne von rundlicher Form zur Ansicht, von denen zweifelhaft blieb, ob sie den Zapfenfäden angehören

---

*) Man könnte zwar einwenden, dass die Zapfen nicht gegen den Mittelpunkt des hinteren Augensegmentes, sondern mehr gegen den Kreuzungspunkt der Richtungslinien gerichtet sein müssten, der in der Linse liegen wird. Und in der That entspricht die Abweichung in der Lage der Zapfen dieser Richtung. Allein gerade an der Fovea müsste diess weniger bemerklich sein als an den peripherischen Theilen der Retina, während das Umgekehrte stattfindet. Es könnte sich höchstens hier wiederholen, dass eine normal in geringem Masse vorhandene Eigenthümlichkeit post mortem zunimmt. Der Eindruck ist an vielen Schnitten so, als ob die Stäbchenkörnerlinie etwas in der Richtung von der Fovea weg gezerrt wäre, wodurch dann die aussen am Pigment fixirten Stäbchen mit dem inneren Ende, die Radialfasern der Körnerschicht aber mit dem äussern Ende aus der Lage gebracht wären und beide einen sehr stumpfen, gegen die Fovea offenen Winkel bildeten. An Stellen, wo die Retina gefaltet ist, liegen die Zapfen mitunter stark geneigt.

**) Dieses Verhalten, welches bei Vögeln hier und da ähnlich vorkommt, und sich nahe an das anschliesst, was M. Schultze a. a. O. vom Frosch und Rochen abbildet, ist auch hier einer Auffassung günstig, welche vor langer Zeit in Kölliker's mikroskopischer Anatomie II. S. 652 von einem dort nicht genannten Anatomen (Remak) angeführt wurde, dass nämlich an der äusseren Gränze der Körnerschicht eine der Limitans ähnliche Haut liege, und dass diese beiden Häute sammt den sie verbindenden radiaren Fasern den Rahmen abgeben, in welchem Opticusfasern, Nervenzellen und Körner enthalten sind. Gegen diese Auffassung, dass die Stäbchenkörnerlinie die äussere Gränze der Bindesubstanz der Retina bezeichne, ist um so weniger etwas einzuwenden, da nach den Untersuchungen von Schultze eine Zwischensubstanz, wie sie in den inneren Retinaschichten vorhanden ist, auch in der äusseren Körnerschicht vorkommt und die Fortsetzung der Radialfasern bildet, mit denen die äusseren Körner bloss verklebt sind. Aber es ist mir ungeachtet zweifelhaft, ob es zweckmässig ist, den Namen einer Membran so zu betonen, wie es jetzt von Schultze u. A. geschieht. Denn das, was man sonst eine „Haut" nennt, ist eben hier in den meisten Fällen sicherlich nicht da und das thatsächliche Verhalten war mit geringerer Gefahr, eine falsche Vorstellung zu erwecken, damit bezeichnet, dass man sagte, die Elemente seien an dieser Stelle innig verklebt.

konnten, doch muss dieses Verhältniss der Untersuchung frischer und zwar jüngerer Exemplare vorbehalten bleiben.

Die geschilderten Radialfasern sind nicht in der ganzen Retina gleichmässig entwickelt. An der Fovea werden sie dünner und sind zuletzt nicht mehr als solche zu unterscheiden, dasselbe zeigt sich aber auch gegen die Peripherie der Retina zu, so dass sie nur da wohl entwickelt vorkommen, wo die Retina und speciell die Körnerschicht eine beträchtlichere Dicke besitzt.

Es ist leicht einzusehen, dass diese Abtheilung der Körnerschicht mit den horizontalen Faserbündeln ein wesentlich verschiedenes Bild auf senkrechten Schnitten geben muss, je nachdem diese parallel mit der Faserrichtung (Fig. 4) oder quer gegen diese gemacht werden (Fig. 5). An Schnitten der letzten Art bilden die Radialfasern in ihren Hauptzügen Fächer, in denen die Querschnitte der horizontalen Faserung gruppenweise eingeschlossen sind. Zwischen diese Gruppen sieht man hie und da feine Abzweigungen der radialen Pfeiler hineinziehen. Wo die äussere Körnerschicht mehrere Reihen bildet, sieht man in jenen Fächern eine äussere Abtheilung von den quer oder schief getroffenen Körnern eingenommen, eine innere Abtheilung von den Querschnitten der Horizontalfaserung.

Den Schlüssel zu dieser eigenthümlichen Einrichtung der Körnerschicht erhält man durch Beachtung der Richtung, in welcher die horizontalen Zapfenfäden verlaufen. Diese Faserung ist überall von der Fovea gegen die Peripherie der Retina gerichtet, so dass sie in Radien von dem hinteren Pol des Auges divergirt. Die Ständigkeit dieser Richtung geht einmal aus der Untersuchung von vielfachen senkrechten Schnitten hervor; es gelang aber auch diese Faserung mit mässiger Vergrösserung in grosser Ausdehnung von der Fläche zu sehen, wo dann je nach der Focalstellung des Mikroskops entweder diese strahlenförmige Streifung der Körnerschicht oder die damit sich kreuzenden bogenförmigen Züge der Nervenfaserschicht deutlicher erschienen. Es erreichen also die Fäden von Zapfen, welche der Fovea näher liegen, die innere Körnerschicht erst in einer Zone der Retina, welche viel weiter von der Fovea entfernt ist. Diese für den gelben Fleck des Menschen zuerst von *Bergmann* * beschriebene Eigenthümlichkeit erstreckt sich hier beim Chamäleon aber über den grössten Theil der ganzen Retina.

In dem peripherischen dünnen Theil der Retina jedoch war an meinen Präparaten das Verhältniss der Horizontalfaserung sowohl zu den Zapfen als zu der inneren Körnerschicht nicht evident zu machen. Ich muss es daher unentschieden lassen, ob in dieser Lage nicht etwa andere zellige oder fasrige, horizontal gestellte Bestandtheile vorkommen, wie sie bei Fischen von mir beschrieben worden sind. Unterscheiden konnte ich beim Chamäleon nichts der Art.

Die innere Abtheilung der Körnerschicht ist in Bezug auf den Zusammenhang der Elemente viel schwieriger als die äussere. Man unterscheidet einmal überall zerstreute kleine Zellen, welche man den erhärteten Präparaten als rundlicheckige Klümpchen von 0,005—0,01 Mm. erscheinen. Gegen die innere Grenze sind diese Körperchen öfters etwas grösser und mit deutlicherem Kern versehen, was auch

---

*) *Bergmann* hat die sehr einfachen Bemerkungen, welche ich in dem Nachtrag zu meiner Abhandlung über die Retina gegeben hatte, in einem Ton beantwortet 'Ztschft f. rat. Med. 1857. S. 83, über welchen ich nur sagen will, dass ich nicht einsehe, woher er die Berechtigung dazu genommen hat. Was das Thatsächliche betrifft, so habe ich früher und später anerkannt, dass die schiefe Lage der Fasern zum Theil ursprünglich in der von *Bergmann* erläuterten Weise vorhanden ist. Aber ebenso sicher wird diese Lagerung häufig durch Leichenveränderung modificirt, und wenn ich auch dieses Moment früher überhaupt übersehätzt habe, so hatte ich keinen Grund, es bei den Angaben von *Bergmann* auszuschliessen, denn die von ihm beschriebenen Niveauverhältnisse waren von der Art, dass sie nicht für die ursprünglichen gehalten werden konnten. Wenn *B.* eine Erhebung als Plica centralis der Autoren bezeichnet und hinterher verlangt, man hätte sie nicht dafür halten sollen, so hat er schwerlich Ursache, flüchtige Leser anzuklagen.

sonst vorkommt. Zweitens sind Fasern da, welche in derselben Richtung verlaufen, als die Radialfasern der äussern Körnerschicht, nahezu senkrecht. Allein dieselben haben ein etwas anderes Ansehn. Sie sind schmäler, unter 0,001 Mm., nicht bandartig, weniger gerade verlaufend, mit äusserst feinen Seitenästchen versehen, und gegen die innere wie äussere Grenze der Schicht laufen sie in eine körnig-areoläre Masse aus, ohne dass ein directer Zusammenhang mit den Radialfasern, weder der molekulären, noch der äusseren Körnerschicht zu erkennen wäre. Ausserdem sind aber, drittens, noch Elemente da, welche mit den genannten Radialfasern sich kreuzend eine ähnliche Schieflage haben, wie die Zapfenfäden der äusseren Körnerschicht. In einiger Entfernung von der inneren Grenze sieht man einige blasse Fasern häufig fast horizontal verlaufen, und weiter auswärts ist eine schiefe Streifung mehr oder weniger deutlich, in welche in derselben Richtung kernähnliche Körperchen eingeschoben erscheinen. Etwa 3 Mm. von der Fovea, wo die Retina schon dünner wird, sah ich einigemale die horizontalen Fasern der Zwischenkörnerschicht mit derselben Regelmässigkeit, wie sie aus den Zapfen hervorgekommen waren, innen wieder schief an die innere Körnerschicht herantreten, und hier war die äusserste Reihe dieser inneren Körner ebenfalls schief gestellt und schien jene Faser aufzunehmen. Die Vermuthung liegt nahe, dass diese schiefe Faserung der inneren Körnerschicht überhaupt eine Fortsetzung der ähnlichen in der äusseren Körnerschicht sei, doch konnte diess an den spröden Präparaten so wenig sicher gestellt werden, als die Frage, ob die Radialfasern mit Körnern in Verbindung stehn, resp. kernhaltige Zellen besitzen, wie diess sonst in dieser Schicht zu geschehen pflegt.

Fasst man die Verschiedenheiten der Retina an verschiedenen Gegenden in das Auge, so fällt sogleich auf, dass dieselbe eine bedeutende Dicke besitzt vom Rand der Fovea bis etwa halbwegs gegen das vordere Ende. Auf diese hintere Partie bezieht sich vorzugsweise die zuvor gegebene Beschreibung der Schichten. In der peripherischen Zone nimmt die Dicke ziemlich rasch ab, so dass dieselbe z. B. an dem 2 Mm. von der Fovea gelegenen Anfang eines 1½ Mm. langen radial gelegten Schnittes 0,4 Mm. betrug, an dem Ende desselben nur mehr 0,26. Hier ist indessen immer noch der geschilderte Bau im Wesentlichen erhalten, bald aber reducirt sich besonders die Körnerschicht noch mehr (0,05 Mm. im Ganzen), so dass ihre einzelnen Bestandtheile undeutlich werden, während die Molekularschicht noch eine verhältnissmässig beträchtliche Höhe behält (ebenfalls 0,05 Mm.) und die Ganglienzellen noch deutlich vorhanden sind. 1 Mm. von der Ora entfernt sind die Zapfen 0,04—0,05 hoch, die Körnerschicht im Ganzen 0,025 dick, besteht aus einer äusseren Abtheilung, welche unregelmässig horizontalstreifig mit einzelnen Knötchen dazwischen ist. Diese sind wahrscheinlich die Zapfenkörner, während Radialfasern und Zapfenfäden nicht mehr zu unterscheiden sind. Die innere Abtheilung der Körnerschicht lässt nur 2—4 Reihen kleiner Zellen erkennen. Die Molekularschicht misst noch 0,05 Mm., die Ganglienzellen sind, in einer immer mehr unterbrochenen Reihe, noch vorhanden, die letzte 0,1 von der Ora; Nervenfasern sind zuletzt nicht mehr zu unterscheiden, mögen aber in einer bis zu 0,05 dicken, areolirten Schicht an der Innenfläche der Retina enthalten sein, so dass diese ohne Zweifel bis sehr nahe an ihr Ende functionsfähig ist. An der Ora selbst werden rasch alle Schichten rudimentär.

Die Eintrittsstelle des Sehnerven fällt noch in den dickeren Theil der Retina, doch wird die Verdünnung nicht weit jenseits derselben merklich. Sie scheint ohne eine besondere Störung in die eigenthümliche Anordnung der Retina eingeschoben zu sein.

Fovea centralis.

Von der Fovea centralis ist zunächst zu bemerken, dass die eigentliche Grube noch von einer breiten Zone umgeben ist, wo die Dicke der Retina sehr allmählig abnimmt, so dass die grösste Dicke der Retina erst 1—2 Mm. von der Fovea erreicht wird.

Sowohl die eigentliche Grube als die umgebende Zone haben eine betrachtlich grössere Ausdehnung im senkrechten als im horizontalen Meridian. Daher erscheint die Grube an Schnitten in der ersteren Richtung flacher, au sochen in der letzten bedeutend steiler. Die Form der Grube im horizontalen Meridian ist aus Fig. 3 ersichtlich. Ihre Tiefe ist eine sehr beträchtliche, denn die Dicke der ganzen Retina beträgt zuletzt nur mehr 0,12—0,15 Mm., während sie in der Umgegend anf 0,4 und darüber steigt, besonders gegen die Eintrittsstelle. Diese bedeutende Verdünnung nimmt aber einen äusserst geringen Raum ein, denn 0,1 Mm. von der Mitte beträgt im horizontalen Meridian) die Dicke bereits über 0,2 Mm.; 0,2 von der Mitte schon über 0,3 Mm.; 0,5 von der Mitte schon über 0,4 Mm. *)

Das Verhalten der einzelnen Schichten gegen die dünnste Stelle ist nun sehr verschieden, in folgender Weise. Die Nervenschicht verliert sich als solche schon ziemlich bald, und es tritt an ihre Stelle eine mehr oder weniger deutlich senkrecht streifige oder körnige Masse, welche in der Fovea an Dicke zunimmt (0,01—0,04 jedoch wohl noch Nervenfasern enthält.

Die Zellenschicht, welche an den dicksten Stellen der Retina ziemlich 3 Reihen bildet (0,02 Mm.) hat schon ½ Mm. vom Mittelpunkt abgenommen und an der Wand der tieferen Grube werden die Zellen immer sparsamer, indem sie in circa 2 Reihen, aber mit grösseren Zwischenräumen, liegen, in eine areolär-körnige Substanz eingebettet. An der dünnsten Stelle ist eine solche Substanz zwar auch vorhanden, aber es ist nicht sicher, ob die dort liegenden Zellen der Ganglienzellenschicht im engeren Sinn angehören, da die Abgrenzung gegen die Körnerschicht durch den Schwund der Molekularschicht aufhört.

Diese Molekularschicht ist es neben der inneren Körnerschicht hauptsächlich, welche die Retina 1—2 Mm. von dem Mittelpunkt dicker macht, indem sie bis 0,1 und mehr betragen kann. Sie nimmt aber dann stätig ab, so dass sie 0,3 von der Mitte nur mehr 0,05 beträgt und etwa 0,1 von der Mitte spitzt sie sich zu und geht in die oben bei der Zellenschicht erwähnte Masse über.

Die inneren Körner, welche ebenfalls an manchen Stellen 0,1 betragen, nehmen gegen die Fovea rascher ab, so dass sie 0,3 von der Mitte nur mehr 0,02 messen, indem sie 4—5 lockere Reihen bilden. Darauf reduciren sie sich auf 2 bis 3 Reihen und sind 0,1 von der Mitte als eigene Schicht nicht mehr kenntlich.

*) Ich gebe in Folgendem Maasse der einzelnen Schichten, welche den im senkrechten Meridian gemachten Schnitten entnommen sind. Es ist dabei unter Zwischenkörnerschicht die auf den Schnitten beiläufig horizontale Faserung verstanden, welche zwischen der kernhaltigen Lage der Zapfenfäden (äussere Körner, und den inneren Körnern liegt. Als innerste Schicht ist bezeichnet, was einwärts von den Ganglienzellen liegt, also Nervenfasern, innere Enden der Radialfasern und homogene Masse, welche zusammen an denselben Stellen verschiedener Augen eine ziemlich wechselnde Dicke hatten, was in menschlichen Augen ebenso vorkommt.

Entfernung von der Mitte der Fovea.	0,15	0,3	0,5	0,7	0,9
Zapfenschicht	0,05	0,075	0,065	0,06	0,06
Aeussere Körnerschicht . . }		0,074	0,081	0,084	0,074
Zwischenkörnerschicht . . . . }	0,047	0,019	0,026	0,037	0,055
Innere Körnerschicht	0,015	0,027	0,042	0,058	0,065
Molekulare Schicht . . . . . }		0,051	0,062	0,074	0,081
Zellen . . . . }	0,037	0,018	0,015	0,016	0,019
Innerste Schicht	0,037	0,018	0,015	0,012	0,01
Ganze Retina	0,216	0,263	0,306	0.341	0,364

Diese Maasse zeigen, mit den obigen verglichen, zugleich die flachere Gestalt der Fovea in diesem senkrechten Meridian an

Wesentlich anders verhält sich die äussere Körnerschicht. Diese bildet einige Mm. von der Mitte eine einzige Lage; mit der Verdünnung der Zapfen schwillt sie aber an und circa 0,5 von der Mitte bildet sie einen 0,08 dicken Wall um die Fovea. In dieser selbst nimmt sie wieder beträchtlich und rasch ab, so dass auch sie an meinen Chromsäurepräparaten wenigstens nicht von der übrigen Masse im tiefsten Grund der Fovea zu unterscheiden war. Diese Abnahme der Zapfenkörner im Grund der Fovea trotz der Verdünnung und somit Mengenzunahme der Zapfen erklärt sich durch eine eigenthümliche Anordnung, welche ebenfalls darauf hinausgeht, dass in der Fovea möglichst wenig Elemente vor den Zapfen liegen. In der Fovea nämlich gehn von den Zapfen längere Fäden aus, welche als eine Fortsetzung derselben in der Körnerschicht erscheinen *), und diese schief gestellten nur mit wenigen Körnern gemengten Fäden erreichen die zugehörigen Zapfenkörner erst seitwärts in der Anhäufung der letzteren. Es entsteht so an den Wänden der Fovea in der äusseren Körnerschicht nächst den Zapfen eine fast rein faserige Lage, und es wiederholt sich hier schon zwischen Zapfen und ihren zugehörigen Körnern die Eigenthümlichkeit, dass Allen von der Fovea weg ausstrahlt, um die inneren Schichten zu erreichen.

Die schief oder theilweise horizontal-faserige Zwischenkörnerschicht ist begreiflich in der Fovea selbst als eine eigene Schicht nicht vorhanden, da die Zapfenfäden aus jener schon herausstreben, ehe sie die Körner erreicht haben. Aber in der Umgebung jener dicken Ansammlung von Zapfenkörnern rings um die Fovea wächst jene allmählig als eigene Schicht sich isolirende Faserung zu einer mächtigen Schicht an (0,1), da sie die grossentheils in einem noch weiteren Umkreis gelagerten inneren Körner erst nach einem langen Verlauf erreichen. Die Verfolgung der Faserzüge an längeren Schnitten ergab, dass die Entfernung der Zapfen von der Stelle, wo die zugehörigen Fäden die innere Körnerschicht erreichen, an einigen Stellen bis zu 1½ bis 1 Mm., vielleicht theilweise noch mehr beträgt, wozu dann wahrscheinlich noch eine Strecke schiefen Verlaufs in der innern Körnerschicht kommt.

Mit der, so zu sagen, möglichsten Abnahme aller Schichten in der Fovea steht nun das Verhalten der Zapfenschicht in einem um so mehr bezeichnenden Widerspruch.

Die Zapfen, welche schon in einem weiteren Umkreis immer dünner und länger geworden waren, erreichen im Grund der Fovea eine Länge von circa 0,1, so dass die Grenzlinie gegen die Körnerschicht sich merklich von der Chorioidea entfernt. Dabei beträgt hier die Dicke des Körpers nur 0,001—0,0013, die der stäbchenähnlichen Zapfenspitze circa 0,0007 Mm.

Die Dicke der sämmtlichen zwischen Zapfen und Hyaloidea befindlichen Masse scheint hier nur zwischen 0.025 und 0,05 zu betragen, und es sind dort ausser Zapfenfäden nur eine geringe Anzahl zelliger Elemente in eine streifig-körnige Masse eingebettet vorhanden, in welcher alle Schichten der Retina, mit Ausnahme der Zapfen, aufgegangen sind. Die oben als Radialfasern (Stützfasern) bezeichneten Züge sind sowohl in der Molekularschicht, als in der inneren und äusseren Körnerschicht nachzuweisen, so lange diese Schichten selbst unterscheidbar sind. Nur sind sie, besonders in der äusseren Körnerschicht, dünner geworden.

Vergleich mit der menschlichen Retina.

Ueberblickt man die Anordnung der Retina im Ganzen, so erleidet es kaum einen Zweifel, dass die das Licht zunächst aufnehmenden Elemente, die Zapfen, eine gegen

---

*) Beim Menschen sind in der Fovea in ähnlicher Art längere, fadenartige Fortsetzungen der Zapfen und kernhaltige Anschwellungen derselben Zapfenkörner zwischen einander geschoben.

die Mitte der Fovea centralis an Feinheit zunehmende Mosaik bilden mit der Wirkung, dass in jener die feinste Unterscheidungsfähigkeit möglich ist.

Der übrige Apparat an zelligen Elementen nebst den Verbindungsfäden und dem indifferenten Stützapparat ist dann im Umkreis gelagert, wohl nun nicht durch ihre kolossale Anhäufung störend zu werden. Es scheint sogar in der Tiefe der Grube nur die möglichst geringe Menge von Gewebselementen an der Innenfläche der Zapfen dem Licht das geringste Hinderniss bieten zu sollen.

Diess ist erreicht durch den bogenförmigen Verlauf der Nervenfasern, die Anhäufung der Ganglienzellen und Körner in einem weiten Umkreis, endlich die schiefe Richtung der Verbindungsfäden.

Man muss also wohl auch für das Chamäleon in der Fovea centralis die Stelle des schärfsten Sehens voraussetzen.

Bei der grossen Uebereinstimmung, welche sich sonach mit der als gelber Fleck bekannten Einrichtung des menschlichen Auges ergibt, ist es von Interesse, einen näheren Vergleich der anatomischen Grundlage für die Leistungsfähigkeit anzustellen

Hier treten nun folgende Unterschiede hervor:

1) In der percipirenden Schicht hat das Chamäleon überall bloss Zapfen (soweit diess meine Präparate beurtheilen lassen), während diess beim Menschen bloss in dem gelben Fleck der Fall ist. Wiewohl das Verhältniss der Stäbchen und Zapfen in functioneller Beziehung noch dunkel ist, so darf nach dem Verhalten beim Menschen doch auf die Zapfen ein so vorzugsweiser Werth gelegt werden, dass die alleinige Anwesenheit derselben möglichenfalls als ein Vorzug gedeutet werden muss. Doch könnte die Abwesenheit der Stäbchen auch eine Mangelhaftigkeit in einer bestimmten, noch nicht näher zu bezeichnenden Richtung bedingen.

2) Die Zapfen in der Fovea centralis sind beim Chamäleon merklich dünner als beim Menschen. Den Durchmesser der letzteren darf man nach den neueren Angaben von *M. Schultze* [*] und mir [**] mit Wahrscheinlichkeit zu 0.0025—0.003 Min. annehmen, beim Chamäleon überschreitet derselbe 0.001 Min wenigstens nicht bedeutend. Es ist also die anatomische Grundlage für die grösste Schärfe des Sehens um 2—3mal im Durchmesser feiner als dort, und man darf wohl vermuthen, dass um so vielmal kleinere Netzhautbildchen von dem Thier unterschieden werden.

Wenn es sich aber um das Sehen bestimmter Gegenstände handelt, so muss man offenbar noch einen andern Faktor in Betracht ziehen, nämlich die Lage der Knotenpunkte. Je näher diese an der Retina sich befinden, um so feiner müssen die Elemente sein um einem bestimmten Gesichtswinkel zu entsprechen. Im Allgemeinen müsste also die Grösse der Elemente mit der Grösse der Augen in umgekehrten Verhältniss stehen um gleiche Sehschärfe zu ermöglichen. Wiewohl nun für das Chamäleon die optischen Verhältnisse ganz unbekannt sind, so muss bei der Kleinheit des Auges der hintere Knotenpunkt doch jedenfalls viel näher an der Retina liegen als beim Menschen und es wird dadurch die grössere Feinheit der Elemente in einem gewissen Grade compensirt werden müssen, so dass dem Chamäleon die Fähigkeit, Dinge unter einem viel kleineren Gesichtswinkel zu sehn, als der Mensch, noch nicht zugeschrieben werden darf.

3) Die Länge der Zapfen in der Fovea ist beim Chamäleon trotz der Kleinheit des Auges bedeutender als beim Menschen. Diess ist wahrscheinlich als ein Vorzug zu deuten. Denn bei Menschen, Affen, Vögeln und dem Chamäleon selbst ist diese Länge überall in der Fovea grösser als sonst in derselben Retina. In der That ist es wahrscheinlich, dass wenn überhaupt das Licht in einem

---

[*] *Reichert* und *du Bois* Archiv 1861, S. 785.
[**] Würzb. Naturwiss.-Ztschft. II. Bd. 217. und d. W. S. 139.

Cylinder eine Molekularbewegung erzeugt, indem es ihn der Länge nach durchläuft, diess um so besser geschieht, je länger der Cylinder ist.

4) Der Unterschied in dem Durchmesser der Zapfen aus peripherischen und centralen Theilen der Retina ist beim Chamäleon grösser als beim Menschen. Während hier das Verhältniss etwa 1 : 2, höchstens 1 : 3 ist, beträgt es dort 1 : 5 und darüber. Es würden also auf derselben Fläche, wo in der Peripherie 1 Zapfen steht, beim Chamäleon 25 Zapfen (und vielleicht mehr, bis gegen 50 im Extrem) aus der Fovea Platz haben, beim Menschen dagegen nur 4, bis höchstens 9. Aber auch hier tritt, wenn man bloss die Zapfen berücksichtigt, eine Compensation ein dadurch, dass beim Menschen peripherisch Stäbchen zwischen die Zapfen eingeschoben sind, beim Chamäleon nicht. Dadurch wird auch beim Menschen die Dichtheit der Zapfen in der Fovea verhältnissmässig zur Peripherie beträchtlicher.

5) Die Strecke, welche dem gelben Fleck des Menschen der Anordnung nach entspricht, ist beim Chamäleon grösser. Wenn diess schon beim Vergleich der absoluten Grösse wenigstens in einigen Beziehungen gilt, so ist diess noch mehr der Fall, wenn man jene Strecke mit der Ausdehnung der ganzen Retina vergleicht [*].

Die Verdünnung der Zapfen ist beim Menschen nur in der Fovea und ihrer nächsten Umgebung erheblich, während sie beim Chamäleon allmählig zunehmend mindestens die Hälfte der Strecke von Fovea bis zum Aequator einnimmt. Die schiefe Lage der Fasern in der Körnerschicht erstreckt sich beim Menschen auf beiläufig 2 Mm. [**], und zwar, häufig wenigstens, im senkrechten Meridian etwas mehr, im horizontalen etwas weniger [***], beträgt also nur einen kleinen Theil der ganzen Retinafläche. Beim Chamäleon dagegen ist sie über den grössten Theil der ganzen Retina ausgedehnt, auch wenn man den peripherischen, dünneren Theil derselben, wegen geringer Deutlichkeit der Anordnung abrechnet. Die Anhäufung der Ganglienzellen zu mehr als einer einfachen Lage geht zwar beim Menschen etwas über das obige Maass von 2 Mm., aber nicht über 3–4 Mm. hinaus (ebenfalls nicht nach allen Richtungen ganz gleichmässig), beträgt also immer nur etwa den 5. bis 7. Theil der linearen Ausdehnung vom hintern Pol bis zum Aequator. Beim Chamäleon dagegen ist zwar die absolute Ausdehnung fast dieselbe, aber es macht diess eben etwa die Hälfte der ganzen Retina aus.

Was endlich die Ausstrahlung des Sehnerven betrifft, so ist zwar beim Menschen auch die äussere Hälfte der Retina in der einfach radialen Anordnung derselben durch den gelben Fleck gestört, aber beim Chamäleon bilden einmal die Hauptfaserzüge einen verhältnissmässig grösseren Bogen oberhalb und unterhalb der horizontalen Trennungslinie und durch die stärker excentrische Einsenkung des Sehnerven in das Auge ist das Gebiet für die einfach radiale Ausstrahlung in der von der Fovea abgewendeten (hier äusseren) Seite der Netzhaut noch bedeutend kleiner als beim Menschen.

---

[*] Eine genaue Vergleichung würde mit Rücksicht auf Ausdehnung und Krümmung der Retina in beiden Augen die Winkelgrösse für bestimmte Verhältnisse beiderseits anzugeben haben, was mir hier nicht möglich ist.

[**] Eine ganz genaue Grenze ist hier nicht anzugeben, weil der Uebergang allmählig ist, und auch bei sehr geringer Niveau-Veränderung nach dem Tode eine Zerrung der Retina nach der Fläche stattfindet, wie man beim Durchschneiden manchmal bemerkt. Ausserdem kommen individuelle Schwankungen vor, z. B. gut 3 Mm. im senkrechten, 2³/₄ Mm. im horizontalen Meridian.

[***] So ist es vielleicht auch zu verstehen, wenn M. Schultze sagt, dass die schiefe Faserung sich im „Meridionalschnitt" 2 Mm. weit, im „Aequatorialschnitt" nur 1,5 Mm. weit erstreckte. Uebrigens erstreckt sie sich auch im horizontalen Meridian wenigstens nicht immer gleich weit nach aus- und nach einwärts, was mit der Vertheilung der Nerven und Ganglienzellen in Beziehung steht.

11 *

Man darf also wohl sagen, dass die Retina des Chamäleon im ganzen Hintergrund des Auges nach dem Typus des gelben Flecks beim Menschen gebaut sei, und wenn der letztere ein Vorzug für das Sehen ist, so besitzt ihn das Chamäleon für einen viel grösseren Abschnitt des Gesichtsfeldes als der Mensch. Ueberhaupt fällt der Vergleich beider Augen, soweit er auf rein anatomischer Basis möglich ist, vielfach zu Gunsten des Reptils aus.

Es wird von grossem Interesse sein, mit Rücksicht auf den hier beschriebenen Bau der Retina die Augenbewegungen am lebenden Chamäleon zu beobachten. Nach dem, was über die gleichzeitige Stellung des einen Auges nach vorn, des andern nach hinten erzählt wird, müsste man vermuthen, dass beide Foveae getrennten Sehacten dienen. Es würden sehr eigenthümliche Verhältnisse zu Tage treten, wenn auch eine convergente Augenstellung vorkäme, so dass beide Foveae auf ein Object gerichtet wären. Bei Vögeln kommen nachweisbar beiderlei Einrichtungen vor, einmal, dass die Foveae beider Augen verschiedenen Theilen des Gesichtsfelds angehören, und dann, dass beide Foveae auf einen Punkt gerichtet sind. Aber wenn beides in demselben Thier geschieht, scheinen stets zwei Foveae in demselben Auge vorhanden zu sein [1]).

Schliesslich darf hervorgehoben werden, dass die Leichtigkeit, mit welcher die hier angenommene, allerdings noch nicht streng zu erweisende Deutung der anatomischen Anordnung sich ergibt, für die physiologische Verwerthung sehr günstig ist. Es ist hier beim Chamäleon kaum anders möglich, als die ausstrahlenden Radialfasern auch in der Körnerschicht als bindegewebig aufzufassen: die schief von den Zapfen durchtretenden Fasern aber erscheinen nur dann verständlich, wenn sie als Theile des leitenden Apparates betrachtet werden. Es spricht diess sehr dafür, nicht nur dass beim Menschen jene schief durchtretenden Fasern ebenso zu deuten sind, sondern auch dafür, dass die ganze Anschauungsweise gegründet ist, wonach die Elemente der Stäbchenschicht das Licht aufnehmen, der übrige in das Gerüste der Retina eingelagerte nervöse Apparat aber andere Funktionen hat. So lange die anatomische Grundlage immer noch nicht vollkommen klargestellt ist, dadurch dass 2 von mir in den innersten Schichten unterschiedenen Faserungen (Ganglienzellenfortsätze und bindegewebige Fasern) durch die ganze Retina verfolgt werden und das Verhältniss der Stäbchen zu beiden festgestellt wird, solange muss man von allen Seiten die Behelfe zur Beurtheilung der Hauptfragen zusammen nehmen, und jede neue Uebereinstimmung ist werthvoll.

Man kann die glückliche Leichtigkeit bewundern, mit welcher auf irgend eine Thatsache hin (z. B. einen pathologischen Fall oder ein schlechtes Chromsäurepräparat) die entschiedensten Folgerungen gezogen werden, z. B. bald die Stäbchen, bald die Zapfen, bald die Zellen, bald die ganze Körnerschicht etc. als Bindegewebe proklamirt werden, ohne Rücksicht auf den übrigen Zusammenhang der Dinge. Ich meinerseits gehöre zwar auch zu denen, welche eine gute anatomische Thatsache gegenüber theoretischen Betrachtungen gar nicht hoch genug schätzen können. Aber gerade desswegen scheint es mir, dass ein so gewandtes Ueberspringen der Schwierigkeiten der Weg ist um den Ruhm zu gefährden, welchen die anatomisch-physiologische Erforschung des Auges gegenüber der anderer Organe fast zu allen Zeiten besass, nämlich dass sie durch ihre vorgeschrittene Entwickelung und ihre Zuverlässigkeit vorzugsweise die Fortschritte der Pathologie begünstigt habe.

---

*) Da mein Material von Chamäleonaugen längst verarbeitet war, ehe ich auf die beiden Foveae des Vogelauges aufmerksam wurde, so muss ich die Möglichkeit zugeben, dass auch beim Chamäleon eine zweite Fovea vorkommt, die ich ihrer Lage wegen übersehen hätte. Doch ist es mir kaum wahrscheinlich.

Erklärung der Abbildungen. (Tab. III.

Fig. 1. Durchschnitt des Auges von Chamäleon, durch die Eintrittsstelle und die Fovea centralis gelegt, beiläufig horizontal, 11mal vergrössert.

    a. Rand der Hornhaut; einwärts fast in gleicher Höhe der Cillarrand der Iris.
    b. Conjunctiva.
    c. Schüppchen des Knochenrings, von einer starken fibrösen Lage innen und aussen bekleidet.
    d. Ciliarmuskel.
    e. Concentrischer Theil der Linsen-Faserung.
    f. Randzone der Linse, aus radial gestellten Fasern bestehend, welche hinten in die concentrischen Fasern, vorn in eine sehr beschränkte epithelähnliche Zellenlage übergehn.
    g. Ora retinae.
    h. Sehnerv, auf dessen Eintrittsstelle der pigmentirte Kamm sitzt.
    i. Fibröser Theil der Sklera.
    k. (punktirt) Knorpelplatte der Sklera.
    l. (dunkler Strich Chorioidea, vorn in die pigmentirte Platte des Ciliarkörpers und der Iris übergehend.
    m. Retina mit der Fovea centralis.

Fig. 2. Innere Ansicht des hinteren Augen-Segmentes 5mal vergrössort.

    In der Mitte die senkrecht-ovale Fovea mit einem Hofe. Links davon die Eintrittsstelle mit dem Kamm von der Fläche; davon ausgehend die Faserung der Nervenschicht mit einem oberen und einem unteren bogenförmigen Hauptzug.

Fig. 3. Senkrechter Schnitt durch die Häute des Auges, von der Fovea gegen den Aequator zu, horizontal, um das Verhalten der Retinaschichten gegen die Fovea hin zu zeigen. 55mal vergrössert.

    a. Fovea centralis.
    b. Faserschicht der Sklera.
    c. Knorpelplatte.
    d. Chorioidea mit der helleren Gefässlage innen daran.
    e. Pigmentepithel mit Pigmentfortsätzen zwischen die Zapfen der Retina. Die Zellen werden gegen die Fovea schmäler und höher.
    f. Schicht der Zapfen in der Retina. Dieselben werden gegen die Fovea dünner und höher.
    g. Aeussere Körnerschicht. Dieselbe besteht gegen die Peripherie hin (rechts) aus einer einzigen Lage, nimmt dann gegen die Fovea zu und wird näher an derselben durch eine hellere Schicht von den Zapfen getrennt, welche aus den längeren und schief gestellten Verbindungsfäden der Körner und der Zapfen besteht.
    h. Zwischenkörnerschicht. Sie wird gebildet: 1) aus Fasern, (welche von den äusseren Körnern kommend in eine horizontale oder schiefe Richtung umbiegen, um weiter peripherisch dann die inneren Körner zu erreichen. 2) Aus Stützfasern, welche mit den vorigen gekreuzt, diese Schicht und die äusseren Körner fast senkrecht durchsetzen. Diese Stützfasern werden gegen die Fovea und in der Peripherie undeutlicher.
    i. Innere Körnerschicht.
    k. Molekulare Schicht.
    l. Ganglienzellen-Schicht, gegen die Peripherie mit einer Reihe, dann mit 2 bis 3 Reihen, in der Fovea selbst mit lose zerstreuten Zellen, welche von den innern Körnern nicht mehr getrennt sind.
    m. Nervenfasern, innere Enden der Radialfasern und Mb. limitans.

Fig. 4. Senkrechter Schnitt durch die Retina mit dem Pigmentepithel. 250mal vergrössert. Der Schnitt ist radial zur Fovea, d. h. in der Richtung der Faserung der Körnerschicht gemacht, dem Punkt in Fig. 3 entsprechend.

    a. Pigmentepithel.
    b. Zapfenschicht.

   c. Aeussere Körnerschicht.

   d. Zwischenkörnerschicht: Die fast horizontale Faserung geht aus der äussern Körnerschicht hervor, um sich dann an die innere anzuschliessen. Beide Schichten sind von fast senkrechten Radialfasern durchsetzt.

   e. Innere Körnerschicht. Man sieht darin 1, ästige Radialfasern, 2) damit gekreuzte Fasern, welche mehr horizontal laufen und längliche, schief gestellte Kerne.

   f. Molekularschicht mit einer dritten Reihe von Radialfasern. Eine derselben ist isolirt am Rand des Präparats.

   g. Ganglienzellen-Schicht.

   h. Innere Enden der Radialfasern mit wenigen Nervenfasern und Limitans.

Fig. 5. Senkrechter Schnitt durch die Retina 250mal vergr. Der Schnitt ist quer zur Faserung der Körnerschicht gemacht, d. h. tangential gegen die Fovea centralis, etwas weiter von derselben entfernt, als Fig. 4.

   a. Zapfenspitzen, aus dem Pigment herausgezogen.

   b. Zapfenkörper.

   c. Aeussere Körnerschicht.

   d. Zwischenkörnerschicht.

   Die Elemente beider Schichten, im Querschnitt gesehen, liegen zwischen dem Fachwerk der sich theilenden Radialfasern.

   e. Innere Körnerschicht.

   f. Molekularschicht mit helleren und dunkleren Lagen.

   g. Zellenschicht.

   h. Nervenfaserschicht.

   i. Innere Enden der Radialfasern mit Limitans.

Fig. 6. Zapfen mit abgebrochenen Spitzen aus dem peripherischen Theil der Retina. Die Zapfenkörner gehn in einen horizontalen Faserzug über.

Fig. 7. Zapfen mit einem Korn aus dem ganz peripherischen Theil der Retina.

Fig. 8. Zapfen mit den theils unmittelbar, theils durch einen Faden ansitzenden Körnern, $1/2$ Mm. von der Mitte der Fovea. Zwischen Zapfenkörper und Spitze sitzt ein kleiner Tropfen.

Fig. 9. Zapfen aus der Fovea centralis.

   Die drei letzten Figuren, 500mal vergrössert, zeigen die Abnahme der Zapfen an Dicke, die Zunahme an Länge von der Peripherie der Retina gegen die Fovea.

III. Chorioidea, Ciliarmuskel, Accommodation.

I. Ueber einen ringförmigen Muskel am Ciliarmuskel des Menschen und über den Mechanismus der Accommodation.

A. f. O. — III, p. 1—25. — Der Aufsatz war im April 1856 in Händen der Redaction, das Heft wurde erst 1857 ausgegeben.'

W. S. — 1855, p. XXVI. — 24. Nov. 1855. — *H. Müller* theilt eine Notiz über eine ringförmige Schicht im Ciliarmuskel der Menschen mit. Dieselbe liegt, bedekt von den Längsbündeln des Muskels auf dem vordersten Theil des Ciliarkörpers und *Müller* glaubt, dass sie für die Accommodation des Auges von besonderer Wichtigkeit sei.

W. S. — 1856, p. II. — 15. December 1855. — *H. Müller* giebt ferner eine ausführliche Darlegung der anatomischen Verhältnisse, sowie der Wirksamkeit des von ihm in der Sitzung vom 2. November 1855 kurz beschriebenen ringförmigen Ciliarmuskels. Derselbe wird sowohl bei directer Präparation erkannt, nachdem man die äussere meridional (radial, verlaufende Schicht des Ciliarkörpers weggenommen hat, als auch an senkrechten Schnitten, welche theils parallel mit dem Hornhautrand, theils radial gegen diesen durch das Auge gemacht werden. Die ringförmigen Bündel lagen theils in der Nähe der Irisinsertion, theils etwas weiter rückwärts auf der Basis der Ciliarfortsätze, sind geflechtartig angeordnet und bestehen aus denselben Faserzellen, wie der äussere, radiale Theil des Ciliarmuskels. Unter dem Einfluss dieses ringförmigen Muskels lässt sich nun der Mechanismus der Accommodation befriedigender erklären, als es bisher der Fall war. Die von *Cramer* und *Helmholtz* festgestellte Dickenzunahme der Linse mit stärkerer Wölbung der Vorderfläche wird zumeist durch den beschriebenen Muskelring bedingt, welcher bei seiner Contraction auf die Ciliarfortsätze und den Rand der Linse drückt. Ein Ausweichen der hinteren Linsenfläche wird dabei durch die Erhöhung des Druckes im Glaskörper gehindert, welche vorzugsweise durch die bisher allein bekannte äussere, longitudinale Schicht des Ciliarmuskels bewerkstelligt wird. Ferner vermittelt die Contraction der tieferen Schicht des Ciliarmuskels sammt der Iris das Zurückweichen des Ciliarrandes der Iris, wodurch das Vordringen der Linse gegen die Mitte der vorderen Augenkammer möglich wird, sowie durch die Contraction des Ciliarmuskels auch eine Erschlaffung der Zonula eintritt, welche ihrerseits die Dickenzunahme der Linse begünstigt.

1. Reclamation de priorité adressé par Mons. Henry Müller à l'occasion d'une communication sur l'appareil d'adaptation de l'oeil.

(Compte rend. — Tome XLII, p. 1218. 1856.)

,.Dans la séance du 19. May, *M. Cl. Bernard* a presenté à l'Académie des Sciences un Mémoire de *M. Ch. Rouget* sur l'appareil de l'adaptation de l'oeil. Le resumé de ce Mémoire Compte-rendu du 30. Mai 1856) contient entre autres la description d'un muscle ciliaire annulaire, qui se montre au niveau du bord adhérent des procès ciliaires en dedans des faisceaux du muscle ciliaire radié. La déscription de ce muscle paraissant donné dans ce resumé comme un fait nouveau, je me vois obligé à adresser à l'Académie la reclamation suivante

„La partie annulaire du muscle ciliaire a été découverte par moi en automne 1855. Le 24 du mois de Novembre, je fis une première communication sur ma découverte à la société Physico-Médicale de Wurzbourg, qui se trouve mentionnée dans les comptes rendus de la Société; voyez tome VI, cahier 3, p. XXVI, publié au mois d'Avril 1856, dans les termes suivants: „M. H. Müller communique une Note sur une couche annulaire dans le muscle ciliaire de l'homme qui, d'après son opinion, est d'une importance speciale pour l'accommodation de l'oeil. Cette couche est couverte de faisceaux longitudinaux ou radiaires du muscle ciliaire et située sur la partie antérieure du corps ciliaire." Donc je me crois en droit de réclamer formellement la priorité de ce muscle dont l'importance pour le mécanisme de l'adaptation est si évidente."

„Quant aux autres détails contenus dans la communication de M. Rouget, je crois devoir attendre la publication de son Mémoire, et je me contente aujourd'hui de constater les faits suivants

„Dans la séance de la Société Physico-Médicale du 15. Décembre 1855, j'ai donné une exposition détaillé du mécanisme de l'accommodation chez l'homme; et dans la séance du 26 Avril 1856, j'ai écrit l'appareil de l'accommodation dans l'oeil des oiseaux. Les comptes rendus de ces séances vont être publiés.

„Le 7 du mois d'Avril 1856, j'ai envoyé deux Mémoires, qui traitent des mêmes sujets, à M. Gräfe, à Berlin, pour les faire insérer dans la cinquième livraison des Archives d'Ophthalmologie qui sera publiée sous peu.

La communication de M. Rouget n'ayant été faite que le 19 du mois de Mai 1856, je me crois autorisé à regarder toutes les observations contenues dans mes Mémoires, sinon comme antérieures, au moins comme datant de la même époque et indépendantes de celles de M. Rouget."

                                                                    .

2. Réponse de M. Ch. Rouget à une reclamation de priorité, adressée par M. Müller à l'occasion du Mémoire sur l'appareil d'adaptation de l'oeil.

Compte rend. — Tom. XLII, p. 1255—1856.

M. H. Müller réclame pour lui la découverte du muscle ciliaire annulaire chez l'homme, que j'ai, dit-il, donné comme un fait nouveau.

„Je ne connaissais pas les recherches de Mons. H. Müller publiées seulement en Avril 1856, néanmoins je n'ai jamais prétendu m'attribuer la découverte du muscle ciliaire annulaire; cette découverte n'appartient en effet, ni à M. Müller ni à moi, mais bien à Clay Wallace et à Van Reeken. Dès 1836 Clay Wallace a nettement indiqué les deux couches du muscle ciliaire sous les noms de muscle ciliaire externe (outer ciliary muscle) et muscle ciliaire interne (inner ciliary muscle).

„Au commencement de l'année 1855, six mois au moins avant l'époque que M. Müller assigne lui même à sa découverte, Van Reeken donnait une description détaillée, et des figures exactes du muscle ciliaire annulaire (Juillet 1855, Physiologisch laboratorium der Utrechtsche Hoogschool). Ce que j'ai d'ailleurs annoncé comme faits nouveaux, ce n'est pas l'existence du muscle ciliaire annulaire chez l'homme, objet de la réclamation de M Müller, c'est

1, l'étude de ce muscle chez différents ordres de mammifères et chez les oiseaux;

2, la continuité des faisceaux de ce muscle avec ceux du muscle oblique de l'iris,

3, les rapports des veines irio-chloroïdiennes avec le même muscle, rapport d'où résultent leur compression et l'érection des procès ciliaires.

M. Müller annonce ensuite qu'il a fait, à la Société Physico-Médicale de Wurzbourg différentes communications sur l'accommodation de l'oeil chez l'homme et les oiseaux, et oppose la date de ces communications 15 Décembre 1855 et 26 Avril 1856, non encore publiées à celui de ma communication publiée dans les Comptes rendus de l'Académie 19. Mai 1856.

„Je réponds qu'antérieurement à ma communication à l'Académie, j'ai fait connaître le résultat de mes recherches sur l'adaptation, à la Société de Biologie de Paris, dans les séances du 10 Novembre 1855, du 26 Avril et 3 Mai 1856, et que les Comptes rendus de ces séances vont être publiés.

Il résulte évidemment de la comparaison de ces dates, que lors même que les résultats obtenus par M. Müller seraient, ce que j'ignore, complétement identiques à ceux que j'ai annoncés, nos travaux n'en sont pas moins indépendants, et que ni l'un ni l'autre de nous a est fondé à réclamer la priorité."

3. Bemerkungen de M. H. Müller sur la réponse de M. Ch. Rouget, présentée dans la séance du 30. Juin 1856.

Compte rend. — Tome XLIII. p. 405.

M. Ch. Rouget déclare que la découverte du muscle ciliaire annulaire chez l'homme n'appartient ni à lui ni à moi, mais à M. Clay Wallace et M. van Reeken. Je ferai observer à cet égard que : 1 les publications des auteurs mentionnés sont citées dans mon Mémoire envoyé à M. de Gräfe au commencement du mois d'Avril : ce Mémoire vient d'être publié et j'y renvois pour tous les détails. 2 M. Clay Wallace Accommodation of the eye, New-York. 1850 a distingué, il est vrai, un muscle ciliaire externe et interne, mais il attribue à tous les deux la même direction radiaire · donc il n'a pas connu le muscle annulaire ; 3) M. van Reeken, bien loin de donner une description détaillée du muscle ciliaire annulaire, comme le dit M. Rouget, n'en fait pas même mention ; dans une seule des figures données par M. van Reeken on peut reconnaître quelques faisceaux du muscle annulaire, mais dans l'explication des figures cette partie est simplement désignée comme „faisceaux du muscle ciliaire, qui vont dans différentes directions : les auteurs cités n'ont pas donné la moindre indication sur la dignité spéciale que la partie en question possède sur la physiologie ; 5) M. Rouget fait observer qu'il a communiqué ses recherches sur l'adaption à la Société de Biologie dans les séances du 10 Novembre 1855, du 26 Avril et du 3 Mai 1856 : mais d'après le compte rendu des séances pendant le mois de Novembre 1855, publié dans la „Gazette médicale" de Paris. No. 9. cette première communication ne touchait pas la conformation de l'appareil musculaire renfermé dans l'oeil ; 6 donc M. Clay Wallace et M. van Reeken n'ayant donné ni l'un ni l'autre une description du muscle annulaire, et M. Rouget déclarant lui même qu'il n'a jamais prétendu s'en attribuer la découverte, je crois encore avoir en le droit de la regarder comme appartenant à moi.

— · · — · ·

Seitdem Brücke und Bowman die Entdeckung gemacht haben, dass das sogenannte Ligamentum ciliare zum grössten Theil aus glatten Muskelfasern besteht, wird dasselbe allgemein als ein Muskel beschrieben, der an der hintern Wand des Schlemm'schen Canals entspringt, sich etwas fächerförmig ausbreitet und an die Aussenseite des Ciliarkörpers von dessen vorderem Rand an bis gegen die Ora serrata hin ansetzt.

Es liegen jedoch nicht alle Bündel des Muskels auf solche Weise in Meridian-Ebenen des Auges, sondern ein Theil derselben hat einen ringförmigen, dem Hornhautrand parallelen Verlauf. Diese kreisförmigen Bündel bilden die tiefere Schicht und liegen vorzugsweise in der vorderen, inneren Partie des Muskels, nahe an der Insertion der Iris. Einige derselben schliessen sich eng an die elastischen Netze an, welche sich von der Descemetschen Membran gegen den Ciliarrand der Iris hinziehen, und liegen somit dicht an lotzterem, vielleicht noch etwas vor demselben; andere Bündel liegen etwas weiter nach rückwärts und auswärts, zunächst der vordern Partie der Ciliarfortsätze. Diese ringförmigen Muskelbündel sind nicht als eine compacte Masse völlig von denjenigen geschieden, welche von vorn nach rückwärts verlaufen, sondern theilweise mit denselben verflochten, indem zwischen die ringförmigen Bündel wieder einzelne longitudinale eingeschoben vorkommen, welche den tiefsten und kürzesten Bündeln des Muskels, wie er gewöhnlich beschrieben und abgebildet wird, entsprechen *). Ausserdem aber geht ein Theil der kreisförmigen Bündel, und zwar der weiter nach rückwärts gelegenen, in longitudinale über, indem sie rascher oder langsamer in die bezeichnete Richtung umbiegen, um sich weiter rückwärts an die Aussenfläche des Ciliarkörpers anzuheften, wobei sie jedoch überall von den langen longitudinalen Bündeln der oberflächlichen Schicht bedeckt sind. Es entsteht dadurch von der Fläche gesehen eine arkadenartige Figur, ähnlich derjenigen, wie sie Kölliker von dem Uebergang des Sphincter und Dilatator pupillae beim Kaninchen gezeichnet hat. Nur ist das Geflecht im Ciliarkörper des Menschen viel stärker und mannigfaltiger, indem die einzelnen longitudinalen und circularen Bündel unter sich wieder maschenartig angeordnet sind.

Es hat also nur ein Theil des Ciliarmuskels, und zwar vorzugsweise der oberflächliche, welcher mehr rückwärts gegen die Ora serrata an der Chorioidea ansitzt, seinen vordern Insertionspunkt direct an den elastischen Netzen, welche an der hinteren inneren Wand des Schlemm'schen Canals liegen. In dem tieferen Theile des Muskels dagegen befinden sich viele Bündel, welche mit jenem von der Descemet'schen Membran herkommenden Streifen nicht in unmittelbarer Verbindung stehen.

Von der beschriebenen Anordnung habe ich mich zuerst durch Präparation von der äusseren Fläche des Muskels her, mit Hülfe der Loupe, überzeugt, dann durch Schnitte getrockneter oder erhärteter Präparate, welche in logitudinaler und transversaler Richtung geführt wurden. Die Verfolgung der Faserzüge durch directe Präparation geschieht am besten an Augen, welche durch Weingeist, Chromsäure, Sublimat u. dgl. etwas erhärtet sind. Man stösst nach Ablösung der Hornhaut und Sklerotika zuerst auf eine ziemlich starke Schicht, welche einen rein longitudinalen oder meridionalen Verlauf hat, sich nur in dieser Richtung spalten lässt, und mikroskopisch fast ausschliesslich aus glatten Muskelfasern besteht. Dicht am Schlemm'schen Canal entspringend, überragt ihr vorderes Ende ein wenig die tieferen Schichten. Ebenso deckt ihr hinteres Ende, welches sich, etwas fächerförmig ausstrahlend, an die Chorioidea ansetzt, das der tieferen Bündel völlig. Diese oberflächliche Schicht langer, longitudinaler Fasern lässt sich leicht ablösen, und es erscheint dann die tiefere als ein schmaler Ring, der an dem inneren (vordern) Rand ziemlich dick ist, nach aussen (hinten) aber sich rasch verdünnt. Die äussere Zone des Ringes ist ebenfalls vorwiegend in longitudinaler Richtung faserig, wenn man sie in einzelnen Bündeln ablöst, die innere, dickere Zone dagegen zeigt bei dieser Manipulation unverkennbar eine vorwiegend circulare Anordnung, die an einzelnen Bündeln ganz exquisit sind.

Dass diese Ringe, welche man leicht über einen grossen Theil des Ciliarkörpers unfern der Irisinsertion continuirlich darstellen kann, wirklich aus Muskelfasern bestehen, kann natürlich nur mit stärkerer Vergrösserung nachgewiesen werden. Eine solche zeigt allerdings auch andere Elemente als Muskelfasern in den ringförmig sich ablösenden Strängen. Zunächst der vorderen Augenkammer kann man, auch wenn

---

*) Ein Theil der Fasern übrigens, welche in der angegebenen Richtung verlaufen, sind nicht musculös, sondern die Fortsetzung der elastischen Netze, welche sich an die Descemet'sche Membran anschliessen. Sie entsprechen den Fasern, welche bei Thieren, wo der Canalis Fontanae stark entwickelt ist, wie bei Vögeln, durch diesen an die Aussenseite des Ciliarkörpers hingehen.

der unmittelbar an die Descemet'sche Membran sich anschliessende elastische Ring, von welchem die oberflächliche longitudinale Schicht des Ciliarmuskels entspringt, mit dieser bereits entfernt ist, elastische Netze bis ganz nahe an die Iris in circulärer Richtung abtrennen. Ferner verlaufen grössere Nervenstämmchen häufig weithin ringförmig, namentlich noch in der oberflächlichen longitudinalen Schicht, jedoch von dem grössern Theile derselben bedeckt. Auch Blutgefässe ziehen in derselben Richtung durch die Masse des Muskels. Endlich ist die tiefere Muskelschicht von einer viel grössern Menge von Bindegewebe durchzogen als die oberflächliche, und dieses ist ebenfalls vorwiegend circulär angeordnet.

Ausserdem aber enthalten die ringförmigen Stränge starke Züge glatter Muskelfasern, und zwar lassen sich dieselben nicht bloss an der Richtung der Kerne nach Zusatz von Essigsäure erkennen, sondern man kann die einzelnen Fasern in den Bündeln unterscheiden, von deren circulärem Verlauf man sich vorher überzeugt hat. Ich will bei dieser Gelegenheit auch anführen, dass an Augen, welche auf geeignete Weise in Salzlösungen oder Säuren macerirt sind, man die einzelnen Faserzellen in ihrer charakteristischen, langgestreckten, an beiden Enden zugespitzten Form sammt dem Kern darin in Menge vollkommen so darstellen kann, als diess im Darmkanal oder sonst wo der Fall ist. Es ist mir diess jedoch vorzugsweise bei Kindern gelungen. Diese exquisiten Faserzellen nun sind in den longitudinalen wie circulären Bündeln des Muskels in gleicher Weise zu finden.

Senkrechte Längenschnitte durch den Ciliarmuskel geben ebenfalls über den Verlauf der Fasern Aufschluss. Man kann solche sehr leicht von getrockneten Präparaten anfertigen, von denen mit dem Rasirmesser sehr feine Späne gemacht und wieder aufgeweicht werden. Etwas schwieriger, aber in manchen Beziehungen vorzuziehen, ist die Anfertigung analoger, dünner Schnitte von erhärteten Augen. Nach einem solchen Präparate ist die nachstehende Skizze gezeichnet.

Man sieht an solchen Schnitten zunächst der Sklerotika die oberflächliche Längsschicht als eine compacte Masse, welche, von den elastischen Netzen dicht am Schlemm'schen Canal entsprungen, nach aussen und rückwärts zieht, um dort in einer ziemlichen Ausdehnung gegen die Ora serrata hin sich anzuheften. Die ausschliessliche Längenrichtung ist sowohl an den Fasern als an den Kernen sehr deutlich. Nur einzelne Nervenstämmchen sind in dieser Schicht quer durchschnitten. Tiefer hinein findet man dann nächst der vordern Augenkammer die Fasern, welche als sogenanntes Ligamentum pectinatum auf die Iris übertreten, dann weiter nach hinten ganz zu innerst das Stroma des Ciliarkörpers, welches sich in die Iris hinein fortsetzt und von dem Muskel in der Regel gut unterschie-

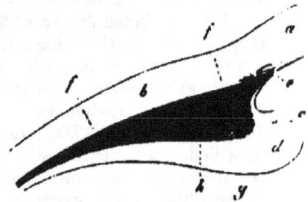

Senkrechter Längenschnitt des Ciliarmuskels.

a. Hornhaut. *b.* Sklerotika. *c.* Iris. *d.* Ciliartortsatz. *e.* Schlemm'scher Kanal. *f.* Oberflächliche longitudinale Muskelbündel. *g.* Querdurchschnittene ringförmige Muskelbündel. *h.* Durchnitt eines Nerven.

den ist. Zwischen der oberflächlichen Längsschicht des Muskels aber und den zuletzt genannten Theilen liegen Muskelzüge, welche von dem Schnitt nicht der Länge nach, sondern quer oder schief getroffen sind, was durch Vergleichung mit den oberflächlichen Längsmuskeln deutlich wird. Zunächst dem Winkel, an welchem die Irisinsertion liegt, kommen die reinsten Querdurchschnitte vor, und, wenn ich nicht irre, wechseln solche an der Grenze der oberflächlichen und der tiefen Schicht des Muskels mit Längsschnitten bisweilen wenigstens ab, indem noch einzelne Längsbündel zwischen die Querbündel eingeschoben sind. Weiter rück- und auswärts werden dann die Durchschnitte mehr schief und schliesslich sind auch die Bündel, welche dem Stroma des Ciliarkörpers zunächst liegen, longitudinal getroffen. Zwischen diesen Muskelzügen sieht man zahlreiche Durchschnitte von Bindegewebsmassen, welche heller erscheinen. Nur ein Theil der Muskelbündel erscheint auf dem Querschnitt als rundlich-längliche, abgegrenzte Massen, sehr viele aber bilden um so mehr netzartig anastomosirende Züge, als weiter nach rückwärts longitudinale Bündel sich an die quer und schief durchschnittenen zum Theil direct anschliessen. Auf den ersten Blick scheint es dabei, als ob in diesen Zügen, deren Richtung auf dem Schnitt vorzugsweise eine longitudinale ist, auch überall die einzelnen Fasern mit ihren Kernen diese Richtung hätten, eine genauere Betrachtung aber zeigt, dass in dem der Iris näher gelegenen Theile der Züge dieselben quer und schief durchschnitten sind.

Fast noch überzeugender sind senkrechte Schnitte, welche nahe dem Rande der Iris und parallel mit ihm durch den vordersten Theil des Muskels geführt werden. Solche müssen die oberflächliche Schicht auf dem Querschnitt, die tiefen Ringfasern aber auf dem Längsschnitt zeigen. Diess ist denn auch der Fall, und man kann hier leichter als bei den meridional geführten Schnitten die Querschnitte der compacten oberflächlichen Schicht als solche erkennen, wogegen dann die Längenrichtung, welche andere Faserzüge in demselben Schnitt haben, um so mehr hervortritt. Nächst der Sklerotika nämlich erscheint die Muskelmasse punktirt, mit aufrecht stehenden Kernen, nächst dem Stroma des Ciliarkörpers aber längsstreifig mit deutlich in demselben Richtung stehenden Kernen, was nur bei circulärer Faserrichtung möglich ist. An Schnitten, welche man näher an der Ora serrata macht, fehlt die der Länge nach getroffene, also circuläre Muskelschicht, während sie in einem kleinen Bezirk nahe dem andern Ende des Muskels einen beträchtlichen Theil der Höhe desselben einnimmt.

Die Unterscheidung einer oberflächlichen und einer tieferen Schicht im Ciliarband des Menschen findet sich schon aufgeführt zu einer Zeit, als die muskulöse Natur desselben noch nicht bekannt war; ebenso wird erwähnt, dass ein Theil der Fasern darin eine kreisförmige Richtung habe. Es wurden jedoch unter den letzteren ohne Zweifel vorzugsweise die elastischen Netze verstanden, welche sich am vorderen Ende des Muskels viel leichter in kreisförmiger Richtung ablösen lassen, als diess bei den Muskeln der Fall ist. *William Clay Wallace* 'The accommodation of the eye New-York 1850, unterscheidet zwar einen äusseren und einen inneren Ciliarmuskel, von welchen der erstere 'die langen oberflächlichen Bündel, sich mit der Hornhaut und Sklerotika in Zusammenhang abziehen lässt, wodurch dann der 2., innere zum Vorschein kommt. Allein *Wallace* schreibt auch dieser tiefen Muskelschicht einen ausschliesslich radialen Verlauf zu. *Mayer* endlich (Verhandl. des naturhist. Vereins d. Rheinlande 1853 S. 52) gibt an, dass die contractilen Fasern des Orbiculus ciliaris beim Menschen, den Affen, den reissenden Thieren eine Längenrichtung haben, während sie bei den Cetaceen, den meisten wiederkäuenden Thieren, dem Pferde und den übrigen Säugethieren kreisförmig seien. Es ist jedoch hier keineswegs der Nachweis geliefert, dass die beobachteten Fasern wirklich Muskeln gewesen sind, und ist in dieser Beziehung zu erinnern, dass beim Menschen, wo die Cirkelfasern von *Mayer* geleugnet werden, dieselben auf jeden Fall leichter nachzuweisen sind, als bei vielen anderen unter den angeführten Thieren, sowie dass andererseits bei Wiederkäuern bestimmt longitudinale Muskeln vorkommen, während die circulären Bündel zum grössten Theil wenigstens bindegewebig-elastischer Natur sind. Dagegen hat der neueste Autor über den Ciliarmuskel, *van Rerken*, welcher unter den Auspicien von *Donders* eine ausführliche und mehrfach die früheren Ansichten berichtigende Darstellung der bei der Accommodation betheiligten Partie des Auges gegeben hat, (Onderzoekingen gedaan in het physiologisch Laboratorium der Utrechtsche Hoogeschool, Jaar VII, S. 249) ohne Zweifel einen Theil der ringförmigen und in longitudinale übergehenden Bündel des Ciliarmuskels unter den Augen gehabt, jedoch ohne ihre Ausdehnung zu erkennen und ohne denselben weitere Aufmerksamkeit zu schenken. *van Rerken* bildet nämlich Pl. 4. Fig. IX. Bündel ab, welche nach Entfernung des grössten Theils des Ciliarmuskels an der Aussenfläche des Ciliarkörpers sitzen geblieben sind, und zum guten Theil circulär verlaufen, wobei mir nur die gleichförmige Breite aller Bündel und die geringe Zahl der Kerne darin etwas auffällt. In der Erklärung sind dieselben als Bündel des Musculus Brueckianus bezeichnet, welche in verschiedener Richtung verlaufen und netzartig verbunden sind. Sonst aber ist in der ausführlichen Beschreibung des Muskels von circulären Bündeln und ihrem Uebergang in longitudinale nicht die Rede, sondern der Verlauf des Muskels wird so dargestellt (Fig. 1), dass alle Bündel von den elastischen Netzen entspringen, welche sich an die Descemet'sche Membran anschliessen, und dass sie dann nach rückwärts an die Chorioidea gehen, indem die vordersten Bündel am weitesten nach aussen und hinten laufen, wodurch sie zugleich die längsten sind, die am weitesten nach rückwärts entsprungenen Bündel dagegen einwärts gerichtet und dabei am kürzesten sind, indem sie nächst dem Ciliarrand der Iris sich anheften. Hierbei wird bemerkt, dass die letzteren Bündel geflechtartig verbunden sind, was bei den äussern, die sich in Zusammenhang mit der Descemet'schen Membran abziehen lassen, nicht der Fall ist.

Diese fächerförmige oder halbgefiederte Anordnung glaube ich nach dem Obigen bei aller Anerkennung der genannten Arbeit von van Reeken für die tiefe Schicht des Ciliarmuskels nicht annehmen zu können. Ausser den Angaben, welche ich oben schon dafür beigebracht habe, dass die tiefen Bündel in der Nähe der Irisinsertion und an der Basis der Ciliarfortsätze Ringe bilden, an welche erst weiter nach rückwärts Längsbündel sich anschliessen, spricht, wie mir scheint, das Verhalten von senkrechten Schnitten, die parallel dem Ciliarrand der Iris nahe an diesem geführt werden, speciell gegen die gewöhnliche auch durch van Reeken adoptirte Annahme, dass nächst dem sogenannten Lig. pectinatum die Richtung der Fasern von vorn nach hinten gehe. Denn es würden in diesem Fall auf solchen Schnitten die tiefen, nächst den Ciliarfortsätzen verlaufenden Fasern entweder wie die oberflächlichen quer getroffen werden oder sie würden eine mehr oder weniger senkrechte, nicht aber eine horizontale Streifung veranlassen, wie man sie an den genannten Präparaten sieht*).

Es ist einleuchtend, dass die hier beschriebene anatomische Anordnung des Ciliarmuskels auch für seine Function von Wichtigkeit sein muss, und es scheint mir, dass dieselbe die Wirksamkeit des Muskels für die Accommodation des Auges befriedigender zu erklären vermag, als der bisher angenommene fächerförmige Verlauf, indem gerade die bisher unbeachtet gebliebenen ringförmigen Muskelbündel der hauptsächlichste Factor für die Formveränderung der Linse sein dürften.

Die Veränderungen, welche bei der Accommodation für die Nähe eintreten, sind durch die ausgezeichneten Arbeiten von Cramer und Helmholtz (Archiv f. Ophth. I. Bd. 2. Heft) im Wesentlichen dahin festgestellt, dass die Vorderfläche der Linse sich stärker wölbt und sich nach vorn bewegt, während die hintere Linsenfläche wenig gewölbter wird und ihren Platz nicht merklich verändert**). Hierdurch wird nothwendig bedingt, dass die queren Durchmesser der Linse sich verkürzen und dass die peripherischen Theile der Iris um so viel zurücktreten, als durch das Vorrücken der Linse in der Mitte Humor aqueus verdrängt wird.

Ueber den Mechanismus, durch welchen die erwähnten Veränderungen hervorgebracht werden, sind die neuesten Autoren in soweit völlig einig, dass er wesentlich in den Binnenmuskeln des Auges zu suchen ist. Unter diesen hält Cramer die Iris

---

*) Ich glaube erwähnen zu dürfen, dass ich bereits, ehe die Arbeit van Reeken's nach Würzburg gekommen war, in der Physikalisch-Medicinischen Gesellschaft die hier besprochene Anordnung des Ciliarmuskels mitgetheilt hatte. (24. November 1855.)

**) Unter diesen Umständen wird wohl der Kern der Linse, welcher vermöge seiner Form und Substanz am stärksten lichtbrechend wird, im Ganzen etwas nach vorn geschoben, wodurch der optische Effect der Veränderung erhöht werden muss.

für das Organ, welches Vorwölbung der Linse erzeugt, indem ihr Spincter und Dilatator gleichzeitig gespannt sind, wodurch, wie *Stellwag* con *Carion* bemerkt hatte, ein Druck auf die von der Iris bedeckten peripherischen Theile der Linse ausgeübt werden muss. Den Ciliarmuskel nimmt *Cramer* nur in soweit in Anspruch, dass er das Zurückweichen der Linse unter dem Drucke der Iris verhindere und zugleich die Netzhaut vor schädlicher Einwirkung bewahre. *Donders*[*]; hat das Verdienst, dem Ciliarmuskel auch in der neuen Accommodationslehre eine wesentliche Rolle vindicirt zu haben, indem er angab, dass derselbe den festen Punkt für die Wirkung des Musc. dilatator pupillae biete, dadurch dass er den Faserring der Mb. Descemeti nach hinten zieht. Zugleich würden durch die Contraction des Ciliarmuskels die damit zusammenhängenden Ciliarfortsätze angespannt. *Helmholtz* endlich hält wie *Donders* die Iris in Verbindung mit dem Brücke'schen Muskel für das Hauptorgan der Accommodation. Derselbe glaubt jedoch das Zurückweichen der peripherischen Theile der Iris auch durch die Spannung des Dilatators erklären zu können, indem dieser die Iris gerade strecke, die zuvor durch die Wirkung der elastischen Fasern des Ligamentum pectinatum geknickt und in der ganzen Breite des Schlemm'schen Kanals an dessen innere Wand angelegt sei. Ausserdem nimmt *Helmholtz* noch an, dass der Ciliarmuskel nicht nur den Ansatz der Iris nach hinten, sondern auch die hinteren Enden der Ciliarfortsätze nach vorn ziehe, und hierdurch eine Erschlaffung der Zonula zu Wege bringe, welche ihrerseits wieder die Dickezunahme der Linse begünstige.

Wenn man nun betrachtet, was die Wirkung des Ciliarmuskels in seiner oben beschriebenen Anordnung für die accommodativen Veränderungen sein muss, so scheint mir vorerst unzweifelhaft, dass die ringförmigen Bündel, für sich genommen, bei ihrer Contraction einen Druck auf die Ciliarfortsätze nebst dem Ciliarrand der Iris, sowie auf die zwischen den Falten der Zonula befindliche (wenige) Flüssigkeit, mittelbar auf den Rand der Linie ausüben [**]. Der Muskelring muss bei der Contraction kleiner werden, somit nach einwärts treten, wofern nicht andere Kräfte ihn zugleich vor- oder rückwärts ziehen. Vermehrter Druck auf die Linse in den Querdurchmessern wird aber die Axe derselben vergrössern und die Wölbung der vorderen und hinteren Fläche vermehren, wenn nicht andere Verhältnisse modificirend eintreten.

Es ist kaum möglich, abzuschätzen, wie viel von den Formveränderungen der Linse auf diese Ringmuskeln gegenüber den anderen mitwirkenden Factoren zu schieben ist. Auf jeden Fall aber darf ihr Effect wohl höher angeschlagen werden, als der, welchen eine blosse Dickenzunahme der Längsbündel des Ciliarmuskels bei ihrer Contraction erzeugen würde [***], und ich möchte überdies glauben, dass es mit Rücksicht hierauf auch nicht nothwendig sei, der Iris beim Menschen eine so vorwiegende Einwirkung auf die Form der Linse zuzuschreiben, als diess namentlich von *Cramer* geschah. Die Iris befindet sich offenbar, wenn ihr Ciliarrand nicht stark nach hinten gezogen ist, in einer ziemlich ungünstigen Lage, um die Linse convexer zu machen, und es scheint mir sehr zweifelhaft, ob dieselbe, auch wenn man die Kraft ihrer beim Menschen nicht sehr mächtigen Muskeln nicht gering anschlägt, im Stand ist, durch einen Druck, der doch fast nur die vordere Fläche der Linse trifft, diese in einer grösseren Ausdehnung convexer zu machen †, und wenn bei enger Pupille aus den von *Cramer* und *Donders* angeführten Ursachen ohne Zweifel der Druck beträchtlicher

---

[*] Onderzoekingen Jaar VI. S. 61.
[**] Wenn der ringförmige Theil des Ciliarmuskels scharfer von dem longitudinalen getrennt wäre, so würde ich den Namen Compressor lentis dafür vorschlagen.
[***] Durch diese Dickenzunahme des Ciliarmuskels wird namentlich nach *van Recken* ein Druck auf den Aequator der Linse hervorgebracht.
† Helmholtz hat bereits angegeben, dass der Druck der Iris die Veränderungen an der Linse nicht allein erzeugen kann; aber es ist bezeichnend für die Schwierigkeit des Gegenstandes, dass derselbe angiebt, dass als Resultat des Drucks der Iris eine Abflachung der hinteren

ist, so kann dafür eine Wölbung der Vorderfläche in grösserer Ausdehnung dann nur so zu Stande kommen, dass die gespannte Iris ihren eigenen Pupillarrand nach vorn treibt, wodurch ein gewisser Verlust von Kraft entstehen muss. Gegen die auch von *Donders* gestützte Ansicht von *Cramer* aber, dass vorzugsweise der durch die Pupille vorstehende Theil der Linsenfläche als Convexität mit kleinerem Radius vorgetrieben werde, hat schon *Helmholtz* Einwendungen erhoben; auch würde es kaum möglich sein, dass durch Lichtreiz die Pupille rasche und grössere Schwankungen erleidet, ohne gleichzeitige erhebliche Aenderung der Accommodation, wenn die Weite der Pupille die Form der brechenden Vorderfläche wesentlich bedingte. Eine solche Aenderung der Accommodation aber durch Irisbewegung auf Lichtreiz ist vielleicht in minimo vorhanden, aber gewiss nur unbeträchtlich. Es scheint also die stärkere Wölbung des unbedeckten Theils der Linse, gegen die theoretisch offenbar nichts einzuwenden ist, sobald die Iris stark genug zu drücken vermag, factisch zu gering zu sein, um bedeutenden Einfluss auf die Accommodation zu haben. Die Versuche an Thieren, welche *Cramer* als Beweis dafür anführt, dass die Iris den hauptsächlichsten Accommodationsapparat enthalte, sind wohl für den Menschen nicht völlig gültig, da die Anordnung der Muskeln offenbar beträchtlichen Modificationen unterliegt. So macht es gewiss einen grossen Unterschied, dass die Iris bei Vögeln, bei welchen jene Versuche grösstentheils angestellt wurden, eine viel grössere Zahl von Ringmuskeln, und zwar bis ganz an den Ciliarrand hin, besitzt, als diess beim Menschen der Fall ist. Ueber das Auge des Seehundes, welches *Cramer* ausserdem benutzte, ist in dieser Beziehung nichts bekannt. Wenn aber, nachdem die Iris weggenommen oder eingeschnitten war, keine Veränderung an der Linse mehr eintrat, so liegt ausserdem die Vermuthung nahe, dass dann auch der Ciliarmuskel nicht mehr agirte.

Durch das eben Gesagte soll jedoch keineswegs in Abrede gestellt werden, dass die Iris bei der Accommodation mitwirke, vielmehr glaube ich ebenfalls, dass dieselbe durch den Widerstand, welchen sie dem peripherischen Theil der vorderen Linsenfläche leistet, dazu beiträgt, den mittleren Theil derselben, und zwar mehr als die hintere Fläche, convex zu machen, da, wie von *Helmholtz* und theilweise schon von *Donders* und *Stellwag* angegeben wurde, eine auf den Rand der Linse allein ausgeübte Kraft die Wölbung der vorderen und hinteren Fläche ziemlich gleichmässig vermehren müsste. Die Wirkung der Iris mag dabei immerhin dadurch erhöht werden, dass Radial- und Ring-Fasern gleichzeitig mehr gespannt werden, ohne Zweifel aber auch dadurch, dass die Lage der Iris bei Contraction des Ciliarmuskels, wie *Donders* bemerkt hat, eine viel günstigere wird, um auf den peripherischen Theil der Vorderfläche der Linse zu drücken, als diess sonst der Fall ist. Schon dadurch nämlich, dass die Linse (sofern sich das Obige bestätigt) bei Contraction der ringförmigen Partie des Ciliarmuskels dicker wird, muss der Rand ihrer Vorderfläche stärker wider die Iris gedrängt werden. Es kommt aber hinzu, dass der Ciliarrand der Iris bei Vorwölbung der Linse zurücktreten muss, und hierdurch wird wieder die Richtung des Iris-Drucks eine wirksamere, indem ihre Neigung gegen die Aequatorialebene etwas zunimmt.

Nächst dem Druck auf den Rand der Linse scheint der Ciliarmuskel ferner vermöge seiner Anordnung das Zurückweichen des peripherischen Theils der Iris bewirken zu können. Diese Veränderung würde von selbst erfolgen, wenn die Mitte der Linse mit hinreichender Gewalt nach vorn gedrängt wird, da das Volum der wässrigen Feuchtigkeit und, nach übereinstimmenden Angaben aller neueren Experimentatoren, die Form der Hornhaut unveränderlich sind. Indess muss auch umgekehrt das Zurückweichen des Irisrandes das Vortreten der Linsenmitte begünstigen.

Linsenfläche eintrete, während *Stellwag von Carion* und *Donders* gegen *Cramer* geltend machten, dass die grössere Wölbung der vorderen Linsenfläche durch den Druck der Iris nicht entstehen könne, ohne dass auch die Hinterfläche convexer werde.

und *Donders* hat bereits früher angegeben, dass der Ciliarmuskel den Ciliarrand der Iris nach hinten ziehe, da sein hinterer Anheftungspunkt die Chorioidea weit weniger beweglich sei als der vordere, nämlich die Fasern der Membrana Descemeti, von welchen zugleich die Iris entspringe. Die Rückwärtsbewegung der Iris würde aber, wie mir wenigstens vorkommt, bei der bisher angenommenen fächerförmigen Anordnung des Ciliarmuskels nur sehr unbedeutend sein können. Denn es werden zwar die äusseren, längeren Bündel des Muskels den fibrös-elastischen Ring am Ende der Descemet'schen Membran etwas nach rückwärts ziehen können, aber schwerlich einigermaassen beträchtlich, und es würden dafür die innersten, kürzesten Bündel des Muskels den Ciliarrand der Iris eher nach vorn ziehen. Auch *von Reeken* gibt ausdrücklich an, dass der Mechanismus des Zurücktretens der Irisperipherie durch die anatomische Untersuchung nur unvollkommen erläutert werde a. a. S. 261). *Helmholtz* sucht, ohne die Mitwirkung des Ciliarmuskels ganz auszuschliessen, den Hauptfactor der fraglichen Bewegung in der Iris selbst. Er nimmt nämlich an, dass das Ligamentum pectinatum die Iris in der ganzen Breite des Schlemm'schen Canals an diesen anlegt, bis durch die Spannung des Dilatator beim Nahesehen die Knickung der Iris gehoben und dadurch der peripherische Theil der vorderen Augenkammer erweitert wird. Bei Raubvögeln liegt an der betreffenden Stelle allerdings ein eminent elastisches Gewebe, das bei Contraction der Iris stark gedehnt wird, und sich dann wieder retrahirt, und bei Katzen ist das Verhältniss ein ähnliches. Auch beim Menschen lässt sich eine Wirkung des Ligamentum pectinatum in der Weise mit Sicherheit constatiren, dass dasselbe den Ciliarrand der Iris nach vorn zieht, und es wird somit jedenfalls seine Elasticität in Antagonismus mit der Accommodationsbewegung der Iris und des Ciliarkörpers stehen. Doch muss ich sagen, dass ich bis jetzt nicht überzeugt bin, dass die Elasticität desselben gross genug ist, um in ruhendem Zustande die Iris an die ganze Breite des Schlemm'schen Canals anzulegen, um so mehr, als auch der Iris eine gewisse Spannung durch contractile wie elastische Elemente Gefässe) während des Lebens nicht abzusprechen ist. Hingegen scheint mir ein guter Theil der Retraction des Ciliarrandes der Iris auf Rechnung der tiefen Bündel des Ciliarmuskels geschrieben werden zu können, von welchen die longitudinalen, wie ich glaube, theils etwas weiter ein- und rückwärts vom Schlemm'schen Canal aus gerechnet) entspringen, als man gewöhnlich annimmt, theils sich an die ringförmigen Bündel anschliessen, die nahe an dem inneren Winkel des Dreiecks liegen, welches der Ciliarmuskel auf einem senkrechten Längenschnitt bildet. Je weiter aber vom Schlemm'schen Canal entfernt sich solche Längsbündel ansetzen, um so grösser wird die Beweglichkeit ihres vorderen Anheftungspunktes sein, also auch ihr Vermögen, den in der Nähe befindlichen Theil der Iris rückwärts zu ziehen. Hierbei mag immerhin eine Mitwirkung des Dilatator statuirt werden, insofern derselbe, mit den tiefen Längsbündeln des Ciliarmuskels einen Winkel in der Nähe der Irisinsertion bildend, bei gleichzeitiger Wirkung die Richtung, in welcher die letztere bewegt wird, modificiren, nämlich zu einer diagonalen machen wird. Was das Verhältniss der tiefen Längsbündel im Ciliarmuskel zu den ringförmigen betrifft, in welche sie zum Theil übergehen, so würden dieselben bei alternirender Zusammenziehung ohne Zweifel eine, wenn auch nicht diametral, antagonistische Wirkung haben. Wenn man aber, was wenigstens nicht unwahrscheinlich ist, annimmt, dass die verschiedenen Bündel des Ciliarmuskels sich gleichzeitig zusammenziehen, so wird auch hier die resultirende Bewegung eine aus beiden Factoren gemischte sein. Es wird also wohl die Partie, wo vorderster Theil des Ciliarkörpers, Ciliarrand der Iris und innerer Winkel des Ciliarmuskels benachbart sind, unter dem gleichzeitigen Einfluss der tiefen Längs- und Ring-Bündel des Ciliarmuskels und des Dilatator pupillae ein- und rückwärts gezogen werden müssen *). Hierdurch

---

* Es kann allerdings, wie ich glaube, nicht als erwiesen angesehen werden, dass die sämmtlichen Bündel des Ciliarmuskels sich gleichzeitig contrahiren, wie es denn auch nicht

erklärt sich auch vollkommen die Beobachtung, welche *Hueck* an sich und Anderen gemacht hat, nämlich dass beim Nahesehen die äusseren Theile der Iris gegen die Mitte rücken, was bei Pupillenverengerung durch Lichtreiz nicht der Fall ist.

Am schwierigsten ist die Wirkungsweise der beträchtlichen äussern, ausschliessend longitudinalen Schicht des Ciliarmuskels zu beurtheilen, da vermuthlich der Effect kein einfacher ist. Für diesen Theil des Muskels wird durch meine Angaben über die tiefe Schicht nichts geändert, und da derselbe den Betrachtungen der bisherigen Autoren über den Ciliarmuskel fast allein zu Grunde gelegt war, so sind dieselben vorzugsweise hierher zu beziehen. Der Cardinalpunkt ist natürlich : wie gross die Beweglichkeit der beiden Insertionsstellen des Muskels verhältnissmässig zu einander anzuschlagen sei. Für absolut unbeweglich hält wohl Niemand die beiden Punkte, um welche es sich handelt, den hinteren Theil der Innenwand des Schlemm'schen Canals einerseits, die Chorioidea von der Ora serrata ab nach abwärts andererseits. Die meisten Autoren aber sehen den vorderen Punkt als den mehr fixirten an, und suchen demnach den Effect des Muskels hauptsächlich an der hinteren Insertionsstelle. Hingegen legt *Donders* vorzugsweise Gewicht auf die Beweglichkeit des vorderen Anheftungspunktes, indem der hintere, die Chorioidea, viel weniger beweglich und ausdehnbar sei. Ich habe aber schon Bedenken darüber ausgesprochen, ob die, wenn auch elastische, doch straffe und kurze Masse am hintern Rand des Schlemm'schen Canals im Stande sei, durch eine einigermaassen ausgiebige Bewegung den von *Donders* gesuchten Zweck, Retraction der Irisinsertion, zu erfüllen, und glaube die vordere Insertion des Muskels wie *Brücke*, *Bowman*, *Cramer* und *Helmholtz* als vorzugsweise fixirt ansehen zu müssen, was, wie *Helmholtz* bereits angegeben hat, eine geringe Verschiebung auch dieses Punktes nicht gerade ausschliesst.

Es wird nun aber auch von denjenigen, welche den Muskel die Chorioidea nach vorn ziehen lassen, der Effect dieses Zuges nicht auf gleiche Weise beurtheilt. Die früher verbreitete Ansicht, dass durch den Muskel die Linse nach vorn gezogen werde, stimmt nicht mit den neueren optischen Erfahrungen von *Helmholtz*, und würde auch mit der hier beschriebenen anatomischen Anordnung des Muskels nicht wohl vereinbar sein. Auch die anfängliche Meinung von *Cramer*, dass das Anspannen der Ciliarfortsätze das Zurückweichen der Linse unter dem Druck der Iris, sowie die Fortpflanzung dieses Druckes auf die Retina verhindere, hat *Donders* bereits widerlegt. *Helmholtz* dagegen legt besonders Werth darauf, dass die mit dem Ciliarkörper eng zusammenhängende Zonula durch die Thätigkeit des Tensor chorioideae erschlaffen müsse, wie diess *Brücke* (Anat. Beschreibung d. Augapfels S. 16) angegeben hatte. Hierdurch werde der Zug der Zonula, welcher im ruhenden Zustande des Auges beim Fernsehen der Linse eine abgeplattetere Form gebe, verringert. Dass durch dieses Moment eine Verdickung der Linse begünstigt wird, scheint auch mir zweifellos, und es dürfte namentlich die Elasticität der Zonula mitwirken, gemeinschaftlich mit andern elastischen Theilen nach Aufhören der Muskelwirkung den fernsehenden Zustand des Auges wieder herbeizuführen. Hingegen wären vielleicht darüber, ob wirklich der Zug der Zonula in ruhendem Zustande des Auges so stark ist, dass er der Linse eine abgeplattetere Form gibt, als sie sich selbst überlassen zeigen würde, noch weitere Untersuchungen wünschenswerth, da die Dickezunahme der Linse nach dem Tode wohl auch andere Deutungen zulässt *).

Ausser den erwähnten Effecten schrieb bekanntlich bereits der Entdecker des

---

gans sicher ist, ob wirklich die Einrichtung des Auges für die Ferne bloss durch das Aufhören einer musculösen Action herbeigeführt wird. Die Iris zeigt, dass ähnlich angeordnete Muskeln einmal als Antagonisten alternirend wirken und dann doch wieder gleichzeitig in vermehrte Action gerathen können, wenigstens nach der durch *Cramer*, *Donders*, *Helmholtz* vorgetragenen Ansicht. Doch ist über den Ciliarmuskel in dieser Richtung wenigstens nichts bekannt.

*) Da die Anheftungsweise der Zonula an die Linsenkapsel nicht ganz gleichgültig sein mag, so will ich hier erwähnen, dass ich mich der Anschauungsweise r. *Reckens*, wonach die

Ciliarmuskels beim Menschen demselben hauptsächlich die Wirkung zu, dass er die Chorioidea mit der Retina um den Glaskörper anspannt, indem er eine geschlossene Oberfläche verkleinert. Diese Vermehrung des Druckes auf den Glaskörper nun darf, wenn ich nicht irre, als eine der Hauptursachen angesehen werden, dass die hintere Fläche der Linse viel geringere Veränderungen erleidet als die vordere, d. h. ihren Ort nicht merklich ändert und nur wenig gewölbt wird, wie diess auch *Donders* theilweise angenommen hat. Legt man die Krystalllinse auf eine wenig nachgiebige, genau anschliessende Unterlage und comprimirt sie vom Rand her, so wird sich der Effect dieser Compression um so ausschliesslicher an der vorderen Linsenfläche zeigen, je geringer die Nachgiebigkeit der Unterlagen ist, immer unter Voraussetzung keines erheblichen Widerstandes an der Vorderfläche. Wenn man die Wirkung des Muskels *) hierbei im Einzelnen zu verfolgen sucht, so muss bei einer wirksamen Vorwärtsbewegung des Ciliarkörpers entweder die Chorioidea gedehnt werden, wie diess *Helmholtz* annimmt, oder es muss, wenn diese nicht geschehen und keine Verschiebung der Chorioidea gegen die unverändert bleibende Sklerotika stattfinden soll, die Form des hinteren Segments des Auges mit der Sklerotika der Kugelgestalt genähert werden. Das Letzte ist allerdings nicht nachgewiesen, doch dürfte bei der Dünnheit der Sklerotika in der Aequatorialgegend die Möglichkeit einer geringen Formveränderung nicht geradezu zu leugnen sein. Gering aber braucht wohl im einen wie im andern Fall die Veränderung nur zu sein, denn es kann sicherlich bei Contraction des Ciliarmuskels die Vermehrung des Druckes auf den Glaskörper eine hinreichende und relativ nicht unbeträchtliche sein, wenn auch die sichtbare Veränderung (in der Lage der Ora serrata oder in der Form des Bulbus) nur sehr klein ist, wegen des dabei zu überwindenden Widerstandes. Wenn demnach jene Vermehrung des Druckes auf den Glaskörper und mittelbar auf die Hinterfläche der Linse wirklich als Haupteffect des Tensor chorioideae angesehen werden darf, so ist es nicht nöthig auf die Schwierigkeiten einzugehen, welche sich erheben würden, wenn man den langen äusseren Bündeln des Ciliarmuskels eine auch nur annähernd starke Verkürzung zuschreiben wollte, als sie an den Muskeln der Iris beobachtet wird. Auch für die Relaxation der Zonula erscheint eine ausgiebige Verschiebung der Ora serrata nicht nöthig, um so mehr, als die vordere gefaltete Wand des Petit'schen Canals, auf welche es vorzüglich ankommen muss, auch dadurch erschlaffen wird, dass die Ciliarfortsätze durch den Druck der ringförmigen Muskeln etwas nach einwärts rücken.

Bei den mit der Accommodation wahrscheinlich wechselnden Druckverhältnissen im Glaskörper und in der vorderen Augenkammer ist vermuthlich auch der Gefässapparat durch Vertheilung des Bluts in den einzelnen Provinzen und, bei längerer Dauer, durch Wechselwirkung mit den Augenflüssigkeiten betheiligt, doch möchte ich glauben, dass diese Betheiligung nur eine passive, ausgleichende ist, nicht aber, dass die normalen Accommodationsbewegungen von dieser Seite irgend activ vermittelt werden, wogegen namentlich *Cramer's* Versuche an getödteten Thieren sprechen. Durch die Contraction der Längsbündel des Ciliarmuskels muss auch die Dicke

---

vordere Wand des Petit'schen Canals bloss vor dem Aequator der Linse an die Kapsel tritt, nicht anzuschliessen vermag. Meinen Untersuchungen zu Folge glaube ich, dass wenn auch vielleicht die Darstellung, welche *Brücke* (Augapfel 8, 33) gegeben hat, etwas zu weit geht, doch in der That jene Platte sich theils vor theils hinter dem Aequator an die Kapsel anheftet, nur mit etwas schwächeren Excursionen der Falten. Ich sehe dieselben sich bis nahe an den Anheftungspunkt des hinteren Blatts erstrecken, welches man jedoch über die ganze teilförmige Grube hin von der Kapsel ablösen kann, wie *Arlt* richtig angiebt. Bei Katzen setzt sich die vordere Wand des Petit'schen Canals fast nur in einer Linie am Aequator der Linse an.

*) Es ist kaum zweifelhaft, dass an der Vermehrung des Drucks im Glaskörper ausser den langen oberflächlichen Bündeln des Ciliarmuskels auch die longitudinalen Bündel der tiefen Schicht, und in gewisser Art selbst die ringförmigen Bündel Antheil haben können. Vorwiegend aber scheint jene Function den ersteren anzugehören.

desselben zunehmen. wie *van Reeken* besonders hervorgehoben hat, aber nur wenn die Ora serrata wirklich erheblich nach vorn oder der vordere Insertionspunkt nach rückwärts bewegt würde, könnte diese Verdickung beträchtlich sein, und würde dann auf die früher bemerkte Weise den Druck auf den Rand der Linse vermehren. Endlich müsste, theoretisch genommen, durch eine Spannung der äusseren längsten Bündel des Muskels auch eine Geradestreckung derselben eintreten, ähnlich wie diess für den Dilatator in der Iris gilt und es müsste auch hierdurch der Druck auf die Ciliarfortsätze vermehrt werden. Es würde dadurch zwischen der Aussenfläche des Muskels und der Sklerotika, insofern diese ihre Gestalt behält, ein freier Raum entstehen. Wirklich löst sich bekanntlich gerade dort die Chorioidea ziemlich leicht von der Sklerotika ab. und es wäre denkbar, dass auch hier eine Ausgleichung durch eine geringe Menge von Flüssigkeit bewirkt würde. Doch möchte ich nicht behaupten, dass diese Veränderung in der That eintrete, noch weniger. dass sie von Bedeutung sei.

Was eine etwaige Contractilität der Ciliarfortsätze selbst betrifft, so habe ich mich nie von der Anwesenheit von Muskelfasern in denselben überzeugt, und glaube eine irgend erhebliche Menge derselben darin bestimmt in Abrede stellen zu dürfen.

Die Wirksamkeit des musculösen Apparates bei der Accommodation des Auges für die Nähe möchte sonach wesentlich in folgenden Punkten bestehen:

1) Die ringförmigen Bündel des Ciliarmuskels üben einen Druck auf den Rand der Linse aus, wodurch diese dicker wird.

2) Die longitudinalen Bündel des Muskels bewirken eine Erhöhung des Druckes im Glaskörper. Dadurch wird die hintere Fläche der Linse verhindert auszuweichen und die Wirkung des vom Rande her ausgeübten Druckes vorzugsweise auf die Vorderfläche beschränkt.

3) Der Druck der gespannten Iris auf den peripherischen Theil der vorderen Linsenfläche trägt dazu bei, die Wölbung derselben zu vermehren, die der hinteren Fläche dagegen zu verhindern.

4) Das Vortreten der Mitte der vorderen Linsenfläche wird ermöglicht und begünstigt durch das Zurücktreten des peripherischen Theiles der Iris, welches die Contraction der tiefen Schicht des Ciliarmuskels und der Iris mit sich bringt.

5) Endlich bewirkt die Zusammenziehung des Ciliarmuskels eine Erschlaffung des vorderen Theiles der Zonula, wodurch wieder die Dickezunahme der Linse begünstigt wird.

Bei einer Verfolgung der Vorgänge im Einzelnen werden vorläufig kaum zwei Beobachter zu einer ganz übereinstimmenden Meinung kommen, aber gerade in Erwägung dieser Schwierigkeit und Vieldeutigkeit habe ich keinen Anstand genommen, gestützt auf die anatomische Untersuchung im Vorstehenden auch Ansichten zu äussern. welche mit denen der auf diesem Gebiete hervorragendsten Physiologen nicht völlig übereinstimmen. Weitere Aufklärungen werden von physiologisch-experimenteller wie von anatomischer Seite kommen müssen, und in der letzteren Richtung halte ich wie *Donders* und *van Reeken* vergleichend-anatomische Untersuchungen für besonders lohnend. Bei einer Untersuchung der Mechanismen, durch welche bei verschiedenen Thieren die Accommodation geschieht, wird man zwar nicht bloss die von einem berühmten Physiologen solchen morphologischen Erörterungen zugeschriebene ,,Gemüthlichkeit", sondern auch beträchtliche Schwierigkeiten finden. Dafür wird dieselbe, wie mir scheint, nicht nur ihren wissenschaftlichen Werth an sich, sondern auch ihren Nutzen für die menschliche Ophthalmologie haben, indem sie die Einsicht in die Bedingungen der accommodativen Function überhaupt vermehrt, und zwar wird diess gelten, mögen nun die Verhältnisse bei verschiedenen Thieren analog denen beim Menschen oder abweichend sein, welches letztere im Einzelnen sicherlich der Fall ist. Im Folgenden will ich einige Notizen über die anatomischen Verhältnisse der für die

Accommodation wichtigen Theile des Vogelauges geben, welche, obschon sie auf Vollständigkeit keinen Anspruch machen, doch beim Vergleich mit den Resultaten der Untersuchungen am menschlichen Auge in einigen Beziehungen von Interesse sein dürften.

----

2. Ueber den Accommodationsapparat im Auge der Vögel, besonders der Falken.

(A. f. O. — III, 1. p. 25 — 55.)

W. S. 1856, p. XXX. — 6. April 1856. *H. Müller* zeigt Horizontaldurchschnitte der Augen von verschiedenen Thieren und spricht über den Accommodationsapparat im Auge der Vögel, vorzugsweise der Falken.

Die Iris enthält nach ihm zweierlei Muskeln: erstens ringförmige, welche an der vorderen Fläche liegen und bis an die Basis der Ciliarfortsätze reichen; zweitens einen, von den meisten Beobachtern geleugneten, Dilatator, welcher sich an der hinteren Fläche befindet. Derselbe ist bald einfach radiär, bald durch zwei sich kreuzende schräge Züge gebildet, bald mehr netzförmig angeordnet. Am Ciliartheil des Auges unterscheidet *Müller* zwei radiär gestellte Muskeln, den Musculus Cramptonianus und Tensor chorioideae, von denen der letztere einen doppelten Ursprung hat. Eine Portion entspringt von derselben Platte, an welcher weiter vorn der M. Cramptonianus ausitzt, eine kleine äussere Portion aber entspringt am Knochenring. Beide Portionen gehen dann an die Chorioidea. Die Wirkung der Muskeln ist im Allgemeinen die folgende: Die ringförmigen Muskeln der Iris drücken auf den Rand der Linse, indem sie den beweglichen Ciliarkörper nach einwärts ziehen. Der Tensor chorioideae dagegen vermehrt den Druck im Glaskörper, so dass die hintere Wand der Linse nicht zurückweichen kann. Die Formveränderung der Linse (Dickenzunahme mit Verwölbung der vorderen Wand) wird begünstigt 1) durch die Anordnung der Ciliarfortsätze, welche fest an die Linse geheftet sind, 2) durch den Canalis Fontanae, welcher von elastischen Fasern durchzogen an der Aussenfläche des Ciliarkörpers weit rückwärts offen ist, und den in der Mitte der Augenkammer von der Linse verdrängten Humor aqueus aufnimmt, 3) vielleicht durch den eigenthümlichen Bau der Linse. Am Rand derselben stehen nämlich Fasern, welche nahezu senkrecht gegen die Oberfläche gestellt sind (*Treviranus* und *Brücke*). Dieselben gehen jedoch einerseits nach rück- und einwärts in die concentrisch geschichtete übrige Linsenfaserung, andrerseits nach vorn in das Epithel der vorderen Kapselwand unmittelbar über.

Wenn man den Bau des Auges verschiedener Thiere, wie er sich namentlich auf einem Längsdurchschnitt überblicken lässt, mit dem des menschlichen Auges vergleicht, so fällt zunächst im Allgemeinen ein sehr beträchtlicher Wechsel in der relativen Ausdehnung der Region zwischen Ciliarrand der Iris und Ora serrata auf. Bei manchen Säugethieren ist dieselbe auf einen kleineren Raum zusammengeschoben (z. B. beim Rind), bei andern beträchtlich ausgedehnter, wie z. B. bei vielen Raubthieren. Bei Vögeln bildet diese Gegend im Allgemeinen einen ziemlich breiten Ring, vorzugsweise aber bei den Raubvögeln, deren Gesichts-Schärfe*) auf verschiedene Entfernungen sprichwörtlich geworden ist, und fast carricaturartig erscheint die Form des Eulen-Auges, an welchem Ciliarkörper und Hornhaut einen hohen Aufsatz über der Retina bilden, welche ein verhältnissmässig kleines Kugelsegment darstellt. Der ebenfalls auffallende Wechsel in der Neigung der Ciliargegend gegen die Augenaxe verhält sich

----

*) Die Retina dieser Thiere ist ebenfalls sehr ausgezeichnet durch ihre Dicke, durch den Reichthum an Nerven und Zellen, welche letztern an bestimmten Stellen in mehrfachen Schichten liegen, sowie durch die Feinheit der Elemente in der Stäbchenschicht.

zu der Ausdehnung häufig wenigstens so, dass jene, wo sie breit ist, zugleich steil, wo sie aber schmal ist, zugleich flach gestellt erscheint.

Von besonderer Wichtigkeit für die den meisten Vögeln insgemein zugeschriebene bedeutende Accommodationsfähigkeit ist ferner der hohe Grad von Ausbildung, welchen die einzelnen nach vorn von der Ora serrata gelegenen Theile zeigen. Berücksichtigt man zunächst den **activen Bewegungsapparat** im Innern des Auges, so ist ohne Zweifel von Bedeutung, dass **quergestreifte Muskelfasern**, so viel bekannt ist, bei allen Vögeln, wenn auch nicht bei ihnen allein, vorkommen.

Von den einzelnen Muskeln ist zuerst die **Iris** zu beachten, über welche *Krohn* vor längerer Zeit bereits (Müll. Archiv 1837 S. 357) sehr schätzbare Mittheilungen gemacht hat. Derselbe hebt mit Recht hervor, dass die **ringförmigen Muskelbündel** über die ganze Fläche der Iris vom Ciliarrande an bis zum Pupillarrande ausgebreitet sind, wobei nach ihm vom Ciliarrande ab sowohl die Dicke der einzelnen Muskelfasern als die Masse, in welcher sie über einander liegen, abnimmt. Bei den Eulen jedoch lassen die Ringmuskeln die äussere, dem Ciliarrande nähere Zone der Iris frei. und *Krohn* rechnet die letztere deswegen nicht mehr zur Iris, wovon ich den Grund nicht einsehe. v. *Wittich* andererseits, welcher das zuletzt angegebene Verhalten des inneren und äusseren Irisringes beim Seeadler fand, (Archiv f. Ophth. II. Bd. 1. S. 129) gibt an, dass dasselbe bei den meisten Vogelaugen in derselben Art mehr oder weniger deutlich ausgesprochen sei. Diesen Angaben gegenüber muss ich sagen, dass ich den äusseren Ring der Iris, welcher meist schon durch seine Färbung, bisweilen auch durch den schon von *Krohn* beschriebenen Gefässverlauf (indem die Stämme an der Vorderfläche ganz frei liegen) ausgezeichnet ist, mit Ausnahme der Eulen bei den bisher untersuchten Vogelarten (Huhn, Taube, Rabe, Distelfink, mehrere Falkenarten) nicht frei von Ringmuskeln fand, und ich glaube Werth darauf legen zu müssen, dass dieselben bis an den äussersten Ciliarrand gehen. also bis an die Basis der vorderen Zacken der Ciliarfortsätze, welche noch hinter den Muskelringen der Iris zu liegen kommen. Allerdings aber scheint auch mir die Dicke der Muskelmasse häufig wenigstens erst in einiger Entfernung vom Ciliarrand am grössten zu sein, um dann gegen den Pupillarrand hin abzunehmen. und bisweilen ist die Menge der Muskeln im äussern Irisring überhaupt eine geringe. Es ist jedoch auch in dem innern, meist heller gefärbten Irisring das Verhältniss der Ringmuskeln zu den übrigen Schichten der Iris nicht überall gleich. Während nämlich dieselben in der grösseren Ausdehnung so an der vorderen Seite liegen, dass man sie durch sorgfältige Präparation von einer hinteren, aus Bindegewebe, Nerven, Gefässen und Radialmuskeln bestehenden dünnen Platte fast vollständig abheben kann, ist diess gegen den dünnen Pupillarrand hin nicht mehr möglich. Dort ist der Sphincter an der hinteren Seite nicht mehr von einer besonderen, trennbaren Lage gedeckt, und es nähert sich daher dieser Theil des Ringmuskels dem Verhalten des Sphincters beim Menschen, während die weiterhin an der vorderen Seite der Iris liegenden Bündel wohl eher den von mir beschriebenen ringförmigen Bündeln analog sind, welche beim Menschen am Ciliarkörper liegen.

Es zeigt sich auch bei aufmerksamer Betrachtung der Irisbewegung an einem lebenden Falken. dass die Contraction der äusseren und inneren Muskelringe keineswegs immer gleichförmig vor sich geht. Vielmehr ist bei der auch sonst schon beobachteten undulirenden Bewegung der Iris, welche man namentlich bemerkt, wenn man starke Accommodationsbewegungen veranlasst, häufig einige Zeit hindurch eine starke Contraction der äusseren Partie zu erkennen, während die Weite der Pupille sich dabei sehr wenig ändert, und es erhebt sich dabei in einiger Entfernung vom Pupillarrande eine Wulst, welche bei seitlicher Beleuchtung einen starken Schatten wirft, ja es scheinen bisweilen die äusseren Muskelringe über die innern sich etwas wegzuschieben. Andere Male erleidet die Weite der Pupille sehr beträchtliche Aenderungen, ohne dass die äusseren Ringe der Iris daran entsprechenden Antheil nehmen. Es hat diess den Anschein, als wenn die äussere Partie der Iris vorwiegend den accommodativen Bewegungen diente, die innerste aber der Pupillenverengerung, doch will ich hiermit nicht eine völlige Trennung der beiden mehr oder weniger associirten Bewegungen beanspruchen, so wie ich auch anatomisch eine scharfe Grenze der beiden Muskel-Regionen nicht bemerkt habe, wiewohl mir am lebenden Auge eine Linie des Pupillarring der Iris abzugrenzen schien *).

Ausser den ringförmigen Muskeln besitzen wenigstens sehr viele Vögel zuverlässig einen quergestreiften Dilatator, der auffallenderweise von fast allen Beobachtern in Abrede gestellt wird. Krohn sagt a. u. O. S. 361, dass Radialbündel der hinteren Fläche der Iris fehlen, und führt an, dass auch Muck nie eine Spur von solchen Fasern gefunden habe. Cramer glaubte, dass die Longitudinalbündel nicht aus quergestreiften, sondern aus glatten Muskelfasern beständen, deren langsame Reactionsweise er bei Reizung der Regio ciliospinalis von Tauben zu erkennen meinte. Hiergegen hat Donders eingewendet, dass solche glatte Radialmuskeln nicht anatomisch nachzuweisen seien, dass aber die Erweiterung der Pupille durch den Crampton'schen Muskel erklärt werden könne. Diese letzte Ansicht hatte nach Krah auch Maunoir aufgestellt, aber Krohn bemerkte bereits dagegen, dass zwischen jenen Muskel und die Iris die obere Wand des Canalis Fontanae als Scheidendes trete. Ich möchte den letzten Einwurf jetzt dahin ausdrücken, dass die von der inneren Lamelle der Hornhaut herkommende Platte, an welcher nach aussen jener Muskel ausitzt, nach innen mit der Iris und der Basis der Ciliarfortsätze nur durch lockeres, sehr dehnbares elastisches Gewebe verbunden ist (Canalis Fontanae anterior et medius nach Huck). Dieses Gewebe wird allerdings schon für sich eine Retraction auf die äussere Zone der Iris ausüben, sobald deren Muskelringe aufgehört haben, sich zu contrahiren, und es wäre möglich, dass die Retraction jener Platte durch den Crampton'schen Muskel mittelbar auch auf die Iris etwas einwirkte, aber diese Bewegung würde, soweit sie vom Crampton'schen Muskel abhängig sein kann, jedenfalls nur sehr wenig extensiv sein und schwerlich auf den Pupillarring wirken. Es wird diese Erklärung aber auch unnöthig, sobald ein Dilatator in der Iris selbst da ist. Ich weiss nicht, ob ein solcher vor Kölliker beschrieben worden ist, welcher (Mikr. Anat. II. 643) ganz kurz meldet, dass er den Dilatator beim Truthahn äusserst entwickelt sah. Dieser Angabe gegenüber glaubt nun wieder ganz neuerdings e. Wittich (Archiv f. Ophthalm. II. Bd. 1. S. 129 u. 130) entschieden das Vorhandensein eines Dilatator pupillae in den Augen anderer Vögel in Abrede stellen zu müssen. Die Bündel, welche man fast in allen Vogelaugen vom äusseren Irisrande aus sich nach Innen erstrecken sieht, sind nach ihm nur Nervenstämmchen.

Bei dem vielfachen Interesse, welches die Bewegung der Iris darbietet, muss es sehr wünschenswerth sein, gerade bei Thieren, deren Iris-Muskeln durch die Querstreifung weniger eine Verwechselung mit anderen Elementen zulassen, über den Dilatator ins Reine zu kommen. Für mehrere Vögel nun kann ich mit aller Entschiedenheit die Beobachtung von Kölliker bestätigen. Der Dilatator liegt als hinterste Schicht der Iris dicht unter dem Pigment, und erstreckt sich vom Ciliarrande aus nicht ganz bis zum Pupillarrande, indem sich die Fasern verlieren, wo die Iris dünn wird und die Ringfasern die ganze Dicke derselben einnehmen. Es verhalten sich dieser innere

---

*) Huck (Bewogung der Krystallinse 1839. S. 100 u. 108) hatte bereits beim Papagei bemerkt, dass beim Nahesehen der äussere, rothe Ring der Iris sich unabhängig von der Verengerung der Pupille, der Mitte nähert, hatte diess jedoch auf Contraction des Ciliarkörpers bezogen. Wenn sich einerseits die vorzugsweise Bedeutung der Ringmuskeln an der Vorderfläche der Iris für die Accommodation, andererseits die Analogie derselben mit dem Muskelring am Ciliarkörper des Menschen weiterhin bestätigt, so ergibt sich hieraus auch ein werthvolles Argument dafür, dass der zuletzt genannte Ring eine hauptsächliche Rolle bei jener spielt. Es würde daraus aber auch weiter folgen, dass die Versuche, welche die vorzugsweise Abhängigkeit der Accommodation von der Iris für Thiere, insbesondere Vögel, darthun (Cramer), für das menschliche Auge in dieser Beziehung nicht beweisend sind.

Muskelring (als eigentlicher Sphincter pupillae) und der Dilatator also ähnlich zu einander, wie im menschlichen Auge. Um den Dilatator zur Anschauung zu bringen, fand ich nach der Methode *c. Wittich's* mit Chlor gebleichte Präparate in so fern weniger geeignet, als dadurch die Querstreifung der Fasern, wie er selbst angiebt, sehr undeutlich wird. Dagegen gelingt es bei einiger Vorsicht, nachdem das hintere Uvrapigment vermittelst eines Pinsels entfernt ist, von der vorderen Fläche der Iris die undurchsichtigen Massen nebst den grösseren, bisweilen sehr reich gewundenen Gefässen, und die ringförmigen Muskeln so mit der Pincette oder mit Nadeln zu entfernen, dass man nur ein ganz dünnes durchscheinendes Plättchen übrig behält, an welchem jedoch der innerste Muskelring noch haftet. An etwas erhärteten Augen, wo überdiess die Querstreifung der Muskeln deutlicher hervortritt, kann man grössere Strecken der Iris in der ganzen Breite so behandeln, und wenn man solche Präparate mit Glycerin untersucht, so kann in vielen Fällen die Anwesenheit des Dilatator kein Gegenstand des Streites sein. Man hat denselben entweder fast allein in einer dünnen membranösen Grundlage vor sich, oder wenn man weniger an der vorderen Irisfläche weggenommen hat, sieht man das herrliche Geflecht der Nerven darüber ausgebreitet, welches zum grössten Theile zwischen Ring- und Radialmuskeln liegt, oder endlich in manchen Fällen wird die ganze Iris sammt den Ringmuskeln durchsichtig genug, sobald man nur das Pigment weggenommen hat.

Im Einzelnen zeigt nun der Dilatator beträchtliche Verschiedenheiten nach den Gattungen. Beim Raben fand ich ihn sehr stark entwickelt: er besteht hier aus ziemlich dicht neben einander verlaufenden radialen Fasern. Viel schwächer, aber noch sehr leicht darzustellen ist derselbe beim Hahn, doch liegen die einzelnen Fasern hier schon ziemlich lose zerstreut und sind zum Theil sehr fein, wodurch überhaupt häufig die Fasern des Dilatator vor der Mehrzahl der Ringfasern sich auszeichnen. Dagegen erkennt man an den mehr isolirten Fasern um so deutlicher, dass dieselben sich theilen und anastomosiren, welche netzartige Anordnung zum Theil mit Veranlassung wird, dass die Fasern nicht genau radial, sondern in verschiedenen Richtungen verlaufen. Es sind übrigens Theilungen auch an den ringförmigen Muskeln nicht selten ganz hübsch zu sehen. Einen nicht sehr starken, aber hinreichend deutlichen Dilatator sah ich auch bei Fringilla carduelis. Bei einem Falken (buteo?) war die Anordnung eine eigenthümlich zierliche. Es verliefen die Fasern nicht radial, sondern beträchtlich schräg vom Ciliar- gegen den Pupillarrand, in zwei sich kreuzenden Richtungen. Am Ciliarrand schienen diese schrägen Fasern in ringförmige überzugehen und dasselbe war vielleicht an dem vorderen Ende der Fall. Der gemeinsame Effect der zwei sich kreuzenden Züge ist offenbar der eines Dilatator. Bei einem andern Falken (F. palumbarius) war die Anordnung wieder etwas abweichend, mehr netzförmig, so dass ein Theil der Fasern mehr oder weniger transversal verlief.

Wenn nun schon bei den genannten Vögeln die Masse des Dilatator gegen die Ringmuskeln verhältnissmässig klein ist, so tritt sie bei anderen noch mehr in den Hintergrund. So habe ich bei der Taube nur sparsame, sehr zarte und dünne Fasern gefunden, welche schwer wahrzunehmen sind. Endlich glaube ich mich an den Augen einer Eule überzeugt zu haben, dass auch hier der äussere Ring der Iris nicht ganz entblösst von Muskeln ist, indem ein weitläufiges Netz quergestreifter Fasern daselbst auffand. Hiernach scheint es fast, dass die Anwesenheit eines quergestreiften Dilatators eine allgemeine Regel bei Vögeln ist, auf jeden Fall aber ist die beträchtliche Verschiedenheit in der Ausbildung desselben einer weiteren Verfolgung werth [*]. Ich will hier nur noch bemerken, dass das oben erwähnte Verfahren, den Dilatator als ganz dünne Schicht durch Präparation von vorn her zu isoliren, auch

---

[*] Den Seeadler und den Kanarienvogel, welche *c. Wittich* namentlich anführt, habe ich noch nicht untersucht, bei nahestehenden Arten ist jedoch dem Obigen zufolge ein Dilatator vorhanden.

beim Menschen bisweilen in grösserer Ausdehnung gelingt, wodurch man die **ther·**
zeugendsten Präparate erhält.

Nächst der Iris kommen die Muskeln am Ciliartheil des Auges in Betracht. *Donders* (Onderzoekingen, Jaar VI. S. 54) hat von denselben mit Recht gesagt, dass sie ein unglückliches Loos haben, indem auch nachdem der Streit über ihre
musculöse Natur bejahend entschieden war, ihre Anordnung von jedem Beobachter
verschieden beschrieben wurde. *Crampton* liess den später nach ihm benannten Muskel von dem Knochenring entspringen und sich vermittelst eines schrägen Ringes **as**
die Innenfläche der Hornhaut ansetzen, wobei er zugleich anführte, dass die Muskelfasern auch der Chorioidea anhaften. Nachdem nun *Treviranus* (Beiträge zur Anat
u. Phys. d. Sinneswerkzeuge S. 83) an dem Ring, den er ungeachtet der von ihm
an den Fasern gesehenen Querstreifen nicht für musculös hielt, eine vordere und hintere Abtheilung unterschieden, und *Krohn* (a. a. O. S. 376) bemerkt hatte, dass die
beiden Partieen bei Eulen und zum Theil auch beim Fischadler durch scheinbar freie
Zwischenräume geschieden sind, bei kleineren Vögeln aber sich das Gebilde als eine.
nirgends unterbrochene Masse darstellt, so beschrieb *Brücke* (Müll. Archiv 1846
S. 370) zwei durch Ansatz und Wirkung als verschieden charakterisirte Muskeln,
welche in ähnlicher Weise bei allen Vögeln vorhanden sind. Der Crampton'sche
Muskel entspringt nach *Brücke* vom Knochenring und setzt sich nach vorn an die inneren
Lamelle der Hornhaut an. Der von *Brücke* als Tensor chorioideae bezeichnete Muskel dagegen entspringt nach ihm ebenfalls vom Knochenring und heftet sich mit rückwärts gehenden Fasern an die Chorioidea. *Cramer* fand den letzten Muskel so wie
ihn *Brücke* beschreibt, den Crampton'schen Muskel aber liess er, abweichend von
Crampton und *Brücke*, von der Chorioidea entspringen und sich an die Innenfläche des
Knochenringes und an die Descemot'sche Membran ansetzen. *Donders* endlich (Onderzoekingen, Jaar VI. S. 56) gibt als Resultat seiner Untersuchungen, dass nur ein
einziger Muskel vorhanden ist [*]), welcher in halbgefiederter Anordnung von der äusseren Wand des Schlemm'schen Canals und von der Aussenseite eines faserigen Stranges entspringt, der von jener Wand aus sich ziemlich weit nach hinten fortsetzt. Die
vordersten Fasern gehen nach aussen und hinten und heften sich an die Sklerotika.
je weiter sie nach rückwärts von jenem faserigen Strang entspringen, um so mehr
nehmen sie die Richtung nach hinten an, so dass die letzten sich an die Chorioidea
ansetzen.

Ich bedauere, die Zahl der in Etwas abweichenden Angaben noch um eine vermehren zu müssen, indem ich mich nach meinen Untersuchungen an keine der früh-
ren völlig anschliessen kann. Zu denselben wurden vorzüglich die Augen von Falken
(F. buteo, palumbarius, milvus) benutzt, doch fand ich auch bei anderen Vögeln der
Hauptsache nach dasselbe. In Betreff der vorderen Muskelpartie, des von *Brücke* so
genannten M. Cramptonianus, habe ich der Beschreibung von *Donders* nichts Wesentliches beizufügen. Es geht aus der inneren Lamelle der Hornhaut am Rande derselben
eine faserige Platte hervor, welche früher als die äussere (obere) Wand des Canalis
Fontanae bezeichnet wurde. Dieselbe ist vorn ziemlich stark, schärft sich aber nach
rückwärts allmählig zu, so dass sie oft noch vor der Hälfte des Knochenringes sich
verliert. Nach einwärts wird diese Platte durch lockeres elastisches Gewebe mit der
Aussenfläche des Ciliarkörpers verbunden. Nach auswärts dagegen entspringt daran
in ziemlicher Ausdehnung der Crampton'sche Muskel, dessen anderer Insertionspunkt
die dicke faserige Schicht der Sklerotika ist, welche den Knochenring innen bekleidet
(*g* in der Abbildung). Die vordersten Fasern des Muskels, welche häufig noch etwas
vor dem Knochenring liegen, sind kurz und weniger nach hinten gerichtet. Je weiter
nach rückwärts die Fasern von jener Platte abgehen, um so länger werden sie, indem

---

[*]) Auch *Mayer* (Verhandl. d. naturhistor. Vers. der Rheinlande X. 1853) nimmt nur Einen,
in zwei Portionen getheilten Muskel an.

sie sich immer weiter nach rückwärts an die Sklerotika anheften. Sie gehen dadurch nach und nach fast gerade nach hinten, und nur sehr wenig nach aussen.

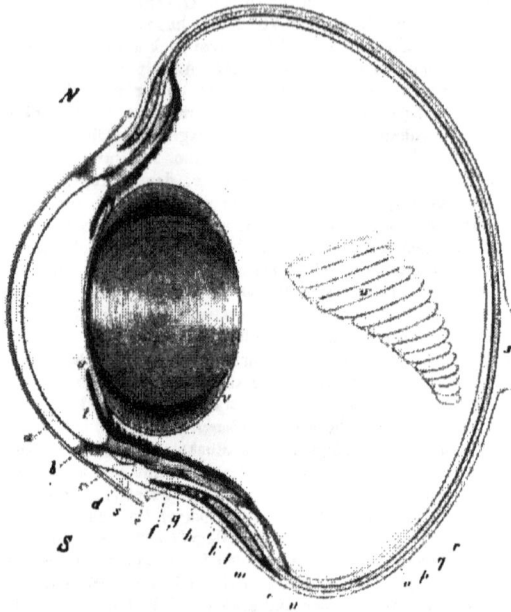

Horizontaldurchschnitt des Auges von Falco palumbarius. 4 Mal vergrössert.

S   Schläfenseite.   N. Nasenseite.
a.   Hornhaut.
b.   Uebergang derselben in die Sklerotika.
c.   Ringgefäss in einer dem Schlemm'schen Canal entsprechenden Spalte.
d.   Conjunctiva mit dem auf die Hornhaut übergehenden Epithel.
e   r Knochenring.
f   Musculus Cramptonianus.
g.   Fibröse Sklerotika, welche den Knochenring innen bekleidet.
h.   Durchschnittener Nerv.
i   Innere, längere Portion des M. tensor chorioideae.
k.   Aeussere, kürzere Portion desselben Muskels.
l   Freier Raum, welcher dadurch entstanden ist, dass der Ciliarkörper dort nach einwärts gezogen ist, um die Anordnung der Theile deutlicher zu machen. (Hueck's Canalis Fontanae posterior). Wenn der Ciliarkörper der Sklerotika dicht anliegt, wird auf beiden Seiten die Richtung des M. tensor chorioideae eine etwas andere.
m   Elastischer Kranz, welcher von der Innenfläche des Sklerotikalknorpels (Lamina fusca) zum Ciliarkörper geht und sich dicht hinter dem Spannmuskel ansetzt. Zwischen ihm und dem hintersten Theil des Ciliarkörpers ist auf der Schläfenseite ein durch künstliche Ablösung erzeugter freier Raum.
n   Vorderes Ende der Retina, welche nach rückwärts beträchtlich an Dicke zunimmt.
o.   Aeussere fibröse Platte der Sklerotika.
p   punktirt: Knorpelplatte.
q.   (dunkle Linie) Chorioidea.

r. Retina.

s. Canalis Fontanae, von elastischen Balken durchsetzt, welche die Fortsetzung des Ligamentum pectinatum iridis bilden.

l. Vorderste Spitze eines Ciliarfortsatzes, an der Linsenkapsel fixirt, von welcher nur die vordere Wand durch eine doppelte Linie bezeichnet ist.

u. Iris.

r. Stelle, wo die Fasern der concentrisch geschichteten Linsenpartie in die senkrechten Fasern des peripherischen Rings übergehen. Die Lage der Kerne ist in beiden Schichten durch eine punktirte Linie angezeigt.

w. Facher.

x. Sehnerv.

Die beiden letzten Theile sind die einzigen in der Skizze, welche nicht im Niveau des Schnittes, sondern tiefer geschnitten sind.

Es kommen übrigens je nach den Gattungen und Arten Verschiedenheiten vor, die z. B. bei den Eulen ziemlich beträchtlich sind. Bei Falco buteo sind die vordersten Bündel des Muskels etwas mehr nach auswärts geneigt, als bei F. palumbarius, wo auch diese sehr steil stehen, wenn die Platte, an welche sie sich inseriren, nicht nach einwärts abgezogen wird.

Was nun die andere, nach rückwärts an die Chorioidea geheftete Muskelpartie (Tensor chorioidea Brücke) betrifft, so finde ich, dass sie nach vorn einen zweifachen Ursprung hat, indem die äussere Portion von der am Knochenring anliegenden Sklerotika, die innere aber von derselben faserigen Platte herkommt, welche weiter vorn den inneren Insertionspunkt des Crampton'schen Muskels bildete. Diese letztere Portion (i) verhält sich folgendermaassen: Nachdem die letzten zum Knochenring rückwärts ziehenden Fasern des genannten Muskels entsprungen sind, geht das Ende jener Platte in einen Muskelkranz über, der sich an die Chorioidea heftet. Dieser ist somit an seiner inneren Seite nicht mehr von einer fibrösen Platte bedeckt [*]), und man findet, wenn man den Ciliartheil der Chorioidea mit der Iris von vorn her bis zu der Insertion des Muskels an der Chorioidea ablöst, diesen als hinteren Theil der Aussenwand des Canalis Fontanae blossliegen, während der Crampton'sche Muskel von innen her noch durch jene Platte verdeckt ist. Das Verhalten der letzten zum Knochenring gehenden und der zur Chorioidea verlaufenden Fasern wechselt am Ursprung aus der fibrösen Platte in der Art, dass bisweilen ein Stückchen der letzteren frei von Muskelursprüngen ist, welches dann als Zwischenraum zwischen den Ursprüngen der beiden Muskeln erscheint. In anderen Fällen dagegen sind die Ursprünge so dicht aneinander gelagert, dass die Muskelmasse als eine einzige erscheint, um so mehr, als die Fasern noch eine Strecke weit in ihrem Verlauf ganz benachbart sind, bis sich die einen nach aussen an die Sklerotika heften, während die andern zur Chorioidea weitergehen. Diess verschiedene Verhalten hängt davon ab, ob der Ciliarkörper eine grössere oder geringere Länge von vorn nach hinten einnimmt, und es zeigt sich dasselbe nicht nur bei verschiedenen Vögeln, sondern auch bei demselben Auge ist zwischen der Schläfen- und der Nasenseite ein beträchtlicher Unterschied, wenn die letztere, wie z. B. an den stark unsymmetrischen Augen von Falco palumbarius, viel enger zusammengeschoben ist, als jene. Bei diesem Vogel steht die Länge des Knochenringes auf einem Horizontaldurchschnitt an der Schläfen- und Nasenseite nahezu in dem Verhältniss von 5 : 3, und entsprechend verhalten sich die Weichtheile. In der beigegebenen Figur ist die Verschiedenheit der Muskeln auf beiden Seiten zu ersehen. Wo ein etwas grösserer Zwischenraum zwischen den letzten zur Sklerotika und den zur Chorioidea gehenden Bündeln bleibt, legt sich die zum Ursprung derselben dienende Platte mit ihrem Ende an die Sklerotika an, und es hat dann den

---

[*]) Eine schwache Fortsetzung der Platte ist bisweilen eine Strecke weit noch an der Innenfläche der zur Chorioidea gehenden Bündel sichtbar.

Anschein, als wenn die zur Chorioidea gehenden Bündel alle von der Sklerotika ent-
sprängen, wie *Brücke* angegeben hatte. Wo aber die Ursprünge der beiden Muskeln
nicht zusammengedrängt sind, sieht man, dass diess nicht der Fall ist.

Hingegen hat die zweite äussere Portion der an die Chorioidea gehefteten Bündel
k) in der That den von *Brücke* für den Tensor chorioideae angegebenen Ursprung.
Sie entspringt nämlich von der Sklerotika, hinter der Insertion der letzten Bündel des
'rampton'schen Muskels, und setzt sich dicht hinter der vorhin beschriebenen inneren
'ortion des Spannmuskels an die Chorioidea. Diese äussere Portion ist allerdings in
der Regel kürzer und schwächer als die innere, man überzeugt sich aber von ihrer
Anwesenheit sowohl auf senkrechten Durchschnitten, als auch durch Präparation von
innen her. Wenn man die Chorioidea mit Schonung des Muskels dicht vor der Insertion des letztern abschneidet und wegnimmt, und dann die innere Portion desselben
vorsichtig entfernt, so bekommt man die äussere Portion von der inneren Fläche her
zu Gesicht.

Da der gegebenen Darstellung zu Folge die Insertion der einzelnen Muskelportionen eine ziemlich abweichende ist, und ebenso ihre Wirkung nicht als identisch
aufgefasst werden kann, so scheint es mir nicht zweckmässig, das Ganze als einen
einzigen Muskel aufzufassen, und wenn man nicht etwa vorzieht, die einzelnen Portionen nach ihren Insertionen zu trennen, so kann man, wie ich glaube, füglich fort-
fahren, die von der Sklerotika nach vorn gehenden Bündel als Crampton'schen Muskel
zu bezeichnen, die sämmtlichen an die Chorioidea rückwärts verlaufenden Bündel aber
als Tensor chorioideae; dieser würde dann zwei Portionen (oder wenn man will Köpfe)
haben, von denen eine von der Sklerotika, die andere von der Platte entspringt, welche
die Fortsetzung der einen Hornhautlamelle bildet.

Ueber den Verlauf der Muskeln, welche sich nach c. *Wittich's* schöner Entdeckung im hinteren Abschnitte der Chorioidea vorfinden, habe ich noch keine besonderen Nachforschungen angestellt.

Was nun die Wirkung der Muskeln im Vogelauge betrifft, so darf wohl
als zweifellos betrachtet werden, dass die Musculatur der Iris nur zu einem (wohl
kleineren) Theile der Verengerung und Erweiterung der Pupille dient, dass aber
weiterhin namentlich die bis zum Ciliarrande reichenden Ringmuskeln der vorderen
Lamelle für die Accommodation bestimmt sind. Dieselben müssen das vordere, verhältnissmässig bewegliche Ende des Ciliarkörpers mit dessen Fortsätzen nach einwärts
ziehen, und dadurch auf den Rand der Linse einen Druck ausüben, welcher ausserdem auch den peripherischen Theil der vorderen Linsenfläche trifft. Es wird dadurch
die Linse namentlich an dem mittleren Theil der Vorderfläche convexer werden müssen,
und es stimmt diess mit dem, was *Cramer* auf dem Wege des Experiments auch bei
Vögeln gefunden hat, wohl überein. Auf einige Umstände, welche diese Wirkung,
nächst der beträchtlichen Iris-Musculatur, sehr begünstigen, komme ich nachher zurück.

Der Effect der in der Ciliargegend liegenden Muskeln ist schwieriger zu beurtheilen. Ein grosser Theil der Fasern entspringt von dem Theile der Sklerotika,
welcher den Knochenring *) innen bekleidet. Dieser Ring selbst darf gewiss als unbeweglich angesehen werden, und es ist seine Bedeutung wohl zum Theil darin zu
suchen, dass er die Form des Auges auch gegen die innerhalb desselben gelegenen
Muskeln aufrecht erhält. Bei manchen Säugethieren in viel höherem Grade als beim
Menschen zeigt sich an der entsprechenden Stelle eine dickere Partie der Sklerotika,

---

*) Ich will bei Gelegenheit erwähnen, dass der Unterschied, welchen *Leydig* 'Müll. Archiv
1855) bei vielen Vögeln zwischen diesem vorderen Ring und dem von *Gemminger* entdeckten
hinteren Sklerotikalring fand, dass nämlich der letztere, nicht aber der erstere Markräume im
Innern habe, kein durchgreifender ist. Die grösseren Raubvögel z. B. zeigen sehr beträchtliche
Markräume im Innern der Schuppen des vorderen Knochenringes. Dieselben sind in der
Abbildung durch die hellen Stellen im Innern bezeichnet, während die Knochensubstanz
dunkel ist.

und bei den Katzen hat dieselbe auf dem Durchschnitt eine gewisse Aehnlichkeit mit den Knochenring der Vögel. Dieser letztere nun ist an seiner Innenfläche mit einer Platte der Sklerotika bekleidet, welche nicht durchaus unverschiebbar ist, aber doch wohl als fester Punkt für die dort entspringenden Muskelfasern angesehen werden darf. In diesem Fall würde der Crampton'sche Muskel die von der inneren Lamelle der Hornhaut herkommende fibröse Platte nach rückwärts ziehen. Die gleichzeitig zu erwartende Bewegung auswärts würde wohl nur dann einigermassen ausgiebig sein, wenn jene Platte, etwa durch die Iris, nach einwärts gezogen wäre. Weiterhin wage ich noch nicht über den Effect des Muskels zu entscheiden. Bekanntlich hatte *Brücke* geglaubt nachgewiesen zu haben, dass der Muskel die Convexität der Hornhaut vermehre, wie *Crampton*, dass derselbe sie vermindere. *Cramer* aber behauptet nach seinen Versuchen, dass die Wölbung der Hornhaut auch beim Vogel durch die Accommodationsbewegungen nicht geändert werde. Sollte der Muskel nur bestimmt sein, die vordere Partie des Ciliarkörpers, mit welcher er jedoch nur durch dehnbares elastisches Gewebe in Verbindung steht, nach aussen zurückzuziehen, nachdem sie durch die Iris einwärts gezogen war, oder zieht der Muskel während der Accommodation für die Nähe den Ursprung der Iris vermöge jener elastischen Fäden zugleich nach rückwärts und hindert überdies, dass die innere Platte der Hornhaut von der Iris nach einwärts gezerrt wird?*) — Vom Tensor chorioideae hat die äussere Portion ihren festen Punkt ebenfalls an der Sklerotika, und es scheint, dass dadurch die Chorioidea nach vorn gezogen werden muss; hierdurch wird dieselbe Wirkung auch für die grössere innere Portion des Muskels wahrscheinlich, und es scheint, dass dieselbe ihre beiden Insertionspunkte einander nähert, da nach der Insertionsweise des Crampton'schen Muskels die fibröse Platte, an der beide ansitzen, nicht als unbeweglich gedacht werden kann. Es wird somit diese innere Portion des Tensor chorioideae zugleich die Wirkung des Crampton'schen Muskels unterstützen müssen. Auch hier ist jedoch vielleicht, wie beim Menschen, mehr Gewicht auf die Druck- als auf die Bewegungs-Effekte zu legen. Wenn die Wände des Glaskörpers um denselben angespannt werden, wird einem Zurückdrängen der Linse ein vermehrtes Hinderniss gesetzt, und es wäre nur zu untersuchen, ob auch bei Vögeln Lage und Form der hinteren Linsenfläche nur geringe Veränderungen erleiden, wie diess für den Menschen von *Helmholtz* angegeben wurde. Den Antagonisten des Tensor chorioideae bildet, wie schon *Brücke* angegeben hat, ein aus ziemlich feinen elastischen Fasern bestehender Kranz, welcher aber nicht vom Knochenring, sondern von dem Sklerotikalknorpel entspringt, und zwar ziemlich entsprechend der Ora serrata. Dieser Kranz legt sich dann an die Aussenfläche des Ciliarkörpers, und inserirt sich von hinten an den dichteren Ring, an welchen sich von vorn her die beiden Portionen des Tensor anheften. Dieser Ring entspricht ziemlich dem vorderen Ende der Knorpelplatte und ist an der Innenfläche des Ciliarkörpers durch eine kleine Veränderung in der Formation der Falten bezeichnet. Auch die Anwesenheit des elastischen Kranzes vor der mit der Retina bekleideten eigentlichen Chorioidea lässt sich auf Vermehrung des Drucks im Glaskörper. ohne ausgiebige Bewegung, deuten. Es lässt sich übrigens am ganzen Ciliarkörper eine innere, die Fortsätze tragende Platte von einer äusseren trennen, an welcher sowohl Tensor als elastischer Kranz sich anheften. Nach vorn von jenem Insertionsring besteht die äussere, dem Canalis Fontanae zugekehrte Platte des Ciliarkörpers, welche, wenn sie nicht zu stark pigmentirt ist, bisweilen einen weisslichen Seidenglanz hat, fast ausschliesslich aus Bindegewebe; hinter dem Ring dagegen ist sie vorwiegend elastisch.

---

*) Bei Eulen bildet der Muskel eine ziemlich dicke und kurze Masse, welche namentlich auf der Schnabelseite des Auges, wo der Knochenring stark verdickt und nach aussen umgekrümmt ist, fast ganz vor demselben liegt. Bei dieser Anordnung kann der Muskel nicht wohl auf die Ciliarkrone rückwärts ziehend wirken, und es erscheint dort plausibel, dass er zunächst die innere Lamelle der Hornhaut bewege, deren leichte Verschiebbarkeit in dieser Gegend *Brücke* hervorgehoben hat.

Ausser der Anordnung der Muskeln und der damit zunächst in Verbindung
tehenden Theile zeigt das Vogelauge dem menschlichen gegenüber noch einige be-
:achtliche Abweichungen, welche für den Accommodationshergang von Wichtigkeit
ind. Dahin gehört der Bau der Ciliarfortsätze, der Fontana'sche Kanal
nd der Bau der Krystalllinse.

Das innere, gefässreiche Blatt des Ciliarkörpers erreicht bei den Vögeln eine ent-
prechend grosse Entwickelung, wie die aussen in derselben Gegend des Auges gele-
enen Theile. Es lassen sich von der inneren Fläche her bei Raubvögeln 3 Zonen
aterscheiden, von denen die vorderste, die eigentlichen Fortsätze enthaltend, hier in
letracht kommt. Sie umfasst nämlich die Krystalllinse in der Gegend ihres Aequators
nd eine Strecke weiter nach vorn auf das engste, wie ein Ring, und ist so fest damit
erbunden, dass oft leichter die Linse oder der Ciliarkörper zerreisst, als dass beide
ich von einander trennen. Diese Verbindung wird von der Zonula vermittelt, welche
ester, steifer, der Substanz der Linsenkapsel ähnlicher ist, als beim Menschen und
inerseits in die seitliche und vordere Wand der Linsenkapsel übergeht, andererseits
lie Fortsätze der Ciliarfalten in tiefe Gruben eingesenkt enthält. Die Ciliarfortsätze
ilden hier nämlich nicht einfache blattartige Leisten, sondern dieselben sind mit ein-
elnen papillenartigen Vorsprüngen besetzt, welche in Längsreihen liegen. Jede
olche, zuweilen mit Ausbuchtungen versehene oder kolbige Papille steckt in einer
Scheide der Zonula, welche ihre Form so ziemlich erhält, wenn auch jene herausgezogen wird, wobei in der Regel etwas Pigment und Zellen der Pars ciliaris retinae
sitzen bleiben *). Diese Papillen, welche durchgängig Gefässschlingen enthalten,
nehmen im Allgemeinen von hinten nach vorn an Länge zu, und bei den meisten
Vögeln geht jeder Ciliarfortsatz vorn in eine lange flache Spitze aus, welche eine
ziemliche Strecke weit (1 M. und mehr) auf der vorderen Fläche der Linse liegt,
und so in die mit der vorderen Kapselwand verschmelzende Zonula eingebettet ist,
dass der Anschein entsteht, als ob sie in der Kapsel selbst stecke. Am schönsten
entwickelt sind jene Vorsprünge bei den Eulen. Hier gehen die blattartigen, mit
einzelnen Ausbuchtungen versehenen oder gelappten Fortsätze nach vorn in eine
Reihe von einzelnen Zapfen aus, welche wie hypertrophische einfache oder zusammengesetzte Haut-Papillen, oder wie die Endigungen von Chorionzotten aussehen.
Dieselben erreichen eine Länge von 0,5 Mm., während die Dicke oft nur 0,02 beträgt,
und da sie ausser den Gefässen nur aus weniger und structurloser Masse bestehen,
sieht man die auf- und absteigenden und mit zierlichen Windungen versehenen Gefässe sehr schön. Die freien Enden der Papillen zusammengenommen bilden bei den
Eulen eine Concavität, welche den Rand der Linse umfasst. Die platte Spitze, welche
sonst auf der vorderen Linsenfläche liegt, fehlt dagegen hier. Bei den Falken ist
diese letztere sehr lang (t) und die Zöttchen um den Rand der Linse sind auch
ganz ansehnlich, jedoch nicht so zierlich wie bei den Eulen, schon weil sie mehr
undurchsichtiges Fasergewebe enthalten. Auch umfassen sie den Rand der Linse
wenigstens bei manchen Arten nicht so weit nach rückwärts.

Vermöge dieser Anordnung der Ciliarfortsätze muss der Zug der bis zum Ciliarrand der Iris gehenden Ringmuskeln sich unmittelbar auf die Linse fortsetzen, und
es kann dadurch hier unzweifelhaft die Iris die Linse vom Rand her wirksamer com-
primiren als beim Menschen, und dadurch die Zunahme ihres Dickedurchmessers
hervorbringen, welche für das Nahesehen erforderlich ist.

Diese Anordnung und ihre Wichtigkeit hatte *Hueck* (Ueber die Bewegung der
Krystalllinse. 1639, S. 95) bereits sehr wohl erkannt, wie er denn überhaupt bei
Vögeln nicht eine Bewegung der ganzen Linse, sondern eine Compression und dadurch

---

*) Es ist hier das Verhältniss zwischen Zonula und Ciliarkörper, welches ich in dem
früheren Aufsatz über die Glashäute vom menschlichen Auge beschrieben habe, weiter entwickelt.

grössere Wölbung derselben als Ursache des von ihm beim Vogel wie beim Menschen beobachteten Vorwärtsrückens der vorderen Linsenfläche beim Nahesehen annahm während er allerdings beim Menschen sowohl Vorrücken der Linse als seitliche Compression derselben als Mittel der Accommodation ansehen zu müssen glaubte. Wenn *Hueck* sich auch über die bewegende Kraft täuschte, die er nicht in den wirklich vorhandenen Muskeln, sondern im Ciliarkörper suchte, so verdienen seine Untersuchungen über die Accommodation doch in anderen Punkten auch jetzt noch ehrenvolle Erwähnung. Er hat auch das Verdienst, die Bedeutung des Canalis Fontanae ziemlich richtig gewürdigt zu haben, obschon die Verwirrung, welche über diesen Raum herrschte, zum guten Theil von *Hueck* veranlasst wurde. Was derselbe als Canalis Fontanae posterior bezeichnet, ist der Raum, welcher zwischen Sklerotika nach aussen und Tensor chorioideae nebst dem von rückwärts herkommenden elastischen Kranz nach innen in der Gegend des Endes des Sklerotikalknorpels sich findet (s. 1 in der Abbildung). Da die genannten Wände aber dicht aneinander liegen, und höchstens eine Verschiebung vor- oder rückwärts angenommen werden kann (bei Wirkung des Tensors), so ist die Bezeichnung als Kanal mindestens unpassend. *Hueck's* Canalis Fontanae anterior und medius dagegen entsprechen beim Falken zusammen dem Canalis Fontanae der anderen Autoren (Treviranus, Krohn u. A.).

Dieser Canalis Fontanae (*s* in der Skizze) entsteht dadurch, dass die Aussenseite des Ciliarkörpers und die Innenseite der mehrerwähnten von der Hornhaut kommenden fibrösen Platte, die nach hinten dem Tensor chorioidea zum Ursprung dient, in ihrer ganzen Ausdehnung nicht eng miteinander verwachsen sind. Er erstreckt sich derselbe also nach rückwärts bis dahin, wo sich der Tensor an die Chorioidea anheftet.

Wenn man den Ciliarkörper etwas nach einwärts zieht, so entsteht ein auf dem Durchschnitt dreieckiger Raum, dessen Spitze nach hinten die erwähnte Muskelinsertion bildet, während die Basis gegen die vordere Augenkammer gerichtet ist. Dieser Raum ist nicht frei, sondern von elastischen Fasern durchzogen, welche zum Theil sehr stark sind. Die vordersten kommen vom Rande der Descemet'schen Membran und gehen einwärts zum äusseren Ring der Iris als kammförmiges Band. Andere Fasern gehen rückwärts, um sich an die Aussenfläche des Ciliarkörpers anzuheften und diese Fasern kommen theils ebenfalls von der Descemet'schen Haut, theils entspringen sie erst von der Platte, welche den Crampton'schen Muskel innen deckt. Der hinterste Theil jenes dreieckigen Raums ist aber öfters in grösserer Ausdehnung fast ganz frei, und nirgends bilden die durch den Raum hintretenden Fasern eine dichte membranöse Wand, dass nicht Flüssigkeit leicht hindurchdränge. *Hueck* hat beim Falken, wie bei allen Thieren, einen Orbiculus ciliaris angegeben, welcher den Canal in den vorderen und mittleren theilen soll, von denen der erstere mit der vorderen Augenkammer zwischen den Balken des Ligamentum pectinatum communicirt, der letztere aber abgeschlossen ist. Ich finde zwar in der Gegend, welche *Hueck* Tab. IV. Fig. 18 r. bezeichnet, bisweilen einen stärkeren und dichteren Faserzug allein derselbe schien mir keine Scheidung des Raumes in zwei getrennte Abtheilungen zu bewirken. Als ich beim Falken und bei der Taube die vordere Augenkammer mit erstarrender Masse füllte, drang dieselbe bis zum Tensor chorioideae rückwärts. Und dass diese Communication keine künstlich erzeugte ist, dafür spricht der Umstand dass man, nachdem das unversehrte Auge in Weingeist etc. gelegen, dieselben Gerinnsel im Fontana'schen Kanal als in der vorderen Augenkammer findet *)

---

*) An die Hinterfläche der Iris, zwischen dieselbe und die Linsenkapsel, also in die so genannte hintere Augenkammer, drang bei den genannten Versuchen keine Injectionsmasse, so es ist beim Vogel die Berührung der Iris und der Linse ohne Zweifel durchaus eine noch innigere als beim Menschen, wo kleinere Quantitäten von Flüssigkeit hinter der Iris, jedoch nur hinter dem peripherischen Theil derselben, immerhin vorkommen mögen, ohne dass dafür die Accommodationsverhältnisse eine Störung zu erleiden brauchen.

Diese freie Communication der vorderen Augenkammer mit dem Fontana'schen Kanal hat offenbar einen doppelten Erfolg: Erstens wird es dadurch möglich, dass der **vordere Theil des Ciliarkörpers von der Iris beträchtlich um die Linse zusammengezogen** und diese dadurch comprimirt wird; zweitens wird aber durch das **Ausweichen des Humor aqueus das Vortreten der mittleren Partie der Linse** ermöglicht und begünstigt.

Diese Formation des Fontana'schen Canals ist, so viel ich weiss, bei keinem Säugethiere so sehr entwickelt, als bei Vögeln. Doch ist sie sehr kenntlich bei dem zu dem Vogeltypus mehrfach hinneigenden Auge der Raubthiere. Bei der Katze geht eine allmählig sich zuschärfende Fortsetzung der vorderen Augenkammer bis weit hinter den Rand der Sklerotika, und es ist dort die letztere an die Ciliarkrone nur durch ein Balkengewebe befestigt, zwischen welches Injectionsmasse ebenso wie der Humor aqueus eindringt. Der hinterste Winkel dieses Raumes ist 4—5 Mm. von dem äusserlich sichtbaren Rand der Hornhaut entfernt, während von dem Ligamentum pectinatum iridis, als vordersten Theil jenes Balkengewebes, an gerechnet die Entfernung allerdings nur etwa 2 Mm. beträgt. Beim Menschen ist dieser Raum so gut wie ganz geschlossen, und nur in der bekannten Ausbuchtung, welche die vordere Augenkammer nach aussen vom Hornhautrande zeigt, findet sich ein Rudiment desselben vor, das jedoch nicht überall gleich gross ist. Was die durch diesen Winkel frei von der Descemet'schen Haut zur Iris herübergehenden Fasern des Ligamentum pectinatum betrifft, so scheinen mir beträchtliche individuelle Verschiedenheiten vorzukommen, worauf sich vielleicht auch die in dieser Beziehung ziemlich von einander abweichenden Angaben von *Donders* (Onderzoekingen, Jaar VI. S. 62) und *Helmholtz* Archiv 1. Bd. 2. S. 66) zurückführen lassen. Beim Ochsen ist das Ligamentum pectinatum ziemlich membranös, jedoch von Lücken durchbrochen; weiter nach aussen folgt dann ein maschiges Gewebe, welches aber so dicht ist, dass Humor aqueus oder gefärbte, in die vordere Augenkammer gebrachte Flüssigkeit nur langsam durchsickert, wenn man den Raum, welchen Fontana hier zuerst beschrieben hat, und der seinen Namen trägt, von rückwärts her öffnet, nachdem die Sklerotika durchschnitten und nach vorn umgeschlagen ist.

Ausser den bereits erörterten Theilen rechnete *Hueck* auch den Kamm im Vogelauge zu den für die Accommodation wichtigen Theilen, indem er glaubte, dass durch seine Verbindung mit der Linsenkapsel ein Vorrücken der ganzen Linse verhindert werde. Wie weit diess begründet ist, lasse ich dahin gestellt sein.

Endlich ist vielleicht noch die Eigenthümlichkeit der Struktur der Krystalllinse bei den Vögeln für die Accommodation von Einfluss. Man hat einmal im Allgemeinen bemerkt, dass bei Thieren mit kräftigen Accommodationsvermögen die Linse weich, also einer Formveränderung besonders zugängig, und dass diess bei Vögeln häufig der Fall sei. Es kommt hierzu aber die Anordnung der Linsenfasern, welche auf eine merkwürdige Weise von der bei Menschen und Säugethieren bekannten abweicht.

Schon *Treviranus* (Anat. u. Phys. d. Sinneswerkzeuge. S. 14 und Tab. 1. Fig. 4) hatte bemerkt, dass beim Falken und anderen Vögeln die Fasern der äussern Linsenschicht schief gegen den Umfang der Linse gerichtet sind, während der Kern aus übereinander gelagerten Blättern besteht. *Brücke* (Müll. Archiv 1847. S. 477) beschrieb hierauf die fragliche Schicht als einen Ring, welcher die übrige Linse umfasst, leicht von derselben sich ablöst, an ihrer Schichtung keinen Antheil hat, sondern aus Fasern besteht, welche radial gegen die Axe der Linse gestellt sind. *Brücke* fand den Ring bei allen Vögeln. Ausser diesen Angaben ist mir nur die Aeusserung *Kölliker's* bekannt, dass er die von *Brücke* beschriebenen Fasern für in der Entwickelung begriffene Linsenfasern halte. Mit dieser Anschauungsweise stimmt das Resultat meiner Untersuchungen so ziemlich überein.

Es geht nämlich der von *Brücke* beschriebene Ring nach rückwärts direkt in die concentrisch geschichteten Linsenfasern über, während er gegen die Vorderfläche der Linse in die Zellenschicht sich fortsetzt, welche der Kapsel innen anliegt als sogenanntes Epithel derselben.

Man überzeugt sich hiervon am besten an dünnen Schnitten, welche man den Meridianebenen folgend von erhärteten Linsen anfertigt. Es ist dann der grösste Theil der Fläche von einer concentrischen Faserung eingenommen, welche vorn und hinten an die von den Polen der Linse bis gegen den Mittelpunkt eindringenden Zwischenräume anstösst. Die äussersten Fasern jedoch gehen nicht bis zu den Polen, sondern endigen immer weiter davon entfernt, sowohl an der vorderen als an der hinteren Fläche, indem die weiter aussen liegenden Fasern immer kürzer werden und zuletzt nur mehr dem Seitentheil der Linse angehören. Dadurch decken sich die Enden der Fasern an der vordern und hintern Fläche nur theilweise, ähnlich wie Dachziegel. Wo die Fasern gegen das hintere Ende des periphorischen Ringes hin bereits um Vieles kürzer geworden sind, nehmen sie auch eine andere Richtung an, indem sie statt nach einwärts nach auswärts concav werden. Indem die Concavität sich allmählig nach vorn wendet und dann verliert, bewerkstelligt sich der Uebergang in die Faserung des Ringes, welche auf der anderen nahezu senkrecht steht (s. v. in der Abbildung). Der weitere Uebergang in die sogenannten Epithelzellen der vorderen Kapselwand geschieht dann einfach dadurch, dass die Fasern, je weiter nach vorn sie stehen, um so kürzer sind. Die scharfe Grenze zwischen Epithel und den darunter gelegenen Fasern setzt sich also nach rückwärts fort zwischen die Fasern des Ringes und die der concentrischen Schichtung, aber diese Spalte endigt nach hinten blind, da wo letztere in erstere übergeht. Sie ist im Leben wohl völlig geschlossen, es sammelt sich aber nach dem Tode öftera die aus den Linsenfasern austretende Flüssigkeit vorzugsweise darin an. Von den andern Zwischenräumen zwischen den einzelnen Linsenfasern ist jene, an der ganzen Linse gerechnet, schüsselförmige Spalte wesentlich dadurch verschieden, dass darin die Fasern mit ihren Enden aneinander stossen, während sie sich sonst überall mit den Flächen berühren, wenn man die von den Polen ausgehenden Räume oder Septa abrechnet.

Die einzelnen Fasern zeigen an verschiedenen Stellen nicht unbedeutende Modificationen. Wo sie von vorn her aus den Epithelzellen hervorgehen, sind sie gleichseitig prismatisch, so dass der bewusste Ring von der äusseren oder inneren Fläche her betrachtet eine regelmässig polygonale Zeichnung darbietet. Der Durchmesser der Prismen ist 0,005—0,01 Mm. Die Länge wächst nach und nach bis 1 Mm. und darüber, und ist jedesmal der Dicke des Ringes gleich. Bisweilen sind die Fasern des Ringes an erhärteten Linsen wellenförmig gebogen, ob während des Lebens, steht freilich dahin. Wo beträchtliche Einschnürungen und wieder blasige Ausdehnungen an denselben vorkommen, glaube ich eine Leichenveränderung annehmen zu müssen, welche namentlich bei Wasserzusatz sehr rasch eintritt. Gegen die Uebergangsstelle des Ringes in die concentrische Faserung nimmt die Länge der Fasern rascher ab als sie von vorn her zunahm, an jener Stelle, wo sie am kürzesten sind, beträgt sie circa 0,1 Mm. Gegen diese Stelle hin verlieren ferner die Fasern ihre gleichseitig prismatische Form und werden beträchtlich breit (bis 0,025 Mm.), aber sehr dünn 0,002—4 und darunter) ; gegen die inneren Schichten der concentrischen Linsen-Partie werden die Fasern dann wieder schmäler. In der Nähe der Uebergangsstelle sind die Fasern an dem frei zu Tage liegenden Ende dicker, als an dem inneren, was sich leicht erklärt. Betrachtet man jene Stelle von der Fläche, so sieht man die kleineren Polygone nach rückwärts zu ziemlich rasch in viel grössere übergehen, was einen eigenthümlichen Anblick gewährt. Wenn man diese grossen Polygone ebenfalls ziemlich gleichseitig sind, so rührt diess grossentheils daher, dass die sehr breiten Fasern nicht wie die weiter vorn gelegenen quer, sondern schief abgeschnitten endigen. Endlich ist noch die Lage der Kerne, welche in den Fasern des peripheri-schen Ringes und in den äussern Schichten der concentrischen Faserung mehr oder weniger deutlich zu finden sind, von Interesse. In den Fasern des Ringes liegen sie, bisweilen wenig sichtbar, nahe dem äusseren Ende, etwa 0,05 Mm. davon entfernt, aber nicht alle in gleicher Höhe. Beim Uebergang in die concentrischen Schichten entfernen sich die Kerne von dem äusseren (später hinteren) Ende der Fasern und kommen mehr in die Mitte derselben zu liegen. Es lässt sich dann die Kernzone in der concentrischen Faserung noch eine Strecke weit einwärts verfolgen, und zwar in einer Linie, welche in einiger Entfernung von der den Ring abgrenzenden Spalte nach vorn zieht. In der beigegebenen Skizze ist die Lage der Kerne durch Punkte be-zeichnet. Mehr als einen Kern habe ich nie in einer Faser gesehen; der Anschein entsteht sehr leicht, wenn mehrere der dünnen Fasern sich decken *). Es sind somit die Fasern des concentrisch geschichteten Linsentheils als nach zwei Seiten ausge-wachsene Zellen zu betrachten, die Fasern des Ringes aber als vorwiegend nach einer Richtung verlängerte.

So auffallend die beschriebene Bildung der Linse von dem Verhalten der Linse des Menschen beim ersten Blick abzuweichen scheint, so überzeugt man sich bei ge-nauerer Betrachtung leicht, dass der Typus wesentlich derselbe ist. Man braucht nur die Zellen des Epithels, welche beim Menschen nahe am Rande der Linse stehen, einseitig und zwar senkrecht verlängert zu denken, erst in zu- dann wieder in abneh-mendem Maasse, so entsteht die Bildung der Vogellinse **). Brücke gibt an, dass bei jungen Vögeln der Ring sehr dünn sei, und es ist dann die Bildung noch weniger abweichend. Wahrscheinlich beginnt das einseitige Wachsthum der Fasern im Ring erst dann recht, wenn die concentrische Faserung ihre Grösse so ziemlich erreicht hat, da sich die letztere früher wohl auch vom Rande, also vom hinteren Ende des Ringes aus, durch Anlagerung neuer Fasern vergrössert. Bei verschiedenen Vögeln ist, wie Brücke ebenfalls bereits bemerkt hat, die Breite und Höhe des Ringes sehr verschie-den; so fand ich denselben bei Strix flammea besonders klein, wogegen er nebst den Tagraubvögeln auch bei Hühnern, Raben u. a. ziemlich entwickelt ist ***). In erhär-tenden Flüssigkeiten nimmt der Ring nicht selten eine andere Färbung und Consistenz an als die übrige Linse; auch zeigt sich an der Uebergangsstelle öfters eine kleine Einbiegung der Oberfläche. Darin dass der Ring leicht an der Innenfläche der Kapsel hängen bleibt, zeigt sich auch die Analogie mit dem Epithel und den jungen Fasern am Rande der menschlichen Linse, von denen dasselbe gilt.

Was die Beziehung des eigenthümlichen Bau's der Vogellinse zur accommoda-tiven Formveränderung derselben betrifft, so hat Brücke die Vermuthung aufgestellt, dass die Lage der Fasern des Ringes Aenderungen erfahren möchte, da man dieselben bisweilen nicht genau radial gestellt findet. Dieselben sind in der That an erhärteten Linsen etwas gekrümmt oder schräg gestellt, und namentlich kommen sie in dem vor-deren Theil des Rings so geneigt vor, dass das innere Ende weiter vorn liegt. Diese

---

*) Durch das Uebereinanderliegen mehrerer dünner Fasern, deren Ränder sich nicht völlig decken, entsteht auch eine anscheinende Längsstreifung, welche zum Theil als Fibrillenbildung gedeutet worden ist.

**) Zur Versinnlichung des Verhältnisses ist das von Kölliker (Mikr. Anat. II. S. 732) gegebene Schema sehr zu empfehlen. Ich habe an dünnen Schnitten, welche ich von erhärteten menschlichen Linsen sammt der Kapsel anfertigen konnte, Kölliker's Figur fast bis in die Ein-zelheiten bestätigen können. Solche nach den Meridianen von Linse und Kapsel in Zusam-menhang gemachte Schnitte geben mit starker Vergrösserung betrachtet auch bestimmten Auf-schluss darüber, dass die vordere Wand des Petit'schen Kanals (Zonula) sich in der That nicht bloss vor, sondern auch hinter dem Aequator der Linse an die Kapsel anheftet.

***) Es ist vielleicht bemerkenswerth, dass bei den letzteren Vögeln auch die Ciliarfortsätze weit auf die vordere Linsenfläche hingehen, während sie bei Eulen nur den Rand der Linse umfassen, wo eben der schmale Ring liegt. Doch reicht auch bei den Falken und anderen Vögeln die Spitze der Ciliarfortsätze nicht ganz bis dahin, wo der Ring in die niedrigeren Zellen des sogenannten Epithels übergegangen ist.

Linsen sind meist durch Aufquellen dicker geworden, und es scheint sich jene Neigung der Fasern darauf zum Theil zurückführen zu lassen, was im Leben in ähnlicher Weise der Fall sein mag. Ausserdem wäre vielleicht daran zu denken, ob nicht die Compression der Linse von Seiten des Ciliarkörpers dadurch besonders für die Mitte der Linse wirksamer wird, dass sie am Rande zunächst jenen Ring trifft, dessen Fasern mit ihrer Axe in der Richtung des ausgeübten Drucks stehen, oder ob etwa die Elasticität der Linse durch jene Anordnung eine vollkommenere wird.

Wenn man den Accommodations-Apparat des Vogelauges schliesslich im Ganzen überblickt, und damit das Resultat der physikalischen Untersuchung in Verbindung bringt, wonach beim Sehen in die Nähe die vordere Fläche der Linse vorzugsweise gewölbter wird und nach vorn tritt, so ist kaum zu bezweifeln, dass der Mechanismus vorwiegend auf zwei Factoren beruht. Es wird nämlich erstens durch die Irismuskeln vermittelst des Ciliarkörpers ein Druck auf den Rand der Linse ausgeübt, welcher auch den peripherischen Theil der Vorderfläche mit trifft, und die grössere Wölbung der Linse bedingt. Zweitens wird durch die Spannung der Chorioidea um den Glaskörper her das Ausweichen der hinteren Linsenfläche verhindert oder beschränkt. Es zeigt sich also, so abweichend der Apparat gegenüber dem menschlichen Auge im Einzelnen construirt ist, in der Hauptwirkung doch eine grosse Uebereinstimmung, und es darf diess wohl als eine Bestätigung der für den Menschen gemachten Aufstellungen angesehen werden.

3. Einige Bemerkungen über die Binnenmuskeln des Auges.

(A. f. O. — IV. 2, p. 277—285. — 1858.)

Im letzten Heft des Archivs für Ophthalmologie sind Bemerkungen über den Accommodationsmuskel und die Accommodation von *J. Mannhardt* enthalten. Da der Verfasser im Eingang ausdrücklich sagt, dass dieselben bestimmt sind, Beobachtungen und Schlüsse zu geben, welche von den meinigen abweichen, so will ich meinerseits einige Gegenbemerkungen beifügen, damit nicht Stillschweigen für Zustimmung gehalten werde.

Vorerst glaube ich in Erinnerung bringen zu müssen, dass in dem Aufsatz nicht wenige Angaben enthalten sind, welche nur eine umschreibende Bestätigung der von mir, zum Theil im Widerspruch zu Anderen, gemachten Aufstellungen enthalten, während sie nach dem angeführten Eingang sich annehmen, als würden sie gegen mich geltend gemacht. Ich halte nicht für nöthig, hierauf im Einzelnen einzugehen.

Was nun die einzelnen controversen Angaben betrifft, so will ich folgende hervorheben.

1) Der Verfasser erklärt es für unstatthaft, zwei Muskeln in der Ciliargegend des Vogelauges anzunehmen, wie auch ich es gethan habe; das Zerfallen des Muskels in zwei oder mehrere Bäuche sei eine unwesentliche Modification.

Ich lege im Ganzen keinen grossen Werth darauf, ob man einer Muskelmasse einen oder zwei Namen gibt, und halte für die Hauptsache, dass die einzelnen Portionen genau beschrieben sind; die von mir aufgestellten drei Portionen aber erkennt auch der Verfasser an. Gegen einen Vorschlag, etwa den ganzen Complex als Ciliarmuskel zu bezeichnen, hätte ich an sich nicht viel einznwenden. Ich habe es jedoch zweckmässiger gefunden, den Portionen, welche eine wesentlich verschiedene Lagerung haben, auch die ursprünglichen, von *Brücke* herrührenden Namen zu lassen, und würde diess schon der kurzen Bezeichnung wegen vorziehen. Dass die fraglichen

Muskelpartien in vielen Fällen, wie ich selbst angegeben habe, nicht durch Interstitien getrennt, auch wohl überhaupt nicht völlig trennbar sind (was jedoch grossentheils von der Kleinheit der Objecte abhängt), findet sich ebenso bei vielen Muskeln
vor, für welche getrennte Namen allgemein anerkannt sind. Da aber eine völlige Abgrenzung der als M. cramptonianus und Tensor chorioideae bezeichneten Partien gerade
bei solchen Vögeln vorkommt, wo der ganze Apparat eine vorwiegende Entwickelung
erreicht hat, so dürfte es naturgemässer und der Uebung mehr entsprechend sein,
diesen exquisiten Zustand als Typus aufzustellen, als die weniger entwickelten
Formen. Vor allem massgebend aber scheint mir die sehr verschiedene Richtung und
Insertion der vordern und hintern Muskelportion zu sein, welche es auch zweifelhaft
macht, ob die Wirkung dieselbe ist.

Mannhardt freilich sucht namentlich diesen letzten Punkt zu beseitigen durch die
Behauptung, dass die verschiedenen Muskelportionen in ein System elastischer Lamellen eingeschaltet der Innenfläche der Sklerotika und der Aussenseite der Chorioidea
dicht anliegen, um zuletzt in den von *Brücke* und mir beschriebenen elastischen Ring
als Sehne überzugehen, dass somit das Ganze wesentlich als ein einziger Muskel betrachtet werden müsse.

Allein diese Auffassung wird durch die Beobachtung durchaus nicht bestätigt.
Wenn auch die oberflächlichsten Muskelbündel mit den an der Innenseite des Ciliartheils der Sklera vorkommenden elastischen Netzen da und dort in Verbindung stehen
mögen, so gilt dies keineswegs für die Hauptmasse der Muskeln. Die meisten Bündel
des M. cramptonianus setzen sich ganz deutlich an das fibröse Gewebe der Sklera an.
wie ich diess früher schon angegeben habe. Man kann die elastischen Lamellen an
der Innenfläche der Sklera ganz abziehen, ohne den Muskel mitzunehmen, und es ist
nicht schwer, an vielen Bündeln zu sehen, wie sie in das mit A (Essigsäure) auf-
quellende, mit Kernen und weiterhin mit sparsamen, sehr feinen elastischen Fasern
versehene Bindegewebe übergehen, indem die quergestreifte Masse rareficirt wird und
zwischen jenes eingeschoben endigt. Will man die hintere Insertion des M. cramptonianus in toto entfernen, so muss man künstlich die oberflächliche Lamelle der fibrösen
Sklera abspalten. Ich habe früher schon angeführt, dass dieses Gewebe wohl
nicht absolut unverschiebbar ist, allein es ist an exquisiten Stellen kaum zweifelhaft,
dass die vorderen Bündel des M. cramptonianus nicht bestimmt sein können, vermittelst desselben einen Zug auf die hinteren Partien auszuüben.

An der von mir als äussere Portion des Tensor chorioideae bezeichneten Muskelpartie habe ich mich ebenfalls durch directe Beobachtung überzeugt, dass viele Fasern
von der fibrösen Sklera selbst entspringen, indem die quergestreiften Partikelchen
zwischen der bindegewebigen Masse endigen. Ich bleibe somit bei der Behauptung,
dass die Sklera den hintern Insertionspunkt für den M. cramptonianus, sowie weiterhin den vorderen Insertionspunkt für die äussere Portion des Tensor chorioideae
bildet, dass aber beide nicht zwei durch eine elastische Sehne verbundene Bäuche
eines einzigen Muskels bilden, so dass der eine nur die Fortsetzung des andern
wäre *).

Was die hintere Insertion des Tensor betrifft, so hatte ich bereits angegeben,
dass man eine innere Platte am Ciliarkörper von einer äusseren trennen könne.
an welche sowohl der Muskel als der elastische Ring sich ansetzt, der weiter hinten
vom Skleralknorpel kommt. Wegen dieses Factums aber, wie *Mannhardt* will, den
elastischen Ring schlechtweg als Sehne des ganzen Muskels zu bezeichnen, halte ich
nicht für passend; denn einmal ist der Streifen, an welchen der Muskel wie der
elastische Ring sich ansetzt, so fest mit der Chorioidea verbunden, dass beim Zug
eichter jene beiden abreissen, als die Verbindung mit der Chorioidea sich trennt.

---

*) Die innere Portion des Tensor, welche nicht an der Sklera ansitzt, kommt hier nicht
in Betracht.

Dann muss hierdurch offenbar der Zug des Muskels wesentlich auf die Chorioidea wirken. Dazu kommt, dass hie und da ein Theil des Gewebes, an welchen der Muskel sich ansetzt, auch hinter dem von mir als Insertion bezeichneten Ring nicht zur Sklera zieht, sondern an der Chorioidea anliegt. Es dürfte somit richtiger sein, die einzelnen Theile für sich zu beschreiben und zu bezeichnen, als theilweise unrichtige Schematisirungen vorzunehmen, die zu neuen Missverständnissen führen. Endlich ist noch zu erinnern, dass wenn der Tensor chorioideae, wie von *Brücke* und mir bereits früher angeführt worden ist, auf Vermehrung des Drucks im Glaskörper berechnet ist, zu diesem Zweck ein Muskel sehr wenig geeignet sein würde, der, wie *Mannhardt* will, sein hinteres Punctum fixum an der Sklera hätte, und dann der Sklera und Chorioidea nur anliegend, sein vorderes Ende an der inneren Platte der Hornhaut fände.

Von den hier besprochenen Verhältnissen habe ich mich neuerdings wieder an Falkenaugen überzeugt. Ausserdem habe ich dieselben vor einiger Zeit an den kolossalen Augen von Stryx bubo constatirt, welche einen Durchmesser von 1½ par. Zoll besassen. Der M. cramptonianus ist hier, wie ich schon früher angegeben habe, kurz und dick, indem er grösstentheils an der nach innen und vorn sehenden Seite des besonders auf der Nasenseite des Auges stark umgekrempten vorderen Endes des Knochenrings liegt. Auf das hintere Ende des Muskels folgt ein von Muskelfasern völlig freier Zwischenraum, der allerdings nicht so breit ist, als ihn *Brücke* abbildet, da einzelne Fasern des Tensor weit nach vorn reichen. Der Tensor ist lang und dünn und seine innere Partie kommt von dem lockern Gewebe, welches hier in grösserer Ausdehnung an der Innenfläche der Chorioidea anliegt. Die äussere (kürzere) Partie dagegen entspringt auch hier deutlich von dem bindegewebigen Theil der Sklera. Es kann hier nur etwa fraglich sein, ob die Scheidung zwischen beiden Partien des Tensor eine hinreichend markirte sei, um 2 Köpfe anzunehmen. *Mannhardt* sagt nun von den Eulen, übereinstimmend mit meiner früheren Angabe über den M. cramptonianus, dass ein kurzer, dicker Muskel vorhanden sei, der gleich an die Sklerotika und hier in die elastischen Platten übergeht, von denen aber einige weiter hinten immer an die Chorioidea treten. Da derselbe bloss einen Muskel annimmt, so hat er also hier offenbar den von *Brücke* gerade bei den Eulen gleich anfänglich beschriebenen und abgebildeten Tensor chorioideae gänzlich übersehen. Der Canalis Fontanae ferner, der bei den Eulen nach *Mannhardt* klein sein soll, ist vielmehr, entsprechend der Höhe des Ciliartheils des Auges, bei den Eulen ungewöhnlich gross, nur bilden die Netze, welche an dem vorderen Ende desselben vom Hornhautrand zum Ciliarrand der Iris herübergehen, eine ziemlich dichte Platte.

2) Ein anderer Punkt, worin *Mannhardt* meine Ansichten verwirft, ist die Wirkung der vorderen Ringmuskelschicht der Iris im Vogelauge. Derselbe „glaubt nicht, dass dieselbe vermittelst des Ciliarkörpers einen Druck auf den Rand der Linse ausüben kann. Da der Verfasser meine theils der anatomischen Untersuchung, theils der Beobachtung an Lebenden entnommenen Gründe für die gegentheilige Behauptung nicht widerlegt, so bleibe ich einfach bei der letzteren.

Bei dieser Gelegenheit will ich des Dilatator in der Vogel-Iris nochmals erwähnen, da r. *Wittich* *) besonders hervorhebt, dass dem Seeadler und den Eulen sowohl die ringförmigen Muskeln der äusseren Iriszone fehlen (was übrigens für die letzteren von *Krohn* **) und mir erwähnt worden war), als auch dass der Dilatator im Seeadlerauge nicht zu finden sei, während sich r. *Wittich* im Auge anderer Vögel von dessen Anwesenheit überzeugt hat. Ein Seeadlerauge war mir bisher nicht zugänglich, aber da

*) Cannstatt's Jahresbericht für 1856. Biologie S. 54.
**) Wenn ich früher sagte, dass *Krohn* deshalb die äussere Zone nicht mehr zur Iris rechne, so war diess nicht ganz richtig ausgedrückt, was ich hier anmerken will. S. *Müll.* Arch. 1847.

dasselbe dem Eulenauge nahe zu stehen scheint, so will ich anführen, dass ich bei Stryx bubo mich von der Anwesenheit sehr sparsamer, beiläufig radial verlaufender Muskelfasern im Aussern Irisring auf das Bestimmteste überzeugt habe, während ich mich früher nicht ganz entschieden äussern konnte, da diese Muskeln in den Augen kleinerer Eulen allerdings sehr zart und schwach sind.

3) *Mannhardt* hat die Muskelfasern im hinteren Theil der Chorioidea bei Vögeln, wie sie r. *Wittich* beschrieben, trotz aller Mühe vergebens gesucht, und glaubt sie bezweifeln zu müssen. Hierüber wird sich billig mit mir jeder wundern, der da weiss, wie leicht diese schöne Entdeckung, einmal bekannt gemacht, zu bestätigen ist, und ich will nicht verschweigen, dass es unter solchen Umständen zum mindesten kühn ist, der genauen Beschreibung eines geachteten Forschers eine einfache Negation gegenüberzusetzen.

4) Vom Ciliarmuskel des Menschen gibt der Verfasser die Zeichnung eines Längenschnitts, welche allerdings in Manchem sehr eigenthümlich ist. Ich weiss wohl, dass solche Durchschnitte nicht nur bei verschiedenen Individuen, sondern auch an demselben Auge sehr verschiedene Zeichnungen geben, je nachdem Gefässe getroffen sind u. dgl. Aber nie habe ich gesehen, dass die Schicht der meridionalen Längsbündel sich nach vorn in 2 nahezu gleiche Lagen spaltet, von denen die eine in die Iris eintritt, bis in die Gegend, welche der Spitze der Ciliarfortsätze entspricht. Ebenso habe ich nie gesehen, dass der Ciliarmuskel seine grösste Dicke erst so weit von seinem vorderen Ende zeigt, wie es der Verf. abgebildet hat. Aehnliche Bilder erhält man allerdings bisweilen von getrockneten Präparaten, die sehr bequem zu verfertigen sind, allein ich muss, wie früher, solche Präparate für nicht beweisend halten, wenn es sich um feinere Formverhältnisse handelt, und mich auf erhärtete und frische Präparate beziehen. Was die zur Sklera gehenden Lamellen und die Uebereinstimmung mit dem Vogelauge betrifft, so ist *Huck* (Bewegung der Krystalllinse, 1839, Tab. I, Fig. 7 und Tab. IV, Fig. 18) zu vergleichen. Bei solchen Analogien, die gewiss Jeder herzustellen gesucht hat, der sich mit der Sache beschäftigte, muss man gewiss sehr vorsichtig sein, allein wenn man eine Parallele des Vogel- und Menschen-Auges ziehen will, so fällt dieselbe sicherlich nicht zu Gunsten der Ansicht aus, dass das eigentliche Punctum fixum des hinteren Endes des Ciliarmuskels (als Ganzes) die Sklera sei. — Eine wiederholte Besprechung der Wirkungsweise des Ciliar-Muskels unterlasse ich, da in dieser Beziehung schwerlich die Zeit einer Einigung für alle Einzelheiten gekommen ist. Doch will ich meine Zweifel aussprechen, dass durch den Zug der Zonula der Dickendurchmesser der Linse eine Zunahme erfahre. Von anderer Seite ist bekanntlich das Gegentheil behauptet worden.

5) Unter den Amphibien hat, obschon sie im Resumé figuriren, *Mannhardt* einen Ciliarmuskel bloss im Krokodil gefunden, bei einer Schildkröte u. A. vermisst. In dem Artikel von *Brücke* aber über den Musculus cramptonianus und den Spannmuskel der Chorioidea (Müll. Arch. 1846), welchen in der That Niemand, der über den Ciliarmuskel schreibt, ignoriren sollte, heisst es: „Dieser Muskel kommt nicht nur den Vögeln zu, sondern auch denjenigen Amphibien, deren Auge einen Knochenring besitzt, also den Schildkröten und den eidechsenartigen Amphibien mit Einschluss der Geckonen und Chamäleonten. Auch bei den Krokodilen, Thieren, welchen der Knochenring fehlt, habe ich ihn gefunden." Ich kann diess für mehrere dieser Amphibien bestätigen; so besitzt Chelonia einen ungemein leicht nachweisbaren Muskel, und um nicht bloss Altes zu vertheidigen, will ich die, so viel ich weiss, neue Notiz hinzufügen, dass die Iris auch hier einen zwar nicht sehr starken, aber recht deutlichen quergestreiften Dilatator besitzt, somit auch in dieser Beziehung das Schildkrötenauge dem der Vögel nahe steht. Auch Chamaeleo besitzt einen solchen Dilatator, der wie der Ciliarmuskel quergestreift ist.

4. Ueber Ganglienzellen im Ciliarmuskel des Menschen.

W. V. — X, p. 107—110.]

W. S. — 1850, p. XLIV. — 30. Juli 1859. — *H. Müller* spricht über Zellen, sowie zellenähnliche Anschwellungen, welche er an den Nervenfasern im Ciliarmuskel des Menschen entdeckt hat.

Bei Untersuchung des membranösen Orbitalmuskels fand ich bei Säugethieren einige Mal in die feinen Nervenzweige desselben ganz kleine Ganglien von 1—5 Zellen eingestreut. Diese veranlasste mich im Zusammenhalt mit den neuerdings überhaupt sich häufenden Beobachtungen von Ganglienzellen in der Nähe von glatten Muskeln auch im Ciliarmuskel des Menschen nach solchen zu suchen.

Es stiessen mir dabei zweierlei Gebilde auf, welche hier zu berücksichtigen sind:

1) Schöne, sehr deutliche Zellen fanden sich da und dort in den Zweigen erster und zweiter Ordnung, in welche die Ciliarnerven bei dem Eintritt in den Ciliarmuskel sich theilen. Diese Zellen sind rundlich-polygonal, von 0,016—0,025 Mm. Grösse, sehen Ganglienzellen durch ihren feinkörnigen Inhalt und besonders den schönen, bläschenförmigen, mit einem Nucleolus versehenen Kern völlig ähnlich, und besitzen Fortsätze, welche den Fortsätzen von Ganglienzellen gleichen. Die Zahl derselben schien mir einige Mal 2, vielleicht auch 3 zu sein. Ich habe bisher allerdings diese Fortsätze nicht unzweifelhaft in dunkelrandige Nervenfasern verfolgt, allein da die Zellen von den anderen in der Umgegend vorkommenden Zellen sich hinreichend auszeichnen und im Innern von Nervenbündelchen liegen, glaube ich sie als Ganglienzellen ansehen zu dürfen. Weiter rückwärts im Verlaufe der Ciliarnerven durch die Suprachorioidea habe ich dieselben bisher nicht gesehen, ebenso nicht an den feinsten Nervenzweigen im Innern des Ciliarmuskels. Ueberhaupt sind dieselben nur sehr sparsam zu finden.

2) An den Verzweigungen im Innern des Muskels bis zu Bündelchen von 2 bis 3 Primitivfasern herab kommen ausser ziemlich zahlreichen Theilungen in 2—3 Fasern knotige Anschwellungen der letzteren vor, welche kleinen bipolaren Zellen bisweilen völlig gleich sehen.

Wenn bei der ersten Form der Charakter als Zellen durch den schönen Kern angedeutet wurde, während die Continuität mit ächten Nervenfasern unsicherer blieb, so verhält es sich hier umgekehrt. Es liegt ganz deutlich im Innern der angeschwollenen dunkelrandigen Nervenfaser ein rundlich-ovales Körperchen von 0,012 Mm das jedoch nicht mit aller Sicherheit als Kern zu erkennen ist. Dasselbe ist scharf begrenzt, aber meist homogenglänzend, einem kleinen Corpusculum amylaceum nicht unähnlich. In sehr vielen Fällen liegt darin ein einem Nucleolus völlig ähnliches Korn. Eine Reaktion mit Jod und Schwefelsäure habe ich nicht erhalten. Die dunkelrandigen Conturen gehen in der Regel deutlich über das Körperchen hinweg, wie an vielen kleinen bipolaren Ganglienzellen an Fischen; einen Zusammenhang des Knötchens mit dem Axencylinder der Faser habe ich jedoch noch nicht sicher erkennen können.

Als eine cadaveröse Erscheinung können diese Knötchen nicht angesehen werden, denn sie unterscheiden sich von den gewöhnlichen Varikositäten der Nervenfasern recht gut, und ich habe sie sowohl an frischen, als auch an erhärteten Augen beobachtet, deren sehr wohl erhaltene Ciliarnerven sonst kaum eine Spur von variköser Beschaffenheit zeigten. Man kann ferner an die Kerne denken, welche sonst in ziemlicher Zahl auch an den Ciliarnerven sichtbar sind, und bei der geringen Klarheit welche in Betreff der Entwickelung der Nerven herrscht, könnte man die Hypothese bauen, dass zwischen jenen mit Kernen versehenen Stellen und ächten Ganglienzellen

Zwischenstufen vorkämen, wobei man an die in der Nervenperipherie vieler niederen Thiere vorkommenden Anschwellungen erinnern könnte, welche theils deutlich eingeschobene Zellen sind, theils nur Knötchen, deren Kerne kaum mehr kenntlich sind. Aehnliche Verhältnisse hat neuerlich auch *Billroth* aus submucösen Nervennetzen abgebildet. Es ist jedoch zu erinnern, dass ja gemeiniglich der Nervenscheide zugerechnete Kerne auch an den Ciliarnerven sehr deutlich ausserhalb des Markes liegen, während die Kerne bei den als Ganglienzellen kenntlichen Anschwellungen überall im Innern des Markes liegen, in dem Raum, welcher dem Axencylinder continuirlich ist, von welcher Verschiedenheit ebenfalls *Billroth* (*Müller's* Archiv 1858, tab. VI. 3) eine Abbildung gegeben hat.

Will man die fraglichen Knötchen nicht für Ganglienzellen halten, so müsste man an Varikositäten eigener Art denken, wie sie bei Morbus Brighti an den Retinafasern vorkommen, wo sie äusserst zellenähnliche Formen annehmen, und durch kernartige Klumpen im Innern ausgezeichnet sind. Ich darf in dieser Beziehung nicht verschweigen, dass ich hie und da in den Anschwellungen der Ciliarnerven statt eines rundlichen oder ovalen, einem Kern nicht unähnlichen Körperchens, unregelmässig klumpige Massen angetroffen habe, wie sie in den kolossal varikösen Retinafasern auch vorkommen, ferner dass die Achsencylinder der Ciliarnerven nach Entfernung des Marks sehr varikös werden können, was bisweilen geleugnet wurde, und dann varikösen Retinafasern ganz ähnlich aussehen. Allein diese Varikositäten gehen, wie an der normalen Retina, doch über ein gewisses Maass nicht hinaus, und für eine pathologische Bedeutung, wie sie die kolossalen Varikositäten der Retinafasern bei Morbus Brighti besitzen, spricht bei den fraglichen Knötchen der Ciliarnerven nichts. Ich habe sie bei circa 8 Leichen von 20—80 Jahren nirgends vermisst, wenn auch nicht gleich häufig angetroffen.

Wenn, wie ich hoffe, die Anwesenheit zelliger Elemente in den Ciliarnerven angenommen werden darf, so kann denselben eine physiologische Bedeutung nicht abgesprochen werden, und es wäre diese namentlich leicht für die Theorie der Accommodation zu verwerthen, doch ist vor unzeitigen Folgerungen zu warnen, da einerseits die Menge der Zellen vorläufig gering zu sein scheint, andererseits noch nicht bekannt ist, zu welchen Fasern der Ciliarnerven dieselben gehören. Es werden hier vergleichende Untersuchungen anzustellen sein, welche sich besonders auch auf Thiere zu erstrecken hätten, wo die Binnenmuskeln des Auges quergestreift sind, so wie solche, wo am ausgeschnittenen Auge Bewegungen der Iris auf Lichtreiz eintreten.

Es sind zwar früher schon Ganglien an den Ciliarnerven im Auge beschrieben worden (siehe *Kölliker's* Mikr. Anat. II, 617), allein diese Angaben bezogen sich kaum auf die oben beschriebenen histologischen Elemente.

Schliesslich sei bei dieser Gelegenheit noch erwähnt, dass, als Herr Dr. C. *Schweiger* und ich vor einiger Zeit im Hintergrunde des menschlichen Auges nach glatten Muskeln suchten, welche wir als Analogon des quergestreiften *r. Wittich'schen* Chorioidealmuskels bei den Vögeln vermutheten, uns einigemal rundlich-polygonale Zellen auffstiessen, welche mit blassen, langen, körnigen Fortsätzen versehen, fast nur für Nervenzellen gehalten werden konnten. Was die Muskeln selbst betrifft, so glaubten wir allerdings dergleichen, wenn auch sparsam, zu finden, wollten jedoch eine entschiedene Aeusserung noch weiteren Erfahrungen vorbehalten.

5. Notiz über den hinteren Chorioidealmuskel im Auge der Vögel.

Von Dr. Arnold Pagenstecher.

(W. V. — X, p. 173—174.)

W. S. — 1859, p. LVII. — 13. Aug. 1859. — *A. Pagenstecher* theilt seine Untersuchungen über den hinteren Chorioidealmuskel im Auge der Vögel mit. *H. Müller*
bestätigt die Angaben des Redners.

Durch die Güte des Herrn Prof. *H. Müller* hatte ich Gelegenheit, in diesem Sommer
verschiedene Untersuchungen in der Anatomie des Auges zu machen. Unter Anderem hab-
ich den von r. *Wittich* entdeckten Muskel in der hinteren Hälfte der Chorioidea untersucht,
welchen *Mannhardt* bekanntlich geläugnet und *H. Müller* wieder in seine Rechte gesetzt
hat. Ich bin indess hierbei auf ein Verhältniss der anatomischen Anordnung dieses Muskels
gestossen, das etwas von der von r. *Wittich* gegebenen Beschreibung abweicht. Um Wieder-
holungen zu vermeiden, beziehe ich mich hier auf das, was r. *Wittich* in seinen beiden Auf-
sätzen über diesen Gegenstand Z. f. w. Z. IV, p. 456 und A. f. O. II, p. 124 mitgetheilt
hat, indem ich im Ganzen seine Angaben bestätigen kann, namentlich auch, was er über die
Schwierigkeit des Nachweises bei den meisten Vögeln mittheilt, trotz der Entfärbung des
störenden Stromapigments durch Chlorwasser.

Was ich zur Erweiterung der Angaben r. *Wittich*'s mittheilen kann, ist nun Folgendes.
Ich benutzte zu den Untersuchungen besonders das Auge des gelben Canarienvogels, bei
dem man die Anordnung der Muskeln aufs Schönste und Leichteste sehen kann. r. *Wittich*
beschreibt vollkommen getreu eine netzförmige und sternförmige Vertheilung der Muskelbündel, die von isolirten Knotenpunkten ausgehen; nur über die Lage dieser Muskeln in
den Schichten der Chorioidea muss ich Einiges hinzufügen. Um hierüber ins Klare zu
kommen, habe ich es versucht, senkrechte Durchschnitte durch die Chorioidea des Canarienvogels mit dem Scalpell anzufertigen — eine bei der ausserordentlichen Zartheit dieses Ge-
bildes allerdings sehr mühevolle und delicate Arbeit. Ich bin hiedurch zu folgendem Resultate gekommen. Die einzelnen Muskelfasern treten in grosse Bündel geordnet, die offenbar den isolirten Knotenpunkten r. *Wittich*'s entsprechen, ähnlich wie die radiären Fasern
im vorderen Theile der Retina durch diese, bis an die Choriocapillaris und vertheilen sich
zu beiden Enden dieser Säulen, sowohl nach Innen als nach Aussen von den grossen Gefässen, erst in leichtem Bogen, dann ziemlich parallel mit der Fläche der Chorioidea verlaufend; hierdurch schliessen sie, indem sie wieder in eine benachbarte Säule übergehen
Höhlungen ein, innerhalb deren die grossen Gefässe liegen.

r. *Wittich* gibt als Thätigkeit dieser Muskeln an, „dass sie die Chorioidea in sich
zusammenziehen, die Convexität derselben dadurch verringern, und einmal Glaskörper und
Linse nach vorn bewegen, dann aber auch den Druck auf die Vasa vorticosa der Chorioidea
verringern, dieselben also in dem Maasse mit Blut überfüllen würden, in dem die Ciliarfor-
sätze durch den vermehrten Druck des Humor aqueus auf dieselben blutleerer gemacht
werden müssen." Letztere Wirkung würde allerdings aus der von r. *Wittich* angenommenen
Lage der Muskeln zwischen Vasa vorticosa und Membrana pigm. zu erschliessen sein. Ich
glaube indess, dass vermöge der beschriebenen anatomischen Lage eine Contraction der
Muskeln gerade eine Entleerung der grossen Gefässe zur Folge haben wird. Bei der die
ganze Dicke der Chorioidea durchsetzenden Anordnung wird eine Verminderung der Dicke
derselben und ein Druck auf den weichen im Innern eingeschlossenen Glaskörper nicht ausbleiben können. Das mechanisch ausgetriebene Blut wird sich dann, sei es in den vorderen
muskelarmen Chorioideabportionen, sei es in dem hinten gelegenen gefässreichen Kanus.
stauen. Das Fehlen der Querfaserschicht an den Gefässen, auf das r. *Wittich* aufmerksam
macht, dürfte bei der weitern Ausführung nicht übersehen werden, sowie auch der grosse
Reichthum an eigenthümlichen, auf jedem Querschnitte in grosser Anzahl auftretenden, als
elastische zu bezeichnenden Elementen.

6. Ueber glatte Muskeln und Nervengeflechte der Chorioidea im menschlichen Auge.

(W. V. — X, p. 179—192.)

W. S. — 1859, p. L. — 29. Oct. 1859. — *H. Müller* hat in der Chorioidea Faserbündel aufgefunden, welche er für glatte Muskeln hält, sowie einen mit Ganglienzellen versehenen Nervenplexus.

Es ist bekannt, dass *Rainey*[*] quergestreifte Muskeln in der Chorioidea des Augengrundes von Säugethieren beschrieben hat. Diese Angabe ist jedoch von *Henle* u. a. O., wohl mit Recht zurückgewiesen und durch eine Verwechselung mit eingerollten Fasern von bindegewebiger Natur erklärt worden. Auch nachdem *r. Wittich*[**] bei den Vögeln an derselben Stelle quergestreifte Fasern entdeckt hatte, gelang es weder diesem selbst, noch *Kölliker*[***], bei Menschen oder Säugethieren quergestreifte oder glatte Muskeln aufzufinden. Auch ich hatte mich ohne Erfolg danach umgesehen, zuletzt als Herr *Schwerigger* sich hier mit mikroskopischer Untersuchung des Auges beschäftigte. Derselbe fand nämlich eines Tages in der Chorioidea eine Zelle mit den Charakteren einer Nervenzelle auf, welche an einem körnig-faserigen Bündelchen ansass. Ich bemerkte nun, dass man hier auch an glatte Muskeln denken müsse und schlug Herrn *Schwerigger* vor, einmal ernstlich in Gemeinschaft die Frage vorzunehmen. Wir untersuchten nun einige Augen, fanden dabei noch einigemale Ganglienzellen mit Fortsätzen und blass-körnige, mit Kernen versehene Bündelchen, welche möglichenfalls Muskeln sein konnten; es schienen uns jedoch dabei die Schwierigkeiten so gross, dass wir die Sache ohne End-Resultat wieder aufgaben.

Einige Zeit darauf stiess ich nun bei Untersuchung eines Auges mit *Bright*scher Amblyopie, über welche ich in der Sitzung vom 28. Mai 1859 berichtet habe, auf eine so bedeutende Masse von Bündelchen, welche glatten Muskeln ähnlich waren, dass ich die Untersuchung sogleich wieder aufnahm und eine Anzahl von Augen nach verschiedenen Methoden behandelte.

Ich kann nun als Resultat angeben, dass in der Chorioidea des menschlichen Augengrundes und zwar vorwiegend nach dem Verlauf der Arterien Fasern vorhanden sind, welche mit grosser Wahrscheinlichkeit für glatte Muskeln zu halten sind. Ebendaselbst ist constant ein bisweilen sehr reicher Plexus von Nervenbündelchen zu finden, welche theils aus dunkelrandigen, theils besonders aus blassen Fasern mit eingestreuten Ganglienzellen bestehen.

Mit derselben Sicherheit wie anderwärts über die Anwesenheit der glatten Muskeln zu entscheiden, verbietet bis jetzt hier einerseits der mangelnde Nachweis der Contraction, andererseits die ganz ungewöhnliche Schwierigkeit der Unterscheidung von anderen ähnlichen Elementen, als welche blasse Nervenbündelchen, Epithel der Ciliararterien und die Bindesubstanz-Zellen der Chorioidea zu nennen sind, ungerechnet der Ringmuskeln der Arterien, wozu dann noch die Störung durch die Pigmentirung kommt. Es wurden zur Untersuchung theils frische Präparate mit Essigsäure verwendet, theils solche, die in Salpetersäure von 20 % oder in verdünntem Holzessig oder in einer Mischung von chromsauerem Kali und schwefelsaurem Natron oder in einer Salzlösung mit Sublimat gelegen hatten. Eine Mischung von Essigsäure, Alkohol

---

[*] Philos. magaz. 1851, Mai p. 420. — *Henle*, Jahresbericht für 1851, S. 13.
[**] Zeitschrift f. wiss. Zoologie, IV. Bd. S. 156. — Archiv f. Ophthalmologie, II. Bd. Abtheil. 1. S. 130.
[***] Mikroskop. Anat. II. S. 634.

und Wasser schien mir keine besseren Resultate zu geben, ebenso leistete Glycerin und Färbung mit Carmin hier keine besonderen Dienste. Das letztere färbt eben vorwiegend die zelligen Elemente gegenüber der Intercellularsubstanz, aber Muskelfaserzellen nicht wesentlich anders als die anderen hier in Frage stehenden Elemente. Unerlässlich ist es, die Augen junger Individuen zu untersuchen, indem bei alten Leuten auch die übrigen glatten Muskeln schwieriger darzustellen sind und schwinden. Es gilt dies sowohl vom Ciliarmuskel als von den Ringmuskeln der Ciliararterien, die zuletzt in grösseren Strecken fast spurlos untergegangen sind *), worin sicherlich ein sehr wichtiges Moment für die senile Metamorphose des Bulbus überhaupt gegeben ist. Neugeborene, welche für Isolirung der Faserzellen im Ciliarmuskel sehr günstig sind, haben dafür den Uebelstand, dass eine grössere Menge anderer nicht oder wenig pigmentirter Zellen in der Chorioidea existirt. Endlich scheinen sehr beträchtliche individuelle Schwankungen in der Ausbildung der glatten Chorioidealmuskeln vorzukommen, wie diess auch beim Ciliarmuskel der Fall ist.

Am leichtesten findet man die muskulöse Schicht längs der Arteria ciliaris longa. Wenn man die Sklera weit vorn durchgeschnitten und vorsichtig zurückgelegt hat, so kann man leicht die Arterie von ihrer Eintrittsstelle aus bis in den Ciliarmuskel hinein ausschneiden und von den grösseren sie begleitenden Nervenstämmchen isoliren. Man sieht dann von dem Ciliarmuskel aus und mit ihm continuirlich an jeder Seite der Arterie einen Streifen trüben Gewebes verlaufen, welcher die halbe bis ganze Breite der Arterie beträgt. Derselbe verläuft bisweilen gerade gestreckt jederseits neben der Arterie, während diese selbst kleine Windungen hinüber und herüber macht, wie sie thun müsste, wenn jene Streifen sich contrahiren würden, ohne dass ihnen die Arterie ganz folgen könnte, gerade wie quergestreifte Muskelbündel zickzackförmig werden, wenn ihre Nachbarn sich contrahiren. Mit Essigsäure kommen darin eine Menge verlängerter Kerne zum Vorschein, von denen viele den Kernen im Ciliarmuskel völlig gleich sind, stäbchenförmig mit abgerundeten Enden oder einem länglichem Oval sich nähernd. Die Lagerung der Kerne ist ebenfalls der im Muskel ähnlich, und es lassen sich die Züge derselben aus letzterem ohne Grenze in die Streifen längs der Arterie verfolgen **).

Ganz ähnlich wie die Arteria ciliaris longa verhalten sich nun auch die Arteriae ciliares breves. Nachdem sie die Sklera durchbohrt haben, treten sie bald unter die Suprachorioidea und ramificiren sich nach vorn, von den Venen grossentheils bedeckt. Auf diesem Wege sind sie beiderseits von einem Streifen begleitet, welcher bisweilen so dicht mit Pigmentzellen besetzt ist, dass kaum etwas anderes zu erkennen ist. Es ist diess jedoch nicht stets in gleichem Grade der Fall und mit Essigsäure werden Kerne sichtbar, welche denen längs der Arteria ciliaris longa, sowie den Kernen der Ringmuskeln in der Arterie gleichen. Sie liegen bald mehr einzeln, bald bilden sie starke Züge, welche sich jedoch gegen den Aequator des Auges hin immer mehr und mehr verlieren.

Ein Theil dieser Kerne gehört indess sicher bindegewebigen Theilen an. Die sogenannten Stromazellen der Chorioidea sind zum Theil einfach verlängert und wenig oder nicht pigmentirt und die Arterien werden von einem zuweilen deutlich welligen Bindegewebsstreifen begleitet, in welchem jene Kerne eingelagert sind. Dafür aber.

---

*) Als Einleitung des Schwundes sieht man öfters die sonst glatten, zarten Kerne in unebene Klümpchen verwandelt, und fettartige Körnchen in die ganze Muskelschicht eingestreut. Uebrigens ist selbstverständlich, dass diese wie andere senile Veränderungen öfters sehr lange ausbleiben können.

**) Bei einem Kind von 2 Jahren, wo vor Zusatz von Essigsäure die Ringmuskeln der Arterie ein eigenthümliches Ansehen hatten, indem jede Faserzelle fast wie dunkelrandige Nerven markirt war, hatten die longitudinalen Streifen eine ähnliche Beschaffenheit: mit Essigsäure verschwand dieselbe, und es kamen in beiden Schichten Kerne von derselben Form zum Vorschein.

dass dieselben nicht einfach zu diesem Bindegewebe gehören, spricht ein Vergleich mit den Ciliararterien ausserhalb des Bulbus. Dieselben sind hier von einer Scheide umhüllt, in welcher mit Essigsäure neben feinen elastischen Fasern auch verlängerte Kerne erscheinen. Diese sind aber meist durch ihre mehr zugespitzten Enden von den Muskelkernen unterschieden, wiewohl eine solche Unterscheidung stets nur in grösseren Massen, nicht an jedem einzelnen Kern statthaft ist, da in beiden Richtungen Ausnahmen vorkommen. Es sind ferner die Streifen längs der Arterien innerhalb des Auges häufig verhältnissmässig viel stärker, als die Scheide ausserhalb, und wiewohl man nicht sagen kann, dass eine eigentliche Zellhaut der Arterie noch innerhalb jener Streifen existire, so sieht man doch bisweilen zwischen der Ringmuskelschicht und jenen einen kleinen Raum, der lediglich von Bindegewebe erfüllt ist, welches mit Essigsäure durchscheinend wird. Ausserdem spricht gegen die Deutung jener Streifen als Zellhaut ihre ungleichmässige Lagerung. Die Masse mit den fraglichen Kernen liegt nämlich nicht rings um die Arterie, sondern nur an dem seitlichen Umfang derselben, dabei mitunter an einer Seite viel stärker als an der anderen. Hie und da sieht man wohl deutlich ausserhalb der Ringmuskeln longitudinal gestellte, völlig muskel-ähnliche Kerne auch an der Ausseren, der Sklera zugekehrten Fläche der Arterien, allein diese sind stets sparsam gegenüber den seitlichen Streifen, welche ihrerseits an verschiedenen Stellen derselben Arterie an Mächtigkeit beträchtlich wechseln.

Eine ähnliche bilaterale Anordnung zeigt sich auch in der Lage der Ringmuskeln sowohl an den langen als an den kurzen Ciliararterien. Es liegen nämlich nach Essigsäurezusatz die Muskelkerne vorwiegend an den Seitenrändern der Gefässe bei Betrachtung von der Äusseren oder Skleralfläche), während sie an dieser und der inneren Fläche sparsam sind, oder streckenweise ganz fehlen[1]. Salpetersäure-Präparate zeigen, dass zwar die mittleren, kernhaltigen Partien der Muskelzellen vorwiegend seitlich liegen, die Enden derselben aber sich so über die Flächen erstrecken, dass diese keineswegs so von Quermuskeln entblösst sind, wie man nach Essigsäure-präparaten annehmen könnte.

Die beschriebene Anordnung der mit Essigsäure längs der Arterien erscheinenden Kerne gibt nun zwar einen guten Anhaltspunkt für die Vermuthung, dass dieselben Muskelfasern angehören, aber es reicht diess nicht aus, und ist namentlich hervorzuheben, dass blasse Nervenbündelchen, welche an den Arterien und über dieselben hin verlaufen, ungemeine Aehnlichkeit mit Muskelbündelchen nach Essigsäurezusatz besitzen. Es ist also die Untersuchung mit Reagentien nöthig, welche die Zellsubstanz der Muskelfasern mehr sichtbar machen und die letzteren zu isoliren erlauben.

Präparate in Holzessig oder Salzlösungen geben die Ueberzeugung, dass die fraglichen Kerne zu einem guten Theil in Fasern eingeschlossen sind, welche dasselbe trübe Ansehen haben, wie diejenigen des Ciliarmuskels. Die spitz auslaufenden Enden der Faserzellen lassen sich jedoch hier wie dort nur selten isoliren, und es kann diess also in der Chorioidea nicht auffallen, bei den schon durch die Masse günstigeren Verhältnissen des Ciliarmuskels. Bei Neugeborenen isoliren sich hier wie dort kernhaltige Faserzellen leichter. Es kommen hier allerdings auch andere ähnliche Zellen vor, welche Uebergänge zu pigmentirten Stromazellen bilden, doch ist dann meist jenseits der kernhaltigen Stelle der Zelle eine raschere Verdünnung bemerklich als bei den bandartigen Muskelzellen. Salpetersäure macht nach mehrtägiger Einwirkung die Chorioidea so brüchig, dass man sich sehr hüten muss, sich durch Fasern aus dem

---

[1] In den Wänden der Ciliar-Arterien finden sich, beiläufig bemerkt, nicht selten rundliche, blasige Bindegewebzellen vor, welche isolirten Knorpelzellen sehr ähnlich sehen. Eine der oben beschriebenen ähnliche Anordnung der Ringmuskeln findet sich übrigens auch anderwärts bisweilen an kleinen Arterien, indem die Kerne eine Strecke weit alle auf einer Seite stehen, oder streckenweise alternirend, auch, wie es scheint, spiralig um die Längenaxe der Arterie, wodurch ganz eigenthümliche Bilder entstehen.

Innern der Arterien täuschen zu lassen. Es sind dabei die in grösseren Stämmchen
noch ziemlich langen Fasern der Ringmuskeln und die, sehr gestreckten Muskelfaserzellen an Form sehr ähnlichen und in grosser Menge sich isolirenden Epithelzellen zu
beachten. Aber wenn man auch vor dem zu grossen Zerfall das Gewebe untersucht,
wo man die Lage der Elemente noch beurtheilen kann, so findet man längs der Arterien Faserzellen, welche kaum einen Zweifel an ihrer muskulösen Natur lassen. Dieselben sind jenseits des Kerns nicht rasch verschmälert und bei verschiedener Länge
gegen das Ende hin etwas knotig oder wellig. Durch Zusatz von Brunnenwasser
werden sie unter dem Mikroskop dunkler conturirt, schmäler und gelber, wie dies
bei anderen Muskelfasern auch geschieht. Die meisten brechen allerdings in Stücke,
und andere lassen Zweifel darüber zu, ob sie nicht sehr verlängerte Bindegewebskörper sind, da solche sich ebenfalls durch die Salpetersäure isoliren. Doch kommen
dieselben von solcher Länge sonst nicht wohl in der Chorioidea vor und ausserhalb
des Auges gewinnt man aus der Gefässscheide zwar auch verlängerte Zellen, aber in
geringer Menge und von nicht so charakteristischer Beschaffenheit. Es ist dabei besonders hervorzuheben, dass auch in den allgemein anerkannten glatten Muskeln des
Auges das Verhalten der Faserzellen sehr variirt. Im Sphincter pupillae isoliren sich
sehr leicht beträchtlich lange Fasern von geringer Dicke und homogener Beschaffenheit, nur selten etwas wellig-knotig. Im Ciliarmuskel dagegen bleiben die meisten
Fasern in Bündel vereinigt, oder brechen ab und sind dann nicht homogen, sondern
etwas körnig. Die Fasern aber, welche sich isoliren, sind kürzer und häufig gegen
das stark zugespitzte Ende wellig gebogen. Im Ganzen scheinen die Fasern längs-
der Ciliararterien rücksichtlich ihrer Beschaffenheit in der Mitte zu stehn zwischen
den Muskelfasern der Iris und des Ciliarmuskels. Es ist auf diesen Vergleich mit den
anderen Fasern, namentlich des Ciliarmuskels, um so mehr Werth zu legen, als nicht
zu leugnen ist, dass die Fasern in der Chorioidea, wenn man sie bloss mit Muskelfasern des Darmes u. dgl. vergleichen würde, kaum als diesen entsprechend angesehen
werden könnten. Hingegen wird auch zugestanden werden müssen, dass Fasern von
dem Charakter der in dem Ciliarmuskel vorhandenen, wenn sie in kleinen Bündelchen
oder einzeln zwischen das pigmentirte Bindegewebe der Chorioidea eingelagert wären,
sich ganz ähnlich ausnehmen würden, als dies in der That bei den daselbst vor-
findigen der Fall ist, dass also die Wahrscheinlichkeit für die muskulöse Natur der
letztern ist.

Endlich ist noch das Verhalten der Chorioidea von Augen zu erwähnen, welche
in der obengenannten erhärtenden Flüssigkeit gelegen hatten. Diese ist sehr geeignet,
Zellen und Zellenfasern in der umgebenden Bindesubstanz sichtbar zu machen, mit
oder ohne Anwendung von Glycerin oder Carmin. Hingegen ist es misslich, kleinere
Bündelchen von glatten Muskeln oder blassen Nerven darin zu unterscheiden, da die
Faserzellen sich nicht sehr leicht isoliren und beiderlei Elementartheile sich durch ihr
opak-körniges Ansehen von dem umgebenden Bindegewebe auszeichnen. Grössere
Bündel aber lassen sich allerdings schon durch die Anordnung oft unterscheiden. Ein
grosser Vortheil bei solchen Präparaten liegt darin, dass die relative Lage der Theile
sich sehr gut erhält [*).

An dem oben erwähnten amblyopischen Auge nun, welches Anlass zu der weiteren Untersuchung gab, war eine ganz erstaunliche Masse von grösseren und kleineren Bündelchen vorhanden, welche nur für Nerven oder Muskeln gehalten werden
konnten. Es waren ausser grösseren offenbar nervösen Bündeln vorzugsweise die
Ciliararterien von einer Menge kleiner sich theilender und anastomosirender
Bündelchen förmlich umsponnen, ausserdem aber verliefen noch sehr viele

---

*) Im frischen Zustand oder mit anderen Conservationsmitteln ist das Gewebe häufig so
weich und zäh, dass es zusammenfällt, und sich schwer wieder ausbreiten lässt.

zwischen den Arterien und über dieselben hin. Dieses dichte Netz erstreckte sich jedoch nicht über die Stämmchen der Vasa vorticosa hinaus nach vorn, während den von hinten kommenden Zweigen der letzteren an den dicken Partien der Chorioidea ebenfalls zahlreiche, in verschiedenen Richtungen verlaufende, granulirte Bündelchen anhafteten. Auch an den Ciliararterien wurden diese, je weiter vorn, um so sparsamer, so dass immer mehr bloss Bindegewebe die Umgebung der Aeste bildete.

Wenn in diesem Auge mit *Bright*scher Amblyopie durch die in der Retina vorfindlichen ganglioformen Anschwellungen der Opticusfasern und eine noch zu erwähnende Eigenthümlichkeit der Ganglienzellen in der Chorioidea der Verdacht eines pathologischen Zustandes entstehen konnte, so war diess bei einer Anzahl anderer normaler Augen nicht der Fall, welche zum Theil von Verunglückten herrührten. Es fanden sich hier ausser deutlichen Nerven ebenfalls anastomosirende Bündelchen, welche der ganzen Lagerung nach für Muskeln angesehen werden mussten, aber dieselben waren nur in einigen Augen in einer annähernd ähnlichen Menge vorhanden, während sie in anderen, auch von ganz jungen Personen, viel sparsamer waren. Dieselben begleiteten hie und da die Arterien in starken, starren Bündeln, welche von dem Ansehen der Nerven ziemlich abwichen, hingegen den Bündeln des Ciliarmuskels gleich kamen. An manchen war die körnige Beschaffenheit von der Art, dass der Gedanke an quergestreifte Muskeln rege wurde, allein im Ciliarmuskel verhielten sich dann die Bündel ebenso. Mitunter schienen Bündelchen zwischen elastische Netze auszulaufen, was bei weiterer Bestätigung natürlich sehr deren muskulöse Natur bekräftigen würde, da ein solches Verhältniss sonst bei glatten Muskeln häufig ist. Endlich ist noch zu erwähnen, dass in das pigmentirte Gewebe, welches die Arteria cil. longa durch einen Theil des Skleral-Kanals begleitet, sich ebenfalls granulirte Fasern von der inneren Oeffnung her hineinziehen, welche zum Theil zwar blasse Nerven, zum Theil aber auch Muskelfaserzellen zu sein scheinen. Es sind zwar gerade dort die pigmentirten Bindegewebszellen ebenfalls zum Theil stark verlängert, doch schien immerhin noch ein Unterschied zu existiren. Indessen habe ich diese muskelähnlichen Faserzellen an der fraglichen Stelle nicht bei allen Augen gefunden.

Wenn nun diese Untersuchungsmethode einen guten Ueberblick gibt über die gesammte Masse und die Lage der in der Chorioidea verbreiteten Zellenfasern (Nerven und Muskeln', so ist allerdings damit nicht zu eruiren, wie viel den letzteren gegenüber den ersteren angehört. Hingegen ist die Methode vorzüglich geeignet, einen Theil der in der Chorioidea vorkommenden Faserbündel mit Bestimmtheit als dem Nervensystem angehörig zu erkennen und in ihrer Ausbreitung zu verfolgen.

Der gewöhnlichen Auffassung entgegen *) muss ich behaupten, dass beim Menschen der Nervenreichthum der Chorioidea im Hintergrund des Auges in manchen Fällen ein sehr beträchtlicher ist, während andersmale der nervöse Apparat derselben, aus blassen, wie

---

*) Siehe *Brücke*, anat. Beschreibung des Auges, S. 52; *Kölliker*, mikr. Anat. Bd. II.
S. 647; *Luschka*, seröse Häute, S. 53. Andere Anatomen, wie *Krause*, *Pappenheim* (Gewebelehre des Auges, S. 83, und *Bochdalek* (Prager Zeitschrift 1850, I S. 144) haben wahrscheinlich wohl die von den Ciliarnerven abgehenden Aestchen gesehen, dagegen ist es unmöglich zu entscheiden, wie viel der letzte Autor von dem Nervenplexus der Chorioidea in der That gesehen hat, da er, wie auch *Kölliker* angibt, offenbar ganz fremdartige Dinge für Nerven erhalten hat, wenn er nicht nur den Ciliarmuskel für ein Ganglion hält, sondern auch sagt, die Lamina fusca sei eigentlich ein Nervenplexus, da man besonders im vorderen Abschnitte eigentlich sehr wenig von dem anderweitigen Gewebe zu bemerken im Stande sei. Auch *Krause's* Angaben werden dadurch zweifelhaft, dass er Aestchen bis in die Retina gehen lässt.

dunkelrandigen Fasern und Ganglienzellen bestehend, zwar weniger entwickelt, aber doch constant vorhanden ist.
Die Nerven der Chorioidea kommen zu einem grossen Theil von den Ciliarnerven, nachdem sie die Sklera durchbohrt haben. Ausserdem dringen auch einzelne Fasern mit den Ciliargefässen ein [*]). Wenn man Ciliarnervenstämmchen in ihrem Verlauf von der Sklera bis zum Ciliarmuskel vorsichtig mit ihrer Umgebung durchforscht, so sieht man bald mehr, bald weniger [**]) Aestchen von demselben abgehn, oft gleich bei ihrer Ankunft innen an der Sklera. Diese unter sehr verschiedenen Winkeln abgehenden Seitenästchen bestehen theils aus ganz wenigen Primitivfasern, theils aus einer grösseren Anzahl (20). Diese Fasern sind zum Theil ausschliesslich dunkelrandig, zum Theil aber auch blasse, für sich oder mit dunkelrandigen gemischt. In den Stämmchen der Ciliarnerven sind die blassen Fasern schwieriger nachzuweisen, doch sieht man schon ausserhalb des Bulbus die in der Augenhöhle sehr zahlreichen Bündel blasser Nerven in Verbindung mit den Ciliarnerven. Bemerkenswerth ist die Art und Weise, wie viele der Aestchen aus den Stämmchen hervorgehen. Abgesehen davon, dass sie zum Theil rückwärts laufen, sieht man an den Abgangsstellen die Fasern von den verschiedensten Partien der Stämmchen herkommen, während sie sonst in diesen ziemlich parallel hinziehen. Ausserdem kamen mehrmals sowohl die dunkeln als die blassen Fasern der Zweige theils von dem vorderen theils von dem hinteren Ende des Stämmchens her, was auf einen complicirten Faserverlauf schliessen lässt. Es schien diess nicht lediglich von dem öfters vorkommenden Umstand abzuhängen, dass Fasern an dem Zweig vorbeigegangen, plötzlich umkehren um in denselben einzutreten, als ob sie sich anders besonnen hätten. Mit diesen Seitenästchen der Ciliarnerven steht nun ein Netz in Verbindung, welches vorwiegend zwischen den Chorioidealgefässen und der Sklera in der hinteren Hälfte des Bulbus liegt. Bei Augen, welche eine stark entwickelte Chorioidea besitzen, bleibt ein Theil an der Sklera in der sogenannten Lamina fusca hängen, während ein anderer der Chorioidea folgt und hier theils in der Suprachorioidea den Blutgefässen aufliegt, theils mit zahlreichen Aesten zwischen diese eindringt. In diesem Netz sind nun die blassen, deutlich mit Kernen versehenen Fasern vorwiegend, und es kamen Bündelchen von 0,1 Mm. und darüber vor, welche keine dunkelrandige Faser oder nur 1—6 enthalten. Diese einsamen dunkeln Fasern sieht man dann, wenn man grössere Platten durchmustert, sehr sonderbare Wege machen, indem sie durch die Anastomosen der blassen Bündel, bisweilen sich kreuzend, weithin verlaufen. So gingen z. B. aus einem Bündel von 5 dunkeln und einer Anzahl blassen Fasern 4 dunkle für sich weiter, während die 5te dem blassen Bündel weiterhin folgte. Oder es kehrte eine dunkle Faser in einem blassen Bündel schlingenförmig um, und ging erst weit rückwärts in einen Seitenzweig über u. dgl. Auch Theilungen dunkelrandiger Primitivfasern wurden mehrmals beobachtet [***]). Die feineren Ausläufer des Netzes, welche nur einige wenige Fasern enthalten, scheinen sich schliesslich an den Gefässen namentlich den Arterien zu verlieren, für deren Ringmuskeln nebst den Längsmuskelstreifen dieselben ohne Zweifel grossentheils bestimmt sind.
Dieses Nervennetz erstreckt sich in exquisiten Fällen bis zu den Stämmchen der Vasa vorticosa, allmählig abnehmend, doch sieht man auch weiter vorn hie und da eine oder einige, blasse oder dunkelrandige Primitivfasern, welche von den Ciliarnerven kommend, durch die elastischen Netze mit Pigmentzellen sich hinziehn, welche dort die leicht in Platten abzulösende Suprachorioidea bilden.

---

[*]) Auch an den Arteriae ciliares anteriores habe ich, ehe sie in den Bulbus eindringen, wiederholt Nervenfasern, auch einmal eine Theilung einer dunkelrandigen Faser gesehen.
[**]) Einigemal fand ich bloss ein einziges.
[***]) Ich will hier nachtragen, dass auch im Ciliarmuskel Theilungen dunkelrandiger Fasern nicht selten sehr deutlich zu sehen sind.

In diesem Netz theils blasser theils dunkler Fasern sind nun Ganglienzellen eingestreut: bisweilen in nicht geringer Menge. Dieselben sind an dem bläschenförmigen Kern, dem körnigen Inhalt und den in blasse Fasern übergehenden Fortsätzen unverkennbar, und zum Theil ziemlich gross (0,04 Mm.), wiewohl auch kleine vorkommen. Schon in den Stämmchen der Ciliarnerven sind nicht bloss, wie ich schon früher angegeben (S. 195), da wo sie sich in den Ciliarmuskel zu vertheilen anfangen, sondern auch etwas weiter rückwärts solche Zellen vorhanden. Ich habe dieselben hier wiederholt getroffen und in einem Stämmchen bis zu 20 Zellen in einige Gruppen vertheilt gezählt. In der Nähe dieser Gruppen gingen dann Aestchen ab, welche blasse Fasern enthielten. Andere Ganglienzellen sitzen an kleinen Seitenästchen der Ciliarnerven ganz nahe an diesen oder weiterhin in dem Netz zerstreut. Sie liegen bald einzeln häufig an Knotenpunkten desselben, bald in kleinen Gruppen beisammen. 3 Zellen fand ich auch an einem ganz kleinen blassen Nervenästchen, welches der Art. cil. longa in dem Kanal durch die Sklera anlag. Hier waren dieselben von kernhaltigen Scheiden umhüllt, die ich sonst nicht bemerkt habe. Die Form der Zellen ist bald länglich, spindelförmig, bald rundlich-polygonal, letzteres namentlich wo mehrere sich dicht anliegen. Fortsätze sind mit Bestimmtheit zu erkennen, doch meist nur einer recht deutlich, während für viele ein zweiter höchst wahrscheinlich ist. Die Zellen in den Stämmchen der Ciliarnerven sind meist stark nach zwei Richtungen verlängert. An einer ganz isolirten Zelle des Chorioideal-Plexus nahm ich einmal 3 Fortsätze wahr. Auch eine Verbindung zweier Zellen durch einen kurzen Ast, sowie eine eingeschnürte Zelle mit 2 Kernen habe ich gesehen. Dagegen konnte ich die aus den Zellen kommenden Fasern zwar zuweilen in ziemliche Entfernung aber nie bis in dunkelrandige Fasern mit Sicherheit verfolgen.

Die Zahl der Zellen scheint je nach der Individualität zu variiren *) und, wenn ich nicht irre, mit der Entwickelung der Muskeln in der Chorioidea in Verhältniss zu stehn. Die grösste Zahl von Zellen ist mir bisher in dem mehrerwähnten Brightisch-amblyopischen Auge begegnet, welches auch durch die grösste Menge muskelartiger Fasern ausgezeichnet war. Ausserdem fanden sich hier einige auffallende Eigenthümlichkeiten vor. Es waren nämlich an kernhaltigen Stellen der Fasern ziemlich oft kleine Anschwellungen vorhanden, welche man etwa für kleine eingeschobene Zellen halten konnte **), und dann waren an Knotenpunkten des Nervennetzes mehrmals grössere Anschwellungen, welche eine Anzahl (10—12) bläschenförmiger Kerne anscheinend frei in einer feinkörnigen Substanz enthielten. Es sind zwar sonst auch die Zellconturen bisweilen schwierig zu sehen, wo mehrere in einer Gruppe dicht beisammen liegen, aber hier schien es doch gar nicht so, als ob jeder Kern in einer Zelle enthalten wäre. Diese Verhältnisse machten mit Berücksichtigung der Veränderungen an den Retinalfasern den Zweifel rege, ob es sich nicht hier um eine Nervenwucherung handle. Nachdem ich in andern normalen Augen ebenfalls ein sehr stark entwickeltes Nervennetz mit ziemlich zahlreichen Zellen gefunden habe, muss jene Vermuthung zwar mehr zurücktreten, doch muss ich die Sache dahin gestellt sein

---

*) Abgesehen davon, dass sie nicht bei jeder Präparation gleich gut zu sehen sind. Ich habe dieselben bisher bei Personen aus den ersten Lebensjahren bis zu den fünfziger Jahren gefunden.

**) Dieselben nahmen sich nicht ganz so aus, wie die a. a. O. von mir im Ciliarmuskel beschriebenen Knötchen. Die letzteren habe ich übrigens seither mehrfach bestätigt, u. A. an dem ganz frischen Auge eines Hingerichteten. Ueberhaupt möchte die Aufmerksamkeit auf das Verhältniss ursprünglich kernhaltiger Stellen von Nervenfasern zu eingeschobenen Ganglienzellen zu richten sein, sowohl was die histologische Bedeutung, als was die physiologische und vielleicht auch pathologische Entwickelungsfähigkeit betrifft (Wucherung, Anschwellung wie in den Retinafasern bei Mb. Brighti?).

lassen, bis ein ähnlicher Befund in anderen, sicher normalen Fällen sich herausgestellt haben wird.

Wenn man nun nach der Bedeutung des ganglösen Nervengeflechtes im Grunde des Auges fragt, so ist über ein unmittelbares Verhältniss zu sensiblen Functionen vorläufig nichts abzunehmen; dagegen darf man wohl vermuthen, dass dasselbe in nächster Beziehung zu den dort vorfindlichen musculösen Elementen steht, und zwar sowohl zu den Ringmuskeln der Arterien, als den hier beschriebenen. Es spricht dafür die Vertheilung der feinen Nervenzweige zwischen jene Theile, sowie das sonst häufige Vorkommen mit Ganglienzellen versehener Nervennetze an Ausbreitungen glatter Muskeln *). Man darf wohl weiter annehmen, dass das Nervengeflecht auf diese Weise einen wichtigen Einfluss auf die Regulirung der Circulation und, wenigstens mittelbar, der Ernährung in ausgedehnten Partien des Auges besitze. Nach den angegebenen Eigenthümlichkeiten des Verlaufs darf man glauben, dass der durch die Ganglienzellen mit einer gewissen Selbstständigkeit begabte Apparat mit entfernteren Nervenprovinzen in Wechselwirkung steht. In diesem Fall kann derselbe möglichenfalls auch eine Bahn darstellen, auf welcher von entfernteren Ursachen abhängige, ausgedehnt und rasch eintretende Circulations- und Ernährungs-Störungen vermittelt werden, wie sie im Auge vorkommen (glaukomatöse Processe?); anderntheils können locale Störungen, wie sie an der Aussenfläche der Chorioidea vorkommen, durch Affection des Nervengeflechtes weitere Folgen nach sich ziehen. Jedenfalls wird es wichtig genug sein, die Verhältnisse dieses Nervengeflechtes bei verschiedenen Individuen und zwar verschiedener Altersperioden in gesundem und krankem Zustand genauer zu studiren. und es gewinnen dadurch vielleicht die sehr verschiedenen Ausbildungs-Grade der als Supra-Chorioidea bezeichneten Schichten ein ganz anderes Interesse als es bisher der Fall war **).

Die Frage, ob das fragliche Nervennetz nicht etwa auch einen Einfluss auf die Accommodation besitze, hängt mit der Bedeutung der hier beschriebenen glatten Chorioidealmuskeln zusammen. Hierüber lassen sich kaum noch gegründete Vermuthungen äussern. Es liegt nahe, die letzteren als Antagonisten des Ciliarmuskels anzusehen. es ist aber auch möglich, dass beide synergisch wirken. Ihre Lagerung lässt es jedoch auch denkbar erscheinen, dass sie wesentlich zu den Arterien gehören. z. B. etwa einer Compression durch Dehnung entgegenwirken, was natürlich eine mittelbare Beziehung zum Accommodationsact nicht ausschliesst. Wie schwierig aber

---

*) Es sind hiegegen neuerdings Zweifel erhoben worden wegen angeblicher Verwechselung mit Blutgefässen. Ich weiss nicht, was sonst vorgekommen sein mag, aber an der hier fraglichen Stelle kann davon keine Rede sein, wie das erste günstige Präparat zeigt. Ebensowenig am Orbitalmuskel.

**) Es könnte hier vielleicht noch ein Verhältniss in Betracht kommen, welches zur Zeit nur berührt werden kann. Es ist mir nämlich seit langer Zeit wahrscheinlich, dass die sogenannten Stromazellen der Chorioidea zu den bewegungsfähigen Zellen gehören. Ausser der stets sich mehrenden Zahl der hierhergehörenden Zellen spricht hiefür das Vorkommen aller Uebergangsformen von kugeligen Zellen zu sehr grossen Platten mit oder ohne kürzere oder längere Aeste, wie man sie bei nachweislich variabeln Pigmentzellen sieht. Bisweilen liegen zwischen grossen dünnen Platten kleine dicke, und dadurch sehr dunkle Zellen, um welche ein heller Fleck ist, gerade so gross, wie ihn die Zelle einnehmen würde, wenn sie abgeplattet wäre und dergl. mehr. Eine directe Beobachtung des Gestaltwechsels bei Säugethieren oder Menschen kann ich jedoch noch nicht beibringen. Sollte sich diese Vermuthung bestätigen, so würde sich neben anderen, vorläufig nicht weiter anzuregenden Fragen auch die erheben, ob die Nervengeflechte der Chorioidea Einfluss auf den Formenwechsel haben. Hiebei ist an die interessanten Mittheilungen von Lister zu erinnern (Philos. Transact. Vol. 148. II. 1859), wonach Blutgefässe und Pigmentzellen beim Frosch eine gewisse Analogie zeigen, und für die Bewegungserscheinungen an beiden ein peripherischer Ganglienapparat supponirt wird. der seinerseits in einer gewissen Abhängigkeit von den Centralorganen wäre. Es ist jedoch zu bemerken, dass der letzteren Aufstellung der anatomische Nachweis zur Zeit fehlt.

dergleichen Verhältnisse zu beurtheilen sind, zeigt der viel offener liegende quergestreifte Chorioideal-Muskel der Vögel, über dessen Wirkung Dr. *A. Pagenstecher* s. S. 200) nach Anfertigung sehr subtiler senkrechter Schnitte zu theilweise anderen Ansichten gelangte als der Entdecker des Muskels, *v. Wittich*. Unter diesen Umständen ist auch nicht abzusehen, wie weit die glatten Muskeln der menschlichen Chorioidea in ihrer Wirkung den quergestreiften der Vögel analog zu setzen sind. Dass dergleichen Analogien nicht immer bis in's Einzelne gültig sind, ist bekannt. Jedenfalls aber darf man schliesslich in dem Vorkommen eines unzweifelhaften Muskels an entsprechender Stelle bei Vögeln, sowie in der Anwesenheit eines gangliösen Plexus beim Menschen, welcher sich an das Vorkommen an anderen glatten Muskeln anschliesst, eine bedeutende Unterstützung dafür sehen, dass die beschriebenen Faserzüge der menschlichen Chorioidea als glatte Muskeln in der That zu deuten sind.

IV. Glatte Muskeln in Lid und Orbita.

1. Ueber glatte Muskeln an den Augenlidern des Menschen und der Säugethiere.

(W. V. — IX. p. 244 — 245.

Vorläufige Mittheilung.)

W. S. — 1858. p. XXXVI. — 30. Oct. 1858. *H. Müller* theilt mit, dass er in letzter Zeit einen noch nicht beschriebenen Muskel in der Augenhöhle des Menschen aufgefunden habe in der Gegend der Fissura orbitalis inferior. Dieser Muskel ist kein quergestreifter, sondern ein glatter und entspricht dem M. orbitalis der Säugethiere. Derselbe, von vielen gelenknet, findet sich bei vielen Säugethieren und ist unter Andern bei Wiederkäuern sehr stark und mächtig, er geht an seinem Ende in elastische Fasern über, bei Kaninchen ist er sehr entwickelt, ebenso bei der Katze und dem Tiger bei letzterem ist er sehr roth, fast wie ein willkürlicher Muskel. *Müller* bespricht ferner die Muskeln der Nickhaut und bestätigt auch die Spaltung der Sehnen der tiefen Augenmuskeln beim Tiger, wie sie *Rudolphi* zuerst beschrieben hat, bemerkt aber, dass sie sich auch bei der Hauskatze findet. Der Musculus orbitalis ist reich an feinen Nervenfäden und dient wahrscheinlich als Antagonist des Musculus retractor unter dem Einflusse des Nervus sympathicus.
W. S. — 1859, p. IX. — 8. Januar 1859. *H. Müller* giebt anknüpfend an seinen am 30. October 1858 gehaltenen Vortrag ferner eine Mittheilung über glatte Muskeln, welche er an den Augenlidern von Menschen und Säugethieren gefunden hat.
Z. f. w. Z. — IX, 4. p. 541. — 20. December 1858.

1. Die Fissura orbitalis inferior ist beim Menschen von einer grauröthlichen Masse verschlossen. Diese besteht aus Bündeln glatter Muskelfasern, welche meist mit elastischen Sehnen versehen sind.

2. Bei Säugern findet sich als Analogon dieses Muskels eine stärker entwickelte, mit elastischen Platten zusammenhängende Fleischhaut (Musculus orbitalis, Membrana orbitalis der Autoren, welche ebenfalls aus glatten Muskelfasern besteht.

3. Die Nickhaut der Säuger besitzt theils glatte Muskeln als Fortsetzung des Orbitalmuskels, theils quergestreifte Vor- und Zurückzieher Hase.

4. Der Orbitalmuskel wird von Nerven-Bündeln versorgt, welche fast durchaus feine oder marklose sympathische) Fasern führen. Diese Nerven lassen sich zum Theil anatomisch zum Ganglion spheno-palatinum verfolgen.

5. Der Orbitalmuskel bedingt durch seine Contraction das bei Thieren auf Reizung des Halssympathicus beobachtete Hervortreten des Bulbus. Derselbe dient als Antagonist der Muskeln, welche den Augapfel in seine Höhle zurückdrängen M. retractor, orbiculari palpebrarum).

In der XVIII. Sitzung vom 30. October 1858 habe ich Mittheilungen über einen neuen glatten Muskel gemacht[*], welcher beim Menschen in der Gegend der Fissura orbitalis inferior und an der Decke der Orbita liegt, während derselbe bei Säugethieren als muskulös-elastische Orbitalhaut vielmehr entwickelt ist, und wahrscheinlich das Hervortreten des Auges bei Reizung des Halssympathicus veranlasst. Mit diesem Orbitalmuskel stehen ferner glatte Muskeln der Nickhaut in Zusammenhang, welche vielen Säugethieren zukommen, während andere, wie der Hase, quergestreifte Vor- und Zurückzieher der Nickhaut besitzen, von denen der letztere eine Portion des Levator palpebrae superioris ist.

Ausser diesen früher beschriebenen Muskeln kommen nun beim Menschen und bei vielen Säugethieren nicht unbeträchtliche glatte Muskeln an den Augenlidern vor. Am untern Lid geht eine viel Fett einschliessende glatte Muskelschicht (Musc. palpebralis inferior) ziemlich nahe unter der Conjunctiva nach vorn bis ganz nahe au den untern Rand des Tarsus inferior. Dieselbe ist an ihrem vorderen und hinteren Ende, z. B. bei der Katze, mit einer schönen elastischen Sehne versehen. Am obern Lid liegt der entsprechende M. palpebralis superior unter dem vorderen Ende des quergestreiften Levator palpebrae, derselbe hängt rückwärts mit diesem zusammen, und geht vorn bis ganz nahe au den obern Rand des Tarsus, beim Menschen ebenfalls von viel Fett durchsetzt. Eine oberflächliche Lamelle des Levator palpebrae geht in das sehnige Gewebe unter dem Orbicularis über. Der M. palpebralis superior, welcher ebenfalls nahe unter der Conjunctiva liegt, hat wie der inferior bei netzförmiger Anordnung einen im Ganzen longitudinalen Verlauf. Die Wirkung dieser glatten Lid-Muskeln scheint der Wirkung der Muskeln, welche den Bulbus bewegen, associirt zu sein.

Endlich findet sich auch beim Menschen das Analogon der Nickhautmuskeln der Säugethiere in schwachen Bündelchen, welche gegen die Plica semilunaris verlaufen.

Eine ausführlichere Darstellung der erwähnten Muskeln beim Menschen und bei Säugethieren soll demnächst folgen.

2. Ueber Innervation der glatten Augenlidmuskeln durch Fasern des Nervus sympathicus.

(W. S. — 1859, p. XII. — 5. Febr. 1859.)

H. Müller theilt mit, dass *R. Wagner* in Göttingen die Güte gehabt hat, ihn brieflich von einem Experiment in Kenntniss zu setzen, welches derselbe am 20. Januar an einer Hingerichteten angestellt hat. Es trat auf Reizung des Halssympathicus 6 Mal deutliches Oeffnen der Augenlider ein. *Müller* glaubt, dass diese Erscheinung nicht auf den in der Augenhöhle gelegenen M. orbitalis bezogen werden muss, sondern auf die von ihm in der Sitzung vom 8. Januar 1859 beschriebenen glatten Muskeln des oberen und unteren Lids. Er führt dafür an, dass diese Muskeln bei Thieren ebenfalls unter dem Einflusse des Sympathicus stehe und die Lider zurückziehe, auch wenn man dafür gesorgt hat, dass der durch den M. orbitalis vorgedrängte Bulbus nicht auf die Lider wirken kann, z. B. nach gänzlicher Entleerung des Bulbus. Ferner dürfte nach der anatomischen Anordnung der M. orbitalis beim Menschen,

---

[*] Siehe auch: Z. f. w. Z. IX. Bd. S. 541.

wenn er auch wohl einen gewissen Druck auf den Inhalt der Augenhöhle auszuüben vermag, doch kaum im Stande sein, den Bulbus kräftig aus der Augenhöhle hervorzuheben, wie diess bei Thieren der Fall ist, welche einen viel ausgebildeteren M. orbitalis besitzen. *Wagner* bemerkt auch ausdrücklich, dass ein so deutliches Herausheben des Bulbus wie bei Thieren in seinem Versuch nicht bemerkt wurde. Dass etwa die Bewegungen der Lider von den quergestreiften Muskeln abhängig seien, kann man nach dem Verhalten des Bulbus und dem Charakter der Bewegungen bei Thieren nicht annehmen, wiewohl sich *Müller* mikroskopisch überzeugt hat, dass beim Menschen wenigstens einzelne Bündel des M. rectus inferior ihre sehnige Fortsetzung nicht in die Sklera, sondern in das fibrös-elastische Polster an der Aussenseite der Hauptsehne senden. Auf eine Bedeutung dieser Polster für die Mechanik der Augenbewegungen, indem sie einigermaassen wie Rollen wirken, hat *Müller* schon in einer früheren Sitzung (30. Oct. 1858) aufmerksam gemacht. Derselbe glaubt, dass die Auffindung der glatten Orbitalmuskeln und Lidmuskeln eine Revision der Annahme über eine Einwirkung des Sympathicus auf willkürliche Muskeln nöthig mache, indem das, was als hauptsächlichstes Beispiel einer solchen angeführt wurde, nun eine andere Deutung erfährt. Endlich bemerkt *Müller*, dass *R. Wagner* bei Austellung seines Experimentes die glatten Lidmuskeln wohl noch nicht kannte, so dass dasselbe, eigentlich in einer andern Voraussetzung (die Wirkung des M. orbitalis zu constatiren) angestellt, um so grösseren Werth besitzt (s. auch Ztschft. f. rat. Medicin V. Bd. S. 331).

3. Ueber die Wirkung des Halssympathicus auf die Augenlider.

W. S. — 1859, XLIX. — 29. Oct. 1859.)

H. Müller hat bei einem Hingerichteten die Wirkung des Halssympathicus auf die Augenlider untersucht und wie *R. Wagner* (Zeitschrift f. rat. Med. 3. Reihe, V. S. 331) eine sehr deutliche, langsame Eröffnung derselben noch eine halbe Stunde nach dem Tode wiederholt beobachtet. Es wurde hierauf der glatte Muskel des untern Lids direct gereizt, nach Entfernung des M. orbitalis, und dieselbe Retraction erzielt. Hieraus folgert *H. Müller*:

1) dass die von ihm an den Lidern entdeckten glatten Muskeln in der That auch als solche functioniren;

2) dass deren Nerven in der Bahn des Halssympathicus verlaufen;

3) dass die von ihm in der Sitzung vom 5. Februar 1859 ausgesprochene Ansicht gegründet war, wonach auch beim Menschen nicht der Musculus orbitalis, sondern die glatten Lidmuskeln für die Eröffnung der Lider in Anspruch genommen werden müssen, gerade' wie *Müller* diess für Säugethiere nachgewiesen hatte.

V. Conjunctiva, Sklera, Iris.

1. Ueber ramificirte Pigmentzellen im Conjunctivalepithel der Ratte.

(W. S. — 1859, p. XXIII. — 30. April 1859.)

H. Müller berichtet über **ramificirte Pigmentzellen** in dem Conjuncti-valepithel der Ratte, so wie drüsige Bildungen an derselben Stelle. Er hatte bereits vor mehreren Jahren sehr exquisite verzweigte Pigmentzellen in der Epidermis des Störs (an Lippen. Augen) beobachtet, welche dort nicht den tiefsten. sondern den oberflächlicheren Schichten angehören. Einige Zeit darauf beschrieb *Leydig* dergleichen Zellen von verschiedenen Thieren. Bei Säugethieren aber war diese Bildung noch nicht beobachtet. Am Cornealrand der Ratte sind die Zellen z. B. nach Ablösung des Epithels durch Holzessig sehr schön in dem letzteren zu sehen. Dieselben liegen in einem Netz von gewöhnlichen Epithelzellen, welches rundliche Flecke umgiebt, die den von *Manz* seither beschriebenen drüsigen Gebilden an der Conjunctiva angehören.

W. n. Z. — I. p. 164.

Bewegungserscheinungen an ramificirten Pigmentzellen in der Epidermis.

Die ramificirten Pigmentzellen der Haut haben wiederholt die besondere Aufmerksamkeit auf sich gezogen, sowohl durch die eminente Contractilität ihres Inhalts, wobei die Pigmentkörnchen aus den langen Fortsätzen in den Zellenkörper zurückströmen und umgekehrt, als auch durch ihr Vorkommen in der Epidermis. Letzteres wurde von *Leydig*[*], bei Amphibien, von mir[**], bei Fischen (Stör, Aal) und Säugethiere (Conjunctiva-Epithel der Ratte) beschrieben . . . . .

. . . . . Eine andere sehr beachtenswerthe Frage ist, ob diese sternförmigen Zellen mit contractilem Inhalt nicht wie *Kölliker* vermuthungsweise ausgesprochen hat, aus der Cutis ausgewandert sind. Hierüber können nur ausgedehntere Untersuchungen endgültig entscheiden. Die Lage der Zellen spricht vorläufig nicht gerade dafür. Jedenfalls müsste die Einwanderung sehr frühzeitig vor sich gehen und da die Zellen bei Abstossung der übrigen Epidermis schwerlich sich in situ halten konnten, müssten sie sich wohl dortselbst durch Fortpflanzung erneuern. Eine fortdauernde Einwanderung ist z. B. an der mit einer deutlichen vorderen Glaslamelle versehenen Hornhaut des Störs nicht wahrscheinlich und doch kann ich bei Durchsicht der im Jahre 1856 angefertigten Präparate und Zeichnungen kaum zweifeln, dass die in der Epidermis des Störs geschehenen Uebergänge von runden zu sehr stark ramificirten Formen ebenfalls auf Bewegung beruhen.

---

[*] Histologie S. 96.
[**] Bd. X. S. 23. (W. V. — 1859. p. XXIII.)

2. Ueber Knochenbildungen in der Sklera des Thierauges.

.W. S. — 1858. p. LXV. — 3. Juli 1858.,

H. Müller spricht, unter Hinweisung auf seine früheren Mittheilungen über Ossification, über Knochenbildungen an der Sklera, wobei er nachweist, dass an derselben die Hauptformen der Knochenbildungen vorkommen, wie sonst am Skelett, so dass sich auch in dieser Beziehung die Sklera als Kapsel des Auges der Schädelkapsel analog zeigt.

1) Knorpelverkalkung, welche bei höheren Wirbelthieren als provisorisches Stadium der Ossification häufig auftritt, an bestimmten Stellen aber bleibt so in grösserer Ausdehnung an vielen Sternocostal-Knochen, am oberen Rand des Schulterblatts etc.) kommt bei Plagiostomen als pflasterförmige Rinde des Skleratikal-Knorpels in derselben Weise vor, wie sie von *J. Müller* am Skelett beschrieben worden ist. Zygaena malleus ist auch hier durch die Stärke dieser verkalkten Schicht ausgezeichnet. Bei Hexanchus, wo der Schädelknorpel an der Peripherie auf eine eigenthümliche Weise mit dunkeln Körnchen um die Zellen her besetzt ist, verhält sich der Skleral-Knorpel ebenso; bei Raja kommt dasselbe vor.

2) Aechte Knochensubstanz entwickelt sich an der Oberfläche von Knorpel, indem der letztere meist schwindet, mit oder ohne vorherige Verkalkung. Die Knorpelfläche, an welche sich der neue Knochen anlegt, ist entweder an der äussern Oberfläche unter dem Perichondrium oder in den Markräumen gegeben an der sogenannten Ossificationslinie. Hierher gehören die zwei Knochenschuppen, welche bei vielen Knochenfischen dem Skleralknorpel an der Schläfen- und Schnauzen-Seite anliegen. Sie fehlen vielen (z. B. Gadus, Gasterosteus) bleiben bei anderen klein, oder nehmen endlich den grössten Theil des Umfangs des Auges ein, indem sie oben und unten zusammenstossen (Thynnus, Xiphias). Ebenso wechselt die Dicke der Schuppen, von einer dünnen, ganz homogenen Lamelle bis zu starken, mit vielen Markräumen versehenen Platten. Die Knochenschuppen liegen anfangs dem Knorpel aussen auf: letzterer schwindet dann, ein Saum verkalkten Knorpels ist aber meist am Rand der Knochenschuppe zu finden, wobei die Verkalkung, wie sonst, häufig drüsige Formen darstellt. Die Schuppe zeigt bei vielen Fischen sehr schöne, gewöhnliche Knochenkörperchen, bei Thynnus die von *Müller* früher schon vorgezeigten, spindelförmig ausgezogenen Knochenkörperchen, bei andern Fischen sind gar keine vorhanden. (Perca, Acerina.)

3) Aechte Knochensubstanz entwickelt sich unabhängig von Knorpel, höchstens am Rand denselben berührend, wie diess bei vielen sogenannten secundären Knochen des Skeletts der Fall ist. Hierher gehören die Knochenplatten, welche den bekannten Ring am Auge der Vögel und Reptilien bilden. Der Knochen entwickelt sich direct aus einem weichen Blastem, welches einen Theil der Kapsel in analoger Weise schliesst, wie weiterhin der Knorpel. Bei Chamäleon entwickelt sich der Knochen sogar ganz entfernt von dem Skleralknorpel. Bei dieser Gelegenheit bemerkt *Müller*, dass die Anwesenheit eines hintern Sklerotikal-Knochens bei vielen, jedoch nicht allen Vögeln von *Rosenthal* im Jahre 1811 beschrieben war, später bekanntlich von *Gemminger* wieder aufgefunden wurde.

4) Knochen, welche nicht dem Skelett, sondern der Haut angehören. Bei Acipenser sturio, bei welchem solche Hautknochen sehr entwickelt sind, trägt das Auge zwei ebenfalls von *Rosenthal* zuerst beschriebene halbmondförmige Plättchen, welche als Hautknochen anzusprechen sind. Sie sind von den Skleral-Schuppen der Knochenfische ausgezeichnet durch ihre Lage weit vorn, oben und unten an der Hornhaut, ganz nahe der äussern Oberfläche.

Müller hebt schliesslich einige interessante Modificationen hervor, welche am Skleralknorpel vorkommen. Derselbe ist hie und da durch streifig-fibröse Septa in Fächer getheilt, welcher den verkalkten Septis bei Orthagoriscus analog scheinen. Bei Salmo hucho n. A. ist eine mittle Schichte eigenthümlich gruppirter Zellen beiderseits von einer sehr dicken Lage zellenloser Grundsubstanz eingefasst. Bei Gasterosteus trägt der Knorpel warzen- oder zottenförmige Vorsprünge, während beim Aal Knorpel und Fasergewebe inselförmig abwechseln, wobei die Uebergänge beider Gewebe sich sehr schön darstellen.

W. u. Z. I. p. L. — 1860. — Ueber verkalkte und poröse Kapseln im Netzkuorpel des Ohres . . . Bei Gelegenheit will ich hier auch auf den Nickhautknorpel des Hundes aufmerksam machen, da es vielleicht Manchem willkommen ist, dieses Object zu kennen, wo man jeden Augenblick aus Hyalinknorpel die prächtigsten Knorpelkapseln rein mechanisch isoliren kann, so dass selbst der Ungläubigste dem Augenschein wird nachgeben müssen. Hat man den Knorpel, was nicht ganz bequem ist, frei gemacht, so sieht man schon am ganzen Knorpelplättchen oder an dünnen Schnitten die Umrisse der Kapseln von 0,025—0,05 Mm. Grösse und 0,006—0,012 Dicke recht gut; durch Zerreissen aber erhält man an den Rändern einzelne Kapseln in Menge frei. Die Zellen enthalten sehr viel Fett, die Zwischensubstanz zwischen den Kapseln ist sehr gering, vielleicht nur durch die Reste von Mutterkapseln gebildet. Bisweilen sieht man zwei Kapseln durch eine geringe Menge solcher Substanz noch aneinandergehalten . . . .

3. Ueber die Bewegungen der Iris an ausgeschnittenen Fischaugen.

(W. S. — 1859, p. L. — 29. Octobr. 1859.)

H. Müller berichtet über Untersuchungen, welche er über die Bewegung der Iris an ausgeschnittenen Augen, vorzüglich von Aalen angestellt hat, bemerkt jedoch, dass über denselben Gegenstand der erste Theil einer ausführlichen Abhandlung von Brown-Séquard in dessen Journal de Physiologie II. 281 vor einigen Monaten erschienen, ihm jedoch eben erst bekannt geworden sei. Diese vortreffliche Arbeit enthält bereits einen grossen Theil der von *H. Müller* beobachteten Thatsachen, und da die Fortsetzung wahrscheinlich demnächst erscheinen wird, beschränkt sich derselbe auf einige Bemerkungen. So hat er gefunden, dass nicht nur, wie schon *Mayer* angegeben hatte, das Licht noch auf die Iris wirkt, nachdem die hintere Hälfte des Auges entfernt ist, sondern sogar noch sehr deutlich auf die isolirte und halbirte Iris, oder auf die ausgeschnittene innere Zone derselben. Ferner hat sich derselbe überzeugt, dass innerhalb gewisser Grenzen Temperaturerhöhung die entgegengesetzte Wirkung auf die Iris des Aals hervorbringt, als Licht. Auch diess gelingt an der ausgeschnittenen Iris. Eine Temperaturerhöhung von 10, 20, 30 Grad bewirkt bei gleichem Licht eine Erweiterung an derselben Iris, welche durch Vermehrung des Lichtes sich verengert. *Müller* spricht schliesslich die Absicht aus, im Fall die erwartete Fortsetzung der Arbeit von *Brown-Séquard* nicht noch weitere Aufklärungen bringe, die Sache wieder vorzunehmen, namentlich mit Rücksicht auf die den Bewegungserscheinungen zu Grunde liegenden histologischen Elemente, sowie mit Rücksicht auf die physikalisch trennbaren Einwirkungen, welche unter der allgemeinen Bezeichnung von Licht und Wärme zusammengefasst sind (Strahlen verschiedener Brechbarkeit etc.). In Beziehung auf die contractilen Elemente bemerkt derselbe, dass die in der Haut des Aals vorhandene Pigmentzellen ebenfalls sehr lange eine ausgezeichnete Bewegungsfähigkeit erhalten.

Kölliker bemerkt, dass auch er bei Fischen contractile Pigmentzellen beobachtet habe.

----

4. Ueber den Einfluss des Sympathicus auf einige Muskeln und über das ausgedehnte Vorkommen von glatten Hautmuskeln bei Säugethieren.

W. u. Z. — II, p. 54 — 64.

W. S. — 1860. p. XI. — 15. December 1860. — *H. Müller* spricht über den Einfluss des Sympathicus auf die Muskeln und weist nach, dass sich derselbe nur auf die glatten Muskeln erstreckt, wobei er sich besonders auf seine Beobachtungen über die bei Reizung des Sympathicus an der Haut und den Ohren der Katzen entstehenden Beobachtungen bezieht.

Trotz der vielfältigen Arbeiten, welche, theils neue Thatsachen aufdeckend, theils alte Irrthümer ausrottend, die neuere Zeit über den sympathischen Nerven gebracht hat, muss derselbe doch immer noch als ein grosses Räthsel betrachtet werden. Manche sehen denselben einfach als einen Plexus von Rückenmarksnerven an, indem sie darauf sich stützen, dass für viele seiner Fasern der Ursprung aus dem Rückenmark unzweifelhaft ist, dass derselbe keine eigenartigen Elemente besitzt, und dass keine Functionen für denselben nachgewiesen sind, welche nicht auch andern cerebrospinalen Nerven zukommen. Auch im Fall diese Ansichten durchaus festgestellt wären, würde man für die eigenthümliche Anordnung und Vertheilung dieses Nervenplexus eine morphologische Gesetzmässigkeit durch die Wirbelthier-Reihe aufsuchen müssen, deren Princip noch keineswegs evident gemacht ist.

Aber es bestehen auch sonst noch mancherlei Zweifel, und man darf insbesondere sicherlich voraussetzen, dass die Ganglienzellen im Sympathicus nicht bloss zu dem Zweck da sind, um einzelne Stellen dicker zu machen.

Vor allem aber ist eine scharfe Sichtung der Thatsachen nach allen Richtungen als Grundlage der theoretischen Aufstellungen immer noch um so mehr am Platz, als es bei dem Sympathicus wie bei anderen Dingen erging. Je räthselhafter die Sache, um so grösser die Neigung, im Dunkel Irrlichtern nachzugehen.

Einer der noch mehrfach controversen Punkte ist das Verhältniss des Sympathicus zu den Muskeln, welche von ihm versorgt werden. Die am meisten in die Augen fallende Thatsache bestand hier darin, dass derselbe zum grössten Theil glatte Muskeln innervirt, welchen die von *E. Weber*[*] hervorgehobene „organische Bewegung" zukommt.

Dabei kommt nun einmal die Eigenartigkeit der glatten Muskeln und dann die Vertheilung der Nerven in den verschiedenen Muskeln in Frage.

Von anatomischer Seite ist bekanntlich die Scheidung der glatten und der quergestreiften Muskeln eine weniger durchgreifende geworden, seitdem man mancherlei Zwischenstufen und die Entwicklung der gestreiften Muskeln aus einfachen Zellen kennen gelernt hat[**]. Demungeachtet muss man wohl mit *Kölliker*[***] die Abthei-

----

[*] Artikel Muskelbewegung im Handwörterbuch der Physiologie.

[**] Ich erlaube mir bei dieser Gelegenheit an die ganz kurzen quergestreiften Muskelspindeln, welche ich in dem Herzen der Salpen beschrieben habe, als ausgezeichnetes Beispiel von solchen zu erinnern. Würzb. Verh. 1852. S. 58.

[***] Gewebelehre 3. Aufl. S. 87.

lang als werthvoll aufrecht erhalten, da das allenfalls streitige Grenzgebiet wenigstens beim Menschen und den höheren Wirbelthieren ein ganz beschränktes ist und in den meisten Fällen bei genauem Zusehen kein Zweifel über die Stellung bestimmter Muskeln bleibt. Es wiederholt sich hier, was so häufig bei der Unterscheidung organischer Gebilde geschieht. Ausgedehntere Untersuchungen weisen zwischen den von Alters her getrennten Dingen in Rücksicht auf manche Charaktere Zwischenstufen nach, welche die Unterscheidung schwieriger machen oder sogar manchmal nöthigen. die absolute Scheidung fallen zu lassen. während es darum nicht minder thöricht wäre, Alles in einen Topf zu werfen.

Aehnlich ist es wohl mit dem physiologischen Verhalten der 2 Muskelarten. Für die Hauptmassen wird die Unterscheidung der von *Weber* aufgestellten „organischen‟ und „animalischen‟ Bewegung ihren Werth behalten. wenn auch die Grenze nicht überall eine scharfe ist. Was nämlich die Schnelligkeit betrifft. mit welcher die Bewegung glatter Muskeln eintritt, so hat *Weber* selbst schon auf die beträchtlichen Unterschiede hingewiesen. welche hier vorkommen. und es haben sich bei animalen Muskeln Verhältnisse herausgestellt, welche sie näher an die glatten Muskeln anschliessen. was besonders *Schiff*‣ veranlasst hat. jene Scheidung ganz zu verwerfen. Indessen dürften auch die als Ausnahmen aufgeführten Fälle wenigstens zum Theil einer weitern Erwägung bedürftig sein.

Schiff [**] hat die schiefen Augenmuskeln obenangesetzt. Sofern sich dieß auf ihre angebliche Wirkung bei Sympathicus-Reizung gründet, würden sie in Wegfall kommen, nachdem die fraglichen Bewegungen auf Rechnung eines anderen. aus glatten Muskeln bestehenden Apparates geschrieben werden müssen, wovon nachher. Aber auch ausserdem ergibt die directe Reizung des Nv. trochlearis bei Thieren Ziegen u. a.; eine momentane, ruckweise rotirende Bewegung des Auges durch den Obliquus superior, und ebenso sieht man bei Menschen mit Oculomotorius-Lahmung die analoge Rotation der Pupille nach aussen und unten als eine rasche. zuckende Bewegung. wie bei anderen quergestreiften Muskeln. Für den Obliquus superior wenigstens scheint mir also kein Grund vorhanden. eine Ausnahmsstellung anzunehmen. Worauf sich ferner die Angabe gründet, dass die Beweger der Gehörknöchelchen (neben welchen *Schiff* noch die Schilddrüsenmuskeln und den Cremaster aufzählt; sich träger zusammenziehen, als manche glatte Muskeln, ist mir nicht bekannt. *Ludwig* [***] hebt mit Recht die Iris hervor. welche durch die grössere Schnelligkeit. mit welcher sie auf Reizung ihrer Nerven antwortet, den meisten andern glatten Muskeln voransteht. Allein einmal ist, worauf besonders *Budge* [†] aufmerksam gemacht hat. ein Unterschied zwischen dem vom Oculomotorius abhängigen Sphincter und dem vom Sympathicus abhängigen Dilatator. so dass der letztere seine Wirksamkeit langsamer entfaltet und nachlässt. Und dann lässt sich doch auch am Sphincter bisweilen die Thatsache erkennen. dass die Wirkung erst sichtbar wird, wenn der Reiz wieder aufgehört hat auf den Nerven zu wirken. Bei einer Ziege, wo die Reizung des Oculomotorius eine ungewöhnlich starke Pupillenverengerung ergab, konnte ich dieß mit aller Deutlichkeit erkennen. Andere Male bleibt der Erfolg ganz aus.

Das erwähnte verschiedene Verhalten der glatten Irisfasern gegen den Oculomotorius und Sympathicus ist besonders geeignet, auf einen verschiedenen Einfluss der Nerven in Muskeln ähnlicher Art hinzuweisen. Einen solchen eigenthümlichen Einfluss hat man für den Sympathicus vielfach angenommen, ohne dass die Bedingungen als eingeschobene Ganglienzellen innerhalb der Organe. Zusammenhang mit Ganglienzellen eigener Art. eigenthümlicher Faserverlauf im Muskel u. drgl.) bis jetzt

* Physiologie 1. S. 14.
** a. a. O. S. 27.
*** Physiologie 2. Aufl. 1. S. 222 u. 176.
† Bewegung der Iris S. 85 u. ff.

genauer nachgewiesen wären. Auch das erste Erforderniss, nämlich eine Kenntniss des Verbreitungsbezirkes der verschiedenen Faserzüge, welche durch den Sympathicus gehen, zu bestimmten Muskelgruppen, ist hier trotz der mühsamen Untersuchungen der besten Beobachter noch nicht in dem Maasse vorhanden, dass allgemeine Schlüsse mit Sicherheit gezogen werden dürften.

Die ersten Fragen sind: Ob und welche glatte Muskeln von anderen Nerven versehen werden, als dem Sympathicus?

Dann: Ob und welche quergestreiften Muskeln unter dem Einfluss des Sympathicus stehen?

In der ersten Richtung ist die Wirkung des Oculomotorius auf den glatten Pupillenschliesser nicht zu bezweifeln; für den Vagus gilt wohl dasselbe, und nach den Erfahrungen von *Schiff* geht der grössere Theil der Gefässnerven nicht durch den Sympathicus. Es ist offenbar, dass man hieraus noch nicht zu viel für die Identität aller motorischen Nervenfasern in ihren Beziehungen zu den Muskeln schliessen darf Denn es liegt die Möglichkeit vor, dass die morphologische Anordnung nicht mit der physiologischen Eigenthümlichkeit der Nervenfasern zusammentrifft, so dass auch in andern Nerven als in Aesten des Sympathicus Fasern von jener problematischen Eigenthümlichkeit vorkommen könnten, so gut, wie andere Fasern durch den Sympathicus einfach hindurchzutreten scheinen. Jedenfalls aber ist sicher, dass der Sympathicus, wie er morphologisch begrenzt ist, nicht alle glatten Muskeln ausschliesslich beherrscht.

Die zweite Frage, nach den Beziehungen des Sympathicus zu quergestreiften Muskeln wurde ebenfalls in neuerer Zeit allgemein bejahend beantwortet, wobei die Erscheinungen, welche nach Durchschneidung oder Reizung des Halssympathicus am Auge beobachtet werden, die hauptsächliche Grundlage bildete.

Nachdem *Pourfour du Petit*[*]) und *Dupuy*[**]) schon früher Bewegungserscheinungen am Auge nach Trennung des Halssympathicus beobachtet hatten, wurden von . *Bernard* neben den Veränderungen an der Iris, an den Blutgefässen und einer Hyperästhesie der betreffenden Kopfhälfte folgende Folgen der Durchscheidung des Halssympathicus aufgeführt:

1) Verengerung der Lidspalte ,mit Formänderung),
2) Retraction des Bulbus,
3) Vortreten der Nickhaut,
4) Verengerung des Nasenloches und des Mundes.

Im Gegensatz dazu treten bei Galvanisirung des Nerven ein : Vergrösserung der Augenöffnung, Vortreten des Bulbus. Zurückziehen der Nickhaut, Erschlaffung mehrerer Gesichtsmuskeln.

Kurze Zeit nach *Bernard* hatte auch *R. Wagner*[***]; das Hervortreten des Bulbus bei Reizung des Sympathicus gefunden und sogleich sehr gut hervorgehoben, dass die Bewegung sonderbarer Weise durch ihr langsames Eintreten und Verschwinden der Reizung organischer Muskeln gleiche, und hinzugefügt: ,,Auf welche Weise kommt jenes Hervortreten des Bulbus zu Stande? Eine andere hier wirkende Kraft als eine von den beiden Obliqui ausgehende ist kaum denkbar. Diess sind aber doch quergestreifte Muskeln und wie empfangen dieselben erregende Fasern vom Sympathicus*''

Trotz dieser gleich Anfangs geäusserten wohlbegründeten Zweifel wurde es doch eine allgemeine Annahme, dass die quergestreiften Muskeln des Auges die fraglichen Erscheinungen bedingen, ohne Rücksicht darauf, ob diess überhaupt möglich sei. Es ist unter diesen Umständen nicht zu verwundern, dass im Einzelnen die Erklärungsversuche auseinander gingen. Während *Brown-Séquard*[†]) die Retraction

---

[*] Histoire de l'Académie 1727. Paris 1729 p. 5.
[**] *Meckel's* Archiv 1818. S. 105.
[***] Göttinger Nachrichten 1853. S. 71.
[†] Comptes rendus XXXVIII. p. 71.

des Bulbus durch Recti und Retractor nach der Durchschneidung des Nerven für activ hielt, und das Vortreten bei nachheriger Reizung für eine Reposition, betonte *Schiff* das Hervortreten des Bulbus auch ohne Durchschneidung, welches er schon 1851 in Frankfurt gezeigt hatte, und hielt sich für überzeugt, dass dasselbe durch die Obliqui geschehe, während er die Bewegung der Lider für passiv, durch den Bulbus bedingt, hielt.

Remak[**] dagegen fasste hauptsächlich die vermeintliche Wirkung des Sympathicus auf die willkürlichen Muskeln der Lider in das Auge. Er glaubte, dass augenscheinlich die Verengerung der Lidspalte in Folge von Erschlaffung des Levator palpebrae superioris und des Retractor plicae semilunaris .?) gleichzeitig noch mittelst einer krampfhaften Zusammenziehung des M. orbicularis geschehe. Zugleich ging *Remak* darin am weitesten, dass er vermuthete, man werde bei allen willkürlichen Muskeln künftig in ähnlicher Weise ausser spinaler Lähmung und spinalem Krampf auch sympathische Lähmung und sympathischen Krampf erwarten dürfen.

Es ist wohl nicht mehr nöthig, die verschiedenen Möglichkeiten und Unmöglichkeiten zu discutiren, welche den willkürlichen resp. quergestreiften) Augenmuskeln unter dem Einfluss des Halssympathicus zugeschrieben wurden, nachdem als Grundlage für die Bewegungserscheinungen am Auge eine ganze Reihe von glatten Muskeln zum Vorschein gekommen ist.

Die Geschichte dieser Bewegungen gibt einen neuen, auffälligen Beleg dafür, wie einflussreich eine sehr einfache anatomische Thatsache für ausgedehnte physiologische Folgerungen ist. Es wird keinen Physiologen geben, der nicht die Bewegungserscheinungen am Auge auf Sympathicus-Reizung wiederholt gesehen hat, und doch musste eine, anfänglich so zu sagen, zufällige, zootomische Untersuchung den Anstoss zu der Aufdeckung des Apparates geben, der allein jene Erscheinungen hervorbringen konnte. Derselbe besteht aus 3 Abtheilungen : ***)

1) Bei Säugethieren sehr verschiedener Ordnungen ist eine die Augenhöhle vervollständigende Membran aus glatten Muskeln mit elastischen Sehnen vorhanden Membrana orbitalis), welche bei Reizung des Halssympathicus den Inhalt der Orbita, besonders den Bulbus, nach vorn drückt. Die Zurückziehung des Auges erfolgt durch den quergestreiften Retractor ruckweise unter dem Einfluss des Nv. abducens. Beim Menschen ist mit der grösseren Vollständigkeit der knöchernen Wände der Augenhöhle der Orbitalmuskel sehr reducirt; dafür fehlt auch der Retractor. Hiermit stimmt, dass ein deutliches Vortreten des Bulbus beim Menschen auf Reizung des Halssympathicus nicht folgt, wie diess von *R. Wagner* und mir beobachtet worden ist.

2) Das Vortreten der Nickhaut erfolgt bei den Säugethieren zumeist durch die Thätigkeit des Musc. retractor bulbi unter dem Einfluss des Nv. abducens (Hund, Ziege). Das Zurückziehen dagegen ist zumeist von eigenen glatten Muskeln abhängig, welche unter dem Einfluss des Halssympathicus stehen. Ausnahmen kommen vor : beim Hasen z. B. sind quergestreifte Muskeln vorhanden, von denen der Zurückzieher nicht unter dem Einfluss des Sympathicus steht, sondern einen Zweig des Oculomotorius erhält, auf dessen Reizung er auch antwortet. Beim Menschen sind die Muskeln mit dem dritten Lid selbst rudimentär geworden. Die Function steht damit im Einklang.

3) Das untere und das obere Lid besitzen bei Menschen und sehr vielen Säugethieren glatte Muskeln, welche sie zurückzuziehen vermögen. Am oberen Lid schliessen sie sich an den quergestreiften Levator palpebrae an, sind jedoch meist schwächer.

* Untersuchungen zur Physiologie des Nervensystems. 1855, S. 119.
** Deutsche Klinik 1855, S. 294.
*** Eine ausführliche, von Abbildungen begleitete Darstellung dieser Muskeln bei Menschen und Thieren sieht der Veröffentlichung entgegen.

In der That zieht sich auch meist bei Reizung des Sympathicus das untere Lid auffälliger zurück als das obere. Es ist sicher, dass diese Bewegung nicht passiv durch den Druck des Bulbus erfolgt, da sie auch nach Entleerung oder gänzlicher Ausschneidung derselben geschieht. Die Verengerung der Lidspalte nach Durchschneidung des Halssympathicus rührt von Erschlaffung derselben Muskeln her[*]. Doch kann hieran auch das Zurücktreten des Augapfels durch Erschlaffung des Orbital-Muskels Antheil haben.

Beim Menschen hat *R. Wagner*[**] zuerst die Eröffnung der Lidspalte auf Reizung des Halssympathicus gesehen (20. Jan. 1859), ohne noch meine kurz vorher erfolgte Mittheilung über die glatten Lidmuskeln (6. Jan. 1559)[***] zu kennen. Später konnte ich an einem Hingerichteten durch Reizung des unteren Lidmuskels, sowohl direct als vom Halssympathicus aus, nachweisen, dass das Verhalten dem bei Säugethieren völlig gleicht[†].

Alle hier auf glatte Muskeln bezogenen Bewegungserscheinungen tragen den Charakter der von *Weber* als „organische Bewegung" hervorgehobenen Form, sie treten allmälig auf und dauern eine gewisse Zeit an, wenn sie nicht durch die Thätigkeit willkürlicher Muskeln überwältigt werden. (Mm. retractor, orbicularis).

Aus dem Bisherigen darf nun wohl so viel geschlossen werden, dass die vom Halssympathicus aus vermittelten Bewegungen am Auge, soweit sie bis jetzt bekannt sind, nicht berechtigen, einen Einfluss desselben auf willkürliche, quergestreifte Muskeln zu folgern[††].

Für einen solchen Einfluss werden ausserdem Gesichtsmuskeln im Allgemeinen und insbesondere, nach *Bernard*, Verengerung der Nase und des Mundes nach Durchschneidung des Sympathicus in Anspruch genommen. Aber ein in diesen Dingen erfahrener Beobachter, *Schiff* (a. a. O. S. 153), hat sich nicht von der Existenz derselben überzeugen können. Ich kann über diese jedenfalls nur geringen Bewegungserscheinungen keine bestimmten Angaben beibringen, aber wenn sie vorhanden sind, mögen sie sehr leicht auch hier von glatten Hautmuskeln abhängig sein, in derselben Art, wie ich dies an einer anderen Stelle sogleich nachweisen werde.

Glatte Muskeln in der Haut des Ohres bilden eine neue Provinz, auf welche sich der Einfluss des Halssympathicus erstreckt.

Brown-Séquard[†††] gibt an, dass bei Reizung des Nerven sich die Lider öffnen und die Contraction der Muskeln des Gesichts und des Ohres aufhören, während bei der Wirkung der Durchschneidung das Ohr nicht erwähnt wurde. Wahrscheinlich

---

[*] Es darf wohl auf dieselbe Ursache zurückgeführt werden, wenn die Thiere auf der operirten Seite rascher bei geringer Reizung die Augen schliessen, und kann dieser Umstand an sich die Annahme einer Hyperästhesie nicht rechtfertigen, wie sie von *Bernard* u. A. gemacht wurde. Auch *Schiff* hat a. a O.) schon dagegen Einsprache gethan.

[**] Zeitschrift f. rat. Med. III. Reihe IV. Bd. S. 333.

[***] Würzb. Verhandl. Bd. IX. S. 244. u. Sitzungsber. vom 5. Febr. 1859 Bd. X.

[†] Würzb. Verhandl. Bd. X. S. XLIX. Es wäre sehr zu wünschen, dass bei geeigneten Krankheitsfällen die Aufmerksamkeit darauf gerichtet würde, ob nicht vom Sympathicus resp. wahrscheinlich Rückenmark) aus sichtliche Veränderungen an den Lidern vorkommen. Auch sind ohne Zweifel Schwankungen in der Innervation der glatten Lidmuskeln unter den Momenten mit aufzuzählen, welche in so grosser Mannigfaltigkeit die Physiognomie des Auges beherrschen.

[††] *Brown-Séquard* hatte früher auf die merkwürdige Thatsache, dass die meisten Erscheinungen, die man nach Section des Halssympathicus sieht, auch durch Aufhängen des Thieres an den Hinterbeinen hervorgebracht werden, die Erklärung gegründet, dass die übrigen Erscheinungen mindestens grösstentheils von der Gefässlähmung abhängig seien. (Comptes rendus XXXVIII. p. 72 u. 117.) Diese Erklärung wäre natürlich auch für die glatten Muskeln an sich möglich. Allein die Bewegungen desselben an getödteten und geköpften Thieren bei Reizung des Sympathicus lassen diese Erklärung nicht zu.

[†††] Comptes rendus 1851. T. XXXVIII. p. 75.

sind die willkürlichen Muskeln des Ohres gemeint, da sie mit den Gesichtsmuskeln zusammengestellt sind. Sonst finde ich Bewegungen am Ohr nicht erwähnt, wenn man von den Blutgefässen absieht.

Ich habe nun in der That im März 1859, als ich an einer strangulirten Katze den vom Vagus isolirten Halssympathicus galvanisirte, gleichzeitig mit den Erscheinungen im Auge eine Bewegung am Eingang der Ohrmuschel bemerkt, welche an den dort befindlichen Haaren sich sehr deutlich machte.

Da die Bewegung langsam anwuchs und nachliess, hoffte ich unter jener Hautstelle einen glatten Muskel zu finden, es war aber nicht der Fall.

Später habe ich den Versuch bei Hunden, Kaninchen und Katzen mehrmals ohne Erfolg wiederholt. Es zeigte sich keine deutliche Bewegung am Ohr.

Erst im December 1860 kam die Bewegung an einer chloroformirten Katze von ungewöhnlicher Stärke wieder zum Vorschein. An der dem vorderen oberen Rand der Ohrmuschel benachbarten Kopfhaut bewegten sich die Haare einer gegen 1 □" grossen Hautstelle langsam, aber sehr deutlich ein- und abwärts bei Galvanisirung des Halssympathicus. Die anwesenden Herren *Althof* und *Eberth* überzeugten sich ebenfalls vollständig. Nach dem Tode des Thieres erlosch die Wirkung vor der Reizbarkeit der Muskeln, und war dann auch auf der andern, linken Seite nicht mehr zu erzielen.

Da unter der Haut auch hier kein glatter Muskel erschien, und wir nicht eigentlich eine Bewegung der Haut, sondern nur der Haare gesehen hatten, so untersuchte ich die Haut selbst und es zeigten sich sofort sehr deutlich glatte Haarbalgmuskeln als Grundlage der Bewegung. Es war auch hier der Schluss von der organischen Form der Bewegung auf die Natur der Muskelfasern gerechtfertigt, und die Erscheinungen am Ohr geben ebensowenig einen Beleg für die Wirkung des Sympathicus auf gestreifte Muskeln, als die am Auge.

Ich will aber keineswegs eine solche Wirkung überhaupt von vorneherein in Abrede stellen, denn es liegt kein hinreichender theoretischer Grund dazu vor; nur das möchte ich betonen, dass die Bewegungserscheinungen am Kopf, welche hauptsächlich als Grundlage für jene Annahme aufgeführt wurden, eine solche bis jetzt nicht darzubieten vermögen.

Der Nachweis der Wirkung des Halssympathicus auf die bezeichnete Hautstelle bei manchen Katzen ist wohl in sofern nicht ohne Interesse, als die Nerven für Haarbalgmuskeln meines Wissens nirgends bekannt waren. Es ist nun die Frage, wo die eigentliche Quelle dieses Einflusses ist: ob er sich vielleicht auch zum Rückenmark verfolgen lassen wird, und wie es kommt, dass derselbe nicht in allen Fällen beobachtet wurde. In den letzten Beziehung will ich gern die Möglichkeit offen lassen, dass fernere Versuche häufiger Erfolg haben, da die früheren meist zugleich anderen Zwecken dienten, und nur der Halsstrang unterhalb des obersten Knotens gereizt wurde. Indessen spricht der Umstand, dass andere Beobachter bei dem so oft angestellten Versuch nichts über das Ohr melden, vorläufig dafür, dass der Erfolg bei der gewöhnlichen Anstellungsweise des Versuchs in der That unbeständig ist, und dass man den Versuch wird variiren müssen, um zu sehen, ob es sich nicht auch hier um Varietäten des Nervenverlaufs handelt, wie sie sonst gefunden werden.

Das Vorhandensein glatter Muskeln in der Haut des Ohrs der Katze musste aber an sich bei dem dermaligen Stand der Kenntnisse über die Verbreitung glatter Hautmuskeln bei Säugethieren auffallend erscheinen. Man hat wohl früher vorausgesetzt, dass an den behaarten Stellen wie beim Menschen so auch bei Säugethieren glatte Muskeln vorhanden seien, welche insbesondere das langsame Sträuben der Haare vermitteln. Aber der erfahrenste Autor auf diesem Gebiet, *Leydig*, hatte schon früher[*] angegeben, dass er solche Muskeln nur an der Fleischhaut des Hodensacks und als

---

[*] Histologie 1857. S. 13.

Muskollage der Schweissdrüsen bei Säugern mit Sicherheit kenne, ausserdem am Schwanz des Eichhörnchens gesehen zu haben glaube, und dass demnach das Sträuben der Haare von dem quergestreiften Hautmuskel abhängen möge. Derselbe erklärt ebenso in seiner besonderen Arbeit über die äusseren Bedeckungen der Säugethiere [*], dass nur in wenigen Fällen eine eigene glatte Musculatur vorkomme, nämlich in der Haut des Igels und beim Stachelschwein.

Es war demnach die Vermuthung naheliegend, dass es sich hier am Ohr der Katze um ein beschränktes Vorkommen von Haarbalgmuskeln handle. Es zeigte sich aber bald, dass diess nicht der Fall ist, sondern dass die Beschränktheit der Bewegung daher rührt, dass eben nur ein sehr kleiner Theil der glatten Hautmusculatur der Katze von der fraglichen Stelle des Halssympathicus aus angeregt werden kann.

Die anatomische Untersuchung wies nämlich nach, dass die glatten Muskeln in der Haut der Katze nicht nur über die sich bewegende Stelle am Ohr hinausgehen, sondern an den verschiedensten Körperstellen vorhanden sind. Ich habe dieselben z. B. am Hinterkopf, im Gesicht gegen die Nase herab, am Rücken, am untern Theil des Halses, an der Wurzel und an der Spitze des Schwanzes gesehen.

Diese Muskeln verhalten sich bei der Katze im Wesentlichen wie beim Menschen. Die meisten sind entschieden Haarbalgmuskeln, welche mehr oder weniger schief gegen die Oberfläche der Haut aufsteigen, indem sie in elastische Sehnen ausstrahlen. Ihre Grösse und Menge ist sehr verschieden, bald höchst beträchtlich, bald sehr gering. Einzelne Muskelbündelchen kommen aber auch vor, welche nicht einfach vom Haarbalg zur Oberfläche der Haut gehen, sondern sich theilen, anastomosiren, auch mitunter an beiden Enden mit elastischen Fasern verbunden sind, während die Muskelsubstanz ganz kurz ist u. dgl. Auf diese Weise scheinen Uebergänge zu dem Verhalten solcher Hautstellen vorzukommen, wo die glatte Musculatur nicht den Haarbälgen angehört, wie an der Brustwarze.

Die Muskeln sind meist mit Essigsäure deutlich genug, es wurden die Fasern aber auch mit der von *Moleschott* empfohlenen Kali-Lösung isolirt, welche für mancherlei Gewebe eine werthvolle Bereicherung der Untersuchungsmittel bildet.

Es wird nun eine Aufgabe sein, das Vorkommen und das Verhalten der glatten Muskeln bei anderen Säugethieren zu prüfen und will ich vorläufig nur so viel melden, dass auch bei diesen die glatten Muskeln in der Haut denn doch nicht so selten zu sein scheinen, denn ich habe dieselben bei den beispielsweise untersuchten Ratten und Kaninchen sogleich wieder getroffen, in sehr wechselnder Stärke. Ein sehr kundiger Thierarzt, Herr Magister *Ravitsch* aus St. Petersburg, sagte mir auch auf Befragen sogleich, dass u. A. beim Pferd dieselben Muskeln vorhanden sein müssen, da in Krankheiten auch hier ein langsames, anhaltendes Sträuben der Haare vorkomme, das nicht wohl von dem quergestreiften Hautmuskel herrühren könne.

Vielleicht wird es auch möglich sein, die Wege aufzudecken, auf welchen die Nerven zu der glatten Musculatur anderer Hautstellen gelangen, namentlich ob sie mit denen der Blutgefässe verlaufen oder nicht.

5. Ueber die Einwirkung der Wärme auf die Pupille des Aals.

(W. u. Z. — II. p. 133 – 139. — 1860.)

Die Lebhaftigkeit und lange Dauer der Bewegung, welche die Pupille von ausgeschnittenen Aalaugen bei Einwirkung von Licht zeigt, und die dabei nachzuweisende

---

[*] *Reichert* u. *du Bois* Archiv 1859, S. 695 u. 711.

directe Wirkung des Lichtes auf die Iris hat die Aufmerksamheit verschiedener Be-obachter auf sich gezogen.

Die erste Angabe hierüber hat, wie es scheint, *Fr. Arnold* gemacht, worauf ich erst neuerdings aufmerksam gemacht wurde [*]. Derselbe fand, dass die Pupille des Aals bei der Einwirkung des Sonnenlichts nicht bloss nach der Trennung des Kopfs, sondern auch nach der Exstirpation des Augapfels, selbst nach Trennung des vorderen Segmentes des Bulbus oculi, und sogar nach der unversehrten Herausnahme der ganzen Iris sich zusammenzieht, und erst aufhört, sich zu verengern, wenn man den äussern Ring der Iris wegschneidet.

Um dieselbe Zeit hat *Reinhardt* [**] seine Beobachtungen darüber veröffentlicht, dass die Pupille des ausgeschnittenen Aalauges Tage lang auf Licht reagirt.

Später hat *Budge* [***] die Bewegung der Iris an ausgeschnittenen Augen von Fröschen und Aalen studirt, bei letzteren jedoch eine Bewegung der ausgeschnittenen Iris nicht gesehen.

Endlich hat *Brown-Séquard* [†] eine vorzügliche Abhandlung veröffentlicht, welche die Bewegung der Iris an ausgeschnittenen Augen von Wirbelthieren verschiedener Klassen vielseitig behandelt und zum grossen Theil schon aus dem Jahr 1847 stammt, wo derselbe einzelne Thatsachen auch bereits publicirt hatte.

Zu derselben Zeit (1859) hatte ich mich mit dem Gegenstand beschäftigt, als mir der erste Theil der Abhandlung von *Brown-Séquard* zukam. Da unsere Beobachtungen grossentheils übereinstimmten, machte ich in der physikalisch-medicinischen Gesellschaft nur eine Mittheilung über einzelne Punkte [††] und wartete den damals noch nicht erschienenen zweiten Theil der Abhandlung ab, welcher dann einige Fragen erörterte, über welche mir a. a. O. weitere Aufklärung nöthig geschienen hatte.

Der Punkt, in welchem die geringste Uebereinstimmung zwischen den Angaben *Brown-Séquard's* und den meinigen herrschte, ist die Wirkung der Wärme auf das ausgeschnittene Auge und die vollkommen isolirte Iris. Ich hatte gefunden (a. a. O.), dass mit geringen Ausnahmsschwankungen die Wärme auf die Aaliris die entgegengesetzte Wirkung hervorbringt als das Licht, indem mit zunehmender Wärme eine immer stärkere Erweiterung der Pupille eintritt und umgekehrt.

Brown-Séquard erwähnt hinsichtlich der Wärmewirkung der Iris des Aals neben der des Frosches nur gelegentlich, wo er (mit Recht) nachweist, dass bei dem gewöhnlichen Licht in der That die leuchtenden und nicht die Wärme-Strahlen wirksam sind. Eine erwärmte Metallplatte oder Wasser von 30—40° C wirke nicht, oder verursache „apparence de dilatation", oder bisweilen, wenn die Pupille sehr weit ist, eine Verengerung. Bei allen Vögeln und Säugethieren aber bewirke ein beträchtlicher Temperaturwechsel von wenigstens 20—25°, also sowohl Hitze als Kälte, Verengerung, wenn die Pupille weit, Erweiterung, wenn sie eng war. Der Grund hievon wird darin gesucht, dass die jeweilig contrahirten ringförmigen oder radialen Muskeln sich auf Temperaturwechsel mit geringerer Energie zusammenziehen.

Bei der Aaliris sind nach meinen Beobachtungen die Verhältnisse entschieden abweichend, was zum Theil in einem abweichenden Bau seinen Grund haben mag. Temperaturerhöhung bringt hier fast constant Erweiterung, Erniedrigung aber Verengerung, mag die Temperatur zuvor über oder unter dem Mittel und die Pupille zuvor schon relativ eng oder weit gewesen sein. Ich habe diesen Erfolg vielfach bei schwacher Vergrösserung unter dem Mikroskop gemessen und häufig bei geringen Schwankungen von 10° und darunter gesehen. Die Bewegung

*[*] Physiologie II. S. 887.
[**] Det kongelige danske Videnskabernes Selskabs natur-videnskabelige Afhandlinger 1841. Deutsch in Oken's Isis 1843. S. 733.
[***] Bewegung der Iris 1855. S. 141.
[†] Journal de Physiologie 1859. VI—VIII.
[††] Würzburger Verhandlungen Bd. X. Sitz.-Ber. vom 29. October 1859.*

lässt sich bei wiederholter Temperaturveränderung in derselben Richtung verfolgen, ohne dass ein Umschlag erfolgt und die Erweiterung und Verengerung durch Temperaturen, welche die Iris noch nicht lähmen, ist nahezu so bedeutend als durch Licht. Doch ist der Lichteinfluss in der Regel mächtiger. Wärme und Dunkelheit vereinigt erzeugen die bedeutendste Erweiterung. Es wurden bei den Versuchen die Augen entweder auf erwärmte Glas- oder Metallplatten gelegt, oder meistens, in Uhrschälchen auf Wasser von bestimmter Temperatur gesetzt oder in Reagenzgläschen in dieses getaucht. Es ist dabei unerlässlich, die Augen vor der directen Einwirkung des Wassers zu schützen. Am schlagendsten ist der Erfolg, wenn man mit einem Paar Augen neben einander abwechselnde Versuche macht. Ich will beispielsweise eine Versuchsreihe hierhersetzen, deren Stätigkeit ich Dr. Arnold Pagenstecher verdanke.'

Ein Paar Augen wurden bei gewöhnlicher Tageshelle auf Eis gesetzt, dann zuerst das eine durch Erwärmung dilatirt, während das andere auf Eis contrahirt blieb. Hierauf wurde das erste Auge erweitert gehalten und das andere nach und nach auf denselben Punkt gebracht.

Zeit.	Auge A.		Auge B.	
	Temperatur.	Pupillenweite.	Temperatur.	Pupillenweite.
9. 58.	16 C.	2 Mill.	16 C.	2 Mill.
10. 3.	1	fast 2	1	1¹⁄₂
10. 30.	11	— **)	1	1¹⁄₂
10. 40.	21	2¹⁄₂	1	1¹⁄₂
10. —	31	3¹⁄₂	1	1¹⁄₂
11. 15.	11	4¹⁄₂	1	1¹⁄₂ ***
11. 45.	41	4¹⁄₂	12	1¹⁄₂
11. 55.	41	4¹⁄₂	22	2
12. 10.	11	4¹⁄₂	32	fast 3
12. 30.	35	4	35	3
12. 42.	33	3³⁄₄	40	über 4
1. —	16	2¹⁄₄	16	2

Beide Augen zeigten noch lebhafte Reaction auf Hell und Dunkel und es wurde mit denselben später folgender ähnliche Versuch gemacht, wobei sie anhaltend im Dunkeln gehalten wurden.

Zeit.	Auge A.		Auge B.	
	Temperatur.	Pupillenweite.	Temperatur.	Pupillenweite.
3. 43.	1	3	1	2¹⁄₂
3. 53.	1	3	11	2¹⁄₂
4. 8.	1	3¹⁄₄	21	3
4. 25.	1	3¹⁄₄	31	3¹⁄₂
4. 35.	1	3¹⁄₄	35	fast 4
4. 50.	1	3¹⁄₄	38	4

Beide Pupillen verengten sich aufs Licht gebracht bei trübem Himmel und 16° auf 2³⁄₄ resp. 1³⁄₄ Mm. Es gelingt also die successive Erweiterung durch Wärme sowohl im Hellen wie im Dunkeln.

*) Pagenstecher wollte den fraglichen Gegenstand nach einigen Richtungen verfolgen und begann damit, die von mir gefundene Wärmewirkung zu varificiren. Da er jedoch zuerst durch Mangel an Material, dann durch seine Wegreise an der weiteren Verfolgung verhindert war, überliess er mir obigen Versuch zur Veröffentlichung.
**) Kein deutlicher Unterschied.
***) Verengt sich nach der Wegnahme von Eis noch auf 1 Mm.

Es lässt sich aber ebenso durch allmälige Erkältung eine zunehmende Verengerung erzeugen. In dem folgenden Versuch wurde die Abkühlung des Wassers, in welchem sich das Auge befand, ganz langsam bewerkstelligt und ausser den angegebenen noch viele Zwischenstufen gemessen.

Zeit.		Temperatur.	Pupillenweite.
11.	—	15	2^1
11.	12.	55	3^1
11.	19.	37	fast 3
11.	30.	25	2^1
11.	38.	22	2^1
11.	42.	19	1^3
12.	15.	15	1^1
12.	25.	9	1^2
12.	36.	0	1^1
12.	55.	14	fast 2
12.	58.	33	3

Aus diesen und ähnlichen Versuchen ergibt sich also, dass die Pupille des Aals durch Wärme fast mit derselben Regelmässigkeit erweitert wird, als durch Licht verengert, und es ist gewiss auf den ersten Blick auffallend genug, dass diese beiden Agentien einen geradezu entgegengesetzten Einfluss besitzen *).

Es ist ausserdem augenscheinlich, dass es dieselben Elemente sind, auf welche Licht und Wärme einwirken.

Das Sonnenlicht wirkt auf eine innere Zone der Iris allein oder fast allein.

Lässt man durch ein kleines Loch in einem dunklen Schirm Sonnenlicht auf das äussere Drittheil der Iris fallen, so wirkt es nicht oder kaum. In der inneren Hälfte ist dagegen die Wirkung sehr deutlich. Sie geht etwas über die beleuchtete Stelle hinaus, was man bei Vergrösserung sehr gut an der Kräuselung der Oberfläche erkennt, breitet sich aber keineswegs über die ganze Iris aus, vielmehr sieht man, sobald man die Stelle des Lichtpunktes wechselt, sehr deutlich die Erschlaffung der vorigen, die Zusammenziehung der neuen Stelle. Diess stimmt gut mit der Annahme von Elementen Muskelfasern), welche über die gereizte Stelle sich hinaus erstrecken, aber doch nicht sehr weit. Der Charakter der Bewegung ist der der glatten Muskelfasern, allmälig anwachsend und zurückgehend.

Noch mehr in die Augen fallend sind Versuche mit Zerschneidung der Iris in Stücke, welche von den früheren Beobachtern nicht mit Erfolg gemacht worden zu sein scheinen. Schneidet man ein Stück der äusseren Zone der Iris ab, so bewegt sich dasselbe durch Licht nicht deutlich. Schneidet man dagegen die innere Zone in ½ — ⅓ der ganzen Breite aus, so bewegt sich dieser Ring noch höchst energisch unter dem Einfluss des Sonnenlichts. Auch sehr kleine, ringförmig ausgeschnittene Stückchen wirken noch, während schmale Sectoren der ganzen Iris sich nur schwach bewegen. Die kräftigste Bewegung findet erst in einiger Entfernung vom Pupillenrand statt, und es erklärt sich daraus, dass an einer ausgeschnittenen inneren Zone Sonnenlicht die Pupille fast mit einem Ruck gänzlich schloss, sowie dass an einer ausgeschnittenen Iris die etwas klappige Pupille durch Lichtwirkung zu einer dreilappigen Spalte fast geschlossen werden konnte. Der Puppillenrand zog sich weniger zusammen als die Zone, welche ihn vor sich her trieb.

Die Erweiterung der Pupille durch Wärme geht von derselben Zone aus. Stücke der äusseren Zone werden nicht von der Wärme afficirt, wohl aber die innere Zone ganz oder in Stücken. Auch hier sind ringförmig geschnittene

---

* Ich bemerke jedoch, dass hier nirgends von strahlender Wärme die Rede ist.

Stücke günstiger als Sectoren und diess, sowie die genauere Betrachtung der Oberfläche spricht dafür, dass nicht radiale Elemente durch Zusammenziehung, sondern ringförmig gelagerte durch Verlängerung wirken. Doch möchte ich mich hier nicht zu bestimmt ausdrücken, da die histologische Untersuchung noch zu unvollständig ist Indessen sind jedenfalls ringförmig gelagerte Elemente in der innern Zone vorhanden welche Aehnlichkeit mit glatten Muskeln haben.

Die Voraussetzung, dass ringförmig gelagerte contractile Elemente die Bewegung durch Wärme wenigstens vorwiegend veranlassen, scheint überhaupt den Thatsachen bis jetzt am besten zu entsprechen. Denn von einer rein physikalischen Ausdehnung des Gewebes durch die Wärme kann, wie *Brown-Séquard* für Säugethiere und Vögel dargethan hat, keine Rede sein. Wenn auch beim Aal der Grund nicht stichhaltig ist, dass Wärme und Kälte bald Verengung bald Erweiterung machen, so ist das Aufhören der Bewegung beweisend, welches eintritt, sobald die Iris aus irgend einer Ursache abgestorben ist. Diess ist meist an einer auffälligen Verfärbung sogleich erkenntlich [*].

Die Annahme einer Ausdehnung ringförmiger Irismuskeln durch die Wärme würde sich auch am besten an das anschliessen, was man von glatten Muskeln weiss, und so das Auffallende der Pupillenerweiterung durch Wärme grösstentheils heben. *Brown-Séquard* hat die Vermuthung ausgesprochen, dass auch andere Muskeln als die der Iris für Licht empfindlich sein könnten, aber sicher ist dass diess von glatten Muskeln für die Wärme gilt. Einige Versuche am Darm vom Aal und Frosch haben mir auch ganz Aehnliches als bei der Iris ergeben. Die an der Luft meist contrahirten Ringmuskeln erschlaffen durch Wärme sehr deutlich, so dass der Darm weiter wird, dabei meist kürzer. Durch Kälte ziehen sie sich wieder energisch zusammen, sodass der Darm eng und bisweilen viel länger wird. Dieses Spiel lässt sich in einem Reagenzgläschen mehrmals wiederholen. Man kann aber auch ein Stück Längsmuskeln des Darmes, welches sich durch Zusammenziehung gekrümmt hat, unter dem Mikroskop bei Erwärmung sich strecken sehen, und durch Kälte abermals sich rollen. Es folgt aber am Darm der Wärme und Kälte nicht ganz beständig und einfach Erschlaffung und Zusammenziehung, sondern tritt manchmal zuerst oder zwischenhinein für kürzere Zeit der nicht erwartete Zustand ein, namentlich bei lebhafter erregter Peristaltik. Aber diess hängt mit den noch sonst bekannten ähnlichen Verhältnissen glatter Muskelmassen, besonders am Darm, zusammen, wo Zusammenziehung und Erschlaffung sich auslösen, und scheint bei grösseren Stücken theils durch den Inhalt, theils durch die Nerven vermittelt zu sein. An der Iris des Aals kommen indess ähnliche Beobachtungen vor: mehrmals wurde bei Wegnahme derselben von Eis noch eine kleinere Verengerung der Pupille vor der Erweiterung beobachtet; auch der Anschein einer kurzen Erweiterung beim Eintauchen in kälteres Wasser kam vor. Endlich wäre noch die Erscheinung anzuziehen, dass gleiche Reize (Licht oder Wärme) durch Contrast zu verschiedenen Zeiten verschieden starken Erfolg haben, sowie dass nach öfterem Wechsel der Reize die Pupille zuletzt häufig enger bleibt, was von mehreren Beobachtern bemerkt wurde. Es dürften diese Unregelmässigkeiten der Aniris vielleicht nur der Unbotmässigkeit gleichzusetzen sein, mit welcher auch sonst unsere etwas einseitigen Reizversuche nicht selten von glatten Muskeln beantwortet werden.

Im Ganzen aber ist es sehr wahrscheinlich, dass die Erweiterung der Pupille durch Wärme beim Aal nur der Lebhaftigkeit und der Dauer nach von dem verschieden ist, was man an glatten Muskeln sonst als Erschlaffung durch Wärme beobachtet. Reflexe von der Haut u. dgl. ausser Acht gelassen.

---

* Sehr eigenthümlich ist das rasche Absterben mancher Augen durch äussere Umstände z. B. dadurch, dass das Auge irgendwo fest angelegen hatte.

B.

Zur pathologischen Anatomie des Auges.

I. Senile und krankhafte Veränderungen der sogenannten Glashäute des Auges (Glaslamelle der Chorioidea, Descemetis und Linsenkapsel).

1. Ueber krankhafte Ablagerungen an der Innenfläche der Chorioidea.

:W. V. — VI, p. 280—282.;

W. S. — 1855, p. XVI. — 28. April 1855. — *H. Müller* spricht über pathologische Veränderungen, welche an der Innenfläche der Chorioidea bei vielen alten Leuten vorkommen, nämlich drusige oder kugelige Körper, welche durch Verdickung der innersten structurlosen Lamelle entstehen, wobei das Pigment in der Nähe influirt wird. In jene Körper sind häufig kleine Kalkkörnchen eingelagert. *M.* macht dabei auf die Bedeutung der Choriocapillarmembran für die Retina überhaupt aufmerksam, und glaubt insbesondere, dass Zustände, wie die von ihm beschriebenen, auf die Retina von Einfluss sein müssen.

W. S. — 1855, p. XXI. — 21. Juli 1855. — *H. Müller* macht mit Bezug auf seine früheren Mittheilungen über Veränderungen an der Innenfläche der Chorioidea darauf aufmerksam, dass *Donders* die drusigen Massen als Colloid der Pigmentzellen beschrieben hat (A. f. O. I. 2. p. 106'. *M.* glaubt auch jetzt an seiner früheren Anschauungsweise festhalten zu müssen und fügt bei, dass die structurlose Lamelle der Chorioidea am Ciliarkörper areolirte Vorsprünge bildet, in welche die Zonula hineinragt. In diesen findet sich ebenfalls eine Ablagerung von Kalksalzen.

Seit längerer Zeit habe ich das Vorkommen eigenthümlich gestalteter Ablagerungen verfolgt, welche sowohl in Augen, an welchem bedeutendere pathologische Processe abgelaufen waren, z. B. nach Operationen, als auch in anscheinend gesunden Augen meist älterer Individuen, und zwar bei einem höheren Alter fast ohne Ausnahme in einer grösseren oder geringeren Ausbildung sich vorfanden. Ich hatte Gelegenheit bezügliche Präparate u. A. den Herren *Kölliker*, *Virchow* und *v. Gräfe* 'Herbst 1854) vorzulegen und am 28. April theilte ich meine Erfahrungen über den anatomischen Bau und das Vorkommen dieser Gebilde der physikalisch-medicinischen Gesellschaft mit. Kurze Zeit darauf erschien eine Abhandlung von Professor *Donders*. Archiv f. Ophthalmologie Heft 2, welche offenbar denselben Gegenstand betraf und eine Veröffentlichung meiner Beobachtungen, welche *Donders* natürlich unbekannt waren, überflüssig zu machen schien, da in Vielem eine völlige Uebereinstimmung herrschte. Doch hatte ich in einigen nicht unwichtigen Punkten eine abweichende Anschauung gewonnen und vorgetragen, welche ich auch nach erneuerten Untersuchungen festhalten zu müssen glaubte, als ich der Gesellschaft später (21. Juli) über die Abhandlung von Professor *Donders* berichtete.

Eine Beobachtung der fraglichen Körper in einem operirten Auge hat *Wedl* schon früher bekannt gemacht und auch Professor *Virchow* hatte dieselben, wie er mir sagte, einigemale gesehen.

Die Veränderung gibt sich dem blossen Auge bei höheren Graden durch eine fleckige Missfärbung, bisweilen streckenweise exquisit weissliche Färbung der Innenfläche der Chorioidea kund. Mikroskopisch zeigen sich die polygonalen Pigmentzellen verdrängt und zerstört durch flache oder kuglige, drusige Massen, welche bei ihrer relativ bedeutenden Grösse nothwendig bis in das Niveau der Retina vorgedrungen sein müssen. Diese Körper sitzen in der Regel so fest an der Innenfläche der Chorioidea, dass sie nur schwer losgetrennt werden können. Sie brechen das Licht ziemlich stark, sind durchscheinend, öfters etwas gelblich und lösen sich nur in heissem Kali, wesswegen sie *Donders* zum Colloid rechnete. Während aber derselbe sie aus den Pigmentzellen und zwar den Kernen derselben hervorgehen lässt und der Choriocapillaris nur nebenbei Erwähnung thut, glaubte ich die von *Donders* geschilderten Veränderungen der Pigmentzellen als secundär und die Innenfläche der Chorioidea selbst als den ursprünglichen Sitz der Ablagerungen betrachten zu müssen. Dieselben entwickeln sich meiner Erfahrung zufolge nicht in den Pigmentzellen, sondern als flach aufsitzende Vortreibungen an der Choriocapillaris. Streckenweise gelingt es von dieser eine dünne, mehr oder weniger structurlose Membran abzulösen, deren Verdickungen, wie man an den Falten sieht, jene kugeligen oder drusigen Granulationen bilden. Die Membran verhält sich chemisch wie diese. In den Drusen finden sich öfters, eine concentrische Anordnung, ferner eingeschlossen pigmentirte Klümpchen, oder häufiger stark lichtbrechende, fettähnliche Körner verschiedener Grösse, welche aber in den von mir untersuchten Fällen fast durchaus nicht aus Fett, sondern aus Kalksalzen bestanden. Dieselben kommen auch an nicht oder wenig verdickten Stellen der structurlosen Membran vor, zuweilen so dicht, dass diese deutlich weiss erscheint. Die drusigen Ablagerungen folgen mitunter exquisit dem Verlauf der Gefässe in der Choriocapillaris, resp. deren Zwischenräumen. Sie zeigen meist an verschiedenen Abschnitten der Chorioiden erhebliche Verschiedenheiten; gewöhnlich sind sie an den mittleren Partieen der Chorioidea am stärksten entwickelt, nach rückwärts meist weniger ausgeprägt, oder sie nehmen dort eine andere Form an. In der nächsten Umgebung des Sehnerveneintritts sind sie bisweilen ebenfalls besonders stark zu finden. Nach vorne gehen grössere kuglige Ablagerungen nicht über die Ora serrata hinaus. Wohl aber finden sich gleichzeitig einigermaassen analoge Veränderungen an der Corona ciliaris. Es zeigt dort die Chorioidea nämlich leistenartige Erhebungen, welche eine Art von Netz bilden, in dessen Maschen die sogenannte Pars ciliaris retinae und das Pigment eingesenkt sind. Hier kommen auch Verdickungen vor und die Ablagerung von Kalkkörnern erstreckt sich bisweilen bis an die Spitze der Processus ciliares, indem sie namentlich in den erwähnten Leistchen ihren Sitz hat.

Die Choriocapillaris ist abgesehen von jenen drusigen Ablagerungen besonders nach rückwärts öfters verdickt, sehr spröde, so dass sie leicht bricht; ihre Gefässe sieht man bisweilen stark angefüllt, bedeutend varicös, auch die äusseren Schichten der Chorioidea sind bisweilen merklich verändert, durch Schwund, namentlich des Pigments, oder durch stellenweise Einlagerungen. Das Ganze scheint in vielen Fällen blos ein Glied in der Kette der senilen Veränderungen darzustellen, die auch sonst theils mit Ablagerungen, theils mit Atrophie einhergehen. In anderen Fällen begleiten ähnliche Veränderungen andere Krankheitsvorgänge. Bei hohem Grade muss die Veränderung der Choriocapillaris, welche den Ausgangspunkt bildet, nicht nur auf das Pigment, sondern auch auf die Retina einen destruirenden Einfluss ausüben, wie dies auch *Donders* angegeben hat. Weitere Untersuchungen müssen zeigen, ob vielleicht in verschiedenen Fällen bald die von *Donders*, bald die von mir gefundene Entwickelungsweise vorkommt, oder ob einer von uns sich über den ursprünglichen Sitz ge-

täuscht hat, wobei natürlich in keinem Fall geleugnet werden soll, dass die Pigmentzellen verschiedenen Veränderungen ausgesetzt sind, die nicht zunächst auf der Bildung der fraglichen Drusen beruhen. Ueber meine bisherigen Erfahrungen soll den
kurzen hier gegebenen Notizen demnächst an einem andern Orte ein ausführlicher
Bericht mit Abbildungen folgen.

2. Untersuchungen über die Glashäute des Auges, insbesondere die Glas-
lamelle der Chorioidea und ihre semilen Veränderungen.

Hierzu Taf. IV.

A. f. O. — II, 2. p. 1—65. — 1856.,

W. S. — 1856, p. V. — 15. Dec. 1855. — Die Descemet'sche Membran erleidet eine
Verdickung durch Schichten, welche gegen kaustisches Kali weniger resistiren als die
älteren, und die von *Hassall* und *Henle* beschriebenen Warzen am Rand der Membran erreichen eine grössere Entwickelung, so dass sie sich bisweilen über den grössten Theil der
Hornhaut erstrecken. Die Membrana hyaloidea erhält im Grunde des Auges eine beträchtliche Dicke '0,01 Mm.), ebenso nimmt eine warzig-faltige Lamelle der Zonula Zinnii, welche
dem Ciliarkörper zunächst anliegt und sich als eine dünne, strukturlose Schicht auf die Iris-
fortsetzt, an Dicke zu und die Unebenheiten ihrer Oberfläche werden an dem den Ciliarfortsätzen entsprechenden Theile stärker ausgeprägt. Von besonderem Interesse sind ähnliche Vorgänge an der Linsenkapsel. Es finden sich nämlich an derselben Verdickungen,
welche offenbar durch neue Auflagerungen bedingt sind. Diese sind zum Theil der ursprünglichen Kapsel sehr ähnlich, glashell, bisweilen aber werden durch dieselben körnige,
trübende Massen fest an die Kapsel angeheftet und nach und nach in dieselbe eingeschlossen.

Müller glaubt, dass diese Erfahrungen die Streitfrage über die Existenz von
Kapselstaaren in ein neues Stadium bringen, indem sie zeigen, dass allerdings Trübungen
ihren Sitz in der Kapsel haben, dass aber andererseits dieser getrübte Theil der Kapsel neu
aufgelagert ist, und derselbe vermuthet, dass die Fälle, welche von Anderen als erhebliche
Trübungen der Kapsel beschrieben wurden, in der Regel wenigstens nicht die ursprüngliche
Kapsel, sondern neu aufgelagerte Schichten betrafen.

Rinecker äussert Bedenken gegen diese Ansicht, indem namentlich doch nicht bezweifelt werden könne, dass die Kapsel nach der Extraction der Linse sich trüben kann, wodurch die sogenannten Nachstaare entstehen.

Müller glaubt, dass auch in solchen Fällen secundäre Verdickungen durch Auflagerung möglich seien um so mehr als das Epithel der Kapsel wenigstens zuweilen nach der
Extraction zurückbleibe.

Külliker hält dieses Letztere in manchen Fällen für zweifellos, da eben vom Epithel
die Regeneration der Linse ausgehe.

Man hat mehrfach den besondern Werth hervorgehoben, welchen die Beachtung
der leichteren Formen und Grade abnormer Zustände überhaupt hat. Nicht nur dass
das „principiis obsta" in der praktischen Medicin mit Recht seit lange einen Haupt-
grundsatz bildet, sondern man hat namentlich in der neuern Zeit einsehen gelernt,
dass für die wissenschaftliche Erkenntniss und Verständniss pathologischer Prozesse
in der Regel viel mehr aus der genauen Erforschung der unscheinbaren Krankheits-
anfänge, jener wenig auffälligen Veränderungen resultirt, die man kaum als
krankhaft zu bezeichnen pflegte, als aus den durch ihren besonderen Entwickelungs-
grad, auch wohl durch ihre Seltenheit frappirenden Krankheitsfällen. Es ist begreiflich, dass jene namentlich für die Erforschung der feineren anatomischen Verhältnisse
ein besonders werthvolles Material liefern.

Das Gesagte findet offenbar seine volle Anwendung auch in der Ophthalmologie. Einmal geht eine Anzahl wichtiger Prozesse von geringen, unscheinbaren Anfängen aus, dann aber auch werden Zustände, die an sich von nicht so grossem Belang wären, leicht von entscheidender Bedeutung durch den Einfluss, welchen sie auf den Verlauf anderer Prozesse gewinnen. Zu den letzteren gehören vor Allen die Operationen, welche in der Ophthalmologie eine so wichtige Rolle spielen, und deren Erfolg so sehr abhängig ist von dem Zustand der verschiedensten Theile, auch solcher, die nicht Sitz der Krankheit sind, die zunächst in Frage steht.

Es handelt sich hierbei nicht bloss um Veränderungen der einzelnen Augentheile welche man schlechthin als krankhaft zu bezeichnen gewohnt ist, sondern auch um Verhältnisse, welche dem normalen Zustand mehr oder weniger nahe stehen oder angehören.

Die senilen Veränderungen, welche das Auge bei der Mehrzahl von Individuen erleidet, sind nicht gering, und ihr Einfluss ist wahrscheinlich bei höheren Graden nicht unbedeutend.

Ja sogar sogenannte individuelle Verschiedenheiten werden als influirend auf den Verlauf von Operationen und anderen Vorgängen aufgeführt. Die „Constitution'' wie des Individunms überhaupt, so des Auges insbesondere, wird angeklagt oder gerühmt, und es wird, nicht selten wenigstens, eine bestimmte anatomische Beschaffenheit als zu Grunde liegend angenommen.

Von allen diesen Dingen jedoch besitzen wir nicht eben sehr eingehende Kenntnisse, und es musste einladend erscheinen, eine grössere Zahl von Augen mit Rücksicht darauf einer genaueren Untersuchung zu unterwerfen. Dazu kommt noch, dass man namentlich in alten Augen nicht so selten bedeutende Affectionen oder Residuen von solchen zufällig vorfindet, während die Gelegenheit zur Section kranker Augen, die als solche behandelt wurden, oft lange vergeblich erwartet wird, wofür man freilich dort gewöhnlich alle Notiz über die Erscheinungen des Lebens schmerzlich vermisst.

Durch die angeführten Gründe geleitet habe ich seit Frühjahr 1854 eine grosse Zahl von Augen einer genaueren Untersuchung unterzogen und, abgesehen von den direkten Resultaten derselben, habe ich später eine besondere Bestätigung für den Werth solcher Beobachtungen darin gefunden, dass *Donders* durch ähnliche Rücksichten geleitet anfing denselben Weg zur Vervollständigung der pathologischen Anatomie des Auges einzuschlagen, ohne dass wir irgend über die Sache communicirt hatten.

Es hat sich überdiess getroffen, dass wir beide gleich zu Anfang der Beobachtungen dieselben Abnormitäten, nämlich Ablagerungen an der Innenfläche der Chorioidea mit gleichzeitiger Zerstörung der Pigmentzellen auffanden und sodann vorläufig mit besonderer Aufmerksamkeit verfolgten. Denn dass es, schon wegen der Zeit, schwierig ist, alle Theile des Auges in vielen Exemplaren mit gleicher Sorgfalt zu untersuchen, ist jedem klar, der selbst solche Studien macht. Ich habe meine Erfahrungen über den obengenannten Befund in der Würzburger Physikalisch-Medicinischen Gesellschaft am 28. April 1855 mitgetheilt, und eine kurze Notiz davon in den Verhandlungen Bd. VI. Seite 680 *) gegeben, während *Donders* darüber schon früher eine Abhandlung in diesem Archiv Bd. I. Abtheilung II. S. 106 veröffentlichte. Der daselbst versprochenen Fortsetzung seiner Untersuchungen wird sicherlich allgemein mit um so grösserem Interesse entgegengesehen, als nicht nur, wie *Donders* sagt, nicht alle Ophthalmologen im Stande, und nicht viele Anatomen geneigt zu derartigen Untersuchungen sind, sondern noch seltener beides sich in einer Person vereinigt findet.

---

*) Dort habe ich bereits angeführt, dass *Wedl* (Pathol. Histologie S. 350) einen einzelnen Fall der fraglichen Veränderung in einem cataractösen Auge schon früher mikroskopisch untersucht und beschrieben hatte.

In vielen Punkten stimmen unsere Beobachtungen völlig überein, so dass ich die Angaben von *Donders* einfach bestätigen kann, und es geht daraus mit Sicherheit hervor, dass wir im Wesentlichen analoge Objekte zur Untersuchung hatten. Doch will ich noch erwähnen, dass r. *Gräfe*, wie er mir sagte, in den Präparaten von *Donders* dieselben Objekte erkannte, welche ich ihm früher (Herbst 1854) hier in Würzburg vorgelegt hatte.

In einigen Punkten dagegen, namentlich über den ursprünglichen Sitz und Ausgangspunkt der fraglichen Ablagerungen, weicht die Auffassung, welche ich gleich Anfangs gewonnen hatte, von der Darstellung, welche *Donders* gegeben hat, ab, und hierüber, sowie über einige von *Donders* nicht berührte, wie ich glaube, verwandte Gegenstände will ich hier ausführlicher berichten. Dabei sollen auch über das normale Verhalten einiger Theile, namentlich des Corpus ciliare und der Zonula Zinnii, einige Details angeführt werden, welche bisher wenig beachtet worden zu sein scheinen.

Die von *Donders* und mir beobachtete Veränderung an der Innenfläche der Chorioidea ist in Fällen höheren Grades für das blosse Auge oder die Betrachtung mit der Loupe erkennbar, und zwar rührt diess zu einem grossen Theil von der damit verbundenen Alteration des pigmentirten Chorioidealepithels her. Wenn man die innere Seite der Chorioidea durch die noch durchscheinende Retina oder nach vorsichtiger Ablösung derselben betrachtet, so erscheint sie nicht gleichmässig braun, von hellerer oder dunklerer Nuance, sondern fleckig, hier heller, dort dunkler. Namentlich zeigen sich hellere Flecke von dunkleren Säumen umgeben, und mit dunkleren Streifen und Punkten besetzt. In diesen Flecken kommt eine graulich Färbung zum Vorschein, wie man sie sonst an der von Pigment möglichst befreiten Chorioidea sieht, und in manchen Fällen tritt eine entschieden weissliche Färbung auf, mehr oder weniger bräunlich marmorirt. Bisweilen ist in grosser Ausdehnung, oder fast über die ganze Chorioidea hin, das Pigment sehr blass und spärlich geworden.

Wesentliche Aufschlüsse aber über die Natur der Veränderung zu geben vermag nur die mikroskopische Untersuchung, durch welche allein auch die geringeren Grade der Alteration bemerkt werden können, und zwar muss, wenn es sich nicht bloss um die gröbere Configuration der afficirten Stellen handeln soll, eine Vergrösserung von mindestens 100—200 angewendet werden. Es scheint mir dabei zweckmässig, zuerst ein Stück der Chorioidea nach Entfernung des Pigmentes zu untersuchen, welche durch Abspülen oder vermittelst eines Pinsels in vielen Augen vollkommen, in anderen wenigstens grossentheils bewerkstelligt werden kann. Ausserdem thut man gut, von der äussern Seite der Chorioidea die grösseren Gefässe mit dem pigmentirten Stroma möglichst durch Pincetten oder Nadeln abzuziehen, so dass man fast nur die farblose, durchscheinende Choriocapillaris übrig behält. Diese zeigt sich dann bei Betrachtung von der Fläche mit Körpern von mehr oder weniger kugeliger oder drusiger Form besetzt, wie sie *Donders* beschrieben hat. Sie sind von sehr ungleicher Grösse, bald einzeln, bald in grösseren und kleineren Gruppen zusammengelagert oder verbunden, durchscheinend, meist farblos, grossentheils scharf contourirt. Sie liegen evident an der Innenfläche der Choriocapillaris, welcher sie in der Regel fest adhäriren, wie auch *Donders* angegeben hat.

Betrachtet man nun ein Segment der Chorioidea sammt dem Pigment an der Innenfläche, das in manchen Augen sich völlig in statu quo erhalten lässt, so erkennt man leicht, dass die Alteration des Pigments mit jenen kugelig-drusigen Körpern im innigsten Zusammenhang steht. Manche der grösseren unter den letztern haben ganz offenbar eine Anzahl Pigmentzellen verdrängt und zur Seite geschoben, welche nun einen dunkeln Wall mit Umkreis bilden. Die Oberfläche der Kugeln selbst ist dabei bisweilen ganz frei von Pigment, anderemale steigt dasselbe an den Seiten mehr oder weniger hoch heran, oder es ist die der Retina zugekehrte Fläche auch der grösseren Kugeln da und dort mit theils zerstreuten, theils conglomerirten Pigmentmolekülen besetzt. Diess ist z. B. häufig der Fall in den kleinen

Vertiefungen, welche an der drusigen Oberfläche zwischen anscheinend verschmolzenen Kugeln sich finden (s. Taf. IV. Fig. 1). Die auf die Seite gedrängten Pigmentzellen haben dabei in der Regel erhebliche andere Veränderungen erlitten. Statt polygonaler Prismen bilden sie unregelmässige Klumpen, und zum Theil geht der Zellentypus gänzlich unter, indem sie mit benachbarten zu ganz unförmlichen Massen verschmelzen, oder indem die Pigmentmoleküle frei werden und sich verschiedentlich zerstreuen. Hie und da findet man grössere Pigmentklümpchen, welche nicht aus einzelnen Molekülen zusammengesetzt scheinen, auch durch eine gelbröthliche Färbung ausgezeichnet sind, und von denen ich nicht weiss, ob sie aus dem normalen Pigment direct hervorgegangen sind. In der Regel erscheinen die Pigmentmassen im Umkreis grösserer Drusen auffallend dunkel, ja fast schwarz, wie auch Donders angibt, und obschon dies zum Theil durch die dichtere Anhäufung bedingt sein mag, so scheint doch auch die Färbung der Moleküle an sich Modificationen zu erleiden, indem sowohl einzelne Moleküle als kleinere Gruppen von solchen bald sehr dunkel bald sehr blass erscheinen. Dasselbe bemerkt man an Zellen, welche nicht aus ihrer Lage verrückt sind und ihre polygonale Form vollkommen erhalten haben. In demselben Gesichtsfeld liegen oft ungewöhnlich dunkle und wieder sehr blasse Zellen, und wenn die letzten zum Theil durch Flächenvergrösserung mit Abplattung entstanden sind, so ist diess doch durchaus nicht überall der Fall, indem man auch ausnehmend grosse dunkle und kleinere blasse Zellen trifft. Form und Grösse der Zellen ist indess häufig auch da verändert, wo keine kugelig-drusigen Körper zu sehen sind, und ist namentlich ein grosser Wechsel und eine grosse Unregelmässigkeit in beiden Beziehungen auffallend. Dazwischen kommen dann in vielen Augen grosse Strecken vor, wo die Pigmentzellen vollkommen normal sind, während man in anderen Fällen in grosser Ausdehnung kaum eine intakte Pigmentzelle findet. Manche Augen sind ferner durch eine ausgedehnte Erblassung des Pigments vor anderen ausgezeichnet, wiewohl es hier sehr schwierig ist, die ursprüngliche individuelle Eigenthümlichkeit von accidenteller Veränderung zu unterscheiden. Ueberhaupt ist bei Beurtheilung des Pigments grosse Vorsicht nöthig, indem es in manchen Augen kaum möglich ist, dasselbe unversehrt zur mikroskopischen Beobachtung zu bringen, und man dann leicht auf stellenweisen Mangel oder Zerstörung desselben schliessen könnte. Doch ist eben diese Zerstörlichkeit, die keineswegs immer mit der nach dem Tode verflossenen Zeit parallel geht, ein an sich bemerkenswerther Befund.

An Strecken, wo zahlreiche aber einzeln stehende kleinere Kugeln liegen, entsteht häufig ein eigenthümliches Ansehen, wie es in Fig. 1 gezeichnet ist. Es ist nur eine Zelle von einer Kugel mehr oder weniger verdrängt, und bildet dann bald eine schmale Sichel an einer Seite derselben, bald ist nur ein kleiner Ausschnitt am Rand der Zelle durch eine Kugel entstanden, oder es ist die Zelle nach zwei Seiten verdrängt, oder endlich ihre Pigmentmoleküle bilden einen dunkeln Ring um die Kugel, welche sich dann ansnimmt, wie im Innern der Zelle gelegen, oder aus derselben hervorgegangen. Man sieht jedoch durch eine einzige Kugel auch zwei oder drei Pigmentzellen zu halbmondförmigen Figuren gedrückt, und es kommen alle Uebergangsstufen zu den grösseren, mit einem Wall aus vielen Zellen umgebenen Drusen vor. Die eben erwähnten Formen führen aber sehr leicht zu einer Vorstellung über den ursprünglichen Sitz jener Kugeln, welche, wie ich glauben muss, nicht die richtige ist.

Bei Beantwortung der Frage nämlich, welches der Ausgangspunkt für die Entstehung der beschriebenen kugeligen oder drusigen Körper an der Innenfläche der Chorioidea sei, weichen die Ansichten von Donders und mir von einander ab. Donders glaubt, dass dieselben im Innern der Pigmentzellen, und zwar durch Colloidmetamorphose der Kerne entstehen (a. a. O. S. 112 u. 113). Ich dagegen glaubte mich a. a. O. dahin aussprechen zu müssen, dass jene Körper ursprünglich hinter den Pigmentzellen liegen, und durch Verdickung der structurlosen Lamelle an der Innenfläche der Chorioidea entstehen.

Was zuerst die Ansicht von *Donders* betrifft, so stützt sie sich darauf, dass die Kerne der Pigmentzellen normal der Zerstörung grossen Widerstand leisten, dass man eine Vergrösserung derselben in den Zellen, und endlich alle Uebergangsformen zu den Colloidkugeln beobachten könne, wobei die Zellen nach und nach zerstört werden, und sehr oft die aus den Kernen benachbarter Zellen hervorgegangenen Kugeln untereinander verschmelzen. Ich muss bekennen, dass ich mich von diesem Uebergang der Kerne in die fraglichen Kugeln bisher nicht überzeugt habe. Wohl aber habe ich sehr oft bei Betrachtung von der Fläche Bilder gesehen, welche einem solchen Uebergang auf das Täuschendste ähnlich sehen, wo ich mich jedoch überzeugen konnte, dass sie nur dadurch entstanden, dass kleine, unter den Zellen gelegene Kugeln, gegen diese andrängend, ihre Form auf die eben beschriebene Weise (s. Fig. 1 modificirten. Der helle Fleck, welcher in normalen Zellen die Lage des Kerns von der Fläche her anzeigt, wird allerdings grösser, wenn eine Kugel gerade gegen die Mitte der Zelle andrängt. und wenn die Kugel später grösser geworden ist, kommt sie gerade dahin zu liegen, wo früher der helle Fleck (Kern) war, und es hat dann den Anschein, dass sie daraus hervorgegangen ist. Allein man sieht eine solche Verdrängung von Zellen, und zwar bald von einer, bald von zwei oder drei durch eine Kugel, auch von ihren Rändern her, und diess kann nicht leicht durch Wachsthum des in der Zelle gelegenen Kerns, wohl aber dadurch erklärt werden, dass die unter den Zellen sich entwickelnden Kugeln bald gegen die Mitte, bald gegen den Rand der Zellen zunächst andringen. In manchen Fällen fiel mir ausserdem auf, dass in vielen Zellen die hellen Kernflecke undeutlicher oder gänzlich unscheinbar wurden, anstatt eine besondere Entwickelung zu erreichen. Wenn *Donders* weiter anführt, dass man kaum freie Kugeln finde, welche nicht mehr als ¹/₅₀ Mm. Durchmesser hätten, so glaube ich bemerken zu müssen, dass dergleichen wohl vorkommen, aber vom Pigment in der Regel verdeckt werden, wenn man es nicht abspült, und zwar sitzen diese kleinsten Kügelchen von weniger als ¹/₁₀₀ Mm. auch bereits fest an der Chorioidea, so dass sie bei Entfernung der Pigmentzellen nicht mitgehen, liegen also nicht in diesen.

Für meine Ansicht, dass die drusigen Körper nicht in den Pigmentzellen, sondern an der Innenfläche der Chorioidea selbst sich entwickeln. spricht schon Einiges von dem bisher Angeführten, was bei einfacher Ansicht der Chorioidea von der inneren Fläche sich ergibt, ausserdem aber zunächst der von *Donders* schon bemerkte Umstand, dass die Zellen oft durch die sie entwickelnden Kugeln in die Höhe gehoben werden, welche mit breiterer Basis an der Lamina elastica chorioideae aufsitzen. *Donders* sucht diess zwar dadurch zu erklären, dass die Kerne der Pigmentzellen in dem der Chorioidea zugekehrten Theil der Zellen sitzen, und dass sie sich von Beginn der Metamorphose an in die Breite entwickeln sollen, allein viel einfacher erklärt sich jene Beobachtung, welche von der Fläche wie im Profil sich äusserst häufig bestätigen lässt, dadurch, dass die Kugeln von Anfang ausserhalb und zwar unter den Zellen liegen. Namentlich gilt diess, wenn Zellen ohne weitere auffällige Zerstörung bloss in die Höhe gehoben werden, wie diess mitunter vorkommt. Die Bemerkung von *Donders*, dass er in einzelnen Fällen grössere Kugeln ganz von Pigmentzellen umgeben fand (S. 113), glaube ich in Zusammenhalt mit der dort angeführten Abbildung so deuten zu dürfen, dass diess nur auf die nicht direct der Chorioidea zugewendeten Particen der Kugel sich bezieht. In diesem Fall spricht auch diese Beobachtung nicht, wie es scheinen möchte, gegen meine Ansicht.

Entscheidend aber für die Ueberzeugung, dass in den von mir untersuchten Fällen die innere structurlose Lamelle der Chorioidea selbst den Sitz der kugelig-drusigen Körper bildete, waren erstens Profilansichten, zweitens die Untersuchung jener Lamelle nach Isolirung von der übrigen Chorioidea.

Profilansichten der Chorioidea mit den ansitzenden drusigen Körpern erhält man entweder durch senkrechte Schnitte, wie *Donders* gethan hat, oder durch Faltung der von den äusseren Schichten möglichst befreiten Membran,

wobei der Rand der Falte einen scheinbaren Profildurchschnitt gibt, der in manchen
Beziehungen sogar einem wirklichen vorzuziehen ist. In günstigen Fällen sieht man
dann Erhebungen von der verschiedensten Form und Höhe. welche aber alle deutlich
sich in eine continuirliche Schicht fortsetzen, oder, wenn man lieber
will. Verdickungen derselben darstellen (s. Fig. 3). Diese Schicht ist an vielen
Stellen so dünn, dass sie nur durch eine doppelte Begrenzungslinie des Faltenrandes
erkannt wird. Der Uebergang der Hervorragungen in dieselbe ist aber unverkennbar.
ganz besonders da, wo er allmählig geschieht, indem die Membran nur nach und nach
an Dicke zunimmt. Solche ganz flach aufsitzende Erhebungen nehmen oft eine bedeutende Länge des Randes ein, und es lässt sich überhaupt gar keine Grenze für ihre
Grösse angeben. sie fallen aber bei Ansicht von der Fläche nur wenig ins Auge, ausser
wenn die Lamelle isolirt ist. wovon nachher. Nicht selten ist die Oberfläche dieser
ausgedehnteren Verdickungen bedeutend wellenförmig, oder sie ist mit knopf- und
kolbenförmigen Auswüchsen besetzt. welche bald einzeln bald in Gruppen mit gemeinschaftlicher Basis stehen. Manche derselben stehen nur durch eine dünnere, hals-
ähnliche Einschnürung mit der übrigen Membran in Verbindung, oder es finden sich
an einem zapfenförmigen Körper gar mehrere Einschnürungen hintereinander. Je
steiler sich solche Auswüchse erheben, um so mehr werden sie begreiflicherweise von
der Fläche sichtbar, indem sie durch ihr starkes Lichtbrechungsvermögen einen scharf
gezeichneten Umriss erhalten, am meisten die knopfartig ansitzenden. In andern
Fällen oder an anderen Strecken desselben Auges findet man nicht diese flachen Verdickungen mit oder ohne die secundären Aufsätze, sondern es erheben sich aus der
ganz dünnen Schicht plötzlich stark gewölbte, bisweilen mehr als halbkugelige Körper
von meist 0,2—0,1 Mm., deren Oberfläche bald gleichmässig, bald drusig uneben
ist. Bei dieser Form der Körper geschieht es leicht, dass der Rand der Falte nicht
genau durch die verhältnissmässig kleine Basis geht; man sieht dann eine Linie auch
auf der Seite der Körper herumgehen, welche der Chorioidea zugewendet ist. und es
entsteht der Anschein, als ob sie frei auf letzterer aufsässen. Etwas ähnliches kann
bei senkrechten Schnitten geschehen. Vielfach aber gelingt es auch bei diesen
stark convexen und plötzlich aus der dünnen Lamelle sich erhebenden Körpern.
den direkten Zusammenhang zwischen ihrer Basis und jener Lamelle zu constatiren
Fig. 3. c'.

Noch beweisender fast ist die Isolirung der membranösen Schicht.
deren Verdickungen die drusigen Körper bilden. Es lassen sich von
der Innenfläche der Chorioidea bald leichter, bald etwas schwieriger Stücke einer Lamelle abziehen, unter der die Choriocapillaris unverletzt bleibt. Diese Plättchen,
welche man bis zu der Grösse von mehreren Millimetern erhält, sind häufig so dünn,
dass man sie nur bei stärkerer Vergrösserung bemerkt. oft aber können sie leicht mit
blossem Auge oder mit der Loupe verfolgt. ausgebreitet oder gefaltet werden. Bei
mikroskopischer Betrachtung zeigt sich die Lamelle zunächst von auffallend verschiedener Dicke an verschiedenen Stellen. und man erkennt schon an der Fläche leicht,
dass nicht nur ausgedehnte flache Verdickungen vorkommen. sondern dass auch die
mehrerwähnten kugelig-drusigen Körper unmittelbar aus der Membran aufsteigen
Fig. 4. Besonders instructiv sind aber auch hier Falten. welche sich in vielen
Fällen von selbst bilden, aber allerdings in der Regel so, dass die Fläche, welche der
Netzhaut zugekehrt war, also diejenige. wo die Drusen sich erheben, in die Concavität
der Falte zu liegen kommt. An solchen Falten, die man leicht zweckmässiger absichtlich erzeugen kann, erkennt man im Profil die rasch oder allmählig anwachsende Dicke
der Membran, sowie aber auch andererseits die Continuität der letzteren mit anderen
Partieen, welche vollkommen glashell und fast unmessbar dünn, beinahe nur durch
die Faltung sichtbar werden. Bei Vergleichung normaler, junger Augen mit solchen,
welche in verschiedenem Grade die besprochene Veränderung an der Innenfläche der
Chorioiden zeigen. wird es unzweifelhaft, dass diese stellenweise verdickte Membran

die Lamelle ist, welche normal an der Innenfläche der Chorioidea zwischen Choriocapillaris und Pigment liegt[*].

Diese Lamelle, welche oben wegen ihrer pathologischen Veränderungen eine grössere Beachtung verdient, als derselben bisher meist geschenkt wurde, hat *Bruch* Körniges Pigment 1844. S. 6) zuerst genauer untersucht, und vom Menschen und mehreren Thieren beschrieben. Ausserdem hat *F. Arnold* (Anatomie II. S. 1020, von derselben als Glaslamelle der Aderhaut gehandelt, indem er bereits die Aehnlichkeit mit der Descemet'schen Haut hervorhob, auf welche ich später zurückkomme. *Kölliker* bestätigte diese Angaben im Wesentlichen, und nannte das Häutchen „elastische Lamelle der Chorioidea", indem er sie der elastischen Innenhaut der Gefässe verglich.

Untersucht man diese Glaslamelle in verschiedenen Altersperioden, so findet man sie schon bei Neugebornen in ihren wesentlichen Charakteren ausgebildet, als ein völlig structurloses, glashelles Häutchen von äusserster Dünne und Zartheit, welches die Innenfläche der eigentlichen Chorioidea genau auskleidet, und an der Ora serrata auf die Corona ciliaris übertritt, wo dessen Verhalten später betrachtet werden soll. In macerirten Augen löst sich die Lamelle von selbst in einzelnen Fetzen von der Choriocapillaris ab. Bei Erwachsenen ist dieselbe etwas consistenter, jedoch immer noch sehr zart, nach *Kölliker* höchstens 0,0006''' dick; sie bleibt bei vorsichtiger Entfernung des Pigments an der Choriocapillaris sitzen, lässt sich jedoch, namentlich nach einiger Maceration, in ganzen Fetzen trennen (*Kölliker*). Von der Fläche ist sie nicht zu erkennen, wenn sie nicht Falten bildet, welche als ganz glatte und scharfe Linien erscheinen. Solche Falten entstehen auch ohne dass die Lamelle isolirt ist. z. B. bei Behandlung der Chorioidea mit Kali oder Schwefelsäure, indem dann die äusseren Schichten der Chorioidea sich der Fläche nach zusammenziehen. Da hierbei diese Schichten zugleich durchsichtig werden, die Glaslamelle aber nicht angegriffen wird, so liefern jene Reagentien ein gutes Mittel, die Lamelle schnell in grösserer Ausdehnung zur Anschauung zu bringen.

Irgend welche Structur konnte ich wie *Arnold* nicht darin wahrnehmen, und ich glaube mit *Kölliker*, dass die von *Bruch* als der Membran aufsitzend beschriebenen Kerne der Choriocapillaris angehörten, an welcher die Lamelle öfters so fest haftet, dass beim Zerreissen Stücke der einen an der andern hängen bleiben. Den von *Bruch* besprochenen Anschein, als ob die Membran aus polygonalen Zellen gebildet sei, ähnlich denen des Tapetum, habe ich beim Menschen ebenfalls beobachtet, nahm die polygonale Zeichnung aber nur für den Abdruck der Pigmentzellen an der dort verdickten Membran. Auch Fasern habe ich wie *Bruch* und *Arnold* nicht in der Lamelle gesehen, und wenn *Kölliker* bei Menschen manchmal, nie aber bei Säugethieren ein feinkörniges Ansehen gefunden hat, so waren diess ohne Zweifel Fälle, wo die Lamelle ihren ursprünglichen Charakter durch Verdickung verloren hatte.

Veränderungen in dem Verhalten dieser Glaslamelle zeigen sich nämlich bei älteren Individuen, und zwar bei solchen von 60—70 Jahren fast constant, über 45 Jahre sehr gewöhnlich, über 30 nicht gar selten, mitunter aber noch bei jüngeren Personen, und wenn man ganz locale Anfänge jener Veränderungen berücksichtigen will, so scheint die Mehrzahl der Augen bei allen Erwachsenen jeden Alters nicht davon frei zu sein.

Die häufigste und auffälligste Veränderung der Lamelle ist nun die Verdickung, wobei sich bald ausgedehnte, flachere Platten mit mehr oder weniger wellenförmiger Oberfläche, bald kugelig-drusige Hervortreibungen auf der Netzhaut-Seite bilden, deren Ansehen von der Fläche wie im Profil vorhin beschrieben wurde. Hierbei wird die Substanz der Lamelle mitunter etwas gelblich und

---

[*] *Wedl* hat ohne Zweifel Stücke der fraglichen Lamelle vor sich gehabt, wenn er die kugeligen Elemente „auf einem hyalinen, starren, losschälbaren Blastem" sitzend fand.

trübe, und die verdickten Particen erhalten ein eigenthümlich opalisirendes Aussehen. Ausserdem geht die Biegsamkeit und Weichheit derselben verloren, so dass sie leichter in Stücke reisst, und diese sind bisweilen so steif, dass sie nur mit Mühe gefaltet werden können, und sich stets von selbst wieder ausbreiten. Man bemerkt übrigens auch öfters an Stellen der Lamelle, die nicht erheblich verdickt sind, oder in Augen von alten Leuten, wo überhaupt keine stärkeren drusigen Verdickungen vorkommen, dass die ursprüngliche Beschaffenheit demungeachtet gelitten hat. Die Falten sind nicht mehr glatt, sondern uneben, wie es scheint auch dunkler gezeichnet, die Lamelle überhaupt spröder, rissiger. Bei der ausserordentlichen Dünnheit jedoch, welche sie in jüngeren Individuen zeigt, ist es wahrscheinlich, dass auch solche Stellen bereits eine Verdickung erfahren haben, welche nur geringer und gleichmässiger, daher weniger merklich ist.

Was das chemische Verhalten der verdickten Particen betrifft, so kann ich die Angaben, welche *Donders* über die drusigen Körper gemacht hat, nur bestätigen. Sie leisten allen Reagentien sehr grossen Widerstand, und werden in starken Säuren und Alkalien nur etwas blasser; verschwinden sah ich sie nur durch Kochen in concentrirtem Kali. Besonders begierig war ich auf eine etwaige Reaction mit Jod, aber wie *Donders* habe ich weder mit Jod allein, noch mit Jod und Schwefelsäure eine andere als gelbe und braune Färbung erhalten. Eine ähnliche Resistenz zeigt aber auch die Glaslamelle im normalen Zustand. Ich habe ein Stück Chorioidea zuerst mit einem Gemisch von Salpeter- und Salzsäure, dann mehrere Tage mit kaltem concentrirtem Kali behandelt, und immer war die Glashaut vollkommen deutlich, nur war sie vielfach gefaltet und riss sehr leicht in kleine Stückchen. Dieses chemische Verhalten spricht ebenfalls für die Identität der drusigen Körper mit den verdickten Stellen der Glaslamelle.

Ich muss jedoch hierbei bemerken, dass ich nicht an allen Orten dieselbe Resistenz gegen Reagentien gefunden habe; dieselbe war an den oberflächlichen Schichten bisweilen merklich geringer, so dass dieselben z. B. durch längere Maceration oder durch Kalilösung viel leichter gelockert wurden, als die tieferen.

Es ist diess ohne Zweifel darauf zurückzuführen, dass die **Verdickung der Glaslamelle durch allmählige Auflagerung an der Oberfläche geschieht.** wenigstens zum grössern Theil. Hiervon zeigen sich sonst deutliche Spuren, indem öfters eine peripherische und eine tiefere Schicht durch eine markirte Linie geschieden sind, wie diess sowohl *Wedl* als *Donders* abgebildet haben. Von der Fläche gesehen nehmen sich die drusigen Stellen aus wie dickwandige Zellen, indem ein innerer Körper von einem Saum umgeben wird, der von sehr verschiedener Dicke ist. Nicht selten ist das Lichtbrechungsvermögen der beiden Schichten in der Weise verschieden, dass der centrale Theil sich wie eine Höhle ausnimmt, in anderen Fällen dagegen ist derselbe dichter, dunkler begrenzt, die peripherische Schicht dagegen blasser. Schon von der Fläche bemerkt man an der letzteren bisweilen Ausbuchtungen, welche an dem centralen Körper fehlen. Instructiver aber ist das Verhalten bei der Profilansicht. Man sieht dann entweder einen gleichmässigen Saum, der von den benachbarten dünneren Stellen der Lamelle einfach über die Drusen hinweggeht, oder es bildet diese peripherische Schicht selbst wieder allerlei Vorsprünge auf dem häufig glattrandigen Körper im Innern, so dass aus einer einfach kugeligen Erhebung eine drusige Gruppe hervorgeht (s. Fig. 3 d). An den dünneren Stellen der Lamelle ist eine Schichtung in der Regel weniger deutlich, doch kam es mir hier und da vor, als ob auch an wenig verdickten aber rigid gewordenen Stellen, namentlich nach Anwendung von Reagentien, an den Falten eine aufgelagerte Schicht von der ursprünglichen Lamelle zu unterscheiden wäre; ferner lässt sich für eine Auflagerung deuten, dass man nicht selten in drusigen Verdickungen Pigmentklümpchen eingeschlossen findet, von denen nach den vorkommenden Uebergangsformen wahrscheinlicher ist, dass sie von der anwachsenden Masse umgeben wurden, als dass sie darin entstanden sind. Diese

Pigmentklümpchen sind allerdings dem Pigment des polygonalen Epithels gewöhnlich nicht ganz gleich, namentlich nicht aus regelmässigen Molekülen gebildet, sondern gewöhnlich etwas grössere mehr diffus gefärbte Klümpchen, öfters von gelbrother Farbe, wie sie sonst durch Imbibition von Blutfarbestoff vorkommen, aber sie liegen jedenfalls auch zum Theil frei auf der Lamelle. In einem Fall fand ich in stark convexen Drusen röthliche, ziemlich regelmässig maulbeerförmige Körper — was sich fast ausnahm wie blutkörperchenhaltige Zellen, welche eine enorm verdickte Membran hätten. Ich hatte aber nie Ursache, hier etwa ein Hervorgehen der Körper aus Zellen anzunehmen. *Wedl* hat ebenfalls hie und da eine rothbraunpigmentirte Molekularmasse eingeschlossen gefunden. Vielleicht darf man annehmen, dass der Process der Ablagerung bald sehr langsam und allmählig, bald in rascheren Stössen geschieht, und danach die Formation derselben eine verschiedene wird. Eine deutliche Schichtbildung kommt in der Regel nur dort häufiger vor, wo die Alteration überhaupt einen höheren Grad erreicht hat, und ist wohl der Ausdruck einer später aufgetretenen Periode energischeren Wachsthums. Bei sehr bedeutender Production wäre es auch denkbar, dass eine grössere Masse noch weichen Materials an die Innenfläche der Glaslamelle zu liegen käme, ohne mit derselben als verdickende Schicht zu verschmelzen, woraus sich dann erklären würde, wenn drusige Körper vorkämen, welche nicht ursprünglich mit der Glaslamelle in Zusammenhang stehen. Doch bin ich von letzterem Verhalten bisher nicht durch die Beobachtung überzeugt, dagegen glaube ich eine Ablösung der peripherischen neuen Schicht von den ältern Drusen durch Manipulation mit den Präparaten gesehen zu haben.

Sehr häufig ist das Auftreten von Kalkkörnern in der verdickten Lamelle. Wohl in der Mehrzahl aller Augen von ältern Leuten, wo sich Verdickungen finden, sieht man bei durchfallendem Licht und mit stärkeren Vergrösserungen scharf und dunkel contourirte Körperchen, welche zum Theil kaum messbar gross sind, aber bis zu 0,01 Mm. und hie und da darüber heranwachsen. Die kleinen namentlich sehen Fetttröpfchen äusserst ähnlich, während diess bei den grössern durch ihre bisweilen nicht genau runde Begrenzung nicht immer in demselben Grade der Fall ist. Bei auffallendem Licht erscheinen sie unter dem Mikroskop weiss, und wo sie in grösserer Menge liegen, entsteht auch für das blosse Auge eine mehr oder weniger intensiv weisse Färbung. Sie kommen bisweilen nur ganz zerstreut da und dort vor, nicht selten aber in ausserordentlicher Menge dicht zusammengedrängt, und zwar sowohl an den Stellen der Lamelle, welche ziemlich gleichmässig flächenhaft verdickt sind, als in den stark gewölbten Drusen (Fig. 3 c, 4 und 7). Während mitunter im ganzen Auge nur einige der letzteren wenige Körner enthalten, sind in exquisiten Fällen fast alle dicht erfüllt, und die flachen Partieen der Lamelle sind in Strecken von mehreren Millimetern dicht damit besetzt. Diess ist namentlich gegen die Ora serrata zu bisweilen der Fall, und es kommt dann nach Entfernung des Pigments eine unregelmässige Zone zum Vorschein, welche für das blosse Auge stark weiss ist. Die Ablösung der Glaslamelle zeigt auf das Deutlichste, dass sie die Ursache dieses weissen Aussehens ist, indem sie die fraglichen Körner enthält. Bisweilen erkennt man, dass bloss ein Theil der Dicke sowohl der Drusen als der flachen Plaques mit denselben besetzt ist. Namentlich habe ich einigemale gesehen, dass an ausgedehnten Verdickungen, auf welchen dann noch stark convexe oder kolbige Drusen aufsassen, die dunkeln Körner in der Tiefe nächst der Chorioidea sehr zahlreich und dicht lagen, die stark vorragenden Kugeln dagegen fast oder ganz frei blieben. Diess war sowohl von der Fläche durch Focalveränderung als in Profilansichten sehr deutlich.

Was die chemische Beschaffenheit betrifft, so waren die dunkelrandigen Körperchen in den von mir untersuchten Fällen überall löslich in Salz-, Salpeter-, Schwefel-, Essig- und Chromsäure, dagegen unlöslich in Aether. Dieselben bestanden also nicht aus Fett, sondern aus Salzen, und zwar zum Theil wenigstens aus kohlensaurem Kalk.

wie die, jedoch nur mässige, Kohlensäureentwickelung bei der Lösung auswies *).
Nach Einwirkung der Säuren blieben die Stellen, wo die Körner gesessen hatten,
öfters noch sichtbar durch eine gegen die Umgebung hellere Beschaffenheit, so dass
die Drusen sich wie mit vielen kleinen Lücken versehen ausnahmen.

Der Sitz dieser Kalkkörner ist der grossen Mehrzahl nach sehr deutlich
in den Verdickungen der Glaslamelle, und zwar so, dass die Contouren der letzteren
im Profil sehr leicht über die Körner hin zu verfolgen sind, auch wo sie dicht in
grösseren Haufen liegen. Hie und da sieht man aber an einzelnen Strecken, wo die
Glaslamelle so wenig merklich verdickt ist, dass sie an Falten der Chorioidea kaum
doppelte Contouren zeigt, einzelne Kalkkörner von 0,005 Mm. und darüber so vorragen, als wenn sie frei an der Innenfläche der Lamelle sässen, indem es nicht möglich ist, eine vom Rande des Korns getrennte Linie zu bemerken. Hier ist der Beweis
schwer zu liefern, dass alle diese Körner in Verdickungen der Glaslamelle sitzen, obwohl es von vielen höchst wahrscheinlich ist. Die Möglichkeit indess, dass ähnliche
Kalkkörner auch ausserhalb der Glaslamelle entstehen, ist um so weniger in Abrede
zu stellen, als dergleichen unzweifelhaft tiefer in der Chorioidea, an der Aussenseite
der Choriocapillaris vorkommen, was sich sowohl durch Focalveränderung als durch
Profilansichten erweist. Ebenfalls bei älteren Leuten sieht man dort, einzeln und
gruppirt, Kalkkörner, welche leicht dadurch auffallen, dass die einzelnen nicht selten
einen Durchmesser von 0,02—0,05 erreichen, was bei denen in der Glaslamelle nicht
leicht vorzukommen scheint. Diese der Chorioidea selbst angehörigen Kalkkörner
habe ich bisher fast nur im Grunde des Auges, jedoch nicht dicht um den Sehnerven-
eintritt, gefunden.

Es sind hier ferner noch grössere Concremente zu erwähnen, welche bisweilen an der Chorioidea älterer Leute ohne auffällige andere Störung als Verdickung
der Glaslamelle vorkommen (Fig. 12). Es sind sehr unregelmässige Conglomerate
von 0,05—0,5 Mm., welche mehr oder weniger deutlich aus einzelnen rundlichen
Drusen von 0,005—0,05 zusammengebacken erscheinen, und ebenfalls in Säuren löslich sind. Sie lagen in einem Falle in ziemlicher Menge im Hintergrund des Auges
beisammen, und sendeten ihre Ausläufer einander entgegen. In einem andern Fall
waren es mehr rundliche Gruppen. Bei ihrer beträchtlichen Grösse und ihrer mit
auffallendem Licht stark weissen Beschaffenheit müssen solche Concremente ohne
Zweifel bei ophthalmoskopischer Untersuchung leichter zu bemerken sein, als
weisse, oder wenn noch viel Pigment davorliegt, weissliche Flecke, und sie erhalten
dadurch auch ein diagnostisches Interesse. Als ursprünglichen Ausgangspunkt dieser
grösseren Kalkdrusen kann ich bis jetzt weder die Kalkkörner in der verdickten Glaslamelle, noch auch die in der Chorioidea selbst mit Bestimmtheit angeben. In den
Fällen, welche ich zu untersuchen Gelegenheit hatte, waren zahlreiche und starke drusige
Verdickungen der Glaslamelle vorhanden, wenn auch nicht gerade vorwiegend in der
nächsten Umgebung der Kalkmassen; letztere ragten bis an das Niveau der Pigmentzellen heran, doch waren diese in der nächsten Umgebung ziemlich wohlerhalten.
Dafür aber, dass diese grösseren Concremente durch Anwachsen der in der Chorioidea
selbst befindlichen Kalkkörner entstehen, sprach mir einmal die Grösse der einzelnen
Körner, welche in der Glaslamelle desselben Auges nirgends so beträchtlich war,
ferner der Sitz im Augengrund, wo jene auch sonst gesehen werden, und hauptsächlich der Umstand, dass man nirgends eine Substanz über die Grenzen der Kalkmassen
vorragen sah, welche der verdickten Glaslamelle im nicht incrustirten Zustand
entsprochen hätte. Auch blieb nach Auflösung der Kalkmasse durch Salzsäure
nicht jene deutliche, scharf umschriebene organische Grundlage übrig, welche

---

*) Wedl und Donders haben als Fettkügelchen Körperchen beschrieben und abgebildet,
welche den oben erwähnten so ähnlich sind, dass ich die Vermuthung einer Identität derselben
wohl aussprechen darf.

man auch bei den sehr stark incrustirten Stellen der Glaslamelle überall sonst bemerkt.

Die Ausdehnung und Vertheilung der verschiedenen Stellen variirt in verschiedenen Individuen ausserordentlich: *Wedl* und *Donders* haben bereits angegeben, dass sie in einzelnen Fällen fast nur in dem vordern Theil der Chorioidea zu finden sind. In anderen von *Donders* untersuchten Augen dagegen war der hinterste Theil nicht verschont. Nach meinen bisherigen Erfahrungen geht die Verdickung mit kugelig-drüsiger Oberfläche nach vorn nicht über die Ora serrata hinaus, wie auch *Wedl* in dem von ihm beobachteten einen Fall bemerkt hat. Im Bereich der eigentlichen Chorioidea sind bald diese, bald jene Particen mehr getroffen, bisweilen so, dass die grösste Fläche fast frei ist, einzelne kleine Stellen aber intensiv verändert, andre Male so, dass ein Theil der Fläche frei, der andere mit sparsamen, wiewohl manchmal ziemlich grossen Drusen überstreut ist. In den gewöhnlichen Fällen bei hochbetagten Leuten scheint eine stärkere und dabei in die Fläche ausgedehnte Verdickung vorzugsweise vom Aequator des Auges nach vorn gegen die Ora serrata vorzukommen, nicht selten mit zahlreichen Kalkkörnern besetzt. Mit oder ohne diese ausgedehnte Verdickung kommen im vorderen Abschnitt häufig Drusen von mittlerer, bisweilen ziemlich gleichmässiger Grösse und stark erhobener Form vor. Besonders grosse, einfache oder zusammengesetzte Drusen finden sich ebenfalls vorwiegend in der Gegend des Aequators und nach vorn zu, jedoch ohne gewöhnlich die Ora serrata ganz zu erreichen, bisweilen aber auch ziemlich weit nach rückwärts. Flach aufgesetzte Drusen von mässiger Höhe (Kugelsegmente von $\frac{1}{2}$ — $\frac{1}{4}$ des Durchmessers) kommen für sich oder neben anderen Formen fast am allgemeinsten verbreitet vor, und enthalten auch wohl häufiger Kalkkörner, als die knopfförmigen, stark erhobenen *). Ausserdem kommen weit hinten gegen den Eintritt des Sehnerven hin, statt der ausgedehnten flachen oder der regelmässig kugelig vorspringenden Verdickungen, namentlich kleinere Unebenheiten vor, welche, wenn sie dicht stehen und confluiren, der Fläche ein eigenthümlich rauhes, kleinwarziges Aussehen gewähren **). Diese Eigenthümlichkeit hängt vielleicht damit zusammen, dass weit im Hintergrund des Auges die Glaslamelle sich nicht so leicht von der Choriocapillaris ablösen lässt, als diess weiter vorn in der Regel der Fall ist. Es kommen zwar hierin überhaupt Verschiedenheiten vor, aber sehr nahe gegen die Eintrittsstelle des Sehnerven hin war ich nie im Stande, grössere Strecken der Lamelle völlig getrennt von der Choriocapillaris darzustellen.

Die Chorioidea verhält sich überhaupt an jener Stelle etwas eigenthümlich. Wenn man sie überall von der Innenfläche der Sklerotika abgelöst hat, so adhärirt sie im Umfang der Eintrittsstelle noch fest. Trennt man diese Adhäsion so, dass nicht Stücke der Chorioidea an der Sklerotika hängen bleiben, so sieht man die innere Schicht der Chorioidea in einen dünnen Ring übergehen, welcher die durchtretende Sehnervenmasse umfasst. Dieser Ring ist zunächst an letzterer deutlich concentrisch faserig, und zwar haben die Fasern, welche bald mehr, bald weniger gegen die übrige structurlose Substanz hervortreten, den Charakter der elastischen. Gegen den Sehnerven ist der elastische Ring bisweilen scharf abgegrenzt, bisweilen aber scheint es allerdings, als ob dort eine zartere Fortsetzung des Gewebes in die Nervenmasse hinein abgerissen wäre, in welchem Fall diess der innerste oder vorderste Theil der Lamina cribrosa sein würde. Je weiter vom Sehnerven weg, um so mehr verliert sich

---

*) In einigen Fällen, wo mir auffiel, dass gewisse Strecken des Auges vorwiegend von der Veränderung betroffen waren, während benachbarte frei blieben, vermuthe ich, dass diess mit der Lage der Augenmuskeln in Zusammenhang stehen möchte, doch habe ich noch keine hinreichend bestimmten Erfahrungen darüber machen können. Jedenfalls würde die Lage der schiefen Augenmuskeln dabei auch zu berücksichtigen sein.

** In einem Falle habe ich bei einem 85jährigen Individuum in weitem Umkreis den Hintergrund mit lauter kleinen Kügelchen, wie Perlen, sehr zierlich besetzt gesehen.

die ringförmige Faserung, und 0,25 Mm. vom Rand ist davon in der Regel nichts
mehr zu sehen. Dieser dünne Ring scheint nun der Choriocapillaris sammt der davon
nicht weiter trennbaren Glaslamelle zu entsprechen. Wo er aussen beginnt, sieht
man öfters an Falten noch deutlich kleine structurlose Drusen, welche nicht selten
zahlreiche Kalkkörner enthalten. Eine mässige Menge der letzteren sieht man schon
bei Individuen mittleren Alters bisweilen bis nahe an den inneren Rand des Ringes
ausgestreut, ohne dass man von der Fläche drusige Verdickungen wahrnähme, in
denen sie lägen. Diess kommt auch in Augen vor, wo sonst sehr wenige Veränderungen der blossen Glaslamelle zu finden sind, fehlt aber auch, wo diese anderwärts
sehr stark sind. Ausserdem kommt bei älteren Leuten äusserst häufig eine eigene
Form von Drusen vor, welche ich gerade in dieser Weise sonst noch nicht gefunden
habe. Dieselben bestehen aus kugeligen Massen von 0,005—0,03 Mm., welche meist
stalaktitenartig gruppirt und miteinander verschmolzen, seltener zu 2—3 zerstreut
sind, und an der vorderen Fläche (gegen die Retina) ziemlich stark prominiren, wie
man im Profil sieht. Sie haben gewöhnlich eine etwas weniger durchsichtige, gelbliche Beschaffenheit als andere Drusen, sind mitunter concentrisch gestreift, seltener
incrustirt, und schliessen hie und da etwas röthliches, klumpiges Pigment ein, das
sonst auch aussen darauf liegt. Diese Drusen liegen gewöhnlich nahe am inneren
Rand des Ringes, und es lässt sich wohl vermuthen, dass ihre Entstehung eine ähnliche sei, als die der anderen, aber kaum erweisen, da dort eben die Glaslamelle als
eine eigene trennbare Schicht nicht mehr nachzuweisen ist*). Hinter dem dünnen
Ring, welcher der inneren Schicht der Chorioidea continuirlich ist, liegt ein Gewebe,
welches der äusseren Schicht continuirlich und wie diese aus etwas grösseren Gefässen
und bindegewebig-elastischen**), pigmentirten Faserzügen besteht. Diese sind zum
Theil ebenfalls ringförmig angeordnet, wie man sowohl bei gröberer Präparation, als
bei mikroskopischer Betrachtung sieht. Gerade an dieser Stelle übrigens kommen
sehr beträchtliche Verschiedenheiten in der Dicke oder Masse des Chorioidealgewebes
vor, indem dasselbe bald sehr spärlich, bald häufiger zu einer dicken, sehr stark
pigmentirten Lage angesammelt ist.
   In manchen Fällen ist die Anordnung der drusigen Verdickungen der
Glaslamelle von der Form der Gefässe in der Choriocapillaris abhängig. Man sieht in verschiedenen Gegenden die Drusen vorzugsweise an den
Stellen, welche den Zwischenräumen der Gefässe entsprechen. Am exquisitesten aber
habe ich das Verhältniss in der Gegend des Aequators gefunden, wo die Capillaren
nicht mehr wie im Hintergrund ein nach allen Seiten ziemlich gleichmässig anastomo-
sirendes Netz bilden, dessen sehr enge Maschen also eine rundliche oder wenig verlängerte Form haben, sondern wo der Verlauf der Capillaren bereits ein mehr gestreckter ist, so dass die, obschin etwas grösseren, Zwischenräume eine mehr in die
Länge gezogene Gestalt haben. Wenn man dort die von Pigment befreite Chorioidea bei geringer Vergrösserung wohl ausgebreitet untersucht, so sieht man eine
Zeichnung, welche offenbar dem Verlauf der Gefässe in der Choriocapillaris entspricht.
Fig. 6 ist eine solche Stelle, wo von einem der schräg von aussen in die Choriocapillaris eintretenden Stämmchen ein Büschel ziemlich gestreckter Gefässe ausgeht.

---

*) Da diese Drusen bei auffallendem Licht mit der Loupe als ein weisslicher Ring oder
als Theile eines solchen erscheinen, so wäre es möglich, dass sie bisweilen an der Entstehung
solcher Figuren bei der ophthalmoskopischen Untersuchung Antheil haben. Ein Theil der
weissen Streifen um den Sehnerveneintritt ist aber bestimmt anderen Ursachen zuzuschreiben.
   **) Dem Stroma der Chorioidea fehlt, wie ich glaube, das Bindegewebe auch beim Men-
schen nicht so sehr, als jetzt gewöhnlich angenommen wird. Zwischen den pigmentirten zwei-
oder mehrstrahligen Zellen, welche den Bindegewebekörperchen analog sind, findet man zwar
selten recht deutlich Züge wellenförmigen, durch Essigsäure quellenden Fasergewebes, und wo
das letztere auch weniger ausgeprägt, sondern eine mehr structurlose Zwischen-Substanz vorhanden ist, dürfte ihr eine analoge Bedeutung nicht abzusprechen sein.

Letztere erscheinen hell und sind durch dunklere, unregelmässige Streifen getrennt. welche bei stärkerer Vergrösserung Fig. 7 sich als Züge von drusigen Verdickungen zeigen, welche mit Kalkkörnern besetzt sind. Durch diese Anordnung werden auch die Profilansichten der drusigen Lamelle modificirt. Trifft nämlich eine Falte einen solchen verdickten Streifen der Länge nach, so erscheint eine sehr lang gestreckte Verdickung. trifft die Höhe der Falte dagegen mehrere parallele Züge der Quere nach, so sieht man mit einer gewissen Regelmässigkeit dünne und dicke Stellen wellenförmig abwechseln. Es ist jedoch nirgends das Verhältniss so, dass gar keine Verdickungen unmittelbar auf den Gefässen lägen, und so ausgeprägt wie in Fig. 6 ist es mir bisher nur zweimal vorgekommen. In manchen Augen dagegen ist eine bestimmte Anordnung je nach dem Verlauf der Gefässe kaum aufzufinden. wohl aber zeigt sich eine solche bisweilen auch in der Ablagerung der Kalkkörner. Sie finden sich nämlich im Grund des Auges häufiger in den Interstitien der Gefässe, und wenn sie gegen die Ora serrata hin eine dichte Anhäufung bilden, welche bei durchfallendem Licht sich dunkel ausnimmt, so sieht man die Stellen, welchen Gefässe entsprechen. strecken- weise sehr deutlich als hellere Streifen gegen die in der Umgebung um so stärker an- gehäuften dunkeln Körner ausgezeichnet.

Senile und krankhafte Veränderungen der Choriocapillarschichte müssen, wie auch *Donders* bemerkt. ein besonderes Interesse haben bei der grossen Wichtigkeit, welche diese Schichte für die Ernährungsvorgänge im Innern des Auges offenbar hat, eine Wichtigkeit, welche sich vielleicht nicht bloss auf die Retina, son- dern auch auf Glaskörper und Linse erstrecken kann und bei pathologisch-anatomi- schen, wie bei diagnostischen Untersuchungen des Auges mehr Aufmerksamkeit ver- dient, als ihr insgemein geschenkt wird. In letzterer Beziehung ist nicht zu vergessen, dass man bei ophthalmoskopischer Betrachtung im aufrechten Bilde die einzelnen Maschen der Capillarschichte recht wohl erkennen kann [*], und wohl auch Injections- zustände derselben zu beurtheilen lernen wird. Immerhin würde hierbei eine Anwen- dung stärkerer Vergrösserungen von vielem Vortheil sein. Bei der anatomischen Untersuchung sind die Schwierigkeiten in Beurtheilung des während des Lebens statt- gehabten Circulationszustandes, der in der Regel das Wichtigste wäre, sehr gross, und die übrigen Befunde noch nicht sehr ausgiebig.

Wenn man die Choriocapillaris von alten mit der von jungen Individuen ver- gleicht. so fällt zunächst auf, dass die Kerne, welche man hier längs dem Verlauf der Gefässe zahlreich und sehr deutlich findet, doch nach und nach ganz unkenntlich werden. Es geschieht diess hauptsächlich in dem hintern Abschnitt des Auges, und dort bereits ziemlich früh. Die Choriocapillaris gewinnt dabei das Ansehen, als ob Kanäle oder Röhren in eine structurlose Substanz eingegraben wären, welche sich um jene her in verschiedener Ausdehnung und Stärke verdichtet, wodurch von der äusse- ren Seite der Gefässe, gegen die Interstitien hin, Unebenheiten entstehen. Die Dicke der Gefässwandungen scheint dabei allmählig beträchtlich zuzunehmen, und das blasse, weiche Ansehen der Membran bei jungen Leuten macht im Alter sehr dunkeln, scharf markirten, breiten Contouren der Gefässmaschen Platz. Dabei ist die Membran steifer, rigider geworden, so dass sie sich nicht mehr leicht in vielfache Falten legt, und kleinere Stücke sogar sich von selbst wieder glatt ausbreiten. Alles diess tritt in den hintern Partieen der Chorioidea früher und in höherem Grade ein, als in den andern. und ganz im Hintergrund, wo die Interstitien des nach allen Seiten anasto- sirenden Gefässnetzes sehr klein sind, entstehen Bilder wie Fig. 5.

Es sind dort die äussern Schichten der Chorioidea entfernt, so dass nur Chorio- capillaris und die fest anhaftende Glaslamelle zu sehen sind. Die drei Stellen, wo Aestchen, Arterien und Venen aus der äussern Schichte eintreten, sind als helle

---

[*] Ich will diess um so mehr hervorheben, als es vielfach unberücksichtigt bleibt, oder gar geleugnet wird.

rundliche Flecke kenntlich. Der Eintritt dieser Wurzeln des Choriocapillarnetzes geschieht hier im Hintergrunde des Auges durch fast senkrechte Umbiegung, während weiter vorn dieselben allmählig in schräger Richtung eintreten. Die theils länglichen, theils rundlichen Substanzinselchen, um welche her die Capillaren anastomosiren, fallen durch ihre dunkeln, breiten und unebenen Contouren sehr in das Auge; die kleinen Kalkkörnchen, welche der Glaslamelle angehören, entsprechen zum grossen Theil, aber nicht durchaus, jenen Inselchen. In manchen Fällen sind die Unebenheiten im Innern dieser Inselchen noch bedeutender, als in dem gezeichneten Exemplar, und wenn gleichzeitig die Glaslamelle mit etwas stärkeren Rauhigkeiten besetzt ist, erhält das Bild ein sehr undurchscheinendes verworrenes Ansehen. In dieser Gegend sind übrigens die Gefässwandungen bei den meisten Erwachsenen bereits ziemlich scharf markirt, nur mit glatteren und weniger dunkeln Contouren, und man kann, indem man die Choriocapillaris möglichst isolirt, sich ohne Injection einen sehr lehrreichen Ueberblick der Form der Gefässausbreitung in den verschiedenen Regionen der Chorioidea verschaffen [*].

Dass wirklich mit zunehmendem Alter eine Veränderung in der Membran vorgeht, wodurch sie einen bedeutenden Grad von Rigidität und Sprödigkeit erhält, zeigt sich am evidentesten in der Umgebung des Sehnerven. Dort geht diess nämlich. gegen den früher erwähnten concentrisch faserigen Ring hin, so weit, dass sie sehr leicht, z. B. durch einen Druck auf das Deckgläschen, Risse nach den verschiedensten Richtungen hin bekommt, wodurch sie in Stücke zerfällt. Diese Risse sind zackig, scharfkantig, und nehmen sich aus wie Fissuren einer sehr spröden Platte, etwa der inneren Glastafel am Schädel (s. Fig. 11). Ob ein vergrösserter Gehalt an unorganischen Bestandtheilen die Ursache ist, kann ich nicht behaupten. Es scheint, dass die bedeutende Sprödigkeit zunächst der fest anhaftenden Glaslamelle eigen ist, denn man kann zuweilen, wenn die Ränder einer Spalte sehr wenig auseinander gewichen sind,
- sehen, dass diese bloss durch die innerste Schicht dringt, während weiter aussen das Gewebe noch cohärirt. Dagegen überzeugt man sich auch vielfach, dass solche Risse durch die ganze Choriocapillaris hindurchgehen, sobald die Ränder weiter auseinander weichen. Diese Sprödigkeit ist bei jugendlichen Individuen an derselben Stelle nicht zu finden, bei alten dagegen bisweilen auch wo die drusige Verdickung der Glaslamelle sehr gering ist. Ueber einen grösseren Abschnitt der Chorioidea verbreitet habe ich einen höheren Grad derselben noch nicht gesehen. Bei der grossen Häufigkeit, in welcher Abnormitäten gerade in der Umgebung der Sehnerven laut der ophthalmoskopischen Untersuchung auftreten, ist die bedeutende Leichtigkeit, mit welcher Zerreissungen gerade dort geschehen, vielleicht nicht ohne weiteres Interesse, wiewohl ich noch nicht Gelegenheit hatte, eine während des Lebens geschehene Zerreissung anatomisch zu constatiren.

Von andern Befunden an der Chorioidea, welche in Augen mit drusig verdickter Glaslamelle vorkommen, glaubte ich anfangs eine Ueberfüllung mit Blut als pathologisch annehmen zu dürfen, welche bisweilen so stark ist, dass Capillaren wie grössere Gefässe dicht mit Blutkörperchen vollgepfropft sind. Allein man sieht dergleichen auch an sonst normalen Augen, so dass man bei der Beurtheilung sehr vorsichtig sein muss. Etwas mehr bin ich geneigt, Varikositäten, welche ich einigemal an älteren

---

*) Herr *Sappey* behauptet neuerdings in den Mém. de la Soc. Biologie, 1851, S. 245, dass man die Capillaren der Chorioidea ohne Injection selbst mit den stärksten Vergrösserungen nicht wahrnehmen könne. Es ist diess bei jungen Individuen nicht schwer, bei alten sehr leicht. Noch auffallender ist es in einer den Gefässen des Auges speciell gewidmeten Abhandlung zu lesen, dass die Capillarschichte überall in der Chorioidea die mittlere zwischen Arterien und Venen sei, und somit *Arnold*, der sie als die innerste bezeichne, im Irrthum sei. Mit und ohne Injection überzeugt man sich leicht, dass die letztere, zudem allgemein verbreitete Ansicht, vielmehr die richtige ist. Gerade diese Lage zunächst der Retina, von der die Capillaren nur durch Glaslamelle und Pigmentzelle geschieden sind, verleiht der fraglichen Schicht eine besondere Bedeutung.

Augen gefunden habe, als etwas Abnormes auszusprechen. Dieselben waren ziemlich beträchtlich, und in der Gegend des Aequators, oder etwas dahinter, sowohl an der Choriocapillarschichte als an den Venen zu sehen. Die Glaslamelle war streckenweise ziemlich drusig, doch nicht gerade an den Stellen, wo die Varikositäten am deutlichsten waren, und eine varikös erscheinende Beschaffenheit kann man auch an einer normalen Chorioidea durch localen Druck hervorbringen.

Locale Obturation und Atrophie der Choriocapillaris glaube ich ebenfalls beobachtet zu haben, deren letztere in der äusseren, pigmentirten Schicht der Chorioidea nicht selten vorkommt, wo sie auch *Donders* erwähnt. Derselbe führt auch an, in der Choriocapillaris eine netzförmige Ausbreitung feiner Fettpünktchen gesehen zu haben, welche ihn an eine beginnende Entartung derselben denken liess. Ich muss sagen, dass ich dieselbe Beobachtung gleich zu Anfang meiner Untersuchungen gemacht zu haben glaubte, später aber zweifelhaft wurde, ob ich damals die feinen Kalkkörnchen der Glaslamelle dafür genommen hatte, so dass ich mit *Donders* auch diesen Befund weiteren Untersuchungen anheimgeben möchte.

Die Veränderungen, welche die polygonalen Pigmentzellen bei Verdickungen der Glaslamelle erleiden, wurden oben schon erwähnt. Ich glaubte jene dort nicht als ursprünglichen Sitz der fraglichen Ablagerung anerkennen zu dürfen, und einen grossen Theil der an den Zellen beobachteten abnormen Formationen, als auf mechanischem Weg durch die von aussen andringenden Massen bedingt betrachten zu müssen. Hiermit will ich jedoch keineswegs eine rein mechanische Entstehung aller jener Veränderungen behaupten, ich glaube vielmehr, dass Anhaltspunkte genug für die Annahme vorliegen, dass die Zellen Alterationen erleiden, welche neben denen der Glaslamelle hergehen.

Dahin rechne ich Modificationen der Pigmentmasse selbst, indem nicht nur die Moleküle heller oder dunkler zu werden scheinen, sondern unregelmässige Klumpen verschiedener Grösse auftreten, welche nicht aus Molekülen zusammengesetzt und durch eine ungewöhnliche, z. B. rothe Nüance der Färbung ausgezeichnet sind. Wenn diese Klumpen vielleicht nicht aus den ursprünglichen Pigment-Molekülen hervorgegangen, sondern neugebildet sein sollten, wie man dem Aussehen nach wohl vermuthen könnte, so würde diess um so mehr für einen anderen Vorgang als blosse mechanische Verdrängung der Pigmentzellen sprechen. Ausserdem lassen sich auch kaum alle Formveränderungen der Zellen auf einen rein mechanischen Vorgang zurückführen, sondern manche werden sehr gross (0.06 Mm.), andere atrophiren, ohne dass die mechanische Nöthigung zu erkennen wäre. Auch die mehr oder weniger weit gediehene Zerstörung der Zellen ist in der Regel allerdings an Strecken zu finden, wo die Veränderungen der Glaslamelle intensiv sind, kann aber augenscheinlich nicht überall durch letztere direkt bedingt sein. Man muss also auf Ernährungsvorgänge in den Pigmentzellen selbst schliessen. Es würde auch an sich sehr unwahrscheinlich sein, dass dieselben nicht an solchen Vorgängen Theil nehmen sollten, welche in der unmittelbar anliegenden Glaslamelle so bedeutende Veränderungen setzen. Das Verhältniss der Zellen zu der Glaslamelle kann dabei offenbar verschieden gedacht werden. Da beide ohne Zweifel von der Choriocapillaris aus ernährt werden, so liegt die Vermuthung nahe, dass Veränderungen, namentlich Verdickungen in der Glaslamelle, als der näher an der Quelle gelegenen Partie, auf die Ernährung der jenseits gelegenen Zellen secundär störend wirken möchten. Es scheint mir aber, als ob auch diess nicht überall ausreichend sei, sondern Störungen der Zellen angenommen werden müssen, welche neben Veränderungen der Glaslamelle aus gemeinschaftlicher Quelle entstehen *).

---

*) Es versteht sich von selbst, dass nicht alle Veränderungen des Pigments, wie sie *E. Jäger* (Wiener Sitzungsberichte XV. 335) neuerdings als Pigmentmaceration beschreibt, hieherzuziehen sind, doch dürfte diess vielleicht bei einem Theil der dort angeführten Formen der Fall sein, namentlich bei Pigmentverschiebungen mit geringen anderweitigen Störungen.

Es ist aber sogar an die Möglichkeit eines einigermaassen umgekehrten Verhältnisses zu denken, nämlich dass die Pigmentzellen einen gewissen Einfluss auf den Zustand der Glaslamelle haben. Die Entstehung der letzteren ist zur Zeit nicht direkt beobachtet, nach Analogie anderer Glashäute aber wäre es denkbar, dass die zunächst anliegenden Pigmentzellen, welche der Chorioidea ihre glatte Seite zukehren, dabei betheiligt wären. In diesem Fall würde man auch bei den senilen Verdickungen der Glaslamelle einen Einfluss dieser Zellen vermuthen dürfen, worauf ich später bei Betrachtung der anderen Glashäute zurückkommen werde.

Ein in praktischer Beziehung viel wichtigerer Punkt ist der Einfluss auf die Retina, welchen die Veränderungen an der Glaslamelle haben müssen. Es ist gar nicht anders denkbar, als dass durch das Auftreten der Drusen die Elemente der Netzhaut mechanisch beeinträchtigt und verdrängt werden, und ferner ist es sehr möglich, dass auch auf anderem Wege die Ernährung derselben dadurch gestört wird. *Donders* hat diese Netzhautalteration ebenfalls bereits gebührend hervorgehoben, und ich bin mit ihm vollkommen einverstanden, einen guten Theil der Abnahme des Sehvermögens, welche man gewöhnlich im höheren Alter beobachtet, hierher zu beziehen. Jedoch halte ich es für so schwierig, die Veränderungen der Retina dabei im Einzelnen zu verfolgen, dass ich mir noch keine weiteren Angaben darüber erlauben möchte.

In dem bisherigen wurde nur die eigentliche Chorioidea bis zu der Ora serrata berücksichtigt; es ist nun die Frage: Wie verhält sich dabei die Innenfläche des Ciliarkörpers? Die kugelig-drusigen Körper finden sich dort nicht, wohl aber analoge Veränderungen, d. i. Verdickung und Kalkablagerung in normalen Gebilden.

Es handelt sich auch hier zum Theil um ganz allmählige Uebergänge zu normalen Zuständen, ja nur um weitere Entwickelung von solchen, es ist daher nöthig, von diesen auszugehen, um so mehr als das mikroskopische Verhalten der inneren Oberfläche des Ciliarkörpers bisher nur unvollkommen bekannt geworden ist. Was das Verhalten der Glaslamelle daselbst betrifft, so sind die Angaben der Autoren, welche sie überhaupt erwähnen, sehr verschieden. *Bruch* gibt an, die von ihm entdeckte Membran über die ganze Chorioidea, das Corpus ciliare und die hintere Fläche der Iris verfolgt zu haben. *Arnold* und *Luschka* dagegen lassen die Glaslamelle bloss bis zur Ora serrata gehen. *Kölliker* endlich glaubte an senkrechten Schnitten zu finden, dass dieselbe nicht auch die Ciliarfortsätze überkleidet, vielmehr im angehefteten Theile derselben nach vorn zieht, und am höchsten Theile derselben sich verliert, so dass die Fortsätze der Chorioidea wie von innen aufgesetzt erscheinen. Meinen Untersuchungen zu Folge muss ich mit *Bruch* annehmen, dass eine Fortsetzung der Glaslamelle allerdings über die ganze Innenfläche des Ciliarkörpers einschliesslich der Fortsätze ausgebreitet ist, dabei jedoch in ihren Eigenschaften modificirt wird. Jenseits der Ora serrata wird die Lamelle blasser, legt sich nicht mehr so leicht in scharfe, lineare, dunkle Falten, wird anscheinend etwas dicker, resistirt weniger gegen Reagentien, namentlich Alkalien, und ist weniger scharf von dem darunter gelegenen Gewebe geschieden, von welchem sie sich gleichwohl öfters in Fetzen abziehen lässt. Diese Modification der Lamelle, wobei sie die Eigenthümlichkeiten einer Glashaut theilweise einbüsst, tritt nicht mit einem Schlag auf, sondern allmählig, so dass eine kleine Strecke jenseits der Ora öfters noch ziemlich dieselbe Beschaffenheit zu finden ist, wie vorher. Aus diesem Verhalten erklärt sich wenigstens theilweise die Verschiedenheit in den Ansichten Anderer, und die Angabe *Kölliker's* möchte ich so deuten, dass ein senkrechter Schnitt nicht leicht ganz auf der Höhe eines Ciliarfortsatzes zu führen ist, und deswegen sehr leicht der seitlich neben der Wurzel des Fortsatzes hergehende Theil der Lamelle als unter dem Fortsatz hinziehend erscheinen kann.

Eine weitere Eigenthümlichkeit der Lamelle am Ciliarkörper besteht darin, dass sie nicht wie an der eigentlichen Chorioidea glatt und eben ausgebreitet ist, sondern der grösste Theil ihrer Innenfläche mikroskopische Erhöhungen und Vertiefungen zeigt. Es ist bekannt, dass beim Menschen nicht nur öfters zwei Fortsätze sich vereinigen, und kleinere zwischen die grösseren eingeschoben sind, sondern auch dass da, wo die eigentlich sogenannten Fortsätze sich zu erheben anfangen, eine beträchtlich grössere Zahl von schwächeren Fältchen zu finden ist, welche sich zwischen und an die grösseren fortsetzen, dort zum Theil quer verlaufen, und dadurch den Ciliarfortsätzen und ihren Zwischenräumen eine eigenthümlich buchtigwulstige Beschaffenheit geben. Doch werden schon diese, mit der Loupe noch sichtbaren Erhabenheiten im Allgemeinen wenig berücksichtigt.

Die Oberfläche theils der erhabenen theils der übrigen Partieen des Ciliarkörpers trägt nun wieder Unebenheiten, welche nur bei stärkerer Vergrösserung sichtbar werden *). Dieselben haben im Allgemeinen eine reticulirte Form, so dass erhabene, anastomosirende oder verzweigte Leistchen tiefer liegende Maschen umgeben. In der einzelnen Anordnung derselben finden sich beträchtliche Verschiedenheiten, sowohl je nach den Localitäten, bei demselben Individuum und wieder bei verschiedenen Personen. Bei Erwachsenen mittleren Alters (30—40 Jahren) kann man im exquisiten Fall etwa folgende Zonen von der Ora serrata an gerechnet unterscheiden. Zuerst ist eine kleine Strecke vollkommen glatt. Dann kommt ein ziemlich gleichmässig ausgebreitetes Netz, dessen Maschen theils rundlich polygonal, theils länglich sind, und im kleineren Durchmesser 0.02—0,05 Mm. haben (Fig. 8). Bisweilen übertrifft der Längsdurchmesser vieler Maschen den queren 3—6mal und mehr, in anderen Fällen kommen fast keine so gestreckten Maschen vor. Die stark verlängerten Maschen gehen in die rundlichen über, indem von den langen Seiten her sich Septa bilden, die sich mehr und mehr erheben. Die stark verlängerten Maschen liegen meist beiläufig in der Richtung der Augen-Meridiane, viele aber sind auch etwas gekrümmt. In diesen Maschen bleibt, wenn die Zonula entfernt wird, häufig das Pigment fest sitzen, während die zwischengelegenen Leistchen davon frei sind. Es entsteht dann bei mässiger Vergrösserung eine eigenthümliche Zeichnung, welche bisweilen Aehnlichkeit mit der Oberfläche von Hirnhemisphären hat, deren Gyri schwarz, deren Sulci hell wären, andere Male dagegen eine rein areolirte Anordnung hat. Ausser dem Pigment bleibt manchmal ein Theil der Zellen sitzen, welche die Pars ciliaris retinae bilden, oder auch Stücke der Zonula. Auf diese grossmaschige Zone folgt eine kleinmaschige, wo die Maschen fast durchaus rundlich-polygonal sind, und nur 0,008—0,012 Mm. messen. Der Uebergang der beiden Zonen ist ein allmähliger, und zwar so, dass sie zackig in einander übergreifen. Ebenso ist es mit der folgenden Zone. In dieser beginnt die Bildung meridional gestellter Erhebungen, die aber sehr flach und keineswegs je der Anfang von einem der grossen Fortsätze sind, sie übertreffen diese vielmehr an Zahl beträchtlich, und verlaufen sich zum Theil später wieder gänzlich. Längs derselben sieht man an der Oberfläche gestreckte, dabei etwas gekrümmte Figuren, von denen Fig. 9 eine der einfachsten Formen darstellt. Ein spindelförmiger Körper läuft an den Seiten und Enden in eine Anzahl von Aesten aus, wie ein kolossales Knochenkörperchen, und diese Aeste umschliessen, sich verzweigend und dabei allmählig verlierend, rundlich-polygonale Maschen. Indem nun diese Aeste stärker werden, die Maschen völliger umschliessen, und den Ausläufern benachbarter Figuren entgegengehen, entsteht ein System von Maschen, dessen netzartige Leistchen in der Mitte am stärksten ausgeprägt sind, nach aussen sich mehr und mehr verlieren. Solche Systeme stehen mit den benachbarten, sowie mit dem mehr gleichförmigen Maschennetz der vorigen Zone auf die mannigfachste Weise in Verbindung, und es entsteht dadurch eine Zeichnung von eben so grosser Abwechselung als Eleganz.

---

* Die von *Zinn* 'Descr. oculi hum. p. 59) erwähnten „rugae opere reticulato in areas quadrangulares fictae" beziehen sich wohl kaum auf diese, sondern auf die zuvor genannten, mit schwächerer Vergrösserung sichtbaren Fältchen.

Weiterhin kommen nun längliche Erhebungen von bedeutender Höhe, am Anfang der eigentlichen Ciliarfortsätze, an ihren Seiten, sowie ganz besonders zwischen den äusseren (hinteren Partieen derselben. Diese Erhebungen, welche den breiten, blattartigen Darmzotten vieler Thiere einigermaassen ähnlich sind *), werden von ähnlichen Maschensystemen bekleidet, welche auf der Höhe der Falte tiefere, von breiten anastomosirenden Leisten getrennte Maschen haben, während an der Basis der Falte die Leisten sich schmaler, niedriger und blasser verlaufen. Fig. 10 zeigt eine solche faltenartige Erhebung der Ciliarkörper-Oberfläche mit dem überkleideten Maschensystem, dessen Breite etwas grösser als gewöhnlich ist. — Der letzte Abschnitt endlich, die Höhe der grösseren Ciliarfortsätze und ihre Spitzen, ist durch vielfache Ausbuchtungen ausgezeichnet, welche von einer ziemlich gleichmässigen, blassen, weichen Schicht überkleidet sind, die sich in die Glaslamelle der Chorioidea rückwärts verfolgen und bisweilen auch in grösseren Stücken abziehen lässt. Hie und da ist dieselbe bis zur Spitze der Ciliarfortsätze sehr deutlich reticulirt. Besonders zu erwähnen sind zapfenartige oder etwas kolbige Vorsprünge, welche hauptsächlich am Anfang der grösseren Fortsätze vorkommen, im Innern eine Gefässschlinge, wie eine Papille, enthalten und oberflächlich von jener blassen, oft wie gefältelt aussehenden Schicht bekleidet sind. Wo die Ciliarfortsätze in die Iris übergehen, verliert diese Fortsetzung der Glaslamelle die charakteristischen Eigenthümlichkeiten völlig, und es ist bemerkenswerth, dass damit auch, soviel ich gesehen habe, die Verdickungen und Kalkablagerungen fehlen, welche der Beweglichkeit der Iris ohne Zweifel sehr hinderlich werden könnten.

Die verschiedenen Formen der mehr oder weniger areolirten leistenartigen Erhebungen, die man kurz als Reticulum des Ciliarkörpers bezeichnen könnte, sind auch an Augen, wo diese im Allgemeinen ziemlich ausgebildet sind, häufig nicht alle gleichmässig zu finden, sondern bald die eine bald die andere an Ausdehnung und Ausprägung überwiegend. So sieht man bisweilen das grossmaschige Netz (nächst der Ora) sehr entwickelt, dann aber folgt kein kleinmaschiges Netz, sondern weniger oder stärker ausgeprägte, stark gestreckte spindelförmige Leistchen. Oder es ist statt des grossmaschigen Netzes bloss ein ausgedehntes kleinmaschiges vorhanden, oder die gleichförmig netzartige Anordnung prävalirt weiterhin gegen die streifige und umgekehrt.

Wichtiger als diese Varietäten ist, dass unabhängig von denselben die Ausbildung der areolirten Leistchen oder das Reticulum, mit dem Alter zunimmt. Es werden die Leistchen dicker, höher und bekommen ein markirtes, dunkles Aussehen, grössere Dichtigkeit, während sie anfänglich blass und zart sind. Wo das Reticulum gleichmässig ausgebreitet ist, sind bei jungen Individuen die Leistchen ganz blass und dünn, eine kaum wahrnehmbare Zeichnung auf der Oberfläche. Sie werden im Alter 0,005—0,01 Mm. und darüber dick, dunkel contourirt und streifig in der Richtung ihres Verlaufs. Die gestreckten, knochenkörperchenartigen Figuren werden starke, bisweilen knotige Stränge. Die Maschensysteme auf den erhabenen Stellen erleiden analoge Veränderungen; in ihrer Mitte erreichen oder übertreffen die Wände der Maschen diese letzteren an Dicke, die Maschen erscheinen als tiefe, enge, stark schattirte Grübchen, das Ganze erscheint dunkel, mit starker Lichtbrechung.

Neben dieser so zu sagen diffusen Verdichtung der Substanz, welche gleichwohl bisweilen ziemlich markirte Grenzen hat, kommt sehr häufig eine Ablagerung von Kalkkörnern vor, welche den oben in der Glaslamelle der eigentlichen Chorioidea beschriebenen vollkommen gleichen. Dieselben finden sich auch hier vorzugsweise in Augen, wo die Verdickung des Reticulum bedeutend ist, doch auch ohne diese. Sie liegen gewöhnlich am zahlreichsten an den am meisten verdickten Stellen, also in den

---

*) „Villi sive flocculi tenuissimi." *Zinn* a. a. O.

leistenförmigen Erhebungen, doch fehlen sie auch an der übrigen Fläche nicht, und zwar sowohl in der gleichmässig reticulirten, als in der streifigen Zone (Fig. 8 und 9). und in den abgegrenzten Maschensystemen, welche hierauf folgen, sind sie in exquisiten Fällen so zahlreich, dass sie die Zwischenwände der mittleren Maschen völlig ausfüllen (s. Fig. 10), bisweilen sind die Kalkkörner ziemlich gleichmässig bis an die Spitze der Ciliarfortsätze ausgestreut.

Was das Vorkommen der Verdickungen im Reticulum des Ciliarkörpers betrifft, so gilt im Allgemeinen, dass dieses um so weniger ausgebildet ist, je jünger eine Person ist, um so mehr, je älter. Bei sehr jungen Individuen sind kaum Spuren einer blassen Zeichnung sichtbar, während diese, mehr oder weniger markirt, bei älteren wohl nie fehlt. Aber wie bei andern senilen Veränderungen, so geschieht es auch hier, dass sie bisweilen ungewöhnlich langsam und spät, anderemale vorzeitig eintreten, und es ist hier besonders schwer, Maasse für das typische Fortschreiten aufzustellen.

Was speciell das Verhältniss zu der Glaslamelle an der eigentlichen Chorioidea betrifft, so kommen die Verdickungen an beiden Stellen sehr häufig einander parallel gehend vor, doch trifft man oft genug an einer Stelle einen relativ höheren Grad, als an der andern, wie diess auch schon für die hinteren und vorderen Particen der eigentlichen Chorioidea bemerkt wurde. In der Ablagerung der Kalkkörner besonders trifft man wohl häufig eine Uebereinstimmung, aber auch nicht selten eine Art von Antagonismus, indem z. B. manchmal, auch bei Leuten die erst in mittleren Jahren (ca. 30 Jahre) stehen, der Ciliarkörper mit seinen Fortsätzen stark mit Kalkkörnern besäet ist, während hinter der Ora serrata die Glaslamelle fast intact ist. Doch kommen dabei gewöhnlich wenigstens Anfänge der stalactitenförmigen Drusen am Sehnerveneintritt vor.

Auch am Ciliarkörper sind im Gegensatz zu diesen Kalkkörnern an der Innenfläche, welche mit der reticulirten Lamelle abgezogen werden können, andere zu unterscheiden, welche etwas weiter aussen im Stroma des Ciliarkörpers liegen. Dieses enthält häufig deutlicher als die eigentliche Chorioidea einen guten Antheil von mehr oder weniger entwickeltem Bindegewebe, und diesem scheint die Bildung strangförmig-drusiger grösserer Kalkconcremente anzugehören, wie sie Fig. 13 abgebildet sind. Ganz ähnliche kommen auch sonst, z. B. in der arachnoidealen Scheide des Sehnerven als exquisite Incrustation von Bindegewebsbündeln an einzelnen Stellen ihres Verlaufs vor.

Nachdem ich die Ueberzeugung gewonnen hatte, dass die Glaslamelle der Chorioidea beträchtliche senile Veränderungen darbiete, lag es nahe, andere Glashäute des Auges in derselben Richtung zu untersuchen. In der That fand ich meine Vermuthungen bestätigt. Die Descemetische Membran, Linsenkapsel, die Hyaloidea, die Zonula Zinnii erleiden analoge Veränderungen als die Glaslamelle der Chorioidea.

Zunächst will ich an die Betrachtung des Ciliarkörpers die Untersuchung der benachbarten Zonula anschliessen, welche in ihrem Verhalten mit jenem zum Theil correspondirt. Es kommt für die hier vorliegende Frage eine Lamelle der Zonula in Betracht, welche überhaupt bisher nur wenig Aufmerksamkeit auf sich gezogen zu haben scheint *). Es hebt sich nämlich eine eigene Schicht an der vorderen Seite der Zonula, vom äussern zum innern Rande derselben hin, immer deutlicher ab, welche eng anliegend den Unebenheiten des Ciliarkörpers folgt, und nicht an die Vorderfläche der Linsenkapsel hinübertritt, sondern an der Spitze der Ciliarfortsätze sich auf deren vordere, der Iris zugewendete Seite umschlägt, um schliesslich in etwas ver-

---

* Brücke beschreibt dieselbe als Fortsetzung der Membrana limitans, die mit der Zonula verwachsen sei, und giebt auch den schliesslichen Uebergang auf die Iris richtig an, jedoch ohne weitere Angaben über die Beschaffenheit der Lamelle.

änderter Beschaffenheit an der Hinterseite des Irispigments zu verlaufen. In dem grössten Theil ihrer Ausdehnung ist sie jedoch von der unterliegenden streifig-faserigen Schicht, welche zur Linsenkapsel tritt, nicht als eine eigene Lamelle völlig getrennt, sondern adhärirt daran mehr oder weniger fest. Dieselbe ist gewöhnlich ohne Structur oder Farbe, doch wird sie, wenn sie dicker ist, bisweilen etwas gelblich, dabei opalisirend. Ausserdem gibt sie nicht bloss die gröberen Unebenheiten des Ciliarkörpers vollkommen wieder, sondern theilweise auch die feineren, wodurch sie ebenfalls mikroskopische Unebenheiten erhält. Isolirt nimmt sie sich bei starker Vergrösserung gewöhnlich gefältelt wie eine Krause aus, wenn man sie in einzelnen unregelmässig gelagerten Fetzen zu sehen bekommt. Hat man die Schicht in der ganzen Ausdehnung von der Fläche her vor sich, wo der Ciliarkörper abgelöst ist, so zeigt sich folgende Ansicht: Nächst der Ora serrata ist sie nicht als etwas Gesondertes zu bemerken*, die Oberfläche ist glatt. Etwa 0,5—1 Mm. von der Ora beginnen kleine Unebenheiten sich zu erheben, welche wie weiche, blasse Wärzchen aussehen. Diese werden nach und nach deutlicher, grösser, und gruppiren sich in unregelmässige Streifen, welche gegen andere Stellen erhöht sind. Die vertieften Stellen entsprechen offenbar den kleinen, beiläufig radial gestellten, meist mit Reticulum versehenen Erhebungen, welche an der Innenfläche des Ciliarkörpers weit vor den eigentlichen Fortsätzen zu finden sind. In diesen Vertiefungen der Zonula ist sehr häufig, auch wenn dieselbe für das blosse Auge ganz rein erscheint, etwas Pigment mit oder ohne Reste der Zellen der Pars ciliaris retinae sitzen geblieben, und gerade dadurch erkennt man die Anordnung der Fältchen deutlicher. Die Vertiefungen laufen nicht über die ganze Zonula fort, so dass etwa jede einem der grösseren Ciliarfortsätze entspräche, sondern sie sind von verschiedener Länge, in einander geschoben, und viel zahlreicher als die grossen Fortsätze. In der Gegend, wo die letzteren anfangen, sieht man meist eine Anzahl mehr rundlicher, ziemlich tiefer Grübchen von 0,03—0,05 Mm. Durchmesser, in denen fast immer etwas pigmentirte körnige Masse sitzen geblieben ist. Sie entsprechen den zapfen- oder kolbenförmigen Vorsprüngen, welche der Ciliarkörper in dieser Gegend hat, und geben der Zonula ein sehr sonderbares, auf den ersten Blick räthselhaftes Aussehen, das sicherlich schon Manchem aufgefallen ist. Sie erscheinen nämlich, wenn die Zonula nicht in der natürlichen Lage ausgebreitet ist, leicht als geschlossene Blasen mit körnig pigmentirtem Inhalt**). Den eigentlichen Ciliarfortsätzen endlich entsprechen tiefe, mit grossen und kleinen Ausbuchtungen versehene Gruben, in die man gerade von oben hinein sieht, während man am Rand der Buchten die Dicke der gefältelten Membran zu beurtheilen Gelegenheit hat, die hier in der Regel am grössten ist. Wo die Lamelle die Spitze der Ciliarfortsätze bekleidet hat, sieht man die faserige Schicht der Zonula, die bisher bloss von unten her durchgeschienen hatte, frei hervortreten, und sich an der Linsenkapsel als eine structurlose Masse inseriren. Der sogenannte freie Theil der Zonula enthält also der fraglichen Schicht nicht. Wenn man Linse und Glaskörper im Zusammenhang rein dargestellt hat, sieht man, bei Betrachtung von vorn, um den Linsenrand her einen Kranz von schwach graulichen Flocken, der an der äussern Grenze jenes freien Zonulatheils sitzt. Diese sind, wie die mikroskopische Untersuchung zeigt, die Theile der Lamelle, welche, sich von der faserigen Schicht erhebend, die Spitze der Ciliarfortsätze bekleidet hatten. Wenn man sie mit der Pincette fasst, kann man die oberflächliche Lamelle eine Strecke weit gegen den äusseren Zonula-Rand ablösen.

Auch auf Durchschnitten oder seitlichen Ansichten der Ciliarfortsätze, die noch von der Zonula überzogen sind, erhält man eine gute Ansicht des gegenseitigen Ver-

----

* Es soll hiermit jedoch durchaus nicht gesagt sein, dass die Lamelle überhaupt sich nicht weiter nach rückwärts erstrecke.
** Erhärtete Präparate sind auch hier von grossem Werth für die Aufklärung der Lageverhältnisse.

bältnisses dieser Theile. Man sieht zunächst um den Fortsatz das Pigment, welches auf der Höhe desselben aufhört, um gegen die Iris wieder rasch sehr dicht zu werden. Darüber liegen die Zellen der Pars ciliaris retinae, welche an der pigmentlosen Stelle unmittelbar die Substanz des Fortsatzes berühren und, wo das Pigment wieder auftritt, rasch schwinden. Dann überzieht die gefältelte Schicht der Zonula das Ganze, indem sie um die Spitze des Fortsatzes herumgeht, und dabei sich sehr verdünnt. An der Iris selbst stellt sie das glashelle, aber bei älteren Leuten ziemlich resistente Häutchen dar, welches nur als eine sich abhebende Linie unter dem Mikroskop erscheint, und der Gegenstand mannigfacher Controversen war. Die gefältelte und mit warzenartigen Vorsprüngen versehene Lamelle erscheint manchmal durch letztere wie von zelligen Körpern bekleidet oder gebildet, und man könnte vielleicht an eine Verwechselung mit den Zellen der Pars ciliaris retinae denken. Aber jene Profilansichten, sowie die Präparation mit der Loupe, endlich das verschiedene mikroskopische Verhalten jener Wärzchen weisen den Unterschied bestimmt nach. Namentlich ist in letzteren nie ein Kern zu sehen, der in jenen in der Regel sehr deutlich ist. Die Adhäsionsverhältnisse der verschiedenen hier übereinanderliegenden Schichten sind sehr wechselnd. Es ist bekannt, dass, wenn man Zonula und Ciliarkörper aneinander zieht, das Pigment und die Zellen der Pars ciliaris retinae theils da theils dort hängen bleiben. Aber an den Ciliarfortsätzen bleibt bisweilen auch die Zonula oder mindestens ihre oberflächliche Schicht fast ganz hängen, während es auch vorkommt, dass ein Theil der reticulirten Lamelle des Ciliarkörpers an der Zonula haftet. Es versteht sich, dass hier bloss von der vordern Wand des Petit'schen Kanals die Rede war, welche also in ihrer äusseren Zone aus 2 Schichten besteht, einer gefältelten oder warzigen, und einer streifig-faserigen, deren deutliche Differenzirung ziemlich mit dem äusseren Rand jenes Kanals zusammenfällt.

Die beschriebene Lamelle der Zonula zeigt mit zunehmendem Alter eine stärkere Entwickelung in ähnlicher Weise, wie die reticulirte Lamelle des Ciliarkörpers, in welche ihre Erhebungen und Vertiefungen eingreifen. Bei jungen Individuen ist sie zwar deutlich zu erkennen, stellt aber ein sehr zartes, blasses und dünnes Häutchen dar. Im Alter dagegen treten besonders die gegen den Ciliarkörper mikroskopische Vorsprünge bildenden Stellen viel mehr hervor, was durch Verdickung und vermehrte Fältelung, vielleicht auch durch Verdichtung der Substanz geschieht. Man erkennt diess namentlich an Profilansichten, welche sich auch bei Betrachtung von der Fläche an den vielfachen Einsenkungen leicht ergeben, deren Ränder dann entweder als ein dünner, mehr gleichmässiger, oder als ein dicker und unebener Saum erscheinen *).

In diesem senilen Zustand, der auch hier bald früher bald später und in sehr verschiedenem Grade eintritt, wird die Lamelle für das blosse Auge recht wohl bemerkbar, und die gräuliche Färbung, welche man am Ciliarkörper älterer Leute bisweilen nicht bloss auf der Höhe der grösseren Fortsätze trifft, wo das Pigment fehlt, hängt zum Theil von dieser verdickten Zonula ab, wie man sich durch Abziehen derselben überzeugt. Bemerkenswerth ist, dass mit der excessiven Entwickelung der gefältelten Lamelle bisweilen eine Atrophie des faserigen Theils der Zonula vorkommt, der sich an die Linsenkapsel ansetzt. Man trifft hier manchmal fast keine Spur eines faserigen Baues mehr, und in solchen Fällen kann es zur spontanen Ablösung der

---

* Wenn die mikroskopischen Unebenheiten der Zonula nicht überall genau denen des Ciliarkörpers entsprechen, so erklärt sich diess dadurch, dass zwischen beiden noch das Pigment und die Zellen der Pars ciliaris retinae eingeschoben sind. Im Uebrigen ist es wohl nicht ohne Bedeutung, dass Zonula und Ciliarkörper nicht bloss durch die grossen und kleinen Fortsätze, sondern auch durch zapfenartige Vorsprünge und mikroskopische Unebenheiten vielfach in einander greifen. Je enger die Verbindung ist, um so mehr wird bei der Accommodation eine Formveränderung des Ciliarkörpers auf die von Helmholtz kürzlich dargestellte Weise vermittelst der Zonula auf die Linse wirken können.

Linse sammt ihrer Kapsel kommen, die absichtlich bei alten Leuten zuweilen sehr leicht zu bewerkstelligen ist, und deren Möglichkeit von *Hyrtl* mit Unrecht geleugnet wurde. Ich habe Augen von alten Leuten untersucht, an denen die etwas atrophische Linse mit der Kapsel, an der ein Theil der structurlosen Zonula anhing, sich bei leiser Berührung schon vom Glaskörper völlig abtrennte.

Bei grössern Desorganisationen in Augen von Menschen und Thieren giebt die warzige oder gefältelte Beschaffenheit der vorderen Zonula-Lamelle den netzartigen oder zottigen Strängen, welche sich daraus bilden und bisweilen eine ziemliche Entwickelung erreichen, ein ganz besonderes Ansehen, das ohne Kenntniss des geschilderten Verhaltens der Membran kaum zu verstehen wäre.

Während die vorderste Lamelle der Zonula in ihrem senilen Verhalten sich mehr an die reticulirte Lamelle des Ciliarkörpers anschliesst, zeigt sich die hintere G l a s - L a m e l l e der H o r n h a u t (Descemet'sche Membran) mehr der Glas-Lamelle der eigentlichen Chorioidea ähnlich.

Dieselbe trägt nämlich w a r z i g e V o r r a g u n g e n an ihrer i n n e r e n O b e r - f l ä c h e, deren A u s b i l d u n g wie die D i c k e der L a m e l l e überhaupt mit dem A l t e r z u n i m m t.

Die Dicke der Descemet'schen Membran, welche von den Autoren ziemlich verschieden angegeben wird, wechselt allerdings etwas an verschiedenen Stellen desselben Auges, doch besteht darin eine Regelmässigkeit in der Art, dass sie nahe ihrem Rand dicker ist, als in der Mitte. Die dickste Stelle ist in der Regel da, wo die Lamelle anfängt in die bekannten faserigen Netze überzugehen, von dort ab nach aussen aber nimmt sie sehr rasch ab, wobei sie von vorn nach rückwärts zugeschärft ist, indem die innerste Schicht der Membran am spätesten in ein maschiges Gewebe ausläuft. Kurze Zeit nach der Geburt ist die Dicke nirgends über 0,005—7 Mm., bei Erwachsenen von 20—30 Jahren beträgt sie in der Mitte 0,006—8. am Rand 0,01—0,012 oder wenig mehr, bei alten Individuen dagegen in der Mitte etwa 0,01 und am Rand 0,015—0.02 Mm. Dazu kommen dann die warzigen Verdickungen. Solche wurden von *Hassall* (Mikr. Anat. übers. v. *Kohlschütter* p. 303. tab. LXIII. 11) angegeben, genauer aber erst von *Henle* (Jahresbericht 1852) beschrieben. Derselbe fand in der Nähe des zugeschärften Randes eine Art von Warzen, welche sich von der Fläche wie Kernzellen ausnehmen, in der Seitenansicht aber abgestutzte Kegel von 0,01''' Durchmesser an der Basis, 0,07''' an der Spitze und von 0.004''' Höhe darstellen. mit der Substanz der Descemet'schen Haut continuirlich und eigentlich nur Verdickungen der letztern sind [*]). Diese Angaben wurden auch von *Kölliker* bestätigt (Mikr. Anat. II. 620). Rücksichtlich des Vorkommens dieser Warzen hat *Henle* bereits bemerkt, dass sie nicht in jedem Auge recht ausgebildet gefunden werden, und ich kann diess dahin erweitern, dass ihre Ausbildung im Allgemeinen mit der Dickenzunahme der ganzen Membran parallel geht. Es ist die Oberfläche der Descemet'schen Haut überhaupt häufig nicht so vollkommen eben, als man diess z. B. an der Linsenkapsel gewohnt ist, sondern da und dort schwach wellenförmig. Wenn man hievon absieht. so fehlen die von *Henle* beschriebenen Warzen in den ersten Jahren nach der Geburt

---

[*]) *Henle* hat bereits bemerkt, dass die Papillen bisweilen in die Lücken des am Rand der Descemet'schen Haut beginnenden Maschengewebes hineinragen, und ich habe in mehreren Fällen einen Uebergang der papillären Erhebungen in die Anfänge des Balkengewebes verfolget. können. Während die vorderen Schichten der Descemet'schen Membran in ein straffes elastisches Gewebe von lamellösem Gefüge, mit kleineren Lücken übergehen, setzt sich die hintere, oberflächliche Partie der Membran in das lockere, grossmaschige, aus mehr rundlichen Balken gebildete Gewebe fort, welches der vordern Kammer zunächst, und so zwar, in ihr liegt und dem netzförmigen Bindegewebe näher steht. Die Anfänge dieser Stränge nun, wo sie sich aus der Fläche erheben, sind bisweilen knotig, varikös und in derselben Weise fein streifig, als diess bei den Papillen am Rand in denselben Augen der Fall ist. Manchmal sieht man in jenen Balken einen straffen Axenstrang, und eine weichere, wulstige Rindensubstanz, welche eben die Knoten an den Anfängen bildet.

völlig, oder es sind höchstens Spuren davon vorhanden. Bei Erwachsenen von 20 bis 30 Jahren habe ich letztere bisher noch nicht gänzlich vermisst, und sind in der Regel etwa 2—4 unvollkommene Reihen von Warzen zu sehen, welche häufig einen Theil des Hornhautrandes etwas dichter besetzen, andere Strecken aber fast frei lassen. Die Höhe ist häufig nur 0,003—0,006 Mm. Bei alten Individuen dagegen bilden die Warzen eine breitere Zone am Rand der Descemet'schen Haut, und nehmen bisweilen grössere Strecken ein, ja es ist in selteneren Fällen der grösste Theil der ganzen Hornhautfläche damit besetzt (s. Fig. 14). Doch habe ich dabei bisher immer einzelne Strecken gefunden, wo die Warzen sehr gering waren oder fehlten, wie denn dieselben mitunter am Rand der Membran eine nur mässig breite Zone bilden, dann verschwinden, um weiterhin wieder aufzutreten. Dabei stehen die Warzen in der Regel am Rand am dichtesten, und erreichen dort auch die bedeutendste Höhe, 0,01—0,012 Mm. Über den zwischengelegenen Furchen, so dass an diesen Stellen die Dicke der ganzen Membran 0,032 Mm. und in einzelnen Fällen mehr beträgt. An den andern Stellen sind die Warzen meist bedeutend flacher, mehr von der Form eines Kugelsegments als eines Kegels. Danach wechselt natürlich die Ansicht von der Fläche, indem die hohen, nur durch schmale Furchen getrennten Warzen durch einen scharfen Umriss markirt erscheinen, am meisten, wenn sie hie und da etwas kolbig sind: die flachen Warzen dagegen werden oft nur bei aufmerksamer Betrachtung als verwaschene Flecke erkennt, welche vielleicht dieselben sind, die *Henle* (a. a. O. S. 29) bereits erwähnt hat *). Abdrücke der Epithelzellen nehmen sich jedoch bisweilen sehr ähnlich aus.

Neben der beschriebenen theils gleichförmigen theils warzigen Verdickung lässt die Descemet'sche Haut bei alten Leuten auch eine Modification ihrer physikalisch-chemischen Charaktere erkennen. Sie ist nicht mehr so weich, biegsam, rollt sich nicht mehr so vielfach, sondern sie wird steifer, so dass kleine Plättchen sogar sich der Faltung widersetzen. Diese Sprödigkeit giebt sich auch dadurch kund, dass sie durch Druck, z. B. mit dem Deckgläschen, leicht Risse bekommt, sowohl grössere, als auch insbesondere eine Menge ganz kleiner Spältchen, welche mit starker Vergrösserung betrachtet von der Fläche eine feine sternförmig-reticulirte Zeichnung geben, an Falten aber als kleine senkrecht auf die Falte gestellte Striche erscheinen. Diese kleinen Risse gehen häufig evident bloss durch den an der freien Oberfläche gelegenen Theil der Membran, nicht aber durch die tiefen Schichten. Sie entstehen am leichtesten nach Anwendung von Kali oder Schwefelsäure, und zwar vorzugsweise an den stark verdickten, warzigen Stellen. An den einzelnen Warzen sieht man dann häufig eine zarte radiale Streifung. Die Verschiedenheit zwischen der tiefen und oberflächlichen Lage der Membran zeigt sich ferner vielfach an den Rändern, wo die Präparate abgerissen sind. Dort ist nicht nur die eine Fläche oft in einer ganz andern, streckenweise weit abgehenden, Linie abgerissen als die andere, sondern es spricht sich in der Art und Weise der beiden Riss-Linien die grössere Sprödigkeit der einen deutlich aus. An Falten zeigt sich bisweilen schon frisch, mehr aber nach Anwendung von Reagentien, eine Scheidung der tieferen 0,006—0,01 Mm. dicken Lage von der oberflächlichen. Jod färbt jene intensiver, und es tritt dabei die parallele Streifung stark hervor, die in der letztern dagegen fehlt oder gering ist. Kali lockert die oberflächliche Schicht auf, durch Druck spaltet sich dieselbe dann bisweilen von der tiefen los, und nach längerer Behandlung bröckelt sich die erstere ab, während die letztere noch ihre Zähigkeit hat und resistirt. Eine scharfe Grenze ist hierbei begreiflicherweise zwischen den beiden Schichten nicht zu ziehen **).

---

* In wie weit die beschriebenen Warzen, sowie die zum Theil ähnlichen Excrescenzen der Linsenkapsel den Gang der Lichtstrahlen merklich zu stören vermögen, wage ich noch nicht zu entscheiden.

** *Stellwag v. Carion* (Zeitschrift d. Ges. d. Aerzte zu Wien 1852. II, S. 355) hat bereits einen Fall von Verdickung des peripheren Theils der Descemet'schen Membran beschrieben,

Die geschilderten senilen Veränderungen an der Descemet'schen Membran halten fast noch weniger als die an der Glaslamelle der Chorioidea eine ganz bestimmte Parallele mit den Jahren ein; sondern finden sich mitunter ungewöhnlich früh, bleiben manchmal länger aus.

Dieselben deuten eine bei Erwachsenen noch fortschreitende allmählige Ablagerung von Substanz an der freien Fläche der Descemet'schen Membran an *, wobei die neuere Masse der älteren nicht völlig entspricht, und die theils gleichmässig ausgebreitete, theils warzig-drusige Verdickung zeigt dabei eine offenbare Analogie mit dem Verhalten der Glaslamelle der Chorioidea.

Etwas Aehnliches wiederholt sich an der Linsenkapsel. Es finden sich wenigstens bei einem Theil der Individuen, welche Verdickungen an der Glaslamelle der Chorioidea und an der Descemet'schen Membran zeigen, Auflagerungen an der Innenfläche der Kapsel, und zwar an der vordern Fläche und in der Gegend des Aequators. Dieselben sind theils ausgebreitet, und bilden dann im Profil gesehen einen Streifen, der von der ursprünglichen Kapsel deutlich zu unterscheiden, an manchen Strecken gleichförmig breit ist, an andern dagegen ziemlich erhebliche Verdickungen zeigt. Anderwärts bilden sie isolirte kleinere Plaques, zwischen denen eine Verbindung nicht zu erkennen ist. Dieselben sitzen entweder sehr flach mit breiter Basis auf, oder bilden kugel- oder kegelförmige, rasch aufsteigende Vorsprünge, welche den Papillen der Descemet'schen Membran oder isolirten Drusen der Glaslamelle der Chorioidea sehr ähnlich sind, und auch von der Fläche in ähnlicher Weise gesehen werden. Sie scheinen wie diese bisweilen unmittelbar aus der Membran, ohne wahrnehmbare Grenze, aufzusteigen, während sonst eine solche mehr oder minder durch eine Linie angedeutet ist. Die Substanz, aus welcher die Verdickungen bestehen, ist mitunter der Kapsel selbst völlig ähnlich, durchsichtig, ziemlich stark lichtbrechend. An anderen Stellen ist sie etwas ungleichmässig, gelblich, mit helleren und dunkleren Flecken, auch wohl körnigen Massen versehen. Einige stark vorspringende kugelige Körper, welche theils isolirt, theils in Gruppen vereinigt vorkamen, zeigten im Innern einen anscheinend zelligen Bau, indem eine peripherische helle Schicht, die sich über die Umgegend ausbreitete, von einem innern Theil unterschieden war, worin theils kernartige Bildungen theils Körner enthalten waren. Ob diess Theile des Epithels waren, die in die Verdickung eingeschlossen wurden, wie es den Anschein hatte, kann ich nicht bestimmt angeben.

Eine eigenthümliche Formation habe ich an zwei Augen in sehr ähnlicher Weise gefunden. Die Linse war dunkel bernsteinfarben, jedoch noch ziemlich durchscheinend, sehr hart, stark atrophisch in allen Durchmessern, die Kapsel war an vielen

---

und es lässt sich vermuthen, dass die „unregelmässigen, grösstentheils aber parallelogrammatisch begrenzten Platten mit rauhem Rand", welche zr aufgelagert fand, mit den oben erwähnten warzigen Vorsprüngen der Membran identisch waren. Derselbe führt ferner auch feine Risse an, welche nicht die ganze Dicke der Membran durchsetzten, aber constant in gegenseitiger Entfernung von 0,0055 ''' verliefen, was bei den von mir gesehenen nicht der Fall war. *Stellwag* hält dieselben für ein Zeichen der Zusammensetzung der Membran aus Zellen, was in meinen Fällen nicht wohl möglich war. Ausserdem fand derselbe in der Descemet'schen Haut und vordern Kapselhälfte von atrophischen Augen unregelmässig runde, aus einer Unzahl dunkler Körner bestehende Flecke, welche theils oberflächlich auf der Glashaut, theils aber in ihrer Dicke lagen. Ich weiss nicht, ob dieselben in irgend einer Weise mit den von mir beschriebenen Veränderungen zusammengehören, aber die Deutung, dass die Flecke aus den Zellen hervorgehen, welche ursprünglich das Parenchym der Glashäute constituiren, und dass diese letzteren bei allgemeinem Schwund des Augapfels wieder auf ihre ursprüngliche Gestaltung zurückgehen, möchte kaum stichhaltig sein. Vielleicht handelte es sich auch hier um secundäre Einschliessung zelliger Massen, wie ich sie an Chorioidea und Linsenkapsel gesehen zu haben glaube.

*: *Kölliker* hatte bereits vermuthet, dass die Streifung, welche man an der Descemet'schen Membran wahrnimmt, als der Ausdruck eines bei der Entwickelung in Intervallen vor sich gehenden Wachsthumes der Haut in die Dicke zu deuten sei. Mikr. Anat. II, S 618.

Orten durchsichtig, an anderen dagegen mehr oder minder grauweiss getrübt. Die letzteren zeigten unter dem Mikroskop an der Innenfläche eine sehr unregelmässig netzartige Zeichnung, indem grössere und kleinere buchtige Flecke durch Stränge von sehr verschiedener Länge und Dicke zusammenhingen (s. Figur 15). Die intensiver getrübten Stellen zeigten sehr ausgedehnte Plaques mit wenig Lücken, an den für das blosse Auge wenig oder nicht merklich getrübten Partieen dagegen war ein sparsames Netz dünner, wenn auch knotiger Stränge in einzelnen Gruppen zerstreut zu finden. Sie bestanden aus einer gelblich körnigen Substanz, welche nur unvollkommen durchscheinend war, und durch eine Metamorphose des Epithels gebildet zu sein schien, von den an einzelnen Stellen deutlichere Reste, jedoch nirgends in einer regelmässigen Ausbreitung, zu sehen waren. An einigen Stellen waren dunkelcontourirte, fettähnliche Körner, jedoch nicht in grosser Menge, eingestreut. An Falten der Kapsel, wo man die körnigen Partieen im Profil zu Gesicht bekam, bildeten sie Vorsprünge, deren Basis sehr verschieden gross war, je nachdem dünnere Stränge oder grössere Plaques von der Falte getroffen waren. Ihre Höhe war zum Theil sehr gering (0,002 Mm.), überstieg aber an manchen Stellen die Dicke der ursprünglichen Kapsel. An vielen Orten erschienen diese körnigen Massen einfach an die Oberfläche der Kapsel angelöthet, und sie konnten hie und da sogar mit einer Nadel abgelöst werden. An vielen andern Stellen beider Augen dagegen ging eine im Profil sehr deutliche, ganz helle Schicht wie ein Glasguss von bald sehr geringer bald grösserer Dicke über die körnigen Stellen, wie über die freien Intervallen hin. An den letzteren jedoch war dieselbe bisweilen wenig unterschieden von der übrigen Kapsel. Es ist kaum zu bezweifeln, dass hier eine structurlose Ablagerung an der Innenfläche der Kapsel erfolgte, welche die dort gelagerten körnigen Massen allmählig einschloss und mit immer dickeren Schichten überzog, so dass sie anscheinend in die Dicke der Kapsel zu liegen kamen. Diese neugebildete Schicht war auch hier dadurch charakterisirt, dass sie gegen Maceration, sowie gegen Kali weniger resistirte, als die übrige Kapsel, indem sie blass, locker und granulös wurde.

Der Nachweis, dass neue Auflagerungen einer der Kapsel selbst ähnlichen Substanz von innen her erfolgen, und dass in dieselbe andere körnige, also trübende Massen eingeschlossen werden können, ist von Wichtigkeit für die Streitfrage über den Kapselstaar.

Man wird nicht mehr bloss die Alternative stellen dürfen, ob Trübungen in oder auf der Kapsel ihren Sitz haben, sondern auch im Fall Ersteres nicht mehr bezweifelt werden kann, so ist zu fragen, ob diese Trübungen in der ursprünglichen Kapsel entstehen, oder ob sie in die neugebildeten Schichten eingeschlossen sind. Im letzten Falll würden diejenigen immer noch in gewisser Art Recht behalten, welche eine Auflagerung der trübenden Massen auf die Kapsel behaupten.

Auch *Arlt* (Krankheiten des Auges II. S. 261), der als Vertheidiger der Cataracta capsularis gegenüber von denen auftritt, welche bloss eine Trübung durch Linsenreste u. dergl. annehmen, betrachtet die Verdickung der Kapsel als durch Infiltration und Auflagerung einer körnigen Masse entstanden, indem er den Process der excedirenden Auflagerung von innerer Gefässhaut vergleicht.

Neuerdings hat Hr. *Broca* [*] zwei sehr schöne Fälle von Kapselstaar nach mikroskopischer Untersuchung beschrieben, denen sich zwei andere von Herrn *Robin* anreihen, und derselbe glaubt dadurch die Trübung der Kapsel selbst ausser Zweifel gesetzt zu haben. Ueberall war, wie bei *Arlt*, ausschliesslich oder vorwiegend die vordere Wand der Kapsel der Sitz der Trübung, welche durch körnige, in Säuren unlösliche Massen bedingt war, und mit Ausnahme eines Falles war die Kapsel ebenfalls beträchtlich verdickt. Diess macht die Vermuthung in mir rege, es möchte

---

[*] Bull. de la Soc. anatomique. Paris 1853, p. 423.

wenigstens ein Theil der bei *Arlt* und *Broca* erzählten Fälle dem von mir untersuchten
analog gewesen und die trübende Masse nur von Verdickungsschichten gebildet oder
durch sie eingeschlossen worden sein. In dem einen Fall ,von *Robin*, wo die Kapsel
nicht verdickt gewesen sein soll, war sie auch nur weniger undurchsichtig, und die
gelblichen Körperchen lagen „in der Dicke derselben, vorzugsweise nahe der
Oberfläche." Diese Angabe, sowie die weitere bei *Arlt* und *Broca*, dass die vordere Fläche der Kapselwand glatt und glänzend, die hintere dagegen von weisslichen,
unebenen Vorsprüngen bedeckt war, würden der ausgesprochenen Vermuthung günstig
sein ¨, und es dürften erneuerte, speciell auf den fraglichen Punkt gerichtete Untersuchungen nothwendig sein, ehe es als erwiesen betrachtet werden darf, dass erhebliche Trübungen der Kapsel nicht nur, wie in den von mir beschriebenen Fällen, in
neu aufgelagerten Schichten ihren Sitz¨haben, sondern in der ursprünglichen
Kapsel auftreten, ohne Verdickung. Ich habe bisher nicht Gelegenheit gehabt, für
das Letztere beweisende Beobachtungen zu machen ¨¨, bin jedoch weit entfernt, die
Möglichkeit in Abrede stellen zu wollen, da eine die Kapsel durchtränkende Flüssigkeit wohl auch in derselben eine Trübung erleiden können muss.

Es versteht sich, dass dieselbe Frage nach dem Sitz der Trübung in der ursprünglichen Kapsel oder in Verdickungsschichten auch dann zu erheben ist, wenn
nach Entfernung der Linse zurückgebliebene Kapseltheile durch Trübung eine
Cataracta secundaria darstellen, wie in dem einen Fall a. a. O., und würde es von
Interesse sein, nachzuweisen, ob eine Trübung durch Anbildung neuer Schichten auch
nach Eröffnung der Kapsel und Entfernung der Linse noch Platz greifen kann. Dabei
ist auf die Ab- oder Anwesenheit des Epithels, seine Lage und Beschaffenheit Rücksicht zu nehmen und zu bedenken, dass auch zwischen Kapsel und Epithel neue
Schichten aufgelagert sein können, sowie andererseits Theile des Epithels und der
Linse vielleicht da und dort in die neuen Schichten aufgenommen werden. Es kommt
auch sonst, z. B. an den Kielen im Mantel der Cephalopoden, vor, dass in Schichten,
die sich, wie es wenigstens scheint, auf den Zellen als Ausscheidung derselben entwickeln, einzelne zellige Theile hie und da mit eingeschlossen werden. Ausserdem
verdient ein auch sonst schon angeregter Punkt die vollste Beachtung, nämlich das
Verhältniss der Kapselalteration zur Trübung der Linsensubstanz.
Es liegt die Vermuthung nahe, dass erstere bedingend auf diese einwirke, und es wird
eine Aufgabe der Ophthalmologie sein müssen, das Verhältniss zeitlich und räumlich
zu verfolgen, da es ohne Zweifel möglich sein wird, wahre Kapseltrübungen zu
diagnosciren, entweder mittelst der Loupe oder des Augenspiegels. Zudem wird sich
wahrscheinlich bei fortgesetzter anatomischer Untersuchung herausstellen, dass geringere Grade von Kapseltrübung durch Bildung neuer Schichten nicht so sehr selten
sind, als man gewöhnlich annimmt ¨¨¨. Ich will jedoch nicht unterlassen zu bemerken,
dass ein nicht geringer Theil der Kapseltrübungen auch bei jüngeren Leuten vorzukommen scheint (s. *Broca* a. a. O.).

Endlich ist noch die Membrana hyaloidea zu erwähnen. Dieselbe gilt allgemein als ein Häutchen von äusserster Dünne, diess ist sie bei jungen Individuen und
auch bei älteren in der Regel an den vorderen Partieen. Ganz in der Tiefe des
Angengrundes dagegen misst sie an den Rändern von Falten bei Erwachsenen mittleren Alters nicht selten bereits 0,001: bei alten Leuten aber wird sie noch stärker.
Dabei ist ihre eine Oberfläche sehr uneben, so dass sie an die warzigen Stellen der

---

¨ Auch die a. a. O. bemerkte Rigidität und Spaltbarkeit ,Fissuration' der Kapsel könnte
vielleicht von der Anbildung neuer Schichten abhängig sein.
¨¨ Ganz leichte Granulationen, die jedoch keine bemerkbare Trübung verursachten, habe
ich allerdings auch in der ursprünglichen Kapsel gesehen.
¨¨¨ Es mag hierbei erwähnt werden, dass an den Stellen, wo sich die Zonula ansetzt, man
nicht Fälder erhält, welche eine stellenweise Verdickung an der äussern Fläche anzeigen, die
natürlich mit den eben berührten Verhältnissen nichts gemein hat.

Descemet'schen Membran oder der Glaslamelle der Chorioidea erinnert, doch sind es weniger einzelne rundliche Erhebungen, sondern fortlaufende Unregelmässigkeiten der Oberfläche, welche daran vorkommen. Die dicken Stellen messen dann bisweilen 0·05—0,012 Min. *)

Die im Vorhergehenden erörterten Erfahrungen über die verschiedenen Glashäute im Auge stimmen darin überein, dass mit zunehmendem Alter (früher oder später und in sehr verschiedenem Grade **)], eine Verdickung eintritt. Dieselbe ist bald eine gleichmässig über grössere Strecken verbreitete, bald eine ungleichmässige, so dass drusig-warzige Unebenheiten an der Oberfläche entstehen. In vielen Fällen ist eine schichtweise Anlagerung zu erkennen, wobei fremde Massen mit eingeschlossen werden können, anderemale ist diese Schichtbildung wenigstens nicht deutlich. Es lässt sich vermuthen, dass analoge Verschiedenheiten, je nach dem Alter auch an den Glashäuten anderer drusiger Organe zu finden sein werden.

Wenn man nach der Entstehungsweise der Verdickungen an den Glashäuten fragt, so liegt es nahe, auf die ursprüngliche Entwickelung der letzteren zu recurriren. Diese ist nicht mit Sicherheit beobachtet, doch ist mit Wahrscheinlichkeit zu vermuthen, dass jene als Zellen-Ausscheidungen zu betrachten sind (Kölliker, Gewebelehre, 2. Aufl. S. 35). Es wird also das Verhalten der Zellen-Ausbreitungen, welche in Contiguität mit jenen Membranen sind, von besonderer Wichtigkeit sein, um so mehr, als die Verdickung überall, wo Zellen an jenen Membranen liegen, auf derselben Seite auftritt. Die Pigmentzellen, welche der Glaslamelle der Chorioidea anliegen, wurden oben schon erwähnt. An der Innenfläche der Linsenkapsel mit Ausnahme der hintern Wand, und an der Descemet'schen Membran liegen die bekannten Epithelzellen, an denen verschiedene Veränderungen unzweifelhaft vorkommen, über welche ich jedoch mein Urtheil noch zurückhalten möchte ****). Der Zonula liegen die Zellen der Pars ciliaris retinae an, eine genetische Beziehung zwischen beiden ist jedoch noch weniger wie bei den andern Membranen erwiesen, wiewohl man dafür anführen könnte, dass die oberflächliche, warzige Lamelle der Zonula da sehr dünn wird, wo auch jene Zellen schwinden, nämlich an der Spitze der Processus ciliares; für die Membrana hyaloidea endlich ist die Nachbarschaft einer continuirlichen Zellenschicht noch nicht mit Sicherheit erwiesen.

Obschon die Verhältnisse der genannten Zellenausbreitungen zu den benachbarten Glashäuten durchaus erst einer gründlichen Untersuchung bedürfen, so lässt sich, wie es scheint, bereits so viel sagen, dass man die letzteren nicht als einen genauen Abdruck der ersteren ansehen darf, so dass jede Zelle ihr Product genau an ihrer Oberfläche deponire. Ausser den Zweifeln, welche zum Theil über die Existenz einer solchen regelmässigen Zellenausbreitung existiren, widerspricht die Form der Verdickungen mitunter einer solchen Annahme, und es hat überdiess allen Anschein, dass das Dicken-Wachsthum der Membranen noch fortdauert an Stellen, wo die Zellen völlig zerstört, oder wenigstens ihrer normalen Eigenschaften in hohem Grad beraubt sind. Sowohl an der Chorioidea als auch, wiewohl weniger sicher, an der Linsenkapsel glaube ich diess annehmen zu müssen. Es wird jedoch hierdurch eine Bedeutung der Zellen für jene Membranen überhaupt nicht ausgeschlossen. Denn abgesehen davon, dass dieselben, einmal gebildet, eine gewisse Selbstständigkeit der

---

*) Ich will hier noch anführen, dass ich auch an der vorderen Glaslamelle der Hornhaut eine ungewöhnliche Entwickelung bemerkt habe, da ich aber zufällig gehört habe, dass Prof. Donders sich mit derselben beschäftige, will ich dieselbe nicht weiter berücksichtigen.

**) Ich habe Augen von einigen über 90 Jahre alten Individuen untersucht, an denen die Veränderungen kaum mehr entwickelt waren, als man sie sonst bei 50—60jährigen findet.

****) Das Epithel der Descemet'schen Membran ist keineswegs so vergänglich, als man gewöhnlich glaubt. Man findet dasselbe nicht selten mehrere Tage nach dem Tode vollkommen in situ, und ebenso nach erheblichen Krankheitsprocessen, z. B. unter der fest mit der Hornhaut verlötheten Iris.

Ernährung haben können, darf man vielleicht den Einfluss einer Zelle auf Anbildung bestimmter Substanzen nicht überall auf die unmittelbare Contiguität beschränken, sondern der Zellenschicht im Ganzen einen Einfluss auf die Ablagerungen in benachbarten Theilen zuschreiben.

Was die chemische Beschaffenheit der an den verschiedenen Localitäten abgelagerten Substanz betrifft, so muss dieselbe ebenfalls bei künftigen Untersuchungen erst speciell berücksichtigt werden, wobei auch das normale Verhalten der Glashäute noch mancher Aufklärung bedarf. Dass die Substanz an verschiedenen Orten eine gewisse Uebereinstimmung zeigt, geht schon aus oberflächlichen Reactionen hervor, ebenso aber auch, dass sie nicht stets ganz identisch, namentlich auch mit der normalen Substanz der betreffenden Glashäute, ist. Das relative Alter derselben scheint in der Weise von Einfluss zu sein, dass die jüngsten Massen am wenigsten gegen Reagentien resistiren.

Es ist dabei auch das Verhältniss der Glashäute zu den bindegewebigen und elastischen Substanzen zu berücksichtigen, mit denen sie zum Theil zusammenstossen, wie z. B. am Rand der Descemet'schen Membran. Dort hat es mitunter fast den Anschein, als ob die Zellen, welche zwischen dem lockeren Balkengewebe des Lig. pectinatum liegen, nicht nur einerseits in das Epithel der Glaslamelle, sondern auch andererseits in Zellen übergingen, die in den Maschen der tieferen exquisit elastischen Netze liegen, welche Zellen ihrerseits wieder sich an die Hornhautkörperchen anzuschliessen scheinen. Vielleicht zeigt es sich, dass die Bindesubstanz nicht überall auf völlig gleiche Weise entsteht, so wie elastisches Gewebe zum Theil entschieden aus Zellen entsteht, während von anderen Formen desselben kaum etwas anderes angenommen werden kann, als eine extracelluläre Bildung, wenn auch nicht direkt um einzelne Zellen. Wenn nun ein Theil der bindegewebigen Massen wenigstens als Extracellularsubstanz zu betrachten wäre, und die Glashäute sich wirklich auch in der ersten Anlage als Zellenausscheidungsproduct erweisen, so würde der wesentliche Unterschied der Entwickelung darin bestehen, dass die Ablagerung in diesem Fall rein einseitig geschieht, wobei jedoch ebenfalls die Producte der einzelnen Zellen völlig verschmelzen. Die chemische Verschiedenheit würde kaum bedeutender sein, als zwischen Binde- und elastischem Gewebe, indem Uebergänge aller Art vorzukommen scheinen.

Wedl und *Donders* haben die Massen, welche durch Verdickung der Glaslamelle an der Chorioidea entstehen, vorläufig als Colloid bezeichnet, und man könnte vielleicht auch jetzt noch manches dafür beibringen, dass solche Verdickungen dem Colloid nicht fremdartiger sind, als andere unter diesem Namen subsumirte Dinge. Doch dürfte der sonstige Sprachgebrauch, dem die Anwendung des Wortes Colloid so sehr anheimfällt, demselben hier nicht gerade günstig sein, wenn nicht die wirkliche Uebereinstimmung der in Frage stehenden Substanzen nachgewiesen wird.

Wenn man nach der Bedeutung der beschriebenen Veränderungen im Ganzen fragt, so sind dieselben wohl solchen Processen beizuzählen, welche in geringem Grad bei höherem Alter so häufig aufzutreten pflegen, dass man sie kaum als abnorm bezeichnet, z. B. mässige Verdickung der innern Arterienhaut, Entwickelung der Pachionischen Granulationen. In anderen Fällen treten dieselben Veränderungen in höherem Grad oder vorzeitiger auf, bisweilen aber, sei es für sich oder mit anderen Processen, so früh, so intensiv, so rasch, und mit solchen Symptomen im Gefolge, dass man nicht ansteht, sie mit dem Namen Krankheit zu belegen. Für die Verdickung der Glashäute wird eine weitere Verfolgung vermuthlich Aehnliches nachweisen.

Resumé.

1) Die Glashäute des Auges sind, zum Theil sehr häufig, der Sitz einer Verdickung, die sich mitunter als Auflagerung neuer Schichten nachweisen lässt.

2 Die Glaslamelle an der Innenfläche der Chorioidea erleidet im höheren Alter gewöhnlich eine beträchtliche Verdickung, theils in Form von flachen Plaques, theils von kugelig-drusigen Vorsprüngen.

3) Hierbei werden die polygonalen Pigmentzellen vielfach alterirt und zerstört.

4) Zugleich lagern sich häufig zahlreiche mikroskopische Kalkkörner in die Glaslamelle ein.

5) Andere, grössere Concretionen bilden sich in den äusseren Schichten der Chorioidea.

6) Die ringförmig-faserige Umgebung des Sehnerveneintritts zeigt eine eigenthümliche Form der drusigen Massen in grosser Häufigkeit.

7 Die Choriocapillaris selbst erleidet nachweisbare Veränderungen, wird z. B. spröde, brüchig.

8 Durch diese Veränderungen an der Chorioidea müssen Alterationen der Retina veranlasst werden, mindestens auf mechanischem Wege.

9) An der Innenfläche des Ciliarkörpers zeigt die Glaslamelle normal mikroskopische Erhebungen von reticulirter Anordnung.

10) Dieses Reticulum nimmt an Ausbildung und Stärke mit dem Alter zu.

11) Es kommen daselbst auch zahlreiche Kalkkörner vor, aber keine drusigen Verdickungen, wie hinter der Ora serrata.

12) Die vorderste Platte der Zonula Zinnii, welche nicht an die Linsenkapsel, sondern an die Iris übergeht, zeigt eine entsprechende Entwickelung ihrer faltig-warzigen Oberfläche.

13) Die Descemet'sche Membran nimmt nach vollendetem Wachsthum des Körpers noch an Dicke zu, und die warzigen Erhebungen, welche bei jüngeren Individuen am Rand vorkommen, erreichen im Alter eine grössere Ausdehnung.

14 Hierbei zeigt die Membran, resp. ihre neu aufgelagerten Schichten, auch Modificationen ihrer Substanz.

15) An der Linsenkapsel kommt eine Verdickung durch Auflagerung vor.

16) Die neuen Schichten sind zum Theil völlig durchsichtig, können aber auch körnige, eine Trübung bedingende, Massen einschliessen, wodurch sogenannte Kapselstaare entstehen.

17 Die Hyaloidea erreicht im Hintergrunde des Auges ebenfalls eine beträchtliche Dicke.

18 Die beschriebenen Veränderungen der Glashäute treten meist als senile auf, jedoch nicht ausschliesslich und nicht alle constant.

---

3. Ueber die anatomischen Verhältnisse des Kapselstaars.

W. S. — 1856, p. XV. — 9. Febr. 1856.

H. Müller spricht unter Vorlage von Präparaten über die anatomischen Verhältnisse des Kapselstaars. Derselbe hat theils an kataraktösen Augen aus menschlichen und thierischen Leichen, theils an Kapselstaaren, welche Herr r. Gräfe in Berlin nach deren Extraktion ihm zur mikroskopischen Untersuchung übersendet hat, eine Reihe von neuen Erfahrungen gesammelt, welche seine früher (W. S. 15. Dec. 1855 und A. f. O. II. 2, p. 1—65) mitgetheilten Beobachtungen bestätigen.

Es war nämlich in allen bisher untersuchten Fällen die ursprüngliche Kapsel unverändert oder hatte nur geringe, eine merkliche Trübung nicht bedingende Ver-

17 *

änderungen erlitten. Die aufgelagerten Schichten, von denen hier nur die an der Innenfläche der Kapsel näher berücksichtigt wurden, sind von der ursprünglichen Kapsel bald leichter bald schwerer zu unterscheiden, streckenweise derselben völlig ähnlich, strukturlos, von sehr verschiedener Dicke, bisweilen durchbrochen, gefensterten Membranen oder einem Netz von platten Balken ähnlich. Anderwärts sind die Auflagerungen mehr fibrös, der Kapselsubstanz unähnlich und dann häufig mehr oder weniger trüb. Es kommen aber Uebergänge sowohl in dem mikroskopischen Verhalten als in der Resistenz gegen Reagentien vor, so dass eine strikte Trennung zwischen neuaufgelagerten Kapsellamellen und fibrösen Schwarten an der Innenfläche der Kapsel bisweilen nicht thunlich ist. Namentlich sind letztere an der innern Oberfläche häufig von einer der Kapsel ähnlichen strukturlosen Schicht überzogen oder sie gehen am Rande in eine solche über. Zwischen die ursprüngliche Kapsel und die neuen Auflagerungen oder zwischen die Lamellen der letzteren sind nun Massen von verschiedener Art eingeschlossen, welche theils flache Plaques, theils umschriebene, stark vorspringende grössere und kleinere Knötchen und Drusen bilden. Dieselben bestehen häufig aus einer resistenten, gelblich körnigen Masse, aus Fett in verschiedenen Formen (z. B. Cholestearin, Myelin, so wie aus Kalksalzen und sind zum Theil aus metamorphosirter Linsensubstanz hervorgegangen. Diese Massen bedingen insbesondere die intensiven weissen Trübungen der Kapsel. Bisweilen ist peripherische Linsensubstanz, deren Fasern mehr oder weniger alterirt sind, in eine derbe Masse verwandelt, welche nach innen allmählig in wohlerhaltene Linsenschichten übergeht, nach der Kapsel zu aber in eine strukturlos-fibröse Schwarte, welche der Kapsel fest adhärirt, und um so resistenter wird, je mehr man sich der letzteren nähert. Hier war, wie es scheint, die Linse in eine grössere Tiefe von einer Masse durchtränkt, die derjenigen ähnlich war, aus welcher sonst die neuen Kapselschichten hervorgehen, und die scharfe Abgrenzung, welche gewöhnlich nach und nach zwischen der Kapselauflagerung und dem übrigen Inhalt der Kapsel sich herstellt, war nicht zu Stande gekommen. — Das Epithel der vorderen Linsenkapselwand ist an den betroffenen Stellen bald mehr bald weniger alterirt. Bisweilen sind Auflagerungen zwischen der ursprünglichen Kapsel und dem Epithel nachweisbar. Sonst sind die alterirten Epithelzellen öfters in die Maschen des aufgelagerten Balkennetzes zusammengeschoben oder sie sind in die Auflagerungen in verschiedener Formation eingeschlossen Es scheint übrigens auch eine Wucherung der Zellen vorzukommen, indem einige Male eine Schicht unregelmässiger Zellen an der hinteren Kapsel vorgefunden wurde. In manchen Fällen ist das Epithel zum grössten Theile zerstört, ohne dass dadurch die Bildung neuer kapselähnlicher Substanz sistirt erscheint, welche sonach nicht unmittelbar von den Zellen auszugehen scheint. Die Auflagerung neuer Schichten und die damit häufig zusammenhängende Trübung findet sich zwar vorwiegend an der vorderen, jedoch bisweilen auch an der hinteren Wand der Kapsel. Nach der Extraktion der Linse entsteht durch ähnliche Processe ein Theil der sogenannten Nachstaare.

Nach diesen Erfahrungen haben weder diejenigen vollkommen Recht, welche in dem Streit über die Kapselstaare behaupteten, dass die Kapsel nie der Sitz von Trübungen sei, sondern dass diese nur von anhängenden Linsenmassen herrühren, noch diejenigen, welche der Kapsel das Vermögen zuschreiben, durch Trübung ihrer Substanz eine Katarakt zu bilden. Es muss vielmehr zwischen der ursprünglichen Kapsel und neugebildeten Schichten an ihrer Innenfläche unterschieden werden. Die erstere ist wenigstens in der Mehrzahl der Fälle von sogenanntem Kapselstaar gewiss nicht der Sitz der Trübung, sondern sie erhält ihre Durchsichtigkeit fast völlig. Jedenfalls können darüber, ob die Möglichkeit einer Trübung der Kapselsubstanz selbst für seltene Fälle vielleicht zuzugeben ist, erst fernere, mit Rücksicht auf die Neubildung von Kapselsubstanz in grosser Zahl angestellte Untersuchungen entscheiden.

Dagegen darf als sicher angesehen werden, dass eine Verdickung der Kapsel durch Neubildung an ihrer Innenfläche nicht selten stattfindet, und dass diese neugebildeten Schichten, welche der ursprünglichen Kapsel bald mehr bald weniger in ihrer Beschaffenheit nahe kommen, durch Einschliessung verschiedenartiger Massen der Sitz intensiver Trübungen werden.

Müller zeigt ferner die Chorioidea aus den Augen einer 83jährigen Person, an welcher sich beiderseits eine ungewöhnliche Form von Verdickung der Glaslamelle findet. Es ist die Innenfläche der Aderhaut an vielen Stellen durch eine feine weisse Marmorirung auffallend. Durch Darüberstreichen mit dem Messer u. drgl. löst sich ausser dem Pigmentepithel eine weisslich-breiige Masse ab, die mikroskopisch aus unzähligen, in Essigsäure löslichen Kalkkörnern besteht, welche in eine weiche structurlose Substanz eingebettet sind. Bei genauer Betrachtung zeigt sich, dass aus dieser die drüsigen Verdickungen der Glaslamelle bestehen, welche sonst von beträchtlicher Consistenz s. Verh. Bd. VI, S. 250 hier aber ungewöhnlich weich sind. Das eine Auge enthielt gleichzeitig einen Kapsellinsenstaar, das andere war übrigens in Anbetracht des Alters normal zu nennen, und sehfähig gewesen: in welchem Grade ist nicht bekannt.

4. Ueber die anatomischen Verhältnisse des Kapselstaars.

Hierzu Taf. V. Fig. 1—12.

A. f. O. — III., 1. p. 55—92. — 1857.

Die Streitfrage über den Kapselstaar ist bekannt genug. Die eine Ansicht, welche schon von *Petit*[*], und später besonders von *Malgaigne* auf Grund zahlreicher anatomischer Untersuchungen vertheidigt wurde, geht dahin, dass die Linsenkapsel selbst stets durchsichtig bleibe, und anscheinende Trübungen derselben nur von fremden Theilen (Linsensubstanz) herrühren, welche der Innenfläche der Kapsel angeklebt seien.

Die andere Partei dagegen behauptet, dass die Kapsel selbst, wenn auch selten, der Sitz von Trübungen sei, indem man solche in der Dicke der Kapsel vorfinde.

Ich habe schon früher (A. f. O. II. 2. p. 54) einige Beobachtungen mitgetheilt, welche mir geeignet erschienen, den Streit, für die meisten Fälle wenigstens, zur Zufriedenheit der beiden Parteien zu schlichten. Es zeigte sich nämlich, dass eine Verdickung der Kapsel durch Auflagerung neuer, ihrer Substanz sehr ähnlicher Schichten vorkommt, welche trübende Massen nach und nach in dieselbe einschliessen. Seither habe ich Gelegenheit gehabt, eine verhältnissmässig grosse Zahl analoger Beobachtungen zu machen, was ich theils *Kölliker* verdanke, der mir die Section mehrerer kranken Augen möglich machte, theils der besonderen Theilnahme, welche *v. Gräfe* diesen Untersuchungen schenkte, indem er die von ihm extrahirten Staare mir übersendete. Beiden sage ich für ihre freundliche Unterstützung hier mit Vergnügen meinen wärmsten Dank.

Auf diese Reihe von Erfahrungen gestützt, glaube ich nun folgende Sätze aufstellen zu dürfen:

---

*) Histoire de l'Académie d. sc. année 1730 (vol. 1732). „L'épaisseur qu'on trouve de plus a la capsule et qui cause son opacité, lui vient de quelques particules étrangeres, qui appartenaient au cristallin.“

1) Trübungen, welche in der Linsenkapsel ihren Sitz haben, kommen, wenn man geringe Grade mit einrechnet, nicht so gar selten vor.

2) Dieselben kommen jedoch nicht durch eine Metamorphose der ursprünglichen Kapsel zu Stande, sondern dadurch, dass neue Schichten sich an deren Innenfläche anlagern und so trübende Massen verschiedener Art, z. B. Linsensubstanz, in die Dicke der Kapsel einschliessen.

3) Diese neu gebildeten Schichten sind der ursprünglichen Kapsel zum Theil höchst ähnlich, zeigen aber Uebergänge zu Massen von abweichender, z. B. fibröser Structur.

4) Die ursprüngliche Kapsel erhält dabei in der Regel ihre Durchsichtigkeit völlig, und wenn sie auch gewisse Veränderungen erleidet, so scheint es höchst selten und bisher nicht hinreichend erwiesen zu sein, dass hierdurch allein eine irgend erhebliche kataraktöse Trübung zu Stande kommt.

Es kann nicht meine Absicht sein, hier in eine Discussion der Literatur über den Kapselstaar einzugehen, um so mehr, als mir ein grosser Theil derselben nicht zu Gebote steht. Ich will mich begnügen, die von mir beobachteten Fälle von Kapselverdickung der Reihe nach zu verzeichnen und einige resumirende Bemerkungen daran zu knüpfen, wobei ich jedoch lediglich die an der Innenseite der Kapsel geschehenden Veränderungen berücksichtige, von den an der Aussenseite vorkommenden Auflagerungen aber einstweilen absehe.

1. Fall.

B. 76 J. alt. Normales Auge mit mässiger Verdickung an der Descemet'schen Haut und an der Glaslamelle der Chorioidea. Linse durchsichtig. In der Gegend, wo das wohl erhaltene Epithel hinter dem Rande der Linse aufhört, zeigt sich an Faltenrändern stellenweise eine farblose Auflagerung, welche der Kapsel ganz ähnlich ist, das Licht ebenso bricht, nur hier und da etwas ungleichmässig. wie ans mehr und weniger dichter Substanz gebildet erscheint. Sie bildet ganz flache Erhebungen bis zu 0,01 Mm. Höhe. Die Grenze gegen die ursprüngliche Kapsel ist stellenweise als eine Linie zu erkennen, stellenweise kaum.

2. Fall.

Mann von 53 J. Die Linse am Rand etwas atrophisch gekerbt. Das Epithel der vordern Kapsel gut erhalten. An einigen Stellen, wo die Kapsel 0,016 Mm. misst. zeigt sie warzenartige Erhebungen. welche denen der Descemet'schen Membran von der Fläche wie im Profil sehr ähnlich sind, von 0,005—0,015 Mm. Höhe. bei zum Theil sehr kleiner Basis, von vollkommen glasheller, stark lichtbrechender Substanz wie die Kapsel selbst gebildet. Eine Grenze gegen die übrige Kapsel ist bei einigen nicht zu sehen. Sie stehen theils einzeln. theils gruppirt. An einzelnen Stellen lässt die Kapsel selbst eine ganz zarte Granulation erkennen. welche jedoch keine Trübung bedingt.

3. Fall. (A. f. O. II, 2. p. 55 und Taf. IV Fig. 15.)

Frau von 56 J. Beide Augen fast ganz gleich. Linse etwas trüb, atrophisch, hart, gelbbraun, in den peripherischen Schichten Myelin enthaltend. An der vordern wie an der hinteren Kapselwand streckenweise schwache Trübungen, welche durch gelblich körnige Massen bedingt sind, die theils einzelne Plaques, theils ein Netz von feinen oder stärkeren knotigen Strängen bilden. Darin sind einzelne dunkelrandige Fettkörnchen. An manchen Partieen ist diese Auflagerung bloss angeklebt und lässt sich ziemlich leicht ablösen, an anderen ist sie von einer weithin ausgedehnten glashellen dünnen oder dicken Schicht überzogen und an die ursprüngliche Kapsel befestigt. Die Grenze gegen die letztere ist dann zum Theil völlig verwischt, die Adhäsion eine vollkommen innige und feste. Diese Schicht bildet noch einzelne halbkugelige Vorsprünge, die ganz glashell sind, oder nur einige wenige Körnchen einschliessen. Die ursprüngliche Kapsel ist durchaus klar. Die neugebildete, glashelle Schicht zeigt sich von der ursprünglichen Kapsel dadurch verschieden, dass sie gegen Maceration und gegen kaustisches Kali etwas weniger lange resistirte, und früher blass, locker und granulös wurde.

4. Fall.

Stück eines Kapselstaars, durch r. *Gräfe* erhalten (8. Januar 1856). Eine ziemlich derbe, trübe Schwarte, von einigen Mm. Ausdehnung und gleicher, zum Theil beträchtlicher Dicke. Es sind daran ziemlich ausgedehnte Partieen der Kapsel nachzuweisen, von 0,006 bis 0,002 Mm. Dicke, also der vorderen und hinteren Wand angehörig, überall klar, zum Theil gefaltet, und in dieser Faltung durch die anderen Massen vermittelst Verklebung fixirt. Einige dünne, structurlose Fetzen bleiben zweifelhaft rücksichtlich ihres Ursprungs, ob sie nämlich ursprüngliche Kapsel, vielleicht zerspalten, oder neugebildete Lamellen sind. Dagegen ist an einer Stelle, wo die Kapsel 0,005 dick ist, eine evident neugebildete, glashelle Auflagerung zu sehen, welche 0,006—0,008 Mm. dick ist, und hier und da Reste von Zellen (Epithel) einschliesst. Der grösste Theil des Präparats besteht aus einer etwas trüben, filzigen, schwer spaltbaren Masse, welche bald mehr nach einer Richtung faserig, bald mehr netzartig angeordnet ist, und an manchen Orten in starre, structurlose, mit Lücken versehene membranöse Fetzen übergeht. Diese Masse, welche in ähnlicher Weise häufig an derartigen Präparaten wiederkehrt, wird in Kali etwas durchscheinender und quillt etwas, ohne dass sie jedoch dadurch rasch angegriffen oder aufgelöst wird. Die intensiv weissen Stellen enthalten eine Menge von dunkel contourirten Körperchen bis zu 0,02 Mm. Grösse, welche sich in Säuren nicht lösen, wohl aber confluiren, also für fett zu halten sind. Das unter der Loupe perlmutterglänzende Ansehen anderer Partieen rührt von Cholestearinmassen her.

Es ist wahrscheinlich, dass in diesen Massen Linsenreste mit neugebildeten Theilen vereinigt sind, es ist aber nicht möglich, scharf zu trennen, wie viel jenen, wie viel diesen angehört.

5. Fall (6. Februar 1856).

S. 85 J. alt, Pfründnerin, seit wenigstens 6 Jahren auf einem Auge blind, soll früher an „Kopfgicht" gelitten haben, Iris grau-braun marmorirt, ohne Synechie, Pupille eng.

Die Linse des erblindeten Auges zeigt eine beträchtliche Zunahme des Axendurchmessers, und erscheint ziemlich gleichmässig graugelb, mit weissen Flecken, welche an der Kapsel festsitzen. Die letztere ist aussen vollkommen glatt. Eine veränderliche, braune, halbmondförmige Figur rührt von dem innerhalb der Kapsel in einer ziemlichen Menge von Flüssigkeit herumschwimmenden gelbbraunen, festen, opaken Linsenkern her. Zonula und Hyaloidea haften fest an der Kapsel.

Bei Eröffnung der Kapsel ergiesst sich eine gelbliche, dünnere eiterähnliche Flüssigkeit, welche fast nur feine, ziemlich blasse Moleküle enthält. Durch Essigsäure entsteht eine starke Trübung, welche sich im Ueberschuss grösstentheils wieder löst, doch bleiben einzelne Flecken zurück.

Die Kapsel erscheint, nachdem sie von den locker anhaftenden Theilen gereinigt ist, für das blosse Auge in ihrer vorderen Hälfte fast durchaus etwas getrübt, mit

k. . . . . Hälfte ist nur stellenweise etwas

. . . . , dass die urprüngliche Kapsel selbst
. . . . hinten von 0,007 Mm. Dicke auch an
. . . . vorfindet, wie an den pellucíden Stellen. Die
. . . . Fläche theils als ausgebreitete membranös-
. . . . oder verschmolzene Plaques, oder von
. . . . Sie erscheinen bei durchfallendem Licht grau
. . . . , an manchen Stellen liegt Cholestearin an-
. . . . Massen, welche sich ausnehmen wie ge-
. . . . im Profil. an Faltenrändern zeigt sich
. . . . mit gleichmässigen Contouren unter den Auf-
. . . . Dicke haben, von äusserster Dünheit
. . . . in dieser Beziehung ein für allemal zu er-
. . . . etwas dick und starr ist. eine lineare Faltung
. . . . ist, so dass man dieselbe nicht fortlaufend
. . . . dann leicht der Ansehein als ob die tre-
. . . . einnehme, während man sich durch Aenderung
. . . . Ablösung eines Theils der Auflagerung überzu-
. . . .

. . . . sind nicht überall. aber an den meisten Stellen
. . . . von einer mehr oder weniger abgegrenzten
. . . . überzogen. Die letztere geht auch über manche
. . . . Massen liegen, und es zeigt dort die Kapsel für
. . . . Diese structurlose Auflagerung hat in deren
. . . . über einige körnig trübe Massen zu unebenen, colloïd-
. . . . vorspringt. deren Höhe die Dicke der alten Kapsel er-
. . . . Taf. . Fig. 4).

. . . . bezeichnend für den Ursprung derselben als neugebildet
. . . . keineswegs derjenigen der eingeschlossenen körnigen
. . . . Fall sein würde. wenn letztere etwa zwischen die Lamella
. . . . Einlagerung ihren Ursprung genommen hätte.

. . . . Epithel der Kapsel betrifft, so ist dasselbe nur an
. . . . mässige Ausbreitung zu erkennen. wohl aber liegt ein
. . . . an den meisten Stellen, hier und da sind die Umrisse gro-
. . . . häufig aber sind die Contouren der Zellen unkenntlich
. . . . Kerne mit Kernkörperchen von beträchtlicher Entwicklung
. . . . liegend zu sehen. Diese zellige Masse liegt nun
. . . . an der inneren Oberfläche der dünneren Auflagerungen
. . . . es unsicher, ob sie nicht in die letzteren wenigstens zum
. . . . Dagegen ist hervorzuheben. dass dieselbe nicht nur an der
. . . . zu finden ist. sondern auch an der hinteren
. . . . fast allgemeinen Annahme im Normalzustande der
. . . . habe mich dort von der normalen Existenz derselben
. . . . und wäre eher geneigt, eine Neubildung von Zellen anzunehmen
. . . . Kapsel hier stattfinden könnte. Es würde hiermit auch das Ver-
. . . . hinteren vereinbar sein: dieselben liegen nämlich in ver-
. . . . sehr sparsam, bilden jedoch anderwärts eine dichte
. . . . wie es scheint, wuchernde Schicht. Ausserdem wäre nur et-
. . . . dass bei der vollständigen Verflüssigung der peripherischen Linse
. . . . Fall statthatte, vielleicht ein Transport von Zellen
. . . . hinteren Kapselhälfte möglich wäre. Ausserdem

auch an der hinteren Kapselhälfte an einigen Stellen glashelle Auflagerungen, jedoch nur von geringer Mächtigkeit zu erkennen.

Ausser diesem Befund an der Linse ist das Auge ausgezeichnet durch eine auffällige feine weisse Marmorirung über einen grossen Theil der Chorioideal-Innenfläche. Dieselbe rührt von Verdickungen der Glaslamelle her, welche sehr viele in Essigsäure lösliche Kalkkörner enthielten und so weich waren, dass sie sich leicht als ein weislicher Kalkbrei von der Chorioidea abschaben liessen. Das Pigment hat dabei die gewöhnlichen Veränderungen erlitten. Der Glaskörper ist klar, noch ziemlich gallertig, die Retina nicht merklich verändert, die Warzen der Descemet'schen Membran ziemlich stark entwickelt.

Das zweite Auge derselben Person, welches Sehfähigkeit besessen hatte, ohne dass über den Grad desselben etwas bekannt ist: enthält eine etwas gelbe Linse in einer normalen Kapsel mit sehr wohlerhaltenem Epithel. Es lässt diess schliessen, dass an dem anderen kataraktösen Auge noch keine beträchtlichen Linsenveränderungen eingetreten waren. Die Warzen der Descemet'schen Membran sind vielleicht etwas weniger ausgeprägt, der Zustand der Chorioideal-Innenfläche aber derselbe wie in dem anderen Auge, so dass auf einen wesentlichen Zusammenhang dieses Befundes mit der Form der Katarakt nicht eben zu schliessen ist.

6. Fall 7. Februar 1856,

betrifft die beiden in etwas verschiedener Weise erkrankten Augen eines Pferdes.

1: Auge, welches mit Ausnahme der Linse nur geringe Veränderungen darbietet. Die Linse selbst zeigt eine nur mässige Trübung. Die Kapsel ist vorn fast durchaus stark milchig-trüb; nur einzelne Stellen, theils an der Fläche, theils besonders gegen den Rand sind durchsichtig. Die Grenzen der Trübungen sind zackig und laufen sich allmälig verlierend aus. Gegen den Rand der vorderen Kapselwand hin sitzen intensiv weisse Punkte und Flecke von verschiedener Grösse, welche an der Innenfläche stark prominiren. Die hintere Kapselhälfte ist im Allgemeinen durchsichtig, doch zeigt sie, namentlich gefaltet, da und dort eine leichte Trübung. Ausserdem sitzen gegen den Rand derselben zu ähnliche weisse prominirende Körner bis zu 1 Mm. Grösse; wie an der vorderen Kapsel, und an einem Theil des Umfangs, wo der Aequator der Kapsel durchsichtig ist, kommt hinter demselben ein ca. 1 Mm. breiter, stark getrübter Bogen, der sich verhält wie die Trübung der vorderen Hälfte, wie diese etwas zackig begrenzt und mit einzelnen intensiv weissen Punkten besetzt ist.

Unter dem Mikroskop zeigt sich die vordere 0,1—0,12 Mm. dicke Hälfte der ursprünglichen Kapsel vollkommen klar, was theils an Faltenrändern, theils dadurch zu erkennen ist, dass die milchige Schicht, wenn auch schwierig, sich von der Innenfläche ablösen lässt. Diese Auflagerung ist körnigstreifig, theilweise mit reticulirter Anordnung. Am Rand verliert sie sich mehr exquisit strahlig, indem eine Menge von grösseren und kleineren, längeren und kürzeren Zacken sich so ausbreiten, dass man die Grenze gegen die gänzlich freien Stellen der Kapsel schwer erkennt. Diese Ausstrahlungen werden nämlich nicht nur immer dünner, sondern auch mehr und mehr structurlos, überhaupt der Kapsel selbst ganz ähnlich, höchstens dass sie einen schwach gelblichen Schimmer haben. Die meisten prominirenden Knötchen, welche meist eine rundlich-drüsige Form haben, bestehen aus einer gelblichen, im Innern mehr opaken, mit Körnern und scholligen Klumpen erfüllten Masse, welche durch Essigsäure etwas aufgehellt wird. Die Einlagerungen sind zum grössten Theil fettiger Natur. An der Oberfläche sind diese Knötchen theils uneben, theils sind sie durch einen Saum von heller Substanz mehr scharf begrenzt, wie diess sonst an membranösen Auflagerungen der Fall ist, und es zeigt sich, dass bei diesen Knötchen, auch wenn sie, wie es bei der hintern Kapselhälfte der Fall ist, dem Anschein nach frei auf der durchsichtigen Kapsel sitzen, eine Fortsetzung der oberflächlichen, helleren Schicht über eine kleine benachbarte Partie der Kapsel ausbreitet, wo sie sich ebenso verliert, wie die Ränder der membranösen Auflagerung. Es erscheinen somit auch diese Knötchen theils an der Kapsel bloss angeklebt, theils zeigen sie Uebergänge zu dem Verhalten ähnlicher Massen, welche in andern Fällen in die Dicke der Kapsel eingeschlossen erscheinen, wenn die oberflächliche Schicht nach und nach noch mehr verdickt und dabei der Kapsel ähnlicher geworden ist. Die Oberfläche der membranösen Auflagerungen trägt an vielen Stellen zellige Bildungen, welche jedoch nicht mehr eine regelmässige Epithelialausbreitung darstellen, sondern häufig bloss die Kerne deutlich erkennen lassen. Auch hier sind an der Innenfläche der hinteren Kapsel Zellen mit Sicherheit zu constatiren, welche ohne eine continuirliche Schicht zu bilden, doch das Ansehen von Epithelzellen haben, wiewohl sie von unregelmässiger Form, zum Theil von beträchtlicher Grösse, mit Körnern besetzt oder halb zerstört sind. Die Dicke der hinteren Kapselhälfte ohne die Auflagerungen beträgt ca. 0,024 Mm.

II. Das andere Auge ist etwas atrophisch, zeigt Residuen von Irido-chorioideitis, und Retinitis, der grossentheils flüssige Glaskörper enthält pigmentirte Gallertklumpen.

Die vordere Kapselhälfte ist aussen an sich glatt, aber durch die etwas geschrumpfte Linse, an der sie sehr fest adhärirt, an vielen Stellen narbenartig eingezogen, oder gekräuselt. Nur mit vieler Mühe gelingt es, sie abzuziehen, wonach sie glashell, von 0,12 Mm. Dicke erscheint. Einige dünne Schichten netzartig-faseriger Substanz sind nicht überall loszubekommen ; noch weniger ist die innere Kapselhälfte continuirlich abzulösen. Sie ist übrigens klar und misst 0,025 Mm. Einzelne Fetzen von 0,016 Mm. Dicke sind vielleicht zerspalten.

Die Linse selbst ist durchaus trüb, und von ausserordentlicher, sehnenartiger Derbheit, beides nach vorn mehr als nach rückwärts. Hier blättern sich die einzelnen Schichten ziemlich leicht ab, und zeigen noch mehr die normale Linsenfaserung. Nach vorn zu wird diese immer undeutlicher und geht nach und nach, aber ohne bestimmte Grenze, in eine fibrös-netzförmige Schwarte über, welche oben der Kapsel so fest adhärirt, stellenweise aber noch Reste metamorphosirter Linsensubstanz enthält. Je weiter gegen die Kapsel hin, um so mehr nimmt nun auch die Resistenz der Masse gegen Reagentien zu. In den peripheren Schichten sitzen dann auch weisse Knötchen, wie die, welche in dem andern Auge der Kapsel adhäriren, was hier nicht der Fall ist. Es scheint in diesem Auge eine Durchtränkung der Linse vorzugsweise von der andern Fläche stattgefunden zu haben, wodurch die Structur derselben theilweise zerstört wurde, nach hinten zu und im Kern am wenigsten. Die durchtränkende Substanz machte nun ihre Metamorphose zu einer derben, resistenten Masse, um so vollkommener, je näher sie der Kapsel und je weniger Linsensubstanz in sie eingebettet lag. Zu äusserst an der Kapsel bildete sich dabei eine Masse, welche in anderen Fällen als Auflagerung der Kapsel sich von der Linsensubstanz (gleich anfänglich oder secundär) scharf abgrenzt und dann als sogenannter Kapselstaar erscheint. Dieselbe Masse zeigt dann wieder anderemale am Rand Uebergänge in eine structurlose, der Kapsel ähnliche Substanz, oder sie wird nach und nach durch Anlagerung neuer glasheller Lamellen in die Kapsel scheinbar aufgenommen.

7. Fall.

Einen dem vorigen mehrfach analogen Befund erhielt ich bei einer 83jährigen Pfründnerin, deren Augen ausserdem die Merkmale des Glaukom's darboten s. Sitz-Ber. d. Phys. Med. Ges. zu Würzburg 1856 S. XXVI .

I. Auge. Die stark braune, trübe Linse haftet an der Kapsel, so dass die corticalen Schichten derselben beim Versuch der Ablösung zerreissen. Diese peripherischen Schichten sind durch theils blasse, theils dunkle, fettähnliche Körner und durch eingelagerte Myelinklümpchen getrübt. Sie lassen sonst zum Theil die Structur der Linsensubstanz noch ziemlich erkennen. es zeigen sich aber Uebergänge zu einer Substanz. welche ein eigenthümlich blasiges oder areoläres Ansehen hat. und offenbar aus decomponirten Linsenschichten hervorgegangen ist. Die grössere Festigkeit und Resistenz derselben gegenüber dem, was man an macerirten und dadurch decomponirten normalen Linsen sieht, deutet an, dass die Veränderung, früher während des Lebens entstanden, eine gewisse Consolidation erreicht hatte. Je mehr gegen die Kapsel zu. um so mehr wird die Linsenstructur unkenntlich, und treten resistente, streifig-faserige Massen dazwischen auf. In diese Schichten sind auch hie und da, jedoch nicht überall. Kerne eingestreut. Die Kapsel behält, nachdem die Linsensubstanz möglichst entfernt ist, in der Mitte der vorderen Hälfte einen stark weissen, dreieckigen, strahligen Fleck, ausserdem hie und da leichte Trübungen. Mikroskopisch zeigt sich die Kapsel überall klar, aber sehr leicht in Lamellen und Fetzen zerspaltbar. Der weisse Fleck besteht aus einem Faserfilz. der mit Essigsäure blasser wird, und stellenweise viele bläschenartigen Kerne einschliesst. An den andern Stellen der Kapsel haften netzartige Stränge, zwischen denen das Epithel mehr oder weniger verändert oder zerstört sichtbar ist. Viele Zellen sind blasig ausgedehnt, andere enthalten gelbe Pigmentmolecüle. was ebenfalls dafür spricht. dass eine bedeutende Durchtränkung der Partie (mit farbstoffhaltigem Exsudat) stattgefunden hatte.

II. Auge. Die Linse ist weniger trübe, überhaupt weniger verändert als in dem ersten Auge, aber in ähnlicher Weise. Die Kapsel hat vorn ebenfalls einen strahligen weissen Fleck von einigen Mm. Durchmesser, in dessen Mitte ein knopfartiger Vorsprung sitzt, welcher vermittelst einer weissen Exsudatmasse an dem verzogenen Pupillenrand und der Hornhaut anhaftet. Die andere Kapselhälfte ist an der peripherischen Partie ausserhalb des strahligen weissen Flecks nach möglichster Entfernung der Linsensubstanz fast durchsichtig, 0,025—0,03 Mm. dick, und die geringe Trübung mancher Stellen rührt nur mehr vom Epithel her. Es ist dieses nämlich an den meisten Stellen bis etwas über den Aequator rückwärts sehr deutlich vorhanden, aber sehr unregelmässig gelagert, die einzelnen Zellen theils körnig und halb zerstreut. theils von sehr unregelmässiger. bisweilen stark verlängerter Form. fast wie sogenannte Bindegewebskörperchen. Diese zellige Masse geht in die derbe, fibrös-körnige Auflagerung über, welche den äusserlich sichtbaren weissen Fleck bildet. jedoch innen an der Kapsel gelegen ist. Diese Auflagerung enthält stellenweise ebenfalls Kerne, ist übrigens an ihrer Innenfläche, gegen die Linsensubstanz, ohne scharfe Grenze. Was den knopfförmigen Vorsprung in der Mitte der Vorderkapsel betrifft, so war ein Theil desselben deutlich von der letztern bekleidet, hingegen ist das Verhalten der Kapsel an der Adhäsionsstelle nicht ganz sicher, da sie bei der Ablösung dort einriss. und sich dünne structurlose Fetzen isolirten, welche durch Spaltung der Kapsel, aber auch etwa durch Atrophie oder Neubildung entstanden sein konnten. Es ist übrigens nicht unwahrscheinlich. dass die Kapsel dort schon früher durch eine Keratonyxis verletzt worden war, da die Hornhaut an der Adhäsionsstelle eine durchgehende, ganz kleine Narbe besitzt, und die Linse etwas aus der Mitte verschoben ist.

Bemerkenswerth ist das Verhalten der hinteren Kapselhälfte. Sie zeigt für das blosse Auge nur hie und da eine leichte Trübung. Mikroskopisch erweist sich dieselbe in einer Dicke von 0,006—0,008 Mm. glashell. Die Trübung rührt von einer Auflagerung her, welche ganz allmählig sich erhebend in ziemlicher Ausdehnung 0,004 bis 0,01 Mm. dick ist, an der am meisten getrübten Stelle aber zu 0,05—0,1 anwächst. Sie ist nicht leicht von der Kapsel abzulösen, an der freien Fläche ganz scharf abgegrenzt, aber in zahlreiche Hügel erhoben, an den etwas dickeren Stellen nicht structurlos, sondern körnig-streifig und enthält keine Zellen oder Kerne, wohl aber viel Myelin in ziemlich grossen Tropfen (Fig. 5). Es ist jedoch zu erwähnen, dass sie vorher etwas in Wasser gelegen war.

5. Fall.

Kapselstaar. von _Arlt_ bei _von Gräfe_ in Berlin extrahirt. Vor 10 Jahren Cataracta traumatica : seit langer Zeit die Linse resorbirt. Sehvermögen gut.

Das Präparat besteht aus dem grössten Theil der vorderen und einem kleinen Theil der hinteren Kapsel. An ersterer sitzt eine starke Trübung von strahliger Form und einigen Mm. Durchmesser. Aussen herum sind einzelne trübe Punkte und Knötchen und hie und da ein leichter Anflug an der sonst durchsichtigen Kapsel.

Mikroskopisch ist die Kapsel selbst überall als eine gleichmässige durchsichtige Schicht zu erkennen. Ihre Dicke beträgt meist 0.024—0.028. weiterhin 0.015—0.02 : und diese Dicke zeigt, dass es sich nicht bloss etwa um eine abgelöste durchsichtige Schicht der Kapsel handelt. Dagegen zeigt sich die Kapsel hie und da an Faltenrändern gesehen stärker streifig als sonst, und erscheint dann nicht so völlig glashell wie normal.

Der grosse trübe Fleck wird von einer innen an die Kapsel angelagerten Schwarte gebildet, welche grösstentheils gelblich körnig, anderwärts aber auch stark faserig, theilweise mit areolärem Gefüge ist. Sie mag zum Theil von Linsensubstanz herrühren, um so mehr als sie hie und da Fett in grössern und kleinern Tropfen, sowie Cholestearinkrystalle enthält. An einigen Stellen finden sich darin auch pigmentirte Zellen. welche nicht als anhängendes Chorioidealepithel, sondern als neugebildet anzusehen sein möchten, da sie meist sehr scharf begrenzt sind und alle Uebergänge zu Zellen zeigen, welche nur einzelne Pigmentmoleküle oder blos andere farblose Körnchen enthalten

Interessanter ist der nur mit einzelnen kleinen Trübungen versehene Theil der Kapsel. Dort ist einmal in grosser Ausdehnung in der Nähe des Linsenäquators eine meist 0.005 Mm. dicke, jedoch da und dort hügelig erhobene Auflagerung vorhanden. welche das Licht so stark bricht wie die Kapsel, scharf nach aussen begrenzt, gegen die Kapsel selbst aber nur streckenweise durch eine markirte Linie abgesetzt ist. Sie ist von der Kapsel hie und da blos durch eine äusserst schwache Granulation verschieden, anderwärts schliesst sie dunkler-körnige Massen ein. An andern Partieen der Kapsel finden sich Plaques und netzartig-knotige Stränge aus einer gelblichkörnigen Substanz aufgelagert, wie im Fall 3. Die für das blosse Auge punktförmigen Flecke erweisen sich als kugelig-drusige, steil ansteigende Körper. aus einer ähnlichen Substanz gebildet. Dieselben sind meist an der Oberfläche durch einen hellen Saum scharf abgegrenzt, und mehrere sind von einer eigenen durch eine Linie getrennten, glashellen Lamelle überzogen, deren Continuität mit der dünnen. klaren Auflagerung benachbarter durchsichtiger Kapselpartien sich bisweilen erkennen lässt. Es fand hier also eine Ablagerung einer gleichmässigen glashellen Schicht in einer spätern Periode statt, als die Bildung jener körnig-opaken Körper, denn dass diese ursprünglich innen an der Kapsel und nicht zwischen den Lamellen derselben gelegen waren. zeigen sowohl die mannigfachen Uebergangsstufen als der Umstand dass die alte Kapsel gleichmässig unter denselben hinweggeht [*]. Endlich ist hier noch eine zierliche Form der Auflagerung an einigen Stellen ziemlich entwickelt. welche auch an anderen Präparaten hie und da vorkommt. Es haften nämlich innen an der Kapsel einzeln oder gruppenweise stehende Körperchen von 0.005—0.010 Mm., welche einen unregelmässig rundlichen. aber scharfen und glatten Umriss haben und im Innern einen dunkel conturirten. dabei gelblich glänzenden einfachen oder drusigen Kern besitzen. der von einer glashellen. bis zu 0,006 dicken Schicht umgeben ist Fig. 6). Diese Körperchen sehen freien dickrandigen Knorpelzellen ähn-

---

[*]. Dieses Verhältniss wird häufig leichter deutlich, wenn man die Kapsel so faltet, dass die Auflagerung an die concave Seite zu liegen kommt, während man die Formen derselben besser übersieht, wenn sie am freien Rand der Falte liegt.

lich, oder Zellen ,Kernen?), die von einer glashellen, resistenten Substanz eingehüllt worden sind. Es scheinen auch in der That Uebergangsstufen von den Epithelzellen zu diesen Körperchen zu existiren, wenigstens sind die Kerne der ersteren hie oder da bis dicht an die fraglichen Körperchen heran sichtbar.

Das Verhalten des Epithels ist überhaupt in diesem Fall ein besonders ausgezeichnetes. An manchen Stellen ist dasselbe ganz wohl erhalten, und erscheint auch an Faltenrändern als eine ziemlich gleichmässige Schicht. An andern Stellen fehlt es, oder es hat mannigfache Veränderungen erlitten. Die Zellen sind aufgequollen oder zackig, oder es sind ihre Umrisse nicht mehr zu erkennen, während die der Kerne sehr deutlich sind. Es scheinen danu letztere in eine diffuse, schwach-körnige Masse eingebettet zu sein, welche hie und da eine areoläre Anordnung zeigt, und der Anschein spricht dafür, dass die Zellen zum grossen Theil unter Austritt des Inhalts in Form von Kugeln und Tropfen geborsten sind, woraus dann die jetzige, ziemlich resistente Schicht hervorgegangen ist. Die Kerne liegen dabei hie und da dicht gedrängt, und sogar in mehr als einer Lage übereinander. Ganz bestimmte Anschauungen für Vermehrung derselben sind jedoch nicht zu gewinnen, während eine Verschiebung aus der Lage zum Theil nicht zu bezweifeln ist. Es fanden sich nämlich die Zellen oder ihre Kerne nicht selten im Umkreis der Auflagerungen, besonders in den Buchten ihrer Ränder angehäuft. Ausserdem zeigt sich aber ziemlich häufig, dass die Zellen so über die andern Auflagerungen hinweggehen, dass die letzteren zwischen Epithel und structurlose Kapsel zu liegen kommen. (Fig. 7, 8.) Diess ist nicht nur bei dünnen gleichmässigen Auflagerungen der Fall, sondern sogar stark prominirende, opake Knötchen sind theilweise mit Zellen bedeckt, sowie solche auch über den Rand der grösseren Schwarte hin eine Strecke weit sich vorfinden. Diess Verhalten lässt sich sowohl durch Localveränderung bei der Betrachtung von der Fläche, als auch bei Profilansichten? an Faltenrändern constatiren. Der grösste Theil der stärkeren Auflagerungen entbehrt jedoch des Epithels, und der zellige Ueberzug ist, wo er vorhanden ist, oft nur als eine kernhaltige Masse zu erkennen, aber es lässt sich der Uebergang derselben in unzweifelhaftes Kapselepithel continuirlich verfolgen.

Ich will schliesslich noch erwähnen, dass das Präparat nach längerer Maceration zwar noch membranöse Reste der Kapsel erkennen liess, dass dieselben aber bräunlich körnig geworden waren, und bei Berührung leicht zerfielen. Ein Theil der neuen Auflagerungen war ebenfalls noch zu erkennen, und zwar waren dieselben noch besser erhalten und mehr cohärent als die Kapsel selbst.

9. Fall.

Cataracta secundaria, durch r. Gräfe am 31. März 1836 bei einem jugendlichen Individuum extrahirt, bei welchem in der ersten Lebensperiode Cataracta mollis zur Ausbildung gekommen und durch Discision angegriffen worden war.

Eine rundliche weissliche Platte von etwa 5 Mm. Durchmesser. Ein grosser Theil der vorderen wie der hinteren Kapsel lässt sich isoliren und ist durchsichtig, aber stark gefaltet, wie ein zerknittertes Papier, und diese Runzeln bleiben nach der Ablösung. An einigen Stellen von 0,01 Dicke (Rand der hintern Hälfte?) haften netzförmige Balken, die aus ganz glasheller Substanz bestehen, und hie und da einer elastischen Membran ähnlich sind. Im Profil erscheinen sie als Verdickung der Kapsel, weiterhin aber gehen sie in eine körnig-streifige Masse mit eingelagerten Kernen über, welche evident aufgelagert ist. Die Balken lassen sich auch hie und da ablösen.

Die filzige Masse, welche hauptsächlich die Trübung bedingt, ist grossentheils fibrös, stellenweise dem Bindegewebe ähnlich, auch im Verhalten gegen Essigsäure. Es finden sich aber Uebergänge in die oben erwähnten glashautähnlichen, der Essigsäure widerstehenden membranösen oder balkigen Massen. An manchen parallel streifigen Zügen

scheinen Reste der Linsenfaserung Antheil zu haben. Streckenweise liegen stark ver-
längerte Kerne darin, einzeln oder in Reihen hintereinander. Ausserdem sind deutlich zellige Massen in die Schwarte eingeschlossen. Diese
sind zum Theil deutlich Reste der Epithelzellen, mehr oder weniger modificirt. Fer-
ner kommen scharf umschriebene rundliche, gelblich körnige Körper und lange, dru-
senähnliche Cylinder aus derselben Masse gebildet vor, um welche her eine etwas geschichtete, resistente glashäutige Kapsel liegt, die weiterhin in den übrigen Filz
übergeht. (Fig. 10). Zusatz von Essigsäure lässt in diesen umschriebenen Körpern
zahlreiche Kerne und bisweilen Zellen erscheinen, und durch Verfolgung der Uebergänge lässt sich erkennen, dass dieselben nichts sind, als abgegrenzte und eingekap-
selte Klümpchen oder Züge von Epithelzellen. Andere solche Züge sind nämlich immer weniger scharf abgegrenzt, maschig geordnet, und lassen sich zu diffusen Zellen-
haufen verfolgen, deren Charakter nicht zweifelhaft erscheint.

10. Fall.

Kapsel, durch r. *Gräfe* am 31. März 1856 extrahirt. Es hatte sich in früher
Jugend weicher Staar gebildet.

Das Präparat besteht aus dem grössten Theil der vorderen und einem Stück
der hinteren Kapsel. Eine strahlig-annulirte, weissliche mit gelblichen Flecken versehene Trübung sitzt an ersterer: das Uebrige ist an den meisten Stellen durchsichtig.

Die Kapsel lässt sich fast überall im Zusammenhang von der Auflagerung trennen und ist klar, jedoch etwas brüchig, so dass sie leicht in kleine Stücke zerfällt,
nicht aber sich spaltet, wie sonst bisweilen. Sie misst 0,015 Mm., was für die
vordere Hälfte etwas wenig ist.

Die trübe Auflagerung ist meistentheils streifig-faserig; ein Theil scheint der
parallelen Anordnung nach von Linsensubstanz herzurühren, während bei anderen
Theilen, besondere gegen die Ränder, diess nicht der Fall ist. An den intensiv gelb-
lich-weissen Stellen liegt eine grosse Menge Fett in Körnern und grösseren Tropfen,
auch als Körnerkugeln, sowie einzelne Haufen von Cholestearinkrystallen. Ausserdem kommen da und dort netzartige Züge von Epithelresten vor, welche, weniger
scharf umschrieben als in dem vorigen Fall, bisweilen Blutgefässen mit ihren Kernen
ähnlich sehen. In den streifigen Partieen sind überdiess eine Menge von verlängerten
Körperchen, welche nicht wie absolute Zellen aussehen, sondern eher Bindegewebskörperchen oder ihren verlängerten Kernen gleichen. Sie werden durch Essigsäure
besonders deutlich.

Die freie Fläche der Auflagerung ist an vielen Stellen von einem scharfen, dunkel-
contourirten glashautähnlichen Saum begrenzt, der bisweilen 0,006—0,01 Mm. misst,
und an den zackigen Rändern geht dieselbe in völlig structurlose Lamellen über
Diese lassen sich isolirt ablösen und sind dann, gefaltet, von einer echten Glashaut
kaum zu unterscheiden. Viele derselben haben jedoch scharf begrenzte grössere und
kleinere Lücken, so dass sie bisweilen einer gefensterten Membran ähnlich werden.
Solche Lamellen könnten leicht für atrophirte Kapselfragmente gehalten werden, aber
ihre Lage auf der ursprünglichen Kapsel und ihr Uebergang in evidente Auflagerungen einerseits, ihr strahlig auslaufender Rand andererseits, lässt sie mit Sicherheit als
neue Bildungen erkennen.

11. Fall.

Cataracta congenita, spontan geschrumpft, im 7. Jahre durch r. *Gräfe* ausgezogen am 15. April 1856.

Eine rundliche, linsenartige, etwas gelbbräunliche Platte von 5—6 Mm. Durchmesser. Die Kapsel lässt sich nicht im Ganzen, aber in grösseren Fetzen isoliren, und zwar sowohl von der vorderen als hinteren Wand. (Dicke: 0,02—0,024 und 0,005—5 Mm.) Sie ist ausgezeichnet durch eine auf weissem Grund sichtbare bräunliche Färbung, welche auch an dem übrigen Präparat bemerklich ist. ohne bekannte Ursache. Uebrigens werden auch andere, dünnere, in Salzlösungen liegende Kapseln mit der Zeit braun, so dass nicht sicher ist, ob die Färbung der Kapsel bereits im Auge bestand. Eine Trübung der Substanz fand dabei nicht statt. Namentlich die dünnere Partie der Kapsel ist stark gerunzelt.

Ausser einigen einfachen Wärzchen, wie die in Fig. 1 gezeichneten, die nicht als aufgelöthet zu erkennen sind, trägt die Kapsel an mehreren Stellen structurlose Balkennetze, mehr oder weniger fest angeheftet, die weiterhin in membranöse Ausbreitungen übergehen, welche der Kapsel selbst völlig ähnlich sind. Sie sind zum Theil sehr schön gefenstert. Sie gehen aber auch in streifige und fibröse Balken und Blätter über, welche mit der in der Kapsel eingeschlossenen und ihr angeklebten trüben Schwarte zusammenhangen. Das Epithel ist an einzelnen Stellen wohl erhalten, an den meisten aber mannigfach modificirt, oder es fehlt. Dasselbe ist bisweilen gerade in den Lücken der maschigen Auflagerung angesammelt.

Die trübe Schwarte ist hier als hauptsächlich aus Linsensubstanz gebildet kenntlich. Sie besteht nämlich aus einer blasig-areolären Masse, deren Maschen vorwiegend in der Richtung der Faserung verlängert, zum Theil spaltenartig sind, gerade wie man es an Linsen öfters sieht (z. B. in Fall 6 und 7). Hier ist die Masse nur dunkler, fester und resistenter geworden, wahrscheinlich durch Durchtränkung mit einer Masse, welche der Resorption widerstand, während die übrige Linsensubstanz dieser unterworfen war. Es fehlen jedoch auch hier fein streifig-körnige Massen nicht, in und an welchen Epithelreste liegen, und diese, welche weiterhin in die glashellen Auflagerungen übergehen, sind wohl als neue Bildungen anzusehen, ohne dass jedoch auch hier eine scharfe Grenze zwischen denselben und den Linsenresten wahrzunehmen ist, welche vermittelst Durchtränkung mit derselben Masse in eine ähnlich resistirende Substanz verwandelt sind.

Die Widerstandsfähigkeit der aufgelagerten Massen gegen Reagentien ist in diesem Fall eine besonders ausgezeichnete. Essigsäure afficirt viele der Balken und Lamellen gar nicht, während der grösste Theil der dicken Schwarte blasser wird. Auch Natron greift die mehr oder weniger structurlosen Balken und Blätter nach eintägiger Einwirkung nicht an, nur wird die bräunliche Färbung viel intensiver. Die übrigen Massen werden blasser und quellen auf, aber keineswegs in dem Grade, wie diess sonst bei fibrösen Schwarten oder getrübter Linsensubstanz der Fall ist. Es sind übrigens Uebergänge, wie in dem mikroskopischen Verhalten so auch in der Resistenzfähigkeit nachzuweisen. An dem hohen Grad der letzteren hat ohne Zweifel die lange Dauer des Processes, und zwar in einer frühen Lebensperiode, Antheil. — An einer einzigen weisslichen Stelle liegen Fetttröpfchen dicht gedrängt.

12. Fall.

Nachstaar, durch v. Gräfe am 26. April extrahirt. Vor 2 Monaten war nach Extraction der Linse Iritis und Pupillenverschluss eingetreten.

Ein membranöser Lappen, grösstentheils aus Kapsel mit trüben, fibrös-körnigen Auflagerungen bestehend, mit anhaftendem Pigment. Die Kapsel selbst durchsichtig, aber an manchen Stellen sehr streifig, lamellös auf der Profilansicht. Die fibröse Auflagerung zeigt an vielen Stellen eine scharfe, lineare Grenze und resistirt gegen Essigsäure stark. Der scharfe, dunkle Rand erhält sich auch bei Behandlung mit Natron, durch welches die übrige Substanz etwas, aber nicht viel, aufquillt und durchsichtiger wird. An den intensiv weissen Stellen liegen zahlreiche Fetttropfen.

Es hatte hier also eine verhältnissmässig kurze Zeit hingereicht, um der angelagerten Substanz, vorzugsweise an der freien Fläche, eine Resistenz zu geben, welche Exsudate an anderen Orten nicht zu haben pflegen.

13. Fall.

Nachstaar, nach mehrmaliger Discision der Linse durch v. Gräfe extrahirt am 4. Mai.

Ein ziemlich steifer, weisslicher Lappen, an dem die Kapselreste selbst durchsichtig sind. An diesen haften glashelle, gefensterte Auflagerungen, ferner gelblich opalisirende Plättchen und Knötchen von 0.01—025 Mm. Dicke, meist mit exquisit scharfer Begrenzung, einzelne mit einem hellen Ueberzug von 0,004—5 Dicke. Die grösste trübe Schwarte ist fibrös, zum Theil annulirt, fetthaltig, und hat an vielen Stellen ebenfalls einen scharfbegrenzten helleren Saum, oder einen abgesetzten Ueberzug von 0,004 Mm.

14. Fall.

Nachstaar, durch v. Gräfe am 15. Mai extrahirt bei einem 21jährigen Manue, der von Jugend auf an Cataracta mollis gelitten hatte, und vor einigen Monaten der Discision unterworfen worden war.

Eine Platte von der Grösse der Linse, aus der vorderen und hinteren Kapsel in zusammengefallenem Zustande gebildet. Der mittlere Theil zeigt eine starke, marmorirte, graugelbliche Trübung, strahlig auslaufend; aussenherum sind schwächere trübe Fleckchen.

Sowohl vordere als hintere Kapsel ist durchsichtig, nur vielleicht etwas gelblich, hier und da streifig, lamellös. Die Auflagerung bildet an beiden: *a* eine ausgebreitete gleichmässige, glashelle Schicht; *b* diese schwillt hier und da zu einfachen oder drusigen Hügeln an welche gelblich körnig sind, und krümelige Massen enthalten. Von der Fläche erscheinen diese als scharf und dunkel begrenzte Flecke Fig. 2 : *c* eine an Falten streifig, lamellös erscheinende Schicht überkleidet körnige Massen von verschiedener Dicke; *d* Balken, welche strahlig in gefensterte Schichten übergehen. Dieselben enthalten hier und da dunkle, fettähnliche Körner.

Eine gelbliche, fibröse Schwarte, welche die grössere Trübung hauptsächlich bedingt, enthält Fett in Tropfen und Krystallen, ferner Reste des Epithels, zum Theil in Alveolen und knotigen Sträugen, wie in Fall 9. Ausserdem ist hier besonders in den strahligen Ausläufern der trüben Schwarte eine eigenthümliche Faserung sehr entwickelt, welche auch in einigen anderen Fällen gesehen wurde. Es sind nämlich dunkel und scharf contourirte, kurze, sich bisweilen netzartig durchkreuzende Fasern, welche ein fast krystallinisches Ansehen haben. Aehnlich sieht man sie bisweilen in Blutgerinnseln. Sie werden in Essigsäure blass und schwinden, während der übrige Filz zwar auch blasser wird, aber das feine, streifige, körnige Ansehen nicht verliert, und die glashautähnlichen Massen vollkommen resistiren.

15. Fall.

In den Augen eines sehr alten Hundes, welche beträchtliche Veränderungen an Glaskörper und Retina, sowie an Ciliarkörper und Iris darbieten s. Sitz.-Ber. der Phys. Med. Ges. 1856 S. XLVI.), ergeben sich folgende Zustände an den Linsen.

In dem einen, weniger betroffenen Auge ist die Linse sehr wenig getrübt, an der Kapsel, wiewohl sie sehr starr und unfaltbar ist, kann keine Auflagerung unterschieden werden, aber das Epithel ist nur an wenigen Stellen wohl erhalten; sehr häufig bildet dasselbe helle rundliche Räume mit einer körnigen, netzförmigen Zwischensubstanz, was durch Bersten der Zellen und Austreten des Inhaltes bedingt zu sein scheint. Da das Auge frisch untersucht wurde und die Masse nicht sehr weich, sondern ziemlich consistent war, ist die Veränderung wohl als während des Lebens geschehen zu betrachten.

In dem anderen, überhaupt intensiver erkrankten Auge ist die Linse vollkommen undurchsichtig, gelblich mit weissen Flecken. Die Kapsel ist so fest, dass sie, eingeschnitten und entleert, ihre Form so ziemlich erhält. Sie ist an vielen Stellen durchsichtig, aber mit vielen weissen Flecken versehen, und zwar sind diese zahlreicher an der hinteren Hälfte. Die eigentliche Kapsel ist auch an diesen Stellen durchsichtig, in einer Dicke von 0,16 Mm. an der vorderen, 0,019 an der hinteren Hälfte. Sie zeigt aber an Faltenrändern einen sehr stark lamellösen Bau (Schichtung), und spaltet sich leichter als sonst. Die meiste Trübung rührt fast durchaus von Concretionen her, welche an der Innenfläche der Kapsel haften. Sie bestehen aus sehr dunkel und scharf contourirten Kalkkörnern und Kugeln von verschiedener Grösse, welche theils zu wenigen gruppirt, theils in enormer Zahl zusammengehäuft, Conglomerate von jeder Form und Grösse bilden. Neben den sehr zierlichen maulbeer- oder brombeerartigen Formen und den grösseren Massen kommen auch Concretionen vor, welche, aus denselben drusigen Körperchen gebildet, die Form von einzelnen oder mehreren aneinander liegenden Linsenfasern so wiedergeben, dass nicht zu bezweifeln ist, dass sie aus einer Incrustation der Letzteren hervorgegangen sind.

Diese Concretionen sind an die Innenfläche der Kapsel theils lose angelagert, theils fest angeheftet, und es zeigt sich an Faltenrändern, dass erstere dort frei liegen, während die letzteren von einer über sie hingehenden und sie einhüllenden glashellen Lamelle festgehalten sind. Bisweilen sieht man eine leere Kapsel vorragen, aus welcher durch einen Riss die eingeschlossene Concretion herausgefallen ist (Fig. 9). Bei Betrachtung von der Fläche erscheint diese Lamelle als ein heller Hof um die Kalkdrusen. Da dieser Ueberzug auch an den die Form der Linsenfasern wiederholenden Concretionen sich findet, so darf diess wohl als ein Beweis angesehen werden, dass jene Lamelle neu aufgelagert ist, und durch dieselbe Linsenreste in die Dicke der Kapsel scheinbar eingeschlossen worden sind. Einzelne Concretionen sind in eine dickere, streifige Masse eingelagert, welche am Rand strahlig in die structurlose Lamelle übergeht. Durch Essigsäure werden die Drusen gelöst und es erscheint dann hier und da Cholestearin als Residuum der grösseren Massen.

Der Inhalt der Kapsel besteht aus einer flüssig-bröckeligen, graulichen Masse, in welcher ein orbsengrosser, scharf und glatt abgegrenzter, fester, fast kugeliger Linsenkern liegt. Jene corticale Masse enthält molekuläre Substanz, viele kleine Cholestearinkrystalle und einige drusige Concretionen bis zu 1—2 Mm. Durchmesser. Der Linsenkern besteht aus wohlerhaltenen, sehr festen und dunkel contourirten Fasern. Er enthält einige knochenähnliche Particen, deren Untersuchung an Schliffen das Resultat giebt, dass dort einfach eine Ablagerung unorganischer Materie in die Linsenfasern selbst stattgefunden hat, ohne weitere Umänderung ihrer Form. An einigen vollständig incrustirten Stellen sieht man die parallelen Fasern der geschliffenen Partie in die nicht incrustirten der Umgebung direct übergehen. An vielen Stellen aber ist die Incrustation eine ungleichmässige, und es zeigt sich eine Analogie mit der Bildung des Zahnbeins, insofern auch hier die Ablagerung meist in kugeligen Formen vorrückt, wodurch dann zackige Räume übrig bleiben, welche den beim Zahn sogenannten Interglobularräumen entsprechen. Diese Räume sehen, namentlich wenn sie nach dem Trocknen theilweise mit Luft gefüllt sind, Knochenkörperchen hier und da täuschend ähnlich, und es ist nur möglich, sich vor Irrthum zu schützen, indem man die anorganische Materie durch Essigsäure auszieht, wobei die faserige Linsenstructur noch da hervortritt, wo zuvor von denselben keine Andeutung zu erkennen war. Interglobularräume, welche Knochenkörperchen ähnlich sehen, kommen übrigens auch an drusigen Incrustationen vor, welche nicht aus Linsensubstanz hervorgegangen sind.

16. Fall.

Eine Katarakt war r. *Gräfe* durch weisse Plaques an der Kapsel schon vor der Operation aufgefallen. Bei der Extraction (17. Juli 1856) stellte sich die Linse nicht. sondern kam schliesslich sammt der Kapsel und einer kleinen Portion an der hinteren Fläche haftenden Glaskörpers. Erst nachher fiel die Linse aus der Kapsel heraus. Die Linse ist stark gelbbräunlich, von mässiger Consistenz. Die peripherischen Schichten zeigen die Fasern von 0,01 Mm. Breite im Ganzen ziemlich wohlerhalten, aber mit zahlreichen zerstreuten, ganz kleinen Zerstörungsheerden, in denen es häufig zur Bildung von Myelintropfen gekommen ist, dessen, wie des Cholestearins, reichliche Anwesenheit in kataraktösen und überhaupt alten Linsen ich schon früher (siehe Seite 292) angezeigt habe. Hier sieht man theils blosse Flecke, welche wie einfache Lücken in den Fasern aussehen, theils sind darin helle oder dunkle Tröpfchen oder Klümpchen mit doppelten, verschlungenen Contouren (Myelin) enthalten, welche aber auch sonst vorkommen, ohne von einem hellen, blassen Hof umgeben zu sein (Fig. 11).

Die Kapsel ist zwar eingerissen, aber es fehlt daran nichts, oder nur ein kleiner Theil. Sie trägt an der vorderen Hälfte einen grossen, zackigen, milchweissen Fleck und mehrere kleine, punktförmige im Umkreis: an der hinteren Hälfte zeigen sich da und dort schwächere Trübungen. An dieser hinteren Kapselhälfte sind wie an der vorderen, ja fast noch exquisiter, sehr schöne Formen von Auflagerungen zu sehen. Es finden sich ausgedehnte Strecken, wo die Kapsel 0,007—0,01 misst, mit glasheller Auflagerung von verschiedener Dicke (meist 0,005 Mm.) überzogen. Zwischen Kapsel und Auflagerung sind gelblich-körnige Massen in Form von Plaques oder knotigen Netzen eingelagert, deren Dicke meist 0,01, aber stellenweise nahezu 0,1 erreicht (Fig. 3). Bisweilen geht eine Lage glasheller Substanz auch zwischen der ursprünglichen Kapsel und den körnigen Massen hin, oder es sind sogar abwechselnd mehrere Schichten von glasheller und von körniger Substanz übereinander gelagert, oder es geht die erstere weiterhin nach und nach in die letztere über. An der vorderen Kapselhälfte, deren Dicke etwa 0,025 Mm. beträgt, ist das Verhalten der wenig getrübten Stellen ein ähnliches. Es sind hier trübe, prominirende Massen zum Theil auch bloss lose an die Kapsel angeklebt. Die scheinbar isolirten weissen Knötchen, welche eine Dicke bis zu 0,2 haben, sind grossentheils von einem diffusen Fleck aus einer dünneren Auflagerung umgeben, welche bisweilen in ein Netz von sehr dünnen Strängen ausläuft. Im Innern sind diese Knötchen sehr dunkel, was theils von einer feinkörnigen gelblichen Substanz, theils von der im 14. Fall beschriebenen starren Fasermasse herrührt.

Der grosse Fleck an der Vorderkapsel ist nicht so deutlich faserig, als in anderen Fällen, und die Streifung, die ziemlich regelmässig dem Verlauf der Strahlen folgt. in welche der Fleck ausläuft, hat nicht den Anschein, von Linsensubstanz herzurühren. Im Umkreis dieses grossen trüben Flecks, wie auch einiger kleineren, finden sich Reste des Epithels.

Auch in diesem Fall zeigt sich die grosse Aehnlichkeit der neuen Auflagerung mit der ursprünglichen Kapsel in der Resistenz gegen concentrirtes Kali. Beide Schichten werden etwas blasser und quellen, aber die Auflagerung bleibt so scharf begrenzt, wie die Kapsel. Später löst sich die Auflagerung ab (was auch mechanisch stellenweise zu bewerkstelligen ist, und spaltet sich in Lamellen, aber diess ist bei der Kapsel auch der Fall. Endlich gehen beide in eine körnig-blasige, sich zerbröckelnde aber nicht lösende Masse über.

Endlich ist hier noch das Verhalten einiger Stellen anzuführen, wo mir eine Einlagerung trüber Substanz zwischen die Lamellen der ursprünglichen Kapsel in der That gegeben zu sein schien. An einer Falte, wo die Höhe der Kapsel 0.024 betrug war eine Strecke weit, nicht ganz in der Mitte der Dicke, eine Linie zu sehen, die weiterhin durch Körnchen und gelbliche Klümpchen bezeichnet war, an einer Stelle bis zu 0.005 Mm. Dicke. An anderen Strecken derselben Falte fehlte diese Linie, aber am Rand des Präparats war die innere Schicht der Kapsel an einer anderen Stelle abgerissen, als die äussere. Es hatte also hier eine Spaltung der Kapsel in zwei Lamellen stattgefunden, zwischen welchen sich eine körnige Substanz abgelagert hatte; eine irgend merkliche Trübung aber wurde dadurch auch hier nicht bedingt Fig. 12.

17. Fall.

83jähriger Mann mit Amaurose, Iritis etc. Linkes Auge. Linse bräunlich, etwas trüb. Die corticalen Schichten haften stellenweise so fest an der Kapsel, dass sie auch durch mehrtägige Maceration im Wasser nicht entfernt werden. Sie bestehen aus mehr oder weniger metamorphosirten Fasern mit Tropfen von hyaliner Substanz, körnigen Massen und Myelin zu lamellösen Platten vereinigt, welche gegen Natron viel mehr resistiren, als normale Linsensubstanz. Diese Schichten gehen nach innen zu in die gewöhnliche Linsensubstanz über. Es sind hier und da in denselben schöne, längliche, bläschenförmige Kerne zu sehen, von denen zweifelhaft ist, ob sie alle von der sogenannten Kernzone herrühren. Solche Kerne finden sich auch in membranösen spaltbaren Fetzen an der hinteren Kapselwand, wo sie nur 0,005 bis 0,007 Dicke hat. Zellen um die Kerne sind nicht zu erkennen. An der vorderen Kapselwand ist das Epithel grossentheils gut erhalten, nur hier und da die Zellen blasig vergrössert. Gelblichkörnige Platten und Balken finden sich nur hier und da an der hinteren Kapselhälfte [*].

Wenn man die Resultate der vorstehenden Beobachtungen zusammenfasst, so ergiebt sich folgendes:

Die ursprüngliche Kapsel hatte, wenn man vom Epithel absieht, nirgends eine solche Metamorphose erlitten, dass dadurch eine merkliche Trübung bedingt worden wäre, obschon unter den verzeichneten Fällen sich mehrere befinden, welche dem Bilde, welches man vom ächten Kapselstaar entwirft, sehr entsprechen. Namentlich ist hervorzuheben, dass nicht von dem Innern der Kapselsubstanz aus die Veränderungen ihren Beginn nehmen, welche man als Kapselstaar zu bezeichnen pflegt.

Dagegen ist es zu weit gegangen, wenn behauptet wird, dass die Kapsel gar keiner Veränderungen fähig sei. Sie wird nicht selten leicht in Lamellen und Streifen spaltbar, wie von Anderen bereits sehr gut angegeben ist (Lohmeyer, Brova. Sie zeigt bisweilen eine, wenn auch schwache Granulation, und es kommen in seltenen Fällen stärkere körnige Einlagerungen zwischen ihren Lamellen vor. Auch nach dem Tode erleidet die Kapsel Modificationen. Sie erhält abweichende Färbungen vielleicht auch während des Lebens, und wenn sie so lange in Salzlösungen aufbewahrt wurde, zeigen sich bisweilen in ihrem Innern merkliche Granulationen und Streifen. Es ist also die Möglichkeit nicht abzuweisen, dass die Kapsel einmal während des Lebens so beträchtliche Alterationen erleide, dass daraus eine Trübung resultirt. Allein es würden sehr genaue Nachweisungen nöthig sein, um die Ueberzeugung zu geben, dass es sich nicht um Auflagerung neuer Schichten handelt. Es sind Grenzen,

---

[*] Ich will hier noch einer sehr zierlichen Form von Auflagerung auf die äussere Kapsel-fläche erwähnen. Dem Pupillenring ziemlich entsprechend lag dort ein weisslicher Ring, der aus Vegetationen bestand, die von kleinen punktförmigen Knötchen zu dendritischen Büschen von 0,1 Mm. heranwuchsen. Sie leisteten gegen Natron Widerstand, wie andere ähnliche Bildungen, welche an der hinteren Fläche der Kapsel sich vorfanden.

welche die Dicke der Kapsel normal einhält, noch genauer zu bestimmen, und auf die einzelnen Localitäten dabei zu achten, da namentlich am Rand der Linse beträchtliche Verschiedenheiten vorzukommen scheinen. Bis jetzt scheint kein Fall hinreichend constatirt zu sein, dass eine Alteration der Substanz der Kapsel für sich eine erhebliche Trübung veranlasst hätte. Auch für diese Frage sind nicht die Fälle von besonders hochgradigen Veränderungen am lehrreichsten, sondern die geringeren Anfänge, bei denen das Verhältniss zu dem normalen Zustande noch leichter festzustellen ist.

Die sogenannten Trübungen der Kapsel sind Auflagerungen auf die ursprüngliche Substanz, wenigstens weitaus in der Mehrzahl.

Dieser Satz würde unrichtig sein, wenn man, wie früher theilweise geschehen, bloss von Linsenresten und anderen ganz fremden Dingen sprechen wollte, die sich von der Kapsel leicht entfernen lassen. Die aufgelagerten Massen haften vielmehr nicht nur fast unlösbar an der Kapsel, sondern stehen zu derselben rücksichtlich ihrer Beschaffenheit in inniger Beziehung.

Manche Auflagerungen tragen den Charakter der Kapselsubstanz, sind eine Verdickung derselben.

Die structurlose Beschaffenheit, das starke Lichtbrechungsvermögen, die scharfe Begrenzung, die grosse Resistenz gegen mehrere Reagentien sind beiden Substanzen gemeinsam. Als neugebildet *) sind die fraglichen Schichten erwiesen durch die Dicke der darunter gelegenen alten Kapsel, die Natur mancher eingeschlossenen Theile (Linsensubstanz) und die Verfolgung der Uebergänge in andere evident aufgelagerte Massen. Wenn die aufgelagerte Schicht nicht ganz durchaus genau die Eigenschaften der ursprünglichen Kapsel hat, so stimmt diess mit den Erfahrungen an anderen Glashäuten des Auges überein (Descemet'sche Haut. Glaslamelle der Chorioideen , und wahrscheinlich wiederholt sich diess Verhalten auch an anderen glashäutigen Theilen. Es wäre nun zunächst eine Verfolgung der abweichenden wie der übereinstimmenden chemischen Charaktere nöthig, mit besonderer Rücksicht auf die Uebergänge in anderweitige Substanzen.

Die neuen structurlosen Schichten liegen theils unmittelbar auf der alten Kapsel, theils schliessen sie die verschiedenartigsten Dinge ein.

Es lässt sich häufig bemerken, dass die neuen Schichten eben der jeweiligen Oberfläche folgen und so Theile, die an der Innenfläche der Kapsel anhaften, allmählig in dieselbe einschliessen, als Linsenreste, Epithelzellen, Fetttropfen, Krystalle, Concretionen, fibröse Massen. Hierdurch entstehen die sogenannten ächten Kapselstaare. Von locker anhaftenden, nicht scharf umschriebenen Partikeln sieht man alle Stufen zu scharf abgegrenzten, angeklebten, endlich eingeschlossenen Körpern. Manchmal lagern sich mehrere trennbare Lamellen gleicher oder verschiedener Art über einander. Durch das Vorstehende soll jedoch nicht behauptet sein, dass alle die genannten Massen gerade so in die Kapsel eingeschlossen worden seien, wie man sie später findet. Dieselben mögen vielmehr innerhalb derselben noch Metamorphosen verschiedener Art (als Verfettung oder Aufhellung durch Homogenwerden) erleiden.

Von den exquisit glashäutigen Auflagerungen existiren Uebergänge in andere Substanzen verschiedener Art.

Diese Uebergänge machen sich theils in streifig-faserige, theils in eigenthümlich gelblich körnige Massen, welche aber unter sich nicht streng auseinandergehalten sind. Die ersteren bilden vorwiegend membranöse Schwarten mit strahligen Rändern ; die andern theils flache Plaques von kleinerer Ausdehnung, theils zierliche knotige Netze,

---

* Ob hierher auch die im 2. Fall und sonst einige Male beobachteten Warzen gehören, lasse ich dahingestellt sein.

theils stark prominirende Drusen. An diesen Massen kommen die Uebergänge theils der Fläche folgend vor, indem die strahligen Ausläufer einer fibrösen Schwarte structurlos werden, oder glashelle, prominirende Balken von denselben ausgehen, oder solche Balken weiterhin in das körnige Netz sich verlieren. Häufig aber sieht man auch in der Dicke der Auflagerungen solche Uebergänge, indem an der Oberfläche der trüben Massen ein heller, resistenter Saum sich hinzieht, ohne dass er eine eigene, abgegrenzte Lamelle bildet.

Die fibrösen, filzigen Massen, welche namentlich an der Vorderkapsel ihren Sitz haben*), und von der Structur der Kapsel sich weit entfernen, sind ohne Zweifel zum Theil neugebildet und den Exsudaten analog, die man z. B. nach Iritis vor der Linsenkapsel findet.

Ein guter Theil der faserigen, dichten, trüben Massen aber, welche der Kapsel angelöthet sind, gehört allerdings der Linse an. Man kann bisweilen die Uebergänge von der deutlichen Linsensubstanz zu den dichten Schwarten an der Kapsel continuirlich verfolgen und es adhärirt dann die ganze Linse fest an der Kapsel. Andere Male bildet sich eine Abgrenzung der an die Kapsel gelötheten Particen gegen die übrige Linse. Es scheinen dabei die Linsenschichten durchtränkt gewesen zu sein mit einer Substanz, welche die metamorphosirten Fasern als eine blasig-streifige Masse consolidirt und in geschrumpftem Zustande conservirt, sie der Resorption entzieht, der die Linsensubstanz sonst zugänglich ist. Dieses Durchdringen der Linse mit der erstarrenden Masse, anderntheils die Aufnahme von zerstörten Linsentheilen in dieselbe, macht eine Trennung beider im höchsten Grade schwierig.

Das Epithel der Kapsel erleidet in der Regel beträchtliche Alterationen. Die Zellen werden körnig, blähen sich, bersten, werden verschoben, unter mannigfachen Formenveränderungen, und in Schwarten eingebacken. In anderen Fällen ist das Epithel lange Zeit mässig erhalten, und liegt bisweilen deutlich über den Auflagerungen der Kapsel (Fall 8), wie ich bereits früher (A. a. O.) vermuthet hatte. Diess merkwürdige Verhalten schliesst sich jedoch an die Erfahrungen an anderen Membranen an (Descemet'sche Haut und Glaslamelle der Chorioidea), wo ebenfalls unter den Zellen sich Verdickungen bilden.

Der active Antheil, welchen die Zellen an den Veränderungen nehmen, lässt sich noch nicht hinreichend übersehen. Jedenfalls scheinen structurlose Auflagerungen sich noch zu bilden an Stellen, wo die Zellen bereits zerstört sind. Dagegen sind manche Anzeichen für eine Neubildung oder Wucherung von Zellen vorhanden. Es finden sich zellige Massen an der hinteren Hälfte der Kapsel, zum Theil von epithelialer Beschaffenheit. Ihre Kerne scheinen bisweilen in Verwesung begriffen, und es liegt nahe, ihre Entstehung auf die Zellen der vorderen Kapselhälfte zurückzuführen. In der That sieht man in der Nähe des Randes des Epithels auch bei Erwachsenen endogene Bildungen, und es ist zu untersuchen, ob nicht diese Stelle, wo während des Wachsthums die Zellenbildung geschieht, auch für pathologische Vorgänge eine besondere Bedeutung hat. Schwierig zu deuten sind auch die bisweilen zahlreichen verlängerten Kerne in fibrösen Massen. Sind sie bloss gedehnt oder gehören sie zu verlängerten Zellen, sind sie alt oder neu, und woher stammen sie im letzten Fall?

Der Nachstaar, die Trübung nach eröffneter Kapsel, verhält sich, wie es scheint, völlig wie der sogenannte primäre Kapselstaar. Die ursprüngliche Kapsel erleidet dabei vielleicht häufiger Modificationen, aber die Trübung rührt wesentlich von einer Auflagerung, welche denen bei unverletzter Kapsel entspricht.

Ich habe mich im Vorstehenden fast durchaus auf einfache anatomische Data über Kapsel und Linse selbst beschränkt und glaube, dass die meisten früheren Beob-

---

*) Geringe Grade von Auflagerungen, namentlich glasheller Substanz, scheinen an der hinteren Hälfte der Kapsel kaum viel weniger vorzukommen, als an der vordern.

achtungen sich damit in Einklang bringen lassen werden. Immerhin ist noch viel auch in dieser Richtung festzustellen. Vor Allem aber erfordert das praktische Interesse, welches Gebilde von grosser Resistenz haben, die nur durch eine, immerhin oft sehr eingreifende Operation entfernt werden können, dass die Bedingungen der Entstehung, die Zeit der Entwicklung, die gewöhnlichen Complicationen, die Prognose und besonders der eigentliche Ausgangspunkt der Kapseltrübungen durch Bildung neuer Schichten genauer eruirt werden, und es wird diess nur einestheils durch sehr zahlreiche anatomische Untersuchungen verschiedener Entwickelungsstufen, und zwar wo möglich an ganzen Augen, anderntheils durch eine mit Rücksicht auf die anatomischen Thatsachen geleitete klinische Verfolgung möglich sein, deren sich der Gegenstand übrigens seit langer Zeit bereits unter Anderen von Seiten des Herausgebers dieses Archivs zu erfreuen hat. Vielleicht entschliesst sich derselbe jetzt schon, aus dem Schatz seiner Erfahrungen auch über diesen Punkt einige Mittheilungen beizufügen.

---

5. Ueber den Sitz des Kapselstaars und Mittheilung neuer Fälle.

(W. V. — VII. p. 282—293.)

W. S. — 1856, p. XXXV. 11. Mai 1856. — *H. Müller* zeigt eine Linsenverkalkung. welche *e. Gräfe* extrahirt hatte, und spricht seinen Zweifel über das Vorkommen ächter Knochensubstanz in der Linse selbst aus.

W. S. — 1857, p. IV. — 13. Dec. 1856. — *H. Müller* spricht über Kapselcataracta. Er erörtert die von den seinigen differenten Ansichten von *Richard* und *Robin*, die lediglich an der äussern Fläche der Kapsel Auflagerungen sahen, während nach ihm die Auflagerungen an der innern Wand und ihre weiteren Metamorphosen das Wesentliche des Processes bilden

Bei der verhältnissmässig kleinen Zahl der Fälle von Kapselstaar, welche genauer anatomisch beschrieben sind und bei der geringen Uebereinstimmung, welche sich hierin unter den verschiedenen Autoren findet, scheint es immer noch gerechtfertigt, exquisite Fälle einzeln aufzuzählen, und ich will hier den früher ,W. S. VII. p. V u. XV. 1856 und A. f. O. II. 2. p. 1—65) von mir beschriebenen zwei neue anreihen, welche meine früheren Angaben bestätigen und erweitern.

Ich lege um so mehr Gewicht darauf, dass auch in diesen Fällen die I n n e n - fläche der Kapsel sich als der Sitz der trübenden Ablagerung er- wies. als hierin meine Erfahrungen wesentlich von denen einiger französischen Autoren abweichen, welche neuerdings mikroskopische Untersuchungen über denselben Gegenstand angestellt haben. Die Herren *Ad. Richard* und *Ch. Robin* (Essai sur la nature de la cataracte capsulaire. 1855. V. Masson.) haben 3 Fälle beschrieben, wo sie nach gemachter Extraktion die Trübung der Kapsel durch eine pseudo- membranöse Masse bedingt fanden, welche mit fettigen und erdigen Körnern besetzt war, ihren Sitz aber an der V o r d e r f l ä c h e der vorderen Kapselwand hatte. Da in einem 4. Falle die Trübung der Kapsel, welche jedoch nur innerhalb des Auges beobachtet wurde, sich ebenso zu verhalten schien und da die früheren Erfahrungen von Herrn *Robin* mit diesen Resultaten in Uebereinstimmung standen, so stellen die Verfasser nur zwei Varietäten von Kapselstaar auf, nämlich:

1) Trübung vor der Kapsel und in ihrer Dicke, gebildet durch eine streifige, mit phosphatischen und fettigen Körnern besäete pseudo-membranöse Masse
2) Trübung vor der Kapsel und in ihrer Dicke, gebildet durch eine fast nur kalkige Ablagerung ohne pseudo-membranöse Schicht.

Herr *Robin* fügt ferner die Bemerkung bei, dass für die hintere Kapselwand dasselbe gelte, indem auch dort sich die krankhaften Ablagerungen an der äusseren dem
Glaskörper zugewendeten Seite vorfinden.

Diese Resultate stimmen in Betreff des Sitzes der Auflagerung mit denen von
Hasner (Augenkrankheiten 1547. S. 152) sehr überein, welcher obenfalls die sogenannten Kapselstaare lediglich für fest an der Aussenfläche der Kapsel haftende
Pseudomembranen erklärt hatte, welche durch Iritis oder Kyklitis producirt seien.
Da alle diese Erfahrungen einen besonderen Werth dadurch ansprechen dürfen, dass
sie ebenso auf klinischer wie auf anatomischer Beobachtung beruhen, so dürften sie
leicht von manchen Seiten als allgemeine Regel angenommen werden und ich glaube
darum besonders voranstellen zu müssen, dass meine bisherigen Erfahrungen mich zu
einer abweichenden Ansicht über den gewöhnlichen Sitz der Trübung nöthigen *).

Es fällt mir nicht ein, die Erfahrung in Zweifel zu ziehen, dass pseudomembra-
nöse Schwarten an der Vorderfläche der Kapsel vorkommen, welche derselben sehr
innig anhaften und mit gewissen Alterationen der Linsenkapsel und der Linse selbst
verbunden sein können. Ich bin vielmehr davon durch eigene Beobachtung überzeugt, wie denn auch von Ophthalmologen (z. B. *Arlt*, *Stellwag*) diese an der Vorderfläche der Kapsel befindlichen Pseudomembranen sehr wohl von den an der Innenseite
befindlichen Dingen getrennt, auch wohl zum Unterschied als „falsche" Kapselstaare
bezeichnet wurden.

Allein ich kann, so wenig wie *Arlt*, *Ruete*, *Stellwag*, zugeben, dass jene Pseudomembranen allein und ausschliesslich das darstellen, was man seit Langem als Kapselstaar bezeichnet hatte, und möchte vielmehr behaupten, dass die Schwierigkeit in der
Frage vom Kapselstaar wesentlich gerade in der Beurtheilung der an der Innenfläche der Kapsel vorkommenden Produktionen lag, um welche sich auch der Streit
hauptsächlich drehte, wie ich dieses bereits in einer im October 1555 der Académie
de médicine zu Paris übergebenen Notiz über den Kapselstaar hervorgehoben habe **).
Ich muss sogar nach dem, was ich bisher gesehen habe, annehmen, dass bei Weitem
die Mehrzahl der Trübungen, welche man als Kapselstaar zu bezeichnen pflegt und
welche diesen Namen einigermaassen verdienen, an der Innenfläche der Kapsel ihren
Sitz haben. Man kann zwar im konkreten Fall darüber streiten, wie viel davon als
Kapselstaar zu bezeichnen sei, weil, wie ich am a. O. gezeigt habe, alle Uebergangsstufen vorkommen von Auflagerungen, welche völlig den Charakter neugebildeter
Kapsellamellen tragen zu Schwarten, welche entschieden der Kapsel fremdartig sind,
indem sie aus einem fibrösen Filz oder metamorphosirter Linsensubstanz bestehen.
Aber wenn man einerseits weglässt, was an der Innenfläche der Kapsel nur locker
ansitzt, andrerseits was an der Vorderfläche der Kapsel entschieden nur anliegendes
Produkt von Iritis ist, und als Kapselstaar seit Langem nicht bezeichnet zu werden
pflegt, so wird man den letzteren sicherlich in der Regel an der Innenfläche der
Kapsel vorfinden. Dasselbe ist nach meinen bisherigen Erfahrungen an der hinteren
Hälfte der Kapsel der Fall, sobald man von den evident der Kapsel fremden, fädig-
membranösen Theilen absieht, welche bei Veränderungen des Glaskörpers sich meist
ziemlich locker an jene anlegen. Will man als Kapselstaar nur diejenigen Fälle
gelten lassen, wo die trübende Masse durch eine der Kapsel völlig ähnliche neugebildete Schichtung eingeschlossen und mit der ursprünglichen Kapsel so eng
vereinigt ist, dass beide Eines zu sein scheinen, so wird man diesen Zustand
noch mehr vorwiegend, wenn auch nicht ausschliesslich an der Innenfläche der
Kapsel antreffen.

---

*) Ich bemerke hier ausdrücklich, dass die Abhandlung der Herren *Richard* und *Robin*
älter ist als meine Arbeit in *Gräfe's* Archiv, mir aber erst bekannt wurde, nachdem diese
bereits abgeliefert war. Dieses allein ist der Grund, dass dieselbe dort nicht berücksichtigt ist.

**) Siehe Nachtrag.

Es ist einleuchtend, dass es für die Beurtheilung der fraglichen Verhältnisse sehr günstig ist, wenn man ganze Augen zur Untersuchung verwenden kann, indem es bisweilen nicht leicht ist, sich an extrahirten Kapselstücken mit Sicherheit zu orientiren namentlich wenn das Epithel an der Innenfläche der Vorderkapsel so zerstört ist, dass es nicht mehr als Anhaltspunkt dienen kann, wie diess sonst wohl der Fall ist. Ich verdanke es der Güte der Herren *Kölliker* und *v. Gräfe*, dass ich neuerdings zwei unversehrte Augen untersuchen konnte, an denen die Linsenkapsel krankhafte Veränderungen zeigte.

Der erste Fall betraf einen 72jährigen Tagelöhner. Beide Lidspalten waren in Folge von Entzündungen etwas verengert, das linke Auge war kataraktös und hatte eine kleine weisse Narbe an der Hornhaut.

Im rechten Auge war die Linse durchsichtig, in den inneren zwei Drittheilen ziemlich stark gefärbt, an der Kapsel nichts Abnormes zu finden, der Glaskörper nach vorn dicht gallertig, nach hinten verflüssigt, farblos. Die Hornhaut, die Iris, der Ciliarkörper und die pigmentreiche Chorioidea waren normal. Namentlich hatte die Glaslamelle verhältnissmässig für das Lebensalter nur geringe drusige Verdickungen Die Retina dagegen zeigte in der Umgebung des Sehnerveneintritts, jedoch nicht mit demselben continuirlich, eine Anzahl von mehr oder minder stark weisslichen und dadurch gegen die übrige durchscheinende Membran abstechenden Flecken *).

Das linke Auge zeigte dieselbe Abnormität der Retina ein bischen mehr ausgebildet. Glaskörper, Chorioiden und Ciliarkörper verhielten sich wie in dem anderen Auge. Die Hornhaut war abgesehen von der narbigen Stelle etwas trüb, was zum Theil von Veränderungen des Epithels herrührte, dessen Zellen den mit Sekretbläschen versehenen Drüsenzellen niederer Thiere ähnlich geworden waren. Die Iris zeigte die Spuren abgelaufener Entzündung. Ihr Ciliarrand war so fest an die Gegend des Schlemm'schen Canals angelöthet, dass sie leichter vom Ciliarkörper als vom Hornhautrand loszutrennen war. Das Pigment an der hinteren Seite war etwas uneben flockig und über die 2¹/₂ Mm. weite Pupille waren einige pigmentirte Bälkchen ausgespannt, welche gegen die Mitte hin ein kleines Knötchen bildeten, das an der Hornhaut-Narbe angelöthet war. Im Uebrigen war die Iris frei. Die Linse sammt Zonula und Glaskörper löste sich ziemlich leicht aus der Aderhaut, und die Verbindung der Zonula mit der Linsenkapsel war hinreichend fest. Die vorderste, warzig-faltige Lamelle der Zonula (Archiv f. Ophthalmologie II. 2. S. 43) war ziemlich verdickt und blieb in grösserer Ausdehnung als sonst an den Ciliarfortsätzen sitzen.

Die Linse sammt der Kapsel isolirt zeigte eine graulich trübe Corticalschicht und einen gelbbräunlichen, dabei aber durchscheinenden Kern. Die Ansicht auf hellem und dunkelem Grunde variirte auf eine leicht erklärliche, aber für den Anblick solcher Linsen im Leben lehrreiche Weise so, dass auf dunkelem Grund, wo die Färbung des Kerns sich sehr wenig bemerkbar macht, die Trübung der Peripherie und der innersten Partie besonders deutlich hervortrat. Auf hellem Grund dagegen war die Färbung des Kerns so auffällig, dass man leicht hätte die peripherische Partie für transparenter ansehen können, was sie keineswegs war. Ausserdem war an der vorderen Linsenfläche nahe der Mitte ganz oberflächlich ein ziemlich stark weisser Fleck von 1 Mm. Durchmesser und bei genauer Betrachtung einige leichte weissliche Streifen an anderen Stellen zu erkennen. Die Form der Linse war unregelmässig, indem die vordere Fläche an manchen Stellen gewölbter und dadurch die Linse dort etwas dicker

---

* Ueber die Natur dieser Flecken will ich hier nur vorläufig bemerken, dass dieselben zum grössten Theil aus hypertrophischen Nervenfasern bestanden. Die Opticus-fasern nahmen dort sehr beträchtlich an Dicke zu, ohne jedoch dunkle Contouren zu bekommen. Hierdurch entstand eine bedeutende Verdickung der Opticusschicht, während die übrigen Schichten der Retina etwas dünner wurden, ohne jedoch sonst verändert zu sein. In der Nervenschicht fanden sich übrigens ausser der Hypertrophie der Fasern noch dunkelraudige Klümpchen von eigenthümlicher Beschaffenheit vor.

war. Eine kleine Prominenz entsprach namentlich dem weissen Fleck und die Kapsel war von dort aus strahlig gerunzelt, jedoch nur in geringem Grade.

Die Linsensubstanz war fest, so weit sie gelb war, in der Peripherie dagegen ziemlich weich. Die Fasern waren mehr oder weniger körnig und stellenweise gewannen sie ein wellenförmig streifiges Ansehen, fast wie Bindegewebe. In der peripherisch getrübten Partie waren sie grösstentheils zerstört, und es lagen dort Massen von Kugeln und Tropfen von sehr verschiedener Grösse und Beschaffenheit, theils ganz blass, theils dunkler contourirt, theils ausgetretenem Nervenmark völlig ähnlich (Myelin), theils dunkelkörnig, wie es schien durch fettige Metamorphose zerstörter Linsensubstanz. Eine blasig-maschige Zwischensubstanz bildete, wenn sie in Stücke gerissen wurde, wobei die Kugeln und Tropfen herausfielen, eigenthümlich zackig-strahlige Figuren, welche eine ziemliche Festigkeit und Resistenz besassen. Es ist nicht zweifelhaft, dass diese Veränderungen während des Lebens bestanden, da die Linse des anderen Auges zu derselben Zeit nach dem Tode vollkommen wohl erhalten war; dagegen ist es bemerkenswerth, dass man durch Einlegen von halbmacerirten Linsen in erhärtende Flüssigkeiten ähnliche Formen erhält, und es ist wohl erlaubt, hieraus auf eine gewisse Analogie des Vorgangs im Leben zu schliessen, nur dass hiebei mancherlei Metamorphosen vorkommen, welche dort natürlich ausgeschlossen sind.

Das sogenannte Epithel der vorderen Kapselwand war fast durchaus schlecht conservirt; man sah wie so häufig in solchen Linsen die meisten Kerne ohne deutliche Zellenbegrenzung. Das Epithel haftete zum Theil an der Kapsel, zum Theil an den Corticalmassen und manche Partieen desselben waren in eine structurlos-streifige Masse eingewebt, in deren Bildung auch Linsenfasern eingegangen zu sein schienen.

Die Kapsel war nach Entfernung der adhärirenden Massen fast durchaus klar. An der vorderen Wand haftete der vorerwähnte kleine weisse Fleck und die schwachen weisslichen Streifen. Beides aber sass an der inneren Fläche der Kapsel, welche glashell darüber hinwegging. Die Auflagerung hatte auch hier den gewöhnlichen Charakter: eine an den dicken Stellen fibrös-körnige Masse, an den Rändern strahlig auslaufend und in strukturlose Lamellen übergehend. Da und dort waren Epithelreste eingelagert. Im Umkreis des grösseren Flecks sassen die fast nie fehlenden netzartigen Stränge und Plaques, welche auch den schwachen weisslichen Streifen an anderen Stellen der Kapsel zu Grunde lagen. Die Kapsel schien in diesem Falle über die Mitte des weissen Flecks etwas dünner zu sein, und es wäre möglich, dass hier eine, wenn auch geringe Verdünnung durch Atrophie oder dadurch entstanden wäre, dass die oberflächlichsten Lamellen der Kapsel in die sehr fest anhaftende Auflagerung hineingezogen worden wären, wie die Herren *Richard* und *Robin* diess von den an der Aussenfläche der Kapsel vorfindlichen Schwarten angeben. Doch ist die Beurtheilung der Dicke der Kapsel an Stellen, wo dicke, fest anhaftende Auflagerungen sitzen, sowohl an Schnitten, wie an Falten immer so leicht Täuschungen ausgesetzt, dass ich über diesen Punkt hier nicht ganz sicher wurde. Durch Kali wurde die aufgelagerte Masse durchscheinender, sie erhielt aber dabei ihre Form vollkommen und widerstand lange Zeit, während die ursprüngliche Kapsel selbst etwas früher als sonst weich und aufgedunsen zu werden schien. Auch an der hinteren Hälfte der Kapsel fanden sich Auflagerungen, welche den früher von mir dort beschriebenen völlig entsprachen. Die Kapsel war 0,005 Mm. dick, glashell, an der Innenfläche sass theils eine weithin sich ausbreitende strukturlose Schicht, theils waren an einzelnen Stellen zwischen dieser und der ursprünglichen Kapsel körnige, drusige Massen eingelagert, wodurch die Dicke der Auflagerung bisweilen zum Doppelten der ursprünglichen Kapsel (0,012 Mm.) anwuchs.

An der Aussenfläche der Kapsel dagegen war sowohl an der vorderen wie an der hinteren Wand keine erhebliche Veränderung zu bemerken. Nur an wenigen sehr beschränkten Stellen der vorderen Wand konnten bei mikroskopischer

Durchmusterung einige ganz unbedeutende, ziemlich blasse Auflagerungen aufgefunden werden, welche jedoch nur bei starker Vergrösserung sichtbar waren, eine Trübung durchaus nicht verursachten und dem weissen Fleck an der Innenfläche nicht entsprachen. Diesem gegenüber war die Kapsel aussen völlig glatt.

Das zweite hierhergehörige Präparat stammte aus einem Auge mit Skleralektasien. Netzhautablösung u. s. w., das mir r. *Gräfe* freundlichst zur Untersuchung gesendet hatte, und über welches an einem anderen Orte weiter Bericht erstattet werden soll.

Die Linse sammt Kapsel flottirte, nur durch einige Stränge rückwärts locker befestigt, ziemlich frei in dem Raume zwischen der Iris und den Resten des Glaskörpers. Sie war etwas kleiner, aber dicker als normal und dabei unregelmässig geformt, wie über die Fläche gebogen. Ausserdem sass an ihrer Vorderfläche ziemlich in der Mitte ein zapfenartiger Vorsprung, dessen Basis fast rund war und gegen 3 Mm. Durchmesser hatte, bei etwa 1 Mm. Höhe. Die Oberfläche des Vorsprungs war uneben, warzig, seine Färbung intensiv weiss. Diese weisse Trübung breitete sich nach einer Seite so gegen den Rand der Linse aus, dass sie ²/₃ desselben einnahm; von dort erstreckte sie sich mit 5—6 Sektoren der Linse entsprechenden Zacken eine Strecke weit auf die hintere Fläche. Der übrige grösste Theil der Hinterfläche, ¹/₁ des Randes und der Vorderfläche war graulich trüb, dabei auf weissem Grunde gelbbräunlich tingirt. Als die Kapsel in der Hälfte des Aequatorialumfanges eingeschnitten war, konnte die Linse nur schwierig herausgenommen werden und in der ganzen Ausdehnung, welche eben als weiss angegeben wurde, blieben Theile ihrer Substanz an der Kapsel hängen.

Was nun zunächst die Linsensubstanz betrifft, so war sie, so weit die weisse Beschaffenheit ging, verkalkt und dadurch hart, knochenähnlich. Auch hier war jedoch keine wahre Knochensubstanz vorhanden, sondern man sah die Linsensubstanz zuerst mit ganz feinen Kalk-Molekülen wie bestaubt; weiterhin wurden dann aus diesen grössere Körner und Drusen, bis endlich das Ganze eine zusammenhängende Masse wurde. Diese konnte geschliffen werden und zeigte dann deutlich die parallele Streifung der Linsenfasern. An der Grenze der anscheinend knöchernen Substanz kamen dann wieder die früher (a. a. O. S. 82) von mir beschriebenen, Knochenkörperchen ähnlichen Interglobularräume zu Stande. Eine Verschiedenheit lag nur darin, dass dort die Incrustation scharf abgegrenzt war und in kugeligen Formen vorrückte (wie bei der Bildung des Zahnbeins), während hier die Ablagerung des Kalks zuerst in vielen kleinen Partikelchen stattfand, so dass die Grenzlinie nicht eine so markirte war. Ein Theil der corticalen Linsensubstanz war zerstört und in Tropfen verschiedener Art (z. B. wieder von sehr schönem Myelin) umgewandelt. Auch in diesen Massen fanden sich Kalkkörner und grössere Drusen vor.

Die Kapsel war an allen Stellen als an der Oberfläche der trüben, weissen Massen liegend, nachzuweisen. Insbesondere ging sie über den zapfenartigen Vorsprung hinweg, wobei sie den Unebenheiten desselben vielfach gefaltet folgte. Es zeigte sich diess sowohl durch Betrachtung im Profil, als durch direkte Präparation, indem sie von der Vorderfläche desselben abgelöst werden konnte. Sie war strukturlos, auf beiden Seiten glatt und von derselben Dicke wie an anderen Stellen (0,025 Mm. . . behielt jedoch ihre wellenförmige Kräuselung auch nachdem sie abgelöst war. Der Vorsprung selbst bestand im Inneren aus stark verkalkter Masse. An vielen Stellen adhärirte die Kapsel so fest an der kalkigen Substanz, dass sie nicht in grösseren Stücken davon loszutrennen war, an den Partieen der Vorderwand dagegen, wo die noch weiche, graue Linsensubstanz abgestreift werden konnte, zeigten sich ziemlich starke, zum Theil exquisit lamellöse, bald mehr fibröse, bald strukturlose Auflagerungen, in denen ebenfalls Kalkkörner und grössere geschichtete Drusen in grösser Menge sassen. Dieselben waren zum grössten Theil in Essigsäure und Kohlensäurebildung löslich, während die festeren, grösseren Linsenverkalkungen sich darin zumeist nicht lösten, wohl aber in Schwefelsäure. Für das blosse Auge wurde dadurch eine leichte Trübung der entsprechenden Kapselstellen bedingt.

Vom Epithel war an der Vorderwand der Kapsel wenig zu sehen, dagegen war vom Rand der Linse aus über einen ziemlich grossen Theil der Hinterkapsel hin eine dünne, sich ziemlich leicht abschilfernde, bisweilen etwas netzartige Schicht ausgebreitet, welche ziemlich viele schöne, ovale Kerne enthielt, denen der Linsenfasern am Rand ähnlich. Von zugehörigen Zellenumrissen war nichts zu sehen. Auffallend war die geringe Dicke, welche die Hinterkapsel an vielen Stellen zeigte, bis zu 0,004 zu 0,003 Mm. herab. Dabei konnte man aber ihre Contouren an langen linearen Falten continuirlich von den dickeren Stellen der Aequatorialgegend her verfolgen, so dass eine Spaltung nicht anzunehmen war.

Die äussere Fläche der Kapsel war sowohl an der vorderen wie an der hinteren Wand fast überall frei und glatt, nur an einigen wenigen und sehr beschränkten Stellen sassen einige zarte körnig-faserige Lamellen mit einigen Kalkkörnern. Diess war namentlich am Rande der Fall, in der Gegend, wo die Zonula angeheftet gewesen war, deren Reste jene theilweise sein mochten.

Die beiden hier beschriebenen Fälle haben nicht nur das gemein, dass wiederum die Schichtbildungen und trübenden Ablagerungen an der Innenfläche der Kapsel ihren Sitz hatten, sondern auch dass nachweisbar exsudative Entzündungen der gefässreichen Gebilde stattgefunden hatten. Man könnte in solchen Fällen am ehesten die Auflagerung an der äusseren Fläche zu finden glauben, zu deren Wegnahme sich ein Operateur bei etwa (noch?) durchsichtiger Linsensubstanz versucht finden könnte. Die Häufigkeit der Auflagerung an der Innenfläche mahnt einerseits zur äussersten Vorsicht in dieser Beziehung, erklärt andererseits die Mitleidenschaft, in welche in der Regel die Linsensubstanz selbst gezogen wird.

Im ersten Fall trat die Trübung theilweise unter der Form des Centralkapselstaars auf. Obschon mir leider keine anamnestischen Notizen zu Gebote stehen, ist es wohl nicht zweifelhaft, dass derselbe hier nicht angeboren sondern erworben war. Der Fleck entsprach dem Knötchen an den iritischen Exsudationen und der Hornhautnarbe. Eine Perforation der Hornhaut war jedoch nicht nachzuweisen, wiewohl ich sie auch nicht bestimmt leugnen kann. Ich kann leider auch nicht angeben, ob die schwächeren weissen Streifen an der Vorderkapsel den dünneren Balken in der Pupille entsprechen. Doch ist diess bei dem Einfluss, welchen aussen sich anlegende Exsudate auf die Innenfläche der Kapsel unverkennbar haben, wohl denkbar.

Im Zusammenhalt mit den Erfahrungen Anderer über Centralkapselstaar darf man sich dessen Bildung wohl folgendermaassen vorstellen: In Folge einer Entzündung der gefässreichen Nachbargebilde (Hornhaut und Iris) kommt ein umschriebener Fleck der Kapsel mit dem Produkt in Berührung; bisweilen scheint es dann bei der Auflagerung eines Exsudatflecks an der Aussenfläche zu bleiben. In anderen Fällen veranlasst dieselbe eine entsprechend umschriebene Veränderung (Auflagerung. Trübung) an der Innenfläche der Kapsel, welche dann neben dem Exsudat an der Aussenseite persistiren kann, oder es kann in manchen Fällen das letztere schwinden, oder wenigstens, wie in dem hier beschriebenen Fall, nicht in enger Verbindung mit der Kapsel bleiben. Durch Ausbreitung des Prozesses treten natürlich Uebergänge in andere Staarformen ein. Dieses verschiedene Verhalten des Centralkapselstaars dürfte für die etwaigen therapeutischen Eingriffe wohl in's Auge zu fassen sein.

Der zweite Fall reiht sich unter die sogenannte Cataracta pyramidalis ein. Trotz der beträchtlichen Erhebung über das Niveau ging die Kapsel über den weissen Vorsprung weg, und doch ist auch hier nicht wohl ein Zweifel zulässig, dass die Formveränderung erworben war. Die Lage des Zapfens fast in der Mitte der Vorderfläche, die runde Form und namentlich der scharf weisse, senkrecht ansteigende Rand machen es hier wahrscheinlich, dass die Pupille das Formgebende war, indem die früher weiche Linsenmasse durch den hohen Druck im hinteren Raume des Bulbus in dieselbe hineingedrängt wurde. Von diesem Druck boten Sklerotika und Chorioidea unzweideutige Merkmale dar. Der Befund lässt sich mit den Angaben einiger anderer Autoren über ähnliche Fälle (s. *Ruete* und *Stellwag*) so ziemlich vereinigen und man darf wohl erwarten, öfters Massen zu finden, welche durch die Pupille nach vorn vorspringen und dem ungeachtet von der unverletzten Kapsel überzogen sind, nicht aber derselben aufgelagert.

Für das Zustandekommen solcher Formveränderungen muss wohl eine Alteration der Kapsel selbst angenommen werden. Denn eine mit normaler Elasticität begabte Kapsel würde eine solche Ausdehnung und Faltung, wie sie hier stattfand, kaum gestatten. Analoge Faltungen der Kapsel kommen bei solchen Prozessen häufig vor: in dem erstbeschriebenen Falle schien die strahlige Faltung auf ein Schrumpfen des aufgelagerten Fleecks zurückzuführen; in Fällen von nachfolgender Atrophie der Linse kräuselt sich die Kapsel in vielfache Windungen. *Hasner* macht auf diese Faltungen mit Recht aufmerksam, nur kann ich ihm darin nicht beistimmen, dass die Kapsel in Wasser stets ihre ursprüngliche Form wieder annehme. Wenn sie lange genug in Falten gezogen war, behält sie dieselben, auch wenn sie frei sich überlassen wird. Es scheint auch hier bisweilen wenigstens zuerst eine Erweichung vermittelst Durchtränkung stattzufinden, mit nachfolgender Consolidation.

Die normale Verbindung der Zonula mit der Kapsel war in dem ersten Fall (mit Entzündung und Iris) nicht auffällig gestört, während in dem zweiten mit Chorioiditis, aber ohne iritische Pseudomembranen) es zur völligen Ablösung gekommen war. Es scheint dies ein allgemeineres Vorkommen zu sein, dass Iritis allein für diese Fixation der Linse weniger alterirend wirkt, als Entzündungen der Chorioidea und des Ciliarkörpers. An zwei Augen mit frischer, metastatischer Ophthalmie habe ich eine hiefür sehr instruktive Erfahrung gemacht. Es war nämlich in beiden Augen auf der Seite, wo die Chorioiditis und Retinitis sass, bereits zur Ablösung der Linsenkapsel von der Zonula gekommen, während auf der entgegengesetzten Seite die Verbindung ungestört war (Sitzungsberichte 1856. S. XI). Es geht daraus hervor, dass die Ablösung in verhältnissmässig kurzer Zeit zu Stande kommen kann.

Was endlich das Verhältniss der Kapselauflagerungen zu der Entzündung verschiedener Abschnitte der Aderhaut betrifft, so findet sich auch hier die von den meisten Ophthalmologen hervorgehobene Erfahrung von der Coincidenz beider bestätigt. Es mag dabei, wenn man von der Auflagerung auf die Aussenfläche der Kapsel absieht, und nur die Veränderungen an der inneren Seite in's Auge fasst, zum Theil eine einfache Durchtränkung mit dem Produkt der Gefässhaut stattfinden, jedenfalls aber wird der Gang der weiteren Metamorphose von dem normalen Typus der Ernährung in Linse und Kapsel eigenthümlich influenzirt werden. In anderen Fällen mag das Ganze mit mehr Recht als eine Alienation der Ernährung unter dem Einfluss der Aderhautveränderungen betrachtet werden. Man hat sonst von Entzündung der Kapsel und Linse gesprochen. Seit man weiss, dass dieselben keine Blutgefässe besitzen, ist die Linse mit ihrer Kapsel nur einer Substanzinsel zwischen den Capillargefässen in anderen Organen gleichzusetzen. Hier ist das Gebiet klein, dort gross. Wie bei der Ernährung so bei der Entzündung ist dasselbe von den umgebenden Gefässen abhängig, obschon von der letztern in der Linse selbst die rein vaskulären Vorgänge fehlen.

Können dieselben oder ähnliche Alterationen der Kapsel und Linse ohne (mehr oder weniger entzündliche) Veränderungen in der Gefässhaut stattfinden? Diese Frage hängt mit der zusammen, wie gross die Selbstständigkeit der Ernährung im Linsensystem ist. In gewissem Grade wird ihm eine solche nicht abgesprochen werden können, wie weit sie aber geht, ist sehr schwierig zu bestimmen. Die Herren *Richard* und *Robin* werfen a. a. O. obige Frage ebenfalls auf, obschon sie eine Auflagerung auf die äussere Kapselfläche, allerdings mit Erkrankung der Kapsel selbst, annehmen, und dieselben beziehen sich auf die auch schon von Anderen gemachte Beobachtung, dass ähnliche Veränderungen auch ohne evidente Zeichen von Iritis und Chorioiditis vorkommen, wie denn auch, nach *r. Gräfe*, das Sehvermögen nach der Operation bisweilen recht gut ist. Nun wird man allerdings der Innenfläche der Kapsel mit dem Epithel und den Linsenfasern viel eher eine Selbstständigkeit der Ernährung zuschreiben dürfen als der Aussenfläche, allein es dürfte doch sehr sorgfältiger und anhaltender Beobachtungen bedürfen, ehe es als festgestellt anzunehmen ist, dass in jenen Fällen Iritis und Chorioiditis zu keiner Zeit und in keinem Grade vorhanden waren. Die Symptome können früher übersehen werden und die anatomisch nachweisbaren Folgezustände in jenen Membranen äusserst gering sein.

Vielleicht stellt sich eine Verschiedenheit nach dem Grad der Veränderungen heraus, so dass die Fälle, wo sich ausgedehntere, massenhaftere Schwarten an der Innenfläche der Kapsel finden und die Linsensubstanz beträchtlichere Störungen erlitten hat, stets von einer nachweisbaren Entzündung der gefässhaltigen Theile herrühren, während in Fällen wo geringe und mehr homogene Auflagerungen an der Kapsel mit wenig Alteration der Linsensubstanz gefunden werden, erhebliche Krankheitsvorgänge der Gefässhaut immerhin gefehlt haben mögen. Eine scharfe Grenze aber wird, wie auch die Herren *Richard* und *Robin* bemerken, weder in den Produkten noch in den zu Grunde liegenden Vorgängen leicht zu finden sein. In Fällen, wo nach *Arlt* eine Hornhautperforation ohne Iritis eine Auflagerung an der Innenfläche der Kapsel hervorbringt, würde der Contakt mit dem Geschwür und seinen Produkten als das Bedingende angesehen werden müssen. Ein Grund dafür, dass man nach geringen Graden von Iritis u. s. w. später Auflagerungen an der Innenfläche der Kapsel finden kann, während dieselben an der Aussenfläche der Kapsel fehlen, könnte auch darin liegen, dass jene Auflagerungen an der Innenfläche, namentlich auch wenn sie nicht zu beträchtlich sind, der Kapsel mehr oder weniger analoge Schichten bilden, welche eine grosse Widerstandsfähigkeit erlangen. Doch bekommen manche Exsudate auch in der vorderen Augenkammer oder im Glaskörper eine ziemlich glashäutige Beschaffenheit.

Man wird sicherlich bei mikroskopischer Untersuchung häufiger als man jetzt gewöhnlich annimmt, geringe Veränderungen an der Innenfläche der Kapsel finden, welche von dem, was man als Kapselstaar zu bezeichnen pflegt, bloss dem Grade nach verschieden sind, auch in Fällen, wo man bei gewöhnlicher Betrachtung einen einfachen Linsenstaar vor sich zu haben glaubt, oder wo sogar die Linsensubstanz zur Zeit noch so wenig wie die Kapsel erheblich getrübt ist. Man wird auch wohl die einfachen Linsentrübungen etwas häufiger als von Veränderungen der umgebenden Theile abhängig oder wenigstens als damit zusammenfallend ansehen müssen als diess jetzt im Allgemeinen der Fall ist. Es dürften z. B. die Veränderungen an den verschiedenen Glashäuten des Auges, welche vorzugsweise als senile vorkommen und zum Theil deshalb von mir als eine Gruppe analoger Vorgänge zusammengefasst wurden auch in dieser Beziehung beachtenswerth sein, obschon sie nur einen kleinen Theil der senilen Metamorphose des Bulbus darstellen und selbst mehr secundärer Natur sind.

6. Eigenthümliche Form von hinterem Polarstaar.

(W. V. — X, p. 159—161.)

W. S. — IX, p. XXI. — 12. Februar 1858. — *H. Müller* berichtet über eine eigenthümliche Form von Staar (hintere Polar-Cataracta· in den beiden Augen einer jungen Ziege. Es sass eine pyramidale knötchenförmige Trübung am hinteren Pol der Linse zwischen der gefässlosen Kapsel und dem Anfang der Ausbreitung der Arteria capsularis in der gefässreichen embryonalen; Kapsel. Die Masse befand sich also ausserhalb der eigentlichen Linsenkapsel.

Die Bezeichnung ,,hinterer Polarstaar'' wird, obschon sie einen anatomischen Befund ausdrückt, gegenwärtig wohl meist mehr vom symptomatologischen Standpunkt aus in Anwendung gebracht, als dass sie auf direkte anatomische Untersuchungen gegründet wäre.

Eine Veränderung, welche obigen Namen in exquisitem Grade verdiente, kam **als eine ausserhalb der eigentlichen Kapsel liegende, mit der embryonalen, gefässreichen Kapsel zusammenhängende Trübung** in den Augen einer jungen Ziege vor. Beide Augen verhielten sich fast völlig gleich und fielen durch eine grauliche Trübung auf, welche die Pupille und zum Theil die Iris verdockte. Dieselbe war durch eine Pseudomembran bedingt, welche, der vorderen Fläche der Iris locker adhärirend, in der vorderen Augenkammer lag, in der Mitte dicker, am Rande dünn. Diese Platte war mikroskopisch aus geronnenem Faserstoff mit vielen jungen Zellen und einigen Pigmentkörnchen zusammengesetzt. Der Glaskörper war ebenfalls fast durchaus getrübt, besonders stark nach vorn in der Gegend der tellerförmigen Grube. Die Trübung war hier theils durch feine Körnchen bedingt, wie sie bei inneren Entzündungen des Auges hier vorzukommen pflegen. theils durch kleine Zellen, welche grossentheils mit Körnchen besetzt, undeutliche Klümpchen darstellten, während andere mit Essigsäure mehrere Kerne erkennen liessen.

Endlich zeigte die Linse eine doppelte Trübung. Einmal war im Centrum ein graulicher Fleck in ihrer Substanz, und dann sass an der hinteren Fläche ein flach konisches, in der Mitte gelbliches, aussenher grauweissliches Knötchen, von dessen vorspringender Mitte die Arteria capsularis durch den Glaskörper zu der Eintrittsstelle des Sehnerven zu verfolgen war (siehe Fig.). Diese Arterie war von der Eintrittsstelle aus in ⅓ ihrer Länge von einem (beim Ochsen in ähnlicher Weise normalen) dickeren Zapfen umschlossen, welcher eine Masse bläschenförmiger Kerne, mit Kernkörperchen, aber meist ohne deutliche Zellen, in einer strukturlosen Scheide enthielt. Weiter vorn war die Arterie hie und da mit körnigen Zellen wie die im Glaskörper besetzt.

An der Hinterfläche der Linse strahlten dann einzelne Aeste der Arterie über die trübe Partie aus, von einer geringen Menge von Fasergewebe und dunkelkörniger, zelliger Masse begleitet. welche letztere das in der Mitte befindliche Knötchen vorwiegend bildete. Gegen den Rand der Linse verlor sich Alles. Die weitere Untersuchung zeigte, dass die vordere Kapselwand 0,014—0,02 Mm. dick war, die hintere 0,007 Mm. Die letztere ging nun deutlich zwischen Linsensubstanz und Knötchen hindurch, wiewohl auf 0,003 Mm. verdünnt. Die trübe Masse hatte also ihren Sitz an und in dem Rest der embryonalen Kapsel, und es ist kaum zweifelhaft, dass es sich hier in beiden Augen um einen pathologischen Entwickelungshergang handelte, resp. dass die eigenthümliche Formation dadurch entstand, dass eine krankhafte Störung in dem noch in der Entwickelung begriffenen Organ auftrat.

An der Membrana hyaloidea waren ausser den eiterartigen Massen streckenweise streifige Züge mit spindelförmigen und sternförmigen Zellen zu erkennen, aber keine offenen Blutgefässe. Die übrigen Theile der Augen zeigten keine auffälligen Veränderungen.

Wenn die hier beschriebene Staarform auf einer krankhaften Entwickelung beruht, so kommt sie vielleicht in ähnlicher Weise congenital auch beim Menschen vor. *v. Ammon* [*] hat bereits aufmerksam gemacht, dass Abweichungen an der hinteren Linsenkapselwand durch Erkrankung der Art. centralis entstehen können. Ueber einen entzündlichen Vorgang sei nichts bekannt, wohl aber fand er bei einem blindgeborenen Kaninchen Obliteration der Arterie mit centraler Trübung der hinteren Kapselwand und glaubt analoge Fälle bei Menschen gesehen zu haben. Tab. XV, Fig. 12 bildet derselbe auch einen „Fall von angeborener Verdickung der Art. centralis und daraus entstandener Cataracta centralis" ab, wo an der hinten konisch vorspringenden Linse, durch deren Achse eine Trübung zieht, in der Mitte ein Stückchen der Arterie anhängend gesehen wird.

---

7. Nachträge über Kapselstaar.

(W. V. — X, p. 151–159.)

W. S. — 1859, p. XVIII. — 26. März 1859. — *H. Müller* zeigt das Präparat von einem Centralkapselstaar von jungen Mädchen, der nachweislich nach Hornhautdurchbohrung entstanden, wobei er hervorhebt, dass der Sitz dieses Staares an der Innenfläche der vorderen Kapselwand und durch Wucherung der Epithelzellen bedingt ist, wie er schon früher beschrieben und bemerkt, dass hier aus Zellen, welche nach ihrer Entwickelung der Hornblatte (Epidermis) angehören, Zellen hervorgehen, welche den Bindegewebezellen gleichwerthig zu sein scheinen. *H. Müller* zeigt eine von Dr. *E. Müller* in Oldenburg mitsammt der Kapsel ausgezogene Staarlinse.

Eine Reihe neuerer Untersuckungen von Kapselstaaren führte im Wesentlichen zu einer Bestätigung der früher von mir über deren Natur und Sitz gemachten Angaben (A. f. Ophth.. Bd. III, Heft I ; W. V.. Bd. VII. S. 252). Am instructivsten namentlich in der letzten Beziehung waren wieder die Fälle, wo das ganze Auge oder wenigstens die ganze Kapsel und Linse untersucht werden konnte. Ich hebe von diesen einige ungewöhnlichere Fälle aus :

1. Eine spontan sammt der unverletzten Kapsel luxirte und extrahirte Linse verdanke ich der gütigen Mittheilung des Hrn. Dr. *E. Müller* in Oldenburg (December 1857). Die Linse ist verkleinert und durch Schrumpfung unregelmässig geworden. wobei die Kapsel sich mannigfach gefaltet hat. Der Inhalt der Kapsel grossentheils weiss. verkalkt. grössere Stücke und kleinere, bis punktförmige Körner bildend : das Uebrige sehr weich ; Detritus mit Cholestearin. Die Structur der Linsenfasern ist in der verkalkten Masse nirgends erhalten [**]. diese bildet vielmehr mikroskopisch überall theils einfache, theils complicirte drusige Körper, welche in Essigsäure, rascher in Salzsäure, sich grossentheils lösen, mit Hinterlassung einer concentrisch geschichteten, bald blassen, bald dem Myelin ähnlichen Grundlage. Diese verkalkten Körper sind zum Theil in derbe Schwarten eingelagert, welche mit der Kapsel in fester Verbindung stehn, so dass an deren Innenfläche für

---

[*] Klinische Darstellungen III, S. 67.

[**] Ich will bei dieser Gelegenheit bemerken, dass die einfache Verkalkung der Linsenfasern bereits durch *von Gräfe* beschrieben war A. f. Ophth. II. Bd. 1. Abth. S. 201), als ich a. a. O. eines ähnlichen Befundes gelegentlich Erwähnung that.

das blosse Auge da und dort theils unregelmässige Platten, theils stalaktitenartige Zapfen vorragen. Die in einzelnen Fetzen davon abgelöste Kapsel ist glashell, etwas schicht-streifig, an der äusseren Fläche an einzelnen kleinen Stellen nicht ganz glatt, sondern mit einigen kleinen Kalk- und Pigment-Körnchen und structurlos-körnigen Fetzchen besetzt, welche jedoch sehr unbedeutend sind. Die Innenfläche der Kapsel ist jedoch auch da, wo keine grösseren Concretionen anliegen, mit allerlei Auflagerungen versehen: drusige Körper, Platten, welche durch unregelmässige Bänder und Fäden in Verbindung stehn, zum Theil in glashelle Schichten eingeschlossen, derbe fibröse Platten mit Concretionen durchsetzt. Die Kapsel selbst misst dabei an der vorderen Hälfte 0,025—0,028 Mm., ja bis 0,036 an Stellen, wo eine Verdickung durch Auflagerung nicht zu erkennen ist. Auch in diesem Fall ist die hintere Kapselhälfte in ähnlicher Weise mit Auflagerungen versehen wie die vordere, im Ganzen ziemlich dick (0,01 Mm.), wobei es zweifelhaft bleibt, ob sie über den drusigen Massen hie und da etwas dünner ist. Die Runzelung der Kapsel ist überall über den fibrösen Schwarten am beträchtlichsten, offenbar durch deren Retraction.

Während der vorstehende Fall durch die Ausdehnung der Veränderungen an der Innenfläche der Kapsel und durch die gänzliche Ablösung der Kapsel von ihrer Umgebung (Beides ohne Zweifel durch Entzündungsvorgänge der Gefässhaut bedingt) ausgezeichnet ist, liess sich über den Antheil, welchen die zelligen Elemente des Linsensystems an jenen Veränderungen nehmen, nichts mehr erkennen. In dieser Beziehung war der folgende Fall sehr günstig.

2) **Exquisiter Centralkapselstaar nach Hornhautperforation.** Das Präparat stammt von einer 20jährigen Person, über welche Herr *Textor d. j.* in der Sitzung der phys.-med. Gesellschaft vom 15. Januar 1858 berichtet hat. Eine im Verlauf mehrerer Jahre herangewachsene Geschwulst in der Stirngegend hatte u. A. das linke Auge so gezerrt, dass es Ende October 1857 bereits erblindet war. Einige Zeit darauf trat Hornhautdurchbohrung ein, welche sich dann wieder schloss. Nach dem am 13. Januar 1858 eingetretenen Tode zeigte die Section den Sehnerven gezerrt, aber nur mässig atrophirt, die Iris in grosser Ausdehnung an die Hornhaut geheftet, während die Linsenkapsel sich bei Eröffnung des Auges leicht ablöste. Die Substanz der Linse war nur spurweise getrübt, während in der Mitte der vorderen Kapselhälfte ein hirsekorngrosses weissliches Knötchen auffiel. Dieses Knötchen sass an der Innenfläche der Kapsel, während die Aussenfläche bei starker Vergrösserung kaum eine Unebenheit zeigte. Da über den Sitz solcher Trübungen an der Innenfläche immer noch hie und da Zweifel obzuwalten scheinen, welche zu gefährlichen Versuchen, jene zu entfernen führen könnten, so bemerke ich ausdrücklich, dass die Linse sammt Kapsel herausgenommen und dann die vordere Hälfte der letzteren so sorgfältig abgelöst wurde, dass ich jeden Verdacht einer Täuschung in Bezug auf die Lagerung ablehnen muss. Ausserdem lässt auch die mikroskopische Untersuchung keinen Zweifel zu. Das Knötchen bestand nämlich fast durchaus aus einer zelligen Masse, welche sich so an die intrakapsulären Zellen anschloss, dass man annehmen muss, sie sei aus denselben hervorgegangen. Diese Zellen waren nämlich in grosser Ausdehnung wohl erhalten, in der Umgebung des Knötchens aber zu einzelnen Zügen verschoben und mannigfach modificirt in der früher beschriebenen Weise. Hier war nun auch eine Vermehrung der Kerne in einzelnen Zellen sicherer, als diess sonst meist der Fall ist, zu beobachten und eine daraus hervorgehende Vermehrung der Zellen ziemlich deutlich.

Diese Wucherung der intrakapsulären Zellen hat sich hier also auf eine kleine Strecke beschränkt, während sie mir in früheren Fällen sogar auf die hintere Hälfte der Kapsel sich auszudehnen schien. Es kann hier kaum zweifelhaft sein, dass diese Veränderung durch eine Durchtränkung der Kapsel mit dem flüssigen Produkt der entzündeten Hornhaut und Iris hervorgerufen worden ist, da die unversehrte Kapsel andere Beziehungen zwischen den fraglichen Theilen nicht gestattet. Dass diese Infection, wenn man so sagen will, mit einer gewissen Infiltration und Erweichung verbunden ist, deutet wohl auch die ziemlich bedeutende Verschiebung der Zellen an. Die Eigenthümlichkeit der bald homogenen bald faserigen Zwischensubstanz darf man wohl zu diesen Zellen in eine Beziehung setzen, wenn auch nicht bestimmte Massen als Produkte bestimmter einzelner Zellen angesehen werden können, und es schwierig zu entscheiden ist, wie viel auf Rechnung der Umgebung überhaupt kommt, wenn es sich in der That zeigt, dass ähnliche Substanzen ohne unmittelbar anliegende Zellen wachsen, wie mir diess hie und da der Fall zu sein schien. Im vorliegenden Fall war die homogen-streifige Masse in dem Knötchen und um dasselbe her nicht bedeutend; ihre Resistenz genauer zu prüfen, wäre bei dem bekannten Alter des Produkts von circa 2 Monaten nicht ohne Interesse gewesen, ich wollte das Präparat aber gern conserviren.

Ich habe a. a. O. schon erwähnt, dass aus den intrakapsulären Zellen bisweilen (in diesem Fall nicht) zackige, verlängerte Zellen hervorgehn, welche Bindegewebskörperchen durchaus gleichen, und nimmt man die obige Zwischensubstanz hinzu, so hat man ein Gewebe, das Jeder in die Gruppe der Bindesubstanz setzen würde. Bei dem mehrfachen Interesse, welches das Verhältniss von Epithel- und Bindesubstanz Zellen neuerdings in Anspruch nimmt, mag besonders bemerkt werden, einmal dass hier durch die Kapsel ein absoluter Abschluss gegen fremdartige Elemente geliefert ist, und dann, dass die intrakapsulären Zellen aus dem Hornblatt *Remak's* hervorgegangene ächte Epidermoidalzellen sind. Denn wenn Epithelialzellen geschlossener Höhlen (seröse Häute, Gefässe) durch Uebergänge in der Continuität oder durch pathologische Succession eine nahe Beziehung zu Bindesubstanzzellen nachweisen *), so ist diess offenbar nicht ganz gleichbedeutend, als wenn diess an der äusseren oder inneren Körperoberfläche geschieht. Doch weisen ja die Angaben *Remak's* über die embryonalen Bildungen selbst schon hinreichend nach, dass die histologische Scheidung der Gebilde, die aus den einzelnen Blättern hervorgehn, nicht durchgreifend ist, und es ist deshalb nicht zu verwundern, wenn Fälle vorkommen, wo Zellen des Horn- und Drüsen-Blatts zu den tieferen Elementen in obige Beziehungen treten.

3) Der Linsenkapsel aussen anliegende Entzündungsprodukte pflegen sich von den an der Innenfläche als eigentlicher Kapselstaar auftretenden Massen mehrfach zu unterscheiden. Wie gering namentlich die Verbindung auch sehr beträchtlicher, die Kapsel aussen umgebender Schwarten mit derselben sein kann, gegenüber den an der Innenfläche befindlichen, zeigt der folgende Befund an dem mit sehr mannigfachen Veränderungen behafteten Auge eines am 2. März 1857 secirten Geisteskranken.

Bulbus etwas atrophisch, ebenso der Sehnerv, welcher, wie mir Prof. *Friedreich* mittheilte, Corpuscula amylacea enthielt. Sklera uneben, z. Th. eingezogen, ebenso die Hornhaut, welche dadurch sehr klein erscheint. Chorioidea in ihrem Stroma fast pigmentlos, ohne gerade sehr dünn zu sein; Glaslamelle derselben sehr dunkelrandig, brüchig, an manchen Stellen in ästigen Figuren von Verdickungen bedeckt. in welche Reste des Pigmentepithels eingebettet sind, das (z. Th. cadaverös?) fast durchaus zerstört ist. An der Innenfläche der Chorioidea hängen da und dort an dünnen Stielen die im A. f. Ophth. IV. 1. S. 378 u. 382 erwähnten Zotten, welche hier in drusig-kolbige Enden ausgehen, aus einer ziemlich homogenen, gelblich

---

*) Ich habe früher auf Uebergänge von den Epithelzellen der Descemet'schen Haut zu den Hornhautkörperchen aufmerksam gemacht (A. f. Ophth. 1. 2. S. 62', aber es ist meines Wissens nicht ausgemacht, welches der embryonale Ursprung jener Epithelzellen ist. — Prof. *Förster* hat die Bemerkung gemacht, dass, im Fall in der That die Masse, welche sich innen an der Kapsel entwickelt, für gleichwerthig mit einer Bindesubstanz gehalten werden dürfte, es auch nicht unmöglich scheine, dass darin einmal eine knochenartige Substanz zur Ausbildung käme.

schillernden Masse bestehen und gegen Kali resistiren. In der Nähe des Sehnerven-eintritts haftet fest eine kleine knöcherne Spange. Die Eintrittsstelle selbst ist an ¼ des Umfanga von einer weissen, nach aussen unregelmässig und nicht scharf abge-grenzten Sichel umgeben, deren intensiv weisse Farbe hauptsächlich von der innigen Adhärenz der in kleine Unebenheiten der Sklera wie eingelassenen Chorioidea her-rührt. Mit Vorsicht getrennt zeigt sich die letztere nur etwas dünner, aber die Farbe weder der Sklera noch der Chorioidea an sich ist an der betreffenden Stelle auffällig anders als in der Umgebung, was nicht stets der Fall ist. Ciliarmuskel atrophisch, fest an die Sklera gelöthet (nicht wie sonst zuweilen hereingezerrt). Ciliarkörper durch starke Pigmentirung von der Chorioidea unterschieden (die Abstossung des Pigmentepithels wird hier durch die fester als die Retina ansitzende Zonula häufig verhindert). Iris vorn in grosser Ausdehnung an die Hornhaut gelöthet, atrophisch, an der Vorderfläche eine ablösbare, unvollkommen glashäutige Schicht von wechseln-der Dicke. Retina cadaverös destruirt, sehr wahrscheinlich weithin abgelöst, mit röthlichem Pigment durchsetzt. Eintrittsstelle nicht vertieft, die Netzhautgefässe erscheinen in der Mitte. Die Linse sammt Kapsel ist in einen von Entzündungs-produkten gebildeten Balg ganz ringsum eingeschlossen. Dieser haftet vorn sehr fest an der Hinterfläche der Iris, dann längs des Ciliarkörpers bis gegen die Ora serrata hin, wo er eine balkige Masse bildet, welche nach einwärts in ein flockiges Gewebe übergeht, das z. Th. aus Resten des Glaskörpers und der Retina besteht. Der Gegend der (ehemaligen) hinteren Kammer entsprechend bildet die Vorderfläche des Balgs an ihrer Peripherie einen ringförmigen Wulst; dahinter, um den Rand der Linse liegt eine im Innern gallertig-balkige Masse, welche sich ausnimmt, wie wenn der Petit'sche Kanal ausgefüllt wäre, wiewohl diess nicht völlig evident ist. Der Balg ist besonders gegen seine Innenfläche zu aus einer sehr derben Schwarte gebildet, welche weisslich, fibrös, hie und da mehr homogen und durchscheinend ist, gegen Kali mehr resistirt als ächtes Bindegewebe und an vielen Stellen mit rostfarbenem Pigment reichlich be-setzt ist. Aus diesem Balg nun lässt sich die Linse mit ihrer Kapsel ziemlich leicht herausheben, so dass eine ganz glatte Innenfläche zu Tag kommt. Ebenso ist die Aussenfläche der Kapsel mit Ausnahme einiger äquatorialen Stellen glatt und rein. Die Linse ist von unregelmässiger Form, hat einen gelblichen, mehr kugeligen Kern, welcher der embryonalen Partie entspricht und eine intensiv weisse, ziemlich weiche Rindenschicht: eingedickter Kalkbrei mit einigen grösseren Concrementen. Die Vorderkapsel ist innen in grosser Ausdehnung von kreideweissem Beschlag bedeckt, der hie und da stalaktitenförmig bis 1 Mm. vorragt, an der Hinterkapsel nur stellen-weise ein ähnlicher dünnerer Beleg vorhanden. Die übrigen Stellen beider Kapsel-hälften sind für das blosse Auge graulich netzförmig getrübt, was sich mikroskopisch als Auflagerung in allen fast nur möglichen Formen zeigt. Netzförmig-strahlige Zuge mit zelligen Massen, isolirte grosse Drusen mit und ohne Ueberzug von glashellen Schichten. Ferner dichtgedrängte kleine schwach gelbliche Drusen, wie sie an der Glaslamelle der Chorioidea im Augengrund öfters, an der Linsenkapsel aber, wie es scheint, selten auftreten, hie und da darüber noch eine homogene, grössere Druse einschliessende Lamelle, endlich fibröse Schwarten, die ebenfalls noch über homo-genen, Drusen einschliessenden Verdickungsschichten vorkommen, als eine ohne Zweifel neuere Bildung. Eigenthümlich ist eine brückenartig von der Kapsel vor-springende fibröse Platte, unter welche eine ziemlich tiefe Tasche sich hineinzieht. Allen diesen an der Vorder- und Hinterkapsel gelegenen Massen haftet aussen die glashelle Kapsel selbst dicht an, von welcher nur zu erwähnen ist, dass am Rand stellenweise Zonula-Reste anhaften, sowie dass die hintere Wand streckenweise sehr dünn ist, wohl durch Abspaltung der normal nicht so leicht sich trennenden Hyaloidea. Ueberhaupt ist die Kapsel in der Gegend des Randes stärker horizontal streifig auf Faltenrändern, und es kommen zwischen den Lamellen hie und da kleine Körnchen vor, ein Verhalten, das mir noch stärker ausgeprägt in einem andern Falle auffiel.

wo es ebenfalls an den übrigen Gegenden der sonst normalen Kapsel fehlte. Doch sahen die etwas stäbchenförmigen Fleckchen hier mehr aus wie kleine Vacuolen. Während also die Auflagerungen an der Innenfläche der Kapsel dieser fest verbunden sind, und ebenso die Exsudatmasse, welche den beschriebenen Balg bildet, ihren übrigen Umgebungen sehr dicht anhaftet, ist in bemerkenswerther Weise die Verbindung derselben mit der Aussenfläche der Linsenkapsel eine so lockere geblieben, dass die Trennung durch den Zug der Pincette leicht erfolgte.

4) Eigenthümliche krystallähnliche Körper kamen in mehreren Fällen vor, von denen einer speciell angeführt sein mag.

Das Auge eines am 4. Oct. 1857 secirten 89jährigen Mannes war ausser den gewöhnlichen senilen Veränderungen durch Ablagerungen an der Innenfläche der Chorioidea ausgezeichnet, wie ich sie im III. Bd. des A. f. Ophth. und Würz. Verhdl. Bd. VII. S. 17 von einer 55jährigen Person erwähnt habe. Weiche, mit dem Pinsel abstreifbare drusige Massen, mit einer Menge in Salzsäure löslicher Kalkkörner besetzt, lagen der Glaslamelle an, die jedoch nicht in grösseren Stücken darzustellen war; das Pigmentepithel war nur mässig alterirt, doch wurde für das blosse Auge eine feine weisse Marmorirung durch die kalkigen Drusen hervorgebracht. Ausserdem war der Ciliarrand der Iris mit der Hornhaut verklebt, der Pupillarrand etwas gekerbt, so dass auch in diesem Fall auf entzündliche Vorgänge in der geflsshaltigen Umgebung der Linse geschlossen werden durfte. Die Linse bräunlich trüb, an der Innenfläche der Kapsel aber neben glashäutigen und drusigen Auflagerungen einige dichtere Schwarten, welche etwas Linsensubstanz aufgenommen zu haben schienen und die fraglichen krystallähnlichen Körper enthielten [*]).

Es sind diese spindel- oder haberkornförmige Körperchen von sehr verschiedener Grösse; von ganz kleinen Nädelchen bis zu 0,01—0,05 Mm. Länge und 0,001—0,01 Mm. Dicke. Länge und Dicke stehen übrigens in keinem constanten Verhältniss, so dass sehr schmale, mehr nadelartige und breitere, mehr rhombische Formen nebeneinander vorkommen. Auch an den grösseren sind übrigens die stumpfen Winkel in der Regel ziemlich abgerundet. Ihre Substanz bricht das Licht stark, so dass sie dunkel conturirt sind, bald völlig homogen, bald etwas streifig, als ob sie, wie man diess an Krystallen oft sieht, aus kleineren Elementen zusammengesetzt wären. Sie liegen einzeln oder zu sectoren-förmigen Büscheln oder zu grösseren Gruppen vereinigt. Ueber das chemische Verhalten dieser Körper kann ich leider nicht viel aussagen, da ich dieselben zwar nicht selten, aber stets nur in einigen mikroskopischen Präparaten gefunden habe. In Wasser sind sie unlöslich, in Essigsäure werden sie unsichtbar, indem sie aufquellen, wäscht man aber vorsichtig mit Wasser aus, so erscheinen sie wieder. Schwefelsäure zerstört sie und sie kommen durch Auswaschen nicht wieder zum Vorschein. In Glycerin werden sie sehr blass, scheinen aber nicht zu vergehn. In verdünnter Kalisolution werden sie, aufquellend, rasch unkenntlich; als aber bald darauf concentrirtes Kali oder auch Wasser zugesetzt wurde, kamen sie, sich deutlich zusammenziehend, wieder zum Vorschein. Ich will jedoch nicht behaupten, dass sie sich nicht bei etwas längerer Einwirkung lösen könnten. Aether, allerdings nur unter dem Mikroskop zugesetzt, löste sie nicht auf. Da diese Körper öfters gerade da vorzukommen schienen, wo geschrumpfte Linsenreste vorhanden waren, so musste der Gedanke an einen krystallisirten organischen Körper aus denselben, vielleicht einen Proteïn-Körper rege werden. Ich kann aber aus Mangel an Material jetzt nichts weiter darüber eruiren, dagegen muss ich noch bemerken, dass hie und da nadelförmige Krystalle daneben vorkommen, welche die Untersuchung erschweren, da sie sehr ähnlich aussehen, sich aber in Essigsäure nicht verändern. Ohne Zweifel bestehn die letztern aus Fett. Mehr Unsicherheit über die Natur der fraglichen Körper

---

[*]) Das zweite Auge hat später Herr Dr. *Junuskiewicz* untersucht, mit beiläufig denselben Resultaten.

entsteht dadurch, dass, so sonderbar diess auch lautet, Zwischenstufen zu Fasern vorzukommen scheinen. Man findet nämlich in den Kapselstaaren nicht selten mit oder ohne die krystallähnlichen Körper Fasern, welche sehr gestreckten Epithelzellen aus Arterien oder schmalen Muskel-Faserzellen ähnlich sehen, an denen ich jedoch nie einen Kern gesehen habe. Sehr ähnliche Formen kommen hie und da in Faserstoffgerinseln vor. Sie liegen oft ziemlich stark gewunden und verknäult sowohl in fibrösen Schwarten als in grösseren Drusen. Wenn solche Fasern nun gestreckter liegen, kürzer und dunkler conturirt sind, so ist eine Unterscheidung um so schwieriger, als die gewundenen Fasern gegen Essigsäure sich ebenso verhalten, wie die krystallähnlichen Spindeln, andererseits die letzteren entschieden so weich sind, dass sie durch Druck sich biegen. Ich muss es weiteren Untersuchungen anheimgeben, ob es sich hier um verschiedene, nur äusserlich ähnliche Dinge handelt, oder um dieselbe Substanz in verschiedener Form, und ob diese Substanz in der That ein krystallisirbarer Linsenbestandtheil ist, oder nicht.

Anhang.

1. Vorkommen von Myelin in Linsen.

(W. S. — 1855, p. XV. — 12. Mai 1855.)

H. *Müller* theilt mit, dass er bei mikroskopischer Untersuchung einer kataraktösen Linse ohne weitere Behandlung ziemlich viel Myelin (nach *Virchow* gefunden hat. Als er hierauf die Linsen einer sehr alten Person mit Alkohol behandelte, zeigte sich ebenfalls eine grosse Menge der genannten Substanz, während in den Linsen eines Neugeborenen nur Spuren nachzuweisen waren. Derselbe glaubt, dass solche Ernährungsverhältnisse, die vielleicht mit dem Vorkommen des Myelin und ähnlicher Substanzen in anderen Organen in Verbindung stehen, für die Bildung von Staaren von Wichtigkeit seien.

2. Pupillarmembran und Kapselstaar.

(W. n. Z. — 1860, p. XVI. — 25. April 1860.)

H. *Müller* berichtet über einen Fall, in welchem bei einem im Anfange des 9. Monats gestorbenen Fötus die Pupillarmembran noch vorhanden war und sich durch bedeutende Dicke und die Anwesenheit von Pigmentzellen auszeichnete. Ausserdem war Kapselstaar vorhanden. Die Trübung war wie gewöhnlich durch Wucherung der intercapsulären Zellenlage bedingt. Auch bemerkte M., dass die vorderen Ciliararterien in grösserer Zahl als gewöhnlich bei Kindern in die Chorioidea zurückgehen ein Verhalten, welches sich sonst in der Art nur im höheren Alter findet, indem auch Kapselstaare häufig sind.

II. Morbus Brighti.

1. Ueber Veränderungen an der Chorioidea bei Morbus Brighti.

(W. V. — VII, p. 293—299.)

W. 8. — 1857, p. V. — 27. December 1856. — *H. Müller* theilt ein Manuscript für den Druck mit, enthaltend Notizen über Veränderungen an der Chorioidea bei Morbus Brighti.

Durch die Güte des Hrn. *r. Gräfe* zu Berlin hatte ich Gelegenheit die Chorioidea eines 12jährigen Kindes zu untersuchen, welches an Brightischer Krankheit gestorben war.

Diese Chorioidea zeigte, als ich sie erhielt, für das blosse Auge keine auffälligen Veränderungen, bei der mikroskopischen Untersuchung aber war ich überrascht an dem grössten Theil der Innenfläche die von mir als drusige Verdickung der Glaslamelle (W. V. — VI, p. 281; A. f. O. — II. 2. p. 1) beschriebene Affection in beträchtlichem Grade entwickelt zu finden. An vielen Stellen waren dicht gedrängte Drusen, welche grösstentheils einfache, aber grosse Kugelabschnitte bildeten, meist von 0,05—0,1 Mm. Durchmesser. An andern Stellen, namentlich gegen die Ora serrata hin, waren dieselben kleiner oder sparsamer. Sie bestanden, nach dem äusseren Ansehen zu urtheilen, aus derselben stark lichtbrechenden Substanz wie gewöhnlich, doch schienen sie etwas weicher zu sein und liessen sich leicht zerreissen oder zerdrücken; auch liessen sich grössere Stücke der Glaslamelle nicht wohl isoliren, sondern dieselbe löste sich nur in kleineren Fetzen sammt den aufsitzenden Drusen von der übrigen Chorioidea ab. Die Resistenz gegen Reagentien war dabei ziemlich dieselbe wie sonst.

Schon dieser Befund ist bei der Jugend des Individuums ein ungewöhnlicher, indem höhere Grade der drusigen Verdickung erst mit vorrückendem Alter aufzutreten pflegen, dieselbe zeigt aber, dass ich Recht hatte a. a. O. diese als eine Veränderung anzusprechen, welche zwar in der Regel als senile auftritt, aber unter Umständen, namentlich neben anderen krankhaften Processen auch in früheren Lebensperioden zur Entwicklung kommen kann, sowie sie in manchen Fällen auch im höheren Alter nur geringe Grade erreicht. Ich habe neuerlich wiederholt die schon früher erwähnte Erfahrung gemacht, dass bisweilen bei Leuten von 70—90 Jahren die Drusen so sparsam sind, wie sonst bei solchen von 20—30 Jahren, wiewohl auch in diesen Fällen in der Regel die Glaslamelle das senile Gepräge erkennen lässt, indem sie dunkler conturirt, starrer, in grösserer Ausdehnung etwas dicker, und da und dort mit Kalkkörnchen besetzt ist. Im vorliegenden Fall darf die grössere Weichheit der Drusen und die geringere Festigkeit der ganzen Lamelle vielleicht theils auf das jugendliche Alter des Befallenen, theils auf eine grössere Acuität und Frische des Processes geschoben werden. Ich erinnere jedoch in dieser Beziehung an einen früher W. S. — VII, p. XVIII; A. f. O. — III. 1. p. 63) von mir vorgezeigten Fall, wo in beiden Augen einer 85jährigen Person die Glaslamelle mit zahlreichen Drusen von ganz weicher Beschaffenheit besetzt war.

Ausser der drusigen Ablagerung an der Innenfläche zeigte die fragliche Chorioidea im Hintergrunde des Auges eine zweite merkwürdige Abnormität. Es waren dort nämlich die Gefässe der Choriocapillaris durch Stränge ersetzt, welche ganz das Verhalten der drusigen Ablagerungen an der Glaslamelle zeigten. Sie bestanden nämlich aus einer stark lichtbrechenden, fast farblosen, etwas brüchigen Masse, welche das Lumen der Gefässe ganz zu erfüllen schien, so jedoch dass auch die Wände derselben nicht zu unterscheiden waren, sondern in der Masse aufgegangen, resp. in sie umgewandelt erschienen. Man sah nur die Inselchen der Zwischensubstanz der Choriocapillaris, wie ich sie Taf. IV. Fig. 5 abgebildet habe, getrennt von jenen stark markirten Strängen. An Faltenrändern zeigten sich die letztern im Profil als rundliche Massen, an denen auch hier weder ein offenes Lumen noch eine besondere Gefässwand deutlich zu erkennen war.

Diese Veränderung war nicht gleichförmig über eine grosse Strecke ausgebreitet, sondern fand sich fleckweise, mit zahlreichen Unterbrechungen im Umfang des Sehnerveneintritts bis zu einigen Mm. Entfernung. Im übrigen Theile der Chorioidea kam sie nicht vor, doch ging sie auch nur an wenigen Stellen ganz bis an den Rand der Eintrittsstelle heran. Gegen die Particeen der Choriocapillaris, welche frei waren, verlor sich die Masse manchmal allmählig, indem sie blass wurde, doch war dieser Uebergang immer ein rascher, auf eine kurze Strecke beschränkter, und an vielen Stellen war die lichtbrechende Masse mit deutlicher Grenze mehr oder weniger unregelmässig quer abgesetzt, wie sie denn auch an anderen Stellen häufig quere oder unregelmässige Spalten zeigte, welche wohl hauptsächlich durch Druck und Zerrung der Präparate entstanden waren. Eine geringe Verdickung der Gefässwände als Uebergangsstufe war nicht deutlich zu erkennen.

Gegen Reagentien verhielten sich diese Gefässstränge wie die Drusen der Chorioiden. Sie leisteten gegen Essigsäure, Schwefelsäure, wie gegen kalte Alkalien beträchtlichen Widerstand, sie traten vielmehr bei diluirter Einwirkung derselben noch mehr hervor, indem das Zwischengewebe aufgehellt oder zerstört wurde.

Bei der grossen Aehnlichkeit, welche die drusigen Ablagerungen an der Innenfläche der Chorioiden sowohl, als die Ablagerungen im Lumen der Choriocapillaris mit den Massen haben, welche Virchow als amyloide, r. Meckel als speckige bezeichnet hat, lag es nahe die Reaction mit Jod und Schwefelsäure wieder zu versuchen, obschon sie bei den Drusen schon früher von Donders wie von mir ohne Erfolg versucht worden war. Aber auch hier blieb dieselbe überall aus. Sowohl Drusen als Gefässstränge wurden bloss gelb, bei stärkerer Einwirkung des Jodes röthlichbraun, mochte Jodtinktur oder wässrige Lösung angewandt worden sein. Die braune Färbung war kaum so viel röthlich als sie bei Schilddrüsencolloid, welches zum Vergleich benutzt wurde, eintrat, und nicht zu vergleichen dem „Jodroth", wie es an Gefässen in Nieren und sonst beobachtet wird. Auch durch Zusatz von Schwefelsäure wurde keine violette, noch weniger eine blaue Färbung erzielt. Einwirkung von Schwefelsäure zuerst, und Jod hernach, gab dasselbe negative Resultat.

Was nun die pathologische Bedeutung der an der Chorioidea vorgefundenen Veränderungen betrifft, so kann davon nur mit einem gewissen Vorbehalt die Rede sein, so lange es sich um einen einzigen Fall der Art handelt, über welchen überdiess mir alle weiteren Notizen fehlen, da der Kranke nicht durch r. Graefe selbst behandelt worden war. Es muss anerkannt werden, dass möglicherweise der Befund an der Glaslamelle und an den Gefässen unter sich und mit den andern, als „Brightische Krankheit" bezeichneten Zuständen der Nieren und vielleicht anderer Organe nicht in einem wesentlichen Zusammenhang stand. Doch liegt es jedenfalls nahe, einen solchen zwischen beiderlei Veränderungen an der Chorioidea anzunehmen, da die abgelagerte Masse jedenfalls sehr ähnlich und anscheinend identisch war; und da man durch *Meckel* und *Virchow* weiss, dass Veränderungen, welche den an der Chorioidea gefundenen der Form nach ziemlich ähnlich sind, theils an den Blutgefässen, theils in verschiedenen Organen und mit beträchtlicher Verbreitung gerade auch in Zuständen vorkommen, welche man unter die Rubrik „Brightische Krankheit" zu bringen pflegt, so darf wohl einstweilen vermuthet werden, dass auch die hier an der Chorioidea gefundenen Veränderungen nur ein Glied in der Reihe ähnlicher Zustände in verschiedenen Organen gebildet haben.

Im Fall sich diese Vermuthung durch weitere analoge Beobachtungen bestätigt, würden die folgenden Punkte der Beachtung werth sein:

1) Die Verwandtschaft der drusigen Ablagerungen an der Glaslamelle der Chorioidea mit anderen krankhaften Processen würde sich als ausgedehnter ausweisen, als es bisher den Anschein hatte. Ich habe früher mich bemüht zu zeigen, dass mehrfache Veränderungen an den anderen Glashäuten des Auges, die ebenfalls vorwiegend als senile auftreten, mit jenen eine gewisse Analogie besitzen, und es scheint sich ein ähnliches Verhalten bei den glashäutigen Theilen in andern Organen ebenfalls herauszustellen. Hiervon abgesehen aber würden jene drusigen Massen hier als eine Theilerscheinung eines Processes auftreten, der vorwiegend in anderen Organen verläuft, sehr häufig, wie es scheint, mit Veränderungen der Blutgefässe in Verbindung steht, und keineswegs an das vorgerücktere Alter gebunden ist. Vielleicht lässt sich die überwiegende Häufigkeit der drusigen Massen im höheren Alter zum Theil darauf zurückführen, dass in einem um so viel längeren Leben auch um so mehr Gelegenheit gegeben war zu vorübergehenden Störungen, deren Folgen sich, allmählig summirt, bei der Section vorfinden, wie diess auch für manche Zustände anderer Organe gilt.

2) Das Gebiet der Degenerationen, welche im Gefolge der Brightischen Krankheit am Auge auftreten, dehnt sich auf die Chorioidea aus. Man hat bisher vorwiegend nur die Veränderungen an der Retina berücksichtigt, deren Natur übrigens ebenfalls noch mancher Aufklärungen bedarf. Es ist nun hier wieder die auch sonst so häufige Coincidenz von Störungen an der Chorioidea und an der Retina hervorzuheben und das gegenseitige Verhältniss beider künftig festzustellen. In dem vorliegenden Fall war die Retina nicht so wohl erhalten, um über dieselbe mehr angeben zu können, als dass auch in den äussern Schichten (Körnerschicht) sich Körnerkugeln von ziemlicher Grösse vorfanden. Bei einem anderen an Brightischer Krankheit Verstorbenen fehlte mit der Veränderung an der Retina auch die an der Chorioidea. Ich möchte jedoch keineswegs einfach annehmen, dass die eine Affection ein Folgezustand der andern sei, und es ist in dieser Richtung zu bemerken, dass die drusige Ablagerung an der Chorioidea ausgedehnter war, als die Veränderung an der Retina, soviel mir bekannt ist, zu sein pflegt, wogegen allerdings die Alteration der Gefässe ebenso in der Umgebung des Sehnerveneintritts ihren Sitz hatte, wie diess bei der Retinalaffection gewöhnlich der Fall zu sein scheint.

3) Auch für die Beurtheilung der fraglichen Krankheitsprocesse (Mb. Brighti) überhaupt dürfte der Befund an der Chorioidea, wenn er sich wiederholt, von Belang sein. Nachdem *Virchow* die Entdeckung gemacht hatte, dass gewisse Theile des menschlichen Körpers (Corpuscula amylacea, im Nervensystem, in der Milz) mit Jod und Schwefelsäure eine der Cellulose ähnliche Reaction, resp. Färbung, zeigen, wurde durch *H. Meckel* (Annalen der Charité Bd. IV. Heft 2) nachgewiesen, einmal, dass verschiedene Formen von einer Substanz vorkommen, welche mit Jod nicht die gewöhnliche gelbe bis braune, sondern, mit oder ohne Schwefelsäure, entweder eine rothe, oder violette bis blaue Färbung geben; sodann dass diese Substanzen sehr verbreitet, namentlich auch an den Blutgefässen vorkommen. *Meckel* glaubte annehmen zu müssen, dass diese Substanzen dem Cholestearin verwandt, wie er sich ausdrückte, speckiger Natur seien, und nannte den ganzen Process dieser Ablagerungen Speck- oder Cholestearinkrankheit. *Virchow* nahm später (Archiv Bd. VIII. S. 110 u. 364,

indem er das Vorkommen und Verhalten der fraglichen Substanz in vielen Organen verfolgte, ebenfalls verschiedene Modificationen derselben an, nach der verschiedenen Färbung durch Jod, mit oder ohne Schwefelsäure. Derselbe hält aber die Substanz im Allgemeinen für amyloider Natur.

Mag nun die chemische Zusammensetzung derselben sich schliesslich herausstellen wie sie will, so ist einstweilen so viel sicher, dass, insoweit man nach der Jod-Reaction schliessen darf, jene in verschiedenen Formen oder Entwickelungsstufen oder Gemengen vorkommt.

Man sieht nicht nur an benachbarten Stellen desselben Präparats, z. B. eines Glomerulus der Niere, die Jod-Färbung in verschiedener Weise auftreten, sondern dieselbe bleibt an manchen Stellen aus, welche bereits offenbar durch Bildung einer ähnlichen Masse verändert sind. *Luschka* hat (Adergeflechte S. 105) dieses Ausbleiben der Jodfärbung auch an manchen Corpuscula amylacea des Gehirns beobachtet.

Unter diesen Umständen entsteht die Frage: Ist die Masse, welche an der Innenfläche und in den Gefässen der Chorioidea gefunden wurde, in die Reihe derjenigen zu setzen, welche sonst die fragliche Reaction mit Jod zeigen, oder nicht? Im ersten Fall könnte man annehmen, dass, wenn auch in der vorliegenden Chorioidea die Substanz die Reactionsfähigkeit mit Jod nicht besitzt, diese in anderen Fällen zur Entwicklung kommen könnte, oder dass, wenn diess auch nicht eintrete, an bestimmten Stellen des Körpers die mit Jod sich roth oder blau färbende Substanz nicht in der Weise zur Ausbildung komme, wie in andern Organen, obschon beiden Ablagerungen derselbe, vorläufig unbekannte, Krankheitsprocess zu Grunde liege [*].

Im verneinenden Fall dagegen würde sich die Folgerung ergeben, dass eine zwar in den optischen Charakteren den als ,,amyloid'' oder ,,speckig'' bezeichneten Stoffen ähnliche, aber in der chemischen Zusammensetzung davon abweichende Substanz in ähnlicher Weise wie jene an verschiedenen Orten, und namentlich auch in den Blutgefässen abgelagert werden könne. Es wäre dann zunächst weiter zu untersuchen, wie sich diese mit einem ausgebreiteten Krankheitsprocess in Verbindung stehenden Ablagerungen zu andern colloidartigen Substanzen verhalten, welchen *Wedl* und *Donders* die an der Chorioidea vorkommenden Drusen bereits früher einstweilen zugezählt hatten. Es ist nicht besonders wahrscheinlich, dass dieselbe Substanz, welche häufig rein lokal vorkommt, in anderen Fällen verbreitet mit allgemeiner Kachexie auftrete, doch zeigt u. A. gerade die Substanz der Corpuscula amylacea ein ähnliches Verhalten, und wie hier, so könnte auch dort eine Reihe von nicht ganz gleichartigen, aber doch zusammengehörigen Stoffen existiren.

Eine wiederholte vergleichende Untersuchung der bei sogenannter Brightischer Krankheit in verschiedenen Organen, und namentlich im Auge vorkommenden Ablagerungen wird ohne Zweifel Aufschluss darüber geben, ob es sich hier um eine einzige Reihe von krankhaften Productionen handelt oder ob wesentlich verschiedene Dinge unter ähnlicher Form auftreten, von denen etwa nicht alle die gleiche Neigung haben, auch im Auge ihren Sitz zu nehmen.

---

*) Gegen letzteres spricht, dass bereits ächte Corpuscula amylacea im Auge beobachtet sind.

2. Ueber Hypertrophie der Nervenprimitivfasern in der Retina.

(A. f. O. — IV. 2. p. 41—54.)

W. S. — 1858, p. LI. — S. Mai 1856. — Befund an der Retina einer an Bright'scher Krankheit Verstorbenen. Kleine, theils weisse, theils durch Extravasat roth gefärbte Flecke enthielten ausser fettigen Körnerkugeln und mehr homogenen Massen, welche sich vorwiegend in der Zwischenkörnerschicht vorfanden, gelblich opalisirende, mit Fortsätzen versehene Körper, welche vergrösserten Ganglienzellen sehr ähnlich waren. Dieselben scheinen mit denen identisch zu sein, welche von *Zenker* und *Virchow* gesehen und für Ganglienzellen gehalten worden waren. *Müller* hat sich aber durch senkrechte Schnitte, sowie durch Isolirung derselben überzeugt, dass es eigenthümliche Varicositäten der Nervenfasern waren.

Weisse Flecke in der Netzhaut haben sich den Ophthalmologen bereits als Resultate ziemlich verschiedener anatomischer Zustände gezeigt. Sieht man von der Trübung durch eiterige Infiltration ab, so ist mit Sicherheit erkannt als eine Bedingung solcher Flecke das Vorhandensein dunkelrandiger Nervenfasern. Ich hatte schon früher auf das Verhalten dieser Fasern an der Eintrittsstelle bei Thieren die Vermuthung gegründet (s. S. 106), dass auch bei Menschen hierin individuelle Verschiedenheiten vorkommen möchten, welche den ophthalmoskopischen Effect verändern würden. Solche Fälle wurden nun in der That von *Virchow* und *Beckmann* anatomisch untersucht und *v. Gräfe* hat, wenn ich nicht irre, dergleichen auch an Lebenden beobachtet.

Ausserdem wurden besonders weisse Flecke in der Retina bei Bright'scher Krankheit häufiger beobachtet und wohl ziemlich allgemein als fettige Degeneration gedeutet. Indessen beschrieben *Heymann* und *Zenker* [*] neben den fettigen, von ihnen für degenerirte Ganglienzellen gehaltenen Massen noch zahlreiche grössere, meist mit einem Fortsatz versehene Körper, welche neben einem äusserst blasskörnigen Inhalt einen glänzenden, scharf conturirten Körper ohne Kernkörperchen enthielten. Sie hielten dieselben ebenfalls für Nervenzellen mit degenerirtem Kern. *Virchow* bestätigte die Anwesenheit jener glänzenden Körper, welche er neben einigen zweifelhaften Elementen auch abbildete, in mehreren Fällen, und bezeichnet den Vorgang als Sklerose der Ganglienzellen, indem er hervorhob, dass die fettige Metamorphose wesentlich den Elementen des Zwischengewebes anzugehören schien und dass die daneben vorkommenden capillaren Hämorrhagien wahrscheinlich ein früheres Stadium des Processes darstellen. Etwas abweichende Befunde meldete *Wagner* (*Virchow's* Archiv XII. 218), worunter die Beobachtung amorpher Schollen hervorzuheben ist. In der Beurtheilung der Veränderungen aber stimmt derselbe mit *Virchow* wesentlich überein.

Ich will nun das Resultat der mikroskopischen Untersuchung zweier Fälle mittheilen, welches von dem der bisherigen Beobachter besonders darin abweicht, dass in den weissen Flecken sich eine beträchtliche Verdickung der Nervenfasern zu sehr eigenthümlichen Formen vorfand; jedoch ohne dunkle Conturen.

Ein 72jähriger Mann zeigte beide Lidspalten in Folge von Entzündungen verengt. Am linken Auge sass in der etwas trüben Hornhaut eine kleine weisse Narbe, an welche über die Pupille gespannte, iritische Bälkchen angelöthet waren. Die Linse getrübt, die Kapsel mit Auflagerungen versehen, welche in den Würzb. Verhandl. Bd. VII. 1856 beschrieben sind. (Dort ist auch eine vorläufige Notiz über das Verhalten der Retina beigefügt, s. S. 280.)

*) Archiv für Ophthalmologie II. Bd. 2. Abth. S. 112.

An dem hinteren Abschnitt der Chorioidea war nichts Abnormes zu finden, dagegen in der Retina eine Anzahl weisslicher Flecke, welche von höchstens 2 Mm. Durchmesser nahe an den grösseren Gefässen in der Umgebung der Eintrittsstelle lagen, ohne jedoch diese letztere zu berühren. Auch gingen dieselben nicht über 6 Mm., vom Rand der Eintrittsstelle gerechnet, hinaus. Im rechten Auge fanden sich dieselben Flecke in der Retina, etwas weniger entwickelt, übrigens nichts Abnormes. Ueber sonstigen Sectionsbefund, sowie über das Sehvermögen, ist leider nichts bekannt.

Die mikroskopische Untersuchung der Retina des linken Auges in frischem Zustand ergab nun, dass im Allgemeinen ihre Elemente in regelmässiger Schichtung vorhanden waren. Sie waren nicht besonders gut erhalten, jedoch die Stäbchen noch überall vollkommen kenntlich.

An den weisslich getrübten Flecken aber fielen zweierlei Dinge auf:

1) Unregelmässige, meist rundlich-längliche Körperchen, deren Begrenzung häufig nicht glatt, sondern uneben war. Sie massen meist 0,01—0,02 Mm., doch kamen auch kleinere und grössere vor. Sie bestanden aus einer dunkelconturirten, etwas klumpigen Substanz, welche hier und da etwas glänzte, ohne darum ganz fettartig zu erscheinen. Die kleineren Körperchen waren häufig durchaus dunkelkörnig, während die grösseren im Innern in der Regel einen helleren homogenen Raum einschlossen. Einen Kern konnte ich nicht wahrnehmen. Sie sahen bald mehr fettig metamorphosirten Zellen ähnlich, bald ausgetretenem Nervenmark, welches in Chromsäure gelegen war.

2) Blasse, etwas gelblich opalisirende, homogene, aber äusserst fein granulirte Körper, ebenfalls von unregelmässiger Form, aber immer stark verlängert und biweilen in dünneren Fasern auslaufend. Sie sehen stark verlängerten oder in Fortsätze ausgezogenen Ganglienzellen sehr ähnlich, es war aber nie ein Kern darin wahrzunehmen, und fanden sich daneben unzweifelhafte kernhaltige Ganglienzellen, welche von gewöhnlicher Beschaffenheit waren. Manche von denselben, sowie auch von den Elementen der Körnerschicht, schienen mir allerdings eine etwas starke Opalescenz zu besitzen, jedoch nicht mehr, als diess auch in sonst normalen Augen vorkommt.

Nachdem nun die Retina des andern Auges eine Zeit lang in chromsaurem Kali gelegen war, wurden aus den auch jetzt noch an ihrer Undurchsichtigkeit kenntlichen Flecken senkrechte Schnitte angefertigt. Hier zeigte sich sogleich, dass die Veränderung wesentlich der Schicht der Sehnervenfasern angehörte, welche dort beträchtlich verdickt war, so dass sie an der Innenfläche der Retina deutliche Prominenzen bildete. So schwoll z. B. an einem Schnitt die Dicke der Nervenschicht, welche in der Umgebung 0,1 Mm. betrug, auf 0,36 Mm. an, ohne dass ein grosses Gefäss die Ursache gewesen wäre. Die Gefässe zeigten keine merkliche Veränderung, ebensowenig die übrigen Schichten der Retina, einschliesslich der Zellen, wenn man davon absieht, dass sie stets eine merkliche Verdünnung über den Anschwellungen der Nervenschicht erfahren hatten. So massen die sämmtlichen Schichten ohne Stäbchen und Nerven an einem Schnitt 0,18 Mm. neben dem weissen Fleck; in demselben aber nahmen sie auf 0,12 Mm. ab.

Die Anschwellung der Nervenschicht an den weissen Flecken war durch Verbreiterung der einzelnen Fasern wenigstens der Hauptsache nach bedingt.

An Schnitten, welche quer auf die Richtung der Nervenfasern gemacht waren, sah man die Radialfasern in der Umgebung der Flecke in bekannter Weise senkrecht geordnet und die dadurch gebildeten Maschen mit den mehr oder weniger punktförmigen Querschnitten der Nervenfasern gefüllt. Durch die verdickten Stellen der Nervenschicht zogen sich die Radialfasern ebenfalls hindurch, bis zur Limitans, doch waren die Maschen zwischen denselben nicht nur senkrecht verlängert, sondern auch hier und da unregelmässig geworden. Darin lagen nun gelblich opalisirende Körper von rundlicher oder länglicher Form und meist 0,004—0,01 Mm. Querdurchmesser. Sie waren zum Theil in Nester von verschiedener Grösse dicht zusammengedrängt, welche von der anstossenden normalen Substanz theils scharf abgegrenzt waren, vielfach aber in dieselbe allmählig übergingen. Längenschnitte und Zerfaserung von etwas dickeren Querschnitten zeigten nun, dass diese Körper lediglich Querschnitte von Fasern waren, welche in der Richtung der Nervenfasern verliefen und alle Uebergangsstufen zu solchen darboten. Es kamen Fasern vor, welche mehrere spindelförmige Varicositäten besassen, wie gewöhnlich, nur stark entwickelt, andere Fasern (meist von ca. 0,001—0,002 Mm.) aber nahmen in einer grössern Längen-Ausdehnung 0,02 bis 0,1 Mm.) einen Durchmesser von 0,001—0,01 Mm. an, der jedoch seltener eine grössere Strecke hindurch gleichmässig blieb. Die Anschwellungen waren vielmehr meist unregelmässig varicös, bald spindelförmig, bald rasch knotig sich verdickend. Manche erreichten nicht nur die oben gegebenen Maasse, sondern bis zu 0,015 Mm an einzelnen Punkten. In den einzelnen Nervenbündeln nahmen öfters alle Fasern an derselben Stelle an Dicke zu, die einzelnen Bündel aber verhielten sich verschieden, indem an der Peripherie der Flecke einzelne hypertrophirte Bündel noch zwischen den normalen eingeschoben vorkamen, wodurch dann die eben am Querschnitt erwähnten Nester entstanden. An einzelnen Stellen aber ging die Degeneration durch die ganze Nervenschicht hindurch.

An manchen Stellen, wo das blosse Auge kaum eine Veränderung an der Retina wahrnahm, zeigten die Fasern einzelner Bündel eine geringe Verdickung, und es war diess namentlich auch am Rande der Eintrittsstelle des Sehnerven, jedoch nur in einzelnen und beschränkten Punkten, der Fall.

Ueber die dunkelconturirten Körperchen konnte ich an den erhärteten Präparaten nur wenig ausfindig machen; ich fand sie nur an wenigen Stellen mehr deutlich, dort lagen aber auch sie ausschliesslich in der Nervenschicht, sie waren also nicht durch fettige Degeneration der Zellen oder Körner entstanden. Sie lagen nicht gerade zwischen den am meisten verdickten Nervenfasern, sondern an einzelnen Stellen umgeben von körniger Masse. Ob sie etwa durch Degeneration von Nerven oder von Zwischensubstanz entstanden sind, musste ich dahingestellt sein lassen.

Ich habe den Befund hier gerade so hergesetzt, wie ich ihn bei Veröffentlichung der Angaben über die Linse (a. a. O.) niedergeschrieben hatte. Was aber die Beurtheilung desselben betrifft, so glaubte ich nicht zweifeln zu dürfen, dass es sich um eine Hypertrophie der Nervenfasern handle. Dieselbe schien mir sich zunächst an die von *Virchow* beobachtete dunkelrandige Form anzuschliessen, jedoch schien es mir bei derselben sehr wahrscheinlich zu sein, dass sie als erworben betrachtet werden dürfte. Es sprach dafür das Auftreten in einzelnen Heerden in einiger Entfernung von der Eintrittsstelle, die beträchtliche Verdickung und das gleichzeitige Vorkommen der dunklen Körperchen. Die Aehnlichkeit mit der Form, welche die Flecken bei Bright'scher Krankheit zeigen, schien mir sehr auffallend, aber nicht genügend, um bei dem Mangel von Angaben in Betreff des Individuums und von ähnlichen mikroskopischen Befunden bei jener Krankheit eine weitere Uebereinstimmung anzunehmen.

Ein zweiter Fall jedoch, der neulich vorkam, lässt die Sache in einem etwas andern Licht erscheinen.

Ein 52jähriger Mann mit Albuminurie und Hydrops in Folge von exquisiter Granular-Atrophie der Nieren. Als ich das eine Auge öffnete, bemerkte ich sogleich einen etwa 2 Mm. grossen, grauröthlichen, traben bei genauerer Betrachtung fein roth punktirten Fleck, welcher abwärts von der Macula lutea lag. Ausserdem zeigte sich an mehreren kaum getrübten Stellen ein theils ganz beschränkter, theils über 1—2 Mm. ausgehlnter, schwacher, röthlicher Anflug, in der Nähe grösserer Gefässe, aber diesen nicht unmittelbar anliegend. Mit der Lupe erwies sich derselbe als aus ganz kleinen punktirt-streifigen Extravasaten, zum Theil neben gefüllten Gefässchen, bestehend. Die Streifung folgte der Richtung der Sehnervenfasern, durch welche sie ohne Zweifel auch bedingt ist. Das zweite Auge hatte *Beckmann* mittlerweile geöffnet und einen etwa 1 Mm. grossen weisslichen Fleck gefunden, welcher mit der Eintrittsstelle und der Macula lutea ein Dreieck bildete. Sonst war noch ein nur punktförmiger weisser Fleck und hier und da ein rother Anflug wie in dem andern Auge vorhanden. Da *Beckmann* so freundlich war, mir auch dieses Auge zu überlassen, so wurde nur dieses frisch untersucht, das erste aber in erhärtender Flüssigkeit aufbewahrt.

Die mikroskopische Untersuchung zeigte zunächst, dass in der ganzen Retina die Elemente, namentlich die Zapfen mit ihren Fäden und die Radialfasern mit ihren Anschwellungen, vortrefflich erhalten waren, und sich fast so leicht isolirten, als diess sonst nach gelinder Erhärtung der Fall ist. Auffallend war mir, dass die Zwischenkörnerschicht auch im Hintergrund des Auges hie und da in die sehr deutliche senkrechte Faserung eingeschoben, kernartige Bildungen enthielt, wie diess sonst weit vorn vorkommt.

An der weissen Stelle waren im Allgemeinen die Elemente ebenfalls gut erhalten ; Blutextravasat war hier nicht nachzuweisen. Vorzugsweise in den innersten Schichten, bisweilen aber auch weiter aussen, in der Körnerschicht, lagen dunkelkernige Körper theils kugelig, theils von unregelmässiger, z. B. dreieckiger Form. Dieselben waren theils weiss bei auffallendem Licht, theils etwas gelblich. Uebergänge der Ganglienzellen zu denselben wurden nicht bemerkt. Viel zahlreicher und in die Augen fallender waren andere gelblich opalisirende, scharf conturirte Körper, welche sogleich an die von *Zenker* und *Virchow* beschriebenen erinnerten. Von rundlicher, keulenoder retortenförmiger Gestalt und zum Theil beträchtlicher Grösse bis zu 0.1 Mm. Länge und 0.01 Mm. Breite isolirten sich dieselben sehr leicht, meist mit 1 oder 2 Fortsätzen, welche in der Regel allmälig sich heranziehend, häufig an zwei entgegengesetzten Enden, bisweilen aber auch näher beisammen ansassen, so dass der Körper als seitliche Ausbuchtung einer Faser erschien. Diese Fortsätze waren häufig enorm lang, so dass sie weit über das Gesichtsfeld des Mikroskops hinausreichten und streckenweise der Substanz der Körper sehr ähnlich, matt glänzend oder ganz fein körnig, stark varicös, weiterhin waren sie von den übrigen Nervenfasern, mit denen sie verliefen, nicht zu unterscheiden. Die Körper selbst sahen vergrösserten Ganglienzellen sehr ähnlich, jedoch enthielten sie keinen deutlichen Kern, sondern entweder war ihr Inhalt gleichmässig oder sie waren durch eine etwas dunklere Masse im Innern ausgezeichnet, welche von den gewöhnlichen Formen beträchtlich abwich. Abgesehen davon, dass diese häufig viel grösser und nicht bläschenförmig, sondern klumpig oder homogen glänzend war, zeigte ihre Form mancherlei Abweichungen. Sie war hie und da hufeisen- oder etwas spiralförmig, oder ganz unregelmässig. Bisweilen war sie von einem hellen Hof umgeben oder von dem übrigen Zelleninhalt nicht scharf abgegrenzt oder unvollkommen in mehrere Portionen getheilt oder doppelt. Es lag zwar nahe, diese Masse für den metamorphosirten Kern der Zelle zu halten, und in der That war ich, sowie alle, welche diese sonderbaren Körper sahen, zu dieser Annahme geneigt, in der Voraussetzung, dass die Körper selbst vergrösserte Ganglienzellen seien. Doch lag eine weitere Bedenklichkeit darin, dass an manchen Fortsätzen der Körper noch Varicositäten vorkamen, welche eine Dicke von 0.015 Mm. bei noch beträchtlicherer Länge zeigten, und dem Ausehn nach den Körpern sehr ähnlich waren, nur dass sie die dunklere Masse nicht enthielten. Bisweilen sassen mehrere solche Anschwellungen, nur durch kurze Fädchen verbunden, hintereinander, sowie auch dergleichen vorkamen an Fasern, welche nicht mit den anscheinend kernhaltigen Körpern in Verbindung standen. Da dergleichen grosse Anschwellungen sonst an der

Retina nicht vorkommen, so schien mir es am wahrscheinlichsten, dass die Zellen und Nerven eine Métamorphose erfahren hätten, welche der im vorigen Fall an den Nerven beobachteten analog sei.

An den röthlich tingirten Stellen wies das Mikroskop Blutkörperchen zum Theil deutlich ausserhalb der Gefässe nach, zu kleinen Klümpchen geballt, zum Theil schon etwas resistenter geworden. Ausserdem aber zeigte die Retina hier dieselbe Beschaffenheit, wie an den weissen Stellen; Gruppen der opalisirenden Körper mit den dunkeln Massen darin, sowie fettige Klümpchen; es waren diese Elemente aber nur in geringer Zahl beisammen liegend, da und dort eingestreut, während sie an der weissen Stelle eine dicke Platte bildeten.

Die Blutgefässe in der Umgebung der getroffenen Stellen waren zum Theil bis zu den Capillaren herunter in den Wänden verdickt, wie diess von *Virchow* angegeben wurde. Doch war hier keine glänzende Substanz eingelagert, sondern die Wände nahmen sich aus, als ob sie nur mit heller Flüssigkeit theils gleichmässig, theils in einzelnen blasigen Fächern infiltrirt wären.

Das zweite erhärtete Auge zeigte die Elemente der Retina ebenfalls sehr gut erhalten. An senkrechten Schnitten liess sich zunächst die Lage der kleinen Extravasate sicherer übersehen. Es lagen die Blutkörperchen an den nur mit einem schwachen röthlichen Anflug versehenen Stellen in kleinen Gruppen zwischen den Nervenfasern in den von den Radialfasern gebildeten Fächern. Hier und da aber war ein für das blosse Auge sichtbares, grösseres Extravasat weiter nach aussen, bis in die Zwischenkörnerschicht, durchgebrochen. Die dunkelkörnigen (resp. weissen oder gelblichen) fettartigen Klumpen zeigten sich theils in der Nervenschicht, theils aber auch, wie ich diess schon in einem andern Fall (Würzb. Verh. 1856. S. 297) gesehen hatte, weiter auswärts, in der Körnerschicht gelagert. Dieselben waren zum Theil viel grösser als die Elemente der Körnerschicht und schienen schon desshalb nicht einfach als fettig degenerirte Körner angesehen werden zu dürfen, weil sie zum grössten Theil in der Zwischenkörnerschicht vorkamen.

In dieser letztern, nicht ganz ausschliesslich, aber vorzugsweise, lagen auch grössere, ganz unregelmässig geformte Massen, welche auch in dem ersten Auge hie und da bemerkt worden waren. Dieselben waren nicht dunkelkörnig, sondern homogen-glänzend, Colloidmassen ähnlich, oder mit zahlreichen rundlichen Ringen gezeichnet, wie wenn sie blass gewordene Blutkörperchen einschlössen. Die Grösse derselben stieg bis zu 0,1 Mm. und hie und da bildete dieselbe Masse eine grosse Platte, welche die Zwischenkörnerschicht weithin einnahm. Dabei waren die senkrechtfaserigen Elemente der letzteren entweder in die Masse verbacken oder diese bildete zahlreichere grössere und kleinere Lücken, durch welche jene Fasern büschelweise hindurchtraten. In solche Lücken genau eingepasst lagen auch zuweilen fettige Körnerkugeln [*]. Nur ganz ausnahmsweise war aber durch die Extravasate und diese Einlagerungen die übrige Structur der Retina, von der Verdrängung abgesehen, gestört worden.

Auffallender aber, als diese bedeutende Einlagerung in die Zwischenkörnerschicht, war an den senkrechten Schnitten durch die afficirten Stellen das Verhalten der glänzenden, dunkleren Massen enthaltenden Körper, welche bisher für Ganglienzellen gehalten wurden. Dieselben lagen durchgängig in der Nervenschicht, bildeten hier Nester, welche bisweilen ganz der Limitans anlagen, und bedingten (neben den Extravasaten) eine beträchtliche Verdickung der Nervenschicht. Die Bilder waren so den im vorigen Fall durch Hypertrophie der Nerven-

---

[*] Ueber die Natur dieser Massen, die ohne Zweifel aus einem flüssigen Infiltrat hervorgegangen waren, kann ich keine weitere Angaben machen, da die Behandlung mit chromsaurem Kali etc. keine genügenden Reactionen mehr zuliess.

fasern entstandenen sehr ähnlich, abgesehen davon, dass hier die Körper grösser waren und grossentheils jene dunklere Masse enthielten.

Da die Schicht der Ganglienzellen an vielen Schnitten evident sehr wohlerhalten über jenen Nestern hinzog, so musste zuerst daran gedacht werden, dass auch Zellen in der Nervenschicht lägen. Ich will in der That nicht in Abrede stellen, dass hier und da kleine zellige Elemente in der Nervenschicht vorkommen, namentlich an der Eintrittsstelle, allein dieselben scheinen nicht die Bedeutung von Ganglienzellen zu haben, welche mit den Nervenfasern in Verbindung stehen. Ein Vordringen einzelner Ganglienzellen zwischen die Bündel der Nervenschicht aber wäre wohl denkbar, doch fand auch diess sicher nicht statt, wo einzelne Gruppen jener Körper an der innern Grenze der Nervenschicht ganz getrennt von der Zellenschicht auftreten.

Zudem ergab mir eine fortgesetzte Untersuchung mit Isolirung der Elemente, dass jene glänzenden Körper nicht aus den Ganglienzellen, sondern aus den Nervenprimitivfasern hervorgehen. Es werden in einzelnen Nestern die Nervenfasern stark varicös, glänzend, feingranulirt und die Anschwellungen gehen so in jene zellenartigen Körper über. Manche auch sehr grosse Varicositäten besitzen nur einen gleichmässigen Inhalt, in anderen aber bildet sich jener dunkle, für den Kern imponirende Körper. Wenn ich nicht irre, ist derselbe schon in kleinen Varicositäten als ein gelblich glänzender Fleck im Innern angelegt. Es erklärt sich so das Vorkommen mehrerer zellenähnlicher Anschwellungen hintereinander, sowie die sonderbare Gestaltung des im Innern vorkommenden Flecks, wie sie sowohl von Zenker und Virchow, als von mir beobachtet worden ist. Ueber die Natur dieser Masse übrigens wage ich keine weitere Vermuthungen. Ich kann natürlich nicht mit Sicherheit behaupten, wiewohl es sehr wahrscheinlich ist, dass die von Andern gesehenen Körper ebenfalls, wenigstens grösstentheils, keine Ganglienzellen, sondern Nervenvaricositäten gewesen sind [*], da es möglich ist, dass bisweilen die Zellen einer ähnlichen Degeneration unterliegen, aber jedenfalls sind, um diess zu constatiren, neue, sorgfältig mit Rücksicht auf das Vorstehende gemachte Untersuchungen nöthig bei denen man sich durch die äusserst frappante Aehnlichkeit der Varicositäten mit Zellen nicht bestechen lassen darf.

Durch den Nachweis, dass es sich wenigstens im vorliegenden Fall nicht um eine Alteration der Zellen, sondern der Nervenfasern handelt, wird die Lage der Sache etwas modificirt.

Es ergibt sich daraus zwar nichts für die Frage, welches das Verhältniss der Fettdegeneration (Bildung von Körnerhaufen) zu diesen Bildungen ist, oder dafür, ob stets die hämorrhagische Infiltration oder die Gewebsdegeneration das erste ist. Aber es eröffnet sich eine Aussicht, diese an sich schon sehr auffallende Veränderung der Nervenfasern mit anderen Fällen in Verbindung zu bringen. Es wird kaum als zweifelhaft betrachtet werden dürfen, dass das Vorkommen solcher Varicositäten als erworben und zwar als in Verbindung mit bestimmten allgemeinen Krankheitszuständen stehend betrachtet werden muss. Es ist aber die Aehnlichkeit mit dem zuerst beschriebenen Fall, wenn man von der dort mehr länglichen statt kugeligen Form der Varicositäten absieht, eine so grosse, dass ich jetzt kaum anstehe, auch jenen als wesentlich hierher gehörig zu bezeichnen, obschon dort die glänzenden dunkleren Körper im Innern der Varicositäten fehlten, wie ich mich bei Durchsicht aufbewahrter Präparate nochmals überzeugt habe [**]. Wenn aber eine einfache Verbreitung der Fasern, wobei im Ganzen eine weissliche Farbe der Masse entsteht [***], erworben

---

[*] Der Umstand, dass Virchow die grösseren Gefässe zum Theil davon verdeckt fand, spricht eher für Nerven als Zellen. Nach Wagner würden die Gefässe anfangs meist vor der Trübung verlaufen, später aber davon verdeckt werden.

[**] Ob die in dem ersten Fall erwähnten dunkelkörnigen Körperchen den sonst vorkommenden fettigen Körnerkugeln gleich zu achten sind, steht dahin.

[***] Ein Theil der Trübung ist jedoch auf die dunkeln Körperchen zu schieben.

vorkommt, so wird die Wahrscheinlichkeit auch dafür grösser, dass eine accidentelle
Entwicklung dunkelrandigen Markes möglich ist, und man darf vielleicht die Frage
aufwerfen, ob dieselbe etwa auch unter dem Einflusse allgemeiner Ernährungsverhältnisse eintritt. Bei weiteren Erfahrungen auf dieses, vorläufig vollkommen hypo-
thetische Verhältniss das Augenmerk zu richten, fordert insbesondere der von *Beckmann* [*]) beobachtete Fall auf, wo bei Bright'scher Krankheit in einem Auge sich ein
Fleck mit dunkelrandigen Fasern um die Eintrittsstelle vorfand, während in dem
andern Auge dafür weissliche Flecke vorkamen, welche, nach *Beckmann*, genau die
Veränderung enthielten, wie sie *Virchow* bei Bright'scher Krankheit beschrieben hat,
so dass wohl die Vermuthung erlaubt ist, dass es sich auch hier um eine nicht markhaltige Hypertrophie der Nervenfasern handelte[**]). Dieses Nebeneinandervorkommen
der zwei ungewöhnlichen Zustände der Nerven in den Augen desselben Individuums
lässt den congenitalen Ursprung in beiden zweifelhafter erscheinen, während ausserdem die analogen Verhältnisse bei Thieren diese Deutung der dunkelrandigen Fasern
in der Retina günstig sein würden.

Schliesslich sei bemerkt, dass ich in den beiden hier beschriebenen Fällen die
früher in einem Fall von Bright'scher Krankheit beobachtete Veränderung der Choriocapillaris nicht gefunden habe.

---

3. Erkrankung von Chorioidea, Glaskörper und Retina bei Morbus Brighti mit einer eigenthümlichen Form von Embolie.

(W. m. Z. — I, p. 45—60.)

W. S. — 1858, p. LXIII. — 19. Juni 1858. — In einer durch einen Vortrag von *Beckmann* über Nierenentzündung hervorgerufenen Discussion über Embolie bemerkt *H. Müller*,
„dass er bereits vor einiger Zeit aufmerksam gemacht hatte, wie in den Retinagefässen sich
öfters dergleichen Massen vorfinden, unter Umständen, welche deren ausschliesslich embolischen Ursprung zweifelhaft machen (s. W. S. VII. S. XLII u. S. 316). Dahin gehören
das häufige Vorkommen analoger Massen in den Gefässen der Chorioidea und Retina
an correspondirenden Stellen des Auges, obschon die beiden Gefässramificationen weithin
getrennt sind. Ausserdem ist das gleichzeitige Auftreten ähnlicher Massen in der Nachbarschaft jener Gefässe, namentlich im Glaskörper, bemerkenswerth. *H. Müller* spricht seine
Befriedigung darüber aus, dass *Virchow*, welcher in der damals geführten Discussion
(a. a. a. O.) die Ansicht vertreten hatte, dass die fragliche Masse in den Blutgefässen n u r
als Erweichungsmasse des Endocardiums vorkomme, später bei Untersuchung eines ähnlichen Auges zu der Ansicht kam, dass in diesem Falle von einer Embolie nicht die Rede
sein könne, sondern man bei einer Gerinnung des Blutes stehen bleiben müsse (Verhandl.
d. Ges. f. Geburtshülfe in Berlin. X. Heft, S. 201).

W. S. — 1859, p. XXIII. — 30. April 1859. — *H. Müller* gibt eine Notiz über Veränderung der Retina und Chorioidea bei Bright'scher Amblyopie zu Protokoll, worüber er
wegen heute beschränkter Zeit in der nächsten Sitzung vortragen wird.

W. S. — 1859, p. XXXIII. — 28. Mai 1859. — *H. Müller* berichtet über einen neuen Fall
von C h o r i o i d e a l - A f f e c t i o n bei Morbus Brighti. Es waren an einzelnen Ciliar-Arterien
die Wände verdickt und homogenisirt bis zu der Choriocapillaris. Ausserdem zeigte das in
diesen Arterien ohnehin sehr entwickelte Epithel eine Wucherung und fettige Degeneration.

---

[*]) Virchow's Archiv XIII. S. 97.
[**]) Es wird jetzt auch der von *Virchow* angewendete Name „Sclerose" nicht mehr pas-
send sein, da er gerade die auffälligste Veränderung nicht bezeichnet, wiewohl die sämmtlichen
Elemente der Retina an der fraglichen Stelle etwas resistenter zu sein scheinen.

Die dadurch gebildete, zum Theil mit Pigment versehene Masse war dann hie und da in die kleineren Aeste hineingetrieben, bis zu deren Obturation. Es war also hier eine eigenthümliche Art von peripherischer Embolie gegeben. Die Retina bot dieselben Veränderungen dar wie sonst, namentlich kolossale, ganglienzellenähnliche Hypertrophie der Nervenfasern in einzelnen Nestern. Eine blaue Färbung mit Jod wurde nirgends erreicht.

W. S. — 1859, p. XXXV. — 11. Juni 1859. — *Virchow* bemerkt in Betreff der Mittheilung des Befundes bei einer Amblyopie in Folge von Morbus Brighti von *H. Müller* die ganglienförmigen Körper betr.:, dass ihm sonderbarer Weise seit der Veröffentlichung seiner Arbeit über die Netzhautveränderungen bei Brightischer Krankheit (A. f. p. A. X kein einziger Fall mehr vorgekommen sei, wo sich diese ganglienförmigen Körper, die er damals als sklerotische Ganglienzellen betrachtet, wiedergefunden hätten. Er könne daher ein durch neuere Erfahrungen gesichertes Urtheil über diese Gebilde nicht abgeben. Seitdem er in Berlin sei, habe er 5—6mal Gelegenheit gehabt, die Netzhäute von Leuten zu untersuchen, die im Verlaufe der Brightischen Krankheit amaurotisch geworden. In jedem dieser Fälle handelte es sich um fettige Eutartung, theils mit Erweichung der Netzhaut, theils mit leichter Verhärtung derselben. Es ergab sich daher auch, dass verschiedene Zustände unter scheinbar gleichen Verhältnissen und scheinbar demselben Bilde sich äussern. In Beziehung auf Ablagerungen des Fettes sei namentlich der zuletzt von ihm beobachtete Fall sehr lehrreich gewesen. Hier hätte man schon mit blossem Auge und mit schwacher Lupenvergrösserung zwei verschiedene Arten der Trübung an der Netzhaut bemerkt, eine radialstreifige und eine fleckige. Letztere war, wie gewöhnlich, bedingt durch eine herdweise Entwicklung von Körnchenkugeln, welche zuerst und vorzugsweise ihren Sitz in der Zwischenkörnerschicht hatte, sich aber von da in die benachbarten Schichten ausbreitete, die radialstreifige dagegen glich der von ihm beschriebenen markigen Hypertrophie der Opticusfasern, ergab sich aber bei der mikroskopischen Untersuchung als eine fettige Eutartung der vorderen inneren Enden der Radialfasern, dicht an der Membr. limitans. Zugleich fanden sich in diesem Fall rundliche Herde sklerotischer Substanz in der Chorioidea, entsprechend der degenerirten Netzhautstelle.

H. Müller bemerkt W. S. — 1859, p. XLI. — 2. Juli 1859, hiezu, dass er leider nicht anwesend gewesen sei, als *Virchow* in der vorigen Sitzung einige Bemerkungen zu dem Protokollauszug seines Müller's Vortrags über Netzhautveränderungen bei Brightischer Krankheit machte. — Derselbe spricht seine Freude darüber aus, dass die bisher bloss von ihm in zwei Fällen beobachteten Veränderungen an der Chorioidea nun auch von *Virchow* constatirt wurden, sowie, dass der letztere die fettigen Körnerhaufen jetzt ebenfalls theils in der innersten Schicht der Netzhaut theils in der Körnerschicht, besonders Zwischenkörnerschicht fand, wie diess früher von ihm angegeben worden war A. f. O. IV. 2. p. 290 . Dabei sei jedoch hervorzuheben, dass in zwei der von ihm untersuchten Augen es sich nicht bloss um fettige Eutartung, sondern auch um anderweitige Einlagerungen handelte. Was die ganglienzellenähnlichen Körper betrifft, so findet er es, wie *Virchow*, sehr auffallend, wenn sie in einer grösseren Reihe von Fällen nicht wieder vorkamen, bemerkt jedoch, dass sie auch in den Fällen, wo sie vorhanden waren, sich keineswegs an allen anderweitig afficirten Stellen vorfanden. Er hofft, dass bei nächster Gelegenheit *Virchow* sein Urtheil dahin werde abgeben können, dass es in der That eigenthümlich modificirte Nervenfasern seien. Schliesslich fügt derselbe bei, dass er versäumt habe, in dem Protokollauszug seines Vortrages der von ihm in der Sitzung beschriebenen Veränderung des Glaskörpers Erwähnung zu thun.

Bei den Fällen von Amblyopie oder Amaurose in Folge von Morbus Brighti hat man bisher ausschliesslich Erkrankungen der Retina beschrieben. In einem einzigen Fall hatte ich Veränderungen an der Chorioidea gefunden, und zwar waren in einem kleinen Bezirk um die Eintrittsstelle des Sehnerven die Gefässe der Choriocapillaris verdickt und theilweise verschlossen durch eine homogene, glasartige Masse. Ausserdem lagen drusige Massen der Glaslamelle an [*)].

<hr>

*) W. V. VII, p. 293. *Wagner* (*Virchow's* Archiv XII S. 218 hat allerdings mehrmals Hyperämie der Chorioidea beobachtet, nie aber Gewebsveränderungen. Dagegen scheint Prof. *Virchow* nach einer späteren Mittheilung in der Gesellschaft dergleichen gesehen zu haben.

Durch die Gefälligkeit von Prof. *Förster* hatte ich nun vor einiger Zeit Gelegenheit die Augen eines jungen Mannes zu untersuchen, welcher an granulärer Atrophie der Niere mit Wassersucht gestorben war und zu Lebzeiten ausgeprägte Erscheinungen der Amblyopie dargeboten hatte. Diese Untersuchung bestätigte in den Hauptsachen hinsichtlich der Retinal-Erkrankung die Angaben, welche ich früher hierüber gemacht habe *). Ausserdem aber wies dieselbe neben einer Veränderung des Glaskörpers wieder eine unzweifelhafte, ausgedehntere Erkrankung der Chorioidea nach, welche zugleich dadurch von Interesse ist, dass sie eine, so viel ich weiss, neue Form der Embolie einschliesst. Das eine Auge wurde frisch, das andere nach vorgängiger Erhärtung untersucht.

1. Chorioidea.

Die Chorioidea war dick, stark pigmentirt, für das blosse Auge nicht auffällig verändert. einige weissliche Streifen abgerechnet. Die mikroskopische Untersuchung wies an den letzten Stellen, aber auch an manchen andern, in beiden Augen Veränderungen an den Blutgefässen nach.

Diese bestanden in der grössten Ausdehnung in einer V e r d i c k u n g d e r W a n d d u r c h e i n e h o m o g e n e, s t a r k l i c h t b r e c h e n d e M a s s e. An den Gefässen mit zusammengesetztem Bau der Wände wurde dieser zugleich mehr oder weniger undeutlich. An den Venen waren nur hie und da geringe Grade der Veränderung zu bemerken; einzelne Stämmchen der hinteren Ciliararterien dagegen waren in grosser Ausdehnung betroffen, am häufigsten und intensivsten da, wo sie von den Vasa vorticosa bedeckt gegen den Aequator des Auges hin bis in die Nähe der Ora serrata einzelne Aeste abgeben, welche alsbald in die Choriocapillaris ausstrahlen. Von diesen Punkten schien die Veränderung sowohl gegen die Capillarausbreitung als gegen die Stämmchen rückwärts fortzuschreiten. Dort war auch die Ungleichmässigkeit der Verdickung am auffallendsten, indem die Wände der Gefässe an ganz benachbarten Stellen um das Vielfache variirten. Dadurch bekamen die Ausstrahlungen der letzten Arterienzweige ein sehr sonderbar wulstig-drusiges Ansehen an der äusseren Fläche.

Zugleich kam es dort durch Verdickung der Gefässwände nach innen zu V e r engerung und völligem Verschluss des Gefässvolumens. Der Verschluss erfolgte bald in grösserer, bald in geringerer Ausdehnung und es blieben dazwischen Spalten und völlig abgeschlossene Höhlen von verschiedener Gestalt. In der Regel waren nur wenige Blutkörperchen in die verschlossenen Abschnitte der Gefässe eingekeilt, offenbar weil dieselben bei den vielfachen Communicationen überall ausweichen konnten. Bisweilen waren so, wie in dem früher beschriebenen Fall, ganz solide glasartige Stränge entstanden, welche bis zu 0,05 Mm. Dicke besassen. Indessen sah man doch hie und da einzelne dichten Klumpen von Blutkörperchen in ein abgeschlossenes Gefässstückchen eingesperrt und dieses war dann mitunter stark buchtig erweitert. Eine ausgedehntere Erweiterung über einzelne Bezirke der Choriocapillaris mit varicösen Ausbuchtungen wurde beobachtet, wo von grösseren Arterienstämmchen mehrere Seitenäste stark verengt oder verschlossen waren, so dass die ganze Blutmasse daraus gegen jene Bezirke getrieben wurde. Auch einzelne Arterien waren unter ähnlichen Umständen erweitert.

Die successive Verdickung der Wände schien jedoch nicht die einzige Art der Verschliessung an den Arterienzweigen zu sein, sondern es schien eine solche auch durch E r s t a r r u n g e i n e r d a s L u m e n e r f ü l l e n d e n S u b s t a n z i n g r ö s s e r e n M a s s e n auf einmal zu Stande zu kommen. Es kamen nämlich in Arterien von circa 0,06 Mm. längere Pfröpfe vor, welche durch Druck von der Gefässwand sich ablösten und zerspalteten, weiterhin aber in weiche Massen übergingen. Mitunter waren Blutkörperchen in grösserer oder geringerer Menge hinein verbacken, manchmal

*) A. f. O. IV, 2. p. 41 und Seite 297.

aber war die Blutsäule ganz unterbrochen. Einzelne Strecken waren fast homogen, andere enthielten zahlreiche kleinzellige und blasen- oder tropfenartige Körper Diese mögen zum Theil von farblosen Blutkörpern ihren Ursprung genommen haben, zum Theil aber waren dieselben bestimmt auf das Epithel der Gefässe zurück zu führen.

Das Epithel der Ciliararterien ist überhaupt normal sehr stark entwickelt und besteht aus sehr langen Spindeln. In der fraglichen Chorioidea war dasselbe auch an dem erhärteten Auge, vielfach gelockert, abgelöst, und es fanden sich damit verbunden zahlreiche junge, rundliche Zellen, in einer Art, welche eine Wucherung der Epithelzellen höchst wahrscheinlich machte. Jedenfalls war eine fettige Degeneration derselben sehr deutlich. Man sah die spindelförmigen Zellen mit Fetttröpfchen sich füllen, sich aufblähen und bauchig werden; es kamen ferner rundliche Körnerkugeln von 0,03 Mm. Durchmesser vor und zuletzt eine zerfallene Masse von Fetttropfen, welche sich durch Druck in den Arterien weiter treiben liess, einige derselben bis weit rückwärts erfüllte, und die weisse Farbe für das blosse Auge bedingte.

Diese verschiedenen Massen nun, welche in den grösseren Arterienästchen vorkamen, abgelöste und degenerirte Epithelzellen, junge Zellen und freie Fettmassen waren hie und da in die kleineren Zweige eingekeilt. Es entstand auf diese Weise eine eigenthümliche Form von Embolie, welche dadurch ausgezeichnet ist, dass sie ganz peripherisch verläuft, indem das Product von Arterien, welche selbst schon sehr klein sind, sogleich in die capillaren Zweige derselben eingekeilt wird. Die obturirende Masse unterschied sich hier durch die grösseren Fetttropfen schon dem Ansehen nach von der feinkörnigen Substanz, welche man bei intensiven (insbesondere metastatischen) Angenentzündungen in den Gefässen der Retina und Chorioidea findet. Indessen darf man wohl auch im letzten Fall den endocarditischen Ursprung der Masse (welche sich ganz ähnlich auch ausserhalb der Gefässe findet) nicht ohne Weiteres annehmen, wie ich schon bei einer früheren Gelegenheit erinnert habe *) und Virchow später ebenfalls angenommen hat.

In dem vorliegenden Falle darf man wohl die Wichtigkeit des embolischen Processes nicht zu hoch anschlagen, da derselbe nur an wenigen Stellen vorkam und keine weiteren Folgen mit Sicherheit zu beobachten waren, was wieder von den zahlreichen Anastomosen herrühren mag. Der Umstand dass die Fettdegeneration und Embolie an vielen Stellen fehlte, muss sogar den Zweifel rege machen, ob dieselbe nicht als ein secundärer Vorgang aufzufassen ist. Auch das Verhältniss zu den ohne Zweifel vorhergehenden Veränderungen entfernter Organe muss ferneren Untersuchungen vorbehalten bleiben, z. B. ob etwa ein Transport von jenen her den ersten Anstoss gibt u. dgl. Ich kann in dieser Beziehung nur bemerken, dass in den Resten der Ciliararterien, welche an eine Auge ausserhalb der Sklera noch hafteten. Nichtsgefunden wurde, sowie dass eine Endocarditis und andere auffällige Veränderungen ausserhalb der Niere nicht vorhanden waren.

Erwähnenswerth ist noch, dass theils in den afficirten Gefässen, theils in der Umgebung häufig unregelmässige gelbrothe-bräunliche Klumpen vorkamen, wie sie sonst aus Blutfarbestoff hervorgehen. Zugleich waren die betreffenden Stellen meist etwas diffus gelblich gefärbt und trüb. Ein Theil dieser Massen erklärt sich unschwer durch Stockung und Metamorphose des Blutes[''], es waren aber ähnliche auf eine Durchtränkung deutende Zeichen an Stellen vorhanden, wo weder Degeneration noch Embolie vorkam und erhebliche Obstructionen zur Zeit nicht bestanden, so dass man daran denken muss, dass bereits zuvor Ernährungsstörungen stattfinden konnten.

---

*) W. S. — VII, p. XLVI und d. W. S. 316.
**) Eine Blutung war in der Chorioidea nicht mit Sicherheit zu erkennen.

Hiemit hängt vielleicht zusammen, dass das Pigmentepithel der Chorioidea, welches im Uebrigen wohl erhalten war, an den afficirten Stellen der Choriocapillaris fester anhaftete, so dass es sich weniger leicht abwischen liess. Die zwischen Choriocapillaris und Pigmentepithel liegende Glaslamelle war etwas dick, aber die in einem früheren Falle massenhaft vorhandenen Drusen fehlten.

Im Stroma der mittleren Chorioidealschicht, zwischen den grösseren Gefässen, kamen in der vorderen Hälfte der Chorioidea runde, z. Th. ziemlich grosse Zellen vor, welche mitunter im Beginn fettiger Degeneration zu sein schienen, während andere durch eine zackige Höhle im Innern bei dicker Wand ausgezeichnet waren.

Endlich ist noch zu erwähnen, dass in dem Stroma zwischen den grösseren Gefässen, sowie in der Suprachorioidea, welche sehr entwickelt war, einestheils eine ungewöhnliche Menge von Fasern vorkamen, welche für glatte Muskeln gehalten wurden, anderntheils einige Eigenthümlichkeiten des ganglösen Nervenplexus beobachtet wurden, auf welche ich nachher zurückkomme.

2. Glaskörper.

An dem frisch geöffneten Auge wurde der Glaskörper nicht weiter untersucht, da Nichts an demselben besonders auffiel. An dem erhärteten linken Auge aber zeigte sich an der äusseren Oberfläche, dem Hintergrund des Auges entsprechend, eine weissliche Trübung, deren mikroskopische Grundlage sich sehr eigenthümlich verhielt.

Es waren einmal zahlreicher als normal Glaskörperzellen vorhanden, bis zu 0,025 Mm. gross, theils rundlich, theils mit Fortsätzen, manche mit hyalinen Tropfen im Innern versehen, welche auch frei (durch Dehiscenz) vorkamen. Diese Zellen waren offenbar in einem Wucherungsprocess begriffen, da man grosse bläschenförmige sich theilende und doppelte Kerne häufig sah. Im Umkreis dieser Zellen hatte die Glaskörpermasse häufig eine körnige Beschaffenheit angenommen. Ausserdem aber lagen in grosser Menge andere Gebilde vor.

Es waren diess Stäbchen von höchstens 0,001 Mm. Dicke und sehr wechselnder Länge. An manchen Stellen 0,005 und weniger, bis 0,02; an andern aber massen alle 0,04—6 Mm. und mehr, jedoch mit allen Uebergangsstufen dazwischen; die kurzen hatten häufig eine etwas beträchtlichere, aber gleichmässige Dicke, während die längeren sehr gewöhnlich nach beiden Enden hin stark zugespitzt ausliefen. Die längeren waren dabei häufig etwas gekrümmt, und konnten durch Verschieben etc. in einen dichten Knäuel verwirrt werden. Sie waren also offenbar biegsam, nicht spröde, und konnten bald Fettkrystallen, bald spindelförmigen Spermatozoiden verglichen werden. Die am nächsten liegende Vermuthung von Fettkrystallen aber widerlegte sich dadurch, dass eine mehrstündige Behandlung mit Aether die Stäbchen nicht zum Verschwinden brachte, ebensowenig die Aufbewahrung in Glycerin. Essigsäure veränderte dieselben nicht, während sie in Kali nach längerer Einwirkung verschwanden. Es ist hierbei zu berücksichtigen, dass die Körper der erhärtenden Flüssigkeit (chromsaures Kali und schwefelsaures Natron) ausgesetzt waren, doch müssen dieselben entschieden als eine von der Erkrankung der Umgebung abhängige pathologische Bildung in der Glaskörpersubstanz angesehen werden. Hiefür ist die Ausdehnung ihres Vorkommens bezeichnend. Sie lagen nur in der Nähe der Hyaloidea des Augengrundes, fehlten aber in der Tiefe des Glaskörpers und weit vorn auch an der Peripherie. Es erstreckte sich die Wucherung der Zellen dabei etwas weiter nach vorn als die Stäbchen in der Glaskörpermasse. Die betroffenen Partieen aber sind diejenigen, welche der am meisten erkrankten Retinaportion zunächst lagen.

3. Retina.

Das frisch im Aequator getheilte rechte Auge zeigte eine sehr bedeutende Anzahl theils weisslicher, theils rother Stellen, beide Veränderungen jedoch in sehr verschiedenen Intensitätsgraden. Ein Blutpunkt lag noch im gelben Fleck, andere reichten bis gegen den Aequator. Ausserdem war die Retina im Ganzen merklich trüber als sonst, besonders in der Gegend der Eintrittsstelle. An dieser war eben wegen dieser Trübung eine kleine Grube mit blossem Auge sehr bemerkbar. Das linke Auge mochte nach dem Ansehen in erhärtetem Zustande sich sehr ähnlich verhalten haben.

Die mikroskopische Untersuchung wies folgende Veränderungen an der Retina nach:

a. Ungewöhnliche Resistenz und Isolirbarkeit der Elemente. Obschon im Allgemeinen die Fäulniss der Leiche sehr vorgeschritten war, so waren doch die Stäbchen und Zapfen mit ihren zugehörigen Körnern und Fäden vortrefflich zu sehen. Einzelne Radialfasern liessen sich sammt ihren kernhaltigen Anschwellungen und einer Anzahl anhaftender Körner und Stäbchen im frischen Zustand durch Zerzupfen so herausspalten, wie diess sonst nach leichter Erhärtung angeht. Ebenso konnte man senkrechte Schnitte ohne weitere Vorbereitungen anfertigen. Auch die Ganglienzellen, deren Darstellung sonst häufig nicht leicht ist, waren sehr schön erhalten.

Da in anderen von *Virchow* und von mir beobachteten Fällen die Retina sich ähnlich verhielt, so darf man daraus vielleicht auf eine gewisse Eigenthümlichkeit der Ernährung schliessen. Es mag sich dabei die leichtere Isolirung zum Theil auf den Zustand der homogenen Zwischensubstanz beziehen *), welche die Elemente im ganz frischen Zustand so sehr innig verklebt, dass das Licht fast ohne Ablenkung an den Grenzen der Elemente hindurch geht. Doch scheint eine grössere Widerstandsfähigkeit der Elemente selbst ebenfalls nicht zu bezweifeln. Die Bedeutung dieses Zustandes der Retina ist allerdings nur eine relative, da nicht nur bei verschiedenen Thieren **), sondern auch bei verschiedenen Individuen grosse Schwankungen hierin vorkommen. Will man dem Zustand einen Namen geben, so empfiehlt sich hiefur der von *Virchow* angewendete der Sklerose, sobald man nur nicht gerade die später zu erwähnenden Massen als sklerotische Ganglienzellen bezeichnen will.

Von der in Rede stehenden Beschaffenheit der Retina ist wahrscheinlich die allgemeine diffuse Trübung derselben abhängig, welche, wie es scheint, sehr häufig auch an den Stellen gefunden wird, wo es noch nicht zu fremdartigen Einlagerungen gekommen ist.

b. Blutextravasate. An den schwach röthlich gestreiften oder punktirten Stellen lagen sehr vertheilte Häufchen von Blutkörperchen, grösstentheils in der Nervenschicht oder den nächst angrenzenden Schichten. Intensiv rothe Flecken waren durch dichtere Blutklümpchen gebildet, welche zum Theil in die äusseren Schichten Körner- und Stäbchen-Schicht vorgedrungen waren. Besonders in der Zwischenkörnerschicht entstehen leicht grössere Hohlräume, welche lediglich von fremdartigen Massen gefüllt sind, und einzelne solche Fächer enthielten reines frisches Blut, während in anderen bereits eine Metamorphose des Bluts begonnen hatte, so dass also die Ergüsse wahrscheinlich von verschiedenem Alter waren. In dem einen Auge lag am gelben Fleck, zwischen ihm und der etwas abgelösten Hyaloidea ein aus Blutkörperchen und körniger Masse bestehendes Klümpchen, offenbar eine nach innen durchgebrochene Retinalblutung.

c. Nester von ganglienzellenähnlichen Körpern, welche aus hypertrophischen Nervenfasern hervorgehen. Diese merkwürdigen Körper ahmten auch in diesem Falle Ganglienzellen mit Fortsätzen auf das Täuschendste

---

*) Es ist bekannt, dass die Elemente des Central-Nervensystems sich einige Zeit nach dem Tode häufig viel besser isoliren, als in ganz frischem Zustande.

**) Bei einem Affen z. B. habe ich namentlich am gelben Fleck eine ähnliche Resistenz gefunden, wie sie oben beschrieben wurde.

nach; ich muss aber bei der Ansicht über die Natur derselben bleiben, welche ich in den früher beschriebenen Fällen gewonnen hatte. Für die Bedeutung als hypertrophische Nervenfasern sprach auch hier zunächst ihre Lage. Sowohl an frischen als erhärteten Präparaten gehörte die Hauptmasse derselben unzweifelhaft nicht der Schicht der grösseren Ganglienzellen, sondern der Nervenfasern an. Wo die Nester eine solche Entwickelung erfahren haben, dass sie durch die ganze Dicke der Nervenschicht hindurchgreifen, und diese, um das Mehrfache verdickt, gegen die übrigen Schichten vordrängt, geschieht es natürlich leicht, dass die Grenze der unzweifelhaften Ganglienzellen gegen die ganglioformen Varicositäten sich verwischt. Aber an geeigneten Stellen sieht man die letzteren durch normale Nervenbündel noch von den ächten Zellen getrennt, und diese ziehen deutlich als solche darüber hin. Ausserdem kamen auch hier wieder alle Uebergänge der Form von normalen Nerven zu den ganglioformen Körpern vor. Manche Nervenbündel erschienen in einer gewissen Strecke einfach breiter und mit stärkeren Varicositäten besetzt, als diess normal der Fall ist. Dabei wurden die Anschwellungen bisweilen gestreckten, kernlosen Zellen sehr ähnlich, und diese Formen, welche sich an den a. a. O. beschriebenen ersten Fall anschliessen, rechtfertigen die dort aufgestellte Vermuthung, dass derselbe in dieselbe Reihe pathologischer Veränderungen zu setzen sei. In dem hier vorliegenden Fall nämlich blieben die Varicositäten nur ausnahmsweise bis zu grosser Ausdehnung ohne kernartigen Körper. In der Regel enthielten sie einen solchen in derselben Weise, wie es von Zenker, Virchow und mir in dem zweiten Fall a. a. O. gefunden worden war. Diese anscheinend kernhaltigen Körper aber waren ebenfalls häufig enorm lang gestreckt, in der That nur sehr varicöse Fasern. Der kernartige Körper endlich war in keinem Fall als ein unzweifelhafter bläschenförmiger Kern zu bezeichnen, vielmehr meist als ein rundlicher Klumpen, welcher dunkler als die übrige Substanz zugleich opalisirte. Derselbe entfernte sich aber auch hier wieder häufig noch mehr von der Beschaffenheit eines Kerns, indem er ohne scharfe Grenze war, oder völlig unregelmässig, mit Answüchsen etc. Grosse Varicositäten, welche bei einer Breite von 0,03—0,05 Mm. öfters weit über 0,1 Mm. an Länge hinausgingen, enthielten auch mehrere solche Klumpen, bisweilen von sehr verschiedener Gestalt [*].

Es sind also diese Körper, wie ich glaube, bestimmt nicht als veränderte Zellen der Ganglienschicht in der Retina zu betrachten.

Hiemit ist aber nicht ein- für allemal abgethan, dass die fraglichen Körper in eine gewisse Beziehung zu Nervenzellen gebracht werden könnten. Es dürfte wohl schwer sein, eine kernhaltige Stelle einer Nervenfaser von einer Ganglienzelle histogenetisch zu unterscheiden, und wenn dergleichen kernhaltige Stellen in verschiedenen Geweben eine besondere pathologische Entwickelungsfähigkeit zu besitzen scheinen, so muss man fragen, ob diess in Nerven nicht auch der Fall ist. Ich besitze jedoch keine Erfahrungen über solche kernhaltige Stellen in der Retina und will den Punkt deshalb nur berühren, indem ich an einige Thatsachen erinnere. Es ist diess das Vorkommen der eigenthümlichen Knötchen, welche ich normal in den Nerven des Ciliar-Muskels gefunden habe [**], und dann die Beschaffenheit des Chorioideal-Nervengeflechts [***] in dem hier vorliegenden amblyopischen Auge. Es waren nämlich in den blassen Nerven der Chorioidea die kernhaltigen Stellen öfters angeschwollen und in Knotenpunkten jenes Geflechtes kamen so zahlreiche Gruppen von Kernen vor,

---

[*] Mit Carmin färbten sich die Varicositäten stark roth, die kernartigen Klumpen noch intensiver, so dass sie dann fast noch mehr zellenähnlich aussahen. Indess ist es bekannt, dass normale Nervenfasern der Retina, sowie Axencylinder, welche man aus markhaltigen Fasern isolirt hat, sich ebenso färben. Aus sehr breiten Nervenfasern, z. B. von Fischen, kann man varicöse Axencylinder von kolossaler Breite darstellen, welche denen in der Bright'schen Retina sehr ähnlich sind.

[**] Verhandl. Bd. X, S. 107 und d. W. Seite 198.

[***] Verhandl. Bd. X, S. 179 und d. W. Seite 205.

wie sie mir sonst noch nicht begegnet sind; überdiess war die ganze Entwickelung des gangliösen Chorioidealplexus eine solche, dass die Frage einer Nerven-Wucherung aufgeworfen werden musste. Würden weitere Beobachtungen eine solche Nachbildung und Wucherung von Ganglienzellen in der That nachweisen, so würden natürlich auch functionelle Fragen sich erheben, denen nachzugehen vorläufig unnütz ist *.

Mit dem Nachweis, dass die Opticusfasern in ihrem Verlauf durch die Retina eine so eigenthümliche Hypertrophie erfahren, wird es nothwendig an anderen Stellen auf ähnliche Veränderungen zu achten. Im Stamm des Sehnerven, einige Linien von der Eintrittsstelle an rückwärts habe ich im vorliegenden Fall nichts davon gefunden. Die Ganglienzellen der Retina schienen mir zwar häufig etwas grösser als gewöhnlich (nicht selten 0,025—0,026 Mm.) aber eine entschiedene Hypertrophie mit Opalescenz wie an den Nervenfasern konnte ich nicht nachweisen. Auch über den peripherischen, radiär zum Auge gestellten Theil des nervösen Apparats der Retina kann ich nichts mit voller Sicherheit angeben. Doch waren die Zapfenfäden in dem gelben Fleck des einen Auges so dick und glänzend, den Zapfen fast gleich, und die Zapfenkörner waren so grosse, deutliche bipolare Zellen mit bläschenförmigem Kern, dass ich diess nicht mehr für normal zu halten, sondern in eine Reihe mit den Veränderungen der Nervenfasern zu stellen geneigt bin **).

Es würde sehr der Mühe lohnen in anderen betroffenen Organen, bei Bright'scher Krankheit nach analogen Veränderungen der Nervenfasern, vielleicht auch der Ganglienzellen, zu suchen und dürfte hier vor Allem an die Centralorgane des Nervensystems bei sogenannten urämischen Erscheinungen zu denken sein.

d) Veränderungen an den Wänden der Blutgefässe waren in kleineren und grösseren Strecken vorhanden, und zwar von kleinen Arterien bis zu eigentlichen Capillaren herunter. Ihre Wände waren, zum Theil sehr ungleichmässig, verdickt durch eine homogene opalisirende Masse, welche das Lumen zuletzt gänzlich verdrängte. An den Arterien schwand dabei mehr oder minder der zusammengesetzte Bau. An einzelnen waren in die Dicke der Wand dunkle, fettartige Körner eingetragen, deren Sitz hier nicht das Epithel zu sein schien. Eine Jod-Schwefelsäure-Reaction war nicht zu erhalten.

Eine einigermaassen ähnliche Verdickung und Homogenisirung der Gefässwände mit Verengerung des Lumens kommt übrigens auch bei anderen entzündlichen Vorgängen in der Retina vor, wo ein Verdacht auf ein Allgemeinleiden nicht vorliegt.

e) Fremdartige Einlagerungen verschiedener Art fanden sich in grosser Ausdehnung zwischen den Elementen der Retina. Es sind hier zuerst sehr zahlreiche Körnerkugeln zu nennen, welche theils grössere Fetttröpfchen, theils ganz feine, matte Körnchen enthielten und dadurch bei durchfallendem Licht sehr dunkel, bei auffallendem intensiv weiss erschienen. Ihrer Form nach waren sie theils kleine unregelmässige Klümpchen, theils aber auch rundliche, zellenartige Körper welche die Grösse der sogenannten Körner der Retina bedeutend, zum Theil sogar die der Ganglienzellen, übertrafen 0,02—0,03 Mm. Dieselben lagen zu einem Theil in den Nestern hypertrophischer Fasern in der Nervenschicht; auch zwischen den Ganglienzellen fanden sich einzelne, der grösste Theil aber lag auch in diesem Fall wieder weiter aussen, in der Körnerschicht. Dieselben waren mit einer starken Lupe als weisse Pünktchen in der allgemeinen Trübung der Retina zu unterscheiden und

---

* Dieser Punkt verdient um so mehr Aufmerksamkeit, als anderwärts Wucherungen von Ganglienzellen noch nicht beobachtet sind. S. Förster's patholog. Anatomie. 5. Aufl. S. **

** Vielleicht ist die allgemein vergrösserte Derbheit und Widerstandsfähigkeit der Retinalelemente auf eine Modification der Ernährung zu deuten, welche den hochgradigen Veränderungen einzelner Elemente analog ist. Auch ist vielleicht die Veränderung der Nervenfasern mit der an den Wänden der Gefässe vorkommenden in eine gewisse Parallele zu bringen.

waren von dem Hintergrund aus über den grösseren Theil der Retina ausgestreut zu finden. Jedoch fehlten sie in den ganz peripherischen Gegenden. Die Bedeutung dieser Körnerkugeln anlangend, so sind sie ohne Zweifel hauptsächlich als fettig degenerirte Retina-Elemente anzusehen. Dass diese nicht die grösseren Ganglienzellen sind, geht einfach aus der wiederholt von mir hervorgehobenen Lage hervor, wiewohl man desswegen nicht behaupten kann, dass fettig degenerirte Ganglienzellen nicht auch einmal vorkämen. Es mag sein, dass überhaupt, wie *Virchow* für wahrscheinlich hält, die Elemente des Zwischengewebes es sind, welche fettig degeneriren, aber es bedürfte diess in Rücksicht auf die zelligen Elemente einer genaueren Bestimmung, die äusserst schwierig ist. Ich wage nicht zu behaupten, dass in der inneren Körnerschicht gerade die Anschwellungen der zur Limitans gehenden Radialfasern betroffen werden, welche ich für bindegewebig halte, und in der äusseren Körnerschicht sind überhaupt noch keine analogen Elemente mit Sicherheit bekannt. Jedenfalls müssen die fettig degenerirten Zellen in der Körnerschicht sich beträchtlich vergrössert haben. Ausserdem sind aber nicht alle fettig-körnigen Klümpchen als zellige Gebilde zu erkennen, sondern schliessen sich theilweise an die folgende Gruppe an.

Es sind nämlich, zweitens, sehr beträchtliche Massen offenbar ganz neuer Bildung vorzugsweise in die Zwischenkörnerschicht eingelagert. Diese bildet, indem ihre senkrechte Faserung auseinander gedrängt ist, eine Menge fächähnlicher Räume, welche einen Durchmesser von 0.2 Mm. erreichen können, und wo sie dichter gedrängt sind, communiciren. Diese Fächer und Lücken nun sind mit äusserst vielgestaltigen Massen erfüllt: Glashelle Kugeln und Tropfen, stark spiegelnd, von 0,005—0,06 Mm., zu Dutzenden in grössere Klumpen und Gruppen formirt*); grosse colloidartige Ballen mit hellen Tropfen im Innern; ähnliche Ballen durch und durch fein dunkelkörnig; Ballen aus einem Gewirre sehr deutlicher, schmaler Fasern bestehend, manchen Faserstoff-Gerinnseln durchaus ähnlich; ein gröberes Balkenwerk homogener oder körnig-streifiger Substanz. Diese Massen besassen eine sehr verschiedene, zum Theil beträchtliche Resistenz gegen Essigsäure und Alkalien, zeigten aber keine Jod-Schwefelsäure-Reaction. An einem Theile derselben war eine Beziehung zu den oben erwähnten Extravasaten nicht zu verkennen. Es fanden sich zwischeninne Fächer, welche mit Blut ganz oder theilweise gefüllt waren, dessen Weg aus den inneren Schichten her man deutlich verfolgen konnte. In anderen Fällen waren keine oder nur wenige Blutkörper herausgedrungen, aber die mehr oder minder faserstoffige Masse in der Zwischenkörnerschicht correspondirte mit kleineren Blutungen in den innern Schichten. Es scheint also bei der hämorrhagischen Durchtränkung der inneren, gefässhaltigen Schichten bisweilen der flüssige Theil mehr oder minder allein durch eine Art von Filtration in die Zwischenkörnerschicht zu gelangen. Bisweilen brechen grössere Massen ganzen Blutes durch oder die Ansammlung der flüssigen (extravasirten oder exsudirten) Massen erstreckt sich auch über andere Schichten.

Diese Ansammlung in der Zwischenkörnerschicht hängt mit der normalen Beschaffenheit derselben zusammen. Sie ist nur den gelben Fleck her ganz besonders entwickelt, als eine mächtige Schicht, welche durch Weichheit von den übrigen sich auszeichnet, und dadurch am leichtesten verdrängt wird. Diese Ansammlungen waren in der That in der Umgegend des gelben Flecks am massenhaftesten, weiterhin durch den Hintergrund des Auges allmälig abnehmend. Ich konnte an successiven Schnitten verfolgen, wie von der Umgebung eines Gefässes in den inneren Schichten sich eine schmale Blutspur zu der Zwischenkörnerschicht hinauszog, um dort sich zu einem umfänglichen Extravasat auszubreiten. Auch bei anderen Processen sieht man ein

---

*) Wo solche Massen nicht in freien Räumen lagen, sondern mit der Faserung der Zwischenkörnerschicht verfilzt waren, entstand bisweilen das Ansehen stark varicöser Fasern.

ähnliches Auseinanderdrängen der Zwischenkörnerschicht durch homogene Flüssigkeit, wiewohl es wir sonst noch nicht so massenhaft vorgekommen war. Die innere Körnerschicht nahm im Hintergrunde öfters geringeren Antheil, sowie auch öfters dieselben Massen aus der Zwischenkörnerschicht in die äusseren Körner und Stäbchen vordrangen. Weiter gegen den Aequator hörten diese Einlagerungen in die Zwischenkörnerschicht auf, dagegen fanden sich hier streckenweise die an die Limitans stossenden Radialfasern zwischen jener und der hier spärlichen Nervenschicht stark von homogener Flüssigkeit auseinandergedrängt, so dass sie als zierliche Säulen ein Fachwerk durchsetzten. Diese Schicht ist hier der Locus minoris resistentiae für eine Infiltration mit Flüssigkeit und gegen die Ora serrata hin ist eine solche durch verschiedene Schichten der Retina eine sehr gewöhnliche Leichenerscheinung. Da diess nicht so weit nach rückwärts zu gehn pflegt, und ähnliche Ansammlungen auch sonst in der Retina zwischen den radialen Elementen entschieden pathologisch vorkommen, so halte ich hier auch das Fachwerk zwischen den Radialfasern der äquatorialen Gegend für ein Product seröser Infiltrationen während des Lebens.

An Stellen, wo grosse Nester ganglienartiger Nerven-Varicositäten die übrigen Schichten durch Druck zu Verdünnung brachten, war auf senkrechten Schnitten mehrmals die innere Körnerschicht der Sitz einer stärkeren Trübung, von welcher ich nicht bestimmt sagen kann, ob sie eine Einlagerung zwischen oder in die Elemente derselben war.

Endlich kam noch an der Eintrittsstelle des Sehnerven eine Trübung vor, welche möglichenfalls von einer Einlagerung herrühren könnte. Es war nämlich an erhärteten Schnitten an der Grenze der Nerven- und Zellen-Schicht in ersterer ein trüber, jedoch nur dünner Strich, dessen Natur mir nicht recht klar war. Derselbe erstreckte sich etwas weiter vom Rand der Eintrittsstelle aus, als der Durchmesser der letzteren betrug, war aber nur auf der vom gelben Fleck abgewendeten Seite stärker markirt. Im übrigen waren an dieser besonders wichtigen Stelle keine fremdartigen Einlagerungen zu bemerken. Einzelne Körnchenzellen kamen bis ganz nahe an den Rand, während der Einlagerungen in die Zwischenkörnerschicht hier sehr unbedeutend waren. Dagegen erschien die Nervenschicht ungewöhnlich dick. Sie betrug auf Seite des gelben Flecks 0,35—0,15 Mm., auf der andern Seite 0,7—0,8 Mm und ihre Faserung erschien etwas mehr markirt als sonst, ohne dass jedoch eigentliche dunkle Contouren vorhanden gewesen wären. Ein centrales Grübchen lag wie gewöhnlich mehr auf Seiten des gelben Flecks. Die äusseren Retina-schichten gingen (wie diess auch sonst vorkommt) auf der Seite des gelben Flecks näher an den Rand als auf der entgegengesetzten. Sonst war nur vielleicht eine etwas grössere Dicke der Gefässwandungen bis in den Opticus hinein zu bemerken[*].

Wenn man das Vorkommen der einzelnen Veränderungen der Retina in das Auge fasst, so waren an einzelnen Stellen sämmtliche zugleich zu finden Resistenz der Elemente, Extravasate, Homogenisirung der Gefässwände, ganglioforme Hypertrophie der Nervenfasern, Körnchenkugeln in verschiedenen Schichten, endlich massige Einlagerungen in die aufgeblähte Körnerschicht. Aber durchaus nicht überall gingen die verschiedenen Processe so nebeneinander her. Es ist jedoch schwierig eine Constanz der Aufeinanderfolge ohne ausgedehnte Untersuchung aufstellen zu wollen.

---

*) Ich bedauere, dass zur Zeit der Untersuchung die Angaben von *Liebreich* über den ophthalmoskopischen Befund noch nicht erschienen waren (Archiv f. Ophthalmologie V. Bd Abth. 2). Wenn sowohl die anatomischen als ophthalmoskopischen Charaktere constant genug sind, um einen Schluss von einem Fall auf den andern zu gestatten, so dürfte die graue Trübung an der Eintrittsstelle auf Rechnung der Nervenmasse selbst zu setzen sein, während der „weisse Wall" wohl zum guten Theil nicht bloss durch die Körnerzellen, sondern auch durch die von mir beschriebenen massenhaften Einlagerungen in die Zwischenkörnerschicht bedingt sein dürfte.

Die Veränderungen der Gefässe kamen sehr ausgedehnt vor, doch häufig in geringem Grade und ich kann ihre Präexistenz keineswegs behaupten. Unter den andern mir zur Hand befindlichen Angaben über ähnliche Fälle * sind sie von *Virchow*, *Beckmann* und mir (wenig entwickelt) bemerkt, von *Wagner* nie wahrgenommen worden. Extravasate waren sehr häufig neben allen anderen Veränderungen, doch kamen wenigstens Körnerkugeln und Hypertrophie der Nervenfasern auch vor, ohne dass in nächster Umgebung Blutaustritt nachzuweisen war. Hingegen kam dieser hie und da als einzige Veränderung vor. Unter den älteren Fällen sind Ecchymosen sehr häufig erwähnt, jedoch mit Ausnahmen bei *Beckmann* und *Wagner* und einem meiner früheren Fälle, welcher jedoch nicht sicher als durch Morbus Brighti bedingt bekannt ist. Weisse Flecke waren zum guten Theil nur durch den Mangel grösserer Blutmengen von den rothen verschieden. Sie waren durchaus nicht überall mit hypertrophischen Nervenmassen identisch, sondern letztere lagen nur da und dort in einzelnen Nestern, so dass man sie mitunter wohl aufsuchen musste, doch kamen sie noch in dem gelben Fleck vor. Dagegen waren Körnerkugeln sehr verbreitet, während die unförmlichen Einlagerungen in die Körnerschicht die grösste Masse ausmachten, für sich aber keinen so intensiv weissen Reflex gaben. Was die anderen Fälle betrifft, so scheinen die Körnerkugeln, welche von *Türk* zuerst beobachtet worden sind, am constantesten in den weissen Flecken beobachtet worden zu sein. In 3 Fällen sah ich sie auch in der Körnerschicht. Die ganglioformen Körper, welche ich für hypertrophische Nervenfasern halte, sind ebenfalls in vielen Fällen gefunden von *Heymann*, *Virchow*, *Beckmann*, mir, und die mehrmalige Angabe von *Wagner*, dass die weissen Flecke nach innen vor den Blutgefässen lagen, deutet ebenfalls auf den Sitz in der Nervenschicht. Am wenigsten liegt über die Einlagerungen in die Zwischenkörnerschicht vor, doch sind ausser meinen beiden Fällen ohne Zweifel einige von *Wagner* hierher zu ziehen, namentlich wo derselbe ausdrücklich angibt, dass schollige Massen unter den Gefässen lagen. Es stellt sich also im Ganzen eine ziemliche Constanz des anatomischen Befundes heraus und ist dadurch wahrscheinlich, dass Fälle, wie ein früher vor mir beobachteter, wo nur Hypertrophie der Nervenfasern und Körnerkugeln in weissen Flecken der Retina vorkamen, während über andere Organe nichts bekannt ist, in dieselbe Reihe gehören. Doch zeigt die Beobachtung von *Junge* **, dass auch bei ursprünglicher Erkrankung anderer Organe als der Nieren einigermaassen analoge Affektionen der Retina vorkommen können. Ob das Auftreten exquisit dunkelrandiger Nervenfasern an der Eintrittsstelle überhaupt zu den erworbenen Veränderungen gehört, steht noch dahin; im bejahenden Fall würde dasselbe vielleicht auch hier in Betracht kommen können.

Die hier beschriebene Glaskörperveränderung steht vorläufig ganz vereinzelt. Da dieselbe nur in der Nachbarschaft der erkrankten Retinapartieen beobachtet wurde, und etwas Aehnliches auch bei anderen Netzhauterkrankungen vorkommt, so ist sie vielleicht als secundärer Natur zu betrachten.

Von den an der Chorioidea beobachteten Veränderungen ist die nur einmal früher gesehene Ablagerung drusiger Massen an der Glaslamelle in ihrer Bedeutung zweifelhaft. Hingegen gehören die zweimal vorgekommenen Veränderungen der Gefässe offenbar demselben Process wesentlich an, welcher durch die Retinal-Affection zur Amblyopie führt. Die Verdickung und Homogenisirung der Wände ist hier wie in der Retina ohne Zweifel den analogen Veränderungen der Gefässe in andern Organen gleichzusetzen, welche man bei derselben Krankheitsgruppe durch *Meckel*, *Virchow* u. A. kennt. Vielleicht lassen sich auch anderwärts noch ähnliche Ver-

---

*) *Heymann*, Archiv f. Ophthalmologie. II. Bd. Abth. 2. S. 137. — *Virchow's* Archiv X. S. 170. — *Beckmann* in *Virchow's* Archiv XIII. S. 94. — *Wagner* in *Virchow's* Archiv XIV. S. 218.
**) Würzb. Verhandl. Bd. IX, S. 219 und d. W. Seite 331.

314 . II. Morbus Brighti.

Änderungen des Gefäss-Epithels nachweisen. An der Chorioidea wurde die Jod-Schwefelsäure-Reaction nicht versucht, wohl aber vergeblich an den verdickten Retinalgefässen und den colloid-ähnlichen Klumpen der Körnerschicht. Ich habe sie aber auch an der kurze Zeit in Weingeist befindlichen Niere vergeblich vorgenommen. Es scheint also hier ein Fall vorzuliegen, wo eine mit Jod sich nicht eigenthümlich färbende Substanz in ähnlicher Weise in verschiedenen Organen vorkam, wie das sonst bei der „amyloiden" Substanz geschieht. Vielleicht indess wäre die Färbung anderwärts noch eingetreten; es scheint mir jedoch darauf nicht so gar viel anzukommen, da eine ihrer Natur nach nicht näher gekannte Färbung, welche überdies an ganz benachbarten, im Uebrigen analog veränderten Stellen bald eintritt, bald nicht, kaum zu einer wesentlichen Trennung der sonst übereinstimmenden Zustände genügen dürfte.

Was schliesslich das Verhältniss der Erkrankung von Chorioidea und Retina zu einander betrifft, so darf man zwar vermuthen, dass eine speciell auf erstere gerichtete Aufmerksamkeit dieselbe öfters nachweisen wird. Denn bei geringem Grade ist sie allerdings sehr wenig auffällig. Doch wird kaum die Erkrankung der einen Membran als geradezu von der anderen abhängig angesehen werden können, wenn auch eine Verbreitung durch Contiguität nicht undenkbar ist. So viel ich sehen konnte, war die Uebereinstimmung der betroffenen Lokalitäten an beiden Membranen nicht gross, indem in der Chorioidea mehr die peripherischen, in der Retina mehr die centralen Partieen befallen waren. Wie die Ausbreitung des Processes auf das Auge überhaupt geschieht, warum in manchen Fällen, in anderen nicht, ist eine Frage, die ebenso für die übrigen Organe zu lösen ist.

4. Fettige Degeneration des Gefässepithels als Ursache von Circulations-störung im Gehirn.

(W. m. Z. — V, p. 73—75.)

W. S. — 1863, p. XII. — 25. Juli 1863. — *H. Müller* referirt mit Bezug auf eine frühere Mittheilung über den Befund an den Augen eines an Bright'scher Krankheit verstorbenen Potators. Bei demselben zeigten sich die arteriellen Gefässe des Gehirns in derselben Weise wie die der Chorioidea verändert, nämlich mit hochgradiger, fettiger Degeneration ihrer Epithelien, welche zu deren Abstossung und Verstopfung der Gefässe in grosser Ausdehnung führte.

Vor einigen Jahren habe ich in dieser Zeitschrift (Bd. I, S. 47; siehe auch S. 305 eine eigenthümliche Form von Embolie durch fettige Degeneration der Ciliararterien bei Affektion des Auges in Folge von Bright'scher Krankheit beschrieben.

Seither konnte ich in einem ähnlichen Falle dieselbe Veränderung auch im Gehirn nachweisen, unter Umständen, welche darin eine Quelle wichtiger Störungen vermuthen lassen, und will deshalb in der Kürze darüber berichten.

N. N., 39 Jahr alt. Gewohnheitstrinker, hatte, an Pneumonie erkrankt, wegen heftiger Delirien in ein getrenntes Zimmer gebracht werden müssen.

Aus dem von Prof. *Förster* freundlich mitgetheilten Sektionsbericht ist Folgendes zu entnehmen: Beiderseitige Pneumonie mit gangränöser Bronchitis. Beide Herzkammern verdickt, erweitert, voll Fibringerinsel, die Aorta von kleinem Kaliber, die Klappen normal. Leber normal gross. Centrum der Acini dunkel. Peripherie hell, fettig; in der Gallenblase Steine. Milz um die Hälfte verkleinert, Parenchym über

Veränderung. Nieren normal gross, mässig blutreich, Rindensubstanz etwas atrophisch, Oberfläche mit einzelnen Einziehungen. Hirnhäute blutarm, Oedem der subarachnoidealen Räume, wenig Serum in den Seitenventrikeln, Hirnsubstanz blutarm. Schnittfläche trocken, glänzend.

Die Augen wurden von Herrn Dr. *Iwanow* näher untersucht und zeigten die in dem früheren Fall von mir gefundenen Veränderungen in grösserer Ausdehnung, worüber derselbe anderweitig berichten wird.

Von dem Gehirn konnte ich Pons und Cerebellum mikroskopisch untersuchen. Die Blutgefässe zeigten sich hier in grosser Ausdehnung fettig entartet; die Zellen der Adventitia stellenweise stark mit Fettkörnern gefüllt und zerfallend; ähnliche Zellen mitunter in der Umgebung der Gefässe sowohl in der Pia mater, als im Gehirn; auch die Muskeln der Media zum Theil etwas fettig.

Von besonderem Belang aber ist die Veränderung in dem Epithel. Die Zellen desselben waren zum Theil in situ verschiedentlich stark mit Fett gefüllt, zum Theil in rundliche Körnerkugeln aufgebläht, zerfallend, abgelöst, frei in dem Lumen beweglich. Rundliche, junge, mehrkernige, ebenfalls fettige Zellen machten auch hier, wie früher in der Chorioidea, eine Zellenwucherung sehr wahrscheinlich. Diese Zellen verschiedener Form waren dann weiterhin in Klümpchen zusammengetrieben, verklebt, und in die kleineren Gefässe eingekeilt. Ausserdem waren manche der letzteren mit cylindrischen Pfröpfen von Fett erfüllt, an denen sich keine Zellen mehr unterscheiden liessen; es fand sich aber, wie früher in der Chorioidea, so auch hier eine glasartige Masse vor, welche im Lumen erstarrt, die Obturation der Gefässe verstärkte.

Genaues Nachsuchen zeigte diese Veränderungen der Gefässe am stärksten in den Arterien, und zwar an 2 Mm. starken Aesten der Basilaris bis zu den kleinsten Zweigen herab, sowohl in der Pia als in der Hirnsubstanz. Geringe Grade waren in der ganzen genannten Hirnpartie ziemlich ausgedehnt, stärkere Grade nur fleckenweise vorhanden. In dem Venenepithel wurde an einigen Stellen eine sparsame Fettinfiltration gefunden.

Leider war von der übrigen Leiche nichts mehr der Untersuchung zugängig, so dass über die Ausdehnung auf andere Organe nichts ermittelt ist. Es ist aber zu vermuthen, dass es sich nicht um ein ausnahmsweises Vorkommen handelt, da im Auge derselbe Befund 2 Mal neben Bright'scher Affektion auftrat.

Dass solche partielle Circulationsstörungen bedeutende Folgen hervorbringen können, ist nicht zu bezweifeln, wenn sich auch die heftigen Delirien in diesem Falle noch nicht gerade darauf beziehen lassen mögen. Leicht möchte die fettige Degeneration im Epithel manchmal mehr und besonders rascher Gefahr bringen, als in den andern Gefässhäuten, wo man sie bisher verfolgt hat. Da für das blosse Auge diesmal im Gehirn keine auffälligen Veränderungen bedingt waren, was jedoch bei höherem Grade wohl eintreten könnte, so ist um so mehr die Aufmerksamkeit auf die mikroskopische Untersuchung zu lenken, um zu sehen, ob nicht manche angeblich urämische Erscheinungen oder die bei abnormer Fettbildung hie und da vorkommenden beträchtlichen Störungen ohne erhebliche gröbere anatomische Veränderungen auf ähnlichen Verhältnissen in verschiedenen Organen beruhen. Aus diesem Grunde wollte ich obigen Befund einer allgemeinen Beachtung empfehlen.

III. Retinitis pigmentosa.

1. Befund an den Augen eines sehr alten Hundes.

(W. S. — 1856. p. XLVI. — 5. Juli 1856.)

H. Müller berichtet über eine Reihe von Veränderungen an den Augen eines sehr alten Hundes. Die wichtigeren waren die folgenden :

a) Atrophie mancher, hauptsächlich peripherischer Partieen der Retina Dieselbe war von der eben beschriebenen Form der Atrophie sehr abweichend, dagegen hat *Müller* dieselbe bereits mehrmals beim Menschen in ähnlicher Weise gefunden. Die Retina ist pigmentirt, und zwar liegt das Pigment zum grossen Theil an und in den Gefässen, welche ausserdem streckenweise von einer feinkörnigen, opalisirenden Masse verstopft sind. Die übrigen Elemente sind so zerstört und atrophirt, dass die Schichtlagerung nicht mehr zu erkennen ist. Es bleibt nur die Limitans mit Radial-fasern und 'obturirten' Gefässen (Gerüste des Stroma) übrig nebst unbestimmten zelligen oder klumpigen Massen und einer Anzahl von Kernen. Diese Partieen trüben sich nach dem Tode, auch in Wasser, nicht oder unvollkommen. Meist ist ein grössere oder geringere Adhäsion an die Chorioidea vorhanden, welche ebenfalls verändert ist Atrophie mit Gefässverödung. *Müller* glaubt, dass man bei dem häufigeren Vorkommen von obturirenden Massen in Retinagefässen mit der Annahme des Ursprungs durch Embolie vorsichtig sein müsse und nicht jede Verstopfung der Gefässe von vornherein für eine solche halten dürfe. Er macht namentlich auf die häufige Erkrankung correspondirender Stellen der Retina und Chorioidea aufmerksam, deren Gefässe völlig von einander geschieden sind. Es scheint ihm durch den letzteren Umstand hier eine besonders günstige Lokalität gegeben zu sein, um zu untersuchen, ob und wie etwa die, embolische oder sonstige, Affektion des einen Gefässbaums auch in dem benachbarten, aber nicht continuirlichen, Stromgebiet ähnliche Erscheinungen (Verstopfung u. s. w. hervorrufe. Es würde ein auffallendes Verhältniss sein, wenn transportirte Pfröpfe fast constant in die correspondirenden Stellen der beiden Gefässgebiete geriethen, wiewohl eine Möglichkeit, durch Lage des Kopfes u. dgl. nicht zu leugnen ist. — Die hinteren Abschnitte der Retina waren besser erhalten.

b) Im Glaskörper fand sich beiderseits hinter der Linse ein erbsengrosser, unregelmässiger gallertiger Klumpen, der theils weissliche Trübungen, theils pigmentirte Flocken enthielt. Letztere zeigten zum Theil höchst ausgezeichnete ramificirte Pigmentstellen von verschiedener Form. Aehnliche Zellen kamen in Menge auch in glashautähnlichen Membranen am Ciliarkörper und an der hinteren Irisfläche vor

c) Die Linse des einen Auges war in ihrem peripherischen Theil zu einer trüben Flüssigkeit umgewandelt, welche drusige Concremente enthielt ; der Kern der Linse dagegen war fest und theilweise knochenartig. Es war jedoch dabei die Struktur der

Linsenfasern völlig erhalten, wie die Auflösung der erdigen Theile durch Säuren zeigte. Die Ablagerung der unorganischen Bestandtheile erfolgte häufig in kugelig-drusigen Massen und die noch nicht verkalkten Partien, den sogenannten Interglo-bularräumen des Zahnbeins sehr analog, ahmten die Form von Knochenkörperchen täuschend nach. Die Kapsel war durch Auflagerungen an der Innenfläche der vor-deren und hinteren Wand verdickt und getrübt, und es konnte hier nachgewiesen werden, dass verkalkte Linsenreste durch Anbildung neuer, strukturloser Schichten nach und nach in die Kapsel eingeschlossen wurden.

Müller bemerkt, dass man diesem Befund zu Folge sich nicht nur hüten müsse, Verknöcherungen in anderen Theilen des Auges (z. B. Glaskörper) für Linsenver-knöcherungen zu halten (s. Sitzung vom 20. Mai), sondern dass auch eine der oben beschriebenen ähnliche Verkalkung leicht schon für echte Verknöcherung gehalten worden sein könnte.

Kölliker bestätigt die grosse Aehnlichkeit, welche die beschriebene Linsensubstanz mit echter Knochensubstanz hat und hält eine Verwechselung für leicht möglich.

Virchow spricht ebenfalls seine Zweifel an dem Vorkommen wahrer Knochenmasse in der Linse aus und erinnert, dass er die Möglichkeit der Verwechselung mit Glaskörperver-knöcherungen schon im *Canstatt*schen Jahresbericht für 1851, Bd. II. S. 19, ausgesprochen habe. Was die Verstopfung der Gefässe in Chorioidea und Retina betrifft, so hält er dafür, dass man ebensowenig hier, als an irgend einem anderen Orte berechtigt sei, alle Gefäss-verstopfungen auf dieselbe Quelle zurückzuführen, und dass er sich nur deshalb veran.asst gesehen habe, zwei Fälle von Verstopfung der Retina-Gefässe für embolische zu erklären (Arch. f. path. Anat. Bd. IX. S. 307, weil die in den Gefässen gefundenen Massen nicht bloss vollständig übereinstimmten mit anderen Verstopfungsmassen, die in den kleinen Ge-fässen des Herzens, der Milz, der Nieren gefunden wurden, sondern auch mit den weichen Massen, welche die Oberfläche ulceröser Stellen des linken Endocardiums bekleideten, und weil ausserdem die Massen auf ganz ähnliche Weise diese Gefässe erfüllten, wie es sich künstlich durch Injection von feinkörnigen Substanzen, z. B. Indigo, in der Carotis hervor-bringen lasse. Ueberdies sei es nicht bekannt, dass solche feinkörnige, in Alkalien unlösliche Massen, wie sie gerade in dem einen von *Müller* selbst in Beziehung auf die Augen, von dem Redner in Beziehung auf die übrigen Theile (vgl. dessen Ges. Abhandl. S. 711, untersuch-ten Falle vorkamen, im Blute selbst entständen; bis jetzt kenne man sie nur als Erweichungs-masse des Endocardiums und, da Endocarditis auch bei Hunden nicht selten vorkomme, so wäre es zunächst fraglich, ob nicht auch der in Frage stehende davon behaftet gewesen sei.

Müller seinerseits erklärt, dass er keineswegs das Vorkommen der Embolie in der Re-tina u. s. w. geleugnet habe, dass ihm jedoch die Sache noch nicht abgethan erscheine, in-dem einmal noch weitere Untersuchungen wünschenswerth seien, über den Einfluss embo-lisch betroffener Gefässe auf benachbarte, nicht direct communicirende Abschnitte, so wie ferner darüber, ob nicht ähnliche Massen, wie man sie als embolische Pfröpfe antrifft, auch an Ort und Stelle in den Gefässen entstehen können, und derselbe glaubt, dass aus dem von ihm angeführten anatomischen Grunde das Auge zu Beurtheilung dieser Verhältnisse be-sonders geeignet ist. Derselbe hat übrigens ausser bei dem fraglichen Hund und dem von *Virchow* a. a. O. benutzten Falle, wovon er *Virchow* Präparate vorgelegt hatte, noch an an-deren Augen ähnliche Gefässobturationen, jedoch offenbar älteren Datums, beobachtet.

2. Befund an den Augen eines 75jährigen, fast blinden Mannes.

(W. S. — 1859. p. LII. — 8. Mai 1858.)

II. Müller spricht über die Augen eines 75jährigen, fast blinden Mannes. Die-selben zeigten folgende merkwürdige Veränderungen:

2. Eine geschichtete Concretion in der Eintrittsstelle des Sehnerven, wodurch trotz der gleichzeitigen Atrophie der Nerven die Prominenz der Eintrittsstelle verstärkt wurde.

3. Eine Pigmentirung der Netzhaut, ähnlich der von *Donders* beschriebenen. Die Netzhaut war vom Aequator an rückwärts bis auf einige Mm. um Eintrittsstelle und gelben Fleck her schwärzlich gestreift und gefleckt. Die Pigmentirung folgte theilweise den Blutgefässen, bildete jedoch auch sonst unregelmässige Plaques und netzartige Ausbreitungen an der äusseren Fläche der Retina, wie dicht unter der verdickten Limitans. Der mikroskopische Befund wich jedoch von dem durch *Donders* mitgetheilten mehrfach ab. Die Netzhaut war nur in den ganz peripherischen und ganz centralen (nicht pigmentirten) Partieen in ihren Schichten sammt Stäbchen wohl erhalten, an den andern Stellen aber atrophirt, mit Verlust der eigenthümlichen Schichtung. Das Pigment bestand meist aus diffusen oder in kleinen Gruppen liegenden Molekülen, selten aus zellenartigen Haufen, und war dem des Chorioidealepithels chemisch und mikroskopisch gleich. Da die Pigmentzellen der Chorioidea an den Stellen, wo die Retina relativ unversehrt war, ebenfalls erhalten waren, an den übrigen Stellen aber zerstört, und da sich eine Continuität jener Stellen durch allmälige Uebergangsstufen zu dem in der Retina zerstreuten Pigment nachweisen liess, so glaubt *Müller*, dass dieses hier nicht als neugebildet, sondern als von der Chorioidea stammend betrachtet werden muss, und hält die Pigmentirung nur für eine begleitende Erscheinung einer Infiltration der Retina mit nachfolgender Schrumpfung. Derselbe hat ein ähnliches Verhältniss auch in einigen anderen Fällen beobachtet, und glaubt, dass die von den Ophthalmologen als eigenthümliche Krankheitsform aufgestellte Pigmentirung der Netzhaut in der Regel hierher gehört. Es ist davon wohl zu unterscheiden eine andere Form der Netzhautpigmentirung, wie bei das Pigment aus Blutfarbstoff hervorgeht, wie der Vortragende in früheren Sitzungen auseinandergesetzt hat. (Siehe Sitzungsberichte für 1855 - 56. S. XXVII und XLVI. Das Pigment bildet dann meist gelbrothe Klumpen, welche z. Th. in Zellen liegen, findet sich jedoch ebenfalls vorwiegend in der Umgebung der Blutgefässe vor und die pigmentirenden Stellen sind auch hier meist mehr oder weniger atrophisch.[*]

4. Gegen die Ora serrata hin sassen eigenthümliche scheibenartige Körper an den Netzhautgefässen. Dieselben umgaben die Gefässe theils wie Halskrausen, indem diese durch ihre Mitte verliefen, theils hingen sie seitlich an einem kurzen Stiel. Es zeigten sich dabei alle Uebergangsstufen von diesen scharf abgegrenzten Scheiben zu Anschwellungen der Zellhaut der Gefässe, so wie zu isolirten Bindegewebsbündeln. *Müller* hat ähnliche Körper schon früher bei einem Falle mit Sclerectasia posterior an den Netzhautgefässen gesehen und kennt dieselben seit Jahren in dem Ciliarmuskel, wo sich ebenfalls Continuität der Scheiben mit Bindegewebe nachweisen lässt für dessen Beurtheilung dieselben von Interesse sind. (S. W. V. — X. p. 128 - 137.

---

[*] Dr. *Junge* aus Moskau und Dr. *Schweigger* aus Berlin haben später hier in Würzburg ähnliche Fälle unter Anwendung der von mir angegebenen Methode untersucht und sind jeder für sich, ohne irgend meine früheren Untersuchungen zu kennen, zu analogen Resultaten in Betreff des Eindringens des Chorioidealpigments in die Retina gekommen. Die beiden Herren werden ihre Beobachtungen demnächst in dem Archiv f. Ophth. publiciren. Nachträgliche Bemerkung von *H. Müller*.

3. Bemerkungen zu einem Fall von Retinitis pigmentosa.

W. S. — 1859. p. VII. — S. Januar 1859/.

Schweigger aus Berlin spricht über einen Fall von Amaurose bedingt durch getiegerte Netzhaut und Verdünnung derselben, nachdem er auf die Mittheilung von *H. Müller* W. S — 1856. p. XLVI. — 5. Juli 1856 zurückgewiesen.

Der Fall betraf ein wegen einer enormen Ectasia sclerae sogen. Staphyloma chorioideae) durch v. *Gräfe* ausgerottetes absolut amaurotisches Auge. Der Umfang des Augapfels war um mehr als das Doppelte vergrössert, der Glaskörper ganz verflüssigt, der Sehnerveneintritt zu einer tiefen Grube ausgehöhlt. Der Ausgangspunkt des ganzen Vorgangs war eine Entzündung, die sich von der Regenbogenhaut auf die vorderen Partieen der Chorioidea ausgebreitet hatte. Von den hierdurch bewirkten anatomischen Veränderungen erscheinen als die wichtigsten: 1 das Auftreten zahlreicher, über die innere Oberfläche der Chorioidea vorragender, aus einer amorphen, halbdurchscheinenden, reichlich Pigment einschliessenden Masse bestehender Hügel, welche sich von der Innenfläche der Chorioidea aus in die Netzhaut eindrängen und von denen manche durch die ganze Dicke der Netzhaut hindurch bis an die M. limitans vordringen.

Ferner 2. eine stets mit Vernichtung der Stäbchenschicht und Zerstörung zahlreicher Pigmentepithelien einhergehende Verwachsung zwischen Netzhaut und Chorioidea. Dieselbe erscheint als einfache Verklebung, so dass z. B. an Stellen, an denen das Chorioidealepithel zerstört ist, die radiären Fasern der Netzhaut bis unmittelbar an die Glaslamelle der Chorioidea heranreichen. Das aus den zerstörten Chorioidealepithelien ausgetretene Pigment ist nur von dem aus der Chorioidea in den Glaskörper durch die Netzhaut hindurch filtrirenden Fluidum einfach mechanisch mit fortgeführt worden, und an beliebigen Stellen des Netzhautgewebes hangen geblieben, an den Gefässen wohl nur deshalb in grösserer Menge, weil dieselben von einem reichlicheren Bindgewebe umgeben sind. Querschnitte durch Netzhaut und Chorioidea zugleich zeigen, dass überall da, wo reichlichere Farbstoffmassen in der Netzhaut liegen, das Chorioidealepithel deutliche Veränderungen erkennen lässt. Die functionellen und ophthalmoskopischen Eigenthümlichkeiten dieser Affektion stehen im Einklang mit dem anatomischen Befund. Die gewöhnlich vorhandenen subjectiven Lichterscheinungen lassen sich als erste Symptome des Ergriffenseins der Stäbchenschicht auffassen, die Gesichtsfeldbeschränkung erscheint als das Ergebniss der mit Vernichtung der Stäbchenschicht einhergehenden Verwachsung zwischen Netzhaut und Chorioidea, endlich die im späteren Verlaufe constante Sehnervenatrophie dürfte von der ausgebreiteten Zerstörung der Stäbchenschicht abzuleiten sein.

H. Müller bemerkt, dass der von *Schweigger* untersuchte und beschriebene Fall in vielen Punkten mit anderen von ihm selbst untersuchten und der Gesellschaft vorgelegten Fällen übereinstimme, so namentlich darin, dass das Pigment in der Netzhaut als von dem Chorioidealepithel stammend, nachzuweisen war. Derselbe erwähnt ferner, dass Dr. *Junge* aus Moskau, wie ihm privatim bekannt sei, in einem ähnlichen Falle, den er hier untersucht habe, zu derselben Ansicht gekommen sei, und dass beide Herren von seinen (*Müller's*) Untersuchungen, die noch nicht ausführlich veröffentlicht waren, nicht unterrichtet waren, somit ganz selbständig zu einem Ergebnisse gekommen seien, welches von dem von *Donders* in einem ähnlichen Falle von Netzhautpigmentirung gegebenen abwich. *Müller* bemerkt jedoch, dass allerdings auch andere Pigmentirungen der Netzhaut vorkämen, wobei sich das Pigment in der Netzhaut (aus Blutfarbstoff) selbst entwickele, und welche Verschiedenheit er gelegentlich aufmerksam gemacht hat (Archiv für Opthalmologie, Bd. IV. Heft 2. S. 12). Obgleich er glaubt, dass in der Regel beide Pigmentirungen schon durch die Farbe sich unterscheiden lassen, so gibt er doch zu, dass man hie und da in Zweifel bleiben könne, da beide Formen der Pigmentirung neben einander in derselben Netzhaut vorkommen können. Was die neben der Pigmentirung der Netzhaut vorkommenden Zustände betrifft, so bestätige sich der von ihm früher hervorgehobene Verlust der eigenthümlichen Schichtung mit Atrophie der Netzhaut auch hier. Im Uebrigen könne die Veränderung mit mancherlei anderen Störungen verbunden sein, z. B. beträchtliche Druckexcavation des Sehnerven, während diese in anderen Fällen fehle, wovon er an einem anderen Orte ein Beispiel angeführt, während in einem anderen Falle eine blosse Abflachung des Sehnerven durch Atrophie der Opticusfasern beobachtet wurde. Er glaubt, dass es sich ähnlich herausstellen werde, wie bei dem Glaukome, so dass in einigen ausgesuchten Fällen die Netzhautveränderung das Vorwiegende ist, während in anderen dieselbe als Theilerscheinung complicirter Vorgänge erscheint.

4. Ueber die anatomische Grundlage einiger Formen von Gesichtsfeldbeschränkung.

W. V. — X. p. 147—151. — 1859.

W. S. — 1859. p. XXIII. — 30. April 1859. — *H. Müller* spricht über die anatomische Grundlage gewisser Formen von Gesichtsfeldeinengung. Er glaubt, dass die Beschränkungen welche eine horizontal verlängerte Figur geben, durch den eigenthümlichen Faserverlauf der Retina zu erklären sind.

v. Gräfe hat in dem kürzlich erschienenen Heft des Archivs für Ophthalmologie (Bd. IV, 2, S. 250) zu seinen früheren wichtigen Angaben über die für bestimmte Affektionen charakteristische Form der Gesichtsfeldbeschränkung einige neue Zusätze gemacht. Wenn ich nicht irre, so lässt sich bereits jetzt für einige dieser merkwürdigen Anomalien eine bestimmte anatomische Basis wenigstens sehr wahrscheinlich machen.

v. Gräfe hat einmal hervorgehoben, wie bei Cerebral-Amaurosen bedeutende Verengerungen des Gesichtsfeldes in der Regel bereits von einer namhaften Herabsetzung der centralen Sehschärfe begleitet werden. Es erklärt sich diess wohl daraus, dass centrale Affektionen nur weniger leicht sich über gewisse Summen von Nervenfasern erstrecken werden, welche bestimmte Bezirke der Netzhaut versehen bei gleichzeitiger Integrität der Fasern anderer Netzhautbezirke. Den Umstand, dass hiebei eine Einengung des Gesichtsfeldes von der Peripherie her stattfindet, hat *v. Gräfe* (II. 2. S. 285) selbst dahin gedeutet, dass bei allmäligem Absterben der Netzhaut die ohnehin viel schwächer innervirten peripherischen Theile zuerst erlöschen. Wenn aber in manchen Fällen von Amaurose auch bei sehr vorgerückter Verengerung des Gesichtsfeldes noch eine gute centrale Sehschärfe vorhanden war, so hatte nach *v. Gräfe* das Gesichtsfeld fast immer eine schlitzförmige Gestalt in Gegensatz zu der sonstigen concentrischen Einengung, und zwar so, dass der Fixirpunkt in der Nähe der inneren Grenze des Schlitzes lag.

Die auffallende Formation nun dürfte mit dem eigenthümlichen Verlauf der Sehnervenfasern an der betreffenden Stelle der Retina in Zusammenhang zu bringen sein. Eine horizontal verlängerte Figur nämlich, mit dem Fixationspunkt gegen den einen Pol hin, entspricht gerade dem Bezirk, welchen sie von der Eintrittsstelle gegen den gelben Fleck hin gehende Portion der Sehnervenfasern versieht, wie diess in Fig. VI der von *Kölliker* und mir für *Eckers* Icones bearbeiteten Retina-Tafel (s. S. 321) wenigstens beiläufig wiedergegeben ist. Es würde also zu vermuthen sein, dass nur diese Portion des Sehnerven intact geblieben ist. Würde dagegen eine von der Eintrittsstelle gegen die Nasenseite gehende Portion des Nerven mit der zugehörigen Retina allein noch functioniren, so müsste das Gesichtsfeld die Gestalt eines

Sectors annehmen. Eine ähnliche Gestalt könnte jedoch auch auf der Seite des gelben Flecks zu Stande kommen, wenn die Summe der functionirenden Fasern eine noch sehr bedeutende wäre. Dagegen sollte die schlitzförmige Gestalt mit Excentricität des Fixationspunktes um so mehr hervortreten, je mehr die Einengung fortschreitet, da die Fasern, je näher am horizonalen Meridian, um so mehr geradlinig nur zum gelben Fleck verlaufen. Ich möchte hiebei auch an die „elliptischen Lichtstreifen" *Purkinje's*[*]) erinnern, welche den Formen des Nervenfaserverlaufes am gelben Fleck sehr nahe kommen, ohne dass mir jedoch die Entstehungsweise völlig klar wäre.

Es versteht sich, dass die Möglichkeit partieller Amaurosen von beliebig fleckiger Form des Gesichtsfeldes durch centrale Ursachen hierdurch nicht ausgeschlossen ist. Da der anatomische Begriff der „Centralorgane" hier ein sehr ausgedehnter ist, indem man das Chiasma einzubegreifen pflegt, und doch an verschiedenen Localitäten derselben ohne Zweifel eine bestimmte Anordnung der Elemente herrscht, so wird man vielleicht mit der Zeit dahin gelangen, aus einer bestimmten peripherischen Erscheinungsweise auf eine bestimmte Lokalität des Ausgangspunktes zu schliessen. Das Bedürfniss, die Anordnung der Sehnervenelemente anatomisch bis in die Centralorgane zu verfolgen, wird kaum je realisirbar sein, wenn nicht gerade partielle Degenerationen ein Hülfsmittel abgeben. Hingegen ist ein eher zu erreichendes Desiderat für dergleichen Fälle eine genauere Verfolgung der Anordnung der Sehnervenfasern von der Eintrittsstelle zu den einzelnen Provinzen der Retina. Es wird indess auch diese Arbeit dadurch erschwert, dass an bestimmten Stellen der Retina die oberflächlichen und tiefen Faserbündel nicht stets ganz gleichen Verlauf haben.

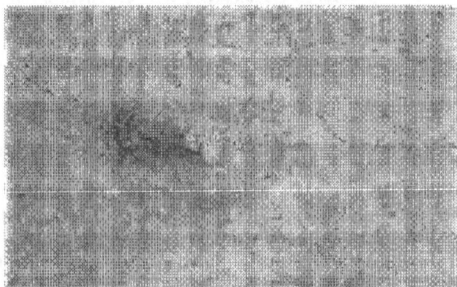

Der zweite Punkt betrifft die Form des Gesichtsfeldes bei Pigmentirung der Netzhaut. r. *Gräfe* hat zuerst hervorgehoben (Archiv II. 2. S. 282), dass diese Affektion von den äquatorialen Theilen gegen den hinteren Pol des Bulbus fortschreitet, und der anatomische Befund in dem von *Donders* beschriebenen Fall, sowie in mehreren von mir untersuchten stimmt damit überein. Wenn nun hier in der Regel eine concentrisch fortschreitende Gesichtsfeldbeschränkung ohne peripherische sensible Zone vorkommt, so erklärt sich diess ohne Zweifel mit *Donders* dadurch, dass die Leitung in der Faserschicht der pigmentirten Zone unterbrochen ist. Die von mir bei dieser Affektion gefundene Atrophie der Netzhaut (A. f. O. IV. 2. S. 12 u. d. W. S. 350) geht bisweilen so weit, dass nur ein dünnes, pigmentirtes, fibröses Gerüste übrig bleibt.

---

*) Beiträge II. S. 74. Das Phänomen wurde neuerlich von *van Willigen* in Poggendorf's Annalen beschrieben, und durch unregelmässige Brechung durch die Thränenflüssigkeit erklärt, was sicher unrichtig ist. Siehe Verhandl. IX. Bd. S. XXX.

worin die Nervenfasern für die peripherische Zone ohne Zweifel mit untergegangen
sind[*]).

v. Gräfe hat nun bei zwei neuen Fällen im Centrum gutes Sehvermögen, dann
eine Zone ohne Lichtwahrnehmung, endlich peripherisch wieder Sehvermögen gefunden. Aber auch hiefür gibt die anatomische Untersuchung hinreichende Anhaltspunkte. Die Erklärung ist eine ähnliche, wie sie v. Gräfe bei Sklerotikochorioiditis
gegeben hat, indem er bemerkt, dass die Sichel um die Eintrittsstelle zwar nicht durch
Licht erregt zu werden, aber doch Eindrücke, die von anderen Theilen stammen, zu
leiten vermöge, wahrscheinlich weil die äusseren Netzhautschichten mehr als die
inneren leiden. Das Letztere kommt nun bei Netzhautpigmentirung entschieden in
kleineren oder grösseren Strecken vor. Wenn ich auch noch keinen Fall untersucht
habe, wo die Schichten der Netzhaut, etwa mit Ausnahme der Stäbchenschicht, durchweg normal gewesen wären, so habe ich doch gesehen, dass die inneren Schichten
in grosser Ausdehnung fast intact waren, während die äusseren (Stäbchen und Körner)
als solche mehr oder weniger unkenntlich geworden waren, indem sie durch Wucherung lang auswachsender Faserzellen ersetzt, oder zu einem Faserfilz eingeschrumpft,
oder durch drusige oder plattenförmige Auflagerungen der Glaslamelle der Chorioidea
verdrängt waren. Die Pigmentveränderung zeigt ebenso beträchtliche Modificationen.
Die Zellen des Chorioidealepithels sind einmal fast gänzlich zerstört, zusammengeschoben, und, wie ich in der Sitzung vom 8. Mai 1858 (Verhandl. IX. S. LII) gezeigt
habe, in grosser Ausdehnung in die Retina infiltrirt, wodurch diese ihr eigenthümlich
geflecktes und gestreiftes Ansehen erhält. Anderwärts ist die Veränderung viel geringer, die Zellen haben z. B. ihre Form durchaus erhalten, sind aber fast oder völlig
pigmentlos geworden.

Unter diesen Umständen kann die Lichtwahrnehmung in der mittleren Netzhautzone durch Zerstörung der äusseren Schichten aufgehoben oder beschränkt sein, während gleichzeitig die Nervenfasern daselbst die Leitung von der äussersten Netzhautzone her versehen können. In dieser letztern habe ich in der That bei einigen Fällen
alle Schichten einschliesslich der Stäbchen ganz wohl erhalten gefunden. In der mittleren, nächst der Eintrittsstelle des Sehnerven gelegenen Partie ist allerdings die
Nervenschicht, wie es scheint, stets etwas atrophisch, wie v. Gräfe es a. a. O. 282
nach dem ophthalmoskopischen Befund angegeben hat, aber es können natürlich demungeachtet die Fasern der äussersten Netzhautzone auch hier erhalten sein.

Wenn aber die Pigmentirung und die Störung des Sehvermögens bisweilen in der
räumlichen Ausdehnung nicht zusammenstimmen, so lässt sich diess dadurch erläu-
tern, dass einerseits die zur Atrophie führende Veränderung der Netzhaut auch an
Stellen vorkommt, wo keine grösseren Pigmentmassen dieselben durchziehen, andererseits zwischen die pigmentirten, atrophischen Stellen bisweilen andere tief hinein-
greifen, wo die Netzhautelemente sammt Stäbchen erhalten sind.

Nachträgliche Bemerkung. Ehe obige Notizen zum Druck kamen, haben die
Herren DD. Junge und Schweigger, nachdem sie, wie ich mir beizufügen erlaube, mir
die Ehre erwiesen hatten, hier meine Untersuchungsmethode zu studiren, einige Fälle
von Netzhautpigmentirung detaillirt beschrieben (Archiv f. Ophth. V. 1. Heft), und
sind hinsichtlich der Gesichtsfeldbeschränkung theilweise zu denselben Folgerungen
gelangt. Bei dieser Gelegenheit führt Dr. Schweigger neben anderen, die Netzhaut-

---

[*] Man darf in solchen Fällen erwarten, auch in der peripherischen Zone Nervenfasern
und Zellen atrophisch zu finden, auch wenn die übrigen Schichten wohlerhalten sind, doch ist
gerade über jene hier schwieriger zu urtheilen, da sie ohnehin sparsam sind.

pigmentirung betreffenden Bemerkungen von Dr. *Liebreich* auch schliesslich an, dass
an einem hierhergehörigen Fall derselbe zum ersten Mal im Stande war, die Gefässe
der Choriocapillaris ophthalmoskopisch beim Menschen zu sehen. Nachdem Dr. *Liebreich* im nächstvorhergehenden Heft des Archivs gegenüber einer früheren Bemerkung
von mir die Unmöglichkeit einer solchen Beobachtung deducirt hatte, darf ich wohl
jetzt um so mehr meine Hoffnung aussprechen, dass ihm trotzdem dieselbe noch öfter
gelingen wird. Es kann mir nicht beifallen, meine ganz sparsamen und seit Jahren
nicht weiter fortgesetzten Erfahrungen auf diesem Feld gegen diejenigen zu halten,
welche Ophthalmologen von Fach Jahr aus Jahr ein anstellen, und ich erlaube mir
deshalb keine Meinung darüber, wie gering vielleicht die Zahl der Fälle ist, wo trotz
der von Dr. *Liebreich* angeführten Hindernisse die Choriocapillaris erkannt werden kann.
Aber es ist mir namentlich eine Beobachtung an einem vollkommen normalen Auge mit
exquisit blauer Iris, bei starker Beleuchtung, gegen die seitlichen Particeen des Auges
hin, bestimmt im Gedächtniss und ich glaubte damals, als ich die von der Ophthal-
moskopie wenig berücksichtigte Choriocapillaris der Aufmerksamkeit gelegentlich
empfahl, nicht mich nachträglich dem Vorwurf auszusetzen, dass ich die so eigenthümliche Form der Choriocapillaris mit andern Elementen verwechselt und durch
meine Bemerkung eine Reihe von Irrthümern in der Ophthalmologie verschuldet hätte.

---

5. Ueber Retinitis pigmentosa.

Von Dr. **Bolling Pope** und **Heinrich Müller.**

(W. m. Z. — III. p. 214 — 253. — 1861.)

a) **Ueber Retinitis pigmentosa, insbesondere den Mechanismus der Entstehung
von Pigment in der Retina.**

Von Dr. *Bolling Pope* aus Virginien.

Das Material zu folgenden Notizen ist mir durch Prof. *Heinrich Müller* zu Gebote
gestellt worden und ergreife ich die Gelegenheit demselben meinen Dank dafür sowie für
dessen vielfache Belehrung hiermit auszusprechen.

Seitdem das Ophthalmoskop eine Hauptrolle in den ophthalmologischen Untersuchungen
spielt, hat das Bild der Retinitispigmentosa das lebhafteste Interesse unter den Ophthalmologen erregt und von verschiedenen Seiten her sind interessante Berichte über dieselbe erschienen.

Donders, welcher zuerst genauere Untersuchungen über diesen Gegenstand veröffentlichte, war der Meinung, das Pigment entstehe in der Retina in Folge von chronischer Retinitis. Dass dieses aber in der Regel nicht der Fall ist, haben *Heinrich Müller*, Dr. *Junge*
und Dr. *Schweigger* seitdem hinlänglich bewiesen.

Heinrich Müller hat zuerst darauf aufmerksam gemacht, dass man 2 Arten von Pigment in der Retina unterscheiden müsse, nämlich eine, welche von dem Chorioideal-Epithel
herrührt, dessen Bestandtheile in die Retina gerathen, (so in den exquisiten Fällen von pigmentirter Netzhaut) und eine andere, welche aus ausgetretenem Blutfarbstoff in der Retina
selbst entsteht. Derselbe hat ferner die Pigmentirung nur für eine begleitende Erscheinung
einer Wucherung und Infiltration der Retina mit nachfolgender Schrumpfung erklärt.

Dr. *Junge* dagegen hält die Atrophie der äusseren Netzhautschichten für die nothwendige Bedingung der Pigmentumlagerung der Gefässe, indem er glaubt, dass die Vibrationen

21 *

der Gefässwand dann die Pigmentzellen in Hypertrophie versetzten und schliesslich zerschellten.

Diese Theorie der Entstehung des Pigments in der Retina stimmt nicht mit meinen Beobachtungen überein, indem auch ich an den Stellen, an denen die Krankheit fortschreitet, eine Wucherung in den äussern Schichten der Retina aunehmen zu müssen glaube. Die surrogative Verdickung der bindegewebigen Theile der Retina, welche Dr. *Junge* annimmt, kann ich daher für die von mir untersuchten Fälle nicht gelten lassen.

Dr. *Schweigger* hält einen entzündlichen Process in der Chorioidea, nicht aber in der Retina für das Wesentliche, durch jenen werde Zerstörung der Pigmentepithelien. Eindringen pigmentirter Exsudathügel in die Retina, Verwachsung beider Membranen bedingt, ein reichlicher Flüssigkeitsstrom von der Chorioidea reisse dabei das Pigment ganz mechanisch mit sich fort in die Retina. In einem zweiten Fall wird ausserdem angenommen, dass eine Entwickelung von Pigment in der Retina stattgefunden habe, für welches das in die Retina infiltrirte Chorioideal-Exsudat eine Bildungsstätte abgegeben haben.

Auch diese Erklärung ist nicht befriedigend, denn ich glaube nicht, dass ein Flüssigkeitsstrom von der Chorioidea her stark genug sein könnte, um das Pigment in die Retina hineinzuschwemmen, ohne andere Veränderungen (Netzhautablösung) hervorzurufen, wenn wir uns nicht denken wollen, die Retina sei schon zuvor zu einem blossen Bindegewebsgerüste geworden, dessen frei mit Flüssigkeit gefüllte Räume einem solchen Strome kein Hinderniss darbieten. Ausserdem scheint mir die Rolle, welche die Retina bei ihrer Pigmentirung spielt, zu gering angeschlagen, insbesondere die Verdickung der Radialfaserung, welche *H. Müller* auf eine Wucherung derselben zurückgeführt hat.

Indem ich zu meinen eigenen Beobachtungen übergehe, gebe ich zuerst den Befund an den Augen eines 7 Monate alten Kindes, welches das Sehvermögen durch Ophthalmia neonatorum verloren hatte. Die Linsen fehlten gänzlich, die Retina war in beiden Augen abgelöst, zeigte keine Spur von Atrophie, wohl aber an mehreren Stellen bedeutende Verdickungen, worin Pigment vorhanden war. Die hintere Hälfte der Retina, welche das Pigment enthielt, liess sich ziemlich flach ausbreiten und es gelang mir ziemlich gute Schnitte (frisch und erhärtet) zu bekommen. An den verdickten Stellen hatte die Retina zuweilen doppelte Dicke erreicht und zwar durch Wucherung, welche in den äussern (Körner-)Schichten stattgefunden hatte. Faserzellen hatten sich nach stellenweiser Zerstörung der Stäbchenschicht über die Niveau der äussern Retinalfläche erhoben und das Pigment eingeschlossen, indem sie sich umbiegend in eine horizontale Richtung übergingen. Dass dies hier die richtige Erklärung des Vorkommens von Pigment in der Retina sei, zeigte besonders ein glückliches Präparat. Hier war eine Masse von Pigment in Klümpchen, von einer dicken aus der Körnerschicht hervorgewucherten und umgelegten Faserschicht an ihrer äussern Fläche umgeben. Die innere Fläche der Masse lag theilweise an der äussern Körnerschicht (die Stäbchenschicht war an solchen Stellen zerstört) unmittelbar an. Theilweise war aber diese Masse durch kleine Hohlräume von der Retina getrennt, und gegen diese Räume bin war die Grenzlinie der Körner- und Stäbchenschicht und theilweise diese selbst vollkommen kenntlich erhalten. Man sah hier somit deutlich die wuchernde Masse aus der Körnerschicht, welche an mehreren Stellen die Stäbchenschicht durchbrochen hatte, über die besser erhaltene benachbarte Retina hinübergebogen, dann wieder mit derselben verschmolzen und dadurch das verschobene Pigment in die Dicke der Retina aufgenommen. An andern Stellen war das Pigment gänzlich in die Retina eingebettet, aber ohne bestimmtes Lageverhältniss zu den Gefässen. An der innern Fläche der Chorioidea konnte ich keine Drusen oder Exsudatmassen finden, die Pigmentzellen blieben an der innern Fläche in ziemlicher Menge, zeigten keine Veränderung ausser eine stellenweise Armuth an Pigment. Die Chorioidea zeigte Spuren von Entzündung und war ungewöhnlich fest mit der Sclera durch eine sehr gefässhaltige, von beiden jedoch trennbare Membran verbunden.

Dieser Fall ist kein typischer, zeigt aber eine neue Art der Entstehung von Pigment in der Retina und ist ausserdem wichtig, da wir es hier unzweifelhaft mit einer Retinitis in

thun haben, wo die Folgen der Entzündung keine wesentlich andern sind, als die, welche
wir in allen Fällen von pigmentirter Netzhaut vorfinden.

Aus den Beobachtungen an 3 andern Augen, welche alle schöne Beispiele von Pigmentirung der Retina waren, hebe ich folgendes hervor:

In keinem Falle war Iritis nachzuweisen, und nur in einem derselben war stellenweise
eine etwas grössere Menge von indifferenten Zellen in dem Gewebe der Chorioidea vorhanden; das Stromapigment war unverändert. Die Retina war in der pigmentirten Zone atrophisch, zeigte aber verschieden dicke faserige Massen in den äussern Schichten derselben.
An senkrechten Schnitten verliefen diese Faserzüge oft parallel der äussern Retinalfläche,
welche stellenweise Vertiefungen zeigte, gegen deren Seiten dicke faserige Massen stiessen.
Solche Stellen von der äussern Fläche her gesehen stellten sich als runde oder ovale Vertiefungen dar, gegen deren Ränder die Faserzüge senkrecht verliefen; die Vertiefungen
hatten kein Verhältniss zu den Gefässen. Zuweilen sah ich an senkrechten Schnitten Stellen,
wo die Fasermassen durch die Masse veränderter und zerstörter Pigmentzellen hindurch zu
wachsen schienen.

Einen besonderen Befund möchte ich hervorheben an dem Auge eines 73jährigen fast
gänzlich blinden Mannes. (von *Müller* in *Gräfe's* Archiv. Bd. IV. Heft 2. S 12 wegen einer
Concretion an der Durchtrittsstelle des Sehnerven aufgeführt und als „exquisiter sich an
den *Donder'*schen anknüpfenden Fall" beschrieben). Zwischen Retina und Chorioidealepithel fanden sich grosse Massen von blass fein granulirten verschieden grossen, zuweilen
mit deutlichen Kernen versehenen Körpern, welche auch, obschon selten, in der äussern
faserig gewordenen Körnerschicht vorkamen. Diese Körper drangen tief in die Retina oft
mit Erhaltung der anliegenden Epithelschicht. Diese Körper enthielten gar kein Pigment,
zuweilen waren sie zerstört und in eine granulirte Masse verschmolzen. Beim Trennen der
beiden Häute blieben dieselben in der Regel an der Retina hängen. Es ist mir wahrscheinlich, dass diese Massen, welche vollkommen das Ansehen von Kernzellen hatten, aus veränderten Zapfen entstanden sind, wenigstens ist es ziemlich sicher, dass dieselben ihren Ursprung in der Retina haben. Wo die Zapfen noch als solche zu erkennen waren, waren sie
sehr verändert und die Retina an solchen Stellen in ein Bindegewebsgerüste umgewandelt.
Die oben beschriebenen runden und ovalen Vertiefungen der Retina waren besonders in
diesem Auge zahlreich und waren fast ausschliesslich durch die eben erwähnten Massen
verursacht. In den anderen zwei Augen zeigten sie sich viel seltener. In allen drei Augen
waren die Zapfen ausser in der Nähe der Eintrittsstelle des Opticus und sehr weit nach vorn
gänzlich verschwunden und hier nur stellenweise und verändert vorhanden. Die Retina
war nirgends als normal zu betrachten. Die verdickten Radialfasern liefen, wie diess Dr.
Junge und Dr. *Schweigger* beschrieben, senkrecht von innen nach aussen bis zur Hälfte ihrer
Länge; hier pflegen sie sich zu biegen und bis an die Epithelschicht der Chorioidea laufend
an der Stelle der meist zu Grunde gegangenen äussern Körnerschicht ein dickes Flechtwerk
von Fasern zu bilden. An senkrechten Schnitten erschienen dieselben als sich annähende
Bogen mit ihrer Convexität nach der Chorioidea zu. Die Zahl der Bindegewebskörper war
eine ungewöhnliche 'abnormale', besonders in der Nervenfaserschicht, wo dieselben oft in
solcher Menge vorhanden waren, dass sie Schichten und Haufen bildeten. In allen Fällen
zeigten sich glänzende, scheibenförmige, mit verhältnissmässig grossem Kerne versehene
Zellen, ähnlich denen, wie sie in der Chorioidea vorkommen. In dem Auge des oben erwähnten Kindes fand sich an einer Stelle um das Pigment herum, was ich für eine Neubildung von Gefässen halten zu müssen glaube. Bei der Untersuchung von senkrechten
Schnitten ist man leicht dadurch einer Täuschung ausgesetzt, dass sich Stücke schichten-
weise von der Nervenfaserschicht ablösen, so dass es oft scheint, als ob das Pigment an der
Limitans zu liegen kömmt was wohl möglich, aber in der Regel nicht der Fall ist. Der
Grund dieser Erscheinung liegt wahrscheinlich in der Lockerung der Nervenfaserschicht
durch die Entwickelung von Bindegewebskörpern in dieser Schichte.

Ein ferner von mir untersuchter Fall wich in einem Punkte ab, wiewohl er, wie die drei zuvor erwähnten, sonst der typischen Form angehörte. Die Lage und Breite der pigmentirten Zone war wie gewöhnlich in den weit vorgerückten chronischen Fällen. Das Pigment war regelmässig (theilweise in Zellen an den Gefässen gelagert. Eine Entzündung der Uvea liess sich nicht nachweisen. Die Retina atrophisch und schlecht erhalten. Es waren keine Exsudatmassen zwischen der Retina und der Chorioidea nachzuweisen, wohl aber ausserordentlich schöne grosse glasartige Drusen und Platten an der Glaslamelle der Chorioidea. Es war kein Pigment in denselben und beim Trennen der Retina und Chorioidea blieb auch kein Pigment an ihren Flächen hangen. Die Contour derselben war scharf und abgerundet und nichts deutete darauf, dass ein Eindringen in die Substanz der Retina stattgefunden haben könnte. In nichts unterschieden sich diese Drusen von den von *Donders* und *Müller* beschriebenen, ausser durch ihre ungewöhnliche Grösse und Ausdehnung; ferner war kein Verhältniss zwischen der Lage derselben und dem Verlauf der Retinalgefässe.

Es war also auch hier, wiewohl sich neugebildete Substanz zwischen Chorioidea und Retina vorfand, ein eigentliches, in die Retina vordringendes Exsudat nicht vorhanden und ebenso wenig fand sich ein solches in den andern Fällen. Die Beobachtungen von *H. Müller* zeigen zwar, dass auch weiche Massen in drusiger Form an der Innenfläche der Chorioidea vorkommen, und hier somit Uebergangsformen auftreten. Doch glaube ich auf den obigen Mangel von Exsudaten in den von mir untersuchten Fällen Werth legen zu müssen, insofern dieselben zeigen, dass die von Anderen beschriebenen Exsudatmassen nur Eigenthümlichkeiten besonderer Fälle sein können, nicht aber für die pigmentirte Netzhaut charakteristisch sind; so waren in den von *Schweigger* beschriebenen Fällen nebenbei ausgedehnte Entzündungsspuren vorhanden.

Das Pigment, welches in der Retina vorkommt, hat in den von mir untersuchten Fällen nur eine Quelle, nämlich das ursprüngliche Chorioidealepithel, denn von Wucherung desselben oder Neubildung von Pigment in Exsudatmassen irgend einer Art war nichts zu constatiren. Ferner war kein Pigment von ausgetretenem Blut herstammend vorhanden. Es ist nicht zu leugnen, dass eine Wucherung des Chorioidealepithels stattfinden könnte, das Vorkommen aber von mehr Pigment in Exsudatmassen und Pigmenteonglomeraten als von der Epithelialschicht in normalem Zustand zu erwarten ist, rechtfertigt noch nicht die Annahme einer Neubildung von Pigment in denselben; denn in den meisten Fällen sind an vielen Stellen die Zellen grösser und pigmentreicher als normal, was in direktem Verhältnisse mit der Heftigkeit des Processes und der Complication des Falles zu stehen scheint Das Pigmentepithel vor und hinter der pigmentirten Zone war in allen 4 Augen fast gänzlich pigmentlos, behielt aber seine normale Form. Der Grad der Veränderung in den Pigmentzellen innerhalb der pigmentirten Zone war sehr verschieden, aber aus allem was ich beobachtet habe, schliesse ich, dass eine sehr bedeutende Veränderung der Pigment-Zellen nicht wesentlich ist, sondern dass die Hypertrophie der Zellen, die Vermehrung ihres Pigment-Inhalts und die Zugrundegehen nicht als zufällig zu betrachten ist, was auch für die Bildung von Pigment-Conglomeraten gilt. Das Typische ist, dass die Zellen in die Retina eindringen und sich um die Gefässe und nicht in beliebigen Theilen der Retina ablagern. Die Masse des eingetretenen Pigments wird im Allgemeinen durch die Grösse der Gefässtämme bedingt.

In Uebereinstimmung mit *Heinrich Müller* glaube ich, dass eine Erweichung der Retina und Durchtränkung derselben mit Feuchtigkeit eine der Grundbedingungen zu deren Pigmentirung ist. Durch einen Wucherungsprocess in den äussern Schichten der Retina aber muss eine solche Erweichung und Durchtränkung mit Feuchtigkeit in der Retina entstehen. Wie oben bemerkt, bekommen die *Müller'schen* Fasern durch diesen Wucherungs-Process einen eigenthümlichen Verlauf und ein eigenthümliches Ansehen, namentlich nehmen dieselben in den Körnerschichten einen bogenförmigen Verlauf an, während sie sonst senkrecht stehen. Nun ist es aber klar, dass die Gefässe, besonders an ihren Theilungsstellen, diesen

Verlaufe hinderlich sein und desshalb weniger resistente Stellen entstehen könnten, weil wir diese Fasermassen als einen Schutz gegen das Eindringen in die Retina ansehen müssen. Wenn diess nicht die Entstehung von weniger resistenten Stellen erklärt, so müssen wir entweder annehmen, dass der Process in der Retina durch das Ueberwiegen von gewissen histologischen Elementen an solchen Stellen rascher zu Erweichung leitet oder, dass längs der Gefässe eine noch nicht näher bekannte Anomalie existirt, wodurch im Verlauf des Krankheitsprocesses weniger Resistenz geboten wird. Am allerwenigsten aber kann ich mir denken, dass die Retina eindringenden Chorioideal-Massen gegenüber passiv bleibe und dass das häufigere Vorkommen von Pigment an den Gefässen zufällig sei. An den afficirten Stellen wird wahrscheinlich die Zapfenschicht aufgequollen und verflüssigt, zu gleicher Zeit wird die Verbindung der Epithelschicht mit der Glaslamelle der Chorioidea locker, was vielleicht mitunter dadurch geschicht, dass eine weiche Verdickung der Glas-lamelle oder eine flüssige Schicht an der innern Fläche derselben entsteht. Die Beobachtung macht es sicher, dass ohne Verschiebung des Pigments stattfindet und wenn wir die starke Wucherung und den eigenthümlichen Verlauf der faserigen Massen an der äussern Fläche der Retina betrachten, so ist es klar, dass dieselben nicht ohne Einfluss auf jedes beweg-liche Material sein werden, sondern durch das Fortschreiten des Processes einen steten Druck ausüben werden. In der That macht eine blosse Betrachtung der Berührungsflächen der Retina und Chorioidea sehr wahrscheinlich, dass die Veränderungen in dem Retinal-und nicht die, welche in dem Chorioidealgewebe vorkommen, die Ursache der Veränderung der Lage des Pigments abgeben. Es könnte die Behauptung aufgestellt werden, dass diess nicht nöthig sei, sondern, dass die an irgend einer Stelle weich gewordene Retina leicht einer wachsenden Masse Bahn machen würde, diess allein scheint mir jedoch zur Erklärung aller gemachten Beobachtungen nicht auszureichen. An senkrechten Schnitten durch afficirte aber nicht pigmentirte Theile der Retina sah ich mehrfach die Gefässe sehr locker in dem sie umgebenden Gewebe liegen, was die Idee einer früheren Durchtränkung mit Feuchtigkeit unterstützt und diess im Zusammenhang mit der häufig schönen Erhaltung der Pigmentzellen um die Gefässe macht es wahrscheinlich, dass eine Verbreitung des Pigments längs der letztern leichter vor sich ging.

Es fragt sich jetzt, ob diese Untersuchungen irgend etwas Neues für ophthalmo-skopische Forschungen liefern. Mir ist es nicht bekannt, dass jemand in einem solchen Fall den obenerwähnten Mangel an Pigment in der Epithelschicht vor und hinter der pigmen-tirten Zone beobachtet hat. Jener Mangel wird wahrscheinlich nur in weit vorgeschrittenen Fällen sich zeigen. Das in einem Falle beobachtete Vorhandensein von grossen Massen granulirter kernhaltiger Körper zwischen der Epithelschicht der Retina, das Vorkommen sehr ausgebreiteter und grosser Drusen und Platten in einem andern Falle und die Wuche-rung der äussern Schichten der Retina, welche in allen von mir untersuchten Fällen statt-gefunden hat, bieten Objecte dar, welche wahrscheinlich der ophthalmoskopischen Unter-suchung zugänglich sind, und welche wohl zu Verwechselungen führen könnten. Dr. *Liebreich* hat das Vorkommen von graulichdurchscheinenden innerhalb der Epithelschicht liegenden Massen beobachtet. So viel ich mich erinnere, war diess an Fällen von acuter Chorioiditis, die mit dem Vorkommen von Pigment in der Retina complicirt waren; wenigstens hat er mir einen solchen Fall gezeigt. Woher, und welcher Natur jedoch solche Massen sind, müssen weitere Untersuchungen feststellen.

Die Function der Retina wird wahrscheinlich auf dreierlei Weise aufgehoben; näm-lich durch den Wucherungsprocess in den Körnerschichten, ferner durch Zerstörung der Zapfenschicht, und endlich durch Wucherung in der Nervenschicht, welche Ursache wohl später in Wirksamkeit treten kann als die beiden ersten.

Was schliesslich den Ausgangspunkt der Krankheit betrifft, so fallen zwar am meisten in die Augen die verschiedenen Veränderungen, welche das Pigmentepithel erleidet; doch fehlt es am Beweis, dass die ursprünglichen Veränderungen hier stattfinden. Man kann nicht umhin von der ähnlichen Lage und Ausbreitung der Drusen der Glaslamelle der Cho-rioidea und derjenigen der Pigmentirung der Retina betroffen zu sein und wenn wir an das

Vorkommen sowohl weicher wie harter Drusen an derselben denken, so ist es nicht ohne allen Grund, dass wir die Ursache der Pigmentirung hierin suchen. Jedoch wird dies durch eine nähere Betrachtung der Thatsachen sehr unwahrscheinlich gemacht. Betrachten wir zunächst das Verhalten der Gefässhaut. Die Untersuchung hat in keinem exquisiten Falle bis jetzt bedeutende Veränderungen in derselben an den Tag gelegt, sondern nur in einigen Fällen, welche nicht als exquisit bezeichnet werden durften; bei solchen aber ist es bis jetzt unmöglich zu entscheiden, ob die Ursache der Krankheit auf beide Häute zugleich gewirkt hat oder nicht. Man kann fragen, ob das ausnahmsweise Vorkommen einer abnorm grossen Zahl indifferenter Zellen in der Chorioidea nicht eben so gut als Folge des Processes in der Retina und der Epithelschicht wie als Ursache aller anderen Veränderungen betrachtet werden könnte. Es hält schwer zu denken, es gebe eine Form von Chorioiditis, welche ihre Produkte längs der Retinalgefässe liefert und zur Lagerung von Pigment um dieselben führt, ohne dass die Retina selbst daran Theil genommen hat Das Zugrundegehen der Retina durch einen entzündlichen Process bildet einen scharfen Contrast zu dem wohlerhaltenen Zustande der Chorioidea und indem wir zur Erledigung der Frage über die Theilnahme der Chorioidea erst weitere Untersuchungen erwarten, müssen wir es als festgestellt betrachten, dass die Retina die erheblichste Rolle bei ihrer Pigmentirung spielt.

b. Bemerkungen zu Pope's Abhandlung über Retinitis pigmentosa von H. Müller.

Indem ich mir erlaube, der Abhandlung Pope's einige kurze Bemerkungen beizufügen, will ich zuerst hervorheben, dass mir dieselbe eine wesentliche Bereicherung unserer Kenntniss vom Eindringen des Chorioidealpigments in die Retina zu enthalten scheint.

Dass bei „Retinitis pigmentosa" wenigstens der grösste Theil des Pigments von aussen eingedrungen ist, musste Jeder einsehen, welcher die Aussenfläche der Retina und die Innenfläche der Chorioidea in grösserer Ausdehnung an zusammengehörigen Stellen verglich und die Continuität des Pigments in und ausser der Retina an senkrechten Schnitten erhärteter Präparate verfolgte. Ebenso war die Wucherung der Retina mit nachfolgender Atrophie, als deren Theilerscheinung ich die Pigmentirung bezeichnet hatte, mehrfach bestätigt.

Aber der mechanische Einfluss der auswachsenden Körnerschicht auf das Pigment nebst Stäbchendetritus etc. war den früheren Beobachtern entgangen. Es werden offenbar jene Massen in ähnlicher Art verschoben, wie durch die Drusen der Glaslamelle, nur in grösserer Ausdehnung. Die marmorirte Zeichnung an der Aussenfläche der pigmentirten Netzhaut rührt zu einem guten Theil von den Furchen her. welche zwischen den aufstrebenden Büscheln der wuchernden Körnerschicht sich bilden. In diese Furchen und damit communicirende Räume wird Pigment etc. zusammengedrängt. Daneben ist offenbar die Durchtränkung und Erweichung der Retina mit nachfolgender Schrumpfung von wesentlichem Einfluss.

Mit der Auffassung der Netzhautpigmentirung im Ganzen wird es gehn, wie mit der Schnerven-Excavation. Es liessen sich daran wesentlich verschiedene Formen unterscheiden, von denen jede wieder bald rein d. h. isolirt, bald mit verschiedenen Processen in Verbindung auftreten kann [*]. So scheiden sich auch hier sehr verschiedene Formen, von denen jede wieder mehrfach complicirt sein kann.

Vor Allem ist das in der Retina aus Blutfarbestoff gebildete Pigment von dem eingedrungenen Chorioidealpigment zu trennen (Würzb. Verhandl. IX. S. LII . Das erstere kommt natürlich bei verschiedenen Processen. mitunter auch neben dem letzteren vor. Aber auch dem Eindringen des Chorioidealpigments liegen verschiedene

Processe zu Grunde, wofür sich auch *Maas*[*]) ausgesprochen hat. In manchen Fällen ist der chorioideale Ausgang nicht zu bezweifeln. So besonders deutlich bei umschriebenen zerstreuten Flecken, wie sie nicht so selten vorkommen. Die atrophirte, pigmentirte Retina ist mit der Chorioidea und Sklera oft fast ohne erkennbare Grenze vereinigt[**]). Es blieben dann die Fälle übrig, welche wegen ihres übereinstimmenden und eigenthümlichen räumlichen und zeitlichen Verlaufs als exquisite oder typische Netzhautpigmentirung bezeichnet zu werden pflegen. Bei diesen scheint das wuchernde Auswachsen der Netzhautfaserung mit der von *Pope* gefundenen mechanischen Verschiebung des Pigments am reinsten zu sein, wie *Pope* hervorhebt.

Aber die wegen der Frische des Processes besonders lehrreiche Beobachtung an dem Kinde zeigt, dass derselbe Vorgang auch sonst vorkommt, und ich habe ihn seither sehr deutlich auch in andern, noch nicht bestimmt in eine Gruppe zu fassenden Fällen gesehen.

Es ist also offenbar der erwähnte räumliche und zeitliche Verlauf, der jene exquisite Retinitis pigmentosa besonders charakterisirt und der Gedanke, dass hiefür eine bestimmte anatomische Grundlage gefunden werden müsse, war es, der mich stets abhielt, die Sache anders als in kleinen Notizen zu behandeln. Es wird die Hauptaufgabe fernerer anatomischer Untersuchungen sein, jene vermuthete Grundlage aufzuspüren. Ausserdem ist vom histologischen Standpunkt die grosse Frage auch hier aufzuwerfen, welche überhaupt die Anatomie der Retina jetzt beherrscht, wie viel von dem radiären Fasersystem, das so beträchtlich auswachsen kann, dem nervösen Antheil, wie viel dem bindegewebigen Stützapparat zugehört.

---

[*] Over torpor retinae in *Donders*: Tweede Verlag etc. 1861.
[**] A. a. O. S. 31.

IV. Netzhauterkrankung bei Leberleiden.

1. Notiz über einen Fall von Veränderung der Körnerschicht in der Retina.

Von **Dr. Eduard Junge** aus Moskau.

(W. V. — IX, p. 219—222.)

W. S. — 1858, p. LXXIV. — 30. October 1858. — Dr. *E. Junge* aus Moskau trägt über eine Affektion der Retina in einem Falle von Lebercirrhose vor. Es fand sich eine Veränderung (Sklerose der innersten Zellen der sogenannten äusseren Körnerschicht neben Schwund der Zwischenkörnerschicht und capillärer Hämorrhagie in den inneren Retina-Schichten vor.

H. Müller bemerkt, dass er sich von den hauptsächlichsten der von *Junge* geschilderten Veränderungen der Retina ebenfalls überzeugt hat, und dass durch diese Beobachtung die Reihe der Degenerationen der Retina-Elemente bei Affektionen anderer Organe abermals vergrössert werde. Derselbe hebt besonders hervor, dass es sich hier um eine vorwiegend von der Leber ausgehende Affektion handle, während bisher Extravasate und Degeneration der Retina bei Nierenaffektionen beschrieben wurden. Er glaubt jedoch, dass man sich vorläufig hüten müsse, die Art der Retinal-Degeneration mit der Affektion bestimmter Organe in Beziehung zu setzen, wenn schon bei vorwiegenden Nierenaffektionen bisher besonders eine Degeneration der Nervenschicht aufzutreten scheine, während hier bei der Leberaffektion die Körnerschicht der Sitz war. Vermuthlich fänden sich bei einer passenden Untersuchungsmethode hauptsächlich Erhärtung und Aufertigung senkrechter Schnitte noch mancherlei hierher gehörige Retinalaffektionen vor.

Erst in der neueren Zeit ist die Retina Gegenstand genauerer pathologisch-mikroskopischer Untersuchungen geworden. In der Schwierigkeit der Sache selbst, im Zeitaufwande welche dergleichen Untersuchungen verlangen, und in der relativen Kleinheit des verwerthbaren Materials ist wohl der Grund zu suchen, dass bis jetzt wenige Ophthalmologen sich mit dieser ophthalmologisch wichtigen Frage beschäftigt haben und die Beobachtungen selbst so vereinzelt dastehen. Um so mehr wird gewiss auch jeder Beitrag zur pathologischen Anatomie der Retina, er sei noch so klein, willkommen sein, und ich versäume daher nicht, vorläufig in der Kürze, ohne weiter auf die Literatur des Gegenstandes einzugehen, eine Retinalveränderung mitzutheilen, die ich bei Herrn Professor *H. Müller* zu untersuchen Gelegenheit hatte.

Da das Objekt der Untersuchung, ein Auge mit ikterisch gefärbter Conjunctiva, nur zufällig, ohne Anamnese und Sektionsbericht, ohne Verdacht auf irgend eine Gesichtsstörung mir unter die Hand kam, so machte ich mit wenig Schonung einen Durchschnitt ziemlich weit hinter dem Aequator durch den Augenboden, lediglich nur um mich über die ikterische Färbung des Corpus vitreum zu vergewissern.

Erst ein kleines Extravasat in der Retina zwischen der Macula lutea und der Papilla nervi optici war die Ursache einer genaueren Untersuchung, die leider ein kleineres Material für sich gerettet hatte, als später wünschenswerth war.

Von der Krankengeschichte will ich nur so viel mittheilen, dass Patientin, Rosina Goslein, 12 Jahre alt, an Cirrhose der Leber im Stadium der Schwellung und umfangreichem Hydrops litt. In den letzten Lebenstagen klagte sie im Delirium über Rothsehen der umstehenden Gegenstände. Das Stück Retina, welches der Untersuchung anheimfiel, hatte ungefähr 8 Mm. Radius um die Papille des Opticus und wurde nach leichter Erhärtung in chromsaurem Kali untersucht.

Dicken-Durchschnitte ausserhalb der Macula lutea, wo noch nichts von den Extravasaten zu sehen war, zeigten sofort eine auffallende Veränderung an der inneren Grenze der äusseren Körnerschicht. Obgleich der Schnitt wegen der Weichheit der Retina anfänglich noch nicht ganz dünn ausfiel, so sah man dennoch an der genannten Grenze, und zwar nur an derselben, eine Reihe opalisirender, homogener Körper von verschiedener Form und Grösse.

Letztere variirte zwischen der einfachen bis doppelten Grösse der Körner. Ihre Gestalt war rundlich, birn- und spindelförmig, oder unregelmässig eckig. An vielen dieser Körper liess sich ein deutlicher Fortsatz nach der Zwischenkörnerschicht, an einigen sogar zwei, einer nach der Zwischenkörnerschicht, der andere in die äussere Körnerschicht verfolgen. Obgleich nun alle diese Formen neben einander vorkamen, so prävalirte doch eine oder die andere je nach den verschiedenen Stellen der Retina. Die rundliche und birnförmige nahm von der Peripherie des Präparates gegen den Opticus ab und in gleichem Verhältnisse nahmen die eckigen und spindelförmigen zu. Mit diesem Uebergange in die eckige Gestalt verminderte sich das Lichtbrechungsvermögen der Körper, sie wurden blasser, weniger opalisirend.

Was ihr chemisches Verhalten anbelangt, so gaben die verschiedenen Reagentien eigentlich nur negative Resultate. Es ist jedoch hierbei zu bemerken, dass reaktive Versuche nur am erhärteten Präparate gemacht werden konnten.

Die Aehnlichkeit der amorphen, sagokornähnlichen Körper mit Amyloidkörnern nöthigte zur Jod- und Schwefelsäure-Reaktion, die jedoch erfolglos blieb. Essigsäure und Glycerin schien sie etwas aufzutreiben, zugleich wurden sie etwas blasser. Nur concentrirte Kalilösung löste sie nach längerer Einwirkung.

Die nächste Frage, welche erledigt werden musste, war die Genese dieser pathologischen Gebilde. Möglichkeiten drängten sich mehrere auf. In neuester Zeit haben die Untersuchungen von Professor H. Müller gezeigt, dass durch Hypertrophie der Nervenfasern sich knotige Anschwellungen bilden, von denen die homogenen einige Aehnlichkeit mit den vorliegenden hatten, und es lag der Gedanke nahe, ob nicht die radiären, Müller'schen Fasern eine lokale Hypertrophie an ihren Uebergangsstellen in die äussere Körnerschicht erfahren hätten.

Die genaue Untersuchung der Nervenfaserschicht und der Müller'schen Fasern zeigte zwar, dass dieselbe ein wenig breit, zum wenigsten allenthalben sehr stark markirt waren, ferner, dass an den ersteren wirklich Varicositäten vorhanden, die jedoch nicht die 2—3fache Dicke der Faser überschritten, also wenig über die Grenzen der normal vorkommenden hinausgingen, dass sie vielleicht mehr in das physiologische als das pathologische Gebiet fallen dürften.

Verfolgte man an sehr dünnen Schnitten die Müller'schen Fasern bis zur äusseren Körnerschicht, wo sie in die einzelnen Zellen derselben übergehen, so sah man an vielen gerade an der Uebergangsstelle die Faser sich etwas ausbreiten, so dass sie nicht mehr ein gleichmässig dünnes Stielchen, sondern einen becherförmigen Ansatz bildete. Der Kern der betreffenden Zelle, so wie der ihn umgebende helle Hof war normal. An anderen verschmolz der becherförmige Ansatz mit der angrenzenden Kernperipherie, so dass an dieser Stelle der helle Hof unterbrochen wurde und der Kern der Zelle sein feingranulirtes Aussehen verlor, mehr homogen wurde; schliesslich sah man auch solche Zellen, wo vom Hofe gar nichts mehr zu bemerken war und der vergrösserte homogene, opalisirende Kern mit der Peripherie der Zelle verschmolz.

Fassen wir diese einzelnen Veränderungen, die sich nur an den Grenzzellen der äusseren Körnerschicht mit der Zwischenkörnerschicht deutlich beobachten liessen, zusammen, und stellen wir die letzten den oben beschriebenen Körpern an die Seite, so lässt sich für die Genese derselben kaum ein anderer Schluss ziehen, als dass sie durch eine Art Sklerose sich aus den Grenzzellen selbst entwickelten. Die weitere Formveränderung der anfänglich birnförmigen Körper in spindelförmige und eckige, geht, wie die Schnitte deutlich zeigen, durch den gegenseitigen Druck und den der anliegenden Retinalelemente hervor. Eine zweite Erscheinung, welche erst an Schnitten des stärker erhärteten Präparates controlirt werden konnte, war die Dickenabnahme der Zwischenkörnerschicht. Schon an Schnitten, welche 3—4 Reihen von Ganglienzellen zeigten, und der Umgegend der Macula lutea entnommen waren, war die Dicke der dort sonst besonders mächtigen Körnerschicht beträchtlich reducirt worden; in der Umgegend des Opticus, wo eine einfache gut erhaltene Ganglienzellenlage sich vorfand, verschwand sie fast ganz und blasse Schollen von unregelmässig eckiger Form mit und ohne Fortsätze, zwischen denen einige dicke Radialfasern aufstiegen, und ein fein granulirter Saum gegen die innere Körnerschicht war Alles, was sich von der Zwischenkörnerschicht erhalten hatte.

Wenn ich jetzt hinzufüge, dass man bei feinen Schnitten durch Druckmanipulationen mit dem Deckglächen grösstentheils die scheinbar normale äussere Körnerschicht von ihren sklerosirten Grenzzellen trennen konnte, letztere sich aber von der Zwischenkörnerschicht, in welche sie gleichsam eingekeilt, oder wie durch ihren Fortsatz eingezogen erschienen, nicht entfernen liessen, so wird es wahrscheinlich, dass auch die Atrophie der Zwischenkörnerschicht durch den Druck der fest anhängenden Schollen bedingt wurde. Dafür spräche auch der Umstand, dass die Atrophie dort am bedeutendsten ist, wo die eckigen, also ältesten Schollen vorkommen. Was das Extravasat zwischen Opticus und Macula lutea anbelangt, so lag es in der Nähe einer grösseren Retinalarterie und befand sich in der Nervenfaser- und Ganglienschicht. Die Blutkörperchen waren gut erhalten und unterschieden sich von den im Innern der Gefässe vorhandenen nur durch ihre etwas unregelmässige, gequollene Gestalt und ihre Armuth an Farbstoff. Kleine, capillare Hämorrhagien waren auch in der inneren Körnerschicht an anderen mehr peripherischen Stellen der Retina nachzuweisen.

Der mitgetheilte Befund bietet die physiologisch interessante Thatsache, dass bei einer so bedeutenden Verödung der Zwischenkörnerschicht sogar in der Gegend der Macula lutea keine bedeutende Störung des Sehvermögens vorhanden war. Zum Wenigsten spricht die Angabe der Kranken, dass sie roth sehe, dafür, dass das Sehvermögen auf dem betreffenden Auge nicht aufgehoben war.

---

2. Ueber das Vorkommen von Störungen des Sehvermögens neben solchen der Leberthätigkeit.

Von Hermann Althof und Heinrich Müller.

W. m. Z. — II, p. 349—353. — 1861.)

W. S. — 1858, p. XXXI. — 12. Februar 1861. — H. Müller theilt das Ergebniss der Untersuchung der Augen eines Hundes mit, die ihm Prof. Bischoff in München gesandt hat; eines Hundes, den Bischoff vier Jahre lang mit einer offenen Gallen-Fistel erhalten hatte und der zuletzt amblyopisch wurde. Es waren in grosser Ausdehnung die äusseren Schichten der Netzhaut theils atrophirt und geschrumpft, theils durch blasige Auftreibung verstört, während die Ausbreitung des Sehnerven ziemlich unverändert erschien. Ausserdem waren an den am meisten afficirten Stellen der Netzhaut pigmentirte Körnerkugeln in oder

Schichten zu finden. Die Hyaloidea war streckenweise verdickt und mit Klumpen besetzt, welche zusammengeballten Blutkügelchen verschiedenen Alters glichen (siehe auch A. f. O. IV, 2. p. 10.

W. S. — 1861, p. XIV. — 15. Februar 1861. — *H. Müller* spricht über die Veränderungen im Auge eines Hundes, an dem durch Prof. *Bischoff* ein Jahr lang eine Gallenfistel offen gehalten worden war.

Die Verbindung, in welcher die Zustände verschiedener Organe mit einander stehen, ist in krankem wie gesundem Zustand kaum weniger interessant und wichtig, als die Vorgänge innerhalb der einzelnen Organe. In besonderem Grade gilt diess von vielen Entwickelungsvorgängen, bei denen aber zugleich die verbindenden Glieder in das grösste Dunkel gehüllt zu sein pflegen. Wenn mit gewissen embryonalen Knochenanomalien Alterationen der äusseren Bedeckungen, mit Hydrocephalus verschiedene andere Abweichungen verbunden zu sein pflegen, so ist uns der Zusammenhang nicht klarer, als wenn nach *Darwin* bei der Züchtung der Varietäten Schnabel und Füsse, Haare und Zähne etc. in Wechselbeziehung stehen.

Bei krankhaften Vorgängen im ausgebildeten Körper ist in ähnlicher Weise oft der Zusammenhang entfernter Organe räthselhaft und deswegen lange Zeit unbeobachtet geblieben, namentlich wenn das Vorkommen ein seltenes ist. Die eigenthümlichen Störungen im Auge, welche bei Individuen mit Nierenleiden vorkommen, sind erst in der neueren Zeit Gegenstand der Untersuchung geworden, obschon sie nicht einmal so selten sind.

Es ist der Zweck gegenwärtiger Notiz, die Aufmerksamkeit weiterer Kreise darauf zu lenken, ob nicht etwa auch bei Leberaffektionen gewisse Störungen des Sehvermögens öfter vorkommen, als diess bis jetzt wenigstens allgemein bekannt ist. Prof. *Th. Bischoff* in München hat zuerst (1857) bei seinen bekannten Versuchen über die Ernährung die Beobachtung gemacht, dass ein Hund, bei welchem vor 4 Jahren eine Gallenfistel angelegt worden war, nicht mehr recht sah, obschon in den durchsichtigen Medien nichts zu bemerken war. Später traten Hornhautgeschwüre hinzu, welche aber wieder in Verheilung begriffen waren. Prof. *Bischoff* hatte die Güte, beim Tode des Thieres die Augen an *H. Müller* zu senden, welcher den Befund an der Retina im Archiv f. Ophthalm. IV. 2. S. 10 (siehe auch S. 349) erwähnt hat. Im letzten Jahre bemerkte nun Prof. *Bischoff* abermals, dass ein Hund mit Gallenfistel amblyopisch wurde, und sendete wieder das eine Auge an *H. Müller*.

Es ist nun zunächst hervorzuheben, dass in beiden Fällen in ziemlich ähnlicher Weise eine Atrophie der Retina an mehr oder weniger umschriebenen Stellen vorhanden war. Diese Atrophie dringt von den äusseren, der Chorioidea zugewandten Retina-Schichten vor und ist mit Wahrscheinlichkeit als Folge eines, vielleicht von der Chorioidea ausgehenden Processes anzusehen, wobei die Retina mit Flüssigkeit durchtränkt ist, und dann secundär in verschiedenem Grade schwindet.

1. Fall. Die Atrophie ist in beiden Augen unregelmässig über die Retina vertheilt, so dass senkrechte Schnitte durch die wechselnde Dicke wellenförmig erscheinen. Die inneren Schichten sind nur hie und da etwas verdünnt, nirgends ganz in den Schwund hineingezogen. Die Stäbchen- und Körnerschicht dagegen sind in eine dichte, ziemlich gleichmässig körnige Masse verwandelt, welche nur 0,04 Mm. im Ganzen misst. In der Umgebung dagegen ist eine 0,08 Mm. hohe blasige Masse statt der Stäbchen vorhanden und erstreckt sich zu einer verschiedenen Tiefe in die Körnerschicht. Ausserdem sind an den alterirten Stellen gelbliche oder rothbraune Körnerkugeln eingelagert, welche jedoch nicht blos in den äusseren Schichten, sondern auch in der Nerven- und Zellenschicht liegen, bisweilen in dichten Haufen.

2. Fall. In geringer Entfernung von der Eintrittsstelle zeigen sich mehrere meist scharf umschriebene Flecken von höchstens einigen Mm. Ausdehnung. Die Flecken sind in der Mitte schwarz und von einem weissen Hof umgeben. Diese eigenthümliche Zeichnung rührt davon her, dass die Affektion die Stelle des Tapetum betraf. Senkrechte

Schnitte zeigen, dass die weissliche Farbe davon kommt, dass hier das glänzende Tapetum cellulosum durch die atrophische Retina durchschimmert, während dasselbe in der Umgegend von der durch die Conservation getrübten Retina verdeckt wird. Die schwarzen Stellen dagegen rühren daher, dass hier die dunkel pigmentirten äusseren Chorioidealschichten durch das unsehrieben geschwundene Tapetum vordringen. An diesen Stellen haftet sowohl die atrophirte Retina fest an der Chorioidea, als auch der Glaskörper an jener. Die Atrophie ist hier so weit gegangen, dass nur eine schwach faserige, mit Zellenmassen gemengte Membran von kaum 0,1 Mm. Dicke, ohne Spur der regelmässigen Retinalschichtung, übrig geblieben ist. Ein grösseres Retinalgefäss, das gerade in die atrophische Stelle zu liegen kommt, bedingt einen kleinen Vorsprung. Goldgelbe Klümpchen deuten auch hier auf eine vorangegangene Infiltration. In der Umgebung der Atrophie hat die Retina zum Theil alsbald ihre normale Dicke, so dass auf senkrechten Schnitten ein ganz plötzlicher Abfall zu der eine Grube darstellenden atrophischen Stelle erfolgt. Es ist aber an den meisten Stellen zu erkennen, dass die äusseren Retinalschichten demungeachtet in grösserer Ausdehnung gelitten haben. Die Stäbchen welche im Uebrigen zwar nicht wohlerhalten, aber doch kenntlich sind, sind bis auf eine gewisse Strecke vom Rand der atrophischen Grube zerstört und mit dem mehr oder minder verschobenen Chorioidealepithel in eine Masse verbacken. Diese Masse bildet hie und da Anhäufungen, welche in die Körnerschicht zapfenartig vorspringen, und man sieht in letztere hie und da dichtere narbenähnliche Züge von aussen her eindringen. Wenn diese Stellen deutlich das Vordringen der Affektion von der äusseren Chorioideal-Seite der Retina andeuten, so zeigen andere Stellen, gegen die Eintrittsstelle hin, die oben erwähnte Durchtränkung und Aufblähung der ganzen Retina mit Flüssigkeit. Dieselbe ist hier abnorm dick, dadurch, dass in verschiedenen Schichten durch Auseinanderweichen der Elemente kleine Räume entstanden sind, welche leer (d. h. mit Flüssigkeit gefüllt) sind, ohne dass die Schichtung im Ganzen gelitten hat. Weiterhin geht diese dann unter, insbesondere wenn es zu secundärer Schrumpfung kommt. Eine Wucherung der Retinalelemente (bindegewebiges Gerüste), wie sie der eine von uns in ähnlichen Fällen beim Menschen beobachtet hat, ist hier nicht deutlich.

Eine im Wesentlichen ähnliche, secundär auf Schwellung und Durchtränkung folgende Atrophie der Netzhaut kommt bei Menschen unter verschiedenen Verhältnissen nicht selten vor. Sie bildet theils einzelne umschriebene Herde, welche besonders in der Acquatorial-Gegend vorzukommen scheinen, theils findet sie sich bei ausgedehnteren Processen, welche wegen des damit verbundenen Eindringens des Chorioidealpigmentes in die Netzhaut oder der nicht selten vorkommenden Neubildung von Pigment unter dem Bild der sogenannten pigmentirten Netzhaut erscheinen [*]).

In den Augen beider Hunde ist ferner eine Theilnahme des Glaskörpers nachzuweisen, welche an Stellen, wo Chorioidea und Retina tiefer alterirt sind, ganz gewöhnlich vorkommt. Im ersten Fall ist die Hyaloidea durch Anlagerung dichter fast membranöser Schichten verdickt, welche zellige Körper und pigmentirte Klumpen enthalten, letztere z. Th. schön maulbeerförmig, wie aus verklebten Blutkörpern bestehend. Im zweiten Fall adhärirt der Glaskörper an den atrophischen Retinastellen fest und ist mit jungen, eiterartigen Zellen dicht durchsetzt.

Die Hornhaut lässt in dem letzten Fall, welcher nur kürzere Zeit angedauert hatte, keine merkliche Abweichung erkennen. In dem frühern Fall dagegen sind beide Hornhäute ulcerös erkrankt.

Das linke Auge zeigt eine 1 Mm. tiefe Grube, von einem unvollkommen vernarbten Geschwür gebildet, welches bis unmittelbar auf die Descemet'sche Haut reichte, und nur von dieser aus Durchbruch gehindert war. An der Innenfläche dieser Membran viel kleinzellige Masse (Eiterflocken), in der Substanz der Hornhaut Neubildung von Blutgefässen und Pigment. Das rechte Auge zeigt mehrere Geschwürsnarben, in deren einer, von einer centralen Perforation herrührend, die Iris sehr tief eingeheilt ist. Die Vorderfläche der

---

[*]) S. Würzb. Verhandl. IX, S. 1,11 und Archiv f. Ophthalm. IV. 2. S. 12.

Iris ist dabei von dicken Exsudatschwarten bedeckt und in den Pupillarraum ragt als Fortsetzung der die Hornhautnarbe ausmachenden neugebildeten Masse auf sehr eigenthümliche Weise ein 2½ Mm. langer ⅔ Mm. dicker Zapfen nach rückwärts. Die Descemetische Haut haftet nur in der Umgebung der Narbe an der Hornhaut, im Uebrigen hat sie sich abgelöst, wie diess bei ähnlichen Prozessen auch sonst vorkommt. Die Lamina elastica anterior hört an den Rändern der ausgefüllten Perforationsöffnung scharf auf, ist übrigens in ihrem ganzen Verlauf in einen dünnen, dunkeln Streif verwandelt. Zwischen derselben und dem Epithel liegt eine dichte, fasrige, mit Körnern und Pigment durchsetzte Schicht, während die oberen Schichten der eigentlichen Hornhaut gefässhaltig sind. Es ist somit hier dieselbe eigenthümliche Neubildung vorhanden, wie sie der eine von uns als ein häufiges Vorkommen bei tieferen Erkrankungen des Auges gefunden hat Archiv f. Ophthalm. VIII. S. 120.

Die Linse, welche, wie Prof. *Bischoff* bemerkte, in dem ersten Fall durchsichtig geblieben war, wurde damals nicht weiter untersucht. In dem zweiten Fall war an der Linsensubstanz (wegen Aufbewahrung in erhärtender Flüssigkeit) nicht mehr über die Durchsichtigkeit zu urtheilen und fielen nur in den Kernen, welche die Linsenfasern an der Aequatorialzone besitzen, mehrere pigmentähnliche Körner auf. Die intracapsulären Zellen dagegen zeigten hier Anfänge von Veränderungen, wie sie sonst bei Iridochorioiditis etc. auftreten. Die Zellen waren nämlich meist wohl erhalten, an einzelnen Stellen aber vergrössert, mit hellen Tropfen und stärkeren Körnern gefüllt, verschoben und theilweise zerstört.

Es ist nun die Frage, wie diese, in beiden Fällen besonders in der Retina auf ähnliche Weise entwickelten Ernährungsstörungen zu deuten sind?

Selbstverständlich ist, dass man sie nicht ohne weiteres als Folge des Bestandes der Gallenfistel ansehen darf, da möglicherweise ganz fremde Einwirkungen, als Einsperrung, Ernährungsweise etc., die Schuld tragen könnten. Immerhin ist es sehr auffallend, dass *Bischoff* gerade an diesen beiden Hunden Amblyopie beobachtete, und es darf wohl daran erinnert werden, dass *Junge*[*] in einem Fall von Lebercirrhose mit Gelbsucht in der Retina ein kleines Extravasat und eine Degeneration eines Theiles der Körnerschicht bemerkt hat, wofür auch kein weiteres Causalmoment vorlag. So wenig nun auch eine Gallenfistel und eine Lebercirrhose an sich mit einander zu thun haben, so scheint uns doch, bei der Dunkelheit, welche über den Beziehungen der Organe zu einander waltet, die Frage aufgeworfen werden zu dürfen, ob nicht bei Leberleiden und Störung der Gallensecretion öfters Retinalveränderungen zu finden sind.

Ein Einfluss des Zustandes der Baucheingeweide überhaupt auf das Auge kann ebensowenig geleugnet werden, als der Brechreiz bei übermässiger Lichteinwirkung und Verletzung des Auges. Und zwar muss eine Einwirkung sowohl auf die Function der sensibeln Nerven (vor allem Nervus opticus mit seinen peripherischen und centralen Apparaten), als der motorischen Nerven (Iris, Ciliarmuskel, Muskeln der Blutgefässe, vielleicht auch quergestreifte Muskeln) zugelassen werden. Wenn auch viel Missbrauch mit der Einwirkung des Unterleibs auf andere Organe getrieben worden sein mag, so scheint doch nach den besten Beobachtern eine Reihe von Amblyopien und Amaurosen einerseits, von Iridochorioiditis und Glaucom andererseits keinen Zweifel zu gestatten. Besonders werden vorübergehende Störungen diesen Einfluss deutlich machen können. Eine Anzahl solcher Fälle hat vor langer Zeit schon *Tiedemann* gesammelt. Der eine von uns selbst litt seit früher Jugend bei Indigestion an rasch vorübergehender, fleckenweiser Lähmung der Retina mit bedeutender Erweiterung der Pupille. So gut wie vorübergehende nervöse Erscheinungen können aber offenbar auch dauernde Ernährungsstörungen auf demselben Wege entstehen, wozu dann noch humorale Einflüsse kommen können.

----

[*] Würzb. Verhandl. Bd. IX, S. 219, siehe auch S. 332.

Ueber die Betheiligung speciell der Leber an dem Einfluss auf das Auge scheint allerdings wenig vorzuliegen. Doch führt *Ruete*[*]) eine Amaurosis icterica auf, welche nicht von der Aufnahme des Gallenfarbstoffes herrühre, da solche Kranke doch nur selten amblyopisch würden. Derselbe citirt ferner[**]) einen Fall von *Köchling*, der eine mit Leberanschwellung und gestörter Gallenabsonderung verbundene wochenlange Hemeralopie beim Eintritt der Gelbsucht verschwinden sah. In den Handbüchern der speciellen Pathologie haben wir nichts Bezügliches gefunden. Doch dürfte das hie und da bemerkte Geschlossenhalten der Augen etc. bei Leberkrankheiten aufmerksam machen, nachzusehen, ob nicht hie und da eine Augenkrankheit demselben zu Grunde liegt.

---

*) Ophthalmologie 2. Bd. S. 475.
**) A. a. O. S. 152.

V. Ablösung und Verdickung der Netzhaut.

(W. S. — 1858, p. LX. — 19. Juni 1858.)

H. Müller zeigt ein Auge mit Ablösung und Verdickung der Netzhaut, dessen Untersuchung er *Pagenstecher* in Wiesbaden verdankt, welcher ihm dasselbe zusandte.

Vor einem Jahre soll zuerst Entzündung mit Ciliarschmerz und zurückbleibender Amblyopie aufgetreten sein. Jetzt war das Auge wiederholt entzündet, amaurotisch und wegen heftiger Ciliarneuralgie sowie wegen auftretender Amblyopie des anderen Auges machte *Pagenstecher* die Exstirpation.

Das Auge wurde von vorn nach hinten durchschnitten, und da dasselbe in ziemlich starkem Weingeist gelegen hatte, so war der Durchschnitt sehr geeignet, einmal die Form der Netzhautablösung zu zeigen und dann die Masse gerinnfähiger Theile nachzuweisen, welche, wie gewöhnlich in dergleichen Augen, in sämmtlichen Flüssigkeiten enthalten war. Es war nämlich die Netzhaut an dem grössten Theile des Umfanges von hinten bis vorn abgelöst und bis nahe gegen die Axe des Auges vorgedrängt. Nur auf der inneren Seite des Bulbus lag die Netzhaut vom Sehnerven an bis gegen den Aequator hin der Chorioidea noch an, während sie weiter vorn auch auf dieser Seite abgelöst war. Es war nun der ganze Raum zwischen Netzhaut und Chorioidea mit einer weisslichen, geronnenem Eiweiss oder Käse ähnlichen Masse angefüllt, wie sie in anderen Fällen ebenfalls gewonnen wird, wenn man das fragliche Fluidum aus der Netzhautablösung kocht. Mikroskopisch war die ganze Masse feinkörnig, mit einzelnen beigemischten pigmentirten Klumpen oder Zellen. Die in dem Retina-Trichter gelegene Glaskörper-Masse bildete ein ähnliches weisses Gerinnsel, doch war dieses weniger dicht, und fiel mit der Zeit mehr zusammen. Ausserdem war dasselbe von den bei Netzhautablösungen häufig vorhandenen, an der Retina haftenden derben Strängen durchsetzt, welche nach *M.* die Netzhautablösung nicht selten durch Zerrung hervorbringen. Die kleine vordere Augenkammer war gleichfalls von weissem Gerinnsel erfüllt, ebenso die hintere, welche sich nicht nur rings um den Rand der Linse erstreckte, sondern durch Verlöthung des Pupillenrandes mit der Kapsel und Vorbauchung der Iris auf einer Seite ziemlich ausgedehnt war.

Der Sehnerve war nicht völlig atrophisch, an seiner Eintrittsstelle keine Grube, was theils von der Netzhautablösung theils von einer an die Eintrittsstelle anstossenden Degeneration herrühren mochte. Es war nämlich von dort bis zum Aequator Netzhaut und Aderhaut beträchtlich verdickt, und zwar bildete die letztere eine bis zu 1''' dicke, derbe, graulich-marmorirte, geschichtete Masse, welche nach vorn in normale Aderhaut überging, und gegen die Sklera auf dem Durchschnitt durch einen dunkeln Streifen abgegrenzt, in der That aber kaum zu trennen war. Die Retina war fast in derselben Ausdehnung in eine röthliche, lockere, brüchige Platte fast von derselben Dicke verwandelt, von der Chorioidea übrigens gut trennbar.

Mikroskopisch war die verdickte Retinapartie besonders durch grosse Menge spindelförmiger Zellen, mit grossen, bläschenförmigen, sich theilenden Kernen ausgezeichnet. Dieselben lagen theils in die Maschen der Retina eingesprengt, theils bildeten sie fast die ganze Masse und schienen aus den Elementen der Retina selbst, namentlich der Körnerschicht hervorzugehn. Analoge Wucherung und Degeneration der Retinalelemente glaubt *M.* auch in anderen Fällen beobachtet zu haben und hält das Stadium derselben und die Unterscheidung der ursprünglich betroffenen Elemente für sehr wichtig für die Erkenntniss sowohl des normalen feineren Baues der Netzhaut, als auch ihrer krankhaften Veränderungen, indem ohne Zweifel letztere bald von den nervösen Elementartheilen, bald von der Bindesubstanz ausgehen können. Ausser jenen spindelförmigen Zellen waren undeutlich zellige Massen mit fettigen und pigmentirten Körnern neben dichterem Fasergewebe, sowie sehr zahlreiche Blutergüsse in der verdickten Retinalplatte zu finden. Aehnliche Massen lagen auch in der derberen Chorioidealplatte, welche ausserdem besonders aus Fasergewebe bestand, theils echten Bindegewebe, theils einem dichten Filz. In den Maschen waren jedoch hie und da ähnliche, nur nicht so entwickelte Gruppen spindelförmiger Körper eingelagert, wie an der Netzhaut, endlich hie und da rundliche Zellen mit mehreren bläschenförmigen Kernen und Kernkörperchen, zum Theil jedoch offenbar in Obsolescenz begriffen.

M. spricht seinen Zweifel aus, ob man demnach das Ganze als rein entzündliche Produkte ansehen dürfe und nicht vielmehr eine Geschwulst nennen solle. Für das letztere ist endlich ein Knötchen von einigen Mm. Grösse anzuführen, welches *Pagenstecher* schon bei der Operation bemerkt hatte, aussen an der Sklera, neben dem Sehnerven, zum Theil sich ausschälend, zum Theil sich in die Sklera verlierend, aber nicht nachweislich mit der inneren Masse in Zusammenhang. Dasselbe enthielt neben Fasergewebe nur undeutliche obsolete Zellen mit Fettkörnchen. Dem Gesagten zufolge glaubt *M.* den Charakter des Produktes als suspekt bezeichnen und eine Recidive für möglich halten zu müssen.

VI. Metastatische Ophthalmie.

(W. S. — 1856, p. XI. — 12. Januar 1856.)

H. Müller berichtet über einen Fall von metastatischer Ophthalmie. Derselbe fand bei Untersuchung der Augen von einer Person, deren Sektion puerperale Entzündungen nachgewiesen hatte, die Chorioidea beiderseits in einem Theile ihrer Ausdehnung durch blutig-eitrige Infiltration verdickt und erweicht. Es war dabei nachzuweisen, dass Klümpchen von Eiterkörperchen und ebenso von bloss granulöser Substanz, welche beide mit zahlreichen fettähnlichen in Essigsäure nicht verschwindenden Körnern besetzt waren, in dem Lumen der Gefässe, sowohl mittleren Kalibers als in der Choriocapillaris sassen. Die Retina zeigte in derselben Gegend des Auges, aber in geringerem Umfang eine eitrige Infiltration, wobei jedoch die einzelnen Schichten fast an den meisten Stellen ziemlich wohl erhalten waren. Einige kleine Blutergüsse sassen an der Innenfläche der Retina, bloss unter der Limitans, welche sie in Verbindung mit den inneren Theilen der Radialfasern losgewühlt hatten. Die letzteren waren hier und in der näheren Umgebung auf's Schönste von den übrigen Elementen isolirt zu sehen. Die Gefässe der Retina waren an der betroffenen Stelle stark ausgedehnt, zum Theil varicös und stellenweise mit denselben Massen erfüllt, welche sich in den Chorioidealgefässen gefunden hatten. Ausserdem waren einzelne Gefässe von einer feinkörnigen gelblich opalisirenden, in Essigsäure nicht erblassenden Substanz streckenweise obturirt. Der Glaskörper zeigte an der betroffenen Seite der beiden Augen eine weissgrauliche Schicht, welche sich nicht abwischen liess, sondern nach einwärts in netzartige Züge überging, die sich weiterhin im Glaskörper verloren. Der letztere war in der Umgegend durch Imbibition röthlich gefärbt. Die genannte weisslich trübe Masse im Glaskörper bestand mikroskopisch theils aus blassen durch Essigsäure nicht angegriffenen Granulationen von ziemlich gleichmässiger Grösse, theils aus Fäden, welche, deutlich varicös, wie aus jenen Granulationen zusammengesetzt erschienen und feinen Pilzfäden täuschend ähnlich sahen. Ausserdem fanden sich ziemlich zahlreiche Zellen mit einigen kleinen und grösseren Fetttröpfchen und gewöhnliche Eiterkörperchen in grosser Menge vor. Jedoch waren die letzteren fast nur vor der Ora serrata angehäuft, in der Gegend des Kanals, welchen *Hannover* dort beschrieben hat, und sie erstreckten sich dort fast rings um das Auge, während im Uebrigen die Veränderungen auf $\frac{1}{3}-\frac{1}{4}$ der Peripherie des Bulbus beschränkt waren und die körnig-fadige Masse nur hinter der Ora serrata angehäuft war. Die Linse war nur wenig getrübt, hingegen war bemerkenswerth, dass die Kapsel in beiden Augen auf der betroffenen Seite von der Zonula abgelöst war, während an dem übrigen Umfang die Adhäsion beider ungestört geblieben war.

22 *

VII. Glaukom und Excavation des Sehnerven.

1. Ueber Glaukom.

'W. S. — 1856, p. XXVI. — 8. März 1856

H. Müller spricht über Glaukom und berichtet unter Vorlage von Präparaten über den anatomischen Befund an den Augen einer 83jährigen, seit langer Zeit erblindeten Person.

1) An der Eintrittsstelle des Sehnerven wurde eine Veränderung constatirt, welche den eigenthümlichen ophthalmoskopischen Effekt, den diese Stelle in anderen Fällen von Glaukom giebt, zu erklären vermag. Jene bildete nämlich eine ziemlich tiefe Grube, an deren Wänden die Aeste der Central-gefässe dicht anlagen. Diese waren schon vor dem Eintritt in die Höhle des Bulbus in etwa 10 Aeste getheilt, welche dann getrennt im Umfang der Eintrittsstelle zum Vorschein kamen. Sie adhärirten dabei fest an der Sklerotika weniger an der Chorioidea. In einem Auge sass in der erwähnten Grube ein etwas trübes und pigmentirtes Klümpchen, welches dem Glaskörper angehörte, und u. A. Kanäle von 0,02 Millim. Weite enthielt, in denen jedoch kein Blut gefunden wurde.

2) Der Glaskörper war hinten zum grössten Theile flüssig, nach vorn dagegen hinter der Zonula sass ein ringförmiger Wall von ziemlich fester Gallerte. Die weisse Trübung oder bräunliche Färbung einzelner Stellen rührte von blassen Molekülen, oder von rothbraunen Pigmentklumpen her. *Müller* glaubte hier wie in anderen Fällen eine Ablösung der Glashaut von der Netzhaut zu erkennen, welche der Ablösung der Netzhaut von der Chorioidea in manchen Beziehungen analog ist.

3) Die Netzhaut lag der Chorioidea überall an, war sogar in den peripheri-schen Partien theilweise mit ihr verklebt. Sie war ferner, vorzugsweise an den letztgenannten Stellen, atrophisch, und durch Einlagerung von roth-braunem zum Theil in Zellen enthaltenen Pigment streifig marmorirt. Das Pigment lag hauptsächlich in der Nachbarschaft der Gefässe, in den Wan-dungen und in dem Lumen derselben, welches dadurch in grösseren oder kleineren Stellen obturirt war. Es war somit nicht zu bezweifeln, dass dieses Pigment durch Metamorphose von Blut neugebildet war. Ausserdem waren manche Gefässe durch eine gelbliche körnige Masse verstopft. Diese Veränderungen an den Gefässen erstreckten sich auch auf ein Stück des Sehnerven.

4) Die Chorioidea zeigte im Hintergrunde des Auges keine beträchtlichen Ver-änderungen, dagegen waren die vorderen Partien derselben zum Theil von

hochgradiger Atrophie mit Verödung der Gefässe betroffen. Diese Stellen
waren zugleich mit der Retina und noch fester mit der Sklerotika verklebt.
Die Suprachorioidea war fast überall etwas atrophirt, und eben so der
Ciliarmuskel an manchen Stellen, der Ciliarkörper wenig verändert, in
hohem Grade dagegen die Iris. Der sehr atrophische Ciliarrand hing zum
Theil fester an der Hornhaut, als am Ciliarkörper, mit welchem die Verbindung sehr lose war; theils pigmentirte, theils farblose Massen obturirten
streckenweise die Gefässe und lagen auch sonst in der anderwärts stark
verdünnten Membran. In dem einen (wahrscheinlich durch Keratonyxis
operirten) Auge war ein Theil der Pupille durch einen Pfropf verschlossen,
der zugleich an der Linse, wie an der Mitte der Hornhaut fest haftete. —
Müller glaubt, dass ein Theil der genannten Veränderungen, wie auch derjenigen, welche sich am Schnerveneintritt fanden, mit der durch v. Gräfe
hervorgehobenen Vermehrung des Druckes im Augapfel zusammenhänge,
welche sich bei dergleichen Leiden findet.

5) Die Linse war beiderseits etwas getrübt, namentlich die corticalen Schichten
verändert, die Kapsel durch Auflagerungen getrübt, welche in der Mitte
der Vorderwand am stärksten waren. In einem Auge war die Linse etwas
aus ihrer Lage verschoben.

6) Die Hornhaut selbst war fast durchsichtig, zwischen den einzelnen Lamellen
etwas pigmentirt, die Descemet'sche Haut stärker warzig, verdickt, und mit
Auflagerungen versehen, welche theils glashell, theils durch fibröse Struktur
weiss erscheinen. Ein merkwürdiges Verhalten zeigte die vordere Fläche
der Hornhaut. Dieselbe war nämlich beiderseits von einer weisslich trüben,
ziemlich gleichmässigen, membranösen Schicht überzogen, welche leicht
über die ganze Hornhaut weg abgezogen werden konnte. Diese Schicht
bestand aus einer streifigen Masse, mit zahlreichen, den Hornhautkörperchen
ähnlichen, ästigen Zellen, war mit Gefässen versehen und an der freien
Fläche mit einem Epithel bekleidet, welches durch geringe oder mangelnde
Schichtung und eigenthümliche drüsenähnliche Einstülpungen ausgezeichnet
war. Dabei war hervorzuheben, dass die ganze Schicht über der sehr
wohl ausgeprägten vorderen Glaslamelle der Hornhaut lag.

7) An den beiden Augenarterien und ihren grösseren Aesten war keine Verknöcherung oder sonst erhebliche Veränderung aufzufinden, ebensowenig an
den grossen Gefässen nächst dem Herzen.

8) Die Ciliargefässe zeigten eine Abweichung von dem Zustand, wie er gewöhnlich beschrieben wird, darin, dass die langen, so wie die vorderen
Ciliararterien eine grössere Anzahl ziemlich beträchtlicher Zweige über die
Ora serrata rückwärts zur eigentlichen Chorioidea sendeten. Uebrigens
hat Müller eine ähnliche Anordnung auch bei anderen Augen bereits angetroffen und ist der Ansicht, dass die Bedeutung dieses Verhaltens erst weiter
zu verfolgen ist.

2. Anatomischer Befund bei einem Fall von Amaurose mit Atrophie des Sehnerven.

Hierzu Taf. V. Fig. 13.

,A. f. O. — III, 1. p. 92—98.,

W S. — 1856. p. XLV — 5. Juli 1856. — *H. Müller* spricht über den anatomischen Befund an den Augen einer Amaurotischen. Die Sehnerven waren atrophisch und in der Retina eine fast völlige Atrophie der Nerven und Zellen vorhanden, während die übrigen Elemente keine oder sehr geringe Veränderungen zeigten. Besonders instructiv waren senkrechte Schnitte am gelben Fleck und an der Eintrittsstelle des Sehnerven. An ersteren zeigten sich durchaus nur geringe Reste der sonst sehr mächtigen Zellenschicht, während die Zapfen sehr wohl erhalten waren. An der Eintrittsstelle dagegen fand sich eine beträchtliche Vertiefung, deren Grund eine fibröse, zum Theil von der Lamina cribrosa gebildete Masse einnahm. Die grösseren Gefässe bildeten, wie auch weiterhin in der Retina, Vorsprünge an der inneren Fläche. *Müller* weist darauf hin, wie diese Beobachtungen einerseits für die Ernährungsverhältnisse der Nervenfasern und Zellen, andererseits für Erklärung des ophthalmoskopischen Befundes wichtig sind, den man in solchen Fällen von Amaurose antrifft, nämlich vorzugsweise eine sehnemartig glänzende Eintrittsstelle des Sehnerven, wie sie auch in diesem Falle während des Lebens zu sehen war.   •

Ich hatte vor einiger Zeit Gelegenheit, die Augen einer Person in ziemlich frischem Zustande zu untersuchen, welche seit Jahren an einer angeblich schmerzlos eingetretenen Amblyopie, seit einer Reihe von Monaten aber an völliger Amaurose gelitten hatte. Es ergab sich dabei ein Befund, der, wie ich glaube, in mehrfacher Beziehung sehr bemerkenswerth ist. Ich fand nämlich eine fast völlige Atrophie der Nerven- und der Ganglienzellen-Schicht in der Retina, während die übrigen Schichten keine merklichen Veränderungen erfahren hatten.

Das eine Auge wurde frisch untersucht. Die Retina war noch ziemlich durchsichtig, der gelbe Fleck sehr schön, die Gefässe mässig mit Blut gefüllt, nicht auffällig verändert. Es konnte hier namentlich constatirt werden, dass Stäbchen und Zapfen vollkommen glashell und so wohlerhalten waren, als man sie an normalen Augen zu sehen pflegt. Es wurde diess unter Andern auch am gelben Fleck verificirt. Auch die von denselben Elementen abgehenden Fäden waren sehr schön zu sehen. Die sogenannten Körner erschienen etwas körnig, doch war mir sehr zweifelhaft, ob diess als pathologische Veränderung anzusprechen sei, da man Aehnliches auch sonst zu Gesicht bekommt. Die inneren Theile der Radialfasern waren häufig deutlich zu erkennen. über die Ganglienzellen wurden keine sehr bestimmten Anschauungen gewonnen. Ich glaubte, an zerzupften Präparaten vom gelben Fleck die dort etwas kleineren Zellen zu sehen, bin aber nach dem, was ich später an dem anderen erhärteten Auge gesehen habe, jetzt geneigt zu glauben, dass ich vorzugsweise wenigstens die sogenannten inneren Körner vor mir hatte, wiewohl nicht ganz sicher ist, dass in beiden Augen die gleiche Veränderung vorhanden war.

Sehr evident war hingegen, dass in der ganzen Retina die Nervenfasern nicht in der Weise wie sonst vorhanden waren. Es waren keine unzweifelhaften Primitivfasern nachzuweisen, sogar an der Eintrittsstelle des Sehnerven nicht. Es fand sich dort nur ein streifig-körniges Gewebe an der Oberfläche, in welchem Kerne zu liegen schienen, und einzelne am Rand der Präparate vorstehende Fasern konnten nicht mit Sicherheit für Nervenfasern angesprochen werden.

Durch Berührung mit Wasser trat die gewöhnliche weissliche Trübung der Retina ein, und es zeigte sich hierin schon im Gröberen ein Unterschied von einer anderen Form der Netzhaut-Atrophie, wie sie bei glaukomatösen Augen vorkommt, wo nämlich die Retina, ausser anderen Veränderungen, auch die Eigenthümlichkeit hat, dass sie in Wasser nicht oder nur wenig trüb wird.

Der Sehnerve war an diesem wie an dem anderen Auge beträchtlich atrophisch bis zum Chiasma, wie weit dann rückwärts, ist mir leider nicht bekannt. Derselbe enthielt ausser dem Fasergewebe nur mehr eine molekuläre Masse mit zahlreichen kernähnlichen Körperchen. Im Uebrigen liess das Auge keine Abnormität erkennen; der Glaskörper wie die Linse und Hornhaut waren von normaler Durchsichtigkeit und Consistenz, die Chorioidea zeigte zwar an einer Seite, nahe der Ora serrata, mehrere fast pigmentlose Flecke, wo die Glaslamelle beträchtliche drusige Verdickungen mit Einlagerung von Kalkkörnern erlitten hatte, allein dieser Befund ist zu häufig (s. W. S. 229), um in Verbindung mit der Netzhautaffektion gebracht werden zu können.

Das andere Auge verhielt sich frisch von aussen genau so wie das vorige; namentlich waren die Sehnerven gleich. Dasselbe wurde in erhärtende Flüssigkeit gelegt und später untersucht. Es zeigte sich auch hier wieder, um wie viel bestimmtere Anschauungen über Form und Lage der Retinaelemente auf diese Weise gewonnen werden können, als bei ausschliesslicher Untersuchung im frischen Zustand. Es ergaben nämlich senkrechte Schnitte mit aller Sicherheit die vorhin erwähnten Verhältnisse der verschiedenen Schichten. Atrophie der Nerven und Zellen, normale Massenverhältnisse der übrigen Lagen. Es waren nirgends die beiden erstgenannten Schichten in der Dicke und Entwickelung wie normal zu sehen, sondern statt der Nervenschicht zeigte sich eine schwache, undeutlich streifige Schicht, die offenbar zum grössten Theil aus inneren Radialfaserenden bestand, während die Zellen in grösserer Ausdehnung ganz zu fehlen schienen, oder einzelne hellere Flecke Residuen von solchen anzeigten. Die geringen Andeutungen der Zellen- und Nervenschicht bildeten meist zusammen nur eine dünne, indifferente Lage, und die in derselben sonst vorzugsweise gelagerten grösseren Gefässramificationen bildeten Vorsprünge an der Innenfläche der Retina, was sonst nicht der Fall zu sein pflegt.

Es ist leicht zu verstehen, dass unter diesen Umständen die peripherischen Partieen der Retina, welche normal nur sparsam mit Nerven und Zellen versehen sind, das am wenigsten abweichende Verhalten auf senkrechten Schnitten darboten. Sehr auffallend und vorzugsweise zu beachten waren dagegen die Verhältnisse der ohnehin wichtigsten Stellen der Retina, des gelben Flecks und der Eintrittsstelle der Sehnerven.

Der gelbe Fleck gestattete sehr gelungene Schnitte anzufertigen, und man überzeugte sich auch hier, dass die Massenverhältnisse der sämmtlichen äusseren Schichten, einschliesslich der granulösen, die normalen waren, also z. B. die inneren Körner zu-, die äusseren abnahmen, bloss Zapfen, keine Stäbchen vorhanden waren u. dgl. Daraus, dass die Profilschnitte die Zapfen sehr deutlich palisadenartig neben einander zeigten, darf wohl geschlossen werden, dass die Conservation eine hinreichend gelungene war, um auch über die viel resistenteren Nerven und Zellen ein Urtheil zu erlauben. Es waren nun weder die gegen die Peripherie des gelben Flecks von fast allen Seiten heranstrebenden Nervenmassen, noch die denselben entsprechenden vielen Lagen von Nervenzellen zu sehen. Es war zwar hier eine von dem Residuum der Nervenschicht unterscheidbare Schicht der Zellen vorhanden, allein diese bestand aus höchstens [2—3] übereinander liegenden, undeutlich hellen Körperchen, von der Grösse der inneren Körner, in welchen ein Kern nicht zu erkennen war. An den meisten Stellen waren die Andeutungen der Zellenschicht auch im gelben Fleck noch viel geringer. Ich habe den ganzen Umkreis desselben in lauter dünne verticale Schnitte getheilt, alle untersucht und kann versichern, dass nirgends eine normale Schicht von Ganglienzellen vorhanden war. Diese Präparate habe ich sämmtlich aufbewahrt.

Wie am gelben Fleck der Schwund der Ganglienzellen, so machte sich an der Eintrittsstelle des Sehnerven der Schwund der Nervenfasern der Natur der Sache nach vorzüglich bemerklich. Im Normalzustande bilden die Nerven dort eine immer rascher zunehmende Schicht, welche dicht am Rand der Stelle die Höhe der sämmtlichen übrigen Retinaschichten beträchtlich übertrifft. Es entsteht dadurch an der Eintrittsstelle in vielen Fällen wenigstens ein flacher Hügel, in dessen Mitte ein nur kleines Grübchen sitzt. Hier war statt dessen an senkrechten Durchschnitten das Folgende zu sehen: die Nervenschicht betrug auch dicht am Rand der Eintrittsstelle, sammt der Zellenschicht, höchstens 0,04—0,06, während die Höhe der übrigen Schichten zusammen etwa 0,2 Mm. betrug, also ein vom Normalzustand sehr abweichendes Verhältniss. Die Retina im Ganzen war dicht an der Eintrittsstelle häufig dünner, als weiterhin. Wo grössere Gefässe lagen, die von einer gewissen Menge von Bindesubstanz begleitet waren, sah man einen Vorsprung, und es maass die Schicht dann so viel, als eben die Dicke des Gefässes betrug, bis zu 0,1 Mm.

Durch diesen Mangel der Nervenschicht nun entstand an der Oberfläche der Eintrittsstelle statt eines Vorsprungs eine Grube, welche so ziemlich die Grösse derselben besass und mit ihrem tiefsten Grund in der Mitte etwa in das Niveau der Chorioidea zu liegen kam (s. Fig. 13). Die grossen Gefässe stiegen am Rand in diese Grube hinab, um dort zu den Centralstämmchen zu gelangen, deren erste Zweige am Grund der Grube sehr deutliche Vorsprünge bildeten, die in der Figur wiedergegeben sind. In der Umgebung der einen ziemlichen Raum einnehmenden Gefässausstrahlung lag eine mässige Menge von indifferenter Fasersubstanz, welche an die Lamina cribrosa dicht anstiess, und in der Mitte schien die letztere ganz dicht unter den durchschnittenen Gefässen zu liegen.

Ich will an die Beschreibung dieser Präparate nicht allgemeinere Schlüsse knüpfen, ehe ein ähnliches Verhalten auch in anderen Fällen constatirt ist: doch dürften wohl jetzt schon einige Bemerkungen darüber gestattet sein, wie diese Beobachtungen in einigen Beziehungen von Wichtigkeit werden könnten.

Einmal ist die Atrophie bloss der Zellen- und Nervenschicht, neben Atrophie der Sehnerven, ein für die Ernährungsverhältnisse der Retinaelemente sehr interessantes Factum. Es scheint daraus hervor zu gehen, dass die äusseren Schichten der Retina von den inneren Körnern ab, in dieser Beziehung eine gewisse Unabhängigkeit besitzen. Es würde ferner sehr bemerkenswerth sein, wenn die Zellen von den Sehnervenfasern aus secundär atrophisch werden. Leider ist, da mir die Untersuchung des Gehirns nicht möglich war, nicht festzustellen, ob die Atrophie central oder peripherisch vorrückte, und es ist somit die Möglichkeit gegeben, dass die Nerven von den Zellen her atrophisch geworden wären. Auch sind aus den Erscheinungen im Leben keine bestimmten Anhaltspunkte für andere centrale Affectionen vorhanden, doch sollen die psychischen Functionen etwas gestört gewesen sein. Es sind also in dieser Beziehung fernere Erfahrungen abzuwarten.

Ein zweiter zu erwähnender Punkt ist der ophthalmoskopische Effekt, welchen diese Eintrittsstelle gegenüber einer normalen geben musste. Es ist bekannt, dass bei centralen Amaurosen eine weisse, schneeglänzende Beschaffenheit der Eintrittsstelle beobachtet wird und Dr. v. Welz, welcher die fragliche Person früher untersucht hat, sagt mir, dass er diess auch hier gesehen zu haben sich erinnere. Auch ich glaube mich dessen zu erinnern, wiewohl ich es nicht versichern kann. Es scheint nun wohl erklärlich, dass die fibröse Masse am Grunde der Grube das Licht stärker weiss reflectirt, als diess sonst der Fall ist, wenn das Licht hin und zurück den Weg durch die nicht vollkommen durchsichtige, sehr dicke Nervenschicht machen muss. Auch das Ansehen der Gefässe könnte nach dem anatomischen Befund ein etwas verändertes sein, dadurch, dass sie an der Oberfläche mehr frei vorspringen. Ich will aber vermeiden in Einzelnheiten einzugehen, bis Fälle zur Beobachtung kommen, in denen der Effekt während des Lebens hinreichend constatirt ist. —

3. Ueber Niveauveränderungen an der Eintrittsstelle des Sehnerven.

(A. f. O. — IV, 2. p. 1—40. — 1858.)

Nachdem *E. Jäger* eine eigenthümliche Formveränderung an der Eintrittsstelle des Sehnerven bei Glaukom beschrieben hatte, welche von ihm wie von den übrigen Ophthalmologen zuerst für eine Hervorwölbung gehalten wurde, war es bekanntlich *v. Gräfe*, welcher aus der ophthalmoskopischen Beobachtung an Lebenden erkannte, dass es sich hier nicht um eine Erhöhung, sondern um eine Vertiefung handle.

Diese Grube an der Eintrittsstelle des Sehnerven konnte ich bereits vor längerer Zeit bei einem Fall von Glaukom anatomisch constatiren und ich habe damals zugleich bemerkt, dass hier auch diese Veränderung der Eintrittsstelle sich auf die durch *v. Gräfe* bei Glaukom überhaupt hervorgehobene Vermehrung des intraocularen Drucks zurückführen lasse (W. S. — 1856, p. XXVI. — 5. März 1856 u. d. W. S. 310).

Etwas später habe ich, soviel mir bekannt ist, zuerst eine andere Form von Grubenbildung an der Eintrittsstelle beschrieben, welche lediglich durch Atrophie der Nerven- und Zellenschicht der Retina zu Stande kommt. (Ibid. S. XLV. A. f. O. III, 1 u. d. W. S. 342.) Diese Notizen scheinen jedoch wenig Beachtung gefunden zu haben.

Seitdem konnte ich noch verschiedene hierher gehörige Untersuchungen machen; es trugen dieselben aber meist den Charakter der Zufälligkeit und Unvollständigkeit, welcher sich schwer vermeiden lässt, wenn man, ohne bestimmtes Material, nur zwischendurch ophthalmologische Zwecke verfolgend, untersucht, was eben durch die Gefälligkeit einzelner Collegen hier oder auswärts sich darbietet, meist ohne Kenntniss von dem Befund am lebenden Auge. Ich würde um so weniger wagen, diese Resultate anders als gelegentlich zu veröffentlichen, als ich gar wohl erkenne, wie viel bei systematischer Verfolgung des Gegenstandes geleistet werden könnte, und überzeugt bin, dass auf anatomische Befunde in Zusammenhalt mit den ophthalmoskopischen sich eine sehr ins Einzelne gehende Diagnose verschiedener Zustände würde gründen lassen. Aber zwei Umstände bewegen mich zu der nachstehenden Mittheilung: Erstens die beträchtliche Wichtigkeit, welche die Zustände der Eintrittsstelle des Sehnerven bei Glaukom durch die Erfolge gewonnen haben, die *v. Gräfe's* geniale Behandlung erzielt. Erfolge, welche, wenn sie dauernd sind, zu den glorreichsten Errungenschaften zählen, deren sich die Medicin als Kunst und Wissenschaft überhaupt zu rühmen hat. Zweitens aber ist von anderen Seiten über den anatomischen Befund an der Eintrittsstelle bisher so wenig, um nicht zu sagen Nichts, bekannt geworden, dass durch diese Lücke, die auffallend genug ist, eine Art von Entschuldigung geboten erscheint.

Das erste Erforderniss für eine gründliche Behandlung der an den Sehnerven vorkommenden Abweichungen von anatomischer Seite wäre eine genaue Erforschung des normalen Zustandes bei zahlreichen Individuen, mit besonderer Berücksichtigung der Niveauverhältnisse aller einzelner Theile.

Im Allgemeinen lässt sich in dieser Beziehung Folgendes angeben: Indem der Sehnerv in das Innere des Auges eintritt, geht er durch die sogenannte Lamina cribrosa. Diese ist am stärksten entwickelt in der Gegend der inneren, an elastischen Elementen reichen und mehr oder weniger pigmentirten Sklera, von der man einen gewissen Theil auch der Chorioidea zurechnen kann, wenn man will. Diese ein wenig, aber ganz schwach, nach vorn (innen) concave Platte hängt nach rückwärts mit den Scheidewänden zwischen den Bündeln des Sehnerven zusammen, während sie nach vorn in sparsame Bündel übergeht, welche mit den inneren Lagen der Chorioidea in Verbindung stehn *) und sogar über die Chorioidea einwärts noch, bisweilen wenigstens, nicht ganz fehlen. Bevor die Sehnervenfasern in die Lamina cribrosa eintreten, verlieren sie in der Regel die dunkeln Contouren und die ganze Masse wird schmaler, der engste Punkt der Passage aber liegt im Niveau der Choriocapillaris **. Hierauf gehn die Sehnervenfasern noch an den äussern Schichten der Retina vorbei, die an der Eintrittsstelle fehlend eine Oeffnung bilden, welche die Fortsetzung des in der Sklera befindlichen trichterförmigen Kanales ist. Endlich biegen dieselben um, um an der inneren Seite jener Schichten sich strahlenförmig auszubreiten. Als ziemlich sicher lässt sich betrachten, dass im Allgemeinen der Rand der Eintrittsstelle eine flache Hervorragung bildet, dadurch, dass dort die ganze Masse der Nervenfasern noch vereinigt ist, sowie dass in der Mitte, in der Gegend, wo die Hauptäste der Centralgefässe zu erscheinen pflegen, durch das Auseinanderbiegen des Nervenstammes eine kleine trichterförmige Vertiefung entsteht.

Sobald man nun aber die Form dieser in der Mitte vertieften Papille sehr genau bestimmen will, um damit die Formen vergleichen zu können, welche als abnorm gelten dürften, stösst man auf sehr grosse Schwierigkeiten. Diese rühren zuerst von der Präparation her. Im frischen Zustand ist die Masse zu weich, um nicht bei allen Manipulationen alterirt zu werden. Durch Trocknen und Wiederaufweichen wird die Form ebenfalls modificirt und namentlich scheinen dadurch zu kleine Maasse bedingt zu werden, durch conservirende Flüssigkeiten aber möchten öfters zu grosse Maasse genommen werden. Hiervon abgesehen dürfte die folgende Methode zum Studium der fraglichen Niveauverhältnisse zu empfehlen sein. Das mit einem kleinen Einschnitt versehene Auge bleibt längere Zeit in einer erhärtenden Flüssigkeit. Hierauf wird nach vorgängiger Betrachtung von der Fläche mit einem Rasirmesser ein Schnitt durch die Mitte der Eintrittsstelle gelegt, und beide Hälften mit auffallendem Sonnenlicht bei schwacher Vergrösserung studirt. Endlich werden dünne Schnitte in derselben Richtung angefertigt, welche mit Glycerin durchsichtig genug werden, um starke Vergrösserungen zuzulassen. Ich bewahre eine grosse Zahl so bereiteter Schnitte auf, um als Beleg für die hier folgenden Angaben zu dienen. Wenn man stets nahezu dieselbe Flüssigkeit anwendet, so erhält man auch nicht absolut richtige, doch vergleichbare Resultate.

Eine zweite Klippe sind die individuellen Verschiedenheiten, welche von ophthalmoskopischer Seite her wohl bekannt, anatomisch mit Rücksicht auf die Niveauverhältnisse noch fast unberücksichtigt sind, was sich wohl entschuldigt, wenn man bedenkt, dass man leichter 100 Eintrittsstellen ophthalmoskopirt, als eine anatomisch genau untersucht, zumal in Rücksicht auf die Seltenheit hinreichend frischer Objekte. Es versteht sich von selbst, dass auch hier Uebergänge von individuellen, relativ unschädlichen Schwankungen zu Zuständen, welche als krankhaft bezeichnet werden, vorkommen, sowie dass die geringe Zahl von anatomischen Beobachtungen, welche bisher vorliegt, hier gegen die ophthalmoskopischen Befunde noch gar nicht in Betracht kommen kann. Doch haben sich mir trotzdem schon erhebliche Differenzen gezeigt.

Es waren mir früher Fälle vorgekommen und ich hatte sie für das eigentlich normale Verhalten angesehen, wo die äusseren Schichten der Retina *** nahezu

---

* Hier namentlich scheinen beträchtliche Schwankungen vorzukommen. Manchmal sieht man von dem Ring aus, welcher das Ende der Choriocapillaris und Glaslamelle bildet noch sehr starke Fortsätze zwischen die Sehnervenfasern hineingehen; in andern Augen hat derselbe einen fast glatten Rand.

** Es ist leicht einzusehn, dass man in Bezug auf die Form der verdünnten Partie leicht Irrungen unterliegt, wenn die Schnitte nicht ganz durch den grössten Durchmesser der Eintrittsstelle und parallel der Axe des Nerven gefallen sind.

*** Ich begreife hier darunter alle Schichten mit Ausnahme der Nerven, da die histologischen Verhältnisse kranker Netzhaute hier nicht weiter behandelt werden sollen und für die Niveauverhältnisse der Eintrittsstelle jene Unterscheidung ausreicht.

unverändert bis an den Rand der Chorioidea gehn, um dort, ganz rasch zugespitzt, zu enden. Es gehn dann die Nervenfasern noch in einer Richtung durch das Loch der äusseren Schichten, welche nahezu radial gegen den Bulbus ist, und biegen dann rasch um. Dadurch, dass am Rand der Chorioidea die ganze Nervenmasse vor (über) die äusseren Schichten der Retina zu liegen kommt, erreicht die letztere dort eine sehr beträchtliche Dicke (0,6 Mm.), es werden aber zugleich die Nervenfasern so zusammengehalten, dass die mittleren Partien derselben ziemlich stark aufsteigen müssen, ehe sie sich umbiegen. Dadurch erhält der grösste Theil der Eintrittsstelle ein hohes Niveau und die Grube ist hier, wie ich glaube, nur auf eine kleine Stelle beschränkt und seicht (ca. 0,2—3 Mm., wohl auch weniger, von den am meisten prominenten Punkten aus gerechnet). Jedenfalls erreicht auch die äusserste Spitze des Trichterchens das Niveau der Innenfläche der Chorioidea bei weitem nicht, auf welches die Lageverhältnisse hier stets zu reduciren sind.

Diesen Fällen gegenüber stehn aber andere, wo die Grube beträchtlicher ist. Die Hauptursache davon scheint darin zu liegen, dass die äusseren Retinaschichten nicht erst dicht am Rand der Chorioidea schwinden, sondern schon etwas entfernt davon (0,1—3 Mm.), während sie schon zuvor etwas dünner wurden. Hierdurch geschieht die Umbiegung der Nervenfasern etwas früher und allmäliger, der Rand der Eintrittsstelle wird etwas weniger hoch, die Grube aber wird an ihrer Basis weiter, während ihre Spitze tiefer zwischen die sich auseinanderlegenden Nervenfasern bis gegen das Niveau der Chorioidea eindringt. Fig. 1 zeigt beispielsweise die Skizze eines im senkrechten Meridian des Auges geführten Schnittes durch die Eintrittsstelle von einem 60jährigen, auf der Eisenbahn verunglückten Manne. Die durch senkrechte Striche bezeichneten äusseren Schichten hörten schon 0,05—02 Mm. vom Rande auf, nachdem sie sich zugeschärft hatten. Die Nervenfasern legten sich in sanften Bogen auseinander und die Spitze der Grube erreichte beinahe (bis auf ca. 0,1 Mm.) das Niveau der Chorioidea. Da die grösste Prominenz der Retina am Rande 0,45—0,55 Mm. betrug, so war die Tiefe der Grube nahezu ½ Mm.

Fig. 1.

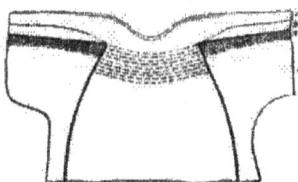

Es liegt die Vermuthung nahe, dass vielleicht diese beträchtlichere Grubenbildung vorzugsweise bei älteren Leuten vorkommen möchte. Doch habe ich ähnliche Verhältnisse bei 2 Individuen in den dreissiger Jahren gefunden, welche bei einem Bau verunglückten und deren Augen ich sehr frisch in erhärtende Flüssigkeit legen konnte. Es war nach längerer Zeit die Retina nur in der Gegend des gelben Flecks etwas uneben geworden, Stäbchen und Zapfen waren wohlerhalten und die Linse zeigte sorgfältig gemessen bei dem einen nur eine Axe von 3,6 höchstens 3,7 Mm. *) Aus dem Allen glaube ich schliessen zu dürfen, dass die Conservation keine beträchtlichen Veränderungen auch an der Eintrittsstelle hervorgebracht hatte. Demungeachtet fand sich auch hier die Grube bis nahe an das Niveau der Chorioidea gehend oder nur 0,2 mit ihrem Grunde davon entfernt, so dass ihre Tiefe 0,3 bis gegen 0,5 Mm. betrug. Auch hier war eine mehr oder weniger ausgeprägte Abnahme der äusseren Retinaschichten vor dem Rand der Chorioidea zu finden.

Ein weiterer Umstand, der mir sowohl an den Augen des 60jährigen Mannes, als bei mehreren anderen auffiel, ist, dass die Grube nicht in der Mitte der Eintritts-

---

*) Dieses Maass stimmt vollkommen mit dem Resultat, welches *Helmholtz* durch Messungen an Lebenden erhielt; auch zeigte die Linse die sonst so leicht auftretenden Vacuolen nicht. Ein ähnliches Resultat erhielt ich in einem zweiten Fall, während bei dem obenerwähnten 60jährigen Individuum die Dicke der erhärteten Linse 4,1—1,2 Mm. betrug.

stelle, sondern mehr gegen die Seite des gelben Flecks hin lag [*]), während die Haupt-
gefässstämme auf der vom gelben Fleck abgewendeten Seite der Grube heraufstiegen.
Hiermit im Zusammenhang steht, dass öfters wenigstens die Masse der Nerven, welche
über den Rand der Eintrittsstelle weggeht, an verschiedenen Seiten nicht gleich, sondern in der Richtung des gelben Flecks geringer ist, als sonst [**]). Kleinere Schwankungen in der Dicke der Nervenschicht kommen aber auch sonst am Rand der
Eintrittsstelle vor und sind zum grossen Theil von der Lage grösserer Gefässstämme
abhängig.

In Fig. 2 ist eine Skizze eines Beispiels von beträchtlicher Ungleichmässigkeit
der Eintrittsstelle gegeben. Die flache Grube liegt näher der Seite des gelben Flecks,

Fig. 2.

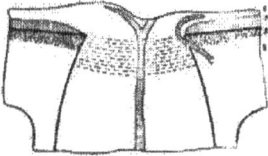

auf welcher die Nervenschicht eine wenig mächtige ist, während die äusseren Retinaschichten
bis dicht an den Rand herangehen. Auf der
entgegengesetzten Seite schärfen sich die äusseren Schichten schon früher zu, aber die Nervenschicht ist um vieles dicker. Der Wechsel beträgt in der Nervenschicht von 0,55 bis 0,2 Mm.
über den Rand der Chorioideen. Diess Verhalten,
dass die äusseren Retinaschichten auf der Seite
des gelben Flecks bis zum Rand selbst mehr
entwickelt sind, als auf der anderen Seite, kam
mir noch einigemal vor, und es dürfte dasselbe vielleicht von Einfluss auf die Perceptionsfähigkeit der verschiedenen Stellen am Rand der Eintrittsstelle sein.

In ähnlicher Weise wie das Niveau der Oberfläche zeigt sich auf den senkrechten
Schnitten der Eintrittsstelle auch die Anordnung der Centralgefässe etwas wechselnd.
Manchmal gehn ihre Hauptäste sämmtlich ziemlich nahe der Mitte bis an die Oberfläche oder wenigstens nahe an dieselbe, ehe sie umbiegen. Sie liegen dann da, wo
sie über den Rand der Chorioideen hinwegtreten, noch mehr oder weniger oberflächlich, dringen aber zum grösseren Theil bald bis in die Nähe der Zellenschicht ein.
Auf diese Weise bilden die grösseren Gefässe einen Bogen oder Winkel um den Rand
der Chorioidea, ohne demselben nahe zu kommen; tangential zum Augapfel bleiben
sie davon 0,6—8 Mm., radial aber 0,3—1 Mm. entfernt.

In anderen Fällen aber bilden einzelne Aeste keinen so weiten Bogen um den
Rand der Chorioideen, sondern dringen schon etwas früher, ohne die Oberfläche zu
erreichen, seitwärts in die Nervenmasse ein, wodurch sie dem Rand der Chorioidea
auf 0,2 Mm. und vielleicht weniger nahe kommen. Solche etwas früher eindringende
Aeste glaubte ich hier und da als Venen zu erkennen, und wenn sich diess bestätigte,
so würde es neben dem Umstand, dass die Centralvene sich, wie es scheint, in der
Regel früher theilt, eine Erklärung dafür geben, dass bei glaukomatösen Zuständen
öfters die Aeste der Vene stark auseinandergeworfen sind und einzeln dicht am Rand
der Grube erscheinen, während die Arterie noch nicht so auffallend von der normalen Anordnung abgewichen ist.

Ausser den Hauptästen der Centralgefässe gehn aus dem Sehnerven überall eine
Menge ganz kleiner Gefässe in den Anfang der Retina hinein und von einigen etwas
grösseren darunter hat *Donders* bereits bemerkt, dass er sie nicht von den Central-
gefässen entspringen sehn konnte. Ein eigenthümliches Verhalten traf ich in dem
Fig. 2 skizzirten Auge. Es kam hier nämlich auf der Seite des gelben Flecks ein
Gefäss von 0,05 Mm. aus der Sklera an den Rand der Chorioideen, bog sich dicht um

---

[*] Es wird ophthalmoskopisch leicht zu bestimmen sein, ob diess Verhältniss in der That
das häufigere ist.
[**] Ich sehe, dass *Foerster* A. f. O. — III, 2. p. 86' eine partielle Vertiefung ophthalmoskopisch angezeigt hat, welche hiermit wohl zusammen fällt

denselben herum und ging am Ende der äusseren Schichten der Retina vorbei in diese ein *); ob Arterie oder Vene kann ich nicht entscheiden. Jedenfalls aber geschieht es nur ausnahmsweise, dass ein Gefäss im normalen Zustand so nahe an den Rand der Chorioidea herantritt und noch seltener dürfte dies einer der gewöhnlichen Hauptäste der Centralgefässe thun.

Wenn man nun nach entschieden krankhaften Veränderungen der Eintrittsstelle mit Rücksicht auf das Oberflächen-Niveau fragt, so können einerseits stärkere Vorwölbung der Papille, andererseits Abflachung und Grubenbildung vorkommen.

Was zuerst stärkere Vorwölbungen der Papille über das Niveau der Umgebung betrifft, so können dieselben offenbar mindestens auf zweierlei Weise entstehen. Erstens durch Schwund der äusseren Retinaschichten mit Integrität des die Papille bildenden Nervenstammes. Aber in den allerdings vorkommenden Fällen jenes Schwundes legt sich die Nervenmasse, wie es scheint, mehr auseinander, so dass auch die Papille flacher wird, und in der Regel wenigstens nimmt wohl auch die Nervenmasse an dem Schwund Theil, so dass eine erhebliche Prominenz auf diese Weise nicht leicht entstehen dürfte.

Ich verdanke Herrn Professor Th. Bischoff die Augen eines Hundes, welche mir derselbe in Chromsäure zusendete, nachdem das durch ausserordentlich langes Bestehen einer Gallenfistel merkwürdige Thier amblyopisch gestorben war. Hier war die Retina stellenweise wohl erhalten, dazwischen aber in grösseren und kleineren Strecken ihre äusseren Schichten atrophisch. Es war bald Alles von den inneren Körnern an auswärts gelegene in eine ziemlich gleichmässige Masse von nur 0,01 Mm. Dicke verbacken, bald war die äussere Partie der Retina mehr oder weniger tief herein, bis in die innere Körnerschicht, in eine blasige Masse verwandelt, welche bis zu 0,08 Mm. Dicke besass. Dadurch war die Dicke der Retina sehr wechselnd, so dass längere Schnitte zuweilen ganz wellenförmig aussahen. An den so alterirten Stellen lagen dann Körnerkugeln (von 0,015 Mm.) von gelblicher bis rothbrauner Färbung in verschiedener Menge eingelagert, und zwar sowohl in der Nerven- als in der blasig-metamorphosirten Stäbchen-Körnerschicht. Aehnliche, schön maulbeerförmige, anscheinend aus Blut hervorgegangene Körper lagen der verdickten Hyaloidea an, welche ausserdem korn- und zellenartige Gebilde enthielt. Hier prominirte nun die anscheinend nicht veränderte Papille sehr stark; es ist jedoch zu berücksichtigen, dass diese Prominenz normal grösser ist als beim Menschen, woran das von mir hier nachgewiesene Vorhandensein dunkelrandiger Nervenfasern wohl Antheil hat.

Eine zweite Ursache des stärkeren Vortretens der Papille kann in der Vergrösserung ihrer Masse liegen. Sieht man von den zuweilen ziemlich dichten und opaken, mehr dem Glaskörper zugehörigen Massen ab, welche hier aufgelagert und fest anhaftend vorkommen, so ist daran zu denken, ob nicht in den Fällen, wo die Papille auch beim Menschen dunkelrandige Nervenfasern enthält, ihre Dicke beträchtlicher ist. Ausserdem können ohne Zweifel die von mir an anderen Stellen der Retina beobachteten Verdickungen der Nervenprimitivfasern, wobei sie nicht dunkelrandig werden, sowie fremdartige Infiltrationen (z. B. Blut, Exsudat, Aftergebilde) die Papille sehr prominent machen, doch hatte ich noch nicht Gelegenheit, solche Fälle genauer zu untersuchen. Ein interessanter, hierher gehöriger Befund aber ist der Folgende:

Ein 75 J. alter, fast gänzlich blinder Mann hat an beiden Augen etwas grössere Durchmesser (Axe 26, horizontal 25, diagonal 26½ Mm.). Die Sehnerven ziemlich stark atrophisch, die Retina höchst exquisit getigert, ganz in der von *Donders*

---

*) Der Verlauf des Gefässes in der Skizze ist zwei successiven Schnitten entnommen.

beschriebenen Form, so dass nur ein Theil der zwischen Aequator und Ora serrata gelegenen Partie und ein unregelmässiger Fleck um Eintrittsstelle und Macula lutea frei blieb. Ich will hier auf die Beschaffenheit der Retina nicht näher eingehn, sondern nur bemerken, dass zwar die fleckige Pigmentirung, welche den Gefässen vorwiegend folgt, nicht stets ganz gleicher Natur zu sein scheint, dass ich aber in allen bisher genauer untersuchten Fällen meine frühere Bemerkung*), dass die pigmentirten Particeen mit Verlust der eigenthümlichen, geschichteten Elemente atrophiren, bestätigt fand. Da die Alteration, wobei zuletzt öfters nur ein pigmentirtes Gerüste übrig bleibt, sowohl an der vordern wie an der hintern Grenze fleckig zwischen das Normale hineingreift, so sind oft benachbarte Stellen von sehr verschiedener Dicke, und es erklärt sich hie und da eine Zeit lang, wie es scheint, vorkommendes relativ gutes Sehvermögen.

Der hier vorliegende Fall nun war dadurch ausgezeichnet, dass in beiden Augen eine beträchtliche Concretion an der Durchtrittsstelle des Sehnerven sich vorfand. Dieselbe nahm ziemlich genau die Stelle der sogenannten Lamina cribrosa ein, so dass ich an dem einen frisch untersuchten Auge die Papille sammt einem grossen Stück der Retina ausschneiden konnte, ohne etwas davon zu bemerken. Zuvor war nur aufgefallen, dass die Gegend der Papille nicht vertieft erschien und nicht so weiss wie sonst gegen die Umgebung abstach. Nach Entfernung der Retina konnten einige grössere (0,5 Mm.) und zahlreiche kleinere, etwas gelbliche, sandähnliche Körnchen leicht herausgehoben werden, wobei etwas Fasergewebe an denselben haftete. Unter dem Mikroskop besassen sie eine drusige Bildung, den im A. f. O. — II, 2. p. 21 (d. W. S. 240) beschriebenen Concretionen der Chorioidea ähnlich. Nachdem durch Salzsäure oder Schwefelsäure der kohlensaure Kalk ausgezogen war, blieb eine schön geschichtete organische Grundlage übrig. Jod bewirkte daran blos eine gelbe Färbung. Weder im Sehnerven weiter rückwärts, noch sonst irgendwo im Auge fand sich eine Concretion vor. Es ist hier an den merkwürdigen Fall zu erinnern, wo r. Gräfe wegen Verkalkung des Sehnerven genöthigt war, bei Exstirpation des Bulbus ein Stück der Sklera auszuschneiden (s. d. A. III. Bd. 2. Abth. S. 444 und im vorigen Artikel dieser Beiträge). Wenn die Concretion sich öfters auf den vordersten Theil des Sehnerven beschränken sollte, so würde in einem ähnlichen Fall die Trennung des Nerven vielleicht eine kleine Strecke weiter rückwärts gelingen. — Ueber die Niveauverhältnisse der Eintrittsstelle gab ein senkrechter Schnitt an dem zweiten, erhärteten Auge genaueren Aufschluss

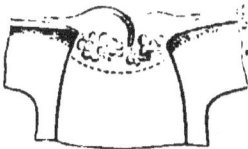

siehe die Skizze davon Fig. 3). Die Concretion bildete eine Zone von 0,4—6 Mm. Höhe, genau in der Gegend der Lamina cribrosa. Auf einer Seite ragte dieselbe gegen 0,15 Mm. über das Niveau der Chorioidea vor, auf der andern, dem gelben Fleck zugewendeten Seite war sie etwas niedriger, dafür war hier die Chorioidea etwas aus ihrem gewöhnlichen Niveau nach rückwärts gezogen. Nach hinten schien das Ende des dichteren Cribrum gerade hinter der Concretion vorbeizustreichen. Die Oberfläche der Retina aber bildete trotz der beträchtlichen Atrophie der Nerven einen Vorsprung, dessen höchste Punkte 0,4—5 Mm. über dem Niveau der Chorioidea lagen, aber mehr gegen die Mitte der Eintrittsstelle gerückt waren, als gewöhnlich. Etwa in der Mitte war eine kleine Grube, welche aber das Niveau der Chorioidea bei Weitem nicht erreichte. Am Rand der Eintrittsstelle zeigte die Oberfläche einen starken Abfall, indem die Retina alsbald ziemlich dünn wurde. Es war die Nervenschicht deutlich atrophisch, so dass sie 0,5 Mm. vom Rand nicht mehr 0,1 maass.

*) Würzb. Verh. 1856, S XLVI.

Ausserdem waren die äusseren Schichten auch im Hintergrund des Auges bereits stellenweise verdünnt. Dieselben endeten auf Seite des gelben Flecks etwa 0,2 Mm. vom Rand, während sie auf der davon abgewendeten Seite gegen diesen hin sich zuschärften. 0,7 Mm. vom Rand misst die Retina auf der Seite des gelben Flecks 0,25; auf der andern Seite 0,2; bei 1,7 Mm. Entfernung dagegen 0,75 resp. 0,25 auf der anderen Seite. wo sie bald anfing, wellenförmig zu werden. Es waren hier also zwei sich für das Niveau der Eintrittsstelle nahezu compensirende Veränderungen vorhanden. Die Atrophie der Nervenschicht war beträchtlich genug, um für sich eine Abflachung der Papille zu bewirken und die Einsenkung in der Mitte würde ohne Zweifel bereits sehr merklich gewesen sein. Durch das zweite Moment aber, die Concretion, wurde die Oberfläche gehoben. Sie prominirte dadurch nicht absolut gegen das Chorioideal-Niveau, aber relativ gegen die umgebende Retinafläche eher stärker als gewöhnlich. Dieses Vordrängen der restirenden Nervenmasse sammt der bindegeweblgen Zwischensubstanz war besonders an der Richtung der Faserung deutlich zu erkennen. Diese stieg steil gegen die Oberfläche auf, um dann im Umbiegen theilweise wieder stark rückwärts zu gehn. Hierdurch kam die immerhin beträchtliche Höhe der Papille zu Stande; zugleich wurden die äusseren Retinaschichten gegen den Rand hin in ihrer regelmässigen Lagerung gestört. Schliesslich sei erwähnt, dass in anderen Fällen von getigerter Retina eine ähnliche Concretion nicht vorhanden war.

Was nun zweitens die viel wichtigern krankhaften Vertiefungen der Eintrittsstelle betrifft, so ergeben sich vom anatomischen Standpunkt in Rücksicht auf Configuration und Zustandekommen so verschiedene Zustände, dass es wohl bereits erlaubt ist, mindestens 2 Formen einander gegenüber zu stellen: 1. Abflachung der Papille und Grubenbildung durch reine Atrophie des Sehnerven. 2. Grubenbildung, welche die Merkmale des Zustandekommens durch Druck, neben Atrophie, besitzt.

Zu der ersten Form, Grubenbildung durch eine Atrophie des Sehnerven, gehört der im A. f. O. — III, 1. S. 92 beschriebene Fall. Da die Augen gut conservirt waren und genau untersucht wurden, glaube ich für den Befund einstehn zu können. Es waren mit Ausnahme der Retina beide Augen normal, und in der Retina lediglich Nerven- und Zellenschicht atrophisch, die übrigen Schichten wohlerhalten. Die Zellenschicht macht für das Relief der Eintrittsstelle wenig Unterschied. Dadurch aber, dass die Nervenfasern vom Opticus her fehlten und an ihrer Stelle nur ein undeutliches Fasergewebe in geringer Menge vorhanden war, fehlte an der Eintrittsstelle auch die gewöhnliche Prominenz und entstand eine muldenähnliche Vertiefung von der Grösse der Eintrittsstelle, welche vom Rand an allmälig einsinkend, mit ihrer tiefsten, mittlern Partie dem Niveau der Chorioidea gleichkam *). Dahinter lag in gewohnter Art die Lamina cribrosa. Die Blutgefässe lagen bereits in ihre Hauptäste getheilt am Boden der Grube und gingen in schräger Richtung in die Retina über. Da sie von einer etwas grösseren Menge Fasergewebes begleitet waren, so trugen sie hauptsächlich bei, den Rand der Grube flacher, weniger steil abfallend zu machen. Uebrigens bildeten sowohl die Hauptäste in der Grube, als die grösseren Zweige in der Retina Vorsprünge an der inneren Fläche, was sonst nicht der Fall ist. Es ist kein specieller Nachweis nöthig, dass der ganze Befund sich vollkommen durch die Atrophie der Nerven erklärt.

Eine etwas abweichende Configuration zeigte folgender Fall:

U., 52 J. alt, hatte an „Manie, Epilepsie und Amblyopie" gelitten. Der Sectionsbericht lautete auf chronische Pachy- und Leptomeningitis, Optici zart und grau, in der Mitte des Chiasma und von da in den Tractus hinein milchweisse Stellen.

---

*) Nachträglich sei bemerkt, dass a. a. O. Fig. 13 bei Verkleinerung der ursprünglichen Skizze die Retina etwas zu dick ausgefallen ist.

Die Augen waren etwas gross, längere Zeit vor der Untersuchung aufbewahrt, nicht vollkommen wohlerhalten, so dass über den Zustand der Stäbchenschicht Retina kein Urtheil erlaubt war. Der Sehnerve zeigte sich in dem einen Auge atrophisch. Die Grenze der dunkelrandigen Fasern hinter der Lamina cribrosa gar nicht kenntlich. Die ganze Masse des Nerven aus einem anscheinend gewöhnlich entwickelten bindegewebigen Fachwerk mit wenigen körnigen Nerven gebildet. In der Retina war 0,5 Mm. vom Rand der Chorioidea schon keine Nervenschicht als solche mehr zu erkennen. Ebenso waren die Zellen gänzlich atrophisch. Wo keine Blutgefässe lagen, war die granulöse Schicht nur von einer dünnen, einzelne kleine, kernähnliche Körperchen (Zellenreste) enthaltenden, undeutlich faserigen Schicht überzogen. Am gelben Fleck waren diese Körperchen zahlreicher, die Schicht erreichte aber nirgends 0,04—5 Mm. Die übrigen Retinaschichten (Stäbchen abgerechnet) waren dagegen wohl erhalten, insbesondere die Radialfasern mit den kernhaltigen Anschwellungen in der inneren Körnerschicht sehr deutlich. An der Eintrittsstelle gingen die äusseren Retinaschichten bis ganz zum Rand, auf welchem die gewöhnlichen Drusen sassen. Die Nervenschicht aber betrug über dem Rand nur 0,7—8 Mm., ausser wo sie Blutgefässe enthielt. Durch diese und das begleitende Fasergewebe erhob sie sich stellenweise bis 0,1—2 Mm. Obschon auf diese Weise auch hier eine hochgradige Atrophie der Nerven- und Zellenschicht stattfand, so war demungeachtet die Eintrittsstelle selbst weniger vertieft als in dem früheren Fall. Sie bildete nicht in ihrer Totalität eine Mulde, sondern zwischen den grossen Gefässen und dem der Macula lutea zugekehrten Rand der Eintrittsstelle lag ein mehr trichterförmiges, mit kleinerer Basis versehenes Grübchen, welches nur mit seiner schmalen Spitze bis gegen das Niveau der Chorioidea ging. Es wurde diess durch eine ungewöhnliche Entwickelung der Lamina cribrosa und der vor derselben in die Retina eintretenden Bindesubstanz bedingt. Die vorwiegend queren, aber nach hinten auch in das Gerüste des Sehnerven übergehenden Bündel hingen nämlich hier nicht nur mit der Chorioidea in ihrer ganzen Dicke zusammen, sondern sie besassen auch nicht ihren gewöhnlichen etwas concaven Verlauf, sondern sie sprangen an der Seite des gelben Flecks sogar noch etwas über das Niveau der Chorioidea vor. Auf der vom gelben Fleck abgewendeten Seite des Grübchens wichen sie etwas nach hinten aus, dafür waren aber die hier durchtretenden Centralgefässe von einer ungewöhnlich starken Bindesubstanz-Masse begleitet. Die Lamina cribrosa enthielt hier auch sternförmige Pigmentzellen, aber nur in ihrem hinteren, von der ebenfalls etwas pigmentirten Sklera ausgehenden Theile. Es wurde hier also durch die starke Entwickelung des Zwischengewebes in und vor dem Ring der Sklera und Chorioidea das Einsinken der Eintrittsstelle in grösserer Ausdehnung etwas verhindert und die Form des Grübchens bei nahezu gleicher Tiefe trichter- statt muldenförmig. Da in dem zweiten Auge der Befund derselbe war, eine etwas geringere Atrophie des Nerven abgerechnet, so darf wohl eine angeborene Eigenthümlichkeit im Bau der Eintrittsstelle angenommen werden. Der Maniacus aber möchte wohl zuletzt ziemlich erblindet gewesen sein.

Wesentlich verschieden ist in exquisiten Fällen der ganze Habitus der zweiten Form; eine steil abfallende, bis tief über das Niveau der Chorioidea hinausreichende Grube, welche neben entzündlichen Veränderungen in verschiedenen Theilen des Auges, besonders aber der Aderhaut, vorkommt, und die Charaktere eines von innen her wirkenden Druckes trägt.

Hierher gehören zunächst zwei sehr hochgradige Fälle der im Jahre 1856 in den Würzb. Sitzungsberichten (8. 340) erwähnte, und das erste der früher beschriebenen, durch v. *Graefe* exstirpirten Augen (A. f. O. — IV, 1. S. 377 u. d. W. S.372. Fig. 1 zeigt eine Skizze der enormen, ca. 1 Mm. tiefen Grube an der Eintrittsstelle dieses Auges.

Ich erlaube mir, um einen bessern Anhaltspunkt zur Beurtheilung zu geben, den ganzen Befund auch von dem erstgenannten Fall herzusetzen, wovon ich eine Uebersicht bereits n. a. O. gegeben hatte.

M. H., 83 J. alt, seit langer Zeit blind. Beide Augen in fast gleichem Zustand. Die Hornhaut etwas getrübt. Von der vorderen Fläche lässt sich eine membranöse Schicht abziehen, unter welcher die Hornhautsubstanz durchsichtiger ist. Jene Schicht besteht aus einem mit kleinen Bindegewebskörperchen versehenen, schwach faserigen Gewebe, welches mit dem der Conjunctiva am Rande continuirlich ist. Von letzterer gehen Blutgefässe in dieselbe über. Die freie Fläche ist von einem Epithel bekleidet, welches meist einfach ist, hier und da jedoch dickere Stellen hat, und insbesondere hier und da Verlängerungen in die Tiefe der Faserschicht bildet, welche einfachen oder buchtigen Drüsenschläuchen sehr ähnlich sehen. Diese Verlängerungen bestehen jedoch durchaus aus rundlich-polygonalen-Epithelzellen. An einem Auge ist diese Schicht in der Mitte der Hornhaut an einer weisslich-narbigen Stelle befestigt, an dem andern Auge ist darunter die ganze Hornhautfläche glatt, und es zeigt sich, dass diese noch von der sehr wohl ausgeprägten Glaslamelle (Lam. elast. ant.) bekleidet ist, über deren normale Existenz die bekannten schief zu ihm aufsteigenden Streifen keinen Zweifel liessen. Da ebenso schwer zu glauben ist, dass diese über der Glaslamelle gelegene Faserschicht vom Epithel aus, als dass sie von einem einfachen Exsudat aus entstanden sei, so scheint die Annahme, dass sie von der Conjunctiva her durch flächenhafte Wucherung derselben gewachsen sei, am wahrscheinlichsten. In der Hornhaut, in der aufgelagerten Schicht, besonders aber in der Conjunctiva, finden sich da und dort zahlreiche rothbraune Pigmentkörner, als Residuen früherer blutiger Durchtränkung. Die Descemet'sche Membran ist 0,02 Mm. dick, dazu stark warzig an der freieren Fläche. An einem Auge geht vom Rand her etwa über ein Drittheil eine Auflagerung, welche strukturlos bis netzförmig-streifig und theilweise pigmentirt ist, dabei bis 0,06 Mm. dick. Auf dem andern Auge löst sie sich leicht ganz von der Hornhaut, ist dagegen mit der Iris durch einen weisslichen Pfropf eng verbunden, der sich allmälig über die Oberfläche hin verliert.

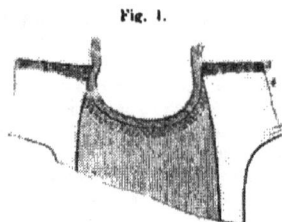

Die Sklera ist stellenweise dünner, namentlich an den Durchtrittsstellen der Gefässe und Nerven sind hier und da bläuliche Höfe. Das Pigment der Innenfläche fehlt fast völlig.

Die Chorioidea ist in ihrem hinteren Abschnitt wenig verändert, weiter vorn dagegen streckenweise stark verdünnt, pigmentarm, an die Sklera und Retina fester angeheftet, das Pigmentepithel mehr oder weniger alterirt. Die Glaslamelle mächtig dick, mit verhältnissmässig zu an Alter sparsamen flachen Drusen besetzt, welche Kalkkörner enthalten. Letztere liegen dagegen gegen die Ora serrata hin streckenweise in der wenig verdickten Lamelle so dicht, dass die Gefässe als helle Striche dazwischen erscheinen s. A. f. O. — II, 2. S. 27. Auffallend ist an beiden Augen das Verhalten der vorderen Ciliargefässe. Es laufen nämlich 10—12 durch ihre weissliche Farbe ausgezeichnete Stämmchen über die Ora serrata rückwärts, sich dort in der Chorioidea bis zum Aequator hin verzweigend. Eine Anzahl derselben ist an der Oberfläche des Muskels abgerissen, wo sie die Sklera verlassen hatten. Ein Stämmchen lässt sich mit Sicherheit in den Circulus arter. irid. major nahe an seinem Ursprung aus der A. cil. longa verfolgen. Zwei andere, ähnliche Ramificationen gehen von dem Hauptast der A. cil. longa, da wo sie eben den Ciliarmuskel erreicht, rückwärts zur Chorioidea. An einem anderen alten Auge fand ich ein ähnliches

Verhalten. und *Sappey* erwähnt eines kleinen derartigen Astes als hier und da vorkommend (Mém. d. l. S. de Biologie. Année 1854, p. 255). Es dürfte zu untersuchen sein, ob nicht in dieser Anordnung ein Moment von einer gewissen Wichtigkeit liegt.

Der Ciliarkörper zeigt keine erhebliche Veränderung. Der Ciliarmuskel ist ungleichmässig atrophisch, seine Bündel mit zahlreichen Körnchen besetzt. An manchen Stellen ist gerade der ringförmige Theil sehr deutlich geworden, während in anderen Fällen das Umgekehrte geschieht (Donders, A. f. O. — III. 1. S. 150)*).

Die Iris adhärirt mit ihrem Ciliarrand fest am Hornhautrand. während sie vom Ciliarkörper sehr leicht abreisst. Sie ist dort so atrophisch, dass in grösseren Strecken blos ein lockeres, vom Ligamentum pectinatum herrührendes Balkengewebe mit einer dünnen, membranösen Zwischensubstanz übrig ist. hinter welchem einzelne pigmentirte Stränge, Gefässe, verlaufen, von denen nur sehr wenige mehr ein Lumen zu besitzen scheinen. Von Nerven ist dort nichts mehr zu sehen. Auch weiter einwärts wechseln atrophische Stellen mit stark pigmentirten Massen ab, welche neugebildet zu sein scheinen. Manche Stränge insbesondere sind aus obturirten Gefässen entstanden. In einem Auge adhärirt der etwas verzerrte Pupillarrand durch einen weisslichen Pfropf sowohl an der vorerwähnten Hornhautnarbe, als an der vorderen Linsenfläche. Da die Linse zugleich etwas nach unten, auf die Ciliarfortsätze dislocirt ist, so ist zu vermuthen, dass eine, in Würzburg früher häufig geübte, Keratonyxis stattgefunden hatte. Die Pupillen waren beide nur mässig weit; die Tiefe der vorderen Augenkammer gering.

Die Linsen und ihre mit Auflagerungen versehenen Kapseln sind bereits in meiner Abhandlung über Kapselstaar beschrieben (A. f. O. — III. 1. S. 67.

Die Netzhaut liegt der Chorioidea überall an, ist mit den verdünnten Stellen derselben theilweise verklebt, jedoch trennbar. Genauere Angaben über die Elementargestattet die beginnende Maceration nicht, doch zeigt sich eine Atrophie der vorderen Particeen, in der Weise, dass diese fast nur aus verdickter Limitans mit dem faserigen Gerüste bestehen. weshalb die Retina dort im Wasser kaum trüb wird. Ausserdem ist dieselbe an vielen Stellen beider Augen braun gestreift und marmorirt. Das rothe bis braune Pigment ist zum Theil in Zellen enthalten. folgt besonders dem Laufe der Gefässe, liegt auch streckenweise in deren Lumen (Metamorphose von Blut). Ausserdem sind einzelne Gefässe von einer blassgelblichen körnigen Masse verstopft. Diese Veränderungen finden sich theils ganz nahe der Ora serrata, theils dicht an der Eintrittsstelle an den grossen Gefässen.

Der Raum des Glaskörpers ist im Hintergrund zumeist von Flüssigkeit eingenommen. Hinter der Zonula dagegen sitzt ein dichter, gallertiger Ring. Ausser

---

*) Prof. *Arlt* bemerkt in A. f. O. — III. 2. S. 101, dass seine Abbildungen über den ringförmigen Theil des Ciliarmuskels bereits im Mai 1856 von Dr. *Lambl* angefertigt wurden und dass, bevor er zur Publication kam, ich die Existenz dieser Fasern erkannt und beschrieben habe. Dies könnte leicht so ausgelegt werden, als ob meine Studien über den Ciliarmuskel der Zeit nach zwischen die Beobachtungen von *Arlt* und ihre Publication fielen, und so ihren Ursprung in ein zweideutiges Licht bringen, obgleich *Arlt* selbst dass ganz sicherlich nicht so gemeint hat. Ich will deshalb bemerken, dass meine Abhandlung bereits Anfangs April 1856 der Redaction übergeben wurde, wie diese selbst in einer Note beigefügt hat, während meine erste Mittheilung im November 1855 geschah (Sitz.-Ber. d. Phys.-Med.-Ges. Bd. VI S. XLVI. Bei dieser Gelegenheit erkläre ich, da ich doch einmal wegen der Entdeckung des ringförmigen Ciliarmuskels eine förmliche Reclamation erhoben habe (Comptes rendus 1856. I. S. 25 und II. S. 7, dass ich dieselbe vollkommen aufrecht erhalte. Ich werde dazu veranlasst dadurch, dass sowohl in Brüssel beim ophthalmologischen Congress eine Discussion über die fragliche Entdeckung stattgefunden zu haben scheint (Gaz. hebdom. 1857. S. 711, als auch eine ausführliche Besprechung der neueren Arbeiten über den Ciliarmuskel in der Gaz. hebd. 1857. No. 42 enthalten ist, ohne dass nur mein Name dabei genannt wurde. Uebrigens giebt es auch deutsche Berichterstatter, welche gewissenhaft genug sind, bei Besprechung der Sache bloss die fremden Autoren zu erwähnen (S. *Canstatt's* Jahresbericht für 1856 Histologie S. 10

verschiedenartigen Pigmentklumpen ist bemerkenswerth, dass an den Stellen, wo die Adhäsion der Augenhäute am stärksten ist, eine weissliche Trübung der Glaskörperreste existirt, welche durch blasse Moleküle zum Theil von länglicher Gestalt bedingt ist, wie man sie nach entzündlicher Durchtränkung des Glaskörpers sieht. Im Hintergrund scheint die Hyaloidea schon bei der Eröffnung der Augen theilweise abgelöst und gefaltet gewesen zu sein. In einem Auge sitzt an der Eintrittsstelle, nicht genau in der Mitte der Grube, ein gallertiges, zum Theil weissliches Klümpchen fest, welches ausser Pigment und einer streifigen, kernhaltigen, der Hyaloidea aufgelegenen Masse, ein Stück dieser Membran zusammengefaltet enthält. In derselben verlaufen eine Strecke weit etwas gewunden eigenthümliche Kanäle von einer fast gleichmässigen Weite (0,02—0,025 Mm.), hier und da sich theilend, anscheinend strukturlos. Ein Inhalt ist nicht wahrzunehmen.

Die Eintrittsstelle des Sehnerven bildet in beiden Augen bei Betrachtung von innen her eine deutliche Grube, welche mit steilen Rändern sich einsenkend, offenbar in die Sklera hineinragt. Am Rand kommen die Aeste der Centralgefässe heraus, etwa 10, die kleinen ungerechnet. Dieselben liegen dem Rand der Chorioidea dicht an, wo sie umbiegen, und die Dicke der Retina scheint dort nicht grösser zu sein, als eben durch die Gefässe bedingt ist. Uebrigens ist die Umgebung der Eintrittsstelle unverändert. An einem Auge wurde der Sehnerve dicht hinter der Sklera abgeschnitten, und damit wurde zugleich der Grund der Grube entfernt, so dass ein Loch, ziemlich von der Grösse der Eintrittsstelle, in der Sklera und Chorioidea war. Die erwähnten Aeste der Centralgefässe aber bleiben demungeachtet an dem Rand dieser Oeffnung angeheftet, also an einer Stelle der Sklera, von der sie sonst ringsum durch die aufsteigenden Bündel der Sehnerven getrennt sind. Der Chorioidea dagegen liegen die Gefässe zwar dicht an, trennen sich aber leicht von derselben ab, so dass dieselbe, nachdem sie von vorn bis zur Eintrittsstelle von der Sklera abgelöst wurde, leicht über die Reste der Retina herübergezogen werden kann, indem diese durch die Oeffnung der Chorioidea hindurch gleiten. Die Theilung der Centralgefässe in die Hauptäste bleibt dabei am abgeschnittenen Sehnerven und ein etwas weiter rückwärts gemachter Querschnitt zeigt, dass bereits dort das eine der beiden nebeneinander liegenden Gefässe (Vene?) sich zu theilen anfängt. An dem zweiten Auge wurde, nachdem es einige Zeit in Weingeist gelegen hatte, ein senkrechter Schnitt durch die Eintrittsstelle geführt. Der Rand der Grube zeigt sich hier ganz steil, theilweise überhängend, der Boden schwach concav. Die Gefässe der Retina, welche an beiden dicht anliegen, erleiden eine zweimalige scharfe Knickung. Die Tiefe der Grube beträgt ca. 0,5 Mm. vom Niveau der Chorioidea aus gemessen, da die Dicke der Retina nicht gut zu bestimmen ist*). Im Ganzen muss also die Grube gegen das Niveau der umgebenden Retina noch etwas tiefer gewesen sein. Die Lamina cribrosa ist sehr beträchtlich concav und zusammengedrängt hinter der zunächst aus etwas lockerem Fasergewebe gebildeten Wand der Grube zu sehen. Die ganze Beschaffenheit der Grube ist der in Fig. 5 vom folgenden Fall gegebenen Skizze sehr ähnlich.

Ein dritter Fall, welcher dieser Gruppe zuzurechnen ist, zeigt im Allgemeinen geringere Veränderungen des Auges, ist aber dadurch um so werthvoller, dass in dem einen Auge der Zustand offenbar ein weniger vorgerücktes Stadium derselben Affektion darstellte. Ausserdem konnten hier senkrechte Schnitte von den erhärteten Objekten zu genauerem Studium verwendet werden.

B., 83 J. alt, potator. Starker arcus senilis. Durchmesser der Pupille beiderseits etwas geringer als die Breite der Iris. Augäpfel gross (Axe 26, äquatorialer

---

*) Man kann durch Maceration und Auswaschen der Retina eine Grube auch künstlich erzeugen, aber dann sitzen u. A. die Centralgefässe frei in der Mitte derselben an.

Durchmesser 25—27 Mm.\), etwas viereckig, die Sklera hier und da verdünnt, die Durchtrittsstellen der vorderen Ciliargefässe sehr deutlich.

Linkes Auge, ganz blind. Die Linse ist schon im A. f. O. — III, 1. S. 85 beschrieben, sammt den Auflagerungen der Kapsel, und soll nur noch erwähnt werden, dass ein weisslicher Anflug an der Hinterfläche der Iris aus ungemein zierlichen, auf schmaler Basis flottirenden, dendritischen, glashäutigen Vegetationen von 0,02—6 Mm. Höhe besteht, wie sie auch an der äusseren Fläche der Linsenkapsel sich vorfinden (s. a. a. O.). Der Sehnerve ist atrophisch, grau, enthält nur wenige dunkelrandige Tröpfchen als Reste des Nervenmarks. Die Retina ist vor Allem durch Atrophie der Nervenschicht ausgezeichnet, während die äusseren Schichten relativ wohlerhalten sind. Doch sind die Stäbchen nur hier und da zu erkennen (z. Th. cadaverös?), und es kommen u. A. Erweiterung und Varicosität der Blutgefässe, leichte Pigmentirung u. dgl. vor, sowie auch die Zellen spärlich und rudimentär sind, eher kleiner und undeutlicher, als die inneren Körner. In der Nähe der Eintrittsstelle messen die äusseren Schichten 0,18 Mm., in 0,2—5 Entfernung vom Rand noch 0,15 Mm., dann schärfen sie sich rasch zu. Die Nervenschicht misst 0,2 Mm., vom Rand nur 0,1 Mm., auf dem Rand selbst nur 0,16 Mm., und diese nur durch die darin befindlichen Gefässtämmchen. Zwischen diesen ist die Höhe geringer.

Fig. 5.

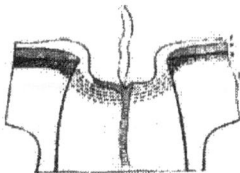

Die Eintrittsstelle selbst (s. die Skizze Fig. 5 von einem Schnitt nahezu im senkrechten Meridian bildet eine Grube, deren etwas concaver Grund ca. 0,5 Mm. hinter das Niveau der Chorioidea hinausreicht. Rechnet man die Dicke der Retina dazu, so ergiebt sich als totale Tiefe der Grube etwa 3/4 Mm., während die Weite im Niveau der Chorioidea etwa 1 1/4 Mm. ausmacht. Diese Grube ist zunächst ausgekleidet von einem die Blutgefässe umhüllenden, mit der Nervenschicht der Retina continuirlichen Fasergewebe. Wo diese Schicht am Rand der Chorioidea vorbeigeht, beträgt der Abstand der Oberfläche horizontal gemessen 0,1—0,15 Mm., je nachdem ein Gefäss dort liegt oder nicht. Sie steigt an der Seitenwand der Grube ganz steil hinab, um dann wieder an den Boden derselben umzubiegen. Die Centralarterie steigt im Sehnerven gegen die Mitte des Grubenbodens auf, um sich dort in ihre Hauptäste zu spalten, welche sich schon innerhalb der Grube wieder weiter theilen, indem sie an deren Wänden hinankriechen, wo sie den Rand der Chorioidea unmittelbar berühren. Von der Haupt-Theilungsstelle der Arterie ragt in den grosstentheils verflüssigten Glaskörper ein strukturlos-streifiger Zapfen vor. Unter der erwähnten lockeren Schicht liegt dann ein sehr dichtes, von der Gegend der Lamina fusca ausgehendes Gewebe, welches eine am Rand der Grube stark nach hinten geneigte, in der Mitte dagegen schwächer concave Lamelle bildet. An diese schliessen sich dann, allmälig schwächer nach hinten gekrümmt, schwächere Faserzüge an, welche den hinteren Theil der Lamina cribrosa darstellen. Die dichte Wand der Grube zeigt hinter der Chorioidea eine an manchen Schnitten sehr beträchtliche seitliche Ausbuchtung, so dass der Rand der Chorioidea bedeutend vorragt.

Rechtes Auge soll noch „Schein" gehabt haben. Der Sehnerve enthält hier noch meistens wohlerhaltene dunkelrandige Fasern. Nur einzelne Bündel sind in Atrophie begriffen. Die Linse ist etwas weniger trüb, als links; das Epithel der Kapsel meist erhalten, aber an einigen Stellen trägt die Innenfläche Auflagerungen wie links. Ebenso sind die glashäutigen Vegetationen an Iris und Aussenfläche der Linsenkapsel vorhanden; sie bilden an beiden eine Zone, welche ziemlich dem inneren Ring der Iris entspricht, während der Pupille gegenüber auch die Linsenkapsel frei ist. In der Retina ist die Nervenschicht viel weniger atrophisch, die Zellen z. B. am gelben Fleck gut zu sehen, die Stäbchen aber ebenfalls nicht wohlerhalten. Von der Eintrittsstelle gibt Fig. 6 die Skizze eines Schnitts im horizontalen Meridian. Die Grube ist trichterförmig, mit Ausnahme des engen Grundes von convexen Wänden begrenzt. Ihr Grund ragt etwa 0,2 Mm. über das Niveau der Chorioidea hinaus; noch um die Hälfte mehr, wenn man bis zur dichteren Substanz rechnet, wo die Gefässe liegen*. Die Weite der Grube im Niveau der Chorioidea beträgt etwa 0,7 Mm. Sie liegt etwas mehr gegen die Seite der Macula lutea, wo die Nervenschicht auch hier geringer ist. Die Höhe der Retina über dem Rand der Chorioidea beträgt auf dieser Seite 0,3, auf der anderen 0,35 Mm., so dass sich eine totale Tiefe der Grube von etwa 0,6 Mm. ergibt. Vom Rand der Chorioidea stehn die Wände derselben beträchtlich weiter ab, als im linken Auge, 0,25—0,3 Mm. auf der Seite der Macula, 0,1—5 auf der anderen, je nachdem Gefässe getroffen sind oder nicht. Eines der Centralgefässe theilt sich gerade am Grund der Grube, also hinter dem Niveau der Chorioidea, aber die Aeste, welche nahe der Oberfläche aufsteigen, gelangen hier noch nicht in unmittelbare Nachbarschaft des Chorioidealrandes. Die äusseren Schichten der Retina verdünnen sich schon vor dem Rand etwas, doch nicht in dem Maasse wie sonst bisweilen. Die Faserung der Lamina cribrosa ist in der vorderen Partie vom Rand her noch wenig rückwärts geneigt, während sie dicht am Grund der Grube ziemlich stark und plötzlich nach hinten ausweicht. Die hintere Partie derselben ist kaum auffällig verschoben.

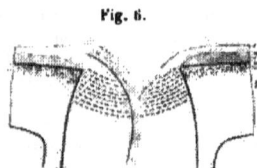

Nach Aufzählung der exquisiteren unter den bisher beobachteten Fällen will ich nun zu einer Vergleichung derselben unter einander übergehen, mit Rücksicht auf die bedingenden Momente.

Zuerst ist hervorzuheben die Uebereinstimmung der ganzen Conformation, welche die drei letzten Fälle zeigen. Ein Blick auf Fig. 4, 5, 6 lässt dieselben als Grade oder Stadien derselben Alteration erscheinen.

Hingegen ergibt sich eine beträchtliche Verschiedenheit gegen die Vertiefungen bei der ersten als reine Atrophie aufgestellten Form**). Die Tiefe, welche der Grund erreicht, geht bei den letzten nur bis zum Niveau der Chorioidea, und wenn vielleicht auch Fälle vorkommen, wo diess etwas überschritten wird bei nach innen wenig entwickelter Lamina cribrosa*, so ist der Abstand gegen die Fälle der zweiten Reihe immer noch gross genug. Damit hängt zusammen, dass die Lamina cribrosa bei der rein atrophischen Form ihre Lage wesentlich behält, während sie bei der zweiten mehr oder weniger beträchtlich (um 1/2 Mm. und mehr) nach hinten gedrängt, zum Theil auch in ihrer vorderen Partie verdichtet erscheint. Dieses in die Tiefe Greifen scheint nach dem Befund am rechten Auge des dritten Falls Fig. 4) bereits frühzeitig aufzutreten, so dass die Spitze des Trichters das Niveau der Chorioidea schon merklich überschritten hat und die Lamina cribrosa zu ver-

---

*) Es ist an dünnen Schnitten schwer, die durchsichtige Schicht, welche über den Grund der Grube zieht, nicht zu über- oder unterschätzen. Optisch wird sie von keinem Einfluss sein, In Fig. 4 sind 2 Linien gezogen, welche den allenfallsigen Fehler begrenzen dürften; ohne wesentlichen Unterschied, wie man sieht.

**) Die rein atrophische Form der Grube ist gegen das normale Verhalten stets durch die Abflachung der Papille ausgezeichnet, der erste exquisiteste Fall ausser dem durch die muldenförmige Gestalt der Grube. Die Tiefe derselben dagegen ist zwar grösser als in manchen normalen Fällen, aber andererseits geringer als sie in manchen anscheinend auch normalen Fällen vorkommt, wo die grössere Höhe des Randes die Grube, falls sie bis zur Chorioidea geht, im Ganzen tiefer werden lässt.

drängen beginnt, wo das Volum der Grube im Ganzen noch ein sehr mässiges, und die Verminderung der Sehnervenmasse eine noch relativ unbedeutende ist.

In Beziehung auf diese Atrophie der Nervenmasse zeigt sich nun, dass sie bei den Gruben der 2. Reihe keineswegs fehlt, sondern sehr ausgebildet vorkommt. Es wird durch dieselbe offenbar ein Theil der Conformation (Fig. 5 und 6) bedingt und namentlich die enorme Ausdehnung der Grube allein möglich gemacht. Allein erstens ist, wie erwähnt, die Grube bereits tief, wo die Atrophie noch gering ist, und dann ist letztere allein nicht im Stande, die höheren Grade zu erklären. Die Atrophie der Nervenmasse ist also hier nur eine Theilerscheinung und wahrscheinlich grossentheils eine secundäre Erscheinung.

Als wesentliche Bedingung der Grubenbildung darf dagegen hier ohne Zweifel der Druck im Glaskörper angesehen werden. Für einen solchen Druck von innen spricht der Augenschein, namentlich an den senkrechten Durchschnitten, so sehr, dass ich schon bei dem ersten Fall (1856) diese Ansicht aufzustellen keinen Anstand nahm. Es erklärt sich dadurch das Anfangs beschränkte, dann ausgedehnte Ausweichen der Lamina cribrosa nach hinten, die seitliche Ausbuchtung, welche hinter der Chorioidea vorkommt, die Verdichtung, welche der vordere Theil der Lamina cribrosa erfährt, während derselbe an Ausdehnung von vorn nach hinten abnimmt. Auffallend ist dabei, dass der Ring der Chorioidea an der Eintrittsstelle kaum Veränderungen zeigt, sich nicht erweitert. Derselbe besitzt aber überhaupt eine sehr grosse Resistenz, wie er denn auch bei Scleroticochorioiditis der Umgebung, in der Regel wenigstens, keine eigentliche Ausdehnung in der Fläche zeigt. Als anatomische Anhaltspunkte für einen beträchtlichen Druck im Raum des Glaskörpers sind ferner anzuführen die mehr oder weniger ausgeprägten Ektasien des Bulbus[*]), das starke Anliegen des Ciliarrandes der Iris an der Hornhaut, endlich in dem oben (No. 7, beschriebenen Auge das Vorragen eines Zapfens an der vorderen Linsenfläche, welcher sich ausnahm, als ob die, ihrer Zeit weiche Linsenmasse von hinten mit Gewalt in die Oeffnung der Pupille hineingedrückt worden wäre. Endlich spricht dafür, dass der auf anatomischem Wege gewonnene Anschein einer Grubenbildung durch Druck von innen kein trügerischer ist, vor Allem der Zusammenhalt mit den Symptomen im Leben. v. Gräfe hatte diese Symptome des intraocularen Drucks bei Glaukom schon früher als wesentlich hervorgehoben und hat dieselben neuerlich auch für die Begründung der Grubenbildung an der Eintrittsstelle in meisterhafter Weise verwerthet.

Es dürfte somit der Hauptpunkt, dass bei vielen Sehnerven-Excavationen der intraoculare Druck wesentlich bedingend ist, kaum mehr in Frage kommen, und ich hoffe mindestens sehr wahrscheinlich gemacht zu haben, dass diess für die von mir in die zweite Reihe gestellten Fälle gilt, nicht aber für die von mir als rein atrophische Excavation bezeichnete Form.

Im Einzelnen ist der Discussion noch viel Spielraum gelassen. So ist das relative Verhältniss des Drucks und der Widerstandsfähigkeit der Eintrittsstelle für die einzelnen Fälle näher zu bestimmen. Es ist offenbar, dass nicht nur vermehrter Druck bei gleicher Resistenz, sondern auch gleicher Druck bei verminderter Resistenz die Form der Eintrittsstelle modificiren kann. Es ist also zu untersuchen, wie viel der normale Druck im Glaskörper bei verminderter Resistenz der Eintrittsstelle bewirken kann. v. Gräfe hat im A. f. O. — III. 2. S. 547 diesen Punkt bereits berührt und Donders legt darauf viel Werth, wie ich aus mündlicher Mittheilung weiss. Es ist nicht zu bezweifeln, dass eine normale Chorioidea und Sclera einen beträchtlichen Druck verträgt, ohne viel nachzugeben. Durch Entzündung verändert aber erleiden diese Membranen Ektasien, wohl auch bei wenig oder nicht

---

*) In dem zuerst beobachteten Fall wurden keine Maasse der Augen genommen, ehe sie eingeschnitten waren; es schien aber der Aequatorialdurchmesser in einigen Richtungen zu gross zu sein.

vermehrtem intraocularen Druck. Auf diese Weise erklärt es sich, dass bei manchen Ektasien des Bulbus das Sehvermögen wenig beeinträchtigt ist, resp. die Eintrittsstelle nicht unter dem (nicht erhöhten) Druck leidet. Umgekehrt kann aber wohl die Eintrittsstelle bei geringer oder mangelnder Ectasie anderer Stellen herausgedrängt werden, sei es, dass sie weniger resistent, oder dass der Druck vermehrt ist.

In Beziehung auf geringere Resistenz an der Eintrittsstelle ist natürlich vor Allem an eine krankhafte Erweichung, Atrophie etc. zu denken, es wäre aber möglich, dass selbst individuelle Schwankungen, welche an der Lamina cribrosa beträchtlich zu sein scheinen, nicht ohne Einfluss als prädisponirendes Moment sind.

Es dürfte jedoch auch das Zustandekommen von Excavationen durch Vermehrung des Drucks bei relativer Integrität der Eintrittsstelle nicht abzuweisen sein. Ich kann nicht auf eine Discussion der Druckverhältnisse eingehn, sondern mich nur auf die Argumente beziehen, welche *v. Gräfe* für das Bestehen dieser Druckvermehrung im Glaskörper bei gewissen Formen von Chorioiditis und Iridochorioiditis beigebracht hat. Es waren aber in allen 3 Fällen der 2. Reihe (Excavation durch Druck) anatomische Zeichen jener Entzündung in höherem oder geringerem Grade vorhanden. Ebenso zeigte in allen drei Fällen die Linsenkapsel jene Auflagerungen der Innenfläche, wie sie mit entzündlichen Affektionen der vorderen Abschnitte der Gefässhaut vorzukommen pflegen. Dagegen waren in dem 3. Fall an der Eintrittsstelle keine Zeichen einer vorausgegangenen primären Netzhautaffektion zu finden, welche die Resistenz vermindert hätte. Die beiden ersten Fälle sind in dieser Hinsicht nicht zu verwerthen, aber die Chorioidea zeigte in der Umgebung nirgends auffällige Störungen, wie in den vorderen Partieen.

Auf der anderen Seite findet man in vielen Fällen, wo die Netzhaut, und zwar auch an der Eintrittsstelle, krankhaft verändert ist, keine Excavation, wie sie sonst durch Druck entsteht. Es gehören hierher die Fälle der ersten Reihe, wo die Excavation durch einfache Nervenatrophie einen differenten anatomischen Charakter trägt.

Ferner sieht man häufig in Augen, deren Netzhaut durch andere Vorgänge, namentlich Entzündung, verändert oder total atrophirt ist, mit und ohne Ablösung, keine Grube mit den Charakteren der Drucks auftreten, sondern die Abflachung der Papille und die Grubenbildung entspricht lediglich dem Zustand der Netzhaut. Es ist jedoch nicht zu verwundern, wenn dieselben Befunde an der Netzhaut getroffen werden in Fällen, wo zugleich die Eintrittsstelle durch Druck excavirt ist, da Veränderungen der Chorioidea und Retina so häufig miteinander gehn. Einige Fälle der ersten Art sollen bei einer späteren Mittheilung über Netzhautaffektionen erwähnt, und hier nur noch ein Fall von beträchtlicher Netzhautveränderung mit etwas eigenthümlicher Grubenbildung und zweifelhafter Pathogenese angeführt werden.

S., 76 J. alt. Gelbe Erweichung des linken Seh- und Streifenhügels. Atrophie des rechten Nervus opticus. Die Retina des rechten Auges ist fast überall in allen ihren Schichten alterirt, welche an vielen Stellen ganz als solche unkenntlich geworden sind. Ihre Dicke wechselt sehr rasch, im Hintergrund von 0,5 zu 0,2 Mm., weit vorn von 0,18 zu 0,04 Mm. An den letzten Stellen ist sie mit Chorioidea und Sklera so in eine pigmentirte fibröse Masse vereinigt, dass die Grenze auf senkrechten Schnitten nicht mehr zu kennen ist. Bluthaltige Gefässe sind hier weder in der Retina noch Chorioidea zu sehn, und diese Strecken erscheinen lediglich braun gefleckt und marmorirt. Auch weiter rückwärts sind die Retinalgefässe zum Theil obturirt und in fast homogene Stränge verwandelt, die Umgebung häufig pigmentirt, die Struktur der Retina zellig-areolär, durchaus oder ein Theil der Schichten mehr oder weniger erhalten. Gegen den Rand der Eintrittsstelle verflacht sich die Retina, indem sich die äusseren Schichten zuschärfen, statt der Nervenschicht aber blos eine geringe Menge von Fasergewebe da ist, auf welchem die stark verdickte Hyaloidea fest aufliegt. Die Excavation ist aber demungeachtet nicht sehr beträchtlich, geht kaum über das Niveau der Chorioidea hinaus und ist überdiess durch eine dem Glaskörper angehörige Masse grossentheils verlegt. Es haftet nämlich nicht nur die sehr verdickte und derbe Hyaloidea überall an der Grube und ihrer Umgebung sehr fest an, sondern es erhebt sich auch aus jener ein unregelmässiger Zapfen von 1—1½ Mm. Dicke und 4 Mm. Länge, welcher auf einer Seite mit seiner Basis den Rand der Grube erreicht, so dass diese nur einen unvollkommenen Ring um den Zapfen bildet. Der Zapfen hat in der erhärtenden Flüssigkeit eine beträchtliche Festigkeit angenommen, scheint aber, wie auch die Verdickungsschichten der Hyaloidea, aus der Glaskörpermasse hervorgegangen zu sein. [In diesen Schichten finden sich kolossale bläschenförmige Kerne, die in Theilung begriffen zu sein scheinen. Im linken Auge hat die Eintrittsstelle eine Bildung, welche der Skizze Fig. 1 ziemlich entspricht. Doch ist die Grube noch etwas tiefer und die äusseren Retinaschichten hören noch früher auf. Ob die Nervenschicht etwas atrophisch ist, steht dahin. In der Nähe der Ora serrata aber sind einige unscheinbare Flecke, wo die Retina atrophisch, pigmentirt, verlöthet ist, wie in dem rechten Auge.

In Bezug auf das Zustandekommen der Excavation ist schliesslich noch einer Möglichkeit zu gedenken. Es könnte nämlich der Boden der Grube auch durch Zug von aussen, durch schrumpfende Exsudata u. dgl. herausgewölbt worden sein. In den oben angeführten Fällen fand diess gewiss nicht statt: es spricht dagegen vor Allem die Form der Lamina cribrosa, und deren Verdichtung an der vorderen inneren Fläche, ferner die relative Unversehrtheit der Chorioidea und Sklera, bisweilen auch der Retina in der Umgebung der Grube, endlich der Mangel einer Substanz, welche als zerrend angesprochen werden könnte. Ein Umstand könnte hier angeführt werden, nämlich die oben bei dem einen Fall beschriebene, auch sonst vorkommende Verklebung der Hauptäste der Gefässe mit den Wänden der Grube. Allein diese ist wohl nicht gar zu fest und dürfte sich hinreichend erklären, wenn man bedenkt, dass die betreffenden Partieen, indem sie atrophiren, den Wänden der Grube lange Zeit hindurch fest angedrückt werden, und dass das Fasergewebe, welches die Gefässe umgibt, durch die vordersten, zum Theil auch seitlich verdrängten Partieen der Lamina cribrosa schon an sich in einer gewissen Verbindung mit der Gegend der Lamina fusca stehen. Hiermit will ich jedoch das Vorkommen eines solchen Zuges von aussen an der Eintrittsstelle keineswegs in Abrede stellen, sondern nur sagen, dass unter den wenigen Fällen, welche ich bisher untersucht habe, sich keiner befand, wo ich denselben zu constatiren vermochte *).

Die Art und Weise, wie der Druck die Amaurose bei glaukomatösen Affektionen hervorbringt, darf man sich wohl so vorstellen, dass, wenn auch derselbe die Function der eigentlichen Retina durch die Wirkung auf diese selbst unterdrücken kann, die bleibenden und unheilbaren Folgen doch vorzugsweise von der Eintrittsstelle ausgehen. Von andern, mehr zufälligen Affektionen der Retina abgesehen, ist offenbar die Atrophie der Nervenfasern das Wichtigste. Diese wird aber wohl am leichtesten da erzeugt, wo dieselben gegen den scharfen Rand der Chorioidea, um welchen sie her gehn, angedrückt werden, indem sie zugleich durch das Auswärtsdrängen theil-

---

* v. Gräfe bezeichnet jedoch a. a. O. S. 187 als „Retraction" im Gegensatz zu Excavation einen Zustand, den er selbst zu den cerebralen Amaurosen rechnet und die vermuthlich mit der früher von mir beschriebenen einfachen Atrophie der Nervenschicht identisch ist. Die vermuthungsweise durch Zug vom Nerven her bewirkte Veränderung aber nennt derselbe „Amaurose mit Sehnerven-Excavation", was zur Verhütung von Missverständnissen wohl zu beachten ist.

weise in die Länge gedehnt werden. Sobald die Grube eine gewisse Tiefe erreicht hat, wie in Fig. 1, wirkt dann der Druck zugleich seitlich direkt gegen jenen Rand, und je tiefer die Grube wird, um so mehr muss sie die Atrophie begünstigen, so dass hier nicht bloss die Atrophie die Grube bedingt, sondern auch umgekehrt die Grube die Atrophie. Sobald diese Atrophie weit vorgerückt ist, kann natürlich an eine Heilung nicht mehr gedacht werden, und es erklärt sich aus derselben wohl theilweise die Beobachtung v. Gräfe's, dass einmal ausgebildete Excavationen nicht wieder zurückgehen [*], sowie, dass zuweilen die Excavationsbildung auch bei vermindertem Druck fortschreitet.

Die Blutgefässe werden in ähnlicher Weise wie die Nerven nach aussen ,rückwärts und dann seitwärts gegen den Rand der Chorioidea gedrängt, bis sie diesen berühren, indem sie eine Krümmung machen, welche ihrer normalen entgegengesetzt ist, ehe sie sich dann erst um den Rand der Chorioidea nach vorn schlagen. Der ophthalmoskopische Befund derselben, welchen schon früher v. Gräfe im Wesentlichen gedeutet und Förster neuerlich ausführlicher auseinandergesetzt hat, lässt sich in vollkommene Uebereinstimmung mit den anatomischen Thatsachen setzen, und ich will nur noch erwähnen, wie die (doppelte) Knickung der Gefässe an der Wand der Grube auf die Circulation in derselben von Einfluss sein muss, zumal bei dem Druck, welchem sie ausgesetzt sind. Der veränderte Verlauf der Gefässe kann übrigens vielleicht erklären, warum nach v. Gräfe bisweilen eine grössere Geneigtheit zu Arterienpuls bei der von ihm sogenannten Amaurose mit Sehnervenexcavation vorkommt, wenn auch der Druck nicht absolut vermehrt ist.

Ueber das Vorkommen der Gruben bei verschiedenen Krankheitsgruppen kann ich mir bei meiner geringen eigenen Erfahrung kaum ein Urtheil erlauben. Doch scheint mir, dass die Excavation durch Druck, mit secundärer Atrophie, neben verschiedenen Formen von Aderhaut-Affektionen vorkommt, womit jedoch keineswegs gesagt sein soll, dass nicht bestimmte ,vordere? Partieen von vorzugsweisem Einfluss hierbei sein mögen. Daneben können dann auch andere Netzhaut-Affektionen existiren. Diese Affektionen erscheinen umsomehr unter dem Bild des Glaukoms, je mehr die Phänomene des Drucks prädominiren ,acutes und chronisches Glaukom. Die Excavation durch Atrophie ohne Druck erscheint am reinsten bei Sehnervenatrophie ohne andere Augenaffektion ,cerebrale Amaurose: ob nicht auch mit dem Ausgangspunkt in der Retina vorkommend? Als Theilerscheinung kommt diese Excavation aber auch neben anderen Affektionen der Retina und bisweilen der Chorioidea ,besonders hinter der Ora serrata? vor.

In ophthalmoskopischer Beziehung ist es nicht zu verwundern, wenn die anatomisch so wesentlich von einander abweichenden Excavationen einen sehr verschiedenen Effekt geben. Dieser wird neben der absoluten Tiefe und Weite der Grube sehr davon abhängen, ob dieselbe bloss in durchscheinender Substanz liegt, wie die in normalen Augen, oder ob sie in die undurchsichtige Chorioidea hineinragt, ob die Retina mehr oder weniger durchscheinend ist, ob die Wände steil oder flach sind. Bei den enormen Verschiedenheiten in diesen Dingen kann es nicht schwer sein, einen gewissen Grad der Genauigkeit für die Bestimmung des anatomischen Verhaltens durch das Ophthalmoskop zu erreichen, und bei der Wichtigkeit, welche diese Bestimmung für die Diagnose und Prognose hat, wird man sich nicht mehr begnügen dürfen, zu constatiren, dass eine Excavation da ist, sondern auch welcher Art sie ist, was durch Form und Tiefe u. dergl. nicht selten zu bestimmen sein dürfte, wenn auch die Extreme, wie sie hier skizzirt wurden, praktisch weniger in Frage kommen.

---

[*] Eine andere Frage wäre vielleicht, ob nicht später, bei eintretendem Schwund des Auges, die Grube wieder theilweise eingezogen werden kann, was natürlich praktisch von gar keinem Belang ist.

Eine solche genauere ophthalmoskopische Bestimmung der Excavationen anzuregen, soll ein Hauptzweck dieser lediglich anatomischen Mittheilung sein, und ich hoffe, dass die Sachkundigen, sobald sie die einzelnen Formen auf anatomische Befunde zu reduciren suchen, eine Genauigkeit erreichen, welche die anatomische Untersuchung in Vielem übertreffen kann.

Erklärung der Abbildungen.

Sämmtliche Skizzen sind bei etwa 10maliger Vergrösserung gezeichnet. In allen Figuren bedeutet
  1. die Nervenschicht der Retina,
  2. die übrigen Schichten derselben,
  3. die Chorioidea,
  4. die Sklera.
Die Gegend der Lamina cribrosa ist durch quere Stricholung angedeutet.

Fig. 1. Senkrechter Schnitt durch die Eintrittsstelle im senkrechten Meridian des Auges, von einem 60jährigen Verunglückten.

Fig. 2. Schnitt durch die Eintrittsstelle, im horizontalen Meridian eines normalen Auges. Auf Seite der Macula lutea ist die Nervenschicht niedriger; die äusseren Retinaschichten gehen bis zum Rand der Chorioidea; die seichte Grube liegt mehr gegen diese Seite; ein Blutgefäss geht aus der Sklera dicht um den Rand der Chorioidea zur Retina.

Fig. 3. Eintrittsstelle aus dem Auge eines 75jährigen Mannes mit Concretion in der Gegend der Lamina cribrosa.

Fig. 4. Eintrittsstelle aus dem rechten Auge eines 83jährigen Mannes mit mässiger Excavation (durch Druck)

Fig. 5. Eintrittsstelle aus dem linken Auge desselben Mannes. In der Mitte der Grube ragt ein dem Glaskörper angehöriger Zapfen vor.

Fig. 6. Eintrittsstelle eines Auges mit Netzhautablösung und Sklerektasie durch Prof. v. Gräfe exstirpirt (1. Fall). Am Rand der Grube ragt die abgelöste Netzhaut vor, kurz abgeschnitten. Die Grube ist von einem mit dieser in Verbindung stehenden lockeren Fasergewebe ausgekleidet.

4. Amaurose in Folge von Exophthalmus.

(W. S. — 1859, p. XVI. — 19. März 1859.

Rinecker stellt den nun 13jährigen Schneiderssohn Andr. Warmuth aus Würzburg vor, den er schon früher einmal (2. Mai 1857 der Gesellschaft wegen eines geheilten Exophthalmus vorgezeigt hatte (W. S. 1857, p. XVI, Deutsche Klinik. 23 Mai 1857, Mittheilungen aus der Poliklinik in Würzburg von Dr Karl Gerhardt). Derselbe hatte im April 1857 in Folge von Erkältung und Durchnässung unter meningitischen Erscheinungen eine Schwellung der Augenlider, Vortreibung des linken Augapfels, leichte mimische linksseitige Gesichtslähmung, grosse Erweiterung des Schloches, Lähmung der Gesichtshaut, namentlich auf dem Nasenrücken, Abnahme des Sehvermögens gezeigt. Der Augapfel war sehr hervorgetrieben und ungemein gespannt, zwischen dem unteren Augenhöhlenrande und dem Augapfel eine längliche pralle, elastische, undeutlich fluctuirende Geschwulst, von der man annahm, dass sie durch Ansammlung von Flüssigkeit im Raum der Tenon'schen Kapsel bedingt sei, wesswegen auch am 12. April 1857 ein, 1 Zoll 2 Linien tief eindringender Einstich mit einem feinen Nadeltroisquart gemacht und eine äusserst zähe, fadenziehende, honiggelbe, etwas trübe, synoviaähnliche Flüssigkeit entleert wurde, worauf Besserung eintrat, das Sehvermögen aber sich nicht wieder einstellte.

Schweigger demonstrirt mit dem Liebreich'schen Augenspiegel, dass sich hier an der Eintrittsstelle des Sehnerven eine Aushöhlung findet, welche jedoch nur einen Theil der Fläche des Sehnerven einnimmt.

H. Müller bemerkt in Bezug auf den Knaben W a r m u t h , dass von einem stärkeren intraocularen Druck als Ursache der Sehnerven-Excavation hier keine weitere Spur da sei ; ob eine Zerrung des Sehnerven Ursache der Vertiefung sei, indem derselbe festgehalten wurde, während der Augapfel durch die Schwellung gewaltsam nach vorwärts gedrängt wurde, sei ungewiss, eine partielle Atrophie des Sehnerven jedoch jedenfalls wahrscheinlich.

VIII. Ueber die Arteria hyaloidea als ophthalmoskopisches Objekt.

A. f. O. — II, 2. p. 65—69. — 1856.

Im Auge des Ochsen findet man, wie es scheint constant, einen weisslichen, zapfenartigen Vorsprung, der an der Eintrittsstelle des Sehnerven in den Glaskörper hineinragt, und eine fadenartige Verlängerung desselben lässt sich bis weit nach vorn, gegen die Linse hin verfolgen. Ein grösseres oder kleineres Stück dieses Fadens bleibt bei Entfernung des Glaskörpers gewöhnlich an der Eintrittsstelle des Sehnerven sitzen.

Es ist diess offenbar ein Rest der durch den Canalis hyaloideus verlaufenden Arteria capsularis, was am deutlichsten daraus hervorgeht, dass man bei Kälbern bisweilen den Anfang streckenweise noch einige Mm. weit mit Blut gefüllt antrifft, während der Strang weiterhin in der Regel wenigstens obliterirt ist. Bei mikroskopischer Untersuchung zeigt sich derselbe längsstreifig, mit zahlreichen verlängerten Kernen, die jedoch alle oder vorwiegend mit der Axe des Stranges parallel liegen, nicht aber quer, während in dem Stamm des Gefässes am Sehnerven-Eintritt, sowie in den Arterien der Retina, die quer gestellten Kerne sehr ausgeprägt vorkommen. Bei erwachsenen Thieren fand ich auch Pigmentklümpchen und elastische Fasern, die ich bei Kälbern vermisste, wogegen ich bei einem solchen einmal den Strang, der weit vorn nur noch 0,02 Mm. mass, mit einer tiefen, ringförmigen Einschnürung versehen fand, wie sie seit *Henle* an gewissen Bindegewebebündeln bekannt sind, wo sie jedoch in der Regel erst nach Zusatz von Essigsäure sichtbar werden. Der Gefässstrang wird von einer strukturlosen Scheide umgeben, welche dem Canalis hyaloideus anzugehören scheint, und auch den dickeren Zapfen am Anfang des Stranges umhüllt. Diese dickere Partie ist nicht eine Erweiterung des Gefässes, wie solche in der Nähe, allerdings jedoch von geringerer Ausdehnung, vorkommen, sondern der Bulbus entsteht dadurch, dass zunächst um das Gefäss her eine Masse gelagert ist welche in einer strukturlosen oder körnig-streifigen Grundlage eine grosse Menge dicht gedrängter Kerne enthält, und diese Substanz verursacht hauptsächlich die mehr oder weniger weissliche Beschaffenheit dieses Bulbus. Die Form desselben ist bald mehr konisch, bald etwas kolbig; die Länge beträgt bis zu einigen Mm., meist aber weniger und die Dicke erreicht bisweilen 1 Mm., während das Gefäss selbst nur 0,1—0,18 Mm miset, und nach dem Austritt aus dem Bulbus allmälig abnimmt.

In der Regel geschieht der Uebergang des Bulbus in den Faden ziemlich rasch indem die kernhaltige Masse aufhört, bisweilen aber ist letztere auch weiterhin da und dort an einem Theil der Peripherie zwischen den Gefässstrang und die Scheide eingelagert, und die letztere erhält dadurch eine eigenthümlich wulstige Beschaffenheit, welche an das Verhalten der kleinen Hirngefässe erinnert, wenn die Scheide streckenweise abgelöst und der Raum zwischen derselben und den übrigen Häuten von dichtgedrängten jungen Zellen ausgefüllt ist, wie diess bei acutem Hydrocephalus vorkommt. Bei einem Kalbe fand ich diese geringe, ungleichmässige Einlagerung unter die Scheide des Gefässstrangs bis fast ½ Zoll weit in den Glaskörper hinein, und hier war der Strang auch in dieser grösseren Ausdehnung durch eine weissliche Färbung leicht sichtbar, während er sonst jenseit des Bulbus wenig in's Auge fällt. Es ist also hier der weitere Anfang des Canalis hyaloideus, den man als Area Martegiani bezeichnet hat, auch bei Erwachsenen vorhanden, wiewohl ziemlich klein und von einer trübenden Masse mehr oder weniger weit in den Glaskörper hinein ausgefüllt. Den Kanal hat auch *Finkbeiner* [*] im Ochsenauge gesehen, gibt jedoch an, gewöhnlich zwei offene Kanäle gefunden zu haben, ohne dabei der Arterie Erwähnung zu thun. Die zwei Ampullen, welche derselbe in einem Ochsenauge ausnahmsweise in der Nähe des Sehnerven fand, und deren Fortsetzung, in einen Strang vereinigt, durch den ganzen Glaskörper lief, entsprechen wahrscheinlich dem eben beschriebenen Bulbus, doch habe ich denselben bisher immer nur einfach und nie so gross gesehen als *Finkbeiner* die Ampullen zeichnet a. a. O. Taf. XIII, Fig. 2. Vielleicht lässt sich der Gefässstrang stets, wie diess *Finkbeiner* im letzten Fall sah, bis zur teller-förmigen Grube verfolgen.

Die seit langer Zeit bei anatomischer Untersuchung von mir bemerkte Anwesenheit eines weisslichen Bulbus am Anfang der Arteria capsularis veranlasste mich, den ophthalmoskopischen Effekt desselben zu prüfen. Wie sich vermuthen liess, erscheint derselbe als ein mehr oder weniger intensiv weisser Fleck, den man noch an herausgeschnittenen Augen leicht wahrnimmt, und das Studium der verschiedenen Formen, welche daran vorkommen, kann eine gute Uebung für die ophthalmoskopische Beurtheilung von Gegenständen geben, die in den Glaskörper prominiren.

Da es nun bekannt ist, dass beim Menschen während des Fötuslebens die Arteria capsularis in ähnlicher Weise existirt, dann, dass Fötalzustände verschiedener Art beim Menschen ausnahmsweise so persistiren, wie diess bei manchen Thieren normal der Fall ist, so liegt die Vermuthung nahe, es möchte eine Arteria capsularis auch beim erwachsenen Menschen einmal vorkommen, entweder als blutführendes Gefäss oder obliterirt als ein weisslicher Vorsprung. In beiden Fällen würde die ophthalmoskopische Untersuchung dieselbe nachweisen müssen, und ich möchte durch das Vorstehende die Aufmerksamkeit der Ophthalmologen, welchen ein grosses Material zur Verfügung steht, auf etwa vorkommende Fälle lenken, welche durch Verwechslung mit andern Vorkommnissen an der Eintrittsstelle des Sehnerven auch ein praktisches Interesse darbieten könnten.

Neben der Arteria capsularis ist dabei auch an die Gefässe zu denken, welche bekanntlich an der Peripherie des Glaskörpers, an oder in der Membrana hyaloidea, beim menschlichen Fötus vorhanden sind s. *Arnold*, Anatomie II. S. 1053), und bei vielen niederen Wirbelthieren das ganze Leben hindurch existiren (s. *Huschke*, Lehre von den Eingeweiden S. 718. Ich habe bei mikroskopischer Untersuchung in erwachsenen menschlichen Augen in der Nähe des Sehnerven-Eintritts an der Hyaloidea ein etwas knotiges Netz mit einzelnen Kernen darin gefunden, welches ich nur als einen Rest jener embryonalen Gefässbildung ansehen konnte, und wenn solche Gefässe irgendwo mit Blut gefüllt persistiren würden, so müsste man sie während des Lebens mit dem Augenspiegel durch ihre oberflächlichere Lage von den umgebenden Netzhautgefässen wohl unterscheiden können.

* Zeitschrift f. wiss. Zoologie VI. 330.

IX. Beschreibung einiger von Prof. v. Gräfe
exstirpirter Augäpfel.

,A. f. O. — IV, 1. p. 363 388. — 1858.;

Im Winter 1856 57 erhielt ich durch die Güte des Herrn r. *Gräfe* drei erblindete Augäpfel zur anatomischen Untersuchung zugesendet, welche derselbe wegen anscheinend sympathischer Neigung jedes anderen Auges exstirpirt hatte. Die Augen waren für Beurtheilung der meisten Verhältnisse hinreichend gut conservirt, um so mehr als *r. Gräfe* die nicht hoch genug anzuschlagende Aufopferung hatte, dieselben ohne weitere Eröffnung abzusenden.

Das besondere Interesse, welches der Befund an blinden Augen solcher Personen gewährt, deren anderes, relativ gesundes Auge einer genauen Beobachtung unterstellt ist, rechtfertigt wohl die Veröffentlichung desselben. Ausserdem sollen daran einige allgemeinere Bemerkungen über sympathische Affektion des zweiten Auges, Netzhautablösung u. A. geknüpft werden.

I. Sklerektasie, Irido-Chorioiditis, Netzhautablösung, Kapsellinsenstaar.

Der Augapfel war vergrössert durch Ektasien, welche fast durchaus vor dem Aequator gelegen, zugleich eine bläulichdurchscheinende Beschaffenheit in grösserem oder geringerem Grade zeigten. Die Ausbuchtung war am stärksten aussen und oben, etwas geringer innen und oben sowie aussen und unten, am geringsten innen und unten. Durch die seichten Eindrücke in den Meridianen der geraden Augenmuskeln erhielt der Bulbus bei Betrachtung von vorn eine mässig viereckige Gestalt. Auch die Lage der schiefen Muskeln war an der Form des Bulbus etwas markirt. Die bläuliche Färbung ging indessen, nur schmaler, unter dem M. rect. superior continuirlich hindurch *), während unter den anderen geraden Muskeln ein von hinten her sich verschmälernder Streifen weisser Substanz übrig war. Zwischen Rectus inferior und internus waren nur einige kleinere durchscheinende Stellen. Diese hörten ringsum in der Entfernung von einigen Linien vor der Hornhaut auf, doch war in der Umgebung der erweiterten Durchtrittsstellen einiger vorderen Ciliargefässe, namentlich oben, ein bläulicher Hof bemerkbar. Die äussere Axe des Bulbus betrug 11''' die äquatorialen Durchmesser $10\frac{1}{2}-12\frac{1}{2}'''$, letzteres in der Diagonale von aussen und oben nach innen und unten.

---

*) Diese auch sonst vorkommende Verdünnung an einer nicht oder nur wenig ektatischen Stelle spricht gegen die Auffassung, als ob bei solchen Processen die Sklera stets einfach um so viel dünner werde, als sie ausgedehnter nach der Fläche ist, wiewohl ein beträchtlicher Einfluss dieses letzteren Momentes in der Regel natürlich nicht zu leugnen ist.

Die Hornhaut war noch ziemlich durchsichtig, ohne auffällige Abnormität.
Es wurde nun Sklerotika und Chorioidea durch einen äquatorialen Einschnitt getrennt, wobei sich zeigte, dass die Retina trichterförmig abgelöst war. Nachdem der Trichter in der Nähe der Eintrittsstelle getrennt war, wurde auch etwa $^2/_3$ der Basis desselben vorsichtig eingeschnitten, um in das Innere desselben und zur Linse zu gelangen. Hierauf wurde die vordere Hälfte der Chorioidea sammt Iris von der Hornhaut gelöst und ein Segment zur genaueren Untersuchung verwendet, endlich ein senkrechter Schnitt durch die Eintrittsstelle des Sehnerven geführt. So konnten fast sämmtliche Theile genauer untersucht werden, ohne die gröbere Configuration gänzlich unkenntlich zu machen.

Die Aderhaut war an der hinteren, nicht ektatischen Partie des Auges ziemlich normal; die Suprachorioiden wohl pigmentirt, vorwiegend die Stelle des gelben Flecks; die Stelle der Vasa vorticosa sehr deutlich; einige Hauptstämme derselben ebenfalls frei, andere, am Rand der ektatischen Partie wenigstens noch kenntlich; die Maschen der Choriocapillaris nicht stark markirt, wie gewöhnlich bei Individuen mittleren Alters[*], die Glaslamelle fest an der Choriocapillaris haftend, mit einzelnen grösseren Drusen versehen, namentlich die auf dem Faserring um die Eintrittsstelle der Sehnerven so häufigen Drusen (s. A. f. O. — II. 2) wie gewöhnlich vorhanden, das Pigmentepithel, trotz der Netzhautablösung, meist recht wohl erhalten, sogar bis an den äussersten Rand der Eintrittsstelle.

An den ektatischen Stellen war die Aderhaut verdünnt, mehr oder weniger pigmentarm, an der Sklera fester angeheftet, jedoch bei einiger Vorsicht trennbar. Hier waren an vielen Stellen weder die grösseren Blutgefässe der äusseren Schicht noch die Maschen der Choriocapillaris erkennbar, ich traue mir aber keine Entscheidung zu, wie weit ein wirklicher Schwund und Verschluss der Gefässe vorhanden war. Die Glaslamelle diffus verdickt, aber mit sehr sparsamen Drusen versehen; die Pigmentzellen vergrössert, platt gedrückt, so dass sie zuweilen dünner als die Glaslamelle waren; auch die Kerne waren grösser und platter. An den stärker ektatischen Stellen bildeten die einzelnen Zellen nunmehr grössere, unregelmässige Plaques, oder sie waren durch blasige Auftreibungen, wie sie auch sonst an Epithelien in Folge von Exsudationen vorkommen, mehr oder weniger verändert oder ganz zerstört, verschoben und entfernt. Der Ciliarkörper war an der Innenfläche in der Nähe der Ora serrata theilweise von Exsudat bedeckt, sonst nicht auffällig verändert, namentlich die Ciliarfortsätze überall frei, Pars ciliaris retinae und Pigment fast völlig erhalten, höchstens etwas verschoben. Der Ciliarmuskel an der äusseren Hälfte des Auges in höherem, an der inneren in geringerem Grade atrophisch, seine Bündel theilweise wie mit feinen Körnchen bestreut. Die vorderen Ciliargefässe zeigten sich bei Ablösung der Sklera und Cornea sehr deutlich, und es waren mehrere etwas merkliche, aus dem Ciliarmuskel sich rückwärts in die Chorioidea verzweigende Stämmchen zu erkennen, doch konnte ich ihren Verlauf weniger bestimmt verfolgen, als in einem früher beschriebenen Fall (Würzb. Verhandl. Bd. VII. S. 28)

Die Iris haftete mit ihrer Peripherie fester an der Sklera als am Ciliarkörper, wie es bei dergleichen Fällen häufig der Fall ist. Die etwas zackige Papille mass 2′′′. Synechien waren nicht vorhanden, dagegen war die Iris etwas ungleich dick, namentlich an einigen Stellen des Ciliarrandes atrophisch, das Pigment der hinteren Fläche theilweise verloren gegangen; ein filziger, mit rothbraunen Pigmentklumpen versehener Anflug in der vorderen Fläche schien neugebildet, und ebenso einige pigmentirte Stränge im Innern aus obliterirten Gefässen hervorgegangen zu sein.

Die Ciliarnerven waren theilweise atrophisch. Dabei scheint mir eine Veränderung, welche ich hier wie in anderen Fällen an manchen Stellen der Ciliarnerven, mehr oder weniger ausgedehnt, vorfand, von Wichtigkeit zu sein. Die Nervenfasern

---

[*] Das Alter des betreffenden Individuums ist mir nicht bekannt.

haben nämlich, wo sie durch Druck atrophiren, nicht eine Decomposition wie nach Durchschneidung erlitten, sondern werden blass, indem sich das Mark mehr und mehr verliert. Es kommen so alle Uebergänge vor, von den gewöhnlichen, dunkelrandiges Mark führenden Fasern zu solchen, welche sich fast wie blosse Axencylinder ausnehmen, ohne dass sie sehr bedeutend an Dicke abgenommen hätten [*]. Hiermit soll natürlich nicht gelengnet werden, dass auch völlige Atrophie oder rasche Decomposition der Ciliarnerven vorkommen. Bei dem oben beschriebenen Zustande aber mag wohl die Leitungsfähigkeit der Fasern gegen das Centrum noch mehr oder weniger erhalten sein [**]. Wenn man nun kaum bezweifeln kann, dass die Ciliarnerven für viele im Innern des Bulbus verlaufende Processe von beträchtlichem Einfluss sind [***], so liegt es nahe, dieselben auch bei sympathischen Affektionen zu berücksichtigen, welche nach Iridochorioiditis und ihren Folgen auch das zweite Ange treffen. r. Gräfe hat diesen Gegenstand so eben (A. f. O. — IV, 1. S. 142) erörtert und dabei mit Recht auf die Fälle besonderen Werth gelegt, wo das erste Auge traumatisch getroffen war. Im Allgemeinen scheinen dabei die Ophthalmologen als Träger der Sympathie vorwiegend den Sehnerven zu betrachten. Wenn ich nun die Vermuthung ausspreche, dass die Ciliarnerven wohl häufiger in der Lage sein möchten als der Sehnerv, jene fatale Sympathie hervorzurufen, so versteht sich wohl von selbst, dass ich die durch die Sehnerven vermittelte, sich so vielfach aussprechende Sympathie nicht leugnen will. Was insbesondere die „Amaurose mit Sehnervenexcavation'' betrifft, von deren Vorkommen ohne Iridochorioiditis ich mich schon früher s. No 6 dieser Beiträge) unzweifelhaft überzeugt zu haben glaube, so will ich durchaus nicht in Abrede ziehen, dass eine derartige Affektion auch von einem Auge auf das andere übertragen werden kann. Aber in sehr vielen Fällen ist der Sehnerv von der Retina her bis in den Stamm so atrophirt, dass eine Reizung oder irgend ein anderer Process wohl schwerlich durch denselben von dem Auge aus weiterhin übertragen werden kann, und dann könnte die Exstirpation des Auges nicht durch Trennung des N. opticus wirksam sein. Allerdings ist es recht schwer mit Bestimmtheit zu sagen, dass von der Retina bis in die Gegend, wo der Opticus bei der Exstirpation getrennt zu werden pflegt, absolut keine leitungsfähigen Fasern mehr da seien, da gerade in der Gegend der Lamina cribrosa feine Fasern vorkommen, von denen kaum zu sagen ist ob sie nervös sind oder nicht. Aber es scheint doch in vielen Fällen alter Iridochorioiditis die Atrophie des Sehnerven eine totale zu sein, wie man denn auch weiterhin im Sehnerven bisweilen keine einzige wohlerhaltene dunkelrandige Faser mehr trifft. In solchen Fällen nun würde natürlich eine etwaige Trennung des Sehnerven allein die Verhältnisse nicht wesentlich ändern. Die Ciliarnerven dagegen scheinen nicht leicht ganz zu atrophiren; ferner sind dieselben mehr als der Sehnerv der Reizung durch die meisten, vorwiegend an der vorderen Hälfte des Bulbus, verlaufenden Processe ausgesetzt, und wo die Affektion im zweiten Auge unter der Form der Iridochorioiditis auftritt, ist wohl eher anzunehmen, dass dieselbe durch die Ciliarnerven als durch den Sehnerven veranlasst ist. Auch der Zweifel r. Gräfe's, ob nicht manche idiopathische Sehnervenexcavation dennoch von der Chorioidea ausgeht (a. a. O. S. 454), scheint mir sehr beherzigenswerth. Endlich wäre sogar ein directerer Einfluss der Ciliarnerven auf die Ernährung der Retina und des Sehnerven nicht ganz

---

    * Es ist bei Beurtheilung dieses Verhaltens zu berücksichtigen, dass auch in gesunden Augen die Ciliarnerven zum Theil relativ wenig dunkles Mark führen.
    ** Dass diese in gewissen Partieen häufig nicht mehr da ist, zeigt ausser der Iridoplegie die Anaesthesie der Hornhaut, deren Wiederverschwinden aber auch andererseits darthut, dass es sich dabei nicht stets um tiefere Destructionen der Nerven handelt.
    *** Es ist wohl nicht zu viel gesagt, wenn man für manche tiefgreifende Leiden die Thätigkeit der Ciliarnerven geradezu als den ersten Ausgangspunkt bezeichnet. Andererseits müssen offenbar die secundären Affektionen der Ciliarnerven, welche in Folge von Chorioiditis u. dgl. eintreten können, für den weiteren Verlauf, Recidiven etc. in demselben Auge von grosser Wichtigkeit sein.

undenkbar, wiewohl darüber zur Zeit nichts vorliegt. Doch wollte ich hier nur hervorheben, wie die bekannte Sympathie der beiderseitigen Ciliarnerven auch in dieser Beziehung alle Aufmerksamkeit verdient, insbesondere bei ihrem bis in spätern Krankheitsperioden vorhandenen relativ wohlerhaltenen Zustand.

Zwischen Chorioiden und Retina befand sich eine gelbliche Flüssigkeit, welche mit gallertigen Flocken bis zu einigen Mm. Dicke gemengt war. Die Flocken bestanden meist aus einer feinkörnigen Masse, welche in Kali erblasste, jedoch mit Hinterlassung eines deutlichen, fadig-körnigen Gerüstes. Ausserdem war eine grosse Menge von ca. 0,02 Mm. grosser Körper vorhanden, welche theils unebene Klumpen, theils scharfrandige, mit einem Kern versehene Zellen darstellten. Sie waren mehr oder weniger mit Pigment von gelbrother bis brauner Farbe gefüllt, welches Uebergänge von feinen Körnern zu Klümpchen von beträchtlicher Grösse bildete. Da das Pigment, mit Ausnahme eines Theiles der braunen Körner, durchweg in Kali erblasste, gelblich wurde, so darf es als neugebildet angesehen werden, wenn man nicht eine beträchtliche Umwandlung des abgelösten Chorioidealpigmentes annehmen will, welche das noch an der Chorioidea anliegende nicht erfahren hatte. Neben diesen Pigmentklumpen fanden sich andere Körner von 0,001—3 Mm. vor, welche eigenthümlich scharf begrenzt waren, jedoch mehr von krystallinischem als fettartigem Ansehen. Sie lagen theils frei, theils in Zellen, theils von einem kleinen, blassen Hof umgeben, und ich kann nur angeben, dass sie in Essigsäure, Kali und Schwefelsäure unlöslich waren.

Die abgelöste Retina hatte im Ganzen die bekannte Form eines Trichters, oder wie *Arlt* in seiner vortrefflichen Beschreibung ähnlicher Augen sagt, einer Convolvulus-Blüthe. Von der Eintrittsstelle des Sehnerven ging ein Schlauch 5—6 Mm. gerade nach vorn, ohne erheblich weiter zu werden, auf der Seite des gelben Flecks mit einem Loch von einigen Mm. Weite versehen. Dann erweiterte sich der Raum und die Retina heftete sich in einer unregelmässigen bald vor bald hinter der Ora serrata gelegenen Linie an die Aderhaut an, nachdem sie an mehreren Stellen schon etwas weiter vor, gegen die Hornhaut, gezerrt worden war. Wo die Retina erst vor der Ora serrata den Ciliarkörper erreichte, war ein entsprechendes Stück der Pars ciliaris retinae sammt dem pigmentirten Chorioideal-Epithel mit abgelöst. An der Insertion der Retina lief fast ringsum ein unregelmässiger, nicht über einige Mm. breiter, fester, schmiger Streifen, der bald bläulich-weiss glänzte, bald rosenfarben pigmentirt war. Derselbe verlor sich alsbald nach rückwärts an der Innenfläche der Chorioidea.

Die trichterförmig sich ausbreitende Retina-Partie zeigte eine sehr eigenthümliche Gestaltung. Sie war durch unregelmässige Einziehungen tief gefurcht, und dazwischen ragten parallele, 3—5 Mm. im Durchmesser haltende, kugelige, mit einem eingeschnürten Hals aufsitzende Blasen vor. Das Bedingende für diese Formation lag offenbar im Innern des trichterförmigen Raumes. Derselbe enthielt statt des Glaskörpers ein unregelmässiges Netz fester Stränge und Balkchen, deren Zwischenräume von Flüssigkeiten erfüllt waren. Dieses Balkennetz erstreckte sich bis an den Ciliarkörper, an dessen äusseren, nicht gefalteten Theil dasselbe da und dort fest angeheftet war. In der Gegend der Axe ging dasselbe nach vorn in mehr membranöse Massen über, welche einen hinter der Iris befindlichen Raum abschliessen. In diesem Raume war die Linse mit ihrer Kapsel an einigen Strängen locker aufgehangen. Wo nun jene Balken an der Retina befestigt waren, war diese eingezogen, dazwischen wurden aber die kugeligen Blasen vorgetrieben. Es war dabei die Innenfläche der Retina von einer ziemlich festen, membranösen Schicht bekleidet, in welche die Stränge übergingen. An der Basis der blasigen Vortreibungen aber war nicht nur die Retina halsähnlich zusammengeschnürt, sondern es war dieser ganz enge Hals auch dadurch verschlossen, dass jene membranöse Schicht nicht in das Innere der Blasen eintrat, vielmehr über deren Mündung hinwegging. Es war somit die Höhle der kugeligen Blasen von der des übrigen Trichters völlig getrennt, und die Wand derselben war dünn und schlaff, nachdem sie geöffnet waren, da dieselbe blos an der metamorphosirten Retina bestand.

Das beschriebene Verhalten gibt im Zusammenhalt mit dem Befund in andern Fällen zu einigen Bemerkungen über das Zustandekommen der Netzhaut-ablösungen Anlass. Die am meisten verbreitete Meinung geht, wenn ich nicht irre, dahin, dass diese Ablösung in der Regel das mechanische Resultat einer Chorioideal-Exsudation sei, in der Weise, dass die exsudirte Flüssigkeit die Retina vor sich her von der Chorioidea weg dränge. Es ergibt sich jedoch hierbei das Bedenken, dass die Exsudation eine grössere Menge von Flüssigkeit zwischen Chorioidea und Retina gleichzeitig entweder eine Vergrösserung des Volums des Bulbus oder eine entsprechende Verminderung der Masse des Glaskörpers, resp. Vorrücken der Lim-erfordern würde. Beide Annahmen dürften, sofern es sich blos um eine durch die Retina wirkende vis a tergo handeln sollte, häufig Schwierigkeiten haben, namentlich wenn der Vorgang in einem kürzeren Zeitraum stattfinden sollte. Dazu kommt, dass in Fällen wie der vorliegende man annehmen müsste, es sei die Menge der ergossenen Flüssigkeit so gross gewesen, dass sie die Retina überall dislocirte, auch an Stellen, wo die Chorioidea nicht erkrankt war. Denn es ist nicht wahrscheinlich, dass eine Chorioideal-Exsudation, welche im Stande ist, die Retina vor sich her zu schieben, die Zellen des Pigmentepithels ziemlich intact lassen würde, wie diess hier im Hinter-grund des Auges der Fall war.

Hingegen weist im vorliegenden Fall die Formation der Retina unzweifelhaft darauf hin, dass die Dislocation der Retina nicht durch Druck von hinten, sondern durch Zug von vorn bedingt wurde. Es war offenbar eine Exsudation in der Gegend der Ora serrata erfolgt und die Stränge im Innern des Retinatrichters dürfen wohl als geschrumpfte Reste des von Exsudat durchsetzten Glaskörpers angesehen werden. Zugleich hat die der Retina fest anliegende Hya-loides eine beträchtliche Verdickung erfahren. Indem nun diese Massen sich retra-hirten, zogen sie die Retina an den Stellen nach sich, wo sie vorzugsweise inserirt waren. Dazwischen buchtete sich die Retina um so mehr nach aussen vor, und diese Stellen wurden schliesslich als blasige Räume völlig abgeschnürt. Das Schrumpfen der Exsudate, welche namentlich in der Gegend des Ciliarkörpers vorkommen, ist bekannt genug, und Arlt hat bereits darauf aufmerksam gemacht, dass die Form der vorderen Partie der Retina, welche wie die Lamelle vom Convolvulus umgeschlagen sei, dadurch erklärt werden müsse, dass das Exsudat die Netzhaut gegen den Ciliar-körper hin ziehe. Es scheint mir dasselbe Moment eben auch für viele Fälle von be-trächtlicher Netzhautablösung im Hintergrund des Auges angenommen werden zu müssen, indem ich ähnliche Verhältnisse, wie in dem vorliegenden Fall, nur nicht so exquisit auch sonst getroffen habe. Wo die ganze Retina in einen soliden Strang zusammengetrocknet ist, kann ohnediess an eine blosse vis a tergo nicht gedacht werden. Ich will durchaus nicht in Abrede stellen, dass Chorioideal-Exsudate, oder Extravasate, indem sie theilweise an der äusseren Fläche der Retina bleiben, dieselbe von der Chorioidea etwas zu entfernen vermögen, was ich selbst schon in frischen Fällen zu sehen Gelegenheit hatte, aber in den Fällen, wo ein „seröser" Erguss die Retina tief in das Innere des Bulbus vordrängen soll, ist wohl sehr häufig die Frage erlaubt, ob nicht ein oder der andere im Glaskörper schrumpfende Strang das Uebel angerichtet hat. Es würde so eine Erklärung theils dafür gegeben, dass Netzhaut-ablösung bis tiefer rückwärts bei Affektion der vorderen Abschnitte der Chorioidea vorzukommen scheint, theils dafür, dass dieselbe einen besonders „hinterlistigen" Charakter hat, indem das veranlassende Schrumpfen der Exsudate eben erst nach Ablauf der heftigeren Symptome eintreten kann. Ich darf hier wohl noch darauf ver-weisen, dass r. Gräfe, welchem ich bei brieflicher Mittheilung des Befundes an dem fraglichen Auge diese Ansicht über Entstehung von Netzhautablösungen vorgelegt

hatte, mir für viele Fälle wenigstens zustimmte und bemerkte, dass auch die Beobachtung des Verlaufes am Lebenden dafür mehr und mehr Anhaltspunkte gebe. Eine
weitere Form des Zustandekommens von Netzhautablösungen durch schrumpfende
Skleral-Narben hat r. *Gräfe* selbst seither dargethan. Ohne Zweifel kann ein ähnlicher Vorgang auch bei nicht traumatischem Einschrumpfen der Sklera stattfinden.

Der oben angegebene Befund scheint mir noch für eine andere nahestehende
Frage von Belang zu sein, nämlich ob es nicht Ablösungen der Glashaut von
der Retina gebe, analog den Netzhautablösungen. Ich glaubte schon früher dergleichen bemerkt zu haben (W. 8. — 1856, p. XXVI u. d. W. 8. 340' und stehe nicht
an, das Verhalten der membranösen Schicht an der Innenfläche der Retina zu den
beschriebenen kugeligen Ausstülpungen hierher zu ziehen. Wenn ich nicht irre, so
kann durch das Schrumpfen von Strängen, welche im Innern des Glaskörpers durch
Exsudate oder Extravasate entstanden sind, ein Doppeltes geschehen. Entweder
wird die Glashaut sammt der Netzhaut von der Chorioidea entfernt, oder es wird, im
relativ günstigeren Fall, die Glashaut von der Netzhaut getrennt, wobei vielleicht
vorgängig eine Lockerung des Zusammenhalts der beiden Häute eingetreten sein mag.
Dieser ist bekanntlich in normalen und ganz frischen Augen ein viel festerer als man
denselben einige Zeit nach dem Tode zu sehen gewohnt ist, wie u. A. von *Stelling*
Ophthalmologie I. 786 mit Recht hervorgehoben worden ist.

Nach dieser Abschweifung will ich noch das mikroskopische Verhalten der Netzhaut und der Stränge im Innern berühren. Die Netzhaut war in ihren hinteren Partieen ziemlich dick, schon für das blosse Auge streifig. Sie zeigte nirgends mehr eine
regelmässige Schichtung, sondern bestand fast durchaus aus einer faserigen, hier und
da mehr annulären (?) Masse, in welchen kleine, kernartige Körperchen eingelagert
waren, wohl zum grössten Theil Residuen der Körnerschicht. An manchen Stellen
war noch eine grössere Anhäufung dieser Körperchen an der Aussenfläche der fasrigen Schicht wahrzunehmen. Nervenfasern liessen sich nicht mehr mit Sicherheit
erkennen. Von den Gefässen der Retina war ein Theil nicht viel verändert, hatte
ein deutliches Lumen und schien Blut enthalten zu haben. An andern Gefässen dagegen war die Struktur der Wände und das Lumen undeutlich geworden, sie waren
mehr faserig, und enthielten gelbrothe Klümpchen eingelagert. Einmal befanden sich
letztere deutlich im Lumen des Gefässes. Aehnliches Pigment war auch sonst in der
Netzhaut ausgestreut. Hier und da lagen an ihrer Innenfläche Pigmentflecke von
einigen Mm. Durchmesser, welche ihre Entstehung vielleicht Blutergüssen verdanken,
die bisweilen auf die innersten Schichten der Retina beschränkt vorkommen oder unmittelbar unter der Mb. limitans liegen.

Die der Mb. hyaloidea entsprechende Schicht an der Innenfläche der Netzhaut
war theils mehr glashäutig, theils bestand sie aus streifigen, mehr bindegewebeähn-
lichen, in Essigsäure durchsichtiger werdenden Zügen, öfters von netzförmiger Anordnung. Eingelagert kamen da und dort kleinere und grössere, auch pigmentirte
Zellen vor. Hier und da waren in schlauchartigkolbigen Räumen kleine Zellen dicht
gedrängt enthalten; auch grosse Körnerkugeln kamen theils frei, theils ebenfalls in
geschichtete Hüllen eingeschlossen an Stellen vor, welche dem blossen Auge intensiver
weiss erschienen. Manche jener geschichteten Schläuche zeigten eine sehr grosse
Aehnlichkeit mit Blutgefässen, doch war zwischen diesen und ganz kleinen, abge-
schlossenen Räumen keine bestimmte Scheidung zu erkennen.

Die Bälkchen und Septa im Innern des Retina-Trichters waren zum Theil von
grosser Festigkeit, weisslich oder rothbraun pigmentirt. Dieselben zeigten Uebergänge
von glashäutiger zu streifiger Beschaffenheit, und ebenso eine geringere oder grössere
Resistenz gegen die Einwirkung von Kali. Solche Massen kommen an dieser Stelle
nicht selten vor, und es schliesst sich diess an die von mir beschriebenen Schichten an
der Innenfläche der Linsenkapsel und in der vorderen Augenkammer an, wo sie
von *Donders* auch an der Iris beobachtet worden sind. Im Glaskörper kommen

24 *

namentlich noch Uebergänge von weichen, gallertigen zu festen, glashäutigen Massen vor.

In der Nähe der Ora serrata fanden sich neben den beschriebenen Substanzen weissliche Flecke, welche aus weissgelblichen, in Essigsäure und Kali resistirenden Körnern bestanden, die mit den eigenthümlichen Körnern und Stäbchen, wie man sie bei frischen Entzündungen im Glaskörper findet, identisch zu sein schienen. Der oben erwähnte sehnige Streifen, welcher hinter der Insertion der Netzhaut in der Nähe der Ora serrata lag, bestand aus einer fibrösen, aber weniger in Fibrillen als in stärkere anastomosirende Bundel spaltbaren Masse, in welcher ausser Pigment da und dort Kerne, zum Theil bläschenartig und mit Kernkörperchen versehen, eingelagert waren.

Die Linse mit der Kapsel ist bereits in den W. V. — VII. p. 257 u. d. W. S. 252 genauer beschrieben; ich will deshalb hier nur anführen, dass die Linse grossentheils verkalkt war und an der Vorderseite einen zapfenartigen Vorsprung besass, der sich jedoch als von der glashellen Kapsel überzogen erwies. Die Kapsel war an ihrer Innenfläche mit drusigen und lamellösen, zum Theil verkalkten Auflagerungen belegt. An der Descemet'schen Membran war das Epithel sehr wohlerhalten und die Warzen desselben waren kaum weiter als gewöhnlich am Rand derselben ausgedehnt.

Endlich ist noch die Eintrittsstelle des Sehnerven zu erwähnen. Dieselbe bildete eine Grube, von deren Rand die Retina ringsum senkrecht aufstieg. Die Wände der Grube senkten sich von ihrem oberen, durch den normalen Faserring der Chorioidea gebildeten Rand aus, zuerst sehr steil ein, so zwar, dass an manchen Stellen dieser Rand sogar etwas überhing, dann war der Boden der Grube gegen die Mitte zu concav. Die Tiefe der Grube betrug etwa 1 Mm. und es ragte dieselbe somit beträchtlich über das Niveau der Chorioidea in die Sklera hinein. Am Boden der Grube verliefen die Aeste der Centralgefässe, welche (Arteria und Vena) bereits in mehrere Aeste gespalten den steilen Wänden dicht anlagen, bis sie den Rand der Chorioidea erreichten, wo die Retina ausser den Gefässen nur von einer geringen Menge Fasersubstanz gebildet war. In der Tiefe der Grube sass nun die Gefässe etwas lockeres, da und dort pigmentirtes, mit unbestimmt-zelligen Körperchen durchsetztes faserig-körniges Gewebe. Dahinter lagen dann die beträchtlich concav gewordenen Reste der Lamina cribrosa.

2. Atrophia bulbi. Iridochorioiditis. Netzhautablösung.

Aeussere Axe des Auges 7½''', senkrechter Durchmesser 8¼''', querer 9''', diagonaler 10¼''' (durch eine Ausbuchtung nach innen und oben. Es wurde erst ein äquatorialer, dann ein meridionaler Durchschnitt gemacht.

Die Hornhaut ist graulich, 2—2½''' gross, etwas eingezogen; von der narbigen Mitte aus gingen vier tiefe Furchen entsprechend den vier geraden Muskeln bis gegen den Aequator des Auges; hinter diesem keine Spur davon. Die Sklera überall mehr oder weniger verdickt.

Die Chorioidea in der hinteren Hälfte des Auges nicht auffällig vermindert, ein wenig fein runzelig durch die Volumsverminderung des Auges, das Gewebe etwas trüber, filziger und brüchiger als sonst. Choriocapillaris und Glaslamelle wohl erhalten, letztere nirgends beträchtlich verdickt. Das Pigmentepithel zum Theil erhalten, zum Theil abgefallen, um einen Theil des Randes der Eintrittsstelle eine schmale weisse Sichel, wo die verdünnte Chorioidea fester an der Sklera haftete. Zwischen der Chorioidea und der trichterförmig abgelösten Netzhaut befand sich eine bräunliche, mit vielen schillernden Punkten (Cholestearintafeln) besäete Flüssigkeit, welche durch Kochen in toto zu einer ziemlich festen, gelb-grauen Masse gerann. Dieselbe enthielt Blutkörperchen, einzeln und in Klümpchen, ferner pigmentirte und pigmentlose zellenartige Körperchen.

Ausserdem haften an der Innenfläche der Chorioidea sehr eigenthümliche Neubildungen, nämlich unregelmässige Stränge, welche zum Theil netzartig untereinander verbunden und mit vielen knotigen und drüsigen Auswüchsen versehen waren. Sie lagen theils platt an der Chorioidea an, deren Glaslamelle sie an einzelnen Punkten fest anhafteten, theils flottirten sie zottig in das Innere hinein. Diese Anhängsel waren an den vorderen Partieen der Chorioidea viel zahlreicher als im Hintergrund des Auges, wo sie nur ganz vereinzelt vorkamen. Mehrere der kolbigen Zotten enthielten Concretionen, welche dem blossen Auge als glänzende Körperchen von etwas gelblicher Färbung sichtbar waren. Diese bis zu 0,2 Mm. grossen Concretionen lösten sich in Essigsäure mit Hinterlassung einer etwas geschichteten, opalisirenden Grundlage. Jod färbte diese rein gelb, Schwefelsäure sodann braun ohne violetten Schein. Die Stränge mit den drüsigen Anhängen zeigten mikroskopisch keine deutliche Struktur, namentlich enthielten sie keine Zellen oder Kerne, wohl aber da und dort braune Pigmentkörner und sehr kleine, farblose Krystalle; doch waren sie auch sonst nicht ganz homogen, sondern hatten ein fein streifiges oder gefülteltes Ansehen, in der Art wie die von mir sogenannte gefaltelte Lamelle der Zonula bei älteren Leuten (s. A. f. O. — II, 2. S. 43 u. d. W. S. 250). Kali machte einen Theil der Stränge aufquellen und erblassen, ein anderer Theil aber, namentlich der drusig-knotigen Massen resistirte mit starken Conturen und gelblichem Glanz.

Die Netzhaut war in ihrer ganzen Ausdehnung und sogar an vielen Stellen noch mit einem Theil ihrer Pars ciliaris bis über die Ora serrata hinaus abgelöst, und bildete bis über die Mitte des Bulbus mit den darin enthaltenen Glaskörper-Resten einen soliden, kaum an Dicke zunehmenden Strang, dann breitete sie sich in Form eines flachen Trichters aus, dessen Peripherie fast ringsum durch einen weisslichen, schnigen Streifen fixirt war. (Ganz nahe bei der Eintrittsstelle war der Strang abgerissen,doch schien diess erst bei der Eröffnung des Auges geschehen zu sein.) Das Innere des Trichters war von einer weisslichen, hie und da etwas pigmentirten, festen faserigen Masse erfüllt, welche zugleich an der Innenfläche des grössten Theils des Ciliarkörpers sowie an der Hornhaut haftete. Von der Linse und ihrer Kapsel war keine Spur zu finden. Durch die Retraction dieser narbigen Masse war der Ciliarkörper sammt den Fortsätzen fast von der Ora serrata an bis zum Hornhautrand gegen das Innere des Auges hereingezogen und die Stelle des atrophischen Ciliarmuskels nahm neben den Resten desselben ein mit gallertartigem (infiltrirten) Bindegewebe erfüllter Raum ein, der eine Höhe von 2 Mm. und darüber hatte *). Wo der mittlere Theil der Fasermasse an der Hornhaut haftete, waren zwischen beiden Reste der Iris und wohlerhaltene Fetzen der Descemet'schen Membran deutlich zu erkennen, letztere mit starken Warzen in grösserer Ausdehnung versehen. Das Gewebe des Ciliarkörpers war sehr innig mit dem daran angrenzenden, pigmentirten Narben-Gewebe verbunden, so dass die Grenze manchmal schwer zu erkennen war. Auch die Einbiegung der Hornhaut schien von der Retraction herzurühren.

Dieser Befund zeigt, wie die im Innern des Auges einschrumpfende Masse alle Theile, an denen sie fixirt ist, an sich zieht. Im Hintergrund gab die Retina in ihrer ganzen Ausdehnung nach, während die von innen her wenig fixirte Chorioidea resistirte. Der Ciliarkörper dagegen, schon normal inniger mit der Pars ciliaris retinae und der Zonula verbunden, und mit dem Exsudat eng verlöthet, wich nach rück- und einwärts aus.

Es war übrigens auch hier, wie in dem vorigen Fall die Retina nicht mit ihrer ganzen Oberfläche an die narbige Masse festgeheftet. Es waren nämlich zwei kugelige Hervorbuchtungen an dem Trichter vorhanden, welche dem beim vorigen Fall

---

*) Eine ähnliche Bildung, dass sich an der Stelle des einwärts gezogenen und atrophischen Ciliarmuskels eine grossentheils von Flüssigkeit gefüllte Spalte oder Lücke findet, habe ich auch an anderen atrophischen Augen beobachtet.

beschriebenen sehr ähnlich, nur nicht so stark gespannt sondern ziemlich schlaff waren. Sie enthielten eine mit Flüssigkeit gefüllte Höhle, während sonst der Inhalt des Trichters überall fest war. Die freie Wand der Blasen war dünn, enthielt aber deutliche Gefässe, welche zum Theil frisches Blut enthielten, und an ihren Wandungen nicht verändert waren; an anderen Gefässen dagegen waren diese theils gleichförmig, theils knotig verdickt durch Einlagerung einer feinkörnigen, mattglänzenden Masse, welche sich weiterhin unmerklich verlor. Mit Jod wurde diese Masse nur gelb. Zwischen den Gefässen lag feinkörnige Substanz und kleinzellige Masse, den entsprechenden Retinalbestandtheilen sehr ähnlich.

An dem engen, hinteren Theil des Retinaltrichters hatten die Blutgefässe zum Theil eine eigenthümliche Veränderung erlitten. Sie erschienen dem blossen Auge bereits als weisse, sehnenartige Längsstreifen und unter dem Mikroskop zeigten sie eine sehr beträchtliche Menge longitudinal verlaufenden, schön wellenförmigen Bindegewebes, wobei das Lumen verkleinert war. Venen von 0,04—0,1 Mm. Durchmesser erschienen als blosse Bindegewebsstränge, in denen ein ganz schmales, nur ein oder einige Blutkörperchen fassendes Blutströmchen verlief. An den an sich kleineren Gefässen war die Begrenzung des Lumens meist ungewöhnlich stark markirt nicht aber an den kleinen Rinnen, welche als Rest des Lumens grösserer Gefässe übrig geblieben war.

Weiter vorn war die Retina an manchen Stellen der Trichteroberfläche nicht als eine continuirliche Membran erhalten, sondern es fand sich nur ein flockig-netzartiges Gewebe, welches Fortsetzungen der Retina-Gefässe erkennen liess. Dasselbe war aber mit der im Innern gelegenen Masse so innig verbunden, dass die Grenze an manchen Stellen nicht zu erkennen war. Deswegen ist auch nicht sicher zu entscheiden, ob kleine bluthaltige Gefässe, welche im Innern der festen Fasermasse vorkamen, an Stellen, wo man keine Retina-Reste hätte vermuthen sollen, in der That als neugebildet anzusehen sind, und ob sie nicht doch aus der Retina stammten, da die Struktur der Gefässe denen der Retina sehr ähnlich war.

Schliesslich ist zu erwähnen, dass die Eintrittsstelle des Sehnerven durchaus keine Vertiefung zeigte, sondern sich im Niveau der Chorioidea hielt und zum Theil darüber vorragte. Der dicht am Bulbus schief getrennte Sehnerv enthielt keine wohlerhaltenen Nervenfasern, sondern nur körnige Masse, worunter zahlreiche fettartige Körner bis zu 0,005 Mm. Grösse. Diese Masse nahm die Stelle der Nervenbündel ein. An den Centralgefässen war dort nichts Auffälliges zu bemerken.

Die oben beschriebenen strang- oder zottenförmigen Bildungen an der Innenfläche der Chorioidea kommen in atrophirenden Augen mit Netzhautablösung ziemlich häufig vor, bisweilen sitzen sie auf sehr dünnen Stielen, während die drusigen Auswüchse daran sehr dicht und zahlreich sind. Einigemale sah ich sie neben Knochenbildungen an der Innenfläche der Chorioidea. In einem solchen Fall flottirte in der blos bohnengrossen Höhle zwischen Chorioidea und Retina ein sehr zierliches Zottenbäumchen dieser Art. Der an der Chorioidea befestigte Stiel war nur 0,05 Mm. dick, schwoll aber alsbald auf 0,6 an. Von dieser dickeren Stelle gingen dann drei sich wieder theilende knotige Aeste aus, welche an den Theilungsstellen meist dreieckig angeschwollen waren (0,3—0,6 Mm.), während dazwischen Stellen von nur 0,04 Mm. Dicke vorkamen. Die zwei längeren Aeste waren je 4 Mm. lang. Im Innern war die Zotte ziemlich strukturlos, etwas schollig und hie und da mit fettähnlichen Massen durchsetzt. Die äussere Begrenzung war meist scharf, stellenweise doppelt conturirt, wie eine Membran. Viele Stellen der Oberfläche aber waren mit bräunlichen Pigmentzellen belegt, welche durch ihre scharf polygonale und abgeplattete Form, sowie die pflasterförmige Lagerung und die halben Kerne dem Pigmentepithel der Chorioidea so vollkommen glichen, dass man fast annehmen musste, es seien in der That solche Zellen abgelöst und wieder an die Oberfläche der Zotten angeheftet worden, welche erst durch Verdichtung einer flüssig-gallertigen Masse zu Stande kommen, die man manchmal an derselben Stelle trifft.

3. Atrophia bulbi, Iridochorioiditis, Verlust der Linse, Ablösung und Zerstörung der Netzhaut.

Das Auge, um welches es sich hier handelt, ist dasselbe, von welchem Professor r. Gräfe (A. f. O. — III, 2. S. 444) die merkwürdige Thatsache meldet, dass er bei der Operation den Sehnerven wegen starker Verkalkung nicht mit der Scheere durchschneiden konnte, weshalb er die zunächst angrenzende Partie der Sklera durchschnitt.

Es fehlte demnach an dem exstirpirten Auge die nächste Umgegend der Eintrittsstelle und dasselbe war durch einen Kreuzschnitt von hinten her eine Strecke weit eröffnet. Es wurde nun zunächst der eine dieser Schnitte auch durch das vordere Segment des Bulbus fortgeführt, und dann die einzelnen Theile untersucht. Ich will dabei gleich im Voraus bemerken, dass im Bulbus selbst nirgends eine einigermassen anhaltliche Verkalkung, wie am Sehnerven, zu finden war.

Die Sklera war verdickt, jedoch sehr ungleichmässig; der Rest von einigermassen durchscheinender Hornhaut von vorn her sehr klein, halbmondförmig, von der hinteren Fläche etwas grösser, aber uneben. Dahinter waren Reste der Descemet'schen Haut kenntlich, durch netzförmige Auflagerungen theilweise verdeckt. Die Iris, an der von der Pupille nichts mehr zu erkennen war, wurde an der Hornhaut durch eine weissliche Lamelle ziemlich fest angelöthet, welche theils eine streifige Beschaffenheit hatte, theils aus kleinen Zellen bestand (faserstoffig-eiteriges Exsudat in der vorderen Augenkammer). Die Hinterfläche der Iris, welche durch ihre dunkle Färbung noch kenntlich war, haftete theils fest an der Oberfläche eines die Stelle des Linsensystems einnehmenden Balges, theils war sie davon durch kleine Hohlräume getrennt, welche die bekannte braune Flüssigkeit enthielten. Jener Balg, den ich gleich als neugebildet anzeigen will, haftete zugleich fest an der Innenfläche des etwas geschrumpften Ciliarkörpers und von hinten trat an denselben ein strangförmiger Rest der Retina heran, von welchem vielleicht ein Stück an dem Sehnerven sitzen geblieben sein mochte. Dieser Strang sowohl als die Hinterfläche des Balges war endlich bedeckt mit einer lockeren, fadig-bröckeligen Masse von eigenthümlicher, chamois-artiger Färbung, welche schon für das blosse Auge sichtbares Cholestearin enthielt.

Die Chorioidea erschien etwas verdickt; diess rührte theils von einer leichten Unebenheit, Fältelung der Choriocapillaris her, welche im Uebrigen wohlerhalten war, und eine fest anliegende, sehr dünne Glaslamelle trug. Von Drusen waren davon kaum Spuren. Dagegen war die Verdickung der Chorioidea zu einem andern Theil dadurch bedingt, dass in ihren äusseren Schichten da und dort Einlagerungen vorkamen, nämlich Haufen von kleinen, Eiterkörnchen ähnlichen Zellen und röthliche Pigmentklumpen (Residuen blutig-eiteriger Produkte von Chorioiditis). Ausserdem fanden sich zahlreiche fettartige Tröpfchen theils frei, theils in den Zellen der sogenannten Lamina fusca, welche mehr oder weniger zerstört waren. Endlich lagen dort grosse bläschenartige Kerne, um welche hier keine Zellen zu erkennen waren [*]. Die Zellen des Chorioidealepithels waren zum Theil in situ, aber ziemlich schlecht erhalten, zum Theil abgefallen.

In dem Gewebe des Ciliarkörpers und Ciliarmuskels fanden sich ähnliche Entzündungs-Residuen, wie in der Chorioidea (Zellenmassen mit Pigment).

Was nun den oben erwähnten Balg betrifft, welcher so ziemlich die Stelle des Linsensystems einnahm, so konnte derselbe auf den ersten Blick leicht für eine ver-

---

[*] Solche Kerne, zum Theil von kolossaler Grösse kommen an verschiedenen Stellen des Auges zur Entwickelung; so namentlich öfters an der Innenfläche der Retina.

dickte Linsenkapsel gehalten werden. Derselbe war aus einer derben, 1—3 Mm.
dicken Wand gebildet, welche auf die oben angegebene Weise an die Umgebung befestigt war, und im Innern eine grauliche, schwammig-fadige Masse umschloss. Eine
genauere Betrachtung zeigte, dass der Retinastrang mit diesem weicheren Inhalt
durch eine hinten an dem Balg befindliche Oeffnung in Verbindung stand, resp. durch
diese in die Höhlung eintrat. Der Rand jener Oeffnung war zum Theil mit dem
Retinastrang verwachsen, zum Theil frei und scharf. Die mikroskopische Untersuchung zeigte in dem Strang wie in dem Inhalt der Höhlung Retinagefässe in verschiedenem Zustand. An manchen war der Bau der Wände erhalten, aber es fanden
sich darin Massen von farblosen, mit Essigsäure mehr kernigen, aber zum Theil mit
Fetttröpfchen bestreuten Körperchen. Andere waren auch hier in Bindegewebe-
Stränge verwandelt, durch welche sich nur ein kleiner Kreis hinzog. Dieser war in
mehreren sehr scharf abgegrenzt und mit Pigmentkörnchen gefüllt, deren Entstehung
im Lumen der Retinagefässe ich schon früher als eines nicht seltenen Befundes Erwähnung gethan habe W. S. — 1856. p. XXVIII u. d. W. S. 310 : frisches Blut sah
ich hier nirgends in der Retina. Zwischen den Gefässen lag eine faserige Masse, aus
der sich zahlreiche, den inneren Theilen der Radialfasern ähnliche Elemente isoliren
liessen. Es kamen aber auch Fasern von bedeutender Länge 0.6 Mm.) vor, welche
nach beiden Enden fein zugespitzt in der Mitte eine spindelförmige oder unregelmässige
Anschwellung mit Kern besassen, und in Essigsäure nur etwas blasser wurden. Ich
glaube diese besonders im Innern des Balgs sehr entwickelten Fasern als aus den
bindegewebigen Radialfasern, resp. deren kernhaltigen Anschwellungen hervorgegangen
ansehn zu dürfen. Daneben fanden sich Körperchen, welche den Retinakernen ähnlich waren, pigmentirte Klümpchen und hier und da fettige Körner.

Die Wand des Balgs selbst bestand zum grossen Theil aus einer weisslichen,
sehnigen Masse, in welcher aber da und dort rostfarbene oder dunkelbraune Schichten
eingelagert waren. Die Fasermasse war theils exquisit bindegewebig, theils bildete
sie mehr glasartige Balken und Lamellen. Da und dort waren dann Massen von gelb-
rothen bis braunen Körnern und Klumpen eingestreut, zum Theil krystallinischen
Ansehens, anderwärts eine blassgelbe oder fettige körnige Substanz, an manchen
Stellen auch zahlreiche kleine eiterartige Zellen. Es waren die festen Wände des
Balgs übrigens weder gegen die weichere Masse im Inneren, noch gegen das lockere,
gelbliche Gewebe an der Oberfläche scharf und bestimmt abgegrenzt. Das letztere
zeigt eine auffallende Menge fettiger Tropfen und Klumpen in einer fadig-balkigen
Grundlage.

Von der Linse und ihrer Kapsel konnte ich keine Spur auffinden und muss vermuthen, dass dieselbe verloren gegangen war. An der Hornhaut mussten jedenfalls
beträchtliche Ulcerationen stattgefunden haben, wenn auch eine Perforation nicht
absolut erwiesen ist. Ich gestehe aber zugleich, dass Fälle, wie der vorliegende,
mich misstrauisch machen gegen das angebliche Vorkommen wohl entwickelter Blutgefässe im Innern der geschlossenen Linsenkapsel, wenn nicht eine detaillirte Untersuchung zu Grunde liegt. Denn das Eindringen der Retina in einen dergleichen Balg
kann noch mehr versteckt sein, als es hier war, und dann dieser leicht für die veränderte Kapsel genommen werden. Der ganze Vorgang darf hier wohl so gedacht
werden, dass, eine Iridochorioiditis und Hornhautperforation die Netzhautablösung
und den Verlust der Linse herbeiführte, dann aber der Process nicht stillstand und
nach wiederholten Blutungen und Exsudationen sich die erwähnte Kapsel aus einen
Theil der nach vorn gezerrten Retina vielleicht mit einem Theil des Glaskörpers
bildete. Gegen die beiden ersten Fälle, wo die Produkte fast nur an der inneren
Fläche der Aderhaut vorkamen, ist hier das ausgedehnte Auftreten blutig-eiteriger
Massen an der äusseren Seite der Chorioidea und in ihrem Gewebe bemerken-werth.

Die in den beiden letzten Fällen erwähnte Umwandlung von Netzhautgeweben
in Bindegewebe-Stränge scheint in atrophischen Augen nicht selten zu sein. In sehr

ausgezeichneter Weise traf ich dieselbe in einem etwas atropischen Bulbus, welcher eine bis zu 3 Mm. dicke Knochenschale an der ganzen Innenfläche der Chorioidea bis zum Ciliarkörper enthielt. Diese Schale war theils mit der Chorioidea eng verbunden, theils frei, an der Eintrittsstelle des Sehnerven aber von einem Strang durchbohrt, welcher zu einem die Stelle der Linse einnehmenden derben Pfropf hinzog. Es waren fast nur die Gefässe von der Retina übrig, und diese bildeten solide, sehr stark varicöse Stränge, so dass sie den bekannten, durch Essigsäure knotig gewordenen Bindegewebebündeln der Arachnoidea sehr ähnlich sahen. Dabei waren sie aber stark verkalkt und die Stelle des Lumens nahm bisweilen ein gelblich-körniger Strang ein, wie derselbe in umwegsam gewordenen Retinagefässen öfters beobachtet wird (W. S. — 1856, S. 46).

In dem seit 30 Jahren blinden Auge einer 102 J. alten Person, wo ebenfalls fast die ganze Innenfläche der Chorioidea von einer dicken Knochenschale belegt war, enthielt die in einen Strang umgebildete Retina ebenso zahlreiche aus Blutgefässen hervorgegangene Bindegewebestränge, ausserdem aber auch noch stark mit Blut gefüllte, sehr varicöse Gefässe, welche von Extravasaten des verschiedensten Datums umgeben waren. Es war übrigens auch die innere Fläche der Knochenschale von einer fibrösen Membran bekleidet, welche ein Netz von bluthaltigen (neugebildeten) Gefässen enthielt. Dieselben schienen mit denen der Chorioidea zu communiciren.

X. Sclerectasia posterior.

(W. S. — 1855, p. LIII. — 8.Mai 1855.)

H. Müller legt ein Auge mit beträchtlicher Sclerectasia posterior vor und bespricht den anatomischen Befund bei derartigen Augen. Im vorliegenden Fall war eine weisse Sichel von circa 1′″ um die Eintrittsstelle auf der Seite der Macula luten wie gewöhnlich dadurch ausgezeichnet, dass die Chorioidea etwas fester an der Sklera adhärirte, ausserdem aber waren daselbst die mit Blut gefüllten Gefässe nicht nur viel sparsamer und enger (0,008 Mm.), sondern zeigten auch einen andern, weniger netzförmigen Charakter der Anordnung als in der übrigen Chorioidea. Ferner war das Zwischengewebe der Chorioidea trübe, mehr streifig-faserig als sonst, und es waren sehr zahlreiche, kleine, zellige Körper in Gruppen zwischen den Gefässen zu finden, was der Ansicht günstig ist, wonach entzündliche Veränderungen an der Ausbildung dieser Zustände Antheil haben Die Retina-Elemente erschienen an der ektatischen Partie etwas gelockert, doch hält *H. Müller* bei einem Urtheil hierüber grosse Vorsicht für nothwendig.

In einem anderen kürzlich beobachteten Fall, wo die äussere Augenaxe gut 13 Par. Linien betrug, sass der Sehnerve noch auf einer besonderen konischen Erhebung. Im Innern war hier die intensiv weisse, sich peripherisch verlierende Sichel von dem Rand der Eintrittsstelle durch eine hellbräunlich marmorirte Zone getrennt. In diesem Auge fanden sich die oben erwähnten scheibenförmigen Körper an den Gefässen, so wie einzelne in der Gegend des Aequators von der Chorioidea her in die Retina eindringende pigmentirte Zapfen. Prof. *Linhart*, welcher dieses Auge dem Vortragenden gütigst überliess, theilte ihm mit, dass das andere ebenso beschaffen gewesen sei. Die Person soll aber, wie man auf Befragen erfuhr, „nur zu gut" gesehen haben.

XI. Verknöcherung der Chorioidea.

(W. S. — 1858, p. LIV. — 8. Mai 1858.)

H. Müller zeigt die Augen einer 102 Jahre alten, wenigstens 32 Jahre lang blinden Person. Dieselben zeigen an der Innenfläche der Chorioidea eine bis zu 1 1/2''' dicke, nur hier und da durch eine fibröse Lamelle ersetzte Knochenschale, welche vorn stellenweise die Faltung der Zonula wiedergibt, in welche die Ciliarfortsätze eingreifen. Die Knochenschale ist von Blutgefässen durchzogen, welche sie streckenweise mit der atrophischen Chorioidea fest verbinden. Die Eintrittsstelle des Sehnerven ist von der Kapselschale frei und die Retina geht von dort als ein unregelmässiger Strang nach vorn. welcher jedoch noch bluthaltige Gefässe besitzt. Ueberall sind Extravasate verschiedenen Datums, die Descemet'sche Membran erreicht die enorme Dicke von 0,06 Mm., einzelne Ciliarnerven sind aber auch hier vollkommen wohl erhalten, markhaltig, welchen, bei sehr destruirten Augen häufigen, Umstand der Vortragende bereits früher als vermuthlich wichtig für die Fortdauer pathologischer Processe im Auge, so wie für das Auftreten secundärer Zufälle in dem andern Auge bezeichnet hat.

XII. Anatomische Untersuchung eines Mikrophthalmus.

W. V. — X, p. 138—146. — 1859.

Hierzu Taf. V. Fig. 25—28.

W. S. — 1859. p. X. — 22. Januar 1859. — *Förster* spricht über eine weibliche Kindesleiche mit Mikrophthalmia und mangelhafter Entwicklung der linken Lunge, da das Herz mit seinem Beutel den grössten Theil des linken Brustraumes ausfüllte.

Das Mädchen war 3 Wochen alt, äusserst mager und klein. Die Augen ungewöhnlich klein. Das Gehirn regelmässig gebaut, die Sehnerven auffallend dünn und lang, auch die Tractus optici dünner als gewöhnlich, das Kreuz des Chiasma NN. opt. Ist in sofern eigenthümlich gestaltet, als die Wurzeln der Sehnerven auf der einen Seite und die Sehstreifen auf der andern unter spitzen Winkeln zusammenstossen. Die NN. olfactorii haben keinen Kolben, sondern sind flach verstrichen, sehr dünn und zart. Nach Eröffnung der Brusthöhle sah man nur die rechte Lunge, die sehr ausgedehnt und emphysematisch war, und das Herz, während von der linken Lunge gar nichts zu sehen war, die linke Brusthöhle wird fast vollständig von dem Herzen eingenommen, das äussere Blatt des Herzbeutels in grösster Ausdehnung mit der linken Brustwand verwachsen, erst nachdem man den Herzbeutel abgetrennt hatte, gelangte man hinten zu der äusserst kleinen Brustfellhöhle mit einer einlappigen, sehr kleinen linken Lunge, in welche ein Bronchialstamm führt, der bedeutend kleiner ist, als der rechte. Das Herz ist gross, aber nicht pathologisch vergrössert und wie die grösseren Gefässtämme normal.

H. Müller berichtet über den Zustand der beiden Augen, es schien auf den ersten Blick, als ob die Augäpfel sehr sorgfältig nach Bonnets Weise aus der Tenon'schen Kapsel ausgelöst worden wären, bei genauerer Untersuchung fanden sich aber doch die sehr verkleinerten Augäpfel vor. Näheres in den Verhandlungen.

Förster zeigt die Abbildung eines ähnlichen Falles, der in Virchow's Archiv beschrieben ist *Virchow's Archiv. XIII, p. 530.*

W. S. — 1859. p. XIX. — 26. März 1859. — *H. Müller* gibt eine genauere Beschreibung des bereits am 22. Januar 1859 vorgezeigten Falles von Mikrophthalmus dahin, dass der sehr kleine Augapfel in zwei Portionen auslief, dass die Muskeln sich nicht an dem Augapfel selbst, sondern an dem Bindehauttrichter versetzten, und dass diese Muskeln zum Theil untereinander in Verbindung standen. In der grösseren Abtheilung des Augapfels fand sich eine Netzhaut, dann eine glaskörperartige Masse, und Reste einer Linse mit fötalem Kapselstaar.

Im Januar dieses Jahres wurde ein schwächliches neugeborenes Kind auf die Anatomie in Würzburg gebracht, welches durch eine unverhältnissmässig kleine Spalte zwischen den eingesunkenen, nicht vorgewölbten Augenlidern auffiel. Diese Spalte führte in eine Höhle, welche sich vollkommen so ausnahm, als ob ein kleiner Bulbus sorgfältig aus der Tenon'schen Kapsel exstirpirt worden wäre. Es war diess aber der Sack der Conjunctiva, der hier diese einfache Form besass, da kein Augapfel ihren mittleren Theil nach vorn drängte. Von einem Augapfel war überhaupt nichts ausserlich wahrzunehmen, doch zeigte die genauere Untersuchung, welche mir Prof. *Förster* freundlich überliess, dass jederseits ein freilich sehr modificirter Angapfel nahe am Boden der Augenhöhle, nach unten und aussen von dem erwähnten Conjunctiva-Sack lag.

Ausser diesem abweichenden Lageverhältniss zwischen Bulbus und Conjunctiva zeigten die Augenmuskeln sehr eigenthümliche Abnormitäten, während der Bau des mehrfach ausgebuchteten Bulbus mit Sicherheit nachwies, dass hier ein fötaler Krankheitsprocess (Entzündung) mit in Frage komme.

Der Schädel war wohlgebildet, ausgenommen dass die Augenhöhlen etwas kleiner waren. Der Durchmesser ihres ziemlich rundlichen Einganges betrug 15 bis 16 Mm. Das Gehirn zeigte äusserlich keine Abnormität, nur das Chiasma war schmaler, die Sehnerven länger und dünner als sonst, enthielten jedoch markhaltige Fasern. In der Brusthöhle fand Prof. *Förster* die linke Lunge ganz rudimentär entwickelt.

Von dem linken Auge und dessen Muskeln gibt Fig. 27 u. 28 eine Anschauung von der oberen und untern Seite nach Herausnahme aus der Augenhöhle. Der Sehnerv geht in einen Bulbus, der aus 2 Abtheilungen besteht, die an der Insertion des Nerven zusammenstossen. Eine grössere unregelmässige Abtheilung von 3—6''' Durchmesser liegt an der Schläfenseite, von dem Boden der Augenhöhle nur durch etwas Fettzellgewebe getrennt, während die zweite, nur etwa 1''' weite Abtheilung, sich nach der Nasenseite bis in die Gegend des Thränensacks zieht. Die Thränenwege, wie die Thränendrüse zeigen keine Abnormität. Der Grund des Conjunctiva-Sackes liegt noch zum Theil über dem zweilappigen Bulbus. Die Augenmuskeln sind sämmtlich vorhanden, setzen sich aber nirgends an den Bulbus, sondern an die Umgebung des Conjunctiva-Sackes, oder sie gehn schlingenförmig in einander über. Der obere gerade Muskel geht nach vorn theilweise in eine dünne, sehnige Ausbreitung über, welche sich an der oberen Seite des Conjunctiva-Sackes verliert; der grössere Theil aber bildet eine rundliche Schne, welche mit der des oberen schiefen Muskels identisch ist. Die letztere geht normal durch die Trochlea und beide Muskeln bilden so eine Schlinge, welche vorn geschlossen durch die Rolle hin und her gezogen werden kann. Der innere gerade Muskel verliert sich an der inneren Seite des Conjunctiva-Sackes, der äussere dagegen, welcher noch zwei getrennte kleine accessorische Bündel von 1—2 Mm. Dicke besitzt, geht nur zum Theil an jenen, der andere Theil geht durch die nach vorn sehende Einkerbung zwischen den beiden Abtheilungen des Bulbus abwärts und hängt nach unten mit dem unteren geraden Muskel zusammen. Es vereinigt sich damit aber an derselben Stelle auch der normal entsprungene untere schiefe Muskel, so dass diese 3 Muskeln eine Yartige dreischenkelige Figur bilden. Der Aufheber des oberen Lids ist normal.

Am rechten Auge ist die Lage des Bulbus analog, wiewohl er nicht so zweigipfelig, sondern unregelmässig ausgebuchtet ist. Auch die Muskeln sind ähnlich angeordnet. Levator palpebrae, Rectus internus, Rectus und Obliquus superior ganz entsprechend; vom Rectus externus, der auch hier ein kleines accessorisches Bündel hat, geht ein Theil abwärts zum Obliquus inferior, ein Rectus inferior aber ist nicht deutlich zu finden. Es wurde jedoch behufs der Conservirung des Bulbus hier anfänglich nicht so genau präparirt, dass dessen Mangel behauptet werden könnte, und könnte derselbe vielleicht an dem Rectus internus unten angelegen haben.

Was nun die Augäpfel selbst betrifft, so wurde der eine frisch untersucht, der andere, nachdem er einige Zeit in erhärtender Flüssigkeit gelegen hatte [*].

---

[*] Ich wende hiezu meist eine Flüssigkeit an, welche doppelt chromsaures Kali und schwefelsaures Natron enthält, von jedem etwa 1½%, oder von dem einen etwas mehr, von dem andern weniger. Dazu setzt man noch etwas Chromsäure, je nachdem man mehr oder weniger erhärten will.

Das linke Auge (Fig. 27 u. 28) ist in der Gegend, wo die beiden Portionen unter sich und mit dem Sehnerven zusammenhängen, von einer ziemlich derben, narbenähnlichen Membran gebildet, während die grössere Portion nach vorn einen etwas buchtigen, durchscheinenden, mit gelblicher Flüssigkeit gefüllten bindegewebigen Sack darstellt. Die am meisten durchscheinende, nach vorn gelegene Partie, welche aus einer ziemlich klaren, etwas lamellösen Zwischensubstanz mit Bindegewebskörperchen ohne elastische Fasern besteht, darf vielleicht für ein Hornhantrudiment gehalten werden. Im Innern befindet sich eine durch beide Portionen continuirliche Höhle, welche ausser Flüssigkeit in der grösseren Portion eine deutliche, weisslich durchscheinende, etwas gefaltete Retina enthält. Diese ist nach vorn rückwärts gekrümmt, ohne dass von einer Linse etwas zu sehen wäre, nach hinten nimmt sie an Dicke bedeutend zu und ist mit der Wand des Bulbus in grösserer Ausdehnung verwachsen. In dieser Gegend ist auch ein Theil derselben an der Aussenseite mit schwärzlichem Pigment belegt, welches an den andern Stellen des Auges fehlt. Nur ein Strang, welcher in der Netzhaut, nach innen vorspringend, nach vorn zieht, um sich dann an der Wand des Bulbus zu heften, enthält neben faseriger Masse und sehr viel rothen Pigmentklumpen auch Lamellen von deutlichem Chorioidealepithel mit schwärzlichem Pigment, jedoch unregelmässig gelagert und mannigfach verklebt. Der feinere Bau der Retina ist an manchen Stellen ganz evident, deutlich geschichtet. Einzelne Ganglienzellen mit Fortsätzen, blasse Nervenfasern, molekuläre Masse, Körner, Radialfasern mit den kernhaltigen Anschwellungen und innern quer abgestutzten Enden, welche schmal, palissadenartig nebeneinanderstehn, lassen keinen Zweifel. Stäbchen sind nicht zu finden, was vermuthlich nur durch beginnende Fäulniss bedingt ist, da Körperchen vorhanden sind, welche sich wie modificirte Stäbchen ausnehmen. Ausserdem enthält die Retina Blutgefässe und da und dort rothe Pigmentklumpen, wie sie aus Blut hervorzugeben pflegen. An vielen Stellen, besonders nach rückwärts, ist die Struktur der Retina weniger deutlich, und nach vorn geht dieselbe an einigen Stellen deutlich in eine dünnere Membran über, in welcher eine sehr entwickelte Pars ciliaris kaum zu verkennen ist. Sie besteht aus senkrecht verlängerten schönen Zellen, welche sich an die Radialfasern anzuschliessen scheinen und dann niedriger werden. An dieser Pars ciliaris liegt eine gefässhaltige Lamelle an, deren Zusammenhang mit den Retinagefässen jedoch nicht gesehen wird.

Viel weniger deutlich als die Netzhaut sind die übrigen Theile des Augapfels ausgeprägt.

Der Sklera liegt innen eine weiche, gefässreiche Schicht an, welche ziemlich viele Zellen mit 2 oder auch mehr Fortsätzen und steife, gegen Essigsäure mehr als Bindegewebe resistirende Fasern enthält. Wahrscheinlich ist diess die Chorioidea, die noch kein normales Pigment enthält, wohl aber unregelmässig zerstreut rothe Pigmentklumpen. Ausserdem sitzen darin hie und da weissliche hirseähnliche Körnchen, welche, scharf begrenzt, im Innern aus einer dichten, zellig-fasrigen Masse bestehn. In den engen zweiten Zipfel des Bulbus zieht sich auch eine zellig-fasrige, weiche Schicht hinein, von der zweifelhaft bleibt, ob sie blos der Chorioidea oder auch Retinarudimenten analog ist.

Interessanter ist, dass im Innern der Retina sich deutliche Spuren von Glaskörper und Linse vorfinden, letztere mit einem fötalon Kapselstaar. Vorn an der Pars ciliaris ragt eine ganz dünne homogen-streifige Lamelle vor, an welcher sich sternförmige Zellen vorfinden, und ein kleines gallertiges Klümpchen anliegt, das wohl für Glaskörper zu halten ist. Ziemlich weit hinten, in nicht näher bestimmbarer Lage werden endlich Klümpchen gefunden, welche zum Theil deutliche, wenn auch etwas metamorphosirte Linsenfasern anfweisen, ferner Zellen, die in Uebergang in solche Fasern begriffen sind, aber auch grosse, unförmlich blasige Zellen mit Kern und Kernkörperchen, die vielleicht für pathologisch entwickelte Linsen-Zellen gehalten werden können. In derselben Gegend finden sich ziemlich grosse Fetzen von Linsenkapsel mit sehr exquisiten drusigen Auflagerungen, wie sie in sogenannten Kapselstaaren vorkommen (s. Fig. 26). Die strukturlose Kapsel hat alle Charaktere derselben, bei 0,012 Mm. Dicke; streckenweise liegt an derselben eine gefässhaltige Lamelle, welche für einen Rest der gefässtragenden embryonalen Linsenkapsel genommen werden darf. Andererseits kommen an der strukturlosen Kapsel Fetzen eines Epithels, aber nur als eine unvollkommene halb zerstreute Zellenlage und, auf derselben Seite der Kapsel, mannigfache Auflagerungen vor, welche hie und da als glashelle Schichten Zellenreste einschliessen und die Kapsel bis zu 0,025 Mm. verdicken. Drusige Körper aber sind in grösserer Zierlichkeit und Mannigfaltigkeit vorhanden, als ich sie in irgend einem andern Kapselstaar getroffen. Einfache glashelle Vorsprünge, geschichtete Körper vom Ansehen der Corpuscula amylacea, ähnliche rundliche, längliche, biscuitförmige Körper mit gelblich körnigen Massen im Innern, endlich grössere und kleinere complicirte Anhäufungen, dadurch entstanden, dass Häufchen kleiner Kugeln von concentrischen glashellen Schichten umgeben und wieder mit anderen ähnlichen zu secundären und tertiären Einschachtelungen vereinigt wurden. Durch Jod werden die Körper einfach gelb, und zwar die eingeschlossenen Massen stärker als die einschliessenden Schichten.

Das rechte, etwas erhärtete Auge stimmt in den wesentlichen Punkten mit dem beschriebenen überein. In der Nähe der Eintrittstelle eine dichte, narbenartige Masse, die nach unten und vorn gehende dünnwandige Höhle an der äusseren Seite mit Ausbuchtungen versehen, an der inneren Seite mit leistenartigen Vorsprüngen. Ein zweiter Zipfel des Bulbus mündet in der Nähe der Eintrittsstelle mit einem ganz engen Kanal, geht aber dann nicht gerade aus nach innen, sondern windet sich ganz unregelmässig abwärts.

Von dem innern Bau der grösseren Abtheilung des Bulbus gibt Fig. 25 eine ungefähre Skizze. Hinten und innen am Sehnerven-Eintritt liegt eine dichte pigmentirte Masse, von welcher ein Streifen eine Strecke weit nach vorn zieht. Daneben führt die Mündung in den erwähnten unregelmässigen Zipfel. b ist die zusammengefaltete Retina, hinten mit der Wand des Bulbus in Verbindung und unförmlich dick, nach vorn membranös, immer dünner werdend. An der inneren Seite, vor dem pigmentirten Streifen sehr schöne Fetzen von zelliger Pars ciliaria, wieder mit anliegenden Blutgefässen; ganz vorn und innen, zwischen der einwärts gekrümmten Retina, glashäutige Masse, welche sich auch an der Innenfläche der Retina nach hinten fortsetzt, der Hyaloidea ähnlich. Im Innern sind bis gegen die pigmentirte Masse hin einzelne Klümpchen unzweifelhafter Linsensubstanz, während in der pigmentirten Masse selbst neben polygonalen Pigmentzellen und fasrig-zelligem Gewebe Fetzen von zusammengefalteter Linsenkapsel von 0,012—0,02 Mm. Dicke zum Vorschein kommen. Dieselben sind auch hier mit Resten der gefässhaltigen Kapsel und auf der anderen (inneren) Seite mit Auflagerungen versehen. Bemerkenswerth ist, dass der vordere Theil der Faserhaut des Bulbus an seiner Innenfläche mit einer senkrecht gestellten Zellenlage bekleidet ist, welche mehr den etwas zackigen Zellen der Pars ciliaris retinae als einem ächten Cylinderepithel ähnlich sieht. Nach rückwärts scheint sie in die oben als Chorioidea gedeutete Schicht überzugehen, doch ist diess nicht ganz deutlich. Diese Schicht enthält auch in diesem Auge viele rothe Pigmentklümpchen und die beschriebenen weissen Körperchen, von denen einzelne an besonderen Stielen hängen.

Die Retina lässt in der membranösen Partie senkrechte Schnitte anfertigen, welche sämmtliche Schichten (Stäbchen fast gänzlich zerstört) aufweisen, mit unbedeutenden Modificationen gegen das normale Verhalten. Nach vorn gehn die Radialfasern in die Zellen der Pars ciliaris über, während die hintere, übermässig dicke Partie der Retina keine regelmässige Schichtung, wiewohl ähnliche Elemente, zum Theil in längere Fasern ausgewachsen, aber auch rothe Pigmentklumpen, enthält.

Es liegt hier der Retina ausserdem an der äussern Seite eine dünne, jedoch gefässhaltige Schicht auf, welche der rudimentären Chorioidea ähnlich ist, mit der sie weiter hinten verschmilzt. In die an der Eintrittsstelle gelegene kleine Ausbuchtung ragt ein Lappen hinein, der theilweise Retinastruktur erkennen lässt. Ebenso finden sich Retinarudimente in dem nach unten gehenden unregelmässigen Zipfel des Bulbus. Ueberblickt man die Anomalien der Augen in diesem Fall, so zeigten sich folgende Punkte:

1) Abnorme Lage des Bulbus unter dem Conjunctiva-Sack;
2) die Augenmuskeln haften nicht am Bulbus;
3) Form- und Struktur-Veränderungen des Bulbus selbst.

Was die letzteren betrifft, so kann kaum ein Zweifel sein, dass der Zustand die Folge eines Krankheitsprocesses sein müsse, der in die Kategorie der fötalen Entzündungen gehört. Man könnte ebensowohl sagen: die Entzündung hat die Entwicklung modificirt, als die Entzündung dadurch eigenthümliche Resultate hat, dass sie in einem sich entwickelnden Organ auftritt. Für diese Auffassung aber spricht namentlich das Vorkommen rother Pigmentklumpen in ausgedehntem Maasse, sowie von narbigen Einziehungen. Wie freilich dadurch die Form des Bulbus zu Stande kam, ist nicht ganz deutlich, möglichenfalls ist die exquisit zweilappige Form des linken Auges mit durch die in der Kerbe liegende Muskelschlinge bedingt. Die Periode des Auftretens der Krankheit muss jedenfalls in eine Zeit gesetzt werden, wo die gefässreiche Linsenkapsel noch vorhanden ist. Andererseits spricht gegen einen sehr frühen Zeitpunkt die Anwesenheit der wesentlichen Theile des Auges in ziemlich charakteristischer Beschaffenheit, einer so wohl entwickelten Linsenkapsel und einer Hyaloidea, von denen die erstere, nachdem sie einmal in die pigmentirte Masse verklebt war, sich schwerlich viel weiter entwickelte. Man darf wohl annehmen, dass die am meisten alterirte Gefässhaut vorzugsweise den Ausgangspunkt bildete, wobei sehr eigenthümlich ist, dass das Pigmentepithel nur an einzelnen beschränkten Stellen, dort aber wohl entwickelt vorkommt.

Noch schwieriger ist die Beurtheilung der Abnormität der Conjunctiva und der Muskeln im Verhältniss zu der Alteration des Augapfels. Ich kann für diese eigenthümliche Formation keine Erklärung aus der Entwickelungsgeschichte geben, als dass die Umgebungen des Bulbus aus einer anderen Keimschicht hervorgehn, als dieser, resp. die primitive Augenblase, beide also nicht nothwendig dieselben relativen Lageverhältnisse zeigen müssen [*]. Es ist jedoch nicht unwahrscheinlich, dass hier ein bestimmter Hergang zu Grunde liegt, da nicht nur beide Augen des vorliegenden Falles sich ganz ähnlich verhielten, sondern auch sonst diese Bildung wiederholt vorzukommen scheint.

Seiler [**] beschreibt ein Präparat, wo der sehr rudimentäre, nur 5‚‴ im Durchmesser haltende Augapfel hinter einer von der Conjunctiva gebildeten Grube lag, die Muskeln aber, von denen einerseits der untere schiefe, andererseits mehrere fehlten, sich in Zellstoff an der hinteren Fläche der Conjunctiva endigten. In den von *Ammon* [***] Tab. I. Fig. 7 und Tab. II Fig. 14 abgebildeten Fällen, wo bei enger Lidspalte Mikrophthalmus (im letzten Fall vielleicht Anophthalmus zugegen war, ist über die Lage Nichts genauer bekannt, es scheint aber eine ähnliche Grube der Conjunctiva die vordere Partie der Augenhöhle eingenommen zu haben. Sehr ähnlich verhielt sich dagegen sicher ein von *Helmholtz* [†] kürzlich beschriebener Fall von Mikrophthalmus und vielleicht würde die Uebereinstimmung in manchen Einzelheiten

---

* Hiermit stimmt auch, dass *Seiler* in einem Falle Augenmuskeln fand, wo von dem Bulbus nichts zu entdecken war.
** Beobachtungen ursprünglicher Bildungsfehler der Augen. 1833. Seite 3 und Fig. II
*** Klinische Darstellungen der angeborenen Krankheiten des Auges. 1841.
† Archiv für Ophthalmologie. III Bd. Abth. 2. S 209

noch mehr hervortreten, wenn nicht *Helmholtz* die Augen erst nachdem sie ausgeschnitten und wahrscheinlich in Weingeist aufbewahrt waren, durch die Aufmerksamkeit von Dr. *Prieger* in Kreuznach, erhalten hätte. Es war hier ebenfalls ein unterhalb der trichterförmigen Conjunctiva gelegener Bulbus vorhanden, der 'aus einer
lappigen pigmentirten hinteren und einer vorderen, grösseren, nicht pigmentirten
Abtheilung bestand; die letztere enthielt in dem einen Auge noch ein kleineres Säckchen, in dessen Innerem verkalkte Klümpchen lagen, die *Helmholtz* mit Wahrscheinlichkeit für Linsenreste hielt. Da das Säckchen aus Bindegewebe mit vielen spindelförmigen Zellen und ovalen Kernen bestand, so ist wohl die Vermuthung erlaubt, dass
dasselbe der Partie entsprach, welche in dem oben beschriebenen Fall als Retina mit
Sicherheit zu erkennen war. Die Muskeln scheinen nach der Abbildung ebenfalls
vorwiegend über dem Bulbus gelegen und an der Umgebung des Conjunctivasackes
befestigt gewesen zu sein.

Helmholtz wirft die Frage auf, ob man den Conjunctiva-Trichter als den Stiel
des Hautfortsatzes ansehen dürfe, aus welchem normal der Glaskörper hervorgeht,
während der Linsenfortsatz an einer anomalen Stelle gebildet sei, so dass ihm die
Einstülpung der primitiven Augenblase nicht gelungen sei. Derselbe wirft aber selbst
ein, dass in diesem Fall der Glaskörperfortsatz über dem Linsenfortsatz liegen würde,
was im normalen Auge umgekehrt ist. Von diesem Einwurfe abgesehen darf man
wohl kaum die Einstülpung der Conjunctiva mit dem die Bildung des Glaskörpers
bedingenden Hautfortsatz identificiren, endlich ist in dem oben beschriebenen Fall bei
aller übrigen Aehnlichkeit in der That die rudimentäre Linse und Glaskörper innerhalb der Retina, also der eingestülpten primitiven Augenblase gelegen. Natürlich
folgt aus dem Umstand, dass ein einfacher Error loci nicht zur Erklärung ausreicht,
nicht auch, dass bei jener Einstülpung Alles regelrecht vor sich gegangen. Der Umstand, dass in dem von mir beschriebenen Fall an der Nasenseite der Retina-Blase
eine Einziehung sich vorfand, muss die Vermuthung rege machen, dass diese mit der
fötalen Augenspalte zusammenhänge, und das Vorkommen der Linsenreste gerade
in jener Gegend wäre bei der Lage der Linse zu jener Spalte nicht auffallend, doch
ist Anderes, namentlich die mangelnfachen Ausbuchtungen des Bulbus sowie die bedeutende Entwicklung der Linsenkapsel sehr geeignet, zur Vorsicht aufzufordern.
Vielleicht können Andere, welche in der Lage sind, unter Kenntnissnahme der bisherigen Beobachtungen, ähnliche Fälle zu untersuchen, aus dem Gemeinschaftlichen
und Abweichenden derselben Schlüsse ziehen, welche eine weitere Aufklärung
zulassen.

Erklärung der Abbildungen.

Fig. 25.　Schematischer Durchschnitt des rechten Auges eines Mikrophthalmus. *a* Augen-
kapsel; *b* Retina, hinten sehr dick, vorn etwas eingerollt; *c* eingezogene Partie
an der Nasenseite; *d* glashäutige Masse.

Fig. 26.　Fötaler Kapselstaar von einem Mikrophthalmus mit einfachen und complicirten
Drusen. *a* Rand einer Falte.

Fig. 27.　Linkes Auge eines Mikrophthalmus von oben.

Fig. 28.　Dasselbe von unten.
　　a Grössere, *b* kleinere Portion des Bulbus
　　c Levator palpebrae.

d Rectus externus mit den accessorischen Bündeln, von denen Fig. 28 blos eine zu sehn ist.

e Rectus superior, zum Theil an den Sack der Conjunctiva gehend, zum Theil an die von der Trochlea kommende Sehne des Obliquus superior.

f Obliquus superior.

g Rectus internus.

h Rectus inferior, in der Einkerbung des Bulbus mit einem Theil des R. externus und Obliquus inferior verbunden.

i Obliquus inferior.

k Thränendrüse.

l Thränensack.

XIII. Ueber eigenthümliche scheibenförmige Körper und deren Verhältniss zum Bindegewebe.

(W. V. — X, p. 128—137. — 8. Mai 1859.)

Hierzu Taf. V, Fig. 14—24.

(Siehe W. S. — 1858, p. LIII. — 8. Mai 1858 und dieses Werk p. 318.)

Seit mehreren Jahren kenne ich eigenthümliche Bildungen in dem Bindegewebe, welches zwischen die Bündel, namentlich der tieferen Schicht des Ciliar-Muskels eingelagert ist; später kamen mir dieselben zweimal an Netzhautgefässen vor, und zwar einmal bei Sclerectasia posterior, einmal bei sogenannter Retinitis pigmentosa. Da dieselben hier besonders exquisit auftraten, will ich sie hier zuerst beschreiben.

An kleinen Aestchen der Arteria wie Vena centralis retinae bis gegen die eigentlichen Capillaren hin sassen scheibenförmige Körper, welche von der Fläche betrachtet, rund oder etwas elliptisch erschienen. Von der Seite gesehen dagegen stellten sie sich unter der Form eines an den Enden abgerundeten Stäbchens dar. Die Uebergänge zwischen der Flächen- und der Profil-Ansicht wiesen nach, dass dieselben den farbigen Blutkörperchen des Menschen ähnlich mit einem dickeren Randwulst und einer mittleren flachen Depression versehen waren.

Die Grösse wechselte beträchtlich, 0.015 bis 0.064 Mm. von der Fläche bei 0.002 bis 0.01 Mm. Dicke am Randwulst.

Der äussere Umriss war scharf gezeichnet, bei Betrachtung von der Fläche mit einem schwächeren, von der Kante dagegen mit einem sehr starken Schatten versehen. Ausserdem erschien der Randwulst mehr oder weniger deutlich concentrisch gestreift, jedoch nirgends mit scharfer Markirung von einzelnen Schichten. Gegen die Mitte wurde die Scheibe heller. homogener, meist ohne scharfe Grenze, bei einigen jedoch nahm sich die mittlere Partie aus wie ein Loch in einem Ring, indem sie scharf von dem Randwulst abgesetzt so hell und homogen war, dass kaum eine Ueberzeugung einer Ausfüllung zu gewinnen war.

Sehr eigenthümlich stellte sich das Verhältniss der Scheiben zu den Blutgefässen heraus, an denen sie hafteten. Manche Scheiben waren nämlich in der Mitte von dem Gefäss durchbohrt, so dass dieses davon wie von einer Halskrause umgeben war (Fig. 14, b u. c). Andere Scheiben dagegen sassen seitlich mit einem dünnen, etwas konischen Stiel an den Gefässen auf. welcher sich in der Mitte der Scheibe inserirte. Es verdeckten sich dann bei der Flächenansicht Scheibe und Gefäss (Fig. 14, a), während bei der Profilansicht die Scheibe neben das Gefäss zu stehen kam, mit parallelen Längeaxen (Fig. 15). Wo die Scheibe von dem Gefäss durchbohrt war, ging ihre Mitte ohne deutliche Grenze in die homogen streifige Adventitia des Gefässes über. Wo die Scheibe seitlich ansass, zeigte sich bei Betrachtung von der Fläche ganz in der Mitte nicht selten ein etwas körniger, dunklerer

Fleck, der bisweilen einem Zellenkern ähnlich sah, aber auch als optischer Ausdruck des Stiels gedeutet werden konnte. Einzelne, namentlich kleine Scheiben endlich waren nur locker auf eine weniger regelmässige Art mit der Zellscheide der Gefässe verbunden.

Ausser den scharf abgegrenzten Scheiben kamen nun noch weniger markirte Bildungen vor, welche bemerkenswerth sind wegen der Uebergangsstufen, welche sie bilden. Es war nämlich die Adventitia hie und da zu Wülsten erhoben, welche bald regelmässig ringförmig in sich zurückliefen, bald mehr ohne Ordnung das Gefäss umgaben. Letzteres war namentlich da der Fall, wo eine ganze Strecke des Gefässes mit solchen Wülsten von kleinerer oder grösserer Höhe besetzt war. Die höheren und ringförmigen Wülste nun zeigten Uebergänge zu den exquisiten Scheiben (Fig. 17). Andererseits nahmen sich die ringförmig oder spiralig das Gefäss umgebenden Wülste öfters wie ein herumgewundenes Bindegewebe-Bündel aus, und es kam vor, dass von dem Gefäss weg ein solcher Strang isolirt verlief, der alle Charaktere eines Bindegewebebündels vollkommen besass, sei es, dass es schon ursprünglich oder erst bei der Präparation von der Gefässscheide sich abgelöst hatte (Fig. 16). Deutliche Zellenkerne waren nirgends sichtbar, es ist aber zu bemerken, dass die Gefässwandungen überhaupt hier viel homogener waren, als diess sonst normal der Fall ist.

In dem Bindegewebe des Ciliarmuskels kommen nun bei alten Leuten wie es scheint constant, bei ganz jungen Individuen dagegen gar nicht oder sparsamer Bildungen vor, welche den an den Retinalgefässen beobachteten analog sind.

Beim Zerzupfen der tieferen Schicht des Muskels, nahe dem Ciliarkörper findet man vollkommen isolirte Scheiben (Fig. 18), welche von der Fläche ziemlich blass aussehen, sobald sie aber durch Rollen auf die Kante zu stehen kommen, auffallend dunkel werden. An Form und Aussehen sind sie den an den Gefässen beschriebenen sehr ähnlich, jedoch häufig die concentrische Streifung etwas deutlicher. Bisweilen ist diese Beschaffenheit auf der ganzen Fläche ziemlich gleichmässig und es sieht dann das etwas opalisirende Körperchen einem Corpusculum amylaceum sehr ähnlich. Ich will jedoch sogleich bemerken, dass ich mit Jod weder allein noch auf Zusatz von Schwefelsäure eine blaue oder violette Färbung erhalten konnte. In der Regel wird die Scheibe gegen die etwas deprimirte Mitte hin blasser und es erscheint dann diese entweder ganz hell, wie eine Lücke, oder es liegt in einem hellen Hof ein blasskörniger Fleck, der sich einem Zellenkern ähnlich ausnimmt. Sowohl der helle Hof als der kernähnliche Fleck können schärfer markirt oder sehr verwaschen und undeutlich sein.

In andern Fällen haben die Scheiben keinen ringsum ganz freien Rand, sondern hängen an einer Stelle desselben mit einem Faden oder Strang zusammen, an welchem sie bei Bewegung des Objektes hin und her flottiren. Es geht dann entweder einfach dieser Strang an die undeutlich concentrische Streifung heran (Fig. 19), oder es erscheint ein grösserer oder kleinerer Theil des Randwulstes als eine spiralige Aufrollung desselben (Fig. 20). Auf diese Weise kommt dann auch hier eine unmittelbare Continuität der Scheibe mit einem fibrillären Bindegewebebündel zu Stande.

Hieran schliesst sich eine eigenthümliche Formation des Bindegewebes, welche sehr ausgedehnt in der tiefsten Schicht des Ciliarmuskels zur Ansicht kommt (Fig. 21 u. 23). Es bildet dasselbe mancherlei bogige Züge, welche schlingen- oder spiralförmig ineinander laufen und in concentrisch angeordnete Particen übergehen. Letztere sind entweder von runder oder biscuitähnlicher oder auch mehrlappiger Form und sehen den oben beschriebenen Scheiben sehr ähnlich, nur dass sie nicht isolirt, sondern am ganzen Rand mit bindegewebiger Masse in Berührung sind. Hiebei kommen Uebergänge von streifig-fibrillärem Bindegewebe zu völlig homogener Substanz vielfach vor, und es ist namentlich die Mitte der concentrisch geordneten Partie bisweilen ganz gleichmässig hell, während dieselbe sonst häufig einen mehr oder minder deutlichen körnigen Fleck einschliesst. Diese Formation des Bindegewebes lässt sich sowohl frisch beobachten als auch an erhärteten Präparaten, wo die Formen weniger durch Zerrung bei der Präparation leiden. Annäherungen an diese Bildung kommen auch sonst im Bindegewebe vor, wo dasselbe kleinmaschig ist, z. B. in der Augenhöhle, so exquisit und constant aber wie in und unter dem Ciliarmuskel kam mir dieselbe bisher sonst nicht vor *). Gegen Essigsäureverhalten sich die fraglichen Bildungen einschliesslich der isolirten concentrischen Scheiben ähnlich wie Bindegewebe; sie werden blasser und homogener, indem sie aufquellen, doch geschieht beides häufig in geringerem Grade als bei exquisitem Bindegewebe.

Wenn nun einerseits der Uebergang der concentrischen Körper in gewöhnliches Bindegewebe zu verfolgen ist, so erscheint eine zweite Reihe von Uebergangsstufen, welche ich beobachtet zu haben glaube, um so bemerkenswerther, nämlich zu kernhaltigen rundlichen Zellen.

Man findet im Ciliarmuskel stets, ausser den anderen histologischen Elementen, eine gewisse Zahl von kleinen Zellen, welche keinen sehr distinctiven Charakter besitzen. Manchmal sind sie nur sparsam, bisweilen aber in Menge vorhanden. Sie haben eine rundliche oder etwas unregelmässige Gestalt, einen deutlichen Kern und einen homogenen oder etwas körnigen Inhalt, und fallen namentlich an erhärteten Präparaten mehr in das Auge. Dieselben sind wohl als Bindesubstanzzellen zu betrachten und den sogenannten Stroma-Zellen der Chorioidea um so mehr analog zu halten, als letztere bisweilen, wenn sie nicht abgeplattet oder ramificirt sind, dieselbe rundliche Form und Grösse besitzen, nur dass sie pigmentirt sind. Ehe die Pigmentirung auftritt, zum Theil noch bei Neugeborenen, ist die Aehnlichkeit noch grösser. Es kommen nun auch Zellen vor, welche noch einen deutlichen, wenn auch weniger markirten Kern zeigen, während die Peripherie etwas opalisirend wird und bei einer etwas bedeutenderen Grösse (0,015—0,02 Mm.) und häufig etwas ovalen Form sich eine Abplattung bemerken lässt. Zwischen solchen Zellen und den scheibenförmigen Körpern, welche einen kernähnlichen Fleck in der Mitte besitzen, ist nun in der That bisweilen so schwer zu unterscheiden, dass man an einen Uebergang glauben möchte, wenn sich derselbe auch nicht direkt nachweisen lässt. Es muss hiefür auch noch das Resultat der von *Gerlach* eingeführten Färbung mit Carmin angeführt werden. Es färbt sich nämlich in den kleinen rundlichen Zellen der Kern sehr intensiv roth, während er in den grösseren opalisirenden etwas blasser bleibt. Es färbt sich aber auch in den exquisiten concentrischen Scheiben der Fleck in der Mitte deutlich etwas roth, wenn er durch ein dunkleres Körnerhäufchen ausgezeichnet war, während in anderen Scheiben auch die Mitte bei gleicher (mässiger) Einwirkung des Farbstoffes ungefärbt bleibt, oder auch nicht mehr als der Rand gefärbt ist. Es scheint diess dafür zu sprechen, dass eine Umbildung der Zellen in die scheibenförmigen Körper geschieht, während der Kern als solcher schwindet. Da nun andererseits die concentrischen Körper mit Bindegewebsbündeln continuirlich sind, so scheint hier ein Beispiel des Uebergangs von Zellen im Bindegewebe vorzuliegen.

Wegen dieses Verhältnisses haben jene scheibenförmigen Körper nicht blos das Interesse eines Curiosum und, wie sie an den Gefässen sitzen, einer der auffälligsten Bildungen in der menschlichen Histologie. Ich muss jedoch gleich hinzufügen, dass ich bei dem im Ganzen immerhin spärlichen Vorkommen jener Scheiben noch nicht im Stande bin, daraus weiter gehende Folgerungen mit derjenigen Sicherheit zu ziehen, welche bei dergleichen Dingen zu wünschen ist. Es kann überhaupt meine Absicht nicht sein, hier die Bindegewebsfrage eingehender zu behandeln, da man diess fast nicht mehr thun kann ohne bei der Vielgestaltigkeit des Materials und der Ausdehnung

---

*) Die Concretionen mit geschichteter Grundlage (Hirnsand etc.) verhalten sich in der Regel wenigstens verschieden; auch habe ich die scheibenförmigen Körper im Ciliarmuskel nie verkalkt angetroffen.

der Literatur ein Buch mit unendlichen Citaten zu schreiben; aber einige Punkte mögen kurz berührt werden. Eine Frage, welche bei den Discussionen häufig vorangestellt wurde, ob das Bindegewebe fibrillär oder homogen sei, ist jetzt für die histogenetische Beurtheilung desselben von untergeordneter Wichtigkeit geworden, und ist einigermaassen der Frage ähnlich, ob Krystalle aus Blättchen bestehen oder nicht. Es ist auch wohl ziemlich allgemein anerkannt, dass dieselbe sich nicht ein für allemal mit Ja oder Nein beantworten lässt. Im vorliegenden Fall würde es nur von Interesse sein, zu wissen, ob die concentrische Streifung der Ausdruck einer Spaltung der zuvor homogenen Masse ist, oder einer successiven Umlagerung, was mit einer nachher zu berührenden Frage in Verbindung steht.

Die Hauptfrage beim Bindegewebe ist die nach dem Verhältniss zu den Zellen, welche unstreitig bei Embryonen da vorhanden sind, wo später verschiedene Formen der Bindesubstanz sich vorfinden. Hier ist nun, wenn man blos das eigentliche Bindegewebe und das elastische Gewebe in das Auge fasst, eine sehr verbreitete und offenbar durch ihre scheinbare Einfachheit sehr bestechende Ansicht die von *Donders* und *Virchow* herrührende, dass aus den Zellen, resp. Bindegewebskörperchen, soweit sie nicht als solche persistiren, die elastischen Fasern hervorgehn, während das eigentliche Bindegewebe Intercellularsubstanz sei. Aber dieses Schema ist, abgesehen von den hie und da vorkommenden Uebergangsstufen zwischen elastischem und Bindegewebe, nicht haltbar. Ich habe, was zuerst das elastische Gewebe betrifft, vor langer Zeit (Bau der Molen 1847) angegeben, dass die Fasern des Ligamentum nuchae nicht, wie damals allgemein galt, durch Aneinanderreihung der Kerne entstehen, sondern dass diese Kerne wieder schwinden und dass die elastischen Fasern als solche, aber von kaum messbarer Dicke auftreten, und habe schon damals auf Uebergänge zwischen den elastischen Fasern und strukturlosen Bildungen hingewiesen, wie die Scheiden um manche Bindegewebsbündel und um die Muskelprimitivbündel *Kölliker* hat später nachgewiesen, dass die Kerne des Lig. nuchae in spindelförmigen Zellen liegen, und ich habe mich von diesen Zellen vielfach überzeugt, nie aber davon, dass sie einfach sich in elastische Fasern umwandeln.

Ich habe hier nie Anschwellungen an den jungen elastischen Fasern gefunden, welche einen Kern enthalten oder nur der Breite eines solchen entsprochen hätten Wohl aber findet man die Reste der Kerne noch ziemlich lange zwischen den elastischen Fasern. In den Lig. flava eines sechsmonatlichen menschlichen Embryo z. B , wo frisch kaum Spuren von Kern- oder Zellen-Resten zu erkennen waren, zeigten sich nach Färbung mit Carmin sehr zahlreiche unregelmässige Klümpchen zwischen den elastischen Fasern, welche nur für jene Reste genommen werden konnten. Noch später schwinden dieselben. Es gehn hier also die Kerne zwischen den elastischen Fasern allmählig unter; die Substanz der Zellen ist schwieriger genau zu verfolgen, aber wenn sie direkt als solche in die Fasern übergegangen wären, müssten diese die Kerne enthalten. Hiezu kommen dann andere Beobachtungen, von denen die elastischen Fasern in der Intercellularsubstanz des Netzknorpels mit Recht besondere Beachtung gefunden haben. Auf der andern Seite ist es unleugbar, dass manche Zellen (Bindegewebskörperchen) in Fortsätze ausgehen, welche von elastischen Fasern nicht zu unterscheiden sind. Beiderlei Thatsachen aber stehn nicht in absolutem Widerspruch, sobald man die elastische Hülle der Bindegewebezellen der Kapsel der Knorpelzellen analog setzt. Wenn man bedenkt, wie lange es gedauert hat, bis in dem der Untersuchung viel günstigeren Knorpel seit *Rathke* Kapsel und Zelle gehörig getrennt wurde, und wie wenig anerkannt die Verhältnisse in dem starren Knochen zum Theil jetzt noch sind, so kann es nicht Wunder nehmen, wenn an den weichen Bindegewebskörperchen ein ähnlicher Nachweis sehr schwierig ist. Doch sieht man nicht selten an verschiedenen Stellen Bilder, welche dieser Auffassung günstig sind, und es empfehlen sich auch hier besonders erhärtete Präparate, welche die Formen der sonst weichen Zellen wohlerhalten zeigen. Ich will hier nur eine Lokalität anführen, wo man das Verhältniss elastischer Umgebungen zu den eingeschlossenen Zellen studiren kann, nämlich die Chorioidea. Die pigmentirten Zellen des Stroma's zeigen bekanntlich seltener eine rundliche, meist eine stark abgeplattete und dabei häufig mehr oder weniger ramificirte Gestalt. Diese beträchtlich grossen pigmentirten Körper liegen nun zum Theil einfach in einer strukturlos-bindegewebigen Masse, leicht zu isoliren: ihre Fortsätze, wenn deren vorhanden sind, laufen wohl abgegrenzt stumpf aus, und es wird Niemand anstehn, sie hier als Zellen im histologischen Sinn zu bezeichnen. Zum andern Theil aber sind diese pigmentirten Körper in lamellöse elastische Netze eingebettet*), deren Fasern vielfach als Ausläufer jener Körper gelten. Bei genauer Betrachtung erhärteter Präparate von jüngeren Individuen aber sieht man häufig genug die pigmentirten Körper so in Lücken jener Lamellen gelegen, dass sie offenbar mit den elastischen Fasern derselben nichts zu thun haben. Diese gehen in beliebigen Zügen vorbei und herum**). Anderemale, und zwar besonders bei Körpern, welche mit längeren Fortsätzen versehen sind, schliesst sich die elastische Faserung mehr oder weniger an die Lücke an, so dass im exquisiten Fall die Wände der Lücke an den Ecken in elastische Fasern ausgezogen erscheinen. Aber auch hier liegt nicht gar selten der pigmentirte Körper von einem scharfen Contur begrenzt im Innern, und wenn derselbe, was vorkommt, aus der Lücke herausfällt, so ist er von den anderen, ursprünglich freien, nicht zu unterscheiden. Sieht man diese als Zellen an, so muss man es wohl auch bei jenen thun, und es muss dann der pigmentirte Körper als die Zelle, die Wand der Höhlung aber, welche mit elastischen Fasern continuirlich ist, als Kapsel in derselben Weise gedeutet werden, wie diess beim Knorpel fast allgemein geschieht. Die Uebergänge zwischen den exquisit elastischen Fasern und Leisten einerseits und der strukturlos-bindegewebigen Masse andererseits vermehren die Anschaulichkeit und Beweisfähigkeit des Verhältnisses.

Es ist für die obige Auffassung von keinem entscheidenden Einfluss, ob man bei den Geweben der Bindesubstanz dem in der Kapsel liegenden Klümpchen (dem pigmentirten Körper in der Chorioidea) noch eine eigene wirkliche Membran zuschreibt, also der Theorie des Primordialschlauchs huldigt oder nicht, sobald man einmal übereingekommen ist, jenen Körper mit dem Kern in der Weise als Zellen zu bezeichnen, wie man diess auch bei anderen, nicht in Kapseln oder fester Grundsubstanz liegenden Körpern thut, an denen eine eigentliche „Membran" problematisch ist. Ebenso kann es der Discussion offen bleiben, ob und wo man die Kapsel als secundäre Zellmembran oder als modificirte Grundsubstanz ansehn will, um so mehr als sich wohl auch hier wiederholen dürfte, dass einmal sich um jede einzelne Zelle eine von der Umgebung mehr oder weniger geschiedene Schicht bildet, anderemale blos eine gemeinsame Grundsubstanz sich nachweisen lässt. Dieser letztere Umstand macht theilweise erklärlich, wie an verschiedenen Lokalitäten darüber gestritten werden kann, ob man es mit Lücken oder Körperchen-haltigen Kapseln zu thun habe, und die Schwierigkeit der Entscheidung wird erhöht durch die Erwägung, dass faser- oder membranartige Verdichtungen offenbar auch zu Stande kommen, ohne durch dicht anliegende Zellen bedingt zu sein, andererseits aber auch der spätere Schwund mancher Zellen nicht bezweifelt werden kann.

Was nun das eigentliche Bindegewebe betrifft, so wird dasselbe zu einem grossen Theil ohne Widerrede für Intercellular-Substanz gehalten. Es kann diess aber nicht als Unterscheidungs-Charakter gegenüber dem elastischen Gewebe gelten.

---

*) Beim Menschen besonders in der sogenannten Suprachorioidea. Bei Thieren, wo namentlich sehr exquisite Plattformen vorkommen, variirt das Verhältniss etwas, doch sieht man hier zum Theil noch instructivere Bilder.

**) Das Verhältniss ist bisweilen dem Netzknorpel ganz ähnlich und wohl in der That analog.

Ausserdem hat bekanntlich *Kölliker* stets die Ansicht festgehalten, dass ein Theil des Bindegewebes aus den ursprünglich vorhandenen Zellen selbst hervorgehe. In dieser Beziehung ist kaum zu leugnen, dass die Zahl der Körperchen sich hie und da im Verlauf der Zeit vermindert, in manchen Sehnen von älteren Leuten z. B. ist davon oft ungemein wenig zu sehen. Doch ist das Zahlenverhältniss gerade während des Wachsthums durch die gleichzeitige Vermehrung der Körperchen kaum zu constatiren. Die unmittelbare Beobachtung bei Embryonen scheint ferner häufig genug ebenso für den Uebergang der verlängerten Zellen in Bindegewebe, als in elastische Fasern zu sprechen. Doch lassen sich die Anschauungen vielleicht durchweg auch dadurch erklären, dass die Zellen zwischen dem sich entwickelnden Bindegewebe verkümmern, wo sie nicht als solche deutlich persistiren. Man sieht bei Embryonen oft sehr deutlich zwischen dem jungen Bindegewebe längliche Körperchen, welche durch etwas körnige Beschaffenheit der besonders an den beiden Enden des Kerns gelegenen Substanz sich vor der Umgebung auszeichnen, sich isoliren lassen und als Zellen anerkannt werden müssen. Weiterhin reducirt sich dann die um den Kern gelegene Masse auf das Aeusserste und man hat später in der That längliche Klümpchen vor sich, die von einem Kerne häufig nicht zu unterscheiden sind [1], eben so gut aber auch für den Rest der verkümmernden ganzen Zelle gehalten werden können, und zuletzt gänzlich schwinden. Für den gänzlichen Schwund der zelligen Gebilde ist wieder die Chorioidea sehr belehrend. In der Choriocapillaris von alten Leuten sind von den zahllosen zellen- und kernartigen Körperchen streckenweise kaum mehr Spuren zu finden, und hier handelt es sich offenbar nicht mehr um Wachsthum der Bindesubstanz durch Zellenmetamorphose. Die Substanz der Choriocapillaris nähert sich übrigens dabei an Resistenz dem elastischen Gewebe. Eine Verkümmerung der Zellen kommt endlich auch im Knorpel mit und ohne Verkalkung vor.

Nach Auseinandersetzung der Ansicht über die Natur des Binde- und elastischen Gewebes, wonach beide der Grundsubstanz sammt der Kapseln des Knorpels und Knochens entsprechen, während die eigentlichen Zellen entweder persistiren oder verkümmern, kehre ich zu den oben beschriebenen concentrischen Scheiben zurück.

Wenn man ihre Continuität mit Bindegewebsbündeln einerseits, ihr anscheinendes Hervorgehen aus Zellen andererseits in das Auge fasst, so liegt es nahe, die fraglichen Bildungen als ein Argument für den Uebergang von Zellen in Bindegewebe anzusprechen. Doch scheinen die Thatsachen ebensogut die Deutung zuzulassen, dass es sich um eine Entwicklung von Bindegewebe unter allmäligem Schwund der Zellen und Kerne handle, und es würde sich diess an das früher von der Chorioidea Angeführte gut anschliessen, nur dass dort die Masse nicht, wie hier, unter Mangel elastischer Substanz sich durchweg dem eigentlichen Bindegewebe anreiht. Die bindegewebige Masse würde dabei entweder als isolirte Kapsel um einzelne Zellen oder in Zügen auftreten, welche mit der Umgebung zusammenhängen, und es würden die Uebergangsreihen in dieser Beziehung dem entsprechen, was man bei anderen Formen der Bindesubstanz (Knorpel, Knochen) sowie bei den von *Kölliker* mit so grossem Erfolg untersuchten Cuticularbildungen sieht. Ich muss jedoch gestehn, dass ich entschiedene Beobachtungen dafür, dass die bindegewebige Masse aussen um die eigentliche Zelle auftrete, hier nicht gemacht habe, also auch keinen Beweis gegen die Umwandlung derselben in Bindegewebe zu ziehen vermag. Man könnte hier leicht in eine etwas subtile Controverse gerathen, ob eine eigentliche Metamorphose oder eine moleculäre allmählige Verdrängung von Zelle und Kern stattfinde.

[1] Wie Manches andere will ich auch die Frage hier bei Seite lassen, ob und wie weit namentlich in noch sich entwickelnden Geweben freie Kerne vorkommen und sich vermehren. Die vorliegenden Thatsachen scheinen mir noch nicht hinreichend, um über diesen eben so schwierigen als wichtigen Punkt im Allgemeinen abzusprechen.

worauf ich zur Zeit nicht eingehen will. Was die Scheiben und Wülste an den Blutgefässen betrifft, so wäre es möglich, dass überall Vorgänge an den Zellen (Kernen?)
der Gefässwände damit in Verbindung stehn, doch habe ich davon nichts gesehn und
es ist andererseits nicht zu behaupten, dass bindegewebige Theile, einmal gebildet,
nicht ein eigenthümliches Wachsthums-Vermögen besitzen können.

Erklärung der Abbildungen.

Fig. 14. Blutgefäss aus der Netzhaut mit scheibenförmigen Körpern. a Seitlich ansitzende
Scheibe von der Fläche, b und c Scheiben, welche von dem Gefäss durchbohrt
werden.

Fig. 15. Gefäss mit seitlich ansitzender Scheibe, im Profil.

Fig. 16. Gefäss von einem Bindegewebsbündel spiralig umwickelt.

Fig. 17. Gefäss mit ringförmig sich erhebender Scheibe.

Fig. 18. Concentrisch geschichtete Scheibe aus dem Ciliarmuskel.

Fig. 19. Eine Scheibe mit anhaftendem Bindegewebebündel.

Fig. 20. Spiralig gerolltes Bündel, in eine Scheibe übergehend.

Fig. 21. Kleinmaschiges Bindegewebe mit concentrischen Schichtungen, welche einen
schwach körnigen Fleck enthalten. Bei a eine kleine Scheibe von der Kante
gesehen. Bei b eine spiralig gerollte Scheibe mit heller Mitte.

Fig. 22. Geschichteter Körper von Biscuitform.

Fig. 23. Bindegewebezüge um helle Stellen mit kernartigen Klümpchen darin gruppirt.

Fig. 24. Schlingenförmig fixirtes Bindegewebebündel.

XIV. Ueber einen Fall von Absperrung des Conjunctivasackes mit dauernder Hornhautfistel.

Von

Heinrich Müller und Bolling Pope.

W. m. Z. — II, p. 354 –358. — 4. Mai 1861.

Während Fälle von vorübergehenden, wenn auch sich mehrmals wieder öffnenden Hornhautfisteln häufig genug vorkommen, scheint der Bestand einer permanenten Fistel nach dem, was in den Handbüchern zu finden ist, eine grosse Seltenheit zu sein, und in dem hier vorliegenden Fall neben der Anwesenheit einer starken Knochenschale nur durch das eben so seltene Vorkommen eines völlig nach aussen abgesperrten Theiles des Conjunctiva-Sackes ermöglicht worden zu sein.

Das linke Auge eines 74 Jahre alten Mannes soll seit vielen (30 und darüber Jahren blind und atrophisch gewesen sein, ohne dass über die Ursache etwas bekannt ist. Vor 7 Jahren schoss sich derselbe mit Pulver in das Gesicht; es war aber damals dieses Auge keiner wesentlichen Verletzung oder Veränderung ausgesetzt, so dass der Zustand des Auges als ein seit langer Zeit stationärer angesehen werden muss. Das rechte Auge blieb normal bis zum Tode.

An der Leiche zeigten sich Narben in der Umgebung des Auges, die nicht sehr tief gingen. Die Lidspalte war sehr klein, und der zwischen den Lidrändern vorhandene Sack der Conjunctiva hatte nur 5—10 Mm. Höhe. Im Uebrigen schienen die Lider mit den dahinter gelegenen Theilen völlig verwachsen zu sein. Die Conjunctiva zwischen den Lidrändern war mit vielen narbigen Zügen gezeichnet, unter denen ein sichelförmig vorspringender Rand eine kleine Bucht von einigen Mm. Tiefe bedeckte, welche jedoch blind endigte.

Fast ganz hinter dem oberen Lid lag der atrophische Bulbus (Axe 14, Höhe 16, Horizontaldurchmesser 20 Mm.). Am obern Theil desselben waren die Muskelansätze ziemlich wohlerhalten nachzuweisen; unten aber war der Bulbus durch ein dichtes Narbengewebe fest an das untere Lid gelöthet und dieses Narbengewebe ersetzte bis über den Aequator nach rückwärts die sonst wohlerhaltene, verdickte Sklera. Der Rectus inferior verlor sich in dieselbe fibröse Masse, ohne der eigentlichen Sklera anzuhaften. Wahrscheinlich hatte hier eine bedeutende, vielleicht traumatische Continnitätstrennung stattgefunden. Der atrophische, von seiner Scheide sehr lose umhüllte Nervus opticus kam dadurch unverhältnissmässig tief gegen den Bulbus zu liegen.

Zwischen dem oberen Lid und dem Bulbus dagegen fand sich wohlerhalten, aber ganz nach aussen abgeschlossen ein grosser Theil des Conjunctiva-Sackes vor. Das obere Lid war nämlich von der Lidspalte aufwärts nur eine kleine Strecke weit mit der oben erwähnten Narbe verwachsen, welche das untere Lid ganz an den Bulbus geheftet hatte, und sich an letzterem bis in die Gegend des ehemaligen unteren Hornhautrandes erstreckte. Von der Verwachsungsstelle des oberen Lids mit der Narbe (*f*) aufwärts war dasselbe dann in normaler Weise von der Conjunctiva bekleidet, welche hinter dem inneren Lidwinkel, sowie oberhalb der Insertion des Rectus superior sich wie gewöhnlich in die Conjunctiva Sclerae umbog, um dann gegen den Hornhautrand sich zu verlieren. Hinter dem äusseren Lidwinkel war das Verhältniss etwas modificirt. Am äusseren Rande der Hornhaut nämlich war die Conjunctiva narbig eingezogen und bildete eine Oeffnung von 2 Mm. Weite, welche in eine zweite Abtheilung des Conjunctivasackes führte. Diese hatte 6—5 Mm. Weite und stark ausgebuchtete Wände. Die Conjunctiva war mit einem sehr wohlerhaltenen Plattenepithel versehen, dessen Zellen, hie und da etwas verschoben, meist nur in einer oder wenigen Schichten lagen.

In den Conjunctivasack sah nun auch der Rest der Hornhaut. Dieselbe war, wie gewöhnlich in dergleichen Fällen, abgeplattet und verkleinert (8 Mm.), theilweise getrübt, und an ihrem unteren Rande mit der Narbe verwachsen, an welcher auch die Lider adhärirten.

Skizze eines senkrechten Durchschnittes des Auges neben dem Nv. opt.

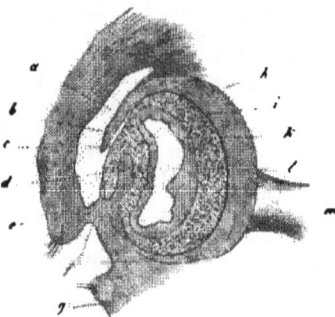

a Geschlossener Conjunctivasack.   *b* Hornhaut.   *c* Linsenähnlicher Knochen.   *d* Fibröser Zapfen darin.   *e* Oberes Lid.   *f* Narbensubstanz.   *g* Unteres Lid.   *h* Sklera.   *i* Knochenschale.   *k* Fibröse Schwarte.   *l* Höhle im Innern.   *m* Sehnerv.

Die untere Hälfte der Hornhaut enthielt eine Oeffnung von einigen Mm., welche durch einen scharfen und glatten, einer Mondsichel ähnlichen Rand von oben her umschlossen war, während von unten, von der Narbe her, die Wand des Conjunctivasackes sich unter jenen Rand hineinzog. Durch diese Oeffnung gelangte eine Sonde schief von unten nach oben aus dem Conjunctivasack in die Höhe des Bulbus, wo sie mehrere Mm. weit ohne Widerstand vorgeschoben werden konnte.

Ueber das ganze Lageverhältniss der Theile und über das Innere des Bulbus gab sodann ein neben dem Sehnerven gemachter Durchschnitt den besten Aufschluss. Nach diesem Durchschnitt ist die beigegebene etwas vergrösserte Skizze gezeichnet.

Man sah die Sklera verdickt, unten ziemlich scharf gegen das grauliche Narbengewebe (*f*) abgesetzt. Innen daran die Chorioidea in grosser Ausdehnung trennbar, an vielen Stellen aber mit einer Knochenschale verbunden, welche bis 3 Mm. dick war (*i*. Auf die Knochenschale folgte dann eine fibröse Schwarte (*k*), von welcher sich Balken und Wülste gegen die kleine Höhle *l* erhoben. Diese enthielt ein wenig röthliche Flüssigkeit. Hinter dem Hornhautrest lag eine Masse von linsenähnlicher Form. Diese bestand aussen aus echter Knochensubstanz (*c*), im Innern aus fibröser Masse, die von der Narbensubstanz, in der Gegend des unteren Hornhautrandes zapfenartig in das innere des Knochens eindrang (*d*). Nach unten war also dieser linsenähnliche Körper dicht an die narbigen Hornhautreste angelöthet, nach oben aber war er hinter dem beschriebenen sichelförmigen Ausschnitt der Hornhaut vollkommen von dieser getrennt, und hier war früher die Sonde eingedrungen. Diese gelangte auf jeden Fall bis hinter dem Sklerarand in das Innere des Bulbus. Sie liess sich zwar auch leicht noch weiter schieben, in einen kleinen Raum zwischen Chorioidea und Sklera, aussen an der Knochenschale und ebenso einwärts gegen die Höhle des Bulbus, aber da an der fraglichen Stelle, in der Gegend der Ciliarkörper-Reste, eine weiche, pigmentirte, jedoch von Knochenbälkchen durchsetzte Masse lag, so ist dieses Vordringen der Sonde nicht völlig beweisend für die offene Communication.

Ein Punkt, welcher noch hervorgehoben zu werden verdient, ist die Deutung der linsenförmigen Masse, welche in der Gegend der Krystalllinse lag. Der eine von uns hat wiederholt aufmerksam gemacht, wie man theils knöcherne Massen, theils Bälge, welche einer Kapsel mit metamorphosirter Linsensubstanz ähnlich sind, nicht zu voreilig ohne mikroskopische Untersuchung für das Linsensystem halten dürfe, und der vorliegende Fall gibt einen neuen Beleg hierfür. Denn wiewohl in Form und Lage einer Linse sehr ähnlich hatte der fragliche Körper ohne Zweifel nichts mit derselben gemein.

Schon die Continuität der fibrösen Masse im Innern mit der Narbensubstanz am untern Hornhautrand würde grosse Schwierigkeit bei der Deutung als Linse machen. Ausserdem aber ist streckenweise eine Continuität der linsenartigen Knochenmasse (welche aus echter Knochensubstanz besteht) mit der intrachorioidealen Knochenschale nachzuweisen, während an anderen Stellen des Umfangs ein lockeres, blos mit Knochenbälkchen durchsetztes Gewebe dazwischen liegt. Endlich lässt die Lage der noch vorhandenen Kapselreste kaum einen Zweifel. Es ist nämlich der linsenartige Knochen an seiner hinteren Fläche von einer dickeren Schwarte überzogen, welche mit der an der grossen Knochenschale befindlichen zusammenhängt und übereinstimmt. An der vorderen Fläche dagegen ist eine dünne Bekleidung vorhanden, welche Fetzen von Glashäuten enthält. Es ist zwar an denselben nicht mehr viel zu eruiren, aber da hier dickere und dünnere Stücke, welche der vorderen und hinteren Hälfte der Kapsel entsprechen, beisammen liegen, so wird die Linse verloren gegangen sein, und der linsenartige Knochen ist als eine Neubildung in der Gegend des Septum anzusehen, welches in der Ebene des Ciliarkörpers (tellerförmige Grube) liegt. ' Die Bildung ist eine Fortsetzung der an der Innenfläche der Chorioidea atrophirender Augen so häufig vorkommenden Verknöcherung.

Was die übrigen Verhältnisse betrifft, so zeigten sie keine Abweichung von dem gewöhnlichen Befund ähnlicher Augen. Die Retinalreste gingen durch eine Lücke der Knochenschale in das Innere und liessen sich zum Theil bis an die Hinterfläche des linsenartigen Körpers verfolgen. Die Schwarten im Innern der Knochenschale, mit denen die Retinalreste verschmolzen waren, enthielten u. A. die von *A. Pagenstecher* beschriebenen Platten mit grossen und mehrfachen Kernen. Die Chorioidealreste aber zeigten besonders am vorderen Ende der Knochenschale die eigenthümlichen pigmentirten Balken und Röhren, welche wir einstweilen als *Pagenstecher*'sche Pigment-figuren bezeichnen wollen (s. Archiv f. Ophthalmol. VII, 2. Tab. II. Fig. 6). An der Aussenseite der Sklera am Augengrund lag in grosser Ausdehnung dunkles Pigment, anscheinend frei im Gewebe.

Ein praktisches Interesse hat der hier vorliegende Fall allerdings zunächst nicht, indessen dürfte die Möglichkeit, dass abgesperrte Theile des Conjunctivasackes sich so lange erhalten, vielleicht hie und da wenigstens in diagnostischer Hinsicht der Beachtung werth sein.

Anhang.

Kleinere Mittheilungen.

1. Bei Gelegenheit eines Vortrags von *v. Scanzoni* über Nachtblindheit äussert sich *H. Müller* dahin, dass er es nicht für zweifelhaft halte, dass in vielen Fällen die Nachtblindheit ein Blendungsphänomen sei; übrigens habe er auch einen Fall bei einem Soldaten gesehen, der zugleich an langwierigem Wechselfieber litt (W. S. — 1858, p. XL. — 13. März 1858).

2. *H. Müller* bemerkt zu einem Vortrag von *Ebert* über missbildete Forellen-embryonen, „dass auch im Hofgarten (in Würzburg) unter den Goldfischen fast epidemisch gewisse Missbildungen vorkommen; er erinnert sich na-mentlich, früher schon bei den Goldfischen eine ungeheure Auftreibung und Vergrösserung der Augen beobachtet zu haben, die in solchem Maass statt hatte, dass diese Fische den Hammerfischen ähnlich wurden (W. S. — 1858, p. XLVII. — 10. April 1858).

3. *H. Müller* demonstrirt ein von Dr. *Weber* übersandtes Auge, welches eine enorme Verdickung der Chorioidea mit Cystenbildung zeigt (W. S. — 1859, pag. XIX. — 26. März 1859).

4. *Leydig* hatte beim Landsalamander eine besondere Formation der Krystall-linse beschrieben, darin bestehend, dass durch die ganze Rindenschicht Reihen von Zellen mit den Linsenfasern abwechseln. Nach *H. Müller* sind diese Zellen nichts anderes als die in den Linsenfasern gelegenen Kerne, welche auch hier die sogenannte *Meyer*'sche Kernzone bilden (W. S. — 1859, pag. XLV. — 30. Juli 1859).

5. Bei Gelegenheit eines Vortrages von *Saemisch* über Technik und Indika-tionen der Iridodesis weist *H. Müller* auf die Möglichkeit hin, den wahren Effekt der Iridektomie hinsichtlich der Circulationsverhältnisse im Auge durch Vergleich mit den Folgen der Iridodesis näher bestimmen zu können (W. S. — 1862, pag. XIII. — 19. Juli 1862.

6. *Förster* hält mit Demonstration vieler Abbildungen einen synoptischen Vor-trag über die histologischen Verhältnisse des Alveolar-, Colloid-, Gallert-oder Schleimkrebses.

　　H. Müller deutet die Analogien der demonstrirten Varietäten mit Ent-wickelungszuständen im Glaskörper an (W. S. — 1863, pag. X. — 13. Juni 1863).

Sachregister.

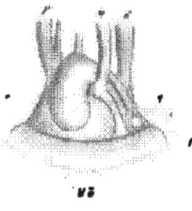

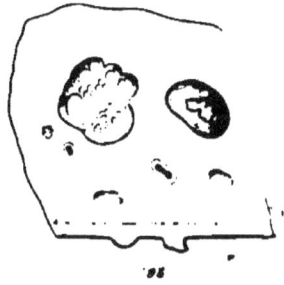

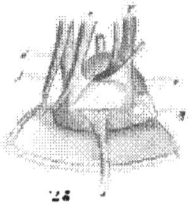

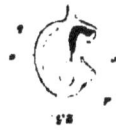

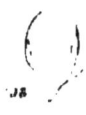

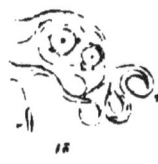

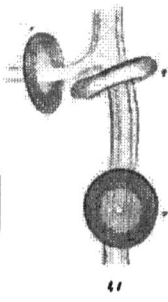

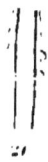

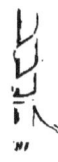

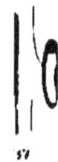

PLATE II.

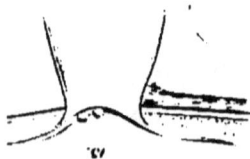

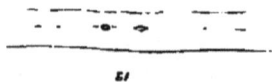

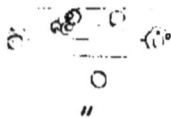

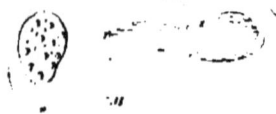

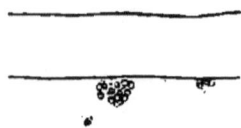

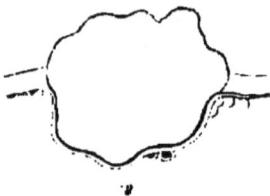

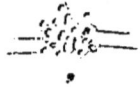

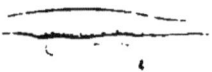

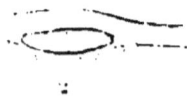

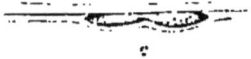

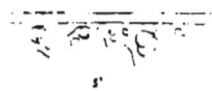

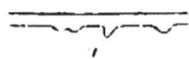

15

13

11

10

5

6

14

8

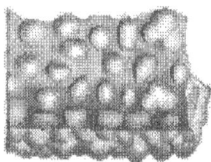

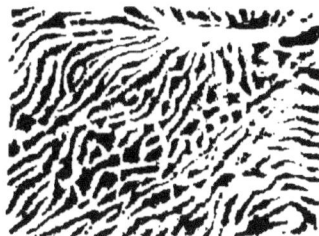

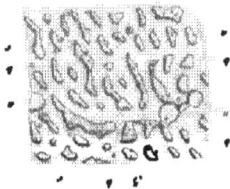

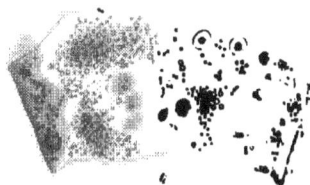

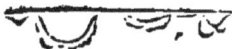

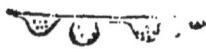

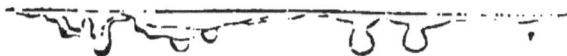

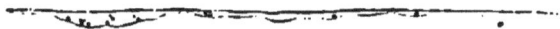

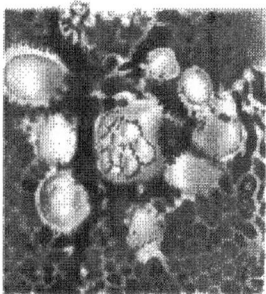

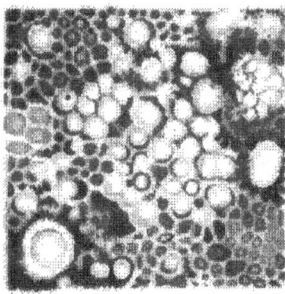

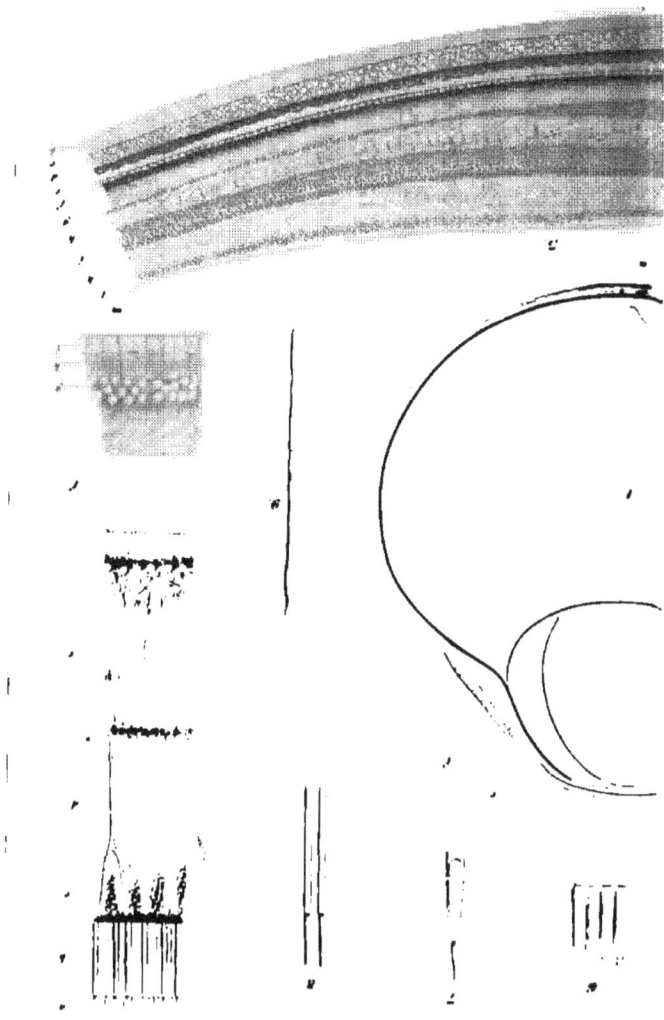

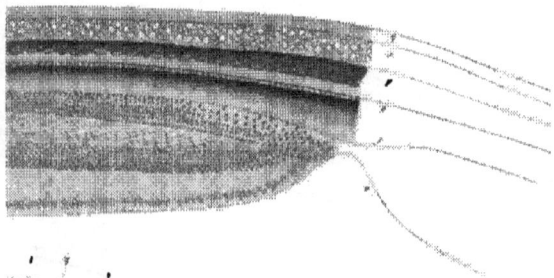

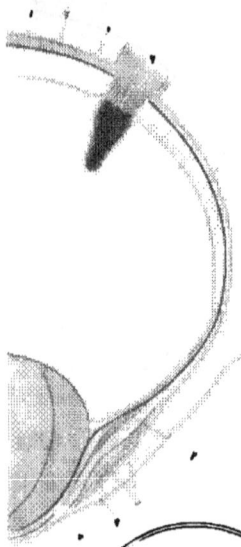

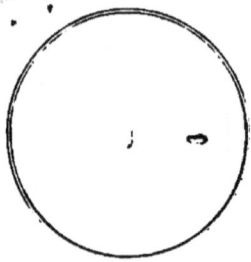

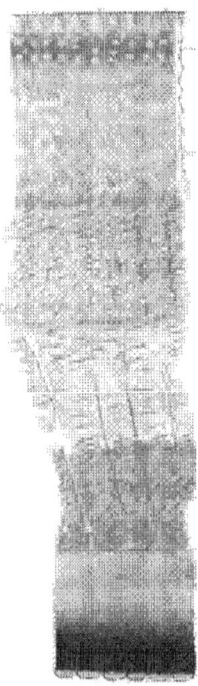

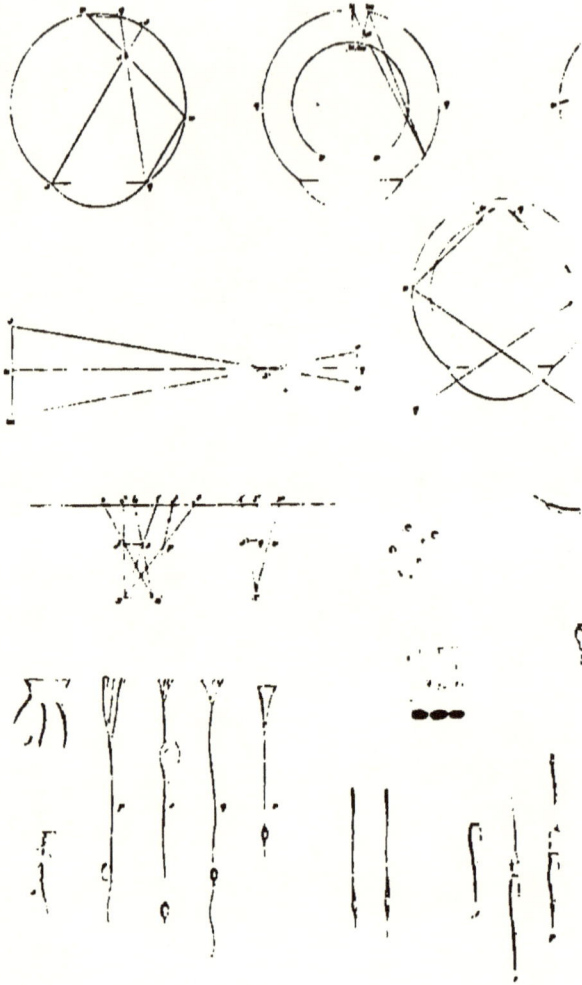

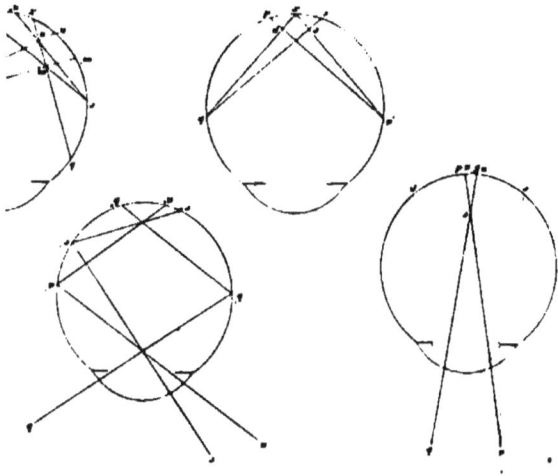

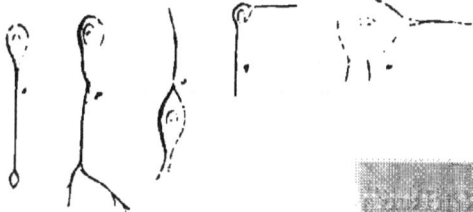

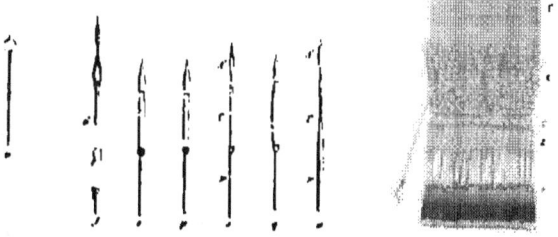

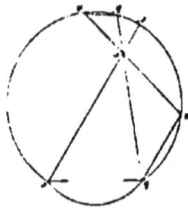

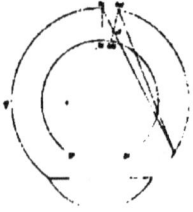

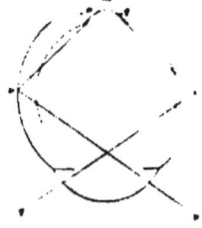

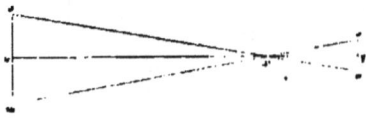

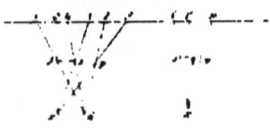

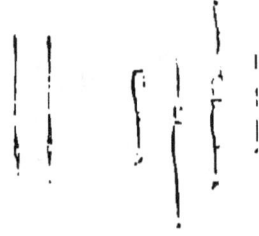

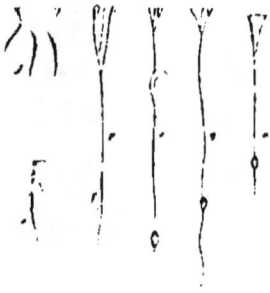

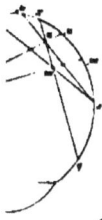

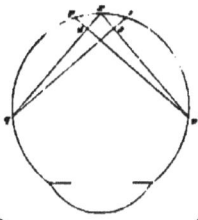

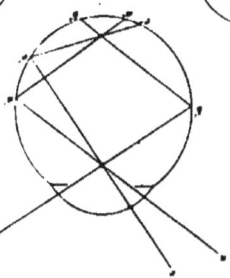

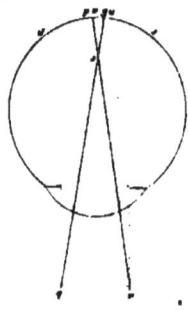

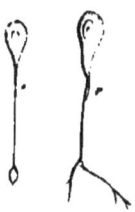

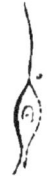

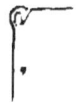

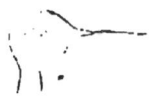

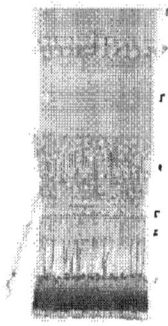

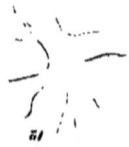

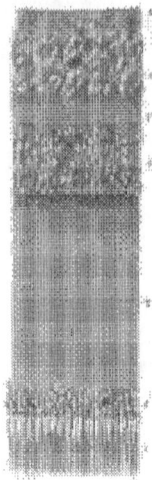

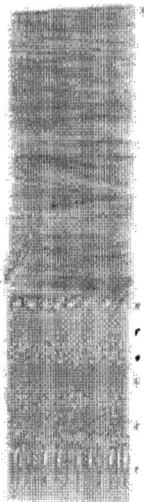

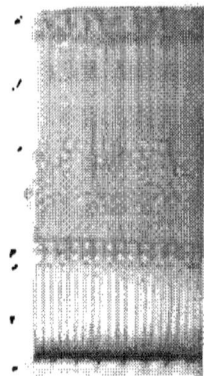

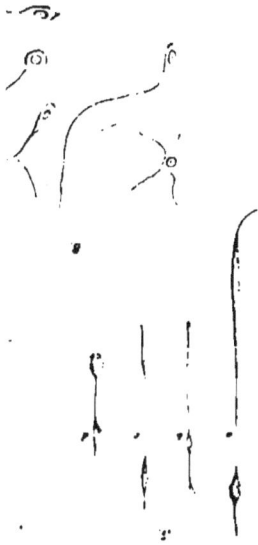

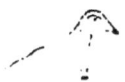

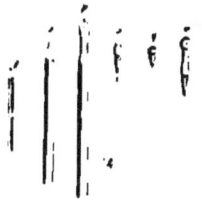

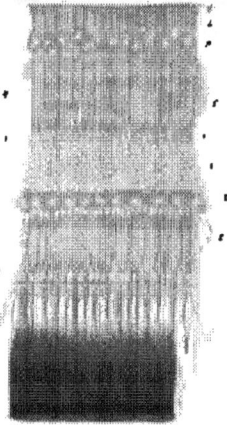

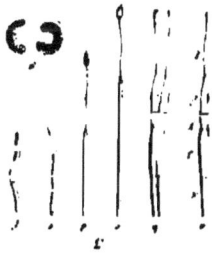

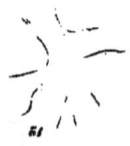

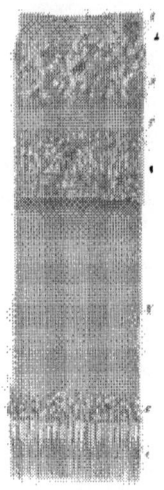

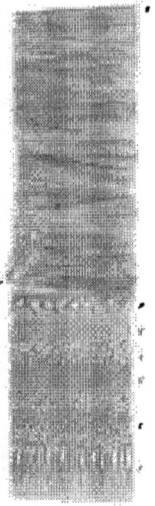

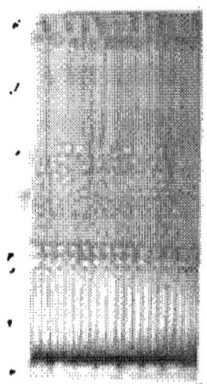

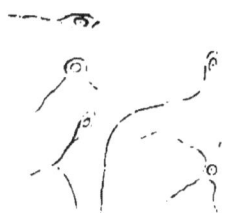

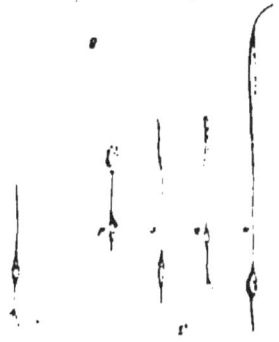

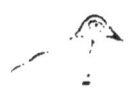

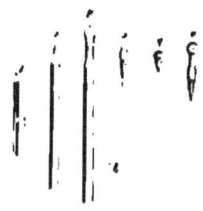

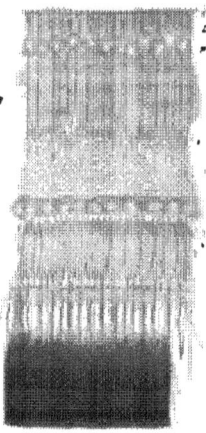

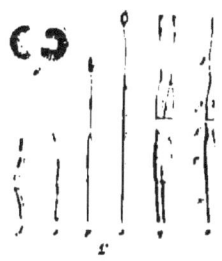